Original-Prüfungsfragen
mit Kommentar

Leps, Lohr

GK 3
Innere Medizin

edition medizin

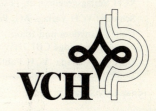

© VCH Verlagsgesellschaft mbH, D-6940 Weinheim (Bundesrepublik Deutschland), 1990

Vertrieb:
VCH Verlagsgesellschaft, Postfach 10 11 61, D-6940 Weinheim (Bundesrepublik Deutschland)
Schweiz: VCH Verlags-AG, Postfach, CH-4020 Basel (Schweiz)
United Kingdom und Irland: VCH Publishers (UK) Ltd., 8 Wellington Court, Wellington Street,
    Cambridge CB1 1HW (England)
USA und Canada: VCH Publishers, Suite 909, 220 East 23rd Street, New York, NY 10010-4606 (USA)

ISBN 3-527-15609-7

Original-Prüfungsfragen mit Kommentar

GK 3 Innere Medizin

fünfte Auflage
bearbeitet von W. Leps
und M. Lohr

edition medizin

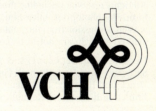

Dr. med. Wolfgang Leps
Sigmaringer Straße 25
D-1000 Berlin 31

Dr. med. Matthias Lohr
Spiegelslustweg 22a
D-3550 Marburg

Autoren und Verlag haben sich bei der Zusammenstellung der Fragen, bei der Zuordnung der Lösungen sowie bei der Kommentierung von Fragen und Lösungen um größtmögliche sachliche Richtigkeit bemüht. Dennoch wird eine Gewähr für die in diesem Band enthaltenen Angaben nicht übernommen.

1. Auflage 1982
2. Auflage 1984
   1. Nachdruck 1984
   2. und 3. Nachdruck 1985
3. Auflage 1986
4. Auflage 1987
   1. Nachdruck 1989
5. Auflage 1990

Lektorat: Karin Hille

CIP-Titelaufnahme der Deutschen Bibliothek

Original-Prüfungsfragen mit Kommentar GK 3 [drei]. – Weinheim ; Basel (Schweiz) ; Cambridge ; New York, NY : Ed. Medizin, VCH.
  Teilw. mit d. Verl.-Angabe: Ed. Medizin, Weinheim, Deerfield Beach, Florida, Basel.
  – Teilw. mit d. Erscheinungsorten Weinheim, Deerfield Beach, Fl. Weinheim, New York.
    Innere Medizin / bearb. von W. Leps u. M. Lohr. – 5. Aufl.,
      Stand September 1988. - 1988
      ISBN 3-527-15609-7
    NE: Leps, Wolfgang [Bearb.]

© VCH Verlagsgesellschaft mbH, D-6940 Weinheim (Bundesrepublik Deutschland), 1990

Alle Rechte, insbesondere die der Übersetzung in andere Sprachen, vorbehalten. Kein Teil dieses Buches darf ohne schriftliche Genehmigung des Verlages in irgendeiner Form – durch Photokopie, Mikroverfilmung oder irgendein anderes Verfahren – reproduziert oder in eine von Maschinen, insbesondere von Datenverarbeitungsmaschinen verwendbare Sprache übertragen oder übersetzt werden. Die Wiedergabe von Warenbezeichnungen, Handelsnamen oder sonstigen Kennzeichen in diesem Buch berechtigt nicht zu der Annahme, daß diese von jedermann frei benutzt werden dürfen. Vielmehr kann es sich auch dann um eingetragene Warenzeichen oder sonstige gesetzlich geschützten Kennzeichen handeln, wenn sie nicht eigens als solche markiert sind.

All rights reserved (including those of translation into other languages). No part of this book may be reproduced in any form – by photoprint, microfilm, or any other means – nor transmitted or translated into a machine language without written permission from the publishers. Registered names, trademarks, etc. used in this book, even when not specifically marked as such, are not to be considered unprotected by law.

Herstellerische Betreuung: L & J Publikations-Service GmbH, D-6940 Weinheim
Satz: Satz- und Reprotechnik GmbH, D-6944 Hemsbach
Druck und Bindung: Druckhaus Beltz, D-6944 Hemsbach
Printed in the Federal Republic of Germany

Vorwort

Dieser Band enthält kommentierte Original-Prüfungsfragen zum Fachgebiet „Innere Medizin" für den zweiten Abschnitt der ärztlichen Prüfung bis einschließlich August 1988.

Zur Umfangsreduktion wurden inhaltsgleiche Fragen aus den Examina vor März 1981 durch Schwerpunkt-Kommentare abgedeckt, die das erforderliche Wissen zum Erkennen von Richtig- bzw. Falschaussagen sämtlicher bis zu diesem Termin gestellten Prüfungsfragen vermitteln.

Die einzelnen Fragengebiete sind thematisch geordnet, damit inhaltliche Zusammenhänge besser erkennbar werden und der Lernzielbereich gedächtnisfreundlich erschlossen werden kann.

In den ausführlichen Kommentaren werden pathophysiologische Grundlagen wiederholt, um das entsprechende Krankheitsbild zu erläutern.

Zahlreiche Abbildungen und Tabellen ermöglichen einen raschen Überblick und erleichtern das Lernen. Das Buch kann daher nicht nur zur Prüfungsvorbereitung, sondern auch als Kurznachschlagewerk verwendet werden.

Verständnisgewinn beim Durcharbeiten und ein erfolgreiches Studium wünschen

Berlin, Marburg, im Herbst 1989

Wolfgang Leps
Matthias Lohr

Inhalt

Die **fettgedruckten** Seitenzahlen beziehen sich auf den Kommentarteil.

Bearbeitungshinweise VIII

 1 Herz und Gefäße   2, **160**
 2 Blut- und Lymphsystem   23, **228**
 3 Atmungsorgane   37, **267**
 4 Verdauungsorgane   51, **303**
 5 Endokrine Organe, Stoffwechsel und Ernährung   70, **349**
 6 Niere und ableitende Harnwege   92, **402**
 7 Bewegungsapparat   104, **420**
 8 Wasser-, Elektrolyt- und Säure-Basen-Haushalt   123, **443**
 9 Infektionskrankheiten   129, **455**
10 Psychosomatische Krankheiten   144, **480**
11 Physikalische Medizin   152, **497**

Anhang I: Examen Herbst 1988   537, **551**

Bearbeitungshinweise

In den Original-Aufgabenheften, die die Grundlage der Prüfung bilden, sind die Fragen nicht nach Fächern, sondern nach Aufgaben-Typen geordnet.

Zur Prüfungsvorbereitung erscheint eine fachbezogene Fragenordnung, wie sie in diesem Band praktiziert wird, geeigneter.

Die Lösung zu jeder Frage ist am Unterrand derselben Seite vermerkt.

Bei einigen Fragen gibt das IMPP zwei mögliche Lösungen an. In Ausnahmefällen wurden sogar alle Möglichkeiten als richtig gewertet. In solchen Fällen ist die Lösung, die das IMPP gerne als Antwort gesehen hätte, unterstrichen.

Es ist zweckmäßig, beim ersten Durchgang die falsch beantworteten Fragen zu markieren, um sie kurz vor dem Prüfungstermin erneut durchzugehen.

Aber Vorsicht! Manche Fragen werden im Examen wortgetreu wiederholt, doch kann die Reihenfolge der möglichen Antworten geändert sein.

Aufgabentypen:

Aufgabentypen A 1 und A 2: Einfachauswahl

Erläuterung: Auf eine Frage oder unvollständige Aussage folgen bei diesen Aufgabentypen 5 mit (A)–(E) gekennzeichnete Antworten oder Ergänzungen, von denen Sie *eine* auswählen sollen, und zwar entweder die einzig richtige oder die beste von mehreren möglichen.

Lesen Sie immer alle Antwortmöglichkeiten durch, bevor Sie sich für eine Lösung entscheiden!

Aufgabentyp A 3: Einfachauswahl

Erläuterung: Diese Aufgaben sind so formuliert, daß Sie aus den angebotenen Antworten jeweils die einzig *nicht* zutreffende wählen sollen.

Aufgabentyp B: Aufgabengruppe mit gemeinsamem Antwortangebot – Zuordnungsaufgaben –

Erläuterung: Jede dieser Aufgabengruppen besteht aus:

a) einer Liste mit numerierten Begriffen, Fragen und Aussagen (Liste 1 = Aufgabengruppe)

b) einer Liste von 5 durch die Buchstaben (A)–(E) gekennzeichneten Antwortmöglichkeiten (Liste 2)

Sie sollen zu jeder numerierten Aufgabe der Liste 1 aus der Liste 2 *eine* Antwort (A) bis (E) auswählen, die Sie für zutreffend halten oder von der Sie meinen, daß sie im engsten Zusammenhang mit dieser Aufgabe steht. Bitte beachten Sie, daß jede Antwortmöglichkeit (A) bis (E) für mehrere Aufgaben der Liste 1 die Lösung darstellen kann.

Aufgabentyp C: Kausale Verknüpfung

Erläuterung: Dieser Aufgabentyp besteht aus drei Teilen:

    Teil 1: Aussage 1

    Teil 2: Aussage 2

    Teil 3: Kausale Verknüpfung (weil)

    Jede der beiden Aussagen kann unabhängig von der anderen richtig oder falsch sein. Wenn beide Aussagen richtig sind, so kann die Verknüpfung durch „weil" richtig oder falsch sein. Nach Prüfung der einzelnen Teile entnehmen Sie den richtigen Lösungsbuchstaben dem Lösungsschema, das hier wiedergegeben ist.

Antwort	Aussage 1	Aussage 2	Verknüpfung
A	richtig	richtig	richtig
B	richtig	richtig	falsch
C	richtig	falsch	–
D	falsch	richtig	–
E	falsch	falsch	–

Aufgabentyp D: Aussagenkombination

Erläuterung: Bei diesem Aufgabentyp werden mehrere durch eingeklammerte Zahlen gekennzeichnete Aussagen gemacht. Wählen Sie bitte die zutreffende Lösung unter den 5 vorgegebenen Aussagenkombinationen (A)–(E) aus.

Aufgabentyp E: Aufgaben mit Fallbeschreibung und Aufgaben mit Abbildung

Erläuterung: In dieser Gruppe können sich Aufgaben der Typen A–D befinden.

Abkürzungen

A.A.	– Autonomes Adenom	i.S.	– im Serum
ACTH	– Adrenocorticotropes Hormon	LH	– Luteinisierendes Hormon
AGS	– Adrenogenitales Syndrom	NNM/NNR	– Nebennierenmark/ -rinde
ASD	– Vorhof (Atrium) Septum Defekt	NW	– Nebenwirkung
		P	– Phosphat
AVB	– AV-Block	PTH	– Parathormon
AVD	– Arterio-venöse Differenz	RIA	– Radioimmunoassay
BZ	– Blutzucker	RR	– Blutdruck (Riva Rocci)
CHD/CHK	– Coronare Herzkrankheit	Sdr.	– Syndrom
CRH	– Corticotropes Releasing Hormon	TSH	– Thyroxin stimulierendes Hormon
DBS	– Durchblutungsstörungen	V.a.	– Verdacht auf
e.O.	– endokrine Ophthalmopathie	VSD	– Ventrikelseptumdefekt
ES/VES/SVES	– Extrasystolen / ventrikuläre / supraventrikuläre	Z.n.	– Zustand nach
		cf.	– conferre (siehe)
FSH	– Follikelstimulierendes Hormon	ad	– zu
HHL/HVL	– Hypophysenhinter- / -vorderlappen	RF	– Releasing Factor
		OUP	– Oberer Umschlagpol
HMV	– Herzminutenvolumen	↑	– erhöht, vermehrt
HT	– Herzton	↓	– erniedrigt, vermindert
Insuff.	– Insuffizienz	→	– daraus folgt

Fragen

1 Herz und Gefäße

Ordnen Sie bitte jedem der in Liste 1 genannten Klappenfehler das charakteristische Symptom der Liste 2 zu.

Liste 1

1.1 Aortenstenose

1.2 Mitralstenose

Liste 2

(A) systolisches Spindelgeräusch
(B) systolisches Decrescendogeräusch
(C) diastolisches Intervallgeräusch
(D) systolisch-diastolisches Spindelgeräusch
(E) diastolisches Sofortgeräusch

F 86
1.3 Welcher der folgenden Befunde ist bei einer erworbenen Aortenklappenstenose (Stadium II–III) **nicht** zu erwarten?

(A) spindelförmiges Systolikum
(B) große Blutdruckamplitude
(C) Pulsus tardus et parvus
(D) Dilatation der Aorta ascendens
(E) Linksherzhypertrophie

F 87
1.4 Welcher der folgenden Auskultationsbefunde paßt **nicht** zur Diagnose Aortenklappenstenose (Stadium II–III) bei einem 30jährigen Patienten?

(A) rauhes spindelförmiges Systolikum mit punctum maximum über dem 2. ICR rechts parasternal
(B) Fortleitung dieses Geräusches in die A. carotis
(C) inspiratorische Spaltung des 2. HT
(D) Abschwächung des 1. HT und des 2. HT
(E) präsystolischer Extraton (Vorhofton)

1.5 Welche Kombination von Befunden ist für eine postduktale Isthmusstenose der Aorta charakteristisch?

(1) systolisches Geräusch, im 2. ICR links parasternal
(2) Ösophagogramm unauffällig
(3) Zyanose
(4) systolisches Geräusch paravertebral in Höhe der Scapulae hörbar
(5) Herzspitzenstoß verstärkt

(A) nur 1 und 3 sind richtig
(B) nur 2 und 4 sind richtig
(C) nur 1, 4 und 5 sind richtig
(D) nur 1, 3, 4 und 5 sind richtig
(E) 1–5 = alle sind richtig

1.6 Welche Aussage trifft **nicht** zu?

Bei einem Patienten mit Aortenisthmusstenose lassen sich typischerweise folgende Befunde erheben:

(A) arterielle Hypertonie bei Messungen an den Armen
(B) systolisches Geräusch über dem Herzen, dem Jugulum und über dem Rücken paravertebral
(C) tastbare arterielle Pulsation in den Interkostalräumen
(D) tastbares Schwirren an umschriebener Stelle über dem Erbschen Punkt
(E) Linkshypertrophiezeichen im EKG

F 86
1.7 Hinweise auf das Vorliegen einer Aortenisthmusstenose als Ursache eines behandlungsbedürftigen Hochdrucks sind:

(1) Rippenusuren bei der Röntgenuntersuchung des Thorax
(2) Gefäßgeräusche bei der Auskultation zwischen den Schulterblättern
(3) Blutdruckwerte an den unteren Extremitäten höher als an den oberen Extremitäten
(4) subclavian-steal-syndrome
(5) positive Lues-Serologie

(A) nur 1 und 2 sind richtig
(B) nur 2 und 3 sind richtig
(C) nur 3 und 4 sind richtig
(D) nur 4 und 5 sind richtig
(E) nur 1, 2 und 3 sind richtig

■1.1 A   ■1.2 C   ■1.3 B   ■1.4 C   ■1.5 C   ■1.6 D   ■1.7 A

[F 86]
1.8 Zu den Symptomen der typischen postduktalen Aortenisthmusstenose (sog. Erwachsenentyp der Coarctatio aortae) gehören:

(1) Hypertonie der oberen Körperpartie
(2) Nierenversagen
(3) Rippenusuren
(4) Zyanose der unteren Körperhälfte
(5) periphere Durchblutungsstörungen der Stadien III–IV

(A) nur 1 und 3 sind richtig
(B) nur 1, 3 und 4 sind richtig
(C) nur 2, 4 und 5 sind richtig
(D) nur 1, 2, 3 und 5 sind richtig
(E) 1–5 = alle sind richtig

[F 87]
1.9 Hinweise auf das Vorliegen einer Aortenisthmusstenose als Ursache eines behandlungsbedürftigen Hochdrucks sind:

(1) Rippenusuren bei röntgenologischer Untersuchung des Thorax
(2) seitendifferente Blutdruckwerte im Bereich der oberen Extremitäten
(3) geringere Blutdruckwerte an den Beinen bei vergleichender Messung nach Riva-Rocci an oberen und unteren Extremitäten
(4) positive Lues-Serologie

(A) nur 1 ist richtig
(B) nur 1 und 4 sind richtig
(C) nur 1, 2 und 3 sind richtig
(D) nur 2, 3 und 4 sind richtig
(E) 1–4 = alle sind richtig

1.10 Welcher der genannten Befunde paßt **nicht** zur Aortenklappeninsuffizienz?

(A) sichtbarer Kapillarpuls
(B) Pulsus parvus et tardus
(C) Gefäßtöne
(D) frühdiastolisches Sofortgeräusch
(E) systolisches Strömungsgeräusch an der Aortenklappe

1.11 Welche Aussage trifft **nicht** zu

Die isolierte schwere Aortenklappeninsuffizienz ist durch folgende Symptome charakterisiert:

(A) Vergrößerung des linken Ventrikels
(B) große Blutdruckamplitude
(C) diastolisches Sofortgeräusch über der Aorta
(D) sichtbare arterielle Pulsationen in der Supraclavikularregion
(E) erhöhter präsystolischer Druckgradient an der Aortenklappe

[H 86]
1.12 Welche Aussage trifft **nicht** zu?

Befunde bei Aortenklappeninsuffizienz (Stadium II–III) sind

(A) gießendes diastolisches Sofortgeräusch
(B) Pulsus celer et altus
(C) Gefäßtöne bzw. -geräusche
(D) kleine Blutdruckamplitude
(E) Linksherzhypertrophie

[F 87]
1.13 Bei ausgeprägter Aortenklappeninsuffizienz ist in der Regel außer dem diastolischen Geräusch auch ein mehr oder weniger lautes systolisches Geräusch zu auskultieren,

weil

das systolische Geräusch bei Aortenklappeninsuffizienz sehr häufig nicht durch organisch stenosierende Veränderungen, sondern durch die Strömungsverhältnisse eines großen Schlagvolumens (Pendelblut) an den Aortenklappen entsteht.

Antwort	Aussage 1	Aussage 2	Verknüpfung
A	richtig	richtig	richtig
B	richtig	richtig	falsch
C	richtig	falsch	–
D	falsch	richtig	–
E	falsch	falsch	–

■1.8 A   ■1.9 C   ■1.10 B   ■1.11 E   ■1.12 D   ■1.13 A

[H 87]
1.14 Welcher der folgenden Befunde paßt **nicht** zur Diagnose einer hochgradigen Aorteninsuffizienz (Stadium III–IV) bei einem Patienten mit einem diastolischen Sofortgeräusch bei der Herzauskultation

(A) Punctum maximum des Geräuschs im 3. ICR links parasternal
(B) hochfrequentes Geräusch von Decrescendocharakter
(C) zusätzliches systolisches Geräusch
(D) betonter 2. HT
(E) zusätzlicher 3. HT

Ordnen Sie bitte jedem der in Liste 1 genannten Herzfehler den charakteristischen Auskultationsbefund der Liste 2 zu.

Liste 1

[F 85]
1.15 reine Aortenklappeninsuffizienz

[F 85]
1.16 offener Ductus Botalli ohne pulmonale Hypertonie

Liste 2

(A) systolisches Spindel- bzw. Bandgeräusch
(B) systolisches Decrescendogeräusch
(C) diastolisches Intervallgeräusch
(D) systolisch-diastolisches Spindelgeräusch
(E) diastolisches Decrescendogeräusch

[H 85]
1.17 Beim offenen Ductus Botalli ohne pulmonale Hypertonie findet sich eine

(A) Volumenbelastung des rechten Ventrikels
(B) Volumenbelastung des linken Ventrikels
(C) Druckbelastung des rechten Ventrikels
(D) Druckbelastung des linken Ventrikels
(E) Keine der Aussagen (A)–(D) trifft zu.

1.18 Für eine Mitralstenose mit Sinusrhythmus sind folgende Auskultationsbefunde charakteristisch:

(1) paukender erster Herzton
(2) Frühsystolikum
(3) Intervalldiastolikum
(4) protodiastolischer Zusatzton
(5) dritter Herzton
(6) präsystolisches Crescendogeräusch

(A) nur 2 und 5 sind richtig
(B) nur 1, 2 und 5 sind richtig
(C) nur 1, 2 und 6 sind richtig
(D) nur 1, 3, 4 und 6 sind richtig
(E) 1–6 = alle sind richtig

1.19 Bei einer Mitralklappenstenose werden in der Regel beobachtet:

(1) Vergrößerung des linken Vorhofes
(2) Volumenbelastung des rechten Ventrikels
(3) Druckbelastung des rechten Ventrikels
(4) Kerley-Linien
(5) verstärkte Hiluspulsationen

(A) nur 1, 2 und 5 sind richtig
(B) nur 1, 3 und 4 sind richtig
(C) nur 1, 4 und 5 sind richtig
(D) nur 2, 4 und 5 sind richtig
(E) nur 3, 4 und 5 sind richtig

1.20 Ein Leistungsknick ist ein anamnestischer Hinweis auf den Zeitpunkt des Auftretens einer absoluten Arrhythmie bei Mitralstenose,

weil

der Übergang vom Sinusrhythmus zum Vorhofflimmern mit einer deutlichen Reduzierung des Schlagvolumens einhergehen kann.

1.21 Welche Aussage trifft **nicht** zu?

Zu einer Mitralinsuffizienz mittleren bis hohen Schweregrades gehören:

(A) holosystolisches, gießendes Geräusch über der Herzspitze
(B) III. Herzton und niederfrequentes, kurzes Intervalldiastolikum
(C) Dilatation des linken Ventrikels
(D) Vergrößerung des linken Vorhofes
(E) Sofortdiastolikum über dem Erbschen Punkt

■1.14 D   ■1.15 E   ■1.16 D   ■1.17 B   ■1.18 D   ■1.19 B   ■1.20 A   ■1.21 E

[F 87]
1.22 Bei der Auskultation einer Mitralklappeninsuffizienz deutet ein 3. Herzton auf ein fortgeschrittenes Stadium hin,

weil

bei der fortgeschrittenen (mittelschweren) Mitralinsuffizienz durch die Menge des Pendelblutes und die endsystolische Drucksteigerung im linken Vorhof die Bedingungen für die Entstehung eines 3. Herztones erfüllt werden.

[H 87]
1.23 Kommt es bei einem Mitralfehler zu einer zunehmenden Verbreiterung des Herzens nach rechts, parallel zur Abnahme einer Lungenstauung, so ist in Betracht zu ziehen:

(1) eine bessere Herzleistung
(2) eine relative Trikuspidalinsuffizienz
(3) ein großer Perikarderguß
(4) eine relevante Trikuspidalstenose

(A) nur 1 ist richtig
(B) nur 4 ist richtig
(C) nur 2 und 3 sind richtig
(D) nur 3 und 4 sind richtig
(E) nur 1, 3 und 4 sind richtig

[H 87]
1.24 Welche Aussage trifft **nicht** zu?

Typische Befunde bei Patienten mit Mitralklappenprolapssyndrom sind

(A) hochfrequenter systolischer Zusatzton (Klick) bei der Auskultation
(B) systolisches Geräusch wechselnden Charakters
(C) fixierte Spaltung des 2. Herztons
(D) Neigung zu Herzrhythmusstörungen
(E) echokardiographisch nachweisbare abnorme Beweglichkeit des Mitralsegels

[F 87]
1.25 Welche Aussage trifft **nicht** zu?

Das typische Mitralklappenprolaps-Syndrom hat häufig

(A) ein spätsystolisches Geräusch mit Crescendocharakter
(B) einen mesosystolischen Klick
(C) atypische Thoraxschmerzen oder Palpitationen
(D) Rhythmusstörungen oder Repolarisationsstörungen im EKG
(E) eine ernste Prognose, falls keine chirurgische Korrektur (Klappenersatz) erfolgt

1.26 Eine ausgeprägte Trikuspidalinsuffizienz erkennt man an folgenden Befunden:

(1) scharfe, ventrikelsystolische Auswärtspulsation der Jugularvenen
(2) spindelförmiges Systolikum über dem 2. ICR rechts parasternal
(3) Sofortdiastolikum über der Herzspitze
(4) tastbares Schwirren über dem Erbschen Punkt
(5) positive Leberpulsation

(A) nur 1 und 2 sind richtig
(B) nur 1 und 5 sind richtig
(C) nur 2, 3 und 5 sind richtig
(D) nur 1, 2, 4 und 5 sind richtig
(E) 1–5 = alle sind richtig

1.27 Eine relative Trikuspidalklappeninsuffizienz ist am häufigsten bedingt durch

(A) bakterielle Endokarditis
(B) Trauma
(C) Trikuspidalklappenprolaps
(D) Rechtsherzinsuffizienz
(E) Vorhofseptumdefekt

Antwort	Aussage 1	Aussage 2	Verknüpfung
A	richtig	richtig	richtig
B	richtig	richtig	falsch
C	richtig	falsch	–
D	falsch	richtig	–
E	falsch	falsch	–

■1.22 A   ■1.23 C   ■1.24 C   ■1.25 E   ■1.26 B   ■1.27 D

[F 88]
1.28 Welche der folgenden Aussagen über die Trikuspidalklappeninsuffizienz trifft **nicht** zu?

(A) Auskultatorisch ist ein Systolikum im 3.–5. ICR links oder rechts parasternal charakteristisch, das bei Inspiration besser hörbar wird.
(B) Bei der Inspektion des Halses fällt auf, daß die Jugularvene sich systolisch vorwölbt, anstatt zu kollabieren.
(C) Bei ausgeprägten Formen kann eine Pulsation der Leber tastbar sein.
(D) Die Patienten neigen zu Beinödemen und Aszites.
(E) Bei isoliertem Auftreten ist sie häufiger rheumatischer Genese als die Folge einer Klappenansatzringdilatation (relative Trikuspidalinsuffizienz).

1.29 Welche Aussage über die isolierte Pulmonalstenose trifft zu?

(A) Es findet sich ein lautes diastolisches Geräusch über der Pulmonalklappe.
(B) Das Herz zeigt röntgenologisch häufig einen vergrößerten rechten Ventrikel.
(C) Eine Zyanose ist vorhanden.
(D) An den Rippen findet man röntgenologisch Usuren.
(E) Der Blutdruck ist deutlich erhöht.

1.30 Für eine angeborene Pulmonalklappenstenose sprechen

(1) Prominenz des Pulmonalsegmentes im Röntgenbild des Thorax
(2) kleine Blutdruckamplitude, z.B. 15/13 kPa (110/95 mmHg)
(3) systolisches Crescendo-Descrescendogeräusch mit Preßstrahlcharakter über dem 2. ICR linksparasternal
(4) tastbares Schwirren über den Karotiden
(5) verminderte Pulmonalarteriengefäßzeichnung im Röntgenbild des Thorax

(A) nur 1 und 3 sind richtig
(B) nur 2 und 3 sind richtig
(C) nur 1, 3 und 5 sind richtig
(D) nur 2, 4 und 5 sind richtig
(E) 1–5 = alle sind richtig

[H 87]
1.31 Welcher der angeborenen Herzfehler geht **nicht** mit einer Zyanose einher und hat keinen Shunt?

(A) Pulmonalklappenstenose mit VSD
(B) Transposition der großen Gefäße
(C) isolierte Pulmonalstenose
(D) Ductus Botalli apertus
(E) totale Lungenvenenfehlmündung

1.32 Welche Aussage trifft **nicht** zu?

Ein Links-Rechts-Shunt kommt vor bei bzw. beim

(A) fehlerhaften Abgang der linken Kranzarterie aus der A. pulmonalis
(B) Ventrikelseptumdefekt
(C) offenem Ductus arteriosus Botalli
(D) Fallotscher Tetralogie
(E) Vorhofseptumdefekt

1.33 Ein Vorhofseptumdefekt ist diagnostisch charakterisiert durch:

(1) Sofortdiastolikum über dem 2. ICR linksparasternal
(2) Rechtsverspätung im Elektrokardiogramm (inkompletter Rechtsschenkelblock)
(3) Dilatation des linken Ventrikels
(4) niederfrequentes Frühsystolikum über dem 2. ICR linksparasternal
(5) verstärkte Pulmonalarteriengefäßzeichnung im Röntgenbild des Thorax

(A) nur 1 und 2 sind richtig
(B) nur 1 und 4 sind richtig
(C) nur 2, 3 und 5 sind richtig
(D) nur 2, 4 und 5 sind richtig
(E) nur 1, 2, 4 und 5 sind richtig

■1.28 E   ■1.29 B   ■1.30 C   ■1.31 C   ■1.32 D   ■1.33 D

1.34 Zu den klinischen Befunden eines zentralen Vorhofseptumdefektes ohne pulmonale Hypertonie gehören:

(1) verstärkte Pulsation des rechten Ventrikels
(2) nieder- bis mittelfrequentes Frühsystolikum über dem 2. ICR links
(3) atemunabhängige weite Spaltung des 2. Herztones
(4) Lippenzyanose
(5) überdrehter Linkstyp im Elektrokardiogramm mit Verspätung der endgültigen Negativierung in V_6

(A) nur 1 und 3 sind richtig
(B) nur 2 und 3 sind richtig
(C) nur 1, 2 und 3 sind richtig
(D) nur 1, 2 und 4 sind richtig
(E) nur 2, 3 und 5 sind richtig

[H 86]
1.35 Welche der genannten Aussagen sind für den unkomplizierten Vorhofseptumdefekt des Erwachsenen zutreffend?

(1) Mehr als 75% der Fälle mit Vorhofseptumdefekt sind vom „Ostium-secundum-Typ".
(2) Bei Patienten mit Vorhofseptumdefekt treten die ersten Beschwerden für gewöhnlich im 3. bis 5. Lebensjahrzehnt auf.
(3) Typisch ist die fixierte Spaltung des 2. Herztons.
(4) Typisch ist ein spindelförmiges systolisches Geräusch im 2./3. ICR links parasternal.

(A) nur 1 ist richtig
(B) nur 2 ist richtig
(C) nur 1 und 3 sind richtig
(D) nur 2, 3 und 4 sind richtig
(E) 1–4 = alle sind richtig

1.36 Folgende Befunde sind typisch für einen Ostium secundum Defekt:

(1) Überfüllung der arteriellen Lungengefäße
(2) inkompletter Rechtsschenkelblock
(3) Linkstyp im EKG
(4) weite Spaltung des 2. Herztons
(5) hoher enddiastolischer Druck im linken Ventrikel

(A) nur 1 und 3 sind richtig
(B) nur 3 und 5 sind richtig
(C) nur 1, 2 und 4 sind richtig
(D) nur 1, 2 und 5 sind richtig
(E) nur 2, 3 und 5 sind richtig

1.37 Ein Ventrikelseptumdefekt mit hämodynamischen Rückwirkungen ohne Eisenmenger-Reaktion zeigt folgende klinische Symptome:

(1) gießendes hochfrequentes Systolikum über dem 2. ICR links parasternal
(2) hebender Herzspitzenstoß
(3) Linksbelastungszeichen im Elektrokardiogramm
(4) holosystolisches Preßstrahlgeräusch über dem 3.–4. ICR links parasternal
(5) große Blutdruckamplitude im arteriellen System, z.B. 21/8 kPa (160/60 mmHg)

(A) nur 1 und 2 sind richtig
(B) nur 1 und 4 sind richtig
(C) nur 2, 3 und 4 sind richtig
(D) nur 2, 4 und 5 sind richtig
(E) 1–5 = alle sind richtig

1.38 Welcher Einzelbefund unter den folgenden Symptomen im Verlauf einer akuten Infektionskrankheit bei einem 17jährigen Patienten ist am ehesten beweisend für eine Myokarditis?

(A) Tachykardie
(B) rasche Vergrößerung des Herzschattens im Röntgenbild
(C) Galopprhythmus
(D) Abflachung der T-Welle im EKG
(E) leiser 1. Herzton

1.39 Welche(r) der genannten ätiologischen Faktoren kommt (kommen) als Ursache einer Myokarditis in Frage?

(1) Alkoholismus
(2) Hämochromatose
(3) Virusinfektionen
(4) rheumatisches Fieber
(5) Vitamin-B_1-Mangel
(6) Medikamente

(A) nur 1 ist richtig
(B) nur 3 ist richtig
(C) nur 2 und 4 sind richtig
(D) nur 3, 4 und 5 sind richtig
(E) nur 3, 4 und 6 sind richtig

■1.34 C   ■1.35 E   ■1.36 C   ■1.37 C   ■1.38 B   ■1.39 E

1.40 Ein 35jähriger Mann klagt über Abgeschlagenheit, Dyspnoe, Herzklopfen und gelegentliches Druckgefühl in der Herzgegend. Die Vorgeschichte mit einem Atemwegsinfekt und Myalgien läßt an eine Myokarditis denken.

Welcher der folgenden Untersuchungsbefunde paßt am **wenigsten** zu dieser Diagnose?

(A) Galopprhythmus (3. Herzton/Vorhofton)
(B) hochfrequentes diastolisches Decrescendogeräusch im 4. ICR parasternal links
(C) Tachykardie
(D) Rhythmusstörungen
(E) niedriger Blutdruck mit enger Pulsamplitude

1.41 Welche Aussage trifft zu?

Häufigste Spätfolge einer Endocarditis rheumatica ist

(A) Pulmonalstenose
(B) Aortenstenose
(C) kombiniertes Aortenvitium
(D) kombiniertes Mitralvitium
(E) kombiniertes Aorten-Mitralvitium

1.42 Die Endocarditis Libman-Sacks

(1) ist eine atypische verruköse Endokarditis
(2) führt oft zu einer Glomerulonephritis
(3) tritt beim systemischen Lupus erythematodes auf
(4) ist eine bakterielle Endokarditis

(A) nur 1 und 2 sind richtig
(B) nur 1 und 3 sind richtig
(C) nur 2 und 4 sind richtig
(D) nur 3 und 4 sind richtig
(E) 1–4 = alle sind richtig

1.43 Für das Vorliegen einer **akuten** bakteriellen Endokarditis sprechen:

(1) Vorgeschichte von Rauschgiftinjektionen
(2) rektale Temperatur von 38,9°C
(3) erhöhte Thromboseneigung
(4) Nachweis von Staphylococcus aureus im peripheren Blut
(5) Wandel der Einstellung des elektrokardiographischen Hauptvektors in der Frontalebene

(A) nur 1 und 2 sind richtig
(B) nur 2, 4 und 5 sind richtig
(C) nur 1, 3, 4 und 5 sind richtig
(D) nur 2, 3, 4 und 5 sind richtig
(E) 1–5 = alle sind richtig

1.44 Welche Symptomkonstellation ist für die subakute Endokarditis charakteristisch?

(1) Fieber (38°C–39°C)
(2) Klappenfehler
(3) erhöhter Antistreptolysintiter
(4) kutane Mikroembolien
(5) positives LE-Phänomen

(A) nur 2 und 4 sind richtig
(B) nur 3 und 5 sind richtig
(C) nur 1, 2 und 3 sind richtig
(D) nur 1, 2 und 4 sind richtig
(E) nur 1, 3 und 5 sind richtig

F 85
1.45 Für eine bakterielle Endokarditis bei einem 40jährigen Patienten mit seit 3 Wochen bestehenden Temperaturen um 38°C, Gewichtsabnahme und zunehmender körperlicher Schwäche sprechen folgende Befunde:

(1) Anämie (Hb 100 g/l)
(2) Erythema exsudativum multiforme
(3) Mikrohämaturie
(4) diastolisches Geräusch über dem Aortenklappenareal

(A) nur 1 und 3 sind richtig
(B) nur 2 und 4 sind richtig
(C) nur 1, 3 und 4 sind richtig
(D) nur 2, 3 und 4 sind richtig
(E) 1–4 = alle sind richtig

■1.40 B   ■1.41 D   ■1.42 B   ■1.43 E   ■1.44 D   ■1.45 C

[H 85]
1.46 Welche Aussage über die akute (septische) Endokarditis trifft **nicht** zu?

(A) Voraussetzung für ihre Entstehung ist eine Bakteriämie.
(B) Häufige Erreger sind koagulasepositive Staphylokokken.
(C) Oft besteht zuvor kein Herzklappenfehler.
(D) Häufig kommt es zur raschen Zerstörung von Herzklappen.
(E) In der Regel erfolgt der Tod durch Koronarembolien.

[H 87]
1.47 Häufigste Ursache der subakuten bakteriellen Endokarditis ist

(A) Streptococcus viridans
(B) Streptococcus faecalis
(C) Staphylococcus epidermidis
(D) Enterobacter aerogenes
(E) Escherichia coli

[H 85]
1.48 Für die akute Perikarditis treffen folgende Aussagen zu:

(1) Schmerz ist ein Hauptsymptom und wird häufig durch Atmung, Husten oder Bewegung verstärkt.
(2) Das Verschwinden eines Perikardreibegeräusches beweist einen großen Perikarderguß.
(3) Dyspnoe und Tachypnoe können durch schmerzbehinderte Atemexkursionen des Thorax oder durch Kompression des Herzens infolge eines Perikardergusses bedingt sein.
(4) Fehlen einer Halsvenenstauung ist ein Hinweis dafür, daß kein hämodynamisch lebensbedrohlicher Perikarderguß vorliegt.
(5) Ein normales Echokardiogramm schließt die Diagnose einer akuten Perikarditis aus.

(A) nur 1 ist richtig
(B) nur 1 und 2 sind richtig
(C) nur 1, 3 und 4 sind richtig
(D) nur 1, 4 und 5 sind richtig
(E) nur 2, 3 und 4 sind richtig

[F 87]
1.49 Welche Aussage trifft **nicht** zu?

Das Auftreten einer Frühperikarditis 2–3 Tage nach Herzinfarkt (Pericarditis epistenocardica)

(A) ist manchmal am zweizeitigen Schmerzablauf (Infarktschmerz – Pleuroperikardialschmerz) erkennbar
(B) geht im typischen Fall mit Perikardreiben einher
(C) kann ein Hinweis für ein erhöhtes Risiko von Herzrhythmusstörungen bei transmuralem Infarkt sein
(D) sollte während einer Antikoagulantientherapie zu Vorsicht Anlaß geben (Hämoperikardrisiko)
(E) hat häufig ein Herzwandaneurysma zur Folge

1.50 Eine fibrinöse Perikarditis ist typisch bei

(A) Leberkoma
(B) Urämie
(C) Morbus Addison
(D) Maldigestion infolge chronischer Pankreatitis
(E) Herzinsuffizienz

[H 87]
[F 86]
1.51 Mit welcher der folgenden Untersuchungsmethoden ist ein Perikarderguß am sichersten zu diagnostizieren?

(A) Echokardiographie
(B) Elektrokardiographie
(C) Flächenkymographie
(D) Myokardszintigraphie
(E) Auskultation und Perkussion

[F 87]
1.52 Mögliche Folgen einer Concretio bzw. Constrictio pericardii sind:

(1) Atrophie beider Herkammern
(2) Proteinurie
(3) Muskatnußleber
(4) Pleuratranssudat
(5) Knöchelödem

(A) nur 3 und 5 sind richtig
(B) nur 1, 2 und 4 sind richtig
(C) nur 1, 3 und 4 sind richtig
(D) nur 3, 4 und 5 sind richtig
(E) 1–5 = alle sind richtig

■1.46 E   ■1.47 A   ■1.48 C   ■1.49 E   ■1.50 B   ■1.51 A   ■1.52 E

1.53 Die Verdachtsdiagnose „einfache vago-vasale Synkope" darf gestellt werden, wenn folgende Symptome vorliegen:

(1) Bewußtlosigkeit von 5 min
(2) koordinierte Spontanbewegungen während der Bewußtlosigkeit
(3) passagere Sprachstörung nach dem Anfall
(4) Tachykardie unmittelbar nach Aufwachen
(5) Bluthochdruck

(A) Keine der Aussagen ist richtig
(B) nur 1 und 4 sind richtig
(C) nur 1, 2 und 3 sind richtig
(D) nur 3, 4 und 5 sind richtig
(E) 1–5 = alle sind richtig

1.54 Plötzliche Schwindelanfälle können verursacht sein durch:

(1) Asystolie (Adams-Stokesscher Anfall)
(2) paroxysmale Tachykardie
(3) Carotissinussyndrom
(4) zerebrale Durchblutungsstörungen
(5) Innenohrreizung

(A) nur 1 und 5 sind richtig
(B) nur 3 und 4 sind richtig
(C) nur 1, 2, 4 und 5 sind richtig
(D) nur 1, 3, 4 und 5 sind richtig
(E) 1–5 = alle sind richtig

1.55 Bei wiederholter Messung von systolischen Blutdruckwerten von 14,7 kPa (110 mmHg) spricht man von arterieller Hypotonie,

weil

Nierendurchblutung und glomeruläre Filtration abnehmen, sobald der Blutdruck unter 14,7 kPa (110 mmHg) abzusinken beginnt.

1.56 Welche Aussage trifft **nicht** zu?

Ursachen einer arteriellen Hypotonie können sein:

(A) Hirntumor
(B) Aortenklappenstenose
(C) Hypothyreose
(D) Herzmuskelerkrankung
(E) Nebennierenrindenadenom

1.57 Welche Aussage trifft **nicht** zu?

Folgende Befunde gelten als typisch für eine globale Herzinsuffizienz:

(A) hoher Füllungsdruck der Herzkammern
(B) verminderter Blutgehalt im venösen System
(C) gesteigerte arteriovenöse Sauerstoffdifferenz
(D) Vermehrung des totalen Blutvolumens
(E) Erhöhung des enddiastolischen Drucks in den Herzkammern

1.58 Bei einem Vorhofflattern von 250/min mit 2:1 Überleitung bei einem bislang nicht digitalisierten Patienten ist eine rasche Digitalisierung indiziert,

weil

Digitalisglykoside die Refraktärzeit des AV-Überleitungssystems verlängern und dadurch die Kammerfrequenz bei Vorhofflattern herabsetzen.

H 86
1.59 Welcher der genannten Befunde spricht gegen die Diagnose Vorhofflimmern?

(A) Pulsdefizit
(B) Auskultation eines 4. Herztons
(C) von Schlag zu Schlag wechselnde Lautstärke des 1. Herztons
(D) fehlendes Präsystolikum bei Mitralstenose
(E) unregelmäßiger Herzrhythmus

1.60 Welche elektrokardiographische Konstellation ist für eine große akute Lungenembolie differentialdiagnostisch **ohne Bedeutung**?

(A) Vorhofflimmern
(B) P-pulmonale
(C) S_I-Q_{III}-Konfiguration im QRS des EKG
(D) atrioventrikulärer Block
(E) Rechtsablenkung des QRS-Vektors

1.61 Welches unter den folgenden Krankheitsbildern ist die häufigste Ursache für arterielle Embolien?

(A) Venöse Thrombose in den unteren Extremitäten
(B) Vorhofflimmern bei Mitralstenose
(C) Lungeninfarkt
(D) Endocarditis verrucosa
(E) Bakterielle Endocarditis

■1.53 A   ■1.54 E   ■1.55 E   ■1.56 E   ■1.57 B   ■1.58 A   ■1.59 B   ■1.60 D   ■1.61 B

1.62 Im EKG finden sich eine Verlängerung der PQ-Zeit, eine muldenförmige ST-Senkung, eine ventrikuläre Extrasystolie, eine Bradykardie und eine relative QT-Verkürzung.

Welches ist die wahrscheinlichste Ursache?

(A) Koronarinsuffizienz
(B) Hypokaliämie
(C) rheumatische Karditis
(D) Hirndrucksteigerung
(E) Digitaliswirkung

1.63 Welche Aussage trifft zu?

Als Hauptursache der Oligurie bei Patienten im kardiogenen Schock gilt

(A) ein unzureichender glomerulärer Filtrationsdruck
(B) ein erschwerter perirenaler Lymphabfluß
(C) ein reflektorischer Ureterspasmus
(D) eine intratubuläre Obstruktion durch Eiweißzylinder
(E) Keine Antwort ist richtig

1.64 Eine Herzinsuffizienz kann zu einer Niereninsuffizienz (meist mäßigen Grades) führen,

weil

zwischen tubulärer Natriumresorption und glomerulärer Filtrationsrate eine Korrelation besteht (die sog. glomerulo-tubuläre Balance).

1.65 Welche Aussage trifft **nicht** zu?

Zum klinischen Bild einer akuten Herzbeuteltamponade gehören folgende Symptome:

(A) Halsvenenstauung
(B) Tachykardie
(C) Lungenödem
(D) paradoxer Puls
(E) kardiogener Schock

1.66 Bei einem 50jährigen Patienten, der an einem Mitralvitium mit Vorhofflimmern leidet, ist im Bereich des linken Unterschenkels akut ein äußerst schmerzhaftes arterielles Verschlußsyndrom aufgetreten.
Folgende Maßnahmen sind bis zum Transport des Patienten in die Klinik indiziert:

(1) Hochlagerung des linken Beines
(2) vorsichtige Wiedererwärmung des bereits deutlich abgekühlten linken Unterschenkels mit Wasser von 37°C
(3) Infusion eines Vasodilatators z.B. Nikotinsäure (Niconacid® in die linke A. femoralis
(4) intravenöse Gabe von Pethidin (Dolantin®)

(A) nur 4 ist richtig
(B) nur 1, 2 und 3 sind richtig
(C) nur 1, 3 und 4 sind richtig
(D) nur 2, 3 und 4 sind richtig
(E) 1–4 = alle sind richtig

1.67 Welche der folgenden Erkrankungen ist als Ursache für das Auftreten von Vorhofflimmern **am wenigsten** wahrscheinlich?

(A) Mitralklappenstenose
(B) Hyperthyreose
(C) Myokarditis
(D) Vorhofmyxom
(E) Herzneurose

1.68 Folgende Befunde lassen sich als Vorläufersymptome von möglichem Kammerflimmern ansehen:

(1) sehr früh einfallende ventrikuläre Extrasystolen
(2) respiratorische Sinusarrhythmie
(3) polytope Extrasystolie
(4) Extrasystolie in Ketten

(A) nur 3 ist richtig
(B) nur 1 und 4 sind richtig
(C) nur 1, 3 und 4 sind richtig
(D) nur 2, 3 und 4 sind richtig
(E) 1–4 = alle sind richtig

Antwort	Aussage 1	Aussage 2	Verknüpfung
A	richtig	richtig	richtig
B	richtig	richtig	falsch
C	richtig	falsch	–
D	falsch	richtig	–
E	falsch	falsch	–

■1.62 E   ■1.63 A   ■1.64 B   ■1.65 C   ■1.66 A   ■1.67 E   ■1.68 C

1.69 Welche Aussage trifft **nicht** zu?

Zum Auftreten einer Asystolie prädisponieren:

(A) Hyperkaliämie bei gleichzeitiger Hypocalcämie
(B) bifaszikulärer Block
(C) hypersensibler Karotissinus (Karotissinus-Syndrom)
(D) Verlängerung der atrio-ventrikulären Überleitungszeit
(E) WPW-Syndron

1.70 Welche Herzrhythmusstörung ist im EKG der Abb. 1 (s. Bildanhang) dargestellt?

(A) Vorhofflimmern mit aberranter Überleitung
(B) intermittierendes WPW-Syndrom
(C) ventrikuläre Extrasystolie
(D) supraventrikuläre Extrasystolie
(E) Sinusrhythmus mit Bewegungsartefakten

F 85
1.71 Eine 28jährige Patientin klagt über Parästhesien und Schwäche der unteren Extremitäten. Im EKG finden sich ein AV-Block II. Grades, eine Verbreiterung des QRS-Komplexes und hohe schmalbasige T-Zacken. Puls 62/min, Blutdruck 110/60 mmHg.

Welche ist die wahrscheinlichste Ursache ihrer Symptome?

(A) Koronarinsuffizienz
(B) Hyperkaliämie
(C) Mitralvitium
(D) Hypovitaminose
(E) Hirndrucksteigerung

F 88
1.72 Welche Form einer bradykarden Rhythmusstörung liegt vor (siehe Abbildung Nr. 2a und 2b des Bildanhangs)?

(A) sinuatrialer Block
(B) AV-Block Mobitz Typ I (Wenckebach)
(C) AV-Block Mobitz Typ II
(D) AV-Block III°
(E) Sinusbradykardie mit AV-Block I°

H 87
1.73 Bei einem volldigitalisierten Patienten mit intermittierendem atrioventrikulärem Block wurde ein Herzschrittmacher implantiert. 3 Tage danach stellen Sie eine bradykardiebedingte Herzinsuffizienz fest.

Welche der folgenden Ursachen ist die wahrscheinlichste?

(A) Digitalisüberdosierung
(B) Syndrom des kranken Sinusknotens
(C) hypersensitiver Karotissinus
(D) intermittierendes Ventrikelflimmern
(E) Elektroden-Dislokation

1.74 Eine 30jährige, bislang herzgesunde Frau kommt wegen „Herzjagen", das seit einer Stunde besteht, in die Sprechstunde. Der Rhythmus ist regelmäßig, die Pulsfrequenz beträgt 190/min.

Um welche Rhythmusstörung handelt es sich am wahrscheinlichsten?

(A) Adam-Stokes-Anfall
(B) Vorhofflimmern
(C) Vorhofflattern
(D) paroxysmale Vorhoftachykardie
(E) paroxysmale Vorhoftachykardie mit Block

1.75 Welche ist die häufigste Ursache des chronischen Cor pulmonale?

(A) rezidivierende Pneumonien
(B) Herzinsuffizienz
(C) Silikose
(D) chronisch obstruktive Lungenerkrankungen
(E) Lungenembolie

1.76 Welche Aussage trifft **nicht** zu?

Eine Rechtsherzinsuffizienz bei chronischem Cor pulmonale wird durch folgende Symptome charakterisiert:

(A) erhöhter Pulmonalvenendruck
(B) erhöhter Druck im rechten Vorhof
(C) Flüssigkeitsretention
(D) Leberstauung, Aszites, Ödeme
(E) Zyanose

■1.69 A   ■1.70 C   ■1.71 B   ■1.72 D   ■1.73 E   ■1.74 D   ■1.75 D   ■1.76 A

1.77 Bei einem Herzgesunden liegt der systolische Pulmonalarteriendruck in Ruhe normalerweise bei

(A) 0,4–1,6 kPa (3–12 mmHg)
(B) 2 –3,7 kPa (15–28 mmHg)
(C) 4 –5,6 kPa (30–42 mmHg)
(D) 6 –7   kPa (45–53 mmHg)
(E) 7 –8   kPa (54–61 mmHg)

[H 87]
1.78 Der Zustand von Patienten mit hypertropher obstruktiver Kardiomyopathie (HOCM) verschlechtert sich rasch bei Auftreten von Vorhofflimmern,

weil

bei Patienten mit hypertropher obstruktiver Kardiomyopathie (HOCM) die Vorhofkontraktion zur ausreichenden ventrikulären Füllung wesentlich beiträgt.

1.79 Beurteilen Sie folgende Aussagen:

(1) Jeder Patient mit Blutdruckwerten von mehr als 160/100 mmHg bedarf der medikamentösen Therapie.
(2) Ein Serumkreatinin von 168 mol/l (1,9 mg %) spricht bei einem Hypertoniker für eine primär renale Hypertonie.
(3) Die weitaus häufigste Form einer therapiebedürftigen Blutdruckerhöhung ist die sog. essentielle Hypertonie.
(4) Ein normales Urinsediment schließt eine renovaskuläre Hypertonie aus.
(5) Ein Fundus hypertonicus II spricht gegen eine sekundär renale Hypertonie.

(A) nur 1 ist richtig
(B) nur 3 ist richtig
(C) nur 3, 4 und 5 sind richtig
(D) nur 1, 2, 3 und 5 sind richtig
(E) 1–5 = alle sind richtig

1.80 Die essentielle arterielle Hypertonie

(1) kann über den erhöhten Natriumgehalt der Erythrozyten diagnostiziert werden
(2) weist sich durch spezifische Symptome als primäre Hypertonie aus
(3) ist bei maligner Verlaufsform ausgeschlossen
(4) kann keine renale Funktionseinschränkung verursachen
(5) ist durch für sie spezifische Augenhintergrundveränderungen diagnostisch zu sichern

(A) Keine der Aussagen (1) bis (5) ist richtig.
(B) nur 1 und 2 sind richtig
(C) nur 2 und 5 sind richtig
(D) nur 3 und 4 sind richtig
(E) nur 2, 3 und 5 sind richtig

1.81 Die Diagnose „essentielle Hypertonie" ist gesichert, wenn

(1) beide Elternteile an Hochdruck leiden
(2) der Patient adipös ist
(3) der intraerythrozytäre Natriumgehalt erhöht ist
(4) eine pathologische Glucosetoleranz nachgewiesen ist
(5) eine Nierenerkrankung ausgeschlossen worden ist

(A) Keine der Aussagen (1) bis (5) ist richtig.
(B) nur 1 und 5 sind richtig
(C) nur 2 und 4 sind richtig
(D) nur 1, 3 und 5 sind richtig
(E) 1–5 = alle sind richtig

[F 88]
1.82 Ein 39jähriger Patient klagt seit einem halben Jahr über folgende Symptome: Belastungsdyspnoe, Nervosität, Herzklopfen, Schwindel und Benommenheit, präkordiale Schmerzen, Kopfschmerzen. Der systolische Blutdruck ist erhöht.

Es besteht am ehesten der Verdacht auf

(A) Gicht
(B) essentielle Hypertonie
(C) Kleinhirntumor
(D) Herzneurose
(E) akute Glomerulonephritis

Antwort	Aussage 1	Aussage 2	Verknüpfung
A	richtig	richtig	richtig
B	richtig	richtig	falsch
C	richtig	falsch	–
D	falsch	richtig	–
E	falsch	falsch	–

■1.77 B   ■1.78 A   ■1.79 B   ■1.80 A   ■1.81 A   ■1.82 B

1.83 Die Angabe eines einmalig gemessenen erhöhten systolischen Blutdrucks reicht zur Beurteilung, ob eine renale Hypertonie vorliegt, aus,

weil

der arterielle Mitteldruck nur von der Höhe des systolischen Blutdrucks abhängig ist.

1.84 Zur Therapie einer essentiellen arteriellen Hypertonie können folgende Maßnahmen sinnvoll sein:

(1) kochsalzarme Diät
(2) Gabe von Betarezeptorenblockern
(3) Gewichtsreduktion bei Adipositas
(4) Gabe von Saluretika
(5) Gabe von Alpha-Methyl-DOPA

(A) nur 1 und 3 sind richtig
(B) nur 2, 4 und 5 sind richtig
(C) nur 3, 4 und 5 sind richtig
(D) nur 1, 2, 4 und 5 sind richtig
(E) 1–5 = alle sind richtig

F 86
1.85 Welche der folgenden Erkrankungen kommt als Ursache einer Linksherzhypertrophie **nicht** in Frage?

(A) Aortenklappenstenose
(B) Aortenklappeninsuffizienz
(C) Aortenisthmusstenose
(D) Vorhofseptumdefekt vom Sekundumtyp
(E) Phäochromozytom

F 86
1.86 Eine Herzhypertrophie mit einem Herzgewicht von über 700 g kann **nicht** verursacht werden durch:

(A) Aortenklappenstenose
(B) Hochleistungssport
(C) arterielle Hypertonie
(D) kongestive/dilatative Kardiomyopathie
(E) Aortenklappeninsuffizienz

1.87 Welche Aussage trifft **nicht** zu?

Die maligne Hypertonie ist gekennzeichnet durch

(A) konstant deutlich erhöhte diastolische Blutdruckwerte
(B) eine erhöhte Natriumkonzentration im Serum
(C) hochdruckbedingte Augenhintergrundsveränderungen Grad III oder IV (nach Keith, Wagener und Barker)
(D) hochdruckbedingte Läsionen am Herzen, an Hirn- und Nierengefäßen
(E) eine rasche Progredienz der hochdruckbedingten Läsionen

F 88
1.88 Welche Aussage trifft **nicht** zu?

Die maligne Hypertonie

(A) kompliziert den Verlauf der essentiellen Hypertonie nur selten
(B) betrifft in erster Linie ältere Patienten (über 65 Jahre)
(C) führt typischerweise zu Gewichtsverlust und Sehstörungen
(D) geht mit einer Erhöhung der diastolischen Blutdruckwerte auf über 120–130 mmHg einher
(E) hat typische Gefäßläsionen (fibrinoide Arteriolonekrosen), die sich unter antihypertensiver Therapie zurückbilden können

F 87
1.89 Welche Aussage trifft **nicht** zu?

Die hypertensive Krise

(A) ist eine durch Blutdrucksteigerung hervorgerufene lebensbedrohliche Situation
(B) kann sich bei Hypertonie jedweder Genese entwickeln
(C) ist durch fibrinoide Arteriolonekrosen der Vasa afferentia der Niere charakterisiert
(D) führt zur Erniedrigung von Herzschlagvolumen und Herzindex
(E) kann mit Nifedipin, Clonidin oder Diazoxid behandelt werden

■1.83 E   ■1.84 E   ■1.85 B   ■1.86 B   ■1.87 B   ■1.88 B   ■1.89 C
         D

1.90 Arterielle Hypertonien können im Gefolge nachstehender Grundkrankheiten als sog. sekundäre Hypertonien auftreten:

(1) Hyperthyreose
(2) Nebennierenmarktumoren
(3) Nebennierenrindentumoren
(4) chronische Glomerulonephritis
(5) Morbus Addison

(A) nur 1 und 4 sind richtig
(B) nur 2 und 3 sind richtig
(C) nur 3 und 4 sind richtig
(D) nur 1, 2, 3 und 4 sind richtig
(E) 1–5 = alle sind richtig

[H 85]
1.91 Bei einseitigen Nierenarterienstenosen kommt es zur arteriellen Hypertonie,

weil

bei einseitiger Nierenarterienstenose die Harnproduktion der betroffenen Niere abnimmt.

[H 85]
1.92 Ein Bluthochdruck gehört zu den typischen Symptomen der akuten Pyelonephritis,

weil

in der Niere das proteolytische Enzym Renin gebildet wird.

1.93 Eine Hypertonie bei Patienten unter 50 Jahren ist in der Regel renaler Genese,

weil

die sog. essentielle Hypertonie sich in der Regel erst nach dem 50. Lebensjahr manifestiert.

[H 87]
1.94 Welche Aussage trifft **nicht** zu?

Folgende Befunde deuten auf eine renovaskuläre Hypertonie hin:

(A) Hochdruck bei einer Frau unter 30 Jahren
(B) hohe Blutdruckwerte bei kurzer Anamnese des Patienten
(C) erhöhte Konzentration des Serumkaliums
(D) Auskultation abdomineller Strömungsgeräusche
(E) im Ausscheidungsurogramm bzw. Nephrosonogramm Größenunterschied der Nieren von mehr als 1,5 cm (Pol zu Pol – Abstand)

1.95 Anfallsweise krisenhafte Blutdruckanstiege

(1) sind ein häufiges Symptom beim Phäochromozytom
(2) kommen bei essentieller Hypertonie vor
(3) können zu Verwirrtheitszuständen führen
(4) können Angina pectoris-Anfälle auslösen
(5) können zu akuter Linksinsuffizienz führen

(A) nur 1 und 5 sind richtig
(B) nur 2 und 4 sind richtig
(C) nur 1, 2, 3 und 5 sind richtig
(D) nur 1, 3, 4 und 5 sind richtig
(E) 1–5 = alle sind richtig

[F 85]
1.96 Welche der genannten Erkrankungen ist als Ursache krisenhafter Blutdruckanstiege am wahrscheinlichsten?

(A) Phäochromozytom
(B) Myxödem
(C) Kaliummangel
(D) hypertone Dehydratation
(E) Morbus Addison

1.97 Welcher der folgenden Befunde bzw. anamnestischen Angaben paßt **nicht** zur Diagnose „hyperkinetisches Herzsyndrom" bei einem 27jährigen Patienten?

(A) Blutdruck von 210/110 mmHg bei ergometrischer Ausbelastung
(B) Pulsfrequenz von 160/min nach 20 raschen „Kniebeugen"
(C) diastolisches Intervallgeräusch bei der Herzauskultation
(D) Klagen über Neigung zu Herzklopfen und vermehrtem Schwitzen
(E) Gefühl verminderter körperlicher Leistungsfähigkeit

1.98 Welche Aussage trifft **nicht** zu?

Eine große Blutdruckamplitude kommt bei folgenden Erkrankungen vor:

(A) Hyperthyreose
(B) Aortensklerose
(C) Mitralklappenstenose
(D) offener Ductus Botalli
(E) Aortenklappeninsuffizienz

Antwort	Aussage 1	Aussage 2	Verknüpfung
A	richtig	richtig	richtig
B	richtig	richtig	falsch
C	richtig	falsch	–
D	falsch	richtig	–
E	falsch	falsch	–

■1.90 D   ■1.91 B   ■1.92 D   ■1.93 E   ■1.94 C   ■1.95 E   ■1.96 A   ■1.97 C   ■1.98 C

[F 87]
1.99 Welche Aussage trifft **nicht** zu?

Patienten mit primärer arterieller Hypotonie

(A) neigen zu Herzklopfen und innerer Unruhe
(B) bekommen häufiger als Normotoniker Nasenbluten
(C) klagen typischerweise über Müdigkeit und rasche Erschöpfung
(D) frieren leichter als Normotoniker („kalte Füße")
(E) sind zu Gleichgewichtsstörungen prädisponiert

1.100 Welche Aussage trifft **nicht** zu?

Typische Befunde einer kardialen Insuffizienz sind:

(A) erhöhter zentraler und peripherer Venendruck
(B) prätibiale Ödeme
(C) Hypalbuminämie
(D) Belastungsdyspnoe
(E) Hepatomegalie

[H 85]
1.101 Welche Aussage trifft **nicht** zu?

Für eine isolierte chronische Rechtsherzinsuffizienz sind folgende Symptome charakteristisch:

(A) Ödeme
(B) Aszites
(C) Lebervergrößerung
(D) Jugularvenendrucksteigerung
(E) Lungenstauung

1.102 Ein akutes Cor pulmonale kann ausgelöst werden durch

(1) Thromboembolie
(2) Fettembolie
(3) Linksherzversagen
(4) Rechts-Links-Shunt

(A) nur 3 ist richtig
(B) nur 4 ist richtig
(C) nur 1 und 2 sind richtig
(D) nur 2 und 3 sind richtig
(E) 1–4 = alle sind richtig

[H 86]
1.103 Welche Aussage trifft **nicht** zu?

Symptome bzw. Befunde einer Rechtsherzinsuffizienz bei chronischem Cor pulmonale sind:

(A) erhöhter Pulmonalvenendruck
(B) erhöhter Druck im rechten Vorhof
(C) Flüssigkeitsretention, Ödeme
(D) Leberstauung, Aszites
(E) Zyanose

[H 86]
1.104 Welche der aufgeführten Krankheiten gehören zu den Ursachen einer Rechtsherzhypertrophie?

(1) obstruktives Lungenemphysem
(2) Skoliose
(3) Myokarditis
(4) Pneumokoniosen
(5) schwere Mitralstenose

(A) nur 1 und 4 sind richtig
(B) nur 2 und 4 sind richtig
(C) nur 3 und 5 sind richtig
(D) nur 1, 2, 4 und 5 sind richtig
(E) 1–5 = alle sind richtig

[F 86]
1.105 Welches der folgenden Symptome paßt **nicht** zur Diagnose „akute Linksherzinsuffizienz"?

(A) Husten
(B) Atemnot
(C) Tachykardie
(D) periphere Zyanose
(E) Polyurie

[H 85]
1.106 Bei kardialer Insuffizienz kommt es erst nach Überschreiten der Transportkapazität des Lymphgefäßsystems zu peripheren Ödemen,

weil

bei kardialer Insuffizienz ein verminderter Rückstrom von interstitieller Flüssigkeit in den venösen Kapillarschenkel durch das Lymphgefäßsystem bis zum Erreichen seines Transportmaximums kompensiert werden kann.

1.107 Welche Aussage trifft **nicht** zu?

Eine akute isolierte linksventrikuläre Herzinsuffizienz ist durch folgende Symptome charakterisiert:

(A) Dyspnoe
(B) Stauungslage
(C) Jugularvenendrucksteigerung
(D) B-Linien (Kerley) im Röntgenbild der Lunge
(E) hoher enddiastolischer Druck im linken Ventrikel

1.108 Welche Aussage trifft **nicht** zu?

Mögliche Auskultationsbefunde bei dilatativer Kardiomyopathie sind:

(A) Mitralinsuffizienzgeräusch
(B) Aortenstenosegeräusch
(C) Trikuspidalinsuffizienzgeräusch
(D) Vorhofton
(E) 3. Herzton

1.109 Welcher der folgenden Befunde paßt **nicht** zur Diagnose einer dilatativen (kongestiven) Kardiomyopathie?

(A) vergrößertes linksventrikuläres Cavum
(B) intrakardiale Thromben
(C) Obstruktion der linksventrikulären Ausflußbahn
(D) relative Mitralklappeninsuffizienz
(E) Verminderung der relativen systolischen Durchmesserverkürzung des linken Ventrikels (verminderte echokardiographische Verkürzungsfraktion)

1.110 Eine kongestive Kardiomyopathie:

(1) geht mit einer beträchtlichen Herzdilatation einher
(2) weist ein vermehrtes Herzgewicht auf
(3) schließt oft eine interstitielle Fibrose ein
(4) ist u. a. durch eine Myokarditis charakterisiert

(A) nur 1 und 2 sind richtig
(B) nur 1 und 3 sind richtig
(C) nur 1, 2 und 3 sind richtig
(D) nur 2, 3 und 4 sind richtig
(E) 1–4 = alle sind richtig

1.111 Für die fortgeschrittene restriktive Kardiomyopathie gilt:

(1) Erweiterung des linken und rechten Ventrikels mit systolischer Funktionsstörung
(2) diastolische Funktionsstörung
(3) Amyloidose als mögliche Ursache
(4) Ödeme, Aszites, vergrößerte Leber, gefüllte Halsvenen als häufige Symptome

(A) nur 1 ist richtig
(B) nur 2 ist richtig
(C) nur 1 und 4 sind richtig
(D) nur 1, 3 und 4 sind richtig
(E) nur 2, 3 und 4 sind richtig

1.112 Die Hauptursache verminderter Förderleistung bei einem Patienten mit Panzerherz ist die Einschränkung des Pumpvermögens auf Grund

(A) systolischer Drucküberlastung des Herzens
(B) Volumenbelastung der rechten Herzkammer
(C) Behinderung der diastolischen Kammerfüllung
(D) myokardialer Insuffizienz
(E) von Koronarinsuffizienz

1.113 Welche Aussage trifft zu?

Als ein „Kanonenschlagphänomen" (bruit de canon) wird bezeichnet

(A) der kräftige Spitzenstoß bei Hypertonie
(B) verstärkte Pulsationen des Herzens an der vorderen Thoraxwand
(C) ein lauter 1. Ton bei gleichzeitiger Aktion von Vorhof und Kammer bei totalem atrioventrikulärem Block
(D) ein auf Distanz hörbarer 1. Herzton
(E) ein auf Distanz hörbarer 2. Herzton

Antwort	Aussage 1	Aussage 2	Verknüpfung
A	richtig	richtig	richtig
B	richtig	richtig	falsch
C	richtig	falsch	–
D	falsch	richtig	–
E	falsch	falsch	–

■1.107 C ■1.108 B ■1.109 C ■1.110 C ■1.111 E ■1.112 C ■1.113 C

Ordnen Sie bitte jedem der in Liste 1 genannten Auskultationsbefunde die dafür am ehesten zutreffende Diagnose der Liste 2 zu!

Liste 1

1.114 Hochfrequentes Sofortdiastolikum

1.115 Niederfrequentes Intervalldiastolikum

1.116 Aortaler Ejection-Click

Liste 2

(A) Mitralstenose
(B) Aorteninsuffizienz
(C) kongenitale Aortenstenose
(D) dilatative Kardiomyopathie
(E) Ventrikelseptumdefekt

1.117 Für welche der genannten Herzerkrankungen ist die fixierte Spaltung des 2. Herztones bei rhythmischer Herzaktion kennzeichnend?

(A) mitralstenose
(B) Vorhofseptumdefekt
(C) Perikarditis
(D) Ventrikelseptumdefekt
(E) Aorteninsuffizienz

1.118 Bei einem 55jährigen Mann mit jahrelang nachgewiesenem arteriellen Hochdruck treten plötzlich heftige Schmerzen im oberen Thoraxbereich auf, die sich im weiteren Verlauf in die untere Thoraxregion und den Oberbauch verlagern. Das EKG zeigt bei Klinikaufnahme und während des Beobachtungsverlaufes eine konstante Linkshypertrophie ohne weitere Auffälligkeiten.
Kreatinphosphokinase und Transaminasen sind nicht charakteristisch verändert.
Welche Diagnose ist am wahrscheinlichsten?

(A) Lungenembolie
(B) Perikarditis
(C) Herzvorderwandinfarkt
(D) Tietze-Syndrom
(E) dissezierendes Aortenaneurysma

1.119 Als Risikofaktoren für die Entstehung einer koronaren Herzkrankheit gelten:

(1) Zigarettenrauchen
(2) Koffeinkonsum
(3) Hypertonie
(4) Anämie
(5) Hypercholesterinämie

(A) nur 1 und 2 sind richtig
(B) nur 3 und 5 sind richtig
(C) nur 1, 3 und 5 sind richtig
(D) nur 2, 3 und 4 sind richtig
(E) 1–5 = alle sind richtig

H 85
1.120 Bei einem Patienten mit koronarer Herzkrankheit kann ein Anfall von Angina pectoris ausgelöst werden durch eine:

(1) paroxysmale Tachykardie
(2) Bluthochdruckkrise
(3) intestinale Blutung bei Ulkuskrankheit
(4) ungewohnte körperliche Belastung
(5) reichliche, fetthaltige Mahlzeit

(A) nur 1 und 2 sind richtig
(B) nur 1 und 4 sind richtig
(C) nur 2 und 4 sind richtig
(D) nur 1, 3 und 5 sind richtig
(E) 1–5 = alle sind richtig

F 86
1.121 Ein Verschluß der rechten Herzkranzarterie führt nur selten zu einem isolierten rechtsventrikulären Infarkt,

weil

die rechte Kammerwand fast immer von der rechten Kranzarterie und vom Ramus circumflexus der linken Kranzarterie gemeinsam versorgt wird.

■1.114 B   ■1.115 A   ■1.116 C   ■1.117 B   ■1.118 E   ■1.119 C   ■1.120 E   ■1.121 C

[F 86]
1.122 Welche der folgenden Aussagen zum Herzinfarkt trifft **nicht** zu?

(A) Dem Infarkt können für Tage bis Wochen prämonitorische pektanginöse Beschwerden vorausgehen.
(B) Für den akuten Herzinfarkt ist der heftige, oft von Vernichtungsgefühl begleitete Präkordialschmerz typisch, der länger als eine halbe Stunde andauern kann.
(C) Nicht selten geht das Infarktereignis mit Schockzeichen (Blässe, kalter Schweiß, Dyspnoe) oder Oberbauchsymptomen (Übelkeit) einher.
(D) Bei der Auskultation können Tachykardie, Extrasystolie, Galopprhythmus oder Perikardreiben auffallen.
(E) Bei Patienten unter 40 Jahren ist häufiger mit einem schmerzlosen, im EKG aber nachweisbaren Infarkt zu rechnen als im höheren Alter.

1.123 Welche Aussage trifft **nicht** zu?

Ein Koronarspasmus

(A) kann Ursache einer Ruhe-Angina pectoris sein
(B) kann Ursache eines Myokardinfarktes oder eines plötzlichen Herztodes sein
(C) tritt nur an normalen Koronargefäßen ohne arteriosklerotische Wandveränderung auf
(D) kann sowohl mit ST-Anhebung als auch mit ST-Senkung im EKG einhergehen
(E) ist mit Calciumantagonisten und Nitraten zu behandeln

1.124 Eine ältere Patientin möchte ärztlich beraten werden, ob „Sauna" für sie in Frage komme.

Bei welchen der folgenden Erkrankungen halten Sie den Saunabesuch für kontraindiziert?

(1) dekompensierte Herzinsuffizienz
(2) Koronarsklerose mit Angina pectoris in Ruhe
(3) vegetativ-endokrine Dysregulation im Klimakterium
(4) subjektive Beschwerdefreiheit bei Herzinfarkt vor einem Jahr
(5) Cor pulmonale chronicum

(A) nur 1, 2 und 5 sind richtig
(B) nur 1, 3 und 4 sind richtig
(C) nur 1, 3 und 5 sind richtig
(D) nur 2, 4 und 5 sind richtig
(E) nur 2, 3, 4 und 5 sind richtig

1.125 Welche klinischen Parameter sind zur Beurteilung der Therapie eines kardiogenen Schocks bei Myokardinfarkt besonders geeignet?

(1) Urinausscheidung
(2) Körpertemperatur
(3) perikarditisches Reiben
(4) Blutdruck

(A) nur 1 und 2 sind richtig
(B) nur 1 und 4 sind richtig
(C) nur 2 und 3 sind richtig
(D) nur 3 und 4 sind richtig
(E) nur 2, 3 und 4 sind richtig

[H 87]
1.126 Unter klinisch stummer Myokardischämie versteht man eine/n

(A) Angina pectoris ohne ST-Streckenveränderung
(B) Angina pectoris ohne Enzymanstieg
(C) akute ST-Senkung im EKG ohne Angina pectoris
(D) Koronarspasmus mit Angina pectoris
(E) nichttransmuralen Infarkt ohne signifikanten Enzymanstieg

[F 88]
1.127 Ein 50jähriger Mann erkrankt aus vollem Wohlbefinden plötzlich mit heftigem Schmerz hinter dem Brustbein und kurzfristiger Bewußtlosigkeit. Er wird seit 2 Jahren wegen eines mäßigen Hochdrucks behandelt.

Bei der Untersuchung des schwerkranken, blassen Patienten mit feuchter, schweißiger Haut ist der Blutdruck 120/60 mmHg. Durch Extrasystolen unregelmäßiger Puls um 90–100/min. Sonst keine Auffälligkeiten.

Welche Diagnose ist am wahrscheinlichsten?

(A) Lungenembolie
(B) Myokardinfarkt
(C) Spontanpneumothorax
(D) vago-vasale Synkope
(E) Adams-Stokes-Anfall

Antwort	Aussage 1	Aussage 2	Verknüpfung
A	richtig	richtig	richtig
B	richtig	richtig	falsch
C	richtig	falsch	–
D	falsch	richtig	–
E	falsch	falsch	–

■1.122 E   ■1.123 C   ■1.124 A   ■1.125 B   ■1.126 C   ■1.127 B

F 88
1.128 Neben rein somatischen Risikofaktoren, die zu Herzinfarkt disponieren, gibt es auch einige psychische, persönlichkeitsspezifische.

Hierzu gehören insbesondere:

(1) geringe Selbstkritik, niedrige Intelligenz, geistige Starrheit
(2) narzißtisches Selbstbild, Tagträumereien, überhöhte Prestigezielvorstellungen bei unrealistisch geringem Leistungseinsatz
(3) Verleugnung emotionaler Konflikte bei sonst guter geistiger Beweglichkeit; Neigung, das eigene Arbeitstempo zu beschleunigen
(4) hartnäckiger Antrieb nach Leistung und Prestige, starke Tendenz zu konkurrieren, chronische Zeitbedrängnis im täglichen Leben
(5) ausgesprochen herzphobische Anklammerungstendenzen, die zur Einschränkung des allgemeinen Bewegungsradius führen

(A) nur 2 und 5 sind richtig
(B) nur 3 und 4 sind richtig
(C) nur 1, 2 und 4 sind richtig
(D) nur 2, 4 und 5 sind richtig
(E) nur 3, 4 und 5 sind richtig

1.129 Eine 57jährige Frau klagt über Schmerzen im Nacken-Schulter-Oberarm-Bereich sowie in Hüften, Gesäß und Oberschenkeln. Die Beschwerden haben sich innerhalb weniger Tage entwickelt. In der zweiten Nachthälfte wacht die Patientin wegen der starken Schmerzen auf, und am Morgen sind die Beschwerden am stärksten. Nachmittags werden sie besser, und abends sind sie nahezu verschwunden. Die Patientin hat an Gewicht abgenommen und fühlt sich ausgesprochen schwach. Sie hat auch wenig Appetit. Bei aktiven Bewegungen schmerzt die betroffene Muskulatur. Außerdem klagt die Patientin seit etwa der gleichen Zeit über Schläfenkopfschmerzen rechts mit schließlich deutlich sichtbarer Schwellung der Schläfenpartie.

Welches der folgenden Befunde gehört **nicht** zu diesem Krankheitsbild?

(A) beschleunigte BSG
(B) normales Elektromyogramm
(C) normale CK (Kreatinkinase) im Serum
(D) normaler Muskelbiopsiebefund
(E) normaler Biopsiebefund der Arteria temporalis

1.130 Im Gefolge einer Mesaortitis luica sind typisch

(1) eine Stenose der Koronararterien mit Angina pectoris
(2) ein Aneurysma der Bauchaorta
(3) ein Aneurysma der Brustaorta
(4) eine Stenose der Nierenarterien mit renaler Hypertonie
(5) Thromben mit Embolien in die Koronararterien
(6) eine Mitbeteiligung der Aortenklappen mit Aorteninsuffizienz
(7) ein Aneurysma dissecans der Bauchaorta und der Arteriae iliacae

(A) nur 1, 3 und 6 sind richtig
(B) nur 2, 5 und 6 sind richtig
(C) nur 4, 5 und 7 sind richtig
(D) nur 1, 2, 3, 4 und 6 sind richtig
(E) nur 1, 3, 5, 6 und 7 sind richtig

F 86
1.131 Bei der funktionell wirksamen einseitigen Nierenarterienstenose ist die Reninkonzentration im Nierenvenenblut der betroffenen Niere erhöht,

weil

die Natriumkonzentration im Urin der betroffenen Niere niedriger ist als im Urin der kontralateralen Niere.

H 86
1.132 Welche der folgenden Befunde spricht für eine diabetische Mikroangiopathie als Ursache einer Gangrän im Bereich des Vorfußes?

(A) Fehlen der Fußpulse
(B) normale Hauttemperatur im perigangränösen Bereich
(C) Strömungsgeräusche über A. femoralis und A. poplitea.
(D) Gefäßverkalkungen des Unterschenkels
(E) Claudicatio intermittens

1.133 Die Differentialdiagnose Endangiitis obliterans – Arteriosklerose der Beingefäße läßt sich durch den klinischen Befund nicht sicher entscheiden,

weil

das klinische Bild der Erkrankungen Endangiitis obliterans und Arteriosklerose gleich sein kann.

■1.128 B   ■1.129 E   ■1.130 A   ■1.131 B   ■1.132 B   ■1.133 A

1.134 Als Folge welcher der genannten Herzerkrankungen sind systemarterielle Embolien **nicht** zu befürchten?

(A) akuter Myokardinfarkt
(B) Vorhofflimmern
(C) bakterielle Endokarditis
(D) Pulmonalstenose
(E) Mitralstenose

F 88

1.135 Welches der genannten Symptome gehört **nicht** zum Krankheitsbild des arteriosklerotischen Aortenverschlusses (Leriche-Syndrom)?

(A) Impotenz
(B) Schwächegefühl in den Beinen
(C) Gefühlsstörungen im Oberschenkel- und im Beckenbereich
(D) Bewegungsschmerz in der Hüftmuskulatur
(E) Mastdarmlähmung

F 88

1.136 Ein 65jähriger Patient erkrankt 3 Wochen nach einer Prostataoperation plötzlich an Atemnot ohne wesentliche Schmerzen. Vom Arzt wird eine Lippenzyanose festgestellt, die nach Aussage der Ehefrau vorher nicht bestanden hat. Puls 124/min, Atmung 30/min, keine Besonderheiten bei Auskultation und Perkussion von Herz und Lunge.

Welche Diagnose ist am wahrscheinlichsten?

(A) Asthmaanfall
(B) Herzinsuffizienz
(C) Myokardinfarkt
(D) Lungenembolie
(E) Spontanpneumothorax

1.137 Eine Status varicosus ist die notwendige Voraussetzung für das Entstehen einer Thrombophlebitis,

weil

beim Status varicosus durch die Erweiterung des Venenbettes der Blutstrom in den varikösen Gefäßabschnitten so langsam wird, daß eine Spontangerinnung eintreten kann.

H 86

1.138 Eine Fehlfunktion der Venenklappen an den unteren Extremitäten fördert Varizenbildung und Ödementstehung,

weil

in den Beinvenen bei Verlust der Klappenfunktion die normale, nach proximal gerichtete Blutströmung gestört ist.

1.139 Eine 65jährige Frau hat Ödeme rechts im Bereich von Fußrücken, Knöchel und Unterschenkel.

Welche Diagnose ist am wahrscheinlichsten?

(A) nephrotisches Syndrom
(B) Rechtsherzinsuffizienz
(C) Phlebothrombose
(D) Eiweißmangelödeme
(E) Leberzirrhose

1.140 Welche Aussage trifft **nicht** zu?

Zu den Symptomen einer unkomplizierten Thrombophlebitis der tiefen Venen des Unterschenkels gehören:

(A) Schmerzen in der Wade bzw. unter der Fußsohle
(B) Anstieg der Blutsenkungsgeschwindigkeit
(C) Rötlich-livide Verfärbung der Haut
(D) Sensibilitätsstörungen
(E) Schwellung des Unterschenkels.

1.141 Die Venenthrombose tritt bei einer Herzinsuffizienz bevorzugt im Bereich der oberen Hohlvene auf,

weil

sich im Bereich der oberen Hohlvene eine kardiale Insuffizienz besonders früh und stark auswirkt und damit eine Gerinnungsthrombose begünstigt.

1.142 Die Sicherung der Diagnose der akuten tiefen Beinvenenthrombose erfolgt am zuverlässigsten durch

(A) Nachweis von Fußsohlen- und Wadenschmerzen
(B) Nachweis eines Überstreckungsschmerzes in der Kniekehle
(C) Phlebographie
(D) Doppler-Sonographie
(E) Oszillographie

Antwort	Aussage 1	Aussage 2	Verknüpfung
A	richtig	richtig	richtig
B	richtig	richtig	falsch
C	richtig	falsch	–
D	falsch	richtig	–
E	falsch	falsch	–

■1.134 D   ■1.135 E   ■1.136 D   ■1.137 D   ■1.138 A   ■1.139 C   ■1.140 D   ■1.141 E   ■1.142 C

1.143 Welche Aussage trifft **nicht** zu?

Die Arteriosklerose gilt als Erkrankung mit multifaktorieller Ätiologie.

Als Risikofaktoren sind anerkannt:

(A) Diabetes mellitus
(B) Hyperlipoproteinämie
(C) Hypothyreose
(D) chronische Lebererkrankung
(E) Nikotinabusus

1.144 Eine Beinarterienembolie erfolgt durch Thromben, die ihren Ursprung haben

(1) im linken Herzohr bei Mitralstenose
(2) von den Klappen des linken Herzens bei Endocarditis ulcerosa
(3) im Trabekelwerk des rechten Ventrikels bei Myokardinsuffizienz
(4) von atherosklerotischen Wandveränderungen in der Aorta
(5) in den Mesenterialvenen

(A) nur 1 ist richtig
(B) nur 1, 2 und 3 sind richtig
(C) nur 1, 2 und 4 sind richtig
(D) nur 1, 3, 4 und 5 sind richtig
(E) 1–5 = alle sind richtig

1.145 Ein 67jähriger Patient mit einer Arrhythmia absoluta und einer Claudicatio intermittens erkrankt akut mit Bauchschmerzen und Meteorismus, der Stuhl zeigt Blutbeimengungen.

Welche der folgenden Möglichkeiten kommt ursächlich am ehesten in Frage?

(A) Pankreatitis mit Ruptur einer Pseudozyste
(B) Ruptur eines Bauchaortenaneurysmas
(C) Mesenterialgefäßverschluß
(D) blutendes Meckelsches Divertikel
(E) Mallory-Weiss-Syndrom

1.146 Bei der arteriellen Verschlußkrankheit der Beine ist häufig die erste schmerzfreie Gehstrecke bis zum Auftreten von Wadenschmerzen deutlich größer als die nachfolgenden,

weil

bei der arteriellen Verschlußkrankheit während einer kurzen, erzwungenen Gehpause die Sauerstoffschuld nicht bis zu dem Grade ausgeglichen wird wie in Ruhe vor dem Gehen.

1.147 Welche der folgenden therapeutischen Maßnahmen ist bei einem Büroangestellten mit arterieller Verschlußkrankheit vom Oberschenkeltyp im Stadium II nach Fontaine indiziert?

(A) Gehtraining
(B) Antikoagulation durch Marcumar® zusammen mit Colfarit®
(C) Nikotinsäurepräparate intraarteriell
(D) Bypass-Operation
(E) sog. Hämodilution (mit niedermolekularen Dextranen)

1.148 Als Folge welcher der genannten Herzerkrankungen sind systemarterielle Embolien **nicht** zu befürchten?

(A) akuter Myokardinfarkt
(B) Vorhofflimmern
(C) bakterielle Endokarditis
(D) akute Perikarditis
(E) Mitralstenose

1.149 Welche Aussage trifft **nicht** zu?

Die Panarteriitis (Periarteriitis) nodosa

(A) befällt bevorzugt Herz und Nieren
(B) tritt in mittleren und kleinen Arterien auf
(C) führt zu kleinfleckigen Infarkten
(D) bildet mykotische Aneurysmen
(E) geht mit Medianekrosen einher

■1.143 D   ■1.144 C   ■1.145 C   ■1.146 A   ■1.147 A   ■1.148 D   ■1.149 D

[H 86]
1.150 Welche Aussage zum chronischen linksventrikulären Herzwandaneurysma trifft **nicht** zu?

(A) ein isoliertes Hinterwandaneurysma ist auf der a.p.-Röntgenaufnahme des Thorax in der Regel leicht zu erkennen.
(B) Im EKG sind bei den meisten Patienten pathologische Q-Zacken zu finden.
(C) Eine Ruptur des Aneurysma ist selten.
(D) Die Aneurysmektomie kann indiziert sein bei Patienten mit Herzinsuffizienz und ventrikulären Arrhythmien.
(E) Neben der Aneurysmektomie wird häufig gleichzeitig eine aortakoronare Bypass-Operation durchgeführt.

[F 86]
1.151 Eine traumatische arterio-venöse Fistel zwischen Arteria und Vena dorsalis pedis führt in der Regel nicht zu einer kardialen Insuffizienz,

weil

bei traumatischer arterio-venöser Fistel zwischen Arteria und Vena dorsalis pedis das die Fistel durchströmende Blut nicht das Kapillarbett durchströmt und daher arterialisiert bleibt.

[H 85]
1.152 Längere Zeit bestehende hämodynamisch wirksame arteriovenöse Fisteln führen zu:

(1) Bradykardie
(2) arterieller Durchblutungsinsuffizienz der Fistel
(3) Herzzeitvolumen (HZV)-Steigerung
(4) Herzzeitvolumen (HZV)-Verminderung

(A) keine der Aussagen 1 bis 4 trifft zu
(B) nur 1 und 3 sind richtig
(C) nur 1 und 4 sind richtig
(D) nur 2 und 3 sind richtig
(E) nur 2 und 4 sind richtig

[H 87]
1.153 Ein 64jähriger Mann (Diabetes seit 15 Jahren) klagt über heftige Leibschmerzen, die 20 bis 40 min nach den Mahlzeiten, gelegentlich auch unabhängig vom Essen auftreten. Die Schmerzanfälle dauern 30 bis 90 min und sind durch Blähungen und Hyperperistaltik gekennzeichnet.

Welche der folgenden Erkrankungen liegt wahrscheinlich vor?

(A) Gallenkoliken
(B) Kolonkarzinom
(C) rezidivierende Duodenitis
(D) Stenosen im Bereich der A. mesenterica superior
(E) Ulcus duodeni

2 Blut- und Lymphsystem

2.1 Eine 83jährige Patientin hatte seit einigen Wochen bei Bagatelltraumen blaue Flecken bemerkt, ermüdete sehr leicht und fühlte sich zunehmend schwach. Der Hausarzt fand folgendes Blutbild: Hb 63 g/l, Retikulozyten 1‰, Leukozyten $1,2 \times 10^9$/l (1200/mm³), Thrombozyten 12×10^9/l (12000/mm³).

Welche Diagnose ist am wahrscheinlichsten?

(A) hämolytische Anämie
(B) chronische lymphatische Leukämie
(C) aplastische Anämie (Panmyelophthise)
(D) Agranulozytose
(E) Eisenmangelanämie

2.2 Welche Untersuchungsmethode ist zur Sicherung der Diagnose am wichtigsten?

(A) Bestimmung der alkalischen Leukozytenphosphatase
(B) Ferritinbestimmung
(C) Folsäurebestimmung
(D) Gastroskopie
(E) Knochenmarkuntersuchung

Antwort	Aussage 1	Aussage 2	Verknüpfung
A	richtig	richtig	richtig
B	richtig	richtig	falsch
C	richtig	falsch	–
D	falsch	richtig	–
E	falsch	falsch	–

■1.150 A   ■1.151 D   ■1.152 D   ■1.153 D   ■2.1 C   ■2.2 E

2.3 Welcher der folgenden Befunde spricht **nicht** für eine disseminierte intravasale Gerinnung als Ursache einer hämorrhagischen Diathese?

(A) Verminderung der Megakaryozyten im Knochenmark
(B) Verminderung der Thrombozytenzahl
(C) Verminderung des Fibrinogens
(D) Verlängerung der partiellen Thromboplastinzeit
(E) Auftreten von fragmentierten Erythrozyten (= Schistozyten) im peripheren Blutausstrich

2.4 Abb. Nr. 3 zeigt einen repräsentativen Ausschnitt aus einem panoptisch gefärbten Knochenmarkpräparat. Welche deskriptive Aussage zu dieser Abbildung ist richtig?

(1) Die Zelldichte ist normal.
(2) Die Zelldichte ist erhöht.
(3) Man erkennt vorwiegend Erythroblasten.
(4) Es handelt sich mit Sicherheit um eine maligne Erkrankung.
(5) Eine akute Leukämie ist unwahrscheinlich, weil keine Mitosen zu sehen sind.

(A) nur 1 und 3 sind richtig
(B) nur 2 und 4 sind richtig
(C) nur 2 und 5 sind richtig
(D) nur 4 und 5 sind richtig
(E) nur 2, 4 und 5 sind richtig

2.5 Bei einem 28jährigen Mann, dessen Vater aus Sardinien stammt, treten zwei Tage nach dem Verzehr von Bohnen Fieber, Bauchschmerzen und Ikterus auf. Der Urin ist dunkel gefärbt. In den Erythrozyten sind bei Supravitalfärbung Heinzsche Innenkörper nachweisbar.

Es handelt sich am wahrscheinlichsten um

(A) Lebensmittelvergiftung (enterotoxinbildende Staphylokokken)
(B) Salmonellose
(C) akute Hepatitis
(D) Favismus (Glucose-6-phosphatdehydrogenase-Mangel)
(E) Bleivergiftung

2.6 Für das Vorliegen einer Hämolyse sprechen folgende laborchemische Veränderungen im Serum:

(1) Anstieg des glukuronierten Bilirubins
(2) Anstieg des indir. Bilirubins
(3) Anstieg der alkalischen Phosphatase
(4) Anstieg des freien Hämoglobins
(5) Anstieg des Haptoglobins

(A) nur 1 ist richtig
(B) nur 1 und 5 sind richtig
(C) nur 2 und 4 sind richtig
(D) nur 2, 3 und 4 sind richtig
(E) nur 1, 3, 4 und 5 sind richtig

F 85
2.7 Welche Aussage trifft **nicht** zu?

Eine Eosinopenie im Blut ist typisch für

(A) chronische myeloische Leukämie
(B) Typhus abdominalis
(C) das Akutstadium der meisten bakteriell bedingten Infektionen
(D) die Therapie mit Glucocorticoiden
(E) Morbus Cushing

H 86
2.8 Eine Eosinopenie im Blut ist typisch für

(1) Endocarditis parietalis fibroplastica Löffler
(2) Typhus abdominalis
(3) septische Infektionen
(4) Morbus Cushing

(A) nur 1 ist richtig
(B) nur 3 ist richtig
(C) nur 3 und 4 sind richtig
(D) nur 2, 3 und 4 sind richtig
(E) 1–4 = alle sind richtig

F 86
2.9 Welche Aussage trifft **nicht** zu?

Eine retikulozytär abszedierende Lymphadenitis ist ein typischer Befund bei(m):

(A) Yersiniose
(B) Lymphogranuloma inguinale
(C) einer Toxoplasmose
(D) der Tularämie
(E) der Katzenkratzkrankheit

■2.3 A   ■2.4 B   ■2.5 D   ■2.6 C   ■2.7 A   ■2.8 D   ■2.9 C

2.10 Eine Blutleukozytose findet man

(1) bei den meisten bakteriellen Infektionen
(2) bei Herzinfarkt
(3) beim Coma diabeticum
(4) bei Morbus Cushing
(5) in der Gravidität

(A) nur 1, 2 und 3 sind richtig
(B) nur 1, 3 und 4 sind richtig
(C) nur 1, 4 und 5 sind richtig
(D) nur 2, 3 und 4 sind richtig
(E) 1–5 = alle sind richtig

2.11 Die folgenden Angaben beziehen sich auf die Aufgaben Nr. 2.11–2.13.
Etwa 2 Wochen nach einem Infekt treten die in der Abbildung Nr. 4 (s. Bildanhang) dargestellten Hauterscheinungen auf.
Welche Erkrankung liegt hier am wahrscheinlichsten vor?

(A) Hämophilie A
(B) Waterhouse-Friedrichsen-Syndrom
(C) Morbus v. Willebrand-Jürgens
(D) Thrombopenie (postinfektiös)
(E) anaphylaktoide Purpura

2.12 Welches der folgenden Symptome paßt zu der Diagnose?

(1) verlängerte Gerinnungszeit
(2) Bauchschmerzen
(3) verlängerte Blutungszeit
(4) Hämarthrose
(5) Hämaturie

(A) nur 5 ist richtig
(B) nur 1 und 3 sind richtig
(C) nur 2 und 5 sind richtig
(D) nur 1, 3 und 5 sind richtig
(E) nur 3, 4 und 5 sind richtig

2.13 Welche Aussage trifft zu?

Ein Blutbild mit 145 000 Leukozyten/µl Blut (145 × 10^9/l = 145 G/l), davon
  5% Promyelozyten
 17% Myelozyten
 13% Jugendliche neutrophile Granulozyten
  5% Stabkernige neutrophile Granulozyten
 46% Segmentkernige neutrophile Granulozyten
  4% Eosinophile Granulozyten
  6% Basophile Granulozyten
  – Monozyten
  4% Lymphozyten
spricht für

(A) Sepsis
(B) Röteln
(C) Chronische Myelose
(D) Wurmerkrankung
(E) Keuchhusten

2.14 Auf welche Erkrankung weist der in Abb. Nr. 5 (siehe Bildanhang) gezeigte repräsentative Ausschnitt eines panoptisch gefärbten Knochenmarkausstriches hin?

(A) akute myelomonozytäre Leukämie
(B) chronisch-myeloische Leukämie
(C) chronisch-lymphatische Leukämie
(D) chronische Erythroblastose
(E) Plasmozytom

F 85

2.15 Welche Aussage trifft **nicht** zu?

Für ein hämolytisch-urämisches Syndrom ist folgendes typisch:

(A) Beginn oft mit einer Gastroenteritis
(B) intravasale Hämolyse mit Fragmentozyten
(C) Erhöhung der harnpflichtigen Substanzen
(D) Erhöhung des konjugierten Bilirubins im Serum
(E) Thrombozytopenie

■2.10 E   ■2.11 E   ■2.12 C   ■2.13 C   ■2.14 C   ■2.15 D

[H 85]
2.16 Für das hämolytisch-urämische Syndrom gilt:

(1) Es betrifft überwiegend Säuglinge und Kleinkinder.
(2) Anamnestisch ist oft eine Diarrhoe zu eruieren.
(3) Im Blutbild finden sich Fragmentozyten (Erythrozytenfragmente).
(4) Eine begleitende renale Osteopathie führt zu Extremitätendeformierung.

(A) nur 1 ist richtig
(B) nur 3 und 4 sind richtig
(C) nur 1, 2 und 3 sind richtig
(D) nur 2, 3 und 4 sind richtig
(E) 1–4 = alle sind richtig

[F 87]
2.17 Bei welchen der genannten Erkrankungen kann man eine Bluteosinophilie finden?

(1) Asthma bronchiale
(2) Trichinose
(3) Morbus Addison
(4) chronisch myeloische Leukämie

(A) nur 1 und 2 sind richtig
(B) nur 2 und 3 sind richtig
(C) nur 3 und 4 sind richtig
(D) nur 1, 3 und 4 sind richtig
(E) 1–4 = alle sind richtig

Bitte ordnen Sie den in Liste 1 aufgeführten Bestandteilen des peripheren Blutes die jeweils zutreffende Eigenschaft (Liste 2) zu

Liste 1

2.18 Retikulozyten

2.19 eosinophile Leukozyten

Liste 2

(A) sind bei allergischen Reaktionen häufig vermehrt
(B) werden durch Supravitalfärbung mit Brillantkresylblau erkennbar
(C) sind bei Leberzirrhose häufig vermindert
(D) sind bei kompensierter Hämolyse häufig vermindert
(E) sind bei akuten Leukämien in der Regel vermehrt

[H 86]
2.20 Folgende Befunde sind typisch für die chronische myeloische Leukämie:

(1) Vergrößerung der Milz
(2) Lymphknotenvergrößerungen
(3) pulmonale Infiltrate
(4) Osteolysen

(A) nur 1 ist richtig
(B) nur 1 und 2 sind richtig
(C) nur 3 und 4 sind richtig
(D) nur 1, 2 und 3 sind richtig
(E) 1–4 = alle sind richtig

2.21 Bei der chronisch-myeloischen Leukämie sind im peripheren Blut vermehrt

(1) segmentkernige neutrophile Granulozyten
(2) eosinophile Granulozyten
(3) B-Lymphozyten
(4) neutrophile Metamyelozyten
(5) basophil punktierte Erythrozyten

(A) nur 1, 2 und 3 sind richtig
(B) nur 1, 2 und 4 sind richtig
(C) nur 1, 3 und 4 sind richtig
(D) nur 2, 4 und 5 sind richtig
(E) nur 1, 2, 4 und 5 sind richtig

2.22 Der Myeloblastenschub tritt typischerweise auf bei

(A) chronisch myeloischer Leukämie als Rebound-Phänomen nach Absetzen der zytostatischen Therapie
(B) aleukämischer Verlaufsform einer akuten Leukämie
(C) fast jeder durch Strahlentherapie ausgelösten Knochenmarksdepression
(D) chronisch myeloischer Leukämie im Endstadium
(E) unbehandeltem Plasmozytom

■2.16 C   ■2.17 E   ■2.18 B   ■2.19 A   ■2.20 A   ■2.21 B   ■2.22 D

2.23 Welche Aussage trifft **nicht** zu?

Die Meningiosis leucaemica

(A) kann trotz kompletter hämatologischer Remission auftreten
(B) tritt typischerweise im Spontanverlauf einer akuten lymphatischen Leukämie auf
(C) kann im Liquor cerebrospinalis durch Nachweis von Blasten diagnostiziert werden
(D) ist als therapierefraktär anzusehen
(E) kann Ausgangsort einer Wiederbesiedlung des Körpers mit Leukämiezellen nach Remission sein

F 88
2.24 Als typisch für die chronische myeloische Leukämie gilt:

(1) Im Differentialblutbild sind die Granulozyten und ihre Vorstufen stark vermehrt.
(2) Diagnostisch bedeutsam ist eine Vermehrung der Eosinophilen und Basophilen.
(3) Die absolute Zahl der Lymphozyten und Monozyten liegt im Normbereich.
(4) Die Thrombozytenzahl ist normal oder erhöht.
(5) Im Verlauf der Erkrankung kommt es zu einem prognostisch ungünstigen Myeloblastenschub.

(A) nur 1 und 3 sind richtig
(B) nur 2, 4 und 5 sind richtig
(C) nur 1, 2, 3 und 4 sind richtig
(D) nur 1, 2, 4 und 5 sind richtig
(E) 1–5 = alle sind richtig

2.25 Die Aktivität der alkalischen Phosphatase in den reifen Granulozyten fehlt typischerweise fast völlig oder ist stark vermindert bei

(A) Osteomyelosklerose
(B) chronischer myeloischer Leukämie
(C) akutem bakteriellem Infekt
(D) chronischer lymphatischer Leukämie
(E) akuter lymphatischer Leukämie

2.26 Bei welcher Erkrankung ist das Philadelphiachromosom (Ph_1) häufig nachweisbar?

(A) chronisch lymphatische Leukämie
(B) chronisch myeloische Leukämie
(C) Polycythaemia vera
(D) Monozytenleukämie
(E) Panmyelopathie

2.27 Die akute lympathische Leukämie tritt besonders häufig im hohen Lebensalter auf,

weil

der Übergang einer chronischen lymphatischen Leukämie in eine akute lymphatische Leukämie häufig erfolgt.

2.28 Welcher der folgenden Befunde gehört **nicht** zum typischen Bild einer akuten myeloischen Leukämie

(A) Hiatus leucaemicus im Knochenmark
(B) Myeloblasten im peripheren Blut
(C) Segmentkernige im peripheren Blut
(D) Megaloblasten im peripheren Blut
(E) Promyelozyten im peripheren Blut

H 87
2.29 Welche Diagnose ist am wahrscheinlichsten, wenn in einem Blutausstrich die abgebildete abnorme weiße Zelle (siehe Abbildung Nr. 6 des Bildanhangs) gefunden wird?

(A) Haarzelleukämie
(B) tuberkulöse Sepsis (Landouzy)
(C) Mononukleose
(D) akute myeloische Leukämie
(E) chronische lymphatische Leukämie

2.30 Welche der folgenden Befunde weisen bei einem 40jährigen Mann auf eine akute myeloische Leukämie hin?

(1) generalisierte Lymphknotenschwellungen
(2) verstärkte Blutungsneigung mit Petechien
(3) Anämie
(4) therapieresistente eitrige Tonsillitis

(A) nur 4 ist richtig
(B) nur 1 und 4 sind richtig
(C) nur 2 und 3 sind richtig
(D) nur 2, 3 und 4 sind richtig
(E) 1–4 = alle sind richtig

Antwort	Aussage 1	Aussage 2	Verknüpfung
A	richtig	richtig	richtig
B	richtig	richtig	falsch
C	richtig	falsch	–
D	falsch	richtig	–
E	falsch	falsch	–

■2.23 D   ■2.24 E   ■2.25 B   ■2.26 B   ■2.27 E   ■2.28 D   ■2.29 D   ■2.30 D

2.31 Welche Aussage(n) über die nodulär sklerosierende Form der Lymphogranulomatose trifft (treffen) zu?

(1) Sie kommt vorwiegend bei Jugendlichen (und jungen Frauen vor).
(2) Sie ist durch zirkulär angeordnete Kollagenfaserbildung gekennzeichnet.
(3) Sie befällt vorwiegend das Mediastinum.
(4) Es kommen Sternbergsche Riesenzellen vor.

(A) nur 1 ist richtig
(B) nur 1 und 2 sind richtig
(C) nur 2 und 3 sind richtig
(D) nur 2 und 4 sind richtig
(E) 1–4 = alle sind richtig

2.32 Zum klinischen Stadium III B eines Morbus Hodgkin gehören:

(1) Allgemeinsymptome (Fieber, Nachtschweiß, Gewichtsabnahme)
(2) Befall von Lymphknoten oberhalb des Zwerchfells
(3) Befall von Lymphknoten unterhalb des Zwerchfells
(4) Befall des Knochenmarks

(A) nur 1 und 2 sind richtig
(B) nur 2 und 3 sind richtig
(C) nur 1, 2 und 3 sind richtig
(D) nur 2, 3 und 4 sind richtig
(E) 1–4 = alle sind richtig

2.33 Bei der Lymphogranulomatose (M. Hodgkin) hat die lymphozytenarme Form die beste Prognose,

weil

die lymphozytenarme Form der Lymphogranulomatose oft auf den Halsbereich beschränkt bleibt.

2.34 Welche Aussage trifft **nicht** zu?

Behandlung der Lymphogranulomatose:

(A) Die radikale operative Entfernung vergrößerter Lymphknoten ist im Stadium I die Behandlungsmethode der Wahl.
(B) Die Megavoltbestrahlung unter Einschluß benachbarter klinisch nicht befallener Lymphknoten hat die Heilungsraten entscheidend verbessert.
(C) Die Bestrahlung ist die primäre Behandlungsmethode für fast alle lokalisierten Stadien.
(D) Die Bestrahlung in Kombination mit der Chemotherapie kann für fortgeschrittenere Stadien mit Allgemeinsymptomen empfohlen werden.
(E) Die diagnostische Laparotomie kann für die Aufstellung des Behandlungsplanes entscheidende Bedeutung haben.

2.35 Welche Aussage(n) trifft (treffen) für den Morbus Hodgkin zu?

(1) Bei der nodulär-sklerosierenden Form findet sich häufig ein mediastinaler Befall.
(2) 5–7 Jahre nach erfolgreicher Chemo- und/oder Radiotherapie eines M. Hodgkin können Zweitneoplasien, z.B. akute myeloische Leukämien, auftreten.
(3) Die Lymphogranulomatose tritt primär fast immer im Lymphknoten auf, seltener auch extranodal.

(A) nur 1 ist richtig
(B) nur 1 und 2 sind richtig
(C) nur 1 und 3 sind richtig
(D) nur 2 und 3 sind richtig
(E) 1–3 = alle sind richtig

Ordnen Sie jeder der in Liste 1 genannten Erkrankungen die jeweils zutreffende Aussage der Liste 2 zu

Liste 1

2.36 Plasmozytom (multiples Myelom)

■2.31 E   ■2.32 C   ■2.33 E   ■2.34 A   ■2.35 E   ■2.36 A

[H 85]
2.37 M. Hodgkin (Lymphogranulomatose)

Liste 2

(A) geht fast immer mit einer Paraproteinämie (monoklonale Gammopathie) einher
(B) primäre Therapie der Wahl ist die Monotherapie mit Prednison
(C) ist ein immunoblastisches Lymphom (Immunoblastom)
(D) eine Lymphknotenschwellung im Halsbereich ist häufig
(E) Frühsymptom ist meist eine hyperchrome Anämie

Die maligne Lymphogranulomatose (M. Hodgkin), die Nicht-Hodgkin-Lymphome und das Plasmozytom sind Neoplasien des lymphatischen Systems. Ordnen Sie diesen drei Erkrankungen (Liste 1) die für sie am ehesten krankheitstypischen Befunde (Liste 2) zu.

Liste 1

[F 86]
2.38 Morbus Hodgkin (z.B. nodulär sklerosierender Typ)

[F 86]
2.39 Nicht-Hodgkin-Lymphome (z.B. malignes zentrozytisches Lymphom)

[F 86]
2.40 Plasmozytom (multiples Myelom)

Liste 2

(A) monoklonale Gammopathie in der Serumimmunelektrophorese nachweisbar
(B) nicht selten maligne Zellen im peripheren Blut erkennbar
(C) Ausbreitung per continuitatem
(D) Gewichtszunahme des Patienten
(E) hämorrhagische Diathese

Die maligne Lymphogranulomatose (M. Hodgkin), die Nicht-Hodgkin-Lymphome und das Plasmozytom sind Neoplasien des lymphatischen Systems.

Ordnen Sie jeder dieser drei Erkrankungen (Liste 1) den jeweils krankheitstypischen Befund (Liste 2) zu!

Liste 1

[H 86]
2.41 Morbus Hodgkin (z.B. Mischtyp)

[H 86]
2.42 Nicht-Hodgkin-Lymphome (z.B. malignes zentrozytisches Lymphom)

[H 86]
2.43 Plasmozytom (multiples Myelom)

Liste 2

(A) Schädigung der Nierentubuli
(B) nicht selten maligne Zellen im peripheren Blut erkennbar
(C) Ausbreitung auf dem Lymphweg
(D) Immunkomplexthrombozytopenie
(E) hämopoetische Insuffizienz als Frühzeichen der Erkrankung

[F 85]
2.44 Welche Aussage trifft **nicht** zu?

Zu den lymphatischen Neoplasien, die sich von B-Lymphozyten ableiten, gehören:

(A) Mehrzahl der chronischen lymphatischen Leukämien
(B) Mycosis fungoides
(C) Immunozytome
(D) zentroblastisch-zentrozytisches Lymphom
(E) Mehrzahl der immunoblastischen Lymphome

2.45 Bei welcher der folgenden hämatologischen Erkrankung handelt es sich um die Neoplasie des B-Zellsystems?

(A) akute myeloische Leukämie
(B) chronische myeloische Leukämie
(C) Plasmozytom
(D) Polyglobulie
(E) Osteomyelosklerose

Antwort	Aussage 1	Aussage 2	Verknüpfung
A	richtig	richtig	richtig
B	richtig	richtig	falsch
C	richtig	falsch	—
D	falsch	richtig	—
E	falsch	falsch	—

■2.37 D   ■2.38 C   ■2.39 B   ■2.40 A   ■2.41 C   ■2.42 B   ■2.43 A   ■2.44 B   ■2.45 C

2.46 Bei einem 75jährigen Mann traten unklare Knochenschmerzen auf. Die klinische Untersuchung ergab eine extrem hohe Blutsenkung, eine Hyperproteinämie und Proteinurie sowie multiple osteolytische Herde im Skelett.

Welche Krankheit ist auf den Abbildungen (siehe Abbildung Nr. 7a und Nr. 7b des Bildanhangs) am ehesten wahrscheinlich?

(A) Metastasen eines soliden Karzinoms
(B) Morbus Waldenström (Immunozytom)
(C) Plasmozytom
(D) myeloproliferatives Syndrom
(E) Knochensyphilis

H 85
2.47 In der Abbildung Nr. 8 des Bildanhangs sehen Sie einen Pappenheim-gefärbten Sternalmarkausstrich eines 65jährigen Mannes.

Es handelt sich um ein(e):

(A) chronische myeloische Leukämie
(B) chronische lymphatische Leukämie
(C) Karzinommetastasierung
(D) Plasmozytom
(E) Immunozytom

H 85
2.48 Welche der folgenden Aussagen trifft (treffen) für die mit der abgebildeten (Abb. 8) Knochenmarksveränderung einhergehenden Erkrankung zu?

(1) Es besteht eine starke Lebervergrößerung.
(2) Es besteht ein großer Milztumor.
(3) Röntgenologisch kann sich ein sogenannter Lochschädel finden.
(4) Es besteht in der Regel eine extrem hohe Blutkörperchensenkungsgeschwindigkeit.
(5) Spontanfrakturen, insbesondere der Wirbelkörper, sind nicht selten.

(A) nur 5 ist richtig
(B) nur 3 und 5 sind richtig
(C) nur 1, 2 und 3 sind richtig
(D) nur 1, 2 und 4 sind richtig
(E) nur 3, 4 und 5 sind richtig

H 87
2.49 Folgende Krankheitsmanifestationen sind charakteristisch für das Plasmozytom (multiples Myelom):

(1) 1osteolytische Herde
(2) Lymphknotenvergrößerungen
(3) Hepatosplenomegalie

(A) nur 1 ist richtig
(B) nur 3 ist richtig
(C) nur 1 und 2 sind richtig
(D) nur 2 und 3 sind richtig
(E) 1–3 = alle sind richtig

F 86
2.50 Bei Panmyelopathie sind Erythrozyten, Thrombozyten und neutrophile Leukozyten im peripheren Blut vermindert,

weil

die Verminderung der peripheren Blutzellkonzentration bei Panmyelopathie auf einem beschleunigten Abbau kernhaltiger Zellen in der Milz beruht.

H 85
2.51 Unter dem Begriff „chronisches myeloproliferatives Syndrom" werden folgende Erkrankungen zusammengefaßt:

(1) chronische myeloische Leukämie
(2) chronische lymphatische Leukämie
(3) thrombozytopenische Purpura (W. Werlhof)
(4) Ostitis fibrosa
(5) Osteomyelofibrose
(6) Polycythaemia vera

(A) nur 4 und 5 sind richtig
(B) nur 1, 2 und 6 sind richtig
(C) nur 1, 5 und 6 sind richtig
(D) nur 1, 2, 5 und 6 sind richtig
(E) 1–6 = alle sind richtig

2.52 Welche der folgenden klinischen Befunde sind für die Verdachtsdiagnose einer akuten Agranulozytose verwertbar?

(1) Fieber über 39°C
(2) Hepatosplenomegalie
(3) Petechiale Blutungen
(4) Ulzerationen der Mundschleimhaut
(5) langzeitige Einnahme von Acetylsalicylsäure

(A) keiner der Befunde
(B) nur 1 und 4
(C) nur 1, 3 und 5
(D) nur 2, 4 und 5
(E) nur 1, 2, 3 und 4

■2.46 C   ■2.47 D   ■2.48 E   ■2.49 A   ■2.50 C   ■2.51 C   ■2.52 B

F 87
2.53 Welche der folgenden Aussagen gelten für die akute Agranulozytose vom Amidopyrintyp?

(1) Es handelt sich um eine allergische Reaktion.
(2) Diagnostisch entscheidend ist der Nachweis von Antikörpern im Patientenserum.
(3) Diagnostisch entscheidend ist die Knochenmarkpunktion.
(4) Wichtigste Komplikationen sind bakterielle Infektionen.

(A) nur 2 ist richtig
(B) nur 1 und 2 sind richtig
(C) nur 2 und 4 sind richtig
(D) nur 1, 2 und 4 sind richtig
(E) nur 1, 3 und 4 sind richtig

F 86
2.54 Bei erworbenen sideroachrestischen Anämien wird in der Regel eine ausgeprägte Splenomegalie (über 1000 g) beobachtet,

weil

es bei erworbenen sideroachrestischen Anämien infolge einer gesteigerten Eisenresorption zur Ausbildung von Sphärozyten kommt, die vermehrt in den Pulpasträngen der Milz abgebaut werden.

F 88
2.55 Bei sideroblastischen (sideroachrestischen) Anämien

(1) liegt ursächlich eine gesteigerte Eisenresorption vor
(2) handelt es sich um eine Eisen-Verwertungsstörung
(3) findet sich im Knochenmark eine erythropoetische Hyperplasie mit zahlreichen Sideroblasten
(4) kommt es nur in Ausnahmefällen zu einer schweren Siderose der Leber
(5) wird in der Regel eine ausgeprägte Splenomegalie (Milzgewicht über 1000 g) beobachtet

(A) Keine der Aussagen 1–5 ist richtig.
(B) nur 1 und 5 sind richtig
(C) nur 2 und 3 sind richtig
(D) nur 1, 3 und 5 sind richtig
(E) nur 2, 3 und 4 sind richtig

Ordnen Sie den Diagnosen der Liste 1 die entsprechenden Befunde der Liste 2 zu!

Liste 1

H 87
2.56 sideroachrestische Anämie

H 87
2.57 paroxysmale nächtliche Hämoglobinurie

Liste 2

(A) histaminrefraktäre Achlorhydrie des Magens
(B) Ringsideroblastose im Knochenmark
(C) positiver Säurehämolysetest (Säureresistenztest)
(D) positiver indirekter Coombstest
(E) X-chromosomaler Erbgang

Ordnen Sie den hämolytischen Anämien der Liste 1 die sie jeweils verursachenden Antikörper der Liste 2 zu!

Liste 1

F 88
2.58 paroxysmale Kältehämoglobinurie bei Syphilis

F 88
2.59 Coombs-positive erworbene hämolytische Anämie

F 88
2.60 akuter hämolytischer Transfusionszwischenfall

F 88
2.61 akute Hämolyse bei Mykoplasmapneumonie

Liste 2

(A) Kälteagglutinine
(B) Isoantikörper
(C) bithermische Hämolysine vom Typ Donath-Landsteiner
(D) inkomplette Wärmeautoantikörper
(E) Kryoglobuline

Antwort	Aussage 1	Aussage 2	Verknüpfung
A	richtig	richtig	richtig
B	richtig	richtig	falsch
C	richtig	falsch	—
D	falsch	richtig	—
E	falsch	falsch	—

■2.53 E   ■2.54 E   ■2.55 C   ■2.56 B   ■2.57 C   ■2.58 C   ■2.59 D   ■2.60 B   ■2.61 A

Bitte ordnen Sie jeder der in Liste 1 genannten hämolytischen Erkrankungen den für den jeweiligen Diagnosebeweis am ehesten geeigneten Laboratoriumstest der Liste 2 zu.

Liste 1

2.62 autoimmunhämolytische Anämie

2.63 hereditäre Sphärozytose

2.64 Morbus haemolyticus neonatorum

2.65 hereditäre Elliptozytose

Liste 2

(A) Nachweis von Kryoglobulinen
(B) direkter Coombstest
(C) Inspektion des gefärbten Blutausstrichs
(D) Bestimmung der Pyruvatkinaseaktivität
(E) Hämoglobinelektrophorese

2.66 Bei erworbenen hämolytischen Anämien, die durch Penicillin, Cephalotin oder α-Methyldopa ausgelöst werden, findet man typischerweise ein/e/n

(A) anomales Hämoglobin
(B) positiven direkten Coombstest
(C) Verminderung der Cholinesterase im Serum
(D) Verminderung der Pyruvatkinaseaktivität in den Erythrozyten
(E) Verminderung der Glucose-6-phosphatdehydrogenase-Aktivität in den Erythrozyten

2.67 Bei einzelnen Menschen löst der Genuß von Favabohnen und die Einnahme verschiedener Medikamente, wie Primaquin oder Sulfonamide schwere hämolytische Krisen aus. Die Überempfindlichkeit gegenüber diesen Faktoren kommt besonders bei der Bevölkerung der Mittelmeerländer vor.

Welcher angeborene biochemische Defekt liegt der Überempfindlichkeit zugrunde?

(A) Glucose-6-Phosphatdehydrogenase-Mangel
(B) Pyruvatkinasemangel
(C) Störung der β-Kettensynthese des Hämoglobins (β-Thalassämie)
(D) Mangel an Inhibitoren des Komplementsystems
(E) Abetalipoproteinämie

2.68 Für die hereditäre Sphärozytose (Kugelzellanämie) ist charakteristisch:

(1) Erythrozytenüberlebenszeit normal
(2) indirektes Bilirubin im Serum erhöht
(3) freies Haptoglobin im Serum vermindert oder fehlend

(A) nur 1 ist richtig
(B) nur 2 ist richtig
(C) nur 1 und 2 sind richtig
(D) nur 2 und 3 sind richtig
(E) 1–3 = alle sind richtig

H 85

2.69 Eine Splenektomie führt bei der hereditären Sphärozytose (Kugelzellanämie) nur zu einer vorübergehenden Besserung der Anämie,

weil

der die Anämie bedingende vorzeitige Abbau der Kugelzellen bei der hereditären Sphärozytose (Kugelzellanämie) nicht nur in der Milz, sondern auch im gesamten übrigen RES erfolgt.

2.70 Bei der Thalassämia major muß vor allem für orale Eisenzufuhr gesorgt werden,

weil

es bei der Thalassämia major durch Hämolyse zur Eisenverarmung des Organismus kommt.

F 85

2.71 Die Therapie einer Thalassämia major besteht in

(1) Zufuhr von Eisen
(2) Gaben von Vitamin-B-Komplexpräparaten
(3) Bluttransfusionen
(4) Entfernung des Eisens aus dem Blut

(A) nur 1 ist richtig
(B) nur 1 und 3 sind richtig
(C) nur 2 und 4 sind richtig
(D) nur 3 und 4 sind richtig
(E) nur 1, 2 und 3 sind richtig

■2.62 B   ■2.63 C   ■2.64 B   ■2.65 C   ■2.66 B   ■2.67 A   ■2.68 D   ■2.69 E   ■2.70 E   ■2.71 D

2.72 Welche Aussage trifft **nicht** zu?

Folgende hämatologische Veränderungen sind charakteristisch für eine chronische Blutung im Gastrointestinaltrakt:

(A) verminderter Serumeisenspiegel
(B) hypochrome Anämie
(C) Auftreten von Megaloblasten
(D) Verminderung von MCH (Hb_E) und MCV
(E) Anisozytose

2.73 Welche der genannten Veränderungen findet man bei Eisenmangelanämie?

(1) Anulozyten im Blutausstrich
(2) verminderter Serumeisenspiegel
(3) verkürzte Erythrozytenlebenszeit
(4) Anstieg des indirekten Bilirubins im Serum
(5) erniedrigtes MCH (Hb_E)

(A) nur 3 ist richtig
(B) nur 1 und 2 sind richtig
(C) nur 1, 2 und 5 sind richtig
(D) nur 2, 3 und 4 sind richtig
(E) 1–5 = alle sind richtig

2.74 Bei schwerer Eisenmangelanämie findet man im Blutausstrich typischerweise

(A) Elliptozyten
(B) Anulozyten
(C) Sphärozyten
(C) Schießscheibenzellen (target cells)
(E) Megaloblasten

H 85
2.75 Eine hypochrome Anämie kann folgende Ursachen haben:

(1) Eisenverluste (z. B. gynäkologische Blutungen, Gravidität, gastrointestinale Blutungen)
(2) chronische Polyarthritis (rheumatoide Arthritis)
(3) Thalassaemia minor

(A) nur 1 ist richtig
(B) nur 2 ist richtig
(C) nur 3 ist richtig
(D) nur 1 und 3 sind richtig
(E) 1–3 = alle sind richtig

H 87
2.76 Welche Aussage trifft **nicht** zu?

Für die Ursachen der Eisenmangelanämie gilt:

(A) In Mitteleuropa sind chronische Blutungen Hauptursache.
(B) In unterentwickelten Ländern ist alimentär bedingter Eisenmangel sehr häufig.
(C) In der Bundesrepublik Deutschland ist Achlorhydrie des Magens häufigste Ursache einer verminderten Eisenabsorption.
(D) Ein Vitamin B_6 (Pyridoxin)-Mangel kann zur Eisenmangelanämie führen.
(E) Eisenmangelanämie durch vermehrten Bedarf findet sich in der Kindheit, Gravidität, Laktationsperiode.

F 87
H 85
2.77 Für die Sichelzellanämie gilt:

(1) Es handelt sich um eine hämolytische Anämie.
(2) Die Erkrankung wird autosomal dominant vererbt.
(3) Die Patienten sind durch sog. Sequestrationskrisen gefährdet.
(4) Bei Kleinkindern führen Gefäßverschlüsse gelegentlich zu typischen „Hand- und Fußsyndromen".
(5) Bei Sauerstoffmangel (Höhenluft; Flugzeug) kommt es zu Methämoglobinbildung.

(A) nur 2 ist richtig
(B) nur 1 und 4 sind richtig
(C) nur 1, 3 und 4 sind richtig
(D) nur 2, 3 und 5 sind richtig
(E) 1–5 = alle sind richtig

Antwort	Aussage 1	Aussage 2	Verknüpfung
A	richtig	richtig	richtig
B	richtig	richtig	falsch
C	richtig	falsch	–
D	falsch	richtig	–
E	falsch	falsch	–

■2.72 C   ■2.73 C   ■2.74 B   ■2.75 E   ■2.76 D   ■2.77 C

[H 86]
2.78 Bei sideroblastischen Anämien ist eine orale Eisentherapie indiziert,

weil

die Gabe von Eisen bei sideroblastischen Anämien eine Steigerung der Erythropoese bewirken kann.

[H 87]
2.79 Bei idiopathischer Thrombozytopenie (M. Werlhof) kann indiziert sein:

(1) Glucocorticoidgabe
(2) Therapie mit Östrogenen
(3) immunsuppressive Therapie
(4) Splenektomie

(A) nur 4 ist richtig
(B) nur 1 und 4 sind richtig
(C) nur 2 und 3 sind richtig
(D) nur 1, 3 und 4 sind richtig
(E) 1–4 = alle sind richtig

[F 86]
2.80 Welche der folgenden Zuordnungen von Blutgerinnungsstörung und Laborbefunden treffen zu?

(1) von Willebrand-Syndrom
 Blutungszeit: verlängert
 Thromboplastinzeit (Quick): normal
 part. Thromboplastinzeit (PTT): verlängert
 Thrombozytenzahl: normal

(2) isolierte Thrombozytenfunktionsstörung
 Blutungszeit: normal
 Thromboplastinzeit (Quick): normal
 part. Thromboplastinzeit (PTT): normal
 Thrombozytenzahl: erniedrigt

(3) Faktor XIII-Mangel
 Blutungszeit: normal
 Thromboplastinzeit (Quick): normal
 part. Thromboplastinzeit (PTT): normal
 Thrombozytenzahl: normal

(A) keine der Zuordnungen (1) bis (3) trifft zu
(B) nur 1 und 2 sind richtig
(C) nur 1 und 3 sind richtig
(D) nur 2 und 3 sind richtig
(E) 1–3 = alle sind richtig

[F 85]
[H 85]
2.81 Zum M. Wilson treffen folgende Angaben zu:

(1) Neurologische Symptome (Sprach- und Gangstörungen) sind häufig.
(2) Eine Spaltlampenuntersuchung der Augen ist diagnostisch wichtig.
(3) Typischerweise ist die Zäruloplasminkonzentration im Serum erhöht.
(4) Die Kupferkonzentration im Serum ist häufig vermindert.
(5) Therapeutisch hat sich die orale Gabe von D-Penicillamin bewährt.

(A) nur 1, 2 und 3 sind richtig
(B) nur 1, 3 und 5 sind richtig
(C) nur 2, 3 und 5 sind richtig
(D) nur 1, 2, 4 und 5 sind richtig
(E) 1–5 = alle sind richtig

[H 85]
2.82 Bei M. Wilson (hepatolentikuläre Degeneration) ist der Kupfergehalt der Leber vermehrt,

weil

bei M. Wilson der Zäruloplasminspiegel im Plasma erhöht ist.

[F 88]
2.83 Welche Aussage trifft **nicht** zu?

Folgende Befunde und Symptome sind für eine Hämochromatose typisch:

(A) dunkle, bronzefarbene Haut
(B) insulinpflichtiger Diabetes mellitus
(C) derbe Leber mit abgerundetem Rand und ungleichmäßiger Oberfläche
(D) Polyglobulie (Hb 180 g/l, Erythrozyten 6×10^{12}/l)
(E) Herzrhythmusstörungen

■2.78 E ■2.79 D ■2.80 C ■2.81 D ■2.82 C ■2.83 D

2.84 Die Osteomyelofibrose führt in der Regel zu einer Splenomegalie,

weil

bei der Osteomyelofibrose in großer Zahl extramedulläre Blutbildungsherde in der Milz auftreten.

2.85 Ein deutlich tastbarer Milztumor ist ein typischer Befund bei:

(1) chronischer myeloischer Leukämie
(2) hereditärer Sphärozytose („Kugelzellikterus")
(3) perniziöser Anämie
(4) paroxysmaler nächtlicher Hämoglobinurie

(A) nur 1 ist richtig
(B) nur 1 und 2 sind richtig
(C) nur 1, 2 und 3 sind richtig
(D) nur 2, 3 und 4 sind richtig
(E) 1–4 = alle sind richtig

2.86 Welche Aussage trifft **nicht** zu?

Eine Splenomegalie wird in der Regel beobachtet bei der/dem

(A) Pfeifferschen Drüsenfieber
(B) chronischen myeloischen Leukämie
(C) Sepsis lenta
(D) eitrigen Peritonitis
(E) Pfortaderthrombose

2.87 Für welche der folgenden Blutkrankheiten ist eine ausgeprägte Splenomegalie **nicht** typisch?

(A) chronisch-myeloische Leukämie
(B) chronisch-lymphatische Leukämie
(C) idiopathische Thrombozytopenie („Morbus Werlhof")
(D) Osteomyelofibrose
(E) Milzvenenthrombose

2.88 Welche der genannten Veränderungen sind als Folge eines posttraumatischen Milzverlustes zu erwarten?

(1) vorübergehende Thrombozytose
(2) vorübergehende Thrombozytopenie
(3) vorübergehendes Vorkommen von Jolly-Körpern in den Erythrozyten
(4) bleibendes Vorkommen von Jolly-Körpern in den Erythrozyten

(A) nur 1 und 3 sind richtig
(B) nur 1 und 4 sind richtig
(C) nur 2 und 4 sind richtig
(D) nur 1, 3 und 4 sind richtig
(E) nur 2, 3 und 4 sind richtig

2.89 Eine portale Hypertension kann zur Panzytopenie durch Hypersplenismus führen,

weil

eine gesteigerte Milzfunktion die Zellproliferation im Knochenmark hemmt.

2.90 Welche Aussage trifft **nicht** zu?

Folgende Symptome finden sich bei einer anaphylaktoiden Purpura Schönlein Henoch:

(A) verlängerte Blutungszeit
(B) Hämaturie
(C) Darmblutungen
(D) Hautblutungen
(E) flüchtige Ödeme

Antwort	Aussage 1	Aussage 2	Verknüpfung
A	richtig	richtig	richtig
B	richtig	richtig	falsch
C	richtig	falsch	–
D	falsch	richtig	–
E	falsch	falsch	–

■2.84 A   ■2.85 B   ■2.86 D   ■2.87 C   ■2.88 B   ■2.89 C   ■2.90 A

2.91 Welcher der folgenden pathophysiologischen Mechanismen ist bei der Entstehung von megaloblastischen Anämien **nicht** beteiligt?

(A) Störung der Vitamin B_{12}-Resorption
(B) Störung der Folsäure-Resorption
(C) Störung der DNA-Synthese
(D) Störung der Vitamin B_6-(Pyridoxin)-Resorption
(E) stark ineffektive Erythropoese

H 87
2.92 Welche Aussage trifft **nicht** zu?

Zu den typischen Symptomen und Befunden einer perniziösen Anämie (M. Biermer) gehören:

(A) Zungenbrennen und Dysphagie
(B) histaminrefraktäre Achylie und Achlorhydrie
(C) Störung des Vibrationsempfindens und Parästhesien
(D) verminderte Absorption radioaktiv markierten, oral gegebenen Vitamins B_{12} mit und ohne Zusatz von Intrinsic-Faktor
(E) das Vorkommen Riesenstabkerniger im Knochenmark

2.93 Eine megaloblastische Anämie

(A) wird durch eine Colica mucosa verursacht
(B) wird durch Magensäuremangel verursacht
(C) kann nach ausgedehnter Magenresektion auftreten
(D) tritt als Folge eines Dumping-Syndroms auf
(E) kann durch Substitution von Säure und Verdauungsenzymen gebessert werden

H 86
2.94 Bei einem Patienten mit Polyneuropathie soll eine funikuläre Myelose ausgeschlossen werden.

Durch welche der folgenden Untersuchungen ist dies am ehesten möglich?

(A) Bestimmung der „scheinbaren Erythrozytenüberlebenshalbwertszeit"
(B) Milzsonographie
(C) Milzszintigraphie
(D) Vitamin B_{12}-Urinexkretionstest (Schillingtest)
(E) computertomographische Untersuchung der Leber

F 85
2.95 Folgende Befunde sprechen bei einem 20jährigen Patienten mit rezidivierenden Gelenkblutungen für das Vorliegen einer Hämophilie A:

(1) Auftreten ähnlicher Erscheinungen beim Vater
(2) Auftreten ähnlicher Erscheinungen bei einem von drei Brüdern
(3) Auftreten ähnlicher Erscheinungen bei einer Schwester
(4) erniedrigter Fibrinogenwert
(5) erniedrigter Faktor-VIII-Wert

(A) nur 2 und 5 sind richtig
(B) nur 1, 2 und 4 sind richtig
(C) nur 1, 2 und 5 sind richtig
(D) nur 2, 4 und 5 sind richtig
(E) nur 2, 3, 4 und 5 sind richtig

H 85
2.96 Welche Befunde sind typisch für das Vorliegen einer Hämophilie A?

(1) Verlängerung der partiellen Thromboplastinzeit (PTT)
(2) Verlängerung der Thromboplastinzeit (Quick)
(3) Verstärkung der Blutungsneigung mit zunehmendem Lebensalter bei der Mehrzahl der erwachsenen Patienten
(4) rezidivierende petechiale Hautblutungen und chronische Pigmentierung der Unterschenkel
(5) rezidivierende Gelenkblutungen mit Ankylosen

(A) nur 1 und 5 sind richtig
(B) nur 2 und 4 sind richtig
(C) nur 1, 2 und 4 sind richtig
(D) nur 1, 2 und 5 sind richtig
(E) nur 2, 3 und 5 sind richtig

■2.91 D   ■2.92 D   ■2.93 C   ■2.94 D   ■2.95 A   ■2.96 A

3 Atmungsorgane

3.1 Das Auftreten von Uhrglasnägeln ist am wenigsten wahrscheinlich

(A) im Rahmen einer Asbestose der Lungen
(B) bei der Fallotschen Tetralogie
(C) im Rahmen einer hypertrophischen Osteoarthropathie
(D) bei Bronchiektasen
(E) beim Altersemphysem

F 85
3.2 Welche Aussage trifft **nicht** zu?

Ein rechts basal abgeschwächtes Atemgeräusch kann bedingt sein durch ein(e)

(A) selektive proximale Vagotomie
(B) Pleuraerguß
(C) Phrenikusparese
(D) Unterlappenatelektase
(E) Pleuramesotheliom

3.3 Eine akute Bronchitis wird diagnostiziert durch die Erhebung eines pathologischen Befundes

(1) im Röntgenbild des Thorax
(2) bei der Lungenauskultation
(3) bei der Perkussion des Thorax

(A) nur 1 ist richtig
(B) nur 2 ist richtig
(C) nur 3 ist richtig
(D) nur 1 und 3 sind richtig
(E) 1–3 = alle sind richtig

3.4 Welche Aussage trifft zu?

Unter 1-Sekundenwert wird in der Lungenfunktionsdiagnostik verstanden

(A) das während der Messung der Vitalkapazität in 1 Sekunde geatmete Volumen
(B) die nach 1 Sekunde maximaler Ausatmung meßbare maximale Strömung der Atemluft
(C) das in der 1. Sekunde nach maximaler Inspiration maximal ausatembare Atemvolumen
(D) das in 1 Sekunde bei Messung des Atemminutenvolumens geatmete Atemvolumen
(E) das in 1 Sekunde maximal einatembare Atemvolumen

Ordnen Sie jedem der genannten Auskultationsphänomene (Liste 1) das dafür am ehesten in Frage kommende Krankheitsbild (Liste 2) zu!

Liste 1
H 86
3.5 Crepitatio indux

H 86
3.6 Giemen, Pfeifen und Brummen

Liste 2
(A) Kaverne
(B) Pneumothorax
(C) Atemwegsobstruktion
(D) Lobärpneumonie
(E) Emphysem

3.7 Typisches Zeichen einer obstruktiven Atemwegserkrankung ist die

(A) inspiratorische Pause
(B) erhöhte Resistance der Atemwege
(C) verminderte statische Compliance der Lunge
(D) verringerte funktionelle Residualkapazität
(E) Verschiebung der Atemmittellage in Richtung Exspiration

■3.1 E ■3.2 A ■3.3 B ■3.4 C ■3.5 D ■3.6 C ■3.7 B

3.8 Welche Zuordnung von Auskultationsbefund zu Krankheit trifft **nicht** zu?

(A) Bronchialatmen — Emphysem
(B) amphorisches Atmen — Kaverne
(C) abgeschwächtes Atemgeräusch — Pleuraerguß
(D) Crepitatio indux — Lobärpneumonie
(E) grobblasige Rasselgeräusche — Bronchitis

H 87
3.9 Ein gegenüber der Norm erniedrigtes Ventilations/Perfusions-Verhältnis in der Lunge führt zunächst zu einer/m

(A) Zunahme der Totraumventilation
(B) Herabsetzung des Herzminutenvolumens
(C) Absinken des arteriellen pO_2
(D) Anstieg des arteriellen pCO_2
(E) pulmonalen Hypertonie

H 85
3.10 Bei den meisten Atemwegserkrankungen ist bei der klinischen Untersuchung des Thorax nachweisbar

(A) verstärkte Bronchophonie
(B) verlängertes Inspirium
(C) beidseitige Dämpfung
(D) Giemen, Pfeifen und Brummen
(E) Bronchialatmen

F 88
3.11 Hämoptoe gilt als Hinweis auf folgende Krankheiten:

(1) Bronchiektasen
(2) Miliartuberkulose
(3) Bronchuskarzinom
(4) Sarkoidose Stadium I

(A) nur 1 und 3 sind richtig
(B) nur 2 und 4 sind richtig
(C) nur 3 und 4 sind richtig
(D) nur 1, 2 und 3 sind richtig
(E) nur 1, 3 und 4 sind richtig

F 87
3.12 Welche Aussage trifft **nicht** zu?

Ursachen eines Mittellappensyndroms sind

(A) Bronchuskarzinom
(B) Miliartuberkulose
(C) Hiluslymphknotentuberkulose
(D) Sarkoidose
(E) bronchiale Narbenstenose

Die folgenden Angaben beziehen sich auf die Aufgaben Nr. 3.13 und 3.14.

3.13 Eine 18 Jahre alte Frau hat seit dem 6. Lebensmonat rezidivierende Bronchitiden durchgemacht; 2–3mal pro Jahr treten z.T. schwere Bronchopneumonien auf. Seit dem 2. Lebensjahr werden heftige Hustenattacken beobachtet (Röntgenbild der Lunge siehe Bildanhang, Abb. Nr. 9).

Welche anamnestischen Angaben passen zur wahrscheinlichsten Diagnose?

(1) Eine Schwester der Mutter leidet an Asthma bronchiale.
(2) Ein Bruder ist im Neugeborenenalter an einem Ileus unklarer Genese verstorben.
(3) Ein Bruder ist im Alter von 2 Jahren an Krupp-Syndrom gestorben.
(4) Die Patientin hatte mit 3 Jahren einen Rektumprolaps.
(5) Die Patientin hatte mit 14 Jahren einen Sterkoralileus.

(A) nur 1 und 3 sind richtig
(B) nur 2 und 5 sind richtig
(C) nur 3 und 4 sind richtig
(D) nur 2, 4 und 5 sind richtig
(E) nur 3, 4 und 5 sind richtig

3.14 Welche Symptome passen zum Krankheitsbild?

(1) anfallsweise auftretende schwere Atemnot, die bis zu 2 Tage anhalten kann
(2) namentlich morgens Entleerung großer Sputummengen
(3) Natriumkonzentration im Schweiß normal
(4) Entleerung von 3–4 übelriechenden Stühlen pro Tag
(5) Belastungsdyspnoe

(A) nur 1 und 3 sind richtig
(B) nur 2 und 4 sind richtig
(C) nur 1, 2 und 3 sind richtig
(D) nur 2, 3 und 4 sind richtig
(E) nur 2, 4 und 5 sind richtig

3.15 Eine 18jährige Patientin hat seit dem 6. Lebensmonat rezidivierende Bronchitiden durchgemacht; 2–3mal pro Jahr treten z.T. schwere Bronchopneumonien auf. Seit dem 2. Lebensjahr werden heftige Hustenattacken beobachtet (Röntgenbild der Lunge s. Abb. Nr. 9).

Bei der Patientin besteht am wahrscheinlichsten ein(e)

(A) Asthma bronchiale
(B) Mukoviszidose
(C) Lungentuberkulose
(D) angeborene Zystenlunge
(E) Keine der Aussagen trifft zu.

3.16 Welche Aussagen zur Therapie sind richtig?

(1) Im Anfall: Sympathikomimetica, Glucocorticoide, Theophyllin
(2) Im Intervall: Dinatriumcromoglicicum
(3) Antibiotika in Kenntnis der Resistenzbestimmung
(4) Antitussiva
(5) Lagerungsdrainage

(A) nur 1 und 2 sind richtig
(B) nur 3 und 5 sind richtig
(C) nur 4 und 5 sind richtig
(D) nur 1, 2 und 4 sind richtig
(E) nur 3, 4 und 5 sind richtig

3.17 Welche Aussage trifft zu?

Beim pollenallergischen Asthma wird vermehrt im Serum gefunden

(A) IgA
(B) IgM
(C) IgE
(D) IgG
(E) IgD

3.18 Welche Therapiemöglichkeiten bestehen beim allergischen Asthma bronchiale?

(1) Hyposensibilisierung (Desensibilisierung)
(2) Allergenentzug
(3) zentral atmungsstimulierende Medikamente
(4) Glucocorticoidgabe
(5) Natrium cromoglicicum (Intal®)-Medikation

(A) nur 1 und 4 sind richtig
(B) nur 2, 3 und 4 sind richtig
(C) nur 1, 2, 3 und 4 sind richtig
(D) nur 1, 2, 4 und 5 sind richtig
(E) 1-5 = alle sind richtig

3.19 Am Zustandekommen allergischer Atemwegsobstruktion können folgende Faktoren beteiligt sein:

(1) inhalative Allergene
(2) enterale Allergene
(3) Histamine und histaminähnliche Substanzen
(4) zellgebundene Antikörper
(5) freie Antikörper

(A) nur 1 und 3 sind richtig
(B) nur 2 und 5 sind richtig
(C) nur 1, 2, 3 und 4 sind richtig
(D) nur 1, 3, 4 und 5 sind richtig
(E) 1–5 = alle sind richtig

F 85
3.20 Bei einer Farmerlunge sind erhöhte IgE-Titer im Serum nachweisbar,

weil

die Farmerlunge durch eine allergische Typ-III-Reaktion gegen thermophile Actinomyceten bedingt ist.

Antwort	Aussage 1	Aussage 2	Verknüpfung
A	richtig	richtig	richtig
B	richtig	richtig	falsch
C	richtig	falsch	–
D	falsch	richtig	–
E	falsch	falsch	–

3.21
Bei welchen Krankheiten basiert die Allergiediagnostik auf der Immunreaktion Typ I nach Gell und Coombs (Anaphylaxietyp?)

(1) Farmerlunge
(2) Bronchialasthma
(3) Heuschnupfen
(4) Tuberkulose

(A) nur 1 und 4 sind richtig
(B) nur 2 und 3 sind richtig
(C) nur 3 und 4 sind richtig
(D) nur 2, 3 und 4 sind richtig
(E) 1–4 = alle sind richtig

3.22
Eine Bäuerin hat „rezidivierende grippale Infekte", Husten und zunehmende Dyspnoe. Sie wurde mehrfach wegen Pneumonieverdachts (beidseits basale feinblasige Rasselgeräusche) in die Klinik eingewiesen, wo die Symptome jeweils in wenigen Tagen abklangen. Im Urlaub hatten sich die Beschwerden trotz körperlicher Belastung rasch gebessert.

Welche Krankheit ist am wahrscheinlichsten?

(A) rezidivierende Lungenembolien
(B) beginnendes Lungenödem
(C) exogen allergische Alveolitis
(D) Ornithose
(E) Asthma bronchiale

3.23
Eine toxische Bronchitis wird verursacht durch

(A) Virusinfektion
(B) Staubexposition
(C) Nitrosegase
(D) Cyclophosphamidtherapie
(E) inhalatives Zigarettenrauchen

3.24
Die chronische Bronchitis

(1) geht einher mit narbigem Umbau der kleinen Bronchien
(2) führt zu poststenotischen Emphysemherden
(3) wird nicht selten zum Ausgangspunkt rezidivierender Bronchopneumonien
(4) ist einer der Hauptursachen des Mittellappensyndroms

(A) nur 1 ist richtig
(B) nur 2 und 3 sind richtig
(C) nur 1, 2 und 3 sind richtig
(D) nur 1, 2 und 4 sind richtig
(E) 1–4 = alle sind richtig

3.25
Je nach Verdachtsdiagnose sind folgende Methoden der Sputumdiagnostik üblich:

(1) Bakterienkultur mit Antibiogramm
(2) Suche nach malignen Zellen
(3) zytobiologische Untersuchung auf eosinophile Zellen, Herzfehlerzellen
(4) Tierversuch zum Nachweis der viralen Mononukleose
(5) mikroskopische Untersuchung nach speziellen Anreicherungs- und Anfärbeverfahren zum Tuberkulosenachweis

(A) nur 1 und 5 sind richtig
(B) nur 2 und 3 sind richtig
(C) nur 1, 2, 3 und 5 sind richtig
(D) nur 1, 3, 4 und 5 sind richtig
(E) 1–5 = alle sind richtig

Ordnen Sie den Krankheitsbezeichnungen der Liste 1 die jeweils am ehesten zutreffende Aussage der Liste 2 zu!

Liste 1

3.26
stenosierende Laryngitis

3.27
obstruktive Bronchitis

Liste 2

(A) häufigster auslösender Erreger: Haemophilus influenzae
(B) ausgeprägte Schluckbeschwerden
(C) exspiratorisches Giemen
(D) inspiratorischer Stridor
(E) bevorzugtes Alter: 8–12 Jahre

3.28 Die beiden häufigsten Keime beim purulenten Schub einer chronischen Bronchitis sind

(1) Staphylococcus aureus
(2) Streptococcus pneumoniae
(3) Mykoplasma pneumoniae
(4) Klebsiella pneumoniae
(5) Haemophilus influenzae

(A) nur 1 und 2 sind richtig
(B) nur 1 und 5 sind richtig
(C) nur 2 und 3 sind richtig
(D) nur 2 und 4 sind richtig
(E) nur 2 und 5 sind richtig

3.29 Welcher Auskultationsbefund ist bei einer Bronchitis mit Bronchiektasen zu erwarten?

(A) grobblasige nichtklingende RG
(B) feinblasige ohrnahe klingende RG
(C) Bronchialatmen
(D) Crepitatio indux
(E) amphorisches Atemgeräusch

3.30 Welche Aussage trifft zu?

Die international anerkannte (WHO-)Definition der chronischen Bronchitis orientiert sich an

(A) Reizhusten
(B) Atemnot
(C) morgendlichem Auswurf
(D) Zyanose
(E) pfeifenden Bronchialgeräuschen

3.31 Welche der folgenden Angaben zur Lobärpneumonie trifft **nicht** zu?

(A) genauer Pathomechanismus des lobären Befalls unklar
(B) Beginn mit einem entzündlichen Ödem in den Alveolen
(C) Pneumokokken als Haupterreger
(D) oft begleitende Pleuritis
(E) typische Erkrankung des Greisenalters

3.32 Im Verlauf einer lobären Pneumonie kann man folgende Untersuchungsbefunde erheben:

(1) Crepitatio indux oder redux
(2) klingende Rasselgeräusche
(3) bronchiales Atemgeräusch
(4) verstärkter Stimmfremitus
(5) verstärkte Bronchophonie

(A) nur 1, 2 und 4 sind richtig
(B) nur 1, 3 und 5 sind richtig
(C) nur 2, 3 und 4 sind richtig
(D) nur 2, 3, 4 und 5 sind richtig
(E) 1–5 = alle sind richtig

3.33 Folgende Symptome passen zu einer Lobärpneumonie:

(1) hohes Fieber
(2) Herpes labialis
(3) Giemen und Brummen bei der Auskultation
(4) umschriebene Dämpfung bei der Perkussion

(A) nur 1 und 3 sind richtig
(B) nur 1, 2 und 3 sind richtig
(C) nur 1, 2 und 4 sind richtig
(D) nur 2, 3 und 4 sind richtig
(E) 1–4 = alle sind richtig

3.34 Symptome bei Bronchopneumonie sind

(1) Fieber
(2) diffuse feinblasige bis grobblasige Rasselgeräusche
(3) Husten und Auswurf
(4) Bluthusten
(5) Lungenstauung

(A) nur 1 und 4 sind richtig
(B) nur 1, 2 und 3 sind richtig
(C) nur 1, 4 und 5 sind richtig
(D) nur 2, 3 und 4 sind richtig
(E) 1–5 = alle sind richtig

■3.28 E   ■3.29 A   ■3.30 C   ■3.31 E   ■3.32 E   ■3.33 C   ■3.34 B

F 85

3.35 Folgende Merkmale sind für die Bronchiolitis obliterans kennzeichnend:

(1) Vorkommen meist im Kindesalter
(2) Komplikation von Infektionskrankheiten (Masern, Keuchhusten u. a.)
(3) Verschluß der Bronchioluslichtung durch Riesenzellen
(4) Ausbildung von Ventilationsstörungen (Atelektasen, Emphysem)
(5) Übergang in eine Septikopyämie
(6) Präkanzerose

(A) nur 2 und 6 sind richtig
(B) nur 1, 2 und 3 sind richtig
(C) nur 1, 2 und 4 sind richtig
(D) nur 1, 3 und 5 sind richtig
(E) nur 2, 3 und 5 sind richtig

H 87

3.36 Typische Folgekrankheiten der Lungentuberkulose sind:

(1) ausgedehnte Pleuraschwarten
(2) Pleuramesotheliom
(3) hämorrhagische Perikarditis
(4) bevorzugt in den aboralen Abschnitten der Dickdarmschleimhaut gelegene käsige Nekrosen und Geschwüre
(5) symptomatischer Diabetes mellitus
(6) sekundäre generalisierte Amyloidose

(A) nur 1, 3 und 4 sind richtig
(B) nur 1, 3 und 6 sind richtig
(C) nur 1, 4 und 6 sind richtig
(D) nur 3, 4, 5 und 6 sind richtig
(E) 1–6 = alle sind richtig

3.37 Welche Antwort trifft **nicht** zu?

Die Silikotuberkulose

(A) heilt schlechter aus als eine alleinige Lungentuberkulose
(B) ist als Berufskrankheit anerkannt
(C) kommt nur bei der szirrhösen Form der Silikose vor
(D) stellt eine häufige Komplikation der Silikose dar
(E) ist häufig schwieriger zu diagnostizieren als eine alleinige Lungentuberkulose

3.38 Welche Aussage trifft zu?

Als Tuberkulose bezeichnet man

(A) eine solitäre Kaverne in einer tuberkulös veränderten Lunge
(B) ein Karzinom auf einer alten Tbc-Schwiele
(C) einen verdichteten Bezirk im Knochen bei Knochen-Tbc
(D) den tuberkulösen Primärkomplex
(E) Keine der Aussagen trifft zu.

3.39 Welche Untersuchungen sind bei einem Erwachsenen mit Fieber und einem Infiltrat des rechten Oberlappens zur Unterscheidung zwischen Lungentuberkulose und bakterieller Pneumonie sinnvoll?

(1) Blutgasanalyse
(2) Mikroskopische Untersuchung des Sputums
(3) Blutkultur
(4) Tuberkulinprobe
(5) Sputumkultur

(A) nur 1 und 3 sind richtig
(B) nur 2 und 4 sind richtig
(C) nur 4 und 5 sind richtig
(D) nur 2, 4 und 5 sind richtig
(E) 1–5 = alle sind richtig

3.40 Welche Therapie ist bei einem jungen Mann mit kavernöser Lungentuberkulose im linken Spitzen-Oberfeld indiziert?

(A) Einbringen einer intrapleuralen Plombe
(B) Kombinationstherapie mit Streptomycin und Penicillin
(C) Corticosteroidmedikation mit treppenförmigem Abbau der Dosis
(D) Rippenresektion (Thorakoplastik)
(E) Dreifachtherapie mit Antituberkulotika

■3.35 C   ■3.36 B   ■3.37 C   ■3.38 E   ■3.39 D   ■3.40 E

3.41 Bei einem Pleuraerguß finden sich auf der betroffenen Thoraxseite

(1) leises Atemgeräusch
(2) sonorer Klopfschall
(3) bronchiales Atemgeräusch
(4) abgeschwächter Stimmfremitus
(5) Giemen und Brummen

(A) nur 1 ist richtig
(B) nur 1 und 4 sind richtig
(C) nur 2, 3 und 4 sind richtig
(D) nur 2, 4 und 5 sind richtig
(E) 1–5 = alle sind richtig

3.42 Bei einem Pleuratranssudat finden sich:

(1) leises Atemgeräusch
(2) sonorer Klopfschall
(3) bronchiales Atemgeräusch
(4) abgeschwächter Stimmfremitus
(5) Giemen und Brummen

(A) nur 1 ist richtig
(B) nur 1 und 4 sind richtig
(C) nur 2, 3 und 4 sind richtig
(D) nur 2, 4 und 5 sind richtig
(E) 1–5 = alle sind richtig

3.43 Welche der folgenden Erkrankungen führt bei Jugendlichen am häufigsten zu Pleuraergüssen?

(A) Tuberkulose
(B) Mykoplasmenpneumonie
(C) Pneumokokkenpneumonie
(D) Sarkoidose
(E) Psittakose

3.44 Welche Aussage trifft **nicht** zu?

Ursachen eines Pleuraexsudates können sein:

(A) Pneumonie
(B) Pleuramesotheliom
(C) Tuberkulose
(D) kardiale Insuffizienz
(E) Bronchialkarzinom

F 86
3.45 Die Zunahme des pulmonalen Wassergehalts bei der sog. Schocklunge (ARDS) hat folgende Konsequenzen:

(1) Abnahme der Lungen-Compliance
(2) Verlängerung der alveolo-kapillaren O_2-Transferstrecke (Abfall des arteriellen pO_2)
(3) Zunahme des arteriellen pCO_2 infolge alveolärer Hypoventilation
(4) vermehrte radiologische Transparenz der Lungenperipherie infolge Vasokonstriktion
(5) Polyglobulie infolge Gewebshypoxie

(A) nur 1 ist richtig
(B) nur 1 und 2 sind richtig
(C) nur 2 und 4 sind richtig
(D) nur 1, 2, 4 und 5 sind richtig
(E) 1–5 = alle sind richtig

3.46 Ein Lungenödem kann ausgelöst werden durch

(1) Insuffizienz des linken Herzens
(2) Schädigung der Alveolarkapillaren durch Toxine
(3) pulmonalen Hochdruck
(4) Rarefizierung des Lungengefäßbettes
(5) Schädel-Hirn-Trauma

(A) nur 1 und 3 sind richtig
(B) nur 1, 2 und 5 sind richtig
(C) nur 1, 4 und 5 sind richtig
(D) nur 2, 3 und 4 sind richtig
(E) 1–5 = alle sind richtig

F 88
3.47 Bei einer Flüssigkeitslunge („fluid lung", interstitielles Lungenödem) ist folgender Auskultationsbefund zu erwarten:

(A) feinblasige klingende Rasselgeräusche
(B) Entfaltungsknistern
(C) Giemen, Brummen, Pfeifen
(D) Bronchialatmen
(E) kein charakteristischer Auskultationsbefund

■3.41 B ■3.42 B ■3.43 A ■3.44 D ■3.45 B ■3.46 B ■3.47 E

3.48 Zur Behandlung eines akuten lebensbedrohenden Lungenödems sind folgende Maßnahmen wirksam:

(1) stabile Seitenlagerung des Patienten
(2) Aderlaß
(3) Überdruckbeatmung nach endotrachealer Intubation
(4) Sauerstoffapplikation
(5) Gabe von ansäuernden Diuretika, z. B. Acetazolamid (Diamox®)

(A) nur 3 ist richtig
(B) nur 3 und 4 sind richtig
(C) nur 2, 3 und 4 sind richtig
(D) nur 1, 2, 4 und 5 sind richtig
(E) 1–5 = alle sind richtig

3.49 Welche Aussage(n) über die Sarkoidose der Lunge trifft (treffen) zu?

(1) Sie kann zu einer interstitiellen Fibrose führen.
(2) Die tracheobronchialen Lymphknoten sind praktisch immer beteiligt.
(3) Sie tritt beidseitig auf.
(4) Sie ist auf die Unterlappen beschränkt.

(A) nur 1 ist richtig
(B) nur 1 und 3 sind richtig
(C) nur 1 und 4 sind richtig
(D) nur 2 und 3 sind richtig
(E) nur 1, 2 und 3 sind richtig

3.50 Die Sarkoidose im Stadium I

(1) führt in der Mehrzahl der Fälle zu einer irreversiblen Lungenfibrose
(2) heilt in der Mehrzahl der Fälle folgenlos aus
(3) sollte vorsorglich mit Glucocorticoiden behandelt werden
(4) ist eine Sonderform der Lungentuberkulose
(5) verläuft nicht selten mit Beteiligung mehrerer Organe

(A) nur 1 ist richtig
(B) nur 4 ist richtig
(C) nur 2 und 5 sind richtig
(D) nur 1, 3 und 5 sind richtig
(E) nur 1, 3, 4 und 5 sind richtig

3.51 Für die Sarkoidose im Stadium I gilt:

(1) Die Tuberkulinreaktion ist bei der Mehrzahl der Patienten negativ.
(2) Die Erkrankung verläuft häufig symptomlos und wird zufällig auf einer Röntgenaufnahme des Thorax entdeckt.
(3) Die symmetrisch vergrößerten Lungenhiluslymphknoten verkalken frühzeitig.
(4) Ein Erythema nodosum ist immer eine Indikation zur Gabe von Glucocorticoiden.
(5) Extrapulmonale Manifestationen finden sich häufig in Leber, Milz, Lymphknoten oder Haut.

(A) nur 4 ist richtig
(B) nur 1 und 2 sind richtig
(C) nur 2 und 3 sind richtig
(D) nur 1, 2 und 5 sind richtig
(E) 1–5 = alle sind richtig

3.52 Die Sarkoidose ist am häufigsten lokalisiert in

(A) Leber
(B) Lunge
(C) mediastinalen Lymphknoten
(D) Pleura
(E) Bronchien

3.53 Bronchiektasen

(1) sind in der Mehrzahl der Fälle erworben
(2) können zu Trommelschlegelfingern führen
(3) können zu metastatischen Hirnabszessen führen
(4) können eine Amyloidose bewirken

(A) nur 1 ist richtig
(B) nur 4 ist richtig
(C) nur 3 und 4 sind richtig
(D) nur 1, 3 und 4 sind richtig
(E) 1–4 = alle sind richtig

3.54 Welche sind die drei wichtigsten lokalen Komplikationen von Bronchiektasen?

(1) Bronchopneumonie
(2) Lungenödem
(3) Blutung
(4) broncho-ösophageale Fistel
(5) Pleuraempyem

(A) nur 1, 2 und 3 sind richtig
(B) nur 1, 2 und 4 sind richtig
(C) nur 1, 3 und 4 sind richtig
(D) nur 1, 3 und 5 sind richtig
(E) nur 2, 3 und 4 sind richtig

■3.48 C   ■3.49 E   ■3.50 C   ■3.51 D   ■3.52 C   ■3.53 E   ■3.54 D

3.55 Eine diagnostische Lungenbiopsie kann bei einer ätiologisch ungeklärten Lungenfibrose indiziert sein,

weil

eine Farmerlunge nur durch Biopsie bewiesen werden kann.

3.56 Zu den ätiologischen Faktoren einer Lungenfibrose gehören:

(1) massive Lungenbestrahlung
(2) Virusinfektionen
(3) medikamentöse Lungenschäden
(4) exogene Staubexpositionen
(5) Wurmkrankheiten

(A) nur 1 und 4 sind richtig
(B) nur 2 und 5 sind richtig
(C) nur 2, 3 und 4 sind richtig
(D) nur 1, 2, 3 und 4 sind richtig
(E) 1–5 = alle sind richtig

H 85
3.57 Komplikationen der interstitiellen Lungenfibrose sind:

(1) Hypertrophie des linken Herzventrikels
(2) pulmonale Hypertonie
(3) Diffusionsstörungen
(4) Amyloidose
(5) narbige Wabenlunge

(A) nur 1, 2 und 3 sind richtig
(B) nur 1, 4 und 5 sind richtig
(C) nur 2, 3 und 5 sind richtig
(D) nur 2, 4 und 5 sind richtig
(E) nur 3, 4 und 5 sind richtig

3.58 Welches Funktionsmuster ist typisch für Lungenfibrosen?

(1) verminderte Compliance der Lunge
(2) vergrößertes intrathorakales Gasvolumen
(3) arterielle Hypoxämie
(4) verminderte Vitalkapazität
(5) verkleinertes intrathorakales Gasvolumen

(A) nur 1 und 3 sind richtig
(B) nur 2 und 4 sind richtig
(C) nur 1, 2 und 4 sind richtig
(D) nur 3, 4 und 5 sind richtig
(E) nur 1, 3, 4 und 5 sind richtig

F 85
3.59 Die Asbestose ist durch folgende Merkmale gekennzeichnet:

(1) Nachweis von Asbestkörperchen im Urin
(2) Häufung bei Arbeitern im Kohlenbergbau
(3) Entwicklung einer diffusen Lungenfibrose
(4) Kombination mit Pleuramesotheliom
(5) gehäuftes Vorkommen bei Lungentuberkulose
(6) Entwicklung einer kardiorespiratorischen Insuffizienz

(A) nur 1, 2 und 4 sind richtig
(B) nur 1, 5 und 6 sind richtig
(C) nur 2, 3 und 5 sind richtig
(D) nur 3, 4 und 6 sind richtig
(E) nur 3, 5 und 6 sind richtig

F 88
3.60 Systematische Röntgenkontrollen und zytologische Sputumkontrollen auf Bronchialkarzinom bei Risikokollektiven (z. B. Raucher) sind nützlich,

weil

das Bronchialkarzinom Monate oder Jahre röntgenologisch oder zytologisch nachweisbar sein kann, bevor Symptome vom Patienten bemerkt werden.

3.61 Die rasche differentialdiagnostische Abklärung eines kleinzelligen Bronchuskarzinoms ist wichtig,

weil

beim kleinzelligen Bronchuskarzinom die chirurgische Behandlung die Therapie der Wahl ist.

Antwort	Aussage 1	Aussage 2	Verknüpfung
A	richtig	richtig	richtig
B	richtig	richtig	falsch
C	richtig	falsch	–
D	falsch	richtig	–
E	falsch	falsch	–

3.62 Die bislang besten Behandlungsergebnisse beim inoperablen kleinzelligen Bronchuskarzinom wurden erreicht durch

(A) Bestrahlung des Primärtumors und des Schädels
(B) obere und untere Abschnittsbestrahlung
(C) zytostatische Monotherapie mit Cyclophosphamid (Endoxan®)
(D) Polychemotherapie mit Tumor- und Schädelbestrahlung
(E) roborierende Maßnahmen, Corticoidbehandlung

3.63 Ein langjähriger Raucher leidet an morgendlichem „Raucherhusten" (Husten mit Auswurf). Seit einigen Wochen hat er zusätzlich Reizhusten ohne Auswurf tagsüber und nachts. Eine Thoraxröntgenaufnahme ist unauffällig.
Bei diesem Patienten ist eine Bronchoskopie nicht erforderlich,

weil

für den Raucher mit chronischer Bronchitis trockener Reizhusten ebenso charakteristisch ist wie morgendlicher produktiver Husten.

3.64 Wie ist die häufigste Ursache für die Entstehung des Bronchuskarzinoms?

(A) allgemeine Luftverschmutzung
(B) radioaktive Verseuchung der Luft
(C) Berufsnoxen
(D) Inhalationsrauchen
(E) RS-Viren

3.65 Welche der Aussagen trifft zu?

Maligne Pleuramesotheliome treten gehäuft auf bei

(A) Anthrakose
(B) Silikose
(C) Tuberkulose
(D) Asbestose
(E) Keine der Aussagen trifft zu.

3.66 Welche Aussage trifft zu?

Eine Destruktion der ersten und häufig auch der zweiten Rippe tritt auf

(A) beim peripheren Lungenkarzinom (Pancoast)
(B) beim Aortenbogenaneurysma
(C) bei Osteomyelitis
(D) bei Lungenspitzentuberkulose
(E) keine der Aussagen trifft zu

3.67 Zeichen für Bronchialcarcinom können sein:

(1) Bluthusten
(2) Hilusvergrößerung
(3) Atelektase
(4) Reizhusten
(5) Bronchopneumonie

(A) nur 1 und 3 sind richtig
(B) nur 1, 2 und 4 sind richtig
(C) nur 2, 3 und 4 sind richtig
(D) nur 2, 3 und 5 sind richtig
(E) 1–5 = alle sind richtig

3.68 Verlagerung des Mediastinums zur kranken Seite kommt zustande durch:

(A) Pneumothorax
(B) Pleuraerguß
(C) Atelektase
(D) Miliartuberkulose
(E) akute Lobärpneumie

3.69 Ein 23jähriger Mann erkrankt während eines Sportwettbewerbes an zunehmender Atemnot und Schmerzen in der rechten Brust, Herzklopfen und Schwindelgefühl. Der Blutdruck beträgt 100/80 mmHg, die Pulsfrequenz 100/min. Perkutorisch findet sich rechtsseitig eine kaum atemverschiebliche, tiefstehende Lunge mit hypersonorem Klopfschall und abgeschwächtem Atemgeräusch.

Welche Diagnose ist am wahrscheinlichsten?

(A) Herzvorderwandinfarkt
(B) vago-vasale Synkope
(C) Spannungspneumothorax
(D) Lungenembolie
(E) Pleuritis sicca

■3.62 D   ■3.63 E   ■3.64 D   ■3.65 D   ■3.66 A   ■3.67 E   ■3.68 C   ■3.69 C

3.70 Typische Zeichen des Pneumothorax bei der physikalischen Untersuchung der betroffenen Seite sind

(1) aufgehobenes Atemgeräusch
(2) Dämpfung
(3) hypersonorer Klopfschall
(4) verschärftes Atmen
(5) Giemen, Pfeifen und Brummen

(A) nur 1 und 2 sind richtig
(B) nur 1 und 3 sind richtig
(C) nur 2 und 4 sind richtig
(D) nur 3 und 5 sind richtig
(E) nur 4 und 5 sind richtig

[H 86]
3.71 Welche Aussage trifft **nicht** zu?

Nach einer Lungenembolie können folgende Komplikationen auftreten:

(A) Infarzierung von Lungengewebe (Lungeninfarkt)
(B) Luftembolie
(C) ungenügendes Herz-Zeit-Volumen
(D) Pleuritis
(E) Infarktpneumonie

3.72 Ein 65jähriger Patient erkrankt 3 Wochen nach einer Prostataoperation plötzlich an Atemnot ohne wesentliche Schmerzen.
Vom Arzt wird eine Lippenzyanose festgestellt, die nach Aussage der Ehefrau vorher nicht bestanden hat. Puls 124/min, Atmung 30/min, keine Besonderheiten bei Auskultation und Perkussion von Herz und Lunge.

Welche Diagnose ist am wahrscheinlichsten?

(A) Asthmaanfall
(B) Herzinsuffizienz
(C) Myokardinfarkt
(D) Lungenembolie
(E) Spontanpneumothorax

[H 87]
3.73 Welche der folgenden Symptome lassen an eine Lungenembolie und deren Folgen denken?

(1) plötzliche Atemnot
(2) Schmerzen beim Atmen
(3) Blutbestandteile im Auswurf
(4) Zeichen herabgesetzten Herzzeitvolumens
(5) Entstehung einer Pleuritis

(A) nur 1 und 3 sind richtig
(B) nur 2 und 5 sind richtig
(C) nur 3, 4 und 5 sind richtig
(D) nur 1, 2, 4 und 5 sind richtig
(E) 1–5 = alle sind richtig

3.74 Welche Aussage trifft zu?

Das Cor pulmonales beim chronischen Lungenemphysem wird hervorgerufen durch

(A) vermehrten Luftgehalt der Lunge
(B) Einschränkung der Thoraxbeweglichkeit
(C) chronische Bronchitis
(D) Reduktion der Lungenstrombahn
(E) entzündliche Veränderungen der Lungengefäße

3.75 Welche pathophysiologischen Faktoren sind bei obstruktiven Atemwegserkrankungen bestimmend für die Entwicklung eines chronischen Cor pulmonale?

(1) Linksherzinsuffizienz
(2) alveoläre Hypoxie = von Euler-Liljestrand-Reflex
(3) Herzinfarkt
(4) Gefäßverlust in der Lunge
(5) Myokardhypoxie

(A) nur 2 und 4 sind richtig
(B) nur 3 und 5 sind richtig
(C) nur 1, 2 und 4 sind richtig
(D) nur 1, 3 und 5 sind richtig
(E) nur 2, 4 und 5 sind richtig

Antwort	Aussage 1	Aussage 2	Verknüpfung
A	richtig	richtig	richtig
B	richtig	richtig	falsch
C	richtig	falsch	–
D	falsch	richtig	–
E	falsch	falsch	–

■3.70 B   ■3.71 B   ■3.72 D   ■3.73 E   ■3.74 D   ■3.75 A

3.76 Ein chronisches Cor pulmonale

(1) ist häufig die Folge eines bronchostenotischen Emphysems
(2) ist eine Komplikation des Bronchialkarzinoms
(3) entsteht im Verlauf der progressiven idiopathischen Lungenfibrose
(4) kann die Folge einer Thromboembolie oder rezidivierender Thromboembolien sein
(5) kann im Gefolge einer Lungensilikose entstehen

(A) nur 1, 2 und 5 sind richtig
(B) nur 1, 3 und 5 sind richtig
(C) nur 1, 4 und 5 sind richtig
(D) nur 1, 3 und 4 sind richtig
(E) 1–5 = alle sind richtig

F 85
3.77 Welche Aussage trifft **nicht** zu?

Als Ursache einer Ateminsuffizienz kommen in Betracht:

(A) Pneumonie
(B) Lungenödem
(C) Polyneuritis
(D) Lungenfibrose
(E) Rechts-links-Shunt bei kongenitalen Herzfehlern

H 86
3.78 Eine 60jährige Patientin wird wegen respiratorischer Globalinsuffizienz bei obstruktiver Bronchitis in die Klinik eingewiesen.

Welche Konstellation der arteriellen Blutgase erwarten Sie?

(A) pO_2 10,6 kPa (80 mmHg), pCO_2 4,0 kPa (30 mmHg)
(B) pO_2 6,7 kPa (50 mmHg), pCO_2 6,7 kPa (50 mmHg)
(C) pO_2 6,7 kPa (50 mmHg), pCO_2 4,0 kPa (30 mmHg)
(D) pO_2 10,6 kPa (80 mmHg), pCO_2 6,7 kPa (50 mmHg)
(E) pO_2 4,0 kPa (30 mmHg), pCO_2 4,0 kPa (30 mmHg)

3.79 Als „respiratorische Globalinsuffizienz" bezeichnet man

(A) eine Verminderung des O_2-Partialdrucks bei Verminderung des CO_2-Partialdrucks im arteriellen Blut
(B) eine Verminderung des O_2-Partialdrucks bei Erhöhung des CO_2-Partialdrucks im arteriellen Blut
(C) pathologische Werte für pH, Basenüberschuß, CO_2-Partialdruck bei normalem O_2-Partialdruck im arteriellen Blut
(D) eine kombinierte obstruktive und restriktive Ventilationsstörung
(E) eine Verminderung des arteriellen O_2-Partialdrucks unter 5,3 kPa (40 mmHg), unabhängig vom arteriellen CO_2-Partialdruck

3.80 Welche Aussage trifft zu?

Die Hypoxämie der obstruktiven Bronchitis wird in der Regel verursacht durch

(A) O_2-Diffusionsstörung
(B) ventilatorische Verteilungsstörungen
(C) Perfusionsstörungen
(D) vermindertes Herzzeitvolumen
(E) keine der Aussagen trifft zu

F 87
3.81 Ein Asthmaanfall kann bei einem überempfindlichen Bronchialsystem durch Inhalation von Tabakrauch oder Autoabgasen zustande kommen,

weil

ein überempfindliches Bronchialsystem auf unspezifische Reize mit Bronchospasmen reagiert.

F 87
3.82 Welche Aussage trifft **nicht** zu?

Folgende Befunde treten auf beim Status asthmaticus:

(A) schwere Exspirationsstörung
(B) Rechtsbelastung des Herzens
(C) respiratorische Alkalose im Blut
(D) röntgenologisch: überblähte Lungen
(E) Lungenauskultation: trockene Rasselgeräusche

F 87
3.83 Asthmaanfälle treten gehäuft in den Nachtstunden auf,

weil

der Atemantrieb im Schlaf vermindert ist.

■3.76 E   ■3.77 E   ■3.78 B   ■3.79 B   ■3.80 B   ■3.81 A   ■3.82 C   ■3.83 B

[H 86]
3.84 Welche der Aussagen über das Asthma bronchiale trifft/treffen zu?

(1) es ist die Folge einer massiven Immunkomplexablagerung an der Basalmembran
(2) es ist eine allergisch-hyperergische Reaktion vom Typ I
(3) es ist eine Reaktion, an der vor allem das IgE (Reagin) beteiligt ist
(4) es ist eine „diffuse infiltrative Lungenkrankheit"
(5) es ist eine Folge des sekundären Lungenemphysems

(A) nur 2 ist richtig
(B) nur 1 und 5 sind richtig
(C) nur 2 und 3 sind richtig
(D) nur 1, 2 und 4 sind richtig
(E) nur 2, 3 und 4 sind richtig

3.85 Welche der folgenden Befunde ist **nicht** typisch für einen schweren Asthmaanfall?

(A) Tachykardie
(B) Zyanose
(C) Giemen
(D) verlängertes Exspirium
(E) respiratorische Arrhythmie des Herzens

Ordnen Sie jedem Krankheitsbild der Liste 1 die dafür charakteristische Form des Lungenemphysems der Liste 2 zu:

Liste 1

3.86 akuter Asthmaanfall

3.87 obstruktive chronische Bronchitis seit 20 Jahren

Liste 2

(A) kompensatorisches Emphysem (Überdehnungsemphysem)
(B) funktionelles Emphysem (Volumen pulmonum auctum)
(C) interstitielles Emphysem (Mediastinalemphysem)
(D) destruktives Emphysem (chronisch substantielles Emphysem)
(E) fokales Emphysem (Narbenemphysem)

3.88 Welche Aussage trifft zu?

Atemwegsobstruktion führt zur pulmonalen Partialinsuffizienz infolge von

(A) Atemzentrumsstörung
(B) gesteigerter Atemarbeit
(C) Linksherzinsuffizienz
(D) Diffusionsstörung
(E) Entwicklung von Ventilations-/Perfusionsinhomogenität in der Lunge

[F 87]
3.89 Wann liegt eine obstruktive Ventilationsstörung ohne restriktive Störung vor?

Bei

(A) normaler Vitalkapazität und normaler relativer Sekundenkapazität
(B) normaler Vitalkapazität und verminderter relativer Sekundenkapazität
(C) verminderter Vitalkapazität und erhöhter relativer Sekundenkapazität
(D) verminderter Vitalkapazität und normaler relativer Sekundenkapazität
(E) verminderter Vitalkapazität, verminderter relativer Sekundenkapazität und verminderter funktioneller Residualluftkapazität

3.90 Bei obstruktiven Atemwegserkrankungen wird in der krankengymnastischen Atemtherapie die „Lippenbremse" eingesetzt,

weil

der exspiratorische Bronchiolenkollaps durch eine intratracheale Druckerhöhung verstärkt wird.

Antwort	Aussage 1	Aussage 2	Verknüpfung
A	richtig	richtig	richtig
B	richtig	richtig	falsch
C	richtig	falsch	–
D	falsch	richtig	–
E	falsch	falsch	–

■3.84 C   ■3.85 E   ■3.86 B   ■3.87 D   ■3.88 E   ■3.89 B   ■3.90 C

Ordnen Sie den Diagnosen (Liste 1) die Krankheitsdefinitionen (Liste 2) zu:

Liste 1

3.91 chronische Bronchitis

3.92 Asthma bronchiale

3.93 destruktives Lungenemphysem

Liste 2

(A) irreversible Erweiterung der distal der Bronchioli terminales liegenden Lufträume
(B) rezidivierende Infekte der Atemwege
(C) chronischer Reizhusten
(D) anfallsartige Atemnot mit beschwerdefreien Intervallen
(E) Husten und Auswurf in zwei aufeinanderfolgenden Jahren während wenigstens dreier Monate an den meisten Tagen

F 88

3.94 Atemwegsobstruktion kann verursacht werden durch

(1) übermäßige Schleimbildung
(2) Bronchialmuskeltonuserhöhung
(3) Schleimhautschwellung
(4) Hypoxie

(A) nur 4 ist richtig
(B) nur 1 und 3 sind richtig
(C) nur 3 und 4 sind richtig
(D) nur 1, 2 und 3 sind richtig
(E) 1–4 = alle sind richtig

3.95 Typische Zeichen für eine chronische obstruktive Bronchitis sind

(1) Entwicklung einer Gasaustauschstörung
(2) Giemen, Pfeifen und Brummen
(3) hämorrhagisches Sputum
(4) Verstärkung der Atembeschwerden vorwiegend während der Nacht
(5) Linksherzinsuffizienz

(A) nur 1 und 3 sind richtig
(B) nur 4 und 5 sind richtig
(C) nur 1, 2 und 4 sind richtig
(D) nur 1, 2, 4 und 5 sind richtig
(E) 1–5 = alle sind richtig

3.96 Lungenemphysem zeichnet sich aus durch

(1) verminderte statische Compliance
(2) hypersonoren Klopfschall
(3) irreversible Vergrößerung der Alveolarräume der Lunge
(4) interstitielle Luftansammlung in der Lunge
(5) reversible Vergrößerung des Luftgehaltes der Lunge

(A) nur 4 ist richtig
(B) nur 2 und 3 sind richtig
(C) nur 3 und 4 sind richtig
(D) nur 1, 2 und 3 sind richtig
(E) nur 1, 2 und 5 sind richtig

3.97 Als Komplikation(en) bzw. Folge(n) des chronischen obstruktiven Lungenemphysems kann/können sich einstellen:

(1) Cor pulmonale
(2) Faßthorax
(3) Pneumothorax
(4) Reduktion der Lungenstrombahn

(A) nur 4 ist richtig
(B) nur 1 und 3 sind richtig
(C) nur 2 und 4 sind richtig
(D) nur 1, 2 und 3 sind richtig
(E) 1–4 = alle sind richtig

H 85

3.98 Eine restriktive Ventilationsstörung wird beobachtet bei:

(1) Farmerlunge
(2) Sarkoidose Stadium III
(3) tuberkulösem Primärkomplex
(4) Lymphangiosis carcinomatosa

(A) nur 2 ist richtig
(B) nur 1 und 2 sind richtig
(C) nur 2 und 3 sind richtig
(D) nur 1, 2 und 4 sind richtig
(E) 1–4 = alle sind richtig

■3.91 E   ■3.92 D   ■3.93 A   ■3.94 D   ■3.95 C   ■3.96 B   ■3.97 E   ■3.98 D

4 Verdauungsorgane

4.1 Ein 50jähriger Patient klagt über Schluckbeschwerden.

Welche Diagnose ist anhand der Ösophagus-Breipassage (siehe Abbildung Nr. 10 des Bildanhangs) am wahrscheinlichsten?

(A) Ösophagitis
(B) Varizen
(C) Mißbildung
(D) Zustand nach Verätzung
(E) Karzinom

[H 86]
4.2 Welche Aussage trifft **nicht** zu?

Folgende Veränderungen gehen am Ösophagus mit einem gesteigerten Karzinomrisiko einher:

(A) Barrett-Ösophagus
(B) Plummer-Vinson-Syndrom
(C) Achalasie (Cardiospasmus)
(D) Laugenverätzung
(E) Traktionsdivertikel

4.3 Symptome bei Ösophaguskarzinom sind

(1) Dysphagie bei Genuß fester Speisen
(2) das Verschwinden der Schluckbeschwerden nach Eisensubstitution
(3) retrosternale Schmerzen
(4) Regurgitation von Speisen
(5) das Auftreten eines Zenkerschen Divertikels

(A) nur 1 und 2 sind richtig
(B) nur 1, 2 und 3 sind richtig
(C) nur 1, 3 und 4 sind richtig
(D) nur 2, 3 und 4 sind richtig
(E) 1–5 = alle sind richtig

4.4 Welche Aussage trifft **nicht** zu?

Das Ösophaguskarzinom

(A) tritt häufiger bei Männern als bei Frauen auf
(B) ist in der Regel ein Adenokarzinom
(C) wird gehäuft nach längerandauerndem Alkohol- und Nikotinabusus gesehen
(D) ist bevorzugt in der unteren Ösophagushälfte lokalisiert
(E) hat eine erhöhte Inzidenz bei Achalasie

4.5 Welche Aussage trifft zu?

Bei einer Achalasie

(A) bleibt die Magensäuresekretion auch nach maximaler Stimulation aus
(B) fehlt die reflektorische Kardiaöffnung beim Schluckakt
(C) liegt eine angeborene Ösophagusstenose mit Megaösophagus vor
(D) sind schmerzhafte Krampfzustände des gesamten Ösophagus und der Kardia typisch
(E) liegt eine Entleerungsstörung des Magens vor

[F 88]
4.6 Welche Aussage trifft **nicht** zu?

Zu den mechanischen Ursachen einer Dysphagie zählen:

(A) Ösophaguskarzinom
(B) Struma nodosa
(C) Zenkersches Divertikel
(D) Achalasie
(E) Aortenaneurysma

[F 88]
4.7 Welche Aussage trifft **nicht** zu?

Folgende Maßnahmen sind zur Behandlung der Refluxösophagitis durch Säurereflux geeignet:

(A) Gabe von H_2-Rezeptor-Antagonisten (z. B. Ranitidin oder Cimetidin)
(B) Gabe von Nifedipin (z. B. Adalat®)
(C) Schlafen mit erhöhtem Oberkörper
(D) Meiden alkoholischer Getränke
(E) Gewichtsabnahme bei Adipositas

■4.1 E   ■4.2 E   ■4.3 C   ■4.4 B   ■4.5 B   ■4.6 D   ■4.7 B

4.8 Bei einer 60jährigen adipösen Frau wird durch röntgenologische und endoskopische Untersuchung eine axiale Hiatusgleithernie sowie eine nicht stenosierende Ösophagitis im distalen Ösophagus festgestellt.

Welche der nachfolgend genannten Beschwerden sind für die oben erwähnten Veränderungen **nicht** charakteristisch?

(A) saures Aufstoßen
(B) „Brennen" hinter dem Sternum
(C) Schmerzen im Epigastrium
(D) lageabhängiger postprandialer Druck im Oberbauch
(E) Regurgitation von Speisen ohne Säurebeimengung

H 87
4.9 Das Auftreten eines gastro-ösophagealen Refluxes wird durch folgende Faktoren begünstigt:

(1) Schwangerschaft
(2) Zigarettenrauchen
(3) voluminöse Mahlzeiten
(4) alkoholische Getränke
(5) Adipositas

(A) nur 2 und 4 sind richtig
(B) nur 3 und 5 sind richtig
(C) nur 1, 2 und 4 sind richtig
(D) nur 1, 3 und 5 sind richtig
(E) 1–5 = alle sind richtig

4.10 Welche Aussage trifft **nicht** zu?

Folgende Erkrankungen des Magens gehen mit einem erhöhten Karzinomrisiko einher:

(A) perniziöse Anämie mit chronisch-atrophischer Gastritis
(B) Magenpolypen
(C) Riesenfaltengastritis (M. Ménétrier)
(D) Zustand nach Magenresektion (Billroth II)
(E) Magendivertikel

4.11 Bei einem Patienten mit einem histologisch gesicherten Magenkarzinom soll eine Magenresektion durchgeführt werden. Es besteht seit längerer Zeit eine langsam zunehmende Dyspnoe.

Welche Diagnose ist anhand des Röntgenbildes des Thorax (siehe Abbildung Nr. 11 des Bildanhangs) am wahrscheinlichsten?

(A) lobuläre Infiltration
(B) multiple Lungenmetastasen
(C) Hämosiderose
(D) Linksherzdekompensation mit Lungenstauung
(E) Lungenfibrose

F 87
4.12 Die chronische Gastritis ist charakterisiert durch

(A) Faltenvergrößerung im Röntgenbild
(B) lymphozytäre Infiltrationen in der Lamina propria mucosae
(C) ein typisches klinisches Beschwerdebild mit Sodbrennen und Nüchternschmerz
(D) Hyperazidität
(E) ein Maldigestionssyndrom

H 87
4.13 Bei einer 20jährigen Patientin traten plötzlich Durchfall, Übelkeit und später Bauchschmerzen auf. Befunde: Abdomen weich und wenig druckempfindlich, Hyperperistaltik, Temperatur rektal: 37,5°C, keine Leukozytose.

Es handelt sich am ehesten um eine(n)

(A) Appendizitis
(B) Extrauteringravidität
(C) Morbus Crohn
(D) Pankreatitis
(E) Gastroenteritis

F 82
4.14 Welche Aussage trifft **nicht** zu?

Zu den Komplikationen des Ulcus ventriculi gehören:

(A) Magenblutung
(B) Magenperforation
(C) Magendivertikel
(D) Penetration in das Pankreas
(E) Magenkarzinom

[H 87]
4.15 Welche Aussage zum Ulcus ventriculi trifft zu?

(A) Es geht fast immer mit einer verminderten Magensäuresekretion einher.
(B) Es entartet praktisch nie maligne.
(C) Es neigt häufiger zu Blutungen als das Ulcus duodeni.
(D) Es ist die typische Ulkuslokalisation beim Zollinger-Ellison-Syndrom.
(E) Keine der Aussagen trifft zu.

4.16 Erbrechen ist das häufigste Symptom des Magenulkus,

weil

ein Magenulkus üblicherweise an der großen Kurvatur des Magens vorkommt und zu einer sanduhrförmigen Stenose führt.

4.17 Kaffeesatzartiges Erbrechen kann auftreten bei

(1) einem Magenulkus
(2) einem Magenkarzinom
(3) Ösophagusvarizen
(4) einer erosiven Gastritis
(5) einer Achylie

(A) nur 1 und 2 sind richtig
(B) nur 2 und 4 sind richtig
(C) nur 3 und 5 sind richtig
(D) nur 1, 2, 3 und 4 sind richtig
(E) 1–5 = alle sind richtig

4.18 Ein Patient hat wegen Magenausgangsstenose infolge rezidivierender Ulkuskrankheit tagelang erbrochen. Er kommt schließlich schwerkrank in Ihre Behandlung.

An klinischen Symptomen würden Sie u.a. erwarten:

(1) vertiefte und beschleunigte (Kußmaul-)Atmung
(2) Exsikkose
(3) Adynamie
(4) Benommenheit
(5) flache Atmung

(A) nur 1 und 3 sind richtig
(B) nur 2 und 3 sind richtig
(C) nur 4 und 5 sind richtig
(D) nur 1, 2 und 3 sind richtig
(E) nur 2, 3, 4 und 5 sind richtig

4.19 Welche biochemischen Befundkonstellationen sind für den o.g. Patienten typisch?

(1) Blutzucker 17,2 mmol/l (310 mg%)
(2) Serum-Bilirubin 65 mmol/l (3,8 mg%)
(3) Harnstoff im Serum 18,4 mmol/l (110 mg%)
(4) base excess + 13 mmol/l
(5) Serum-Kalium 2,8 mmol/l

(A) nur 1 und 2 sind richtig
(B) nur 2 und 4 sind richtig
(C) nur 1, 2 und 5 sind richtig
(D) nur 3, 4 und 5 sind richtig
(E) nur 1, 2, 3 und 4 sind richtig

4.20 Als erste therapeutische Maßnahmen sind u.a. bei dem o.g. Patienten in jedem Fall angezeigt:

(1) Magensonde
(2) Natriumbikarbonat-Infusion
(3) Infusionen eines Lipid-Insulingemisches
(4) isotone NaCl-Infusionen unter Bilanzbedingungen

(A) nur 1 und 2 sind richtig
(B) nur 1 und 3 sind richtig
(C) nur 1 und 4 sind richtig
(D) nur 1, 2 und 3 sind richtig
(E) nur 2, 3 und 4 sind richtig

4.21 Welche Aussage trifft zu?

Die häufigste Ursache für eine massive obere gastrointestinale Blutung ist/sind

(A) Ösophagusvarizen
(B) Ulcus pepticum
(C) erosive Gastritis
(D) verschluckte Fremdkörper
(E) Karzinom

Antwort	Aussage 1	Aussage 2	Verknüpfung
A	richtig	richtig	richtig
B	richtig	richtig	falsch
C	richtig	falsch	–
D	falsch	richtig	–
E	falsch	falsch	–

■4.15 E   ■4.16 E   ■4.17 D   ■4.18 E   ■4.19 D   ■4.20 C   ■4.21 B

4.22 Welche Aussage trifft **nicht** zu?

Die Magensäuresekretion wird stimuliert durch:

(A) Sekretin
(B) Histamin
(C) Gastrin
(D) Insulinhypoglykämie
(E) Koffein

4.23 Welche Aussage trifft zu?

Unter Mallory-Weiß-Syndrom versteht man

(A) eine angeborene Neigung zur Entwicklung intestinaler Polypen
(B) multiple Magen- und Duodenalulcera bei erhöhtem Gastrinspiegel
(C) Schleimhautlängsrisse im Ösophagus-Kardia-Bereich mit Blutung bei anhaltendem Erbrechen
(D) die Entwicklung multipler kompletter Erosionen im Pylorusbereich
(E) zahlreiche hyaline Zytoplasmaeinschlüsse in Leberzellen bei alkoholtoxischer Schädigung

4.24 Welche Aussage zum Dumping-Syndrom trifft zu?

(A) Es tritt häufiger nach Magenresektion nach Billroth I als nach Billroth II auf.
(B) Es ist charakterisiert durch Blutdruckanstieg und kolikartige Schmerzen im Oberbauch.
(C) Antacida bessern die Beschwerden.
(D) Die Diät sollte kohlenhydrat- und flüssigkeitsreich sein.
(E) Die Beschwerden verschwinden bei den meisten Patienten nach einigen Wochen spontan.

4.25 Bei welchen Ingestionsunfällen ist eine Magenspülung ohne Intubation nicht ratsam oder kontraindiziert?

(1) Schwermetallvergiftungen
(2) Laugenverätzungen
(3) bei allen bewußtlosen Patienten
(4) bei Ingestion von Pflanzenteilen (z. B. Blüten, Früchte)
(5) Säureverätzungen

(A) nur 1 und 2 sind richtig
(B) nur 2 und 5 sind richtig
(C) nur 1, 3 und 5 sind richtig
(D) nur 2, 3 und 5 sind richtig
(E) nur 2, 3, 4 und 5 sind richtig

F 85
4.26 Welche der folgenden Aussagen zum Ulcus duodeni treffen zu?

(1) Es kann auch bei einer Magensäuresekretion im unteren Normbereich auftreten.
(2) Eine maligne Entartung wird nur sehr selten beobachtet.
(3) Es neigt wesentlich seltener zu Blutungen als das Ulcus ventriculi.
(4) Seine Heilung wird durch Gabe von H_2-Rezeptorenantagonisten (z. B. Cimetidin oder Ranitidin) günstig beeinflußt.
(5) Beim Zollinger-Ellison-Syndrom wird es nur selten beobachtet.

(A) nur 1 und 4 sind richtig
(B) nur 1, 2 und 4 sind richtig
(C) nur 2, 3 und 4 sind richtig
(D) nur 2, 3 und 5 sind richtig
(E) 1–5 = alle sind richtig

4.27 Welche Aussage trifft **nicht** zu?

Typische Komplikationen des Ulcus duodeni sind:

(A) maligne Entartung
(B) Perforation
(C) Penetration
(D) Magenausgangsstenose
(E) Blutung

F 82
4.28 Welche Aussage trifft zu?

Patienten mit Ulcus duodeni

(A) plündern oft in dranghaftem nächtlichem Freßbedürfnis heimlich den Kühlschrank
(B) sind meist adipös
(C) bekämpfen die Oberbauchbeschwerden durch Erbrechen
(D) neigen zu Diarrhoe
(E) Keine der Aussagen trifft zu.

■ 4.22 A   ■ 4.23 C   ■ 4.24 E   ■ 4.25 D   ■ 4.26 B   ■ 4.27 A   ■ 4.28 E

[H 81]
4.29 Wichtige ätiologische Faktoren für die Entstehung eines Ulcus duodeni sind

(1) die Einnahme von Acetyldigoxin (Novodigal®)
(2) die Einnahme von Acetylsalicylsäure (Aspirin®)
(3) Unfälle mit Polytraumatisierung
(4) psychische Konfliktsituationen
(5) Anazidität des Magensaftes

(A) nur 2 ist richtig
(B) nur 1 und 4 sind richtig
(C) nur 2 und 4 sind richtig
(D) nur 2, 3 und 4 sind richtig
(E) 1–5 = alle sind richtig

[F 82]
4.30 Welche Aussage trifft **nicht** zu?

Bei Patienten mit atrophischer Gastritis im Korpus- und Fundusbereich

(A) besteht ein erhöhtes Risiko für die Entwicklung eines Magenkarzinoms
(B) lassen sich gelegentlich Antikörper gegen Belegzellen nachweisen
(C) ist mit dem Auftreten eines Ulcus duodeni zu rechnen
(D) ist eine Störung der Vitamin B_{12}-Resorption zu erwarten
(E) ist trotz maximaler Stimulierung durch Betazol mit einer Säuresekretion unter 5 mval/h zu rechnen

[F 81]
4.31 Welche Aussage trifft zu?

Als Frühform der primären biliären Zirrhose ist anzusehen die

(A) chronisch-aggressive Hepatitis
(B) aszendierende Cholangitis
(C) chronisch-destruktive, nicht eitrige Cholangitis
(D) cholestatische Hepatose
(E) Keine der Aussagen trifft zu.

[F 82]
4.32 Welche Aussage trifft **nicht** zu?

Gesicherte ätiologische Faktoren für die Entwicklung einer Leberzirrhose sind

(A) chronischer reichlicher Alkoholgenuß
(B) Hepatitis A
(C) chronische Rechtsherzinsuffizienz
(D) $Alpha_1$-Antitrypsin-Mangel
(E) hepato-lentikuläre Degeneration (M. Wilson)

[H 86]
4.33 Welche Aussage trifft **nicht** zu?

Für die primäre biliäre Zirrhose gilt:

(A) überwiegendes Betroffensein des weiblichen Geschlechts
(B) hohe Titer mitochondrialer Antikörper im Serum
(C) Juckreiz als häufiges Symptom
(D) gutes Ansprechen auf die Therapie mit Glucocorticoiden
(E) gelegentliches Vorkommen zusammen mit einem Sjögren-Syndrom

[H 86]
4.34 Durch jahrelangen Alkoholkonsum kann es zur Entstehung einer Leberzirrhose kommen. Als kritische Grenze für eine deutliche Erhöhung des Zirrhoserisikos beim Mann wird ein täglicher Alkoholgenuß angesehen von:

(A) 5 g
(B) 10 g
(C) 15 g
(D) 30 g
(E) 60 g

■4.29 D ■4.30 C ■4.31 C ■4.32 B ■4.33 D ■4.34 E

F 88
4.35 Welche Aussage trifft **nicht** zu?

Typische Laborbefunde bei primär biliärer Leberzirrhose sind:

(A) deutliche Erhöhung der Aktivität der alkalischen Phosphatase im Serum (auf etwa das 2–5fache der oberen Normgrenze)
(B) Nachweis von antimitochondrialen Antikörpern im Serum
(C) stark erhöhte Aktivität der Alaninaminotransferase im Serum (SGPT über 800 U/l)
(D) Erhöhung der Serumcholesterinkonzentration (über 3 g/l)
(E) deutliche Erhöhung der IgM-Konzentration im Serum

F 87
4.36 Welche Aussage trifft zu?

Bei fortgeschrittener Leberzirrhose kommt es zu Störungen im Stoffwechsel der Aminosäuren mit folgenden Veränderungen im Serum:

(A) Erhöhung aromatischer Aminosäuren, wie z.B. Tyrosin und Phenylalanin, Erniedrigung verzweigtkettiger Aminsoäuren, wie z.B. Valin, Leucin oder Isoleucin
(B) Erniedrigung aromatischer Aminosäuren, Erhöhung verzweigtkettiger Aminosäuren
(C) keine Änderung aromatischer Aminosäuren, Erniedrigung verzweigtkettiger Aminosäuren
(D) Erniedrigung aromatischer Aminosäuren, keine Änderung verzweigtkettiger Aminosäuren
(E) Keine der Aussagen (A)–(D) trifft zu.

F 86
4.37 Welche Aussage trifft **nicht** zu?

Charakteristisch für eine primär biliäre Zirrhose ist:

(A) bevorzugtes Auftreten bei Frauen im mittleren Alter (etwa 30–60 Jahre)
(B) gelegentliches Auftreten eines Sicca-Syndroms
(C) erhöhte Konzentration von IgM im Serum
(D) Nachweis antimitochondrialer Antikörper im Serum
(E) Assoziation mit einer Stenose im Bereich des Ductus choledochus

4.38 Welche der folgenden therapeutischen Maßnahmen ist zur Senkung des erhöhten Ammoniakspiegels beim Leberkoma indiziert?

(A) Salzarme Diät
(B) Eiweißreiche Diät
(C) Infusionsbehandlung mit Plasmaexpandern
(D) Darmsterilisation mit schwerresorbierbaren Antibiotika
(E) Gabe von zentralen Analeptika

H 86
4.39 Ösophagusvarizen sind für das Vorliegen einer Leberzirrhose beweisend,

weil

Ösophagusvarizen unter einer portalen Hypertonie entstehen.

4.40 Folgen eines Pfortaderhochdruckes sind

(1) Ösophagusvarizen
(2) Aszites
(3) Spider naevi
(4) Splenomegalie
(5) Unterschenkelvarizen

(A) nur 1 und 2 sind richtig
(B) nur 4 und 5 sind richtig
(C) nur 1, 2 und 4 sind richtig
(D) nur 2, 3 und 5 sind richtig
(E) 1–5 = alle sind richtig

4.41 Bei einem 59jährigen Patienten zeigt sich anläßlich einer Magen-Darm-Untersuchung der dargestellte Zufallsbefund (siehe Abbildung Nr. 12 des Bildanhangs).

Welche Diagnose ist am wahrscheinlichsten?

(A) Ösophaguskarzinom
(B) Ösophagitis
(C) Zustand nach Laugenverätzung
(D) Fremdkörper im Ösophagus
(E) Varizen der Speiseröhre

■4.35 C   ■4.36 A   ■4.37 E   ■4.38 D   ■4.39 D   ■4.40 C   ■4.41 E

4.42 Welche der folgenden Verdachtsdiagnosen stellt eher eine Indikation zur Leberblindpunktion als zur Laparoskopie dar?

(A) Leberzirrhose mit Verdacht auf portale Hypertension
(B) Leberechinokokkus
(C) Fettleber
(D) Verschlußikterus
(E) Metastasenleber

[H 87]
4.43 Eine durch Berechnung begrenzte Eiweißzufuhr ist unbedingt notwendig bei

(A) Gallenerkrankung
(B) Pankreaserkrankung
(C) Leberzirrhose mit Enzephalopathie
(D) Hyperthyreose
(E) nephrotischem Syndrom

4.44 In fortgeschrittenen Leberzirrhosen treten gehäuft cholangiozelluläre Karzinome auf,

weil

bei fortgeschrittenen Leberzirrhosen die Narbenfelder zwischen den Pseudoacini reichlich sog. Gallengangswucherungen enthalten.

[H 87]
4.45 Welche der nachfolgend genannten Erkrankungen entsteht am ehesten auf dem Boden einer Leberzirrhose?

(A) Leberzelladenom
(B) fokal noduläre Hyperplasie (FNH)
(C) hepatozelluläres Karzinom
(D) cholangiozelluläres Karzinom
(E) Hämangiom

4.46 Welche Aussage trifft **nicht** zu?

Hinweise auf ein primäres Leberzellkarzinom können durch folgende Methoden gewonnen werden:

(A) Leberscintigraphie
(B) Laparoskopie
(C) Bestimmung des Alpha-Fetoproteins
(D) Bestimmung des Australia-Antigens
(E) Angiographie

[H 86]
4.47 Welche Aussage trifft **nicht** zu?

Leberzellkarzinome

(A) entstehen in Deutschland überwiegend in Leberzirrhosen
(B) sind histologisch hochdifferenzierte Adenokarzinome
(C) haben eine schlechte Prognose
(D) neigen zum Einwachsen in Pfortader und Lebervenen
(E) zeigen weltweit hinsichtlich ihrer Inzidenz starke geographische Unterschiede

[F 86]
4.48 Die Bestimmung des α-Fetoproteins kann bei HB_s-Ag-positiver Leberzirrhose sinnvoll sein,

weil

die Bestimmung des α-Fetoproteins einen Hinweis auf ein primäres Leberzellkarzinom geben kann.

4.49 Die akute Leberdystrophie ist schon makroskopisch erkennbar,

weil

die Leber bei der akuten Leberdystrophie stark vergrößert ist und eine vermehrte Konsistenz besitzt.

4.50 Bei Hepatitis A ist eine fettfreie Kost indiziert,

weil

die Krankheitsdauer der Virushepatitis durch eine fettfreie Kost signifikant vermindert werden kann.

4.51 Im Vergleich zur Hepatitis B hat die Hepatitis A

(A) eine längere Inkubationszeit
(B) eine höhere Letalität
(C) eine größere Tendenz zu chronischem Verlauf
(D) seltener eine homologe Immunität zur Folge
(E) häufiger einen enteralen Infektionsmodus

Antwort	Aussage 1	Aussage 2	Verknüpfung
A	richtig	richtig	richtig
B	richtig	richtig	falsch
C	richtig	falsch	–
D	falsch	richtig	–
E	falsch	falsch	–

■4.42 C ■4.43 C ■4.44 D ■4.45 C ■4.46 D ■4.47 B ■4.48 A ■4.49 C ■4.50 E ■4.51 E

H 81
4.52 Wenn bei einer akuten Hepatitis zwei Wochen nach Ikterusbeginn keine Antikörper gegen HBsAg (Australiaantigen) nachzuweisen sind, kann eine Hepatitis B ausgeschlossen werden,

weil

bei einer akuten Hepatitis B regelmäßig innerhalb der ersten drei Krankheitswochen HBs-Antikörper (anti-HBs) nachweisbar sind.

H 81
4.53 Die Übertragung der Hepatitis B erfolgt typischerweise durch

(1) Bluttransfusionen
(2) Tröpfcheninfektion
(3) Schleimhautverletzungen, z. B. beim Geschlechtsverkehr
(4) ungekochtes Schweinefleisch
(5) Stechmücken (tropisches Gebiet)

(A) nur 1 ist richtig
(B) nur 1 und 3 sind richtig
(C) nur 1, 3 und 4 sind richtig
(D) nur 1, 3 und 5 sind richtig
(E) 1–5 = alle sind richtig

F 81
4.54 Eine akute Virushepatitis Typ B sollte in der Regel mit Glucocorticoiden (z. B. 20 mg Prednisolon/Tag) behandelt werden,

weil

beim Spontanverlauf der akuten Virushepatitis Typ B in etwa 10% der Fälle mit Übergang in eine chronische Lebererkrankung zu rechnen ist.

F 86
4.55 Welcher der folgenden Befunde ist typisch für eine chronische persistierende Hepatitis?

(A) erhöhter Blutammoniakspiegel
(B) geringe Erhöhung der Serumtransaminasen
(C) deutliche Erhöhung der alkalischen Phosphatase (S)
(D) Dysgammaglobulinämie
(E) zirrhotischer Umbau der Leber

F 85
4.56 Welche der nachfolgenden Aussagen zur chronisch persisitierenden Hepatitis sind zutreffend?

(1) Eine Virushepatitis Typ Nicht-A-Nicht-B kann Ursache der Erkrankung sein.
(2) Eine Hepatitis B kann Ursache der Erkrankung sein.
(3) Histologisch ist der Nachweis von Mottenfraßnekrosen im Grenzbereich der Portalfelder charakteristisch.
(4) Die Prognose der Erkrankung ist in der Regel gut.
(5) Eine Behandlung mit einem Glucocorticoid (z. B. Prednisolon) ist indiziert.

(A) nur 2 ist richtig
(B) nur 1, 2 und 3 sind richtig
(C) nur 1, 2 und 4 sind richtig
(D) nur 1, 3 und 4 sind richtig
(E) 1–5 = alle sind richtig

F 82
4.57 Welches Medikament ist bei chronisch aktiver (aggressiver) Hepatitis indiziert?

(A) Chloroquin (Resochin®)
(B) Salazosulfapyridin (Azulfidine®)
(C) Indometacin (Amuno®)
(D) Tetracyclin (Hostacyclin®)
(E) keines der genannten

4.58 Eine chronisch aktive (aggressive) Hepatitis bei M. Wilson ist in erster Linie mit Glucocorticoiden (z. B. Prednisolon) zu behandeln,

weil

Glucocorticoide bei chronisch aktiver Hepatitis mit deutlichen Autoimmunphänomenen den Verlauf der Erkrankung günstig beeinflussen können.

H 85
4.59 Ursachen für eine chronisch aktiv (aggressive) Hepatitis sind:

(1) Virushepatitis A
(2) Virushepatitis B
(3) Virushepatitis Typ Nicht A – Nicht B
(4) Morbus Wilson
(5) Autoimmunerkrankung mit Nachweis von Autoimmunphänomenen

(A) nur 1 und 3 sind richtig
(B) nur 2, 3 und 4 sind richtig
(C) nur 1, 2, 4 und 5 sind richtig
(D) nur 2, 3, 4 und 5 sind richtig
(E) 1–5 = alle sind richtig

■4.52 E   ■4.53 B   ■4.54 D   ■4.55 B   ■4.56 C   ■4.57 E   ■4.58 D   ■4.59 D

4.60 Was ist typisch für die chronisch aktive (aggressive) Hepatitis?

(A) histologischer Nachweis von Mottenfraßnekrosen im Grenzbereich der Portalfelder
(B) gute Prognose im spontanen Ablauf
(C) mittelhöckriger Umbau der Leberoberfläche
(D) Serumbilirubin über 100 µmol/l (6 mg%)
(E) Hepatitis A in der Anamnese des Patienten

4.61 Welche der folgenden Aussagen trifft für die chronisch aktive (aggressive) Hepatitis **nicht** zu?

(A) Im Spontanablauf kann es zu einer Ausheilung der Erkrankung kommen.
(B) Die Transaminasen im Serum können wechselnd stark erhöht sein (zwischen 50 und 300 U/l).
(C) Die Erkrankung kann durch eine Bluttransfusion verursacht sein, auch dann, wenn HBs-Ag und anti-HBc bei wiederholten Kontrollen negativ sind.
(D) Die Erkrankung tritt als Folge einer Virushepatitis Typ A auf.
(E) Histologisch ist der Nachweis von Mottenfraßnekrosen im Grenzbereich der Portalfelder charakteristisch.

[F 86]
4.62 Welche Aussagen zur chronischen aktiven (aggressiven) Hepatitis treffen zu?

(1) Die Erkrankung kann bei einem M. Wilson auftreten.
(2) Histologisch ist der Nachweis von „Mottenfraßnekrosen" im Grenzbereich der Portalfelder charakteristisch.
(3) Das Einhalten einer fettarmen, eiweißreichen Kost beeinflußt den Krankheitsverlauf günstig.
(4) Die Gabe eines Polyvitaminpräparates (Vitamin B_1, B_2, B_6, Folsäure und Vitamin C) begünstigt die Ausheilung der Erkrankung.
(5) Bei HB_s-AG- und HB_e-AG-positiver chronisch aktiver Hepatitis kommt es nicht selten zum Übergang in eine Zirrhose.

(A) nur 1 und 3 sind richtig
(B) nur 2 und 5 sind richtig
(C) nur 1, 2 und 3 sind richtig
(D) nur 1, 2 und 5 sind richtig
(E) nur 2, 3 und 4 sind richtig

[F 82]
4.63 Welche Aussage trifft **nicht** zu?

Bei einer mit Ikterus einhergehenden Alkoholhepatitis finden sich typischerweise eine

(A) deutliche Erhöhung der Gammaglutamyltransferase (γ-GT) im Serum.
(B) Erhöhung der Serum-Glutamatdehydrogenase (GLDH)
(C) stärkere Erhöhung der Alaninaminotransferase (GPT) im Vergleich zur Aspartataminotransferase (GOT)
(D) Erhöhung des Serumeisens
(E) Verlängerung der Thromboplastinzeit

4.64 Symptome bei akuter schwerer Alkoholhepatitis können sein:

(1) verstärktes Schwitzen
(2) Schmerzen im Oberbauch
(3) Gefäßspinnen
(4) Fingertremor
(5) Fieber

(A) nur 1 ist richtig
(B) nur 1, 3 und 4 sind richtig
(C) nur 2, 3 und 4 sind richtig
(D) nur 1, 2 und 4 sind richtig
(E) 1–5 = alle sind richtig

Antwort	Aussage 1	Aussage 2	Verknüpfung
A	richtig	richtig	richtig
B	richtig	richtig	falsch
C	richtig	falsch	–
D	falsch	richtig	–
E	falsch	falsch	–

■4.60 A   ■4.61 D   ■4.62 D   ■4.63 C   ■4.64 E

F 85
4.65 Welche Aussage zur Alkoholhepatitis trifft **nicht** zu?

(A) Die Patienten haben oft Zeichen einer Alkoholintoxikation (Schweißneigung, Tremor).
(B) Häufig kommt es zu Fieber bis 38,5°C.
(C) Die Aktivität der gamma-GT im Serum ist meist deutlich erhöht.
(D) Die Aktivität der GPT ist im Serum meist stärker erhöht als die der GOT.
(E) Der Wert für das MCH liegt häufig oberhalb der Norm.

4.66 Welche ätiologischen Faktoren kommen für eine Verfettung der Leber in Betracht?

(1) angeborene Hyperlipidämien
(2) Überernährung bei diabetischer Stoffwechsellage
(3) Mangelernährung
(4) Hämochromatose
(5) Medikamente oder Toxine

(A) nur 1 und 5 sind richtig
(B) nur 1, 3 und 5 sind richtig
(C) nur 1, 2, 3 und 5 sind richtig
(D) nur 2, 3, 4 und 5 sind richtig
(E) 1–5 = alle sind richtig

4.67 Folgende klinisch-chemische Meßgrößen im Serum erlauben vorwiegend eine Aussage über eine akute Leberzellschädigung (bzw. -nekrosen):

(1) Glutamatpyruvattransaminase (GPT)
(2) Gammaglobuline
(3) Glutamatdehydrogenase (GLDH)
(4) Nachweis des antinukleären Faktors (ANF)
(5) quantitative Immunglobulinbestimmung

(A) nur 1 und 2 sind richtig
(B) nur 1 und 3 sind richtig
(C) nur 2 und 5 sind richtig
(D) nur 1, 2 und 3 sind richtig
(E) 1–5 = alle sind richtig

F 82
4.68 Ein deutlicher Anstieg des Prothrombins nach Vitamin K-Injektion bei einem ikterischen Patienten (Koller-Test) spricht für

(A) Verschlußikterus
(B) akute Virushepatitis
(C) chronisch aktive Hepatitis
(D) Fettleber
(E) Zirrhose

H 81
4.69 Als Meßgrößen zur Beurteilung des Ausmaßes einer Einschränkung der Leberleistung eignen sich folgende klinisch-chemische Untersuchungen

(1) Gammaglobuline i.S.
(2) Glutamatoxalacetattransaminase (GOT) i.S.
(3) Pseudocholinesterase i.S.
(4) Eisen i.S.
(5) Thromboplastinzeit

(A) nur 1 und 3 sind richtig
(B) nur 2 und 4 sind richtig
(C) nur 2 und 5 sind richtig
(D) nur 3 und 5 sind richtig
(E) nur 2, 3 und 5 sind richtig

4.70 Welche Aussage zum Gallenblasenkarzinom trifft zu?

(A) Es werden meist gleichzeitig Gallensteine gefunden.
(B) Es ist meist Folge einer chronischen Bakterienbesiedlung der Gallenwege.
(C) Der Ikterus ist ein Frühsymptom.
(D) Es besteht eine Häufung im 4. Lebensjahrzehnt.
(E) Es kommt bei Männern etwa gleich häufig vor.

4.71 Welche der folgenden Aussagen über das Gallensteinleiden trifft zu?

(A) Eine Cholezystitis kann immer antibiotisch beherrscht werden.
(B) Der Gallensteinileus wird in der Regel konservativ behandelt.
(C) Beim Zystikusverschlußstein findet sich ein sog. „negatives Cholezystogramm".
(D) Cholesterinsteine sind röntgenologisch bereits auf der Leeraufnahme erkennbar.
(E) Beim Vorliegen von Gallenwegskonkrementen findet sich immer eine Erhöhung der Bilirubinkonzentration im Serum.

■4.65 D   ■4.66 C   ■4.67 B   ■4.68 A   ■4.69 D   ■4.70 A   ■4.71 C

4.72 Welche Aussage trifft zu?

Cholesteringallensteine

(A) entstehen besonders häufig bei einer gesteigerten Hämolyse
(B) werden durch eine hohe Gallensäurekonzentration der Galle in ihrer Bildung begünstigt
(C) finden sich besonders häufig bei Frauen mit Diabetes und Adipositas
(D) können durch Einnahme von Cholestyramin (Quantalan®) leicht ausgelöst werden
(E) entstehen häufig bei Hyperthyreose

4.73 Eine 65jährige Frau kommt wegen heftiger rechtsseitiger Oberbauchschmerzen, die seit 3 Tagen bestehen, zur Aufnahme. Seit 2 Tagen bemerkt die Patientin eine Gelbfärbung der Augen. Sie hat vor etwa einem Jahr einmal eine Gallenkolik gehabt, sonst leere Anamnese. Bei der Untersuchung werden folgende auffällige Befunde erhoben: Ikterus, deutlicher Druckschmerz im Bereich der Gallenblase, Bilirubin i.S. 100 µmol/l (5,8 mg%) alk. Phosphatase i.S. auf das Zweifache der Norm erhöht.

Welche der nachfolgenden Untersuchungen sind zur Klärung der Verdachtsdiagnose indiziert?

(1) Röntgenleeraufnahme des Abdomens
(2) intravenöse Cholezysto-Cholangiographie
(3) Sonographie
(4) Quickwert vor und nach Vitamin K-Gabe (Koller-Test)
(5) endoskopisch retrograde Cholangiographie

(A) nur 1 und 2 sind richtig
(B) nur 2 und 3 sind richtig
(C) nur 1, 3 und 5 sind richtig
(D) nur 1, 2, 3 und 5 sind richtig
(E) 1–5 = alle sind richtig

4.74 Im Rahmen einer Cholelithiasis kommen vor:

(1) chronische Cholezystitis
(2) Gallenblasenkarzinom
(3) Hydrops der Gallenblase
(4) akute Pankreatitis
(5) aszendierende Cholangitis

(A) nur 1 und 5 sind richtig
(B) nur 1, 2 und 3 sind richtig
(C) nur 1, 2 und 4 sind richtig
(D) nur 2, 3 und 4 sind richtig
(E) 1–5 = alle sind richtig

4.75 Welche der genannten Symptome bzw. Befunde passen **nicht** zur akuten, intermittierenden Porphyrie?

(A) roter, nachdunkelnder Urin
(B) Polyneuropathie, Paresen
(C) anfallsweise Abdominalkoliken
(D) hämolytische Krisen
(E) Verwirrtheitszustände, Halluzinationen

4.76 Welche Aussagen zur Pankreatitis treffen zu?

(1) Bei einer unter dem Bilde eines akuten Abdomens beginnenden akuten Pankreatitis ist zunächst eine konservative Therapie angezeigt.
(2) Bei der Diagnose einer chronischen Pankreatitis ist meistens auch die Operationsindikation gegeben.
(3) Bei Verdacht auf eine akute Pankreatitis sind Bestimmungen der Serumlipasen indiziert.
(4) Die chronische Pankreatitis führt in der Regel sehr rasch zu einer exokrinen und endokrinen Insuffizienz des Pankreas.

(A) nur 1 und 2 sind richtig
(B) nur 1 und 3 sind richtig
(C) nur 2 und 4 sind richtig
(D) nur 1, 2 und 3 sind richtig
(E) 1–4 = alle sind richtig

■4.72 C   ■4.73 C   ■4.74 E   ■4.75 D   ■4.76 B

4.77 Welche der folgenden ist die häufigste Ursache der chronischen Pankreatitis?

(A) Duodenaldivertikel
(B) Zollinger-Ellison-Syndrom
(C) Alkoholabusus
(D) primärer Hyperparathyreoidismus
(E) Cholelithiasis

4.78 Welche Aussage trifft **nicht** zu?

Folgen einer chronischen Pankreatitis können sein:

(A) Zystenbildung im Pankreas
(B) latenter oder manifester Diabetes mellitus
(C) perniziöse Anämie
(D) Steatorrhoe
(E) geringe Amylase- und Lipaseerhöhung im Serum

H 86
4.79 Welche der folgenden Aussagen zur chronischen Pankreatitis trifft zu?

(A) Alkoholabusus ist in Ländern mit hohem Lebensstandard die häufigste Ursache.
(B) Pankreasverkalkungen sind röntgenologisch nur sehr selten nachweisbar.
(C) Über 90% der Patienten haben eine Steatorrhoe.
(D) Eine einmal nachgewiesene Einschränkung der exokrinen Pankreasfunktion bei chronischer Pankreatitis ist stets irreversibel.
(E) Pankreasveränderungen bei chronischer Pankreatitis sind sonographisch sicher von den Veränderungen bei einem Pankreaskarzinom abzugrenzen.

F 85
4.80 In der Diagnostik und differentialdiagnostischen Abgrenzung der chronischen Pankreatitis kommen folgende Untersuchungen in Betracht:

(1) Sekretin-Pankreozymintest
(2) endoskopische retrograde Pankreasgangdarstellung
(3) selektive angiographische Darstellung der Arteria coeliaca
(4) Sonographie
(5) Computertomographie

(A) nur 1 und 2 sind richtig
(B) nur 1, 2 und 3 sind richtig
(C) nur 1, 4 und 5 sind richtig
(D) nur 1, 2, 4 und 5 sind richtig
(E) 1–5 = alle sind richtig

F 82
4.81 Welche Aussage trifft **nicht** zu?

Ursächliche Faktoren für die Entstehung einer akuten Pankreatitis können sein:

(A) Hyperlipidämie
(B) Mumps
(C) Hyperparathyreoidismus
(D) Choledocholithiasis
(E) akute intermittierende Porphyrie

4.82 Welches der folgenden diagnostischen Verfahren eignet sich am wenigsten zur Diagnose eines Pankreasschwanzkarzinoms?

(A) selektive Angiographie
(B) hypotone Duodenographie
(C) endoskopische retrograde Pankreatographie
(D) Computertomographie
(E) Sonographie

F 87
4.83 Welche Aussage trifft **nicht** zu?

Manifestationen und Befunde eines Pankreaskopfkarzinoms können sein:

(A) das intermittierende oder progrediente Auftreten eines Ikterus
(B) die Erkrankung an einer Thrombangiitis obliterans
(C) eine Erhöhung der Serumkonzentrationen von alkalischer Phosphatase und γ-GT
(D) das plötzliche Auftreten eines Diabetes mellitus Typ I
(E) behandlungsbedürftige psychische Auffälligkeiten (Depression, Angstzustände)

H 81
4.84 Welcher Nahrungsbestandteil muß bei der exokrinen Pankreasinsuffizienz in der Diät reduziert werden?

(A) Fett
(B) Stärke
(C) Zucker
(D) Eiweiß
(E) Gluten

■4.77 C   ■4.78 C   ■4.79 A   ■4.80 E   ■4.81 E   ■4.82 B   ■4.83 B   ■4.84 A

⬛H 87
4.85 Patienten mit Inselzelladenomen nehmen in der Regel an Gewicht ab,

weil

der endogene Insulinexzeß bei der bestehenden Glucopenie lipolytisch wirkt.

⬛H 85
4.86 Ein 22jähriger Antialkoholiker klagt über dauerhaftes Druckgefühl im Oberbauch vor allem nach den Mahlzeiten. Gewichtsabnahme wird verneint. Die Röntgenaufnahme des Magens zeigt den nachfolgenden Befund (siehe Abbildung Nr. 13 des Bildanhangs).

Es handelt sich am wahrscheinlichsten um:

(A) Duodenalkarzinom
(B) Pankreaskopfkarzinom
(C) chronische Pankreatitis
(D) Pankreas anulare
(E) abgeheiltes Duodenalulkus

⬛H 86
4.87 Die zystische Pankreasfibrose tritt auf im Rahmen

(A) der autodigestiven-tryptischen Pankreatitis
(B) der Mukoviszidose
(C) der chronisch-tryptischen Pankreatitis
(D) der Bildung von Gangkonkrementen
(E) der Siderose des Pankreas

4.88 In der ersten Phase eines mechanischen Dünndarmileus sind bereits nachweisbar:

(A) Durchfälle
(B) Schüttelfrost
(C) Bradykardie
(D) röntgenologisch sichtbare Spiegelbildungen im Darm
(E) „Totenstille" im Abdomen

⬛H 85
4.89 Welche der folgenden Erkrankungen können zu Verdrängungserscheinungen im Bereich des Duodenums führen bzw. Ursache einer Duodenalstenose sein?

(1) Ulcus duodeni
(2) Pankreas anulare
(3) Pankreaskopfkarzinom
(4) Pankreaskopfpankreatitis

(A) nur 1 und 2 sind richtig
(B) nur 1 und 3 sind richtig
(C) nur 1, 2 und 3 sind richtig
(D) nur 1, 3 und 4 sind richtig
(E) 1–4 = alle sind richtig

⬛F 81
4.90 Nach Resektion des terminalen Ileums ist primär vor allem die Resorption folgender Substanzen gestört:

(1) Gallensäuren
(2) fettlösliche Vitamine
(3) Vitamin B_{12}
(4) Folsäure
(5) Eisen

(A) nur 1 und 2 sind richtig
(B) nur 1 und 3 sind richtig
(C) nur 2, 3 und 4 sind richtig
(D) nur 2, 4 und 5 sind richtig
(E) 1–5 = alle sind richtig

4.91 Bei einem Patienten mit Verdacht auf funikuläre Spinalerkrankung erbringt der Urinexkretionstest mit ^{58}Co-Vitamin B_{12} (Schillingtest) eine geringere Ausscheidung als 10% der verabreichten Aktivitätsdosis.

Folgende Ursachen kommen in Frage:

(1) Niereninsuffizienz
(2) Urinsammelfehler
(3) Malasorption
(4) Ausschwemminjektion vergessen
(5) Mangel an Intrinsic-Faktor

(A) nur 1 und 2 sind richtig
(B) nur 1 und 3 sind richtig
(C) nur 2 und 4 sind richtig
(D) nur 3 und 5 sind richtig
(E) 1–5 = alle sind richtig

■4.85 E   ■4.86 D   ■4.87 B   ■4.88 D   ■4.89 E   ■4.90 B   ■4.91 E

[H 86]
4.92 Welche der folgenden Untersuchungen ist für die Diagnostik eines Malabsorptionssyndroms am wenigsten geeignet?

(A) Schilling-Test (Vitamin B_{12})
(B) Bestimmung der Serumtriglyceride
(C) Dünndarmsaugbiopsie
(D) quantitative Stuhlfettbestimmung
(E) D-Xylosetest

[F 86]
4.93 Welche der folgenden Erkrankungen kann (können) zu einer sekundären intestinalen Malabsorption führen?

(1) Kuhmilchproteinintoleranz
(2) angeborener Laktasemangel
(3) Oxyuriasis
(4) Glutenintoleranz

(A) nur 1 ist richtig
(B) nur 1 und 4 sind richtig
(C) nur 2 und 3 sind richtig
(D) nur 3 und 4 sind richtig
(E) 1–4 = alle sind richtig

Ordnen Sie bitte den pathophysiologischen Begriffen der Liste 1 die am besten passende Erkrankung der Liste 2 zu.

Liste 1

[F 85]
4.94 Maldigestion

[F 85]
4.95 Malabsorption

Liste 2

(A) Hirschsprungsche Erkrankung
(B) zystische Fibrose
(C) Hypothyreose
(D) Zöliakie
(E) idiopathisches Megakolon

4.96 Ein 30jähriger Patient klagt über Blähungen und Durchfälle nach Milchgenuß. Welche Untersuchung ist zur Klärung der Differentialdiagnose der „Milchintoleranz" zunächst erforderlich?

(A) histologische Untersuchung der Dünndarmschleimhaut
(B) Untersuchung der exkretorischen Pankreassekretion
(C) Bestimmung der Antikörper gegen Milcheiweiß im Serum
(D) Laktosetoleranztest
(E) fraktionierte Röntgenuntersuchung des Dünndarms mit Zusatz von Milch zum Kontrastmittel

4.97 Welche Aussage trifft **nicht** zu?

Zu den Manifestationen der einheimischen Sprue rechnen folgende Befunde:

(A) Anämie
(B) Osteoporose und Osteomalazie
(C) periphere Neuropathie
(D) Petechien und Ekchymosen
(E) Cholesteatome an den Augenlidern und den Streckseiten der Arme und Beine

4.98 Das toxische Prinzip der Sprue ist Gliadin aus folgenden Körnern:

(1) Weizen
(2) Reis
(3) Mais
(4) Roggen

(A) nur 1 und 4 sind richtig
(B) nur 2 und 3 sind richtig
(C) nur 1, 3 und 4 sind richtig
(D) nur 2, 3 und 4 sind richtig
(E) 1–4 = alle sind richtig

[H 87]
4.99 Welche Aussage trifft **nicht** zu?

Symptome der einheimischen Sprue können sein:

(A) Ödeme
(B) tetanische Krämpfe
(C) großvolumige Stühle
(D) Hautblutungen
(E) Fistelbildungen

■ 4.92 B   ■ 4.93 B   ■ 4.94 B   ■ 4.95 D   ■ 4.96 D   ■ 4.97 E   ■ 4.98 A   ■ 4.99 E

4.100 Das Bild der einheimischen Sprue kann durch folgende Nahrungsbestandteile hervorgerufen werden:

(1) Weizen
(2) Hafer
(3) Gerste
(4) Mais
(5) Reis

(A) nur 1 und 2 sind richtig
(B) nur 2 und 5 sind richtig
(C) nur 1, 2 und 3 sind richtig
(D) nur 3, 4 und 5 sind richtig
(E) 1–5 = alle sind richtig

4.101 Bei welcher der genannten Erkrankungen ist ein Aszites am wenigsten zu erwarten?

(A) bei den Leberzirrhosen
(B) bei einer Peritonealkarzinose
(C) bei der Colitis ulcerosa
(D) beim Budd-Chiari-Syndrom
(E) bei einer Pericarditis constrictiva

4.102 Als Ursache(n) eines Aszites kommt/kommen in Betracht:

(1) portale Hypertonie
(2) Budd-Chiari-Syndrom
(3) Pericarditis constrictiva
(4) Peritonealkarzinose

(A) nur 1 ist richtig
(B) nur 3 ist richtig
(C) nur 2 und 4 sind richtig
(D) nur 1, 3 und 4 sind richtig
(E) 1–4 = alle sind richtig

4.103 Welche Aussage trifft **nicht** zu?

Folgende Substanzen bewirken eine Senkung erhöhter Plasmalipidspiegel:

(A) Nikotinsäure
(B) Hydrochlorothiazid
(C) Cholestyramin
(D) Clofibrat
(E) Schilddrüsenhormone

4.104 Eine Dysphagia lusoria wird verursacht durch

(A) narbige Strikturen des Ösophagus
(B) Pepsinmangel des Magensaftes
(C) Fehlabgang der A. subclavia dextra nach dem Abgang der A. subclavia sinistra
(D) dienzephal bedingte Freßlust
(E) Zenkersches Divertikel (Pulsionsdivertikel)

4.105 Bei einer 58jährigen Frau mit wiederholt auftretendem Druckgefühl im linken Unterbauch findet sich bei der Röntgenuntersuchung des Kolons eine Divertikulose mit bevorzugtem Befall im Bereich des Colon sigmoides. BSG und Blutbild sind normal.

Welche Therapie ist zu empfehlen?

(A) eiweißreiche, schlackenarme Kost
(B) Laparotomie und Resektion des Colon sigmoides
(C) regelmäßige Gabe eines Spasmolytikums
(D) schlackenreiche Kost, ggf. zusätzlich Weizenkleie
(E) Gabe eines schwer resorbierbaren Antibiotikums (z.B. Neomycin)

4.106 Die Wirkung der Ballaststoffe in der Kost liegt in erster Linie in der

(1) Verbesserung der Vitaminversorgung
(2) Verbesserung der Nährstoffausnutzung
(3) Adsorption von Gasen und Verhinderung des Meteorismus
(4) Beeinflussung der Darmmotilität

(A) nur 4 ist richtig
(B) nur 2 und 3 sind richtig
(C) nur 2 und 4 sind richtig
(D) nur 1, 3 und 4 sind richtig
(E) 1–4 = alle sind richtig

Antwort	Aussage 1	Aussage 2	Verknüpfung
A	richtig	richtig	richtig
B	richtig	richtig	falsch
C	richtig	falsch	–
D	falsch	richtig	–
E	falsch	falsch	–

4.107 Obstipation kann ein Symptom folgender endokriner Krankheitsbilder sein:

(1) Hypoparathyreoidismus
(2) T_3-Hyperthyreose
(3) thyreoprive Hypothyreose
(4) primärer Hyperparathyreoidismus
(5) Alkohol-Hypoglykämie

(A) nur 1 und 5 sind richtig
(B) nur 3 und 4 sind richtig
(C) nur 1, 3 und 4 sind richtig
(D) nur 2, 3 und 5 sind richtig
(E) nur 3, 4 und 5 sind richtig

F 81
4.108 Das irritable Kolon

(A) ist eine seltene funktionelle Störung des Dickdarms
(B) wird ausgelöst und unterhalten durch eine Enteritis regionalis
(C) ist gekennzeichnet durch Neigung zu Obstipation, unter Umständen im Wechsel mit Durchfällen
(D) ist nur durch eine Koloskopie sicher zu diagnostizieren
(E) bedarf einer Behandlung mit Salazosulfapyridin (Azulfidine®) und schlackenarmer Kost

F 82
4.109 Welche Aussage trifft **nicht** zu?

Das irritable Kolon ist durch folgende Befunde gekennzeichnet:

(A) Wechsel von Obstipation und Diarrhoe
(B) Flatulenz und Blähungen
(C) linksseitige Leibschmerzen
(D) Blutbeimengungen zum Stuhl
(E) Schleimbeimengungen zum Stuhl

F 87
4.110 Bei funktionellen Unterbauchbeschwerden findet man häufig folgende Symptome:

(1) schleimhaltige Stuhlentleerungen
(2) Diarrhoe
(3) Obstipation
(4) Luftschlucken
(5) Völlegefühl im Epigastrium

(A) nur 4 ist richtig
(B) nur 2 und 5 sind richtig
(C) nur 1, 2 und 3 sind richtig
(D) nur 1, 3 und 4 sind richtig
(E) 1–5 = alle sind richtig

H 87
4.111 Prüfen Sie bitte folgende Aussagen über funktionelle Abdominalbeschwerden:

(1) Funktionelle Abdominalbeschwerden sind häufig; in diese Kategorie fallen ungefähr die Hälfte der Patienten mit gastrointestinalen Beschwerden.
(2) Die häufigste Störung im Bereich des Oberbauches ist der Reizmagen, im Bereich des Unterbauchs das irritable Kolon.
(3) Das ärztliche Gespräch soll sich auf die berufliche und familiäre Situation und auf die Erwartung des Patienten an den Arzt konzentrieren.
(4) Therapieverfahren der ersten Wahl ist die Psychoanalyse.

(A) nur 2 ist richtig
(B) nur 3 und 4 sind richtig
(C) nur 1, 2 und 3 sind richtig
(D) nur 2, 3 und 4 sind richtig
(E) 1–4 = alle sind richtig

4.112 Welche Aussage über das Kolonkarzinom trifft **nicht** zu?

(A) Blut im Stuhl kann sichtbar oder okkult vorkommen.
(B) Es besteht Wechsel in den Stuhlgewohnheiten.
(C) Es kann eine Anämie auftreten.
(D) Prädilektionsstelle ist das Rekto-Sigmoid.
(E) Die Mehrzahl der Symptome treten in der Frühphase in Erscheinung.

■4.107 B   ■4.108 C   ■4.109 D   ■4.110 C   ■4.111 C   ■4.112 E

4.113 Welche Aussage trifft **nicht** zu?

Das Dickdarmkarzinom

(A) ist eine der häufigsten Krebsarten in der Bundesrepublik Deutschland
(B) ist ausgeschlossen, wenn eine dreimalige Stuhluntersuchung auf okkultes Blut negativ ist
(C) ist in über 60% der Fälle im Colon sigmoideum oder rectum lokalisiert
(D) kann bereits zu Fernmetastasen geführt haben, bevor wegen stärkerer Beschwerden der Arzt aufgesucht wird
(E) tritt gehäuft auf bei Patienten mit Colitis ulcerosa nach langer Verlaufsdauer

4.114 Klinikeinweisung eines 50jährigen Patienten wegen schleimig-blutiger Durchfälle im Wechsel mit Obstipation. Diese Beschwerden bestehen seit mehreren Wochen. Der Patient gibt ferner an, er habe vor etwa 10 Jahren eine Hepatitis durchgemacht. Serum-Kalium jetzt erniedrigt, Transaminasen (SGPT, SGOT) leicht erhöht. BSG 35/75. Im Rahmen der klinischen Untersuchungen wurde ein statisches Leber-Szintigramm angefertigt (s. Abb. Nr. 14).

Welche der angeführten Erkrankungen ist am wahrscheinlichsten?

(A) Hämorrhoidalblutung
(B) posthepatitische Leberzirrhose
(C) alkoholbedingte Leberzirrhose
(D) Rektum-Karzinom
(E) Colitis ulcerosa

4.115 Hämatogene Metastasen von anusnahen Rektumkarzinomen finden sich überwiegend in der Leber,

weil

das Blut aus dem Plexus venosus rectalis ausschließlich in die Pfortader fließt.

Ein 63jähriger Mann hatte früher normalen Stuhlgang und leidet jetzt unter Obstipation, manchmal begleitet von Darmkrämpfen und anschließender Diarrhoe mit gelegentlichen Blutbeimengungen.
Die Rektoskopie ergibt folgendes Bild (s. Abb. Nr. 15).

4.116 Worum handelt es sich am wahrscheinlichsten?

(A) Divertikulitis
(B) Colitis ulcerosa mit Pseudopolypen
(C) stenosierendes Rektumkarzinom
(D) Bezoar
(E) Amöbom

4.117 Für die weitere Behandlung sind folgende Untersuchungen besonders wichtig:

(1) Biopsie
(2) Leberszintigramm
(3) KBR auf Entamoeba histolytica
(4) BSG
(5) Kolon-Kontrasteinlauf

(A) nur 1 und 2 sind richtig
(B) nur 1, 2 und 5 sind richtig
(C) nur 1, 3 und 5 sind richtig
(D) nur 2, 3 und 4 sind richtig
(E) 1–5 = alle sind richtig

4.118 Bei einem Patienten wurde bei einer Doppelkontrastdarstellung des Dickdarms die vorliegende Ausschnittsaufnahme der linken Flexur und des deszendierenden Kolons im Stehen (siehe Abbildung Nr. 16 des Bildanhangs) angefertigt.

Welche Diagnose ist am wahrscheinlichsten

(A) Normalbefund
(B) Colitis ulcerosa
(C) Colitis granulomatosa
(D) Polyp
(E) Darmverunreinigung

■4.113 B   ■4.114 D   ■4.115 E   ■4.116 C   ■4.117 B   ■4.118 D

4.119 Welche Aussage trifft für die Polyposis coli zu?

(1) Eine maligne Entartung ist häufig.
(2) Es handelt sich um eine typische Folgeerkrankung der Colitis ulcerosa.
(3) Das Rektum ist regelmäßig ausgespart.
(4) Die Erkrankung tritt nur in Ausnahmefällen familiär auf.
(5) Histologisch finden sich zahlreiche sog. hyperplastische Polypen.

(A) nur 1 ist richtig
(B) nur 4 ist richtig
(C) nur 1 und 3 sind richtig
(D) nur 1, 2 und 5 sind richtig
(E) nur 1, 3 und 4 sind richtig

[H 87]
4.120 Welche Aussage trifft **nicht** zu?

Ursachen einer diffusen Peritonitis können sein bzw. werden:

(A) phlegmonöse Cholezystitis
(B) akute Pankreatitis
(C) Ileus
(D) chronisch-aggressive Hepatitis
(E) zentral nekrotisches, tief ulzeriertes Dickdarmkarzinom

4.121 Die häufigste Fehldiagnose bei der akuten Form des Morbus Crohn ist

(A) Pankreatitis
(B) Appendizitis
(C) Divertikulitis
(D) Cholezystitis
(E) Ulkuskrankheit

[F 86]
4.122 Welche Aussage trifft **nicht** zu?

Die bei M. Crohn häufig auftretende Anämie kann bedingt sein durch:

(A) Eisenmangel
(B) Eisenverwertungsstörung
(C) Panmyelophthise
(D) Folsäuremangel
(E) Vitamin B_{12}-Mangel

[H 86]
4.123 Welche Störung kommt als Ursache der Diarrhoe bei M. Crohn mit Befall des distalen Ileum besonders in Betracht?

(A) Malabsorption von Vitamin B_{12}
(B) Folsäuremangel
(C) enteraler Verlust von Gallensäuren
(D) Malabsorption kurzkettiger Fettsäuren
(E) erhöhte Natriumresorption der Darmschleimhaut

[F 82]
4.124 Welche Feststellung trifft für die Enteritis regionalis (Morbus Crohn) zu?

(1) Im akuten Stadium ist eine Darstellung des erkrankten Darmabschnittes mit Kontrastmittel kontraindiziert.
(2) Charakteristisch ist der segmentale Befall.
(3) Komplizierend sind perianale Fisteln und perikolitische Abszeßbildungen.
(4) Die Krankheit beginnt immer am Coecum und breitet sich von dort nach oral und nach aboral aus.
(5) Die Krankheit beginnt im Rectum und breitet sich in schweren Fällen bis zum terminalen Ileum aus.

(A) nur 2 und 3 sind richtig
(B) nur 2 und 4 sind richtig
(C) nur 1, 2 und 3 sind richtig
(D) nur 2, 3 und 5 sind richtig
(E) 1–5 = alle sind richtig

[F 87]
4.125 Welche Aussage trifft **nicht** zu?

Typische morphologische Zeichen eines Morbus Crohn sind:

(A) diffuser Befall des Kolon
(B) fissurale Geschwürbildung
(C) Epitheloidzellgranulome
(D) transmurale Entzündung
(E) regionäre Lymphknotenvergrößerungen

[F 88]
4.126 Welcher der genannten Befunde gehört **nicht** zum Bild der Crohnschen Erkrankung?

(A) Lymphfollikel in allen Wandschichten
(B) Epitheloidzellgranulome mit zentraler Nekrose
(C) Schleimhautulzerationen
(D) vergrößerte regionäre Lymphknoten
(E) Analfissuren

■4.119 A   ■4.120 D   ■4.121 B   ■4.122 C   ■4.123 C   ■4.124 A   ■4.125 A   ■4.126 B

[H 87]
4.127 Welche der genannten Phänomene sind typische Folgen des Morbus Crohn?

(1) Ulzerationen im Bereich der Peyerschen Plaques
(2) Fistelbildungen
(3) Ausbildung von Darmstenosen
(4) massive Pseudopolypenbildung im gesamten Kolon

(A) nur 1 und 2 sind richtig
(B) nur 2 und 3 sind richtig
(C) nur 1, 2 und 3 sind richtig
(D) nur 1, 3 und 4 sind richtig
(E) 1–4 = alle sind richtig

[H 85]
4.128 Welche Aussagen treffen für die Colitis ulcerosa zu?

(1) Im hochakuten Stadium ist eine Darstellung des erkrankten Darmabschnittes mit Kontrastmittel kontraindiziert.
(2) Charakteristisch ist der segmentale Befall.
(3) Es kann zu malignen Entartungen kommen.
(4) Die Krankheit beginnt am Coecum und breitet sich von dort nach oral und nach aboral aus.
(5) Die Krankheit beginnt häufig im Rektum und breitet sich nach oral aus, in schweren Fällen bis zum terminalen Ileum.

(A) nur 1 und 3 sind richtig
(B) nur 1 und 5 sind richtig
(C) nur 2 und 3 sind richtig
(D) nur 2 und 4 sind richtig
(E) nur 1, 3 und 5 sind richtig

[H 87]
4.129 Welche Aussage zur Colitis ulcerosa trifft **nicht** zu?

(A) bevorzugte Lokalisation: Coecum und terminales Ileum
(B) kontinuierliche Ausdehnung der Läsionen
(C) Auftreten von Fisteln möglich
(D) Ausbildung von Pseudopolypen
(E) Ausbildung von Ulcera mit breitem Krater und engem Hals (sog. Kragenknopfulzera)

[F 87]
4.130 Welche Aussage trifft **nicht** zu?

Extraintestinale Manifestationen bzw. Komplikationen der Colitis ulcerosa betreffen:

(A) Lunge (desquamative interstitielle Pneumonie, Lungenfibrose)
(B) Haut (Pyoderma gangraenosum, Erythema nodosum)
(C) Leber (chronische Hepatitis, Pericholangiitis)
(D) Augen (Episkleritis, Uveitis)
(E) Gelenke (Sakroiliitis, Arthritis)

[H 85]
4.131 Welche Aussage trifft **nicht** zu?

In der Behandlung der Colitis ulcerosa haben sich folgende therapeutische Maßnahmen als wirksam erwiesen:

(A) Penicillamin
(B) Salazosulfapyridin
(C) Glucocorticoide per os
(D) Glucocorticoidklysmen rektal
(E) Proktokolektomie

4.132 Die Häufigkeit folgender Organkarzinome nimmt in Mitteleuropa zu:

(1) Kolonkarzinom
(2) Bronchuskarzinom
(3) Mammakarzinom
(4) Magenkarzinom

(A) nur 1 und 2 sind richtig
(B) nur 1, 2 und 3 sind richtig
(C) nur 1, 3 und 4 sind richtig
(D) nur 2, 3 und 4 sind richtig
(E) 1–4 = alle sind richtig

[F 87]
4.133 Welche Aussage zum M. Whipple trifft **nicht** zu?

(A) Durchfälle und Fieber sind häufige Symptome.
(B) Typischerweise sind PAS-positive Substanzen in den Zellen betroffener Organe nachweisbar.
(C) Die Erkrankung kann mit einer Polyarthritis und einer Lymphknotenvergrößerung einhergehen.
(D) Eine Antibiotikatherapie ist wirkungslos.
(E) Die Ätiologie ist nicht genau bekannt.

■4.127 B   ■4.128 E   ■4.129 A   ■4.130 A   ■4.131 A   ■4.132 B   ■4.133 D

F 86
4.134 Für das Krankheitsbild der pseudomembranösen Enterokolitis gilt:

(1) In der Regel sind Kinder betroffen.
(2) Antibiotikagabe (Ampicillin, Lincomycin) begünstigt die Entstehung.
(3) Bei Hypogammaglobulinämie besteht eine besonders große Prädisposition.
(4) Pathogenetisch bedeutsam ist das Überwuchern von Clostridium difficile im Darm.

(A) nur 1 ist richtig
(B) nur 2 und 4 sind richtig
(C) nur 3 und 4 sind richtig
(D) nur 1, 3 und 4 sind richtig
(E) 1–4 = alle sind richtig

4.135 Welches ist die gefährlichste Folge akuter schwerer Durchfälle?

(A) Wasser- und Elektrolytverlust
(B) Schädigung der physiologischen Darmflora
(C) Eiweißverlust
(D) Mangel an Stoffwechselsubstraten durch gestörte Resorption
(E) toxische Leberschädigung

H 81
4.136 Bei welcher proktologischen Erkrankung ist die Defäkation am schmerzhaftesten?

(A) Hämorrhoiden 2. Grades
(B) Analprolaps
(C) Analekzem
(D) frische Analfissur
(E) Analfistel

4.137 Welche Aussage trifft **nicht** zu?

Für die frische Analfissur sind folgende Befunde typisch:

(A) Sitz in der hinteren (dorsalen) Kommissur
(B) reflektorischer Sphinkterspasmus
(C) digitale Untersuchung sehr schmerzhaft oder nicht durchführbar.
(D) starker Blutverlust
(E) starker Schmerz bei der Defäkation und noch längere Zeit danach.

5 Endokrine Organe, Stoffwechsel und Ernährung

F 87
5.1 Wie hoch ist in etwa die empfohlene tägliche Energiezufuhr für einen 25jährigen Mann (180 cm, 71 kg) mit Tätigkeit im Büro, der den 15minütigen Weg zur Dienststelle zu Fuß zurücklegt?

(A) 3780 kJ – 900 kcal
(B) 5040 kJ – 1200 kcal
(C) 7560 kJ – 1800 kcal
(D) 10500 kJ – 2500 kcal
(E) 14700 kJ – 3500 kcal

H 86
5.2 Welche Aussage trifft zu?

Eine Broteinheit entspricht:

(A) 1 Brötchen (Semmel)
(B) 1 Brot
(C) 12 g Kohlenhydrate
(D) 50 g Kohlenhydrate
(E) Keine der Aussagen (A)–(D) trifft zu.

H 86
5.3 Welche Aussage trifft **nicht** zu?

Bei der Behandlung Übergewichtiger mit Nulldiät, streng energiereduzierter Diät oder modifiziertem Fasten

(A) ist anfangs mit einer stärkeren täglichen Gewichtsabnahme zu rechnen als nach drei Wochen
(B) kommt es meist zum Anstieg des Harnsäurewertes im Serum auf mehr als 476 µmol/l (80 mg/l = 8 mg%)
(C) kommt es meist zum Anstieg des Kreatininwertes im Serum auf mehr als 265 µmol/l (30 mg/l = 3 mg%)
(C) kommt es gelegentlich zu geringem Anstieg der Serumtransaminasen
(E) ist mit mehr als 50% Rückfällen (Gewichtszunahme um mehr als 5 kg) innerhalb eines Jahres nach Beendigung des Fastens zu rechnen

---

■4.134 B   ■4.135 A   ■4.136 D   ■4.137 D   ■5.1 D   ■5.2 C   ■5.3 C

5.4 Welche Aussage trifft **nicht** zu?

Bei der Behandlung der Adipositas durch „Null-Diät" kommt es zu einem/einer

(A) vermehrten Stickstoffausscheidung im Urin
(B) Anstieg der Serumharnsäure
(C) Anstieg der freien Fettsäuren im Serum
(D) Ketonurie
(E) Verminderung der Natriumausscheidung im Urin

5.5 Welche Aussage trifft zu?

Bei einer Fastenkur zur Gewichtsreduktion kann der Arzt damit rechnen, daß

(A) das Gewicht anfänglich langsam und danach rascher abnimmt
(B) bei einzelnen Patienten depressive Verstimmungen auftreten
(C) die erzielte Gewichtsabnahme über mindestens 1 bis 2 Jahre stabil bleibt
(D) eine nachfolgende Therapie für die Stabilisierung der Gewichtsreduktion entbehrlich ist
(E) Alle diese Aussagen sind falsch.

5.6 Welche der folgenden Aussagen über die Adipositas trifft zu?

(A) In der Aszendenz von Adipösen kommen Adipöse genauso häufig vor wie bei Normalgewichtigen.
(B) Der Adipositas liegt meist eine endokrine Störung zugrunde.
(C) Adipöse zeigen im Prinzip dieselbe Kalorienbilanz wie Normalgewichtige. Die Hauptursache ihres Übergewichts ist eine stoffwechselchemisch bedingte bessere „Futterverwertung".
(D) Adipöse beschreiben aufgrund ihrer oralen Charakterstruktur ihre Ernährungsgewohnheiten besonders treffsicher.
(E) Keine der Feststellungen ist richtig.

5.7 Welche Aussage trifft **nicht** zu?

Eine Gewichtsabnahme findet sich häufig bei

(A) Anorexia nervosa
(B) unbehandeltem juvenilen Diabetes mellitus
(C) Sheehan-Syndrom
(D) Hyperthyreose
(E) Morbus Addison

5.8 Ein 53jähriger Patient hat seit 7 Jahren Gichtanfälle. Außerdem liegt jetzt eine Niereninsuffizienz im Stadium der kompensierten Retention vor.

Bei diesem Patienten handelt sich sich höchstwahrscheinlich um eine sekundäre Gicht,

weil

die Gichtniere als Komplikation einer langfristig unbehandelten oder nicht hinreichend behandelten Hyperurikämie zu betrachten ist.

F 86
5.9 Welche Aussage trifft **nicht** zu?

Folgende Diätvorschriften sind bei einem 40jährigen, 178 cm großen Mann mit einem Gewicht von 95 kg im Rahmen der Behandlung einer Arthritis urica angezeigt:

(A) Reduktionskost
(B) purinarme Kost
(C) Verbot bzw. zumindest starke Einschränkung von Alkohol
(D) reichlich Flüssigkeitszufuhr
(E) Meiden von Milchprodukten

5.10 Fallbeschreibung: Seit gestern früh plötzlich auftretende schmerzhafte Rötung und Schwellung des rechten Sprunggelenks. In den letzten Jahren zweimal Nierenkolik. Vor 2 Jahren etwa 5 Tage dauernde schmerzhafte Schwellung in der linken Großzehe.
Welche der folgenden Befunde erwarten Sie als Befundkombination am ehesten?

(1) BSG mäßig beschleunigt
(2) Harnsäurekristalle im Gelenkpunktat (falls zu gewinnen)
(3) Rheumafaktor nachweisbar
(4) Serumharnsäure über 595 µmol/l (10 mg%)
(5) Pyrophosphatkristalle im Gelenkpunktat (falls zu gewinnen)

(A) nur 1 und 5 sind richtig
(B) nur 3 und 5 sind richtig
(C) nur 1, 2 und 4 sind richtig
(D) nur 1, 3 und 5 sind richtig
(E) 1–4 = alle sind richtig

Antwort	Aussage 1	Aussage 2	Verknüpfung
A	richtig	richtig	richtig
B	richtig	richtig	falsch
C	richtig	falsch	–
D	falsch	richtig	–
E	falsch	falsch	–

■5.4 A   ■5.5 B   ■5.6 E   ■5.7 C   ■5.8 D   ■5.9 E   ■5.10 C

5.11 Welche Aussage trifft **nicht** zu?

Sekundäre Hyperurikämien kommen vor bei:

(A) chronischer Polyarthritis (rheumatoide Arthritis)
(B) Polycythaemia vera
(C) chronischer myeloischer Leukämie
(D) Gabe von Thiaziddiuretika
(E) Tumorchemotherapie

5.12 Die Hand-Schüller-Christiansche Krankheit kann sich unter verschiedenartigen Symptomen manifestieren. Welches der folgenden Symptome wird **nicht** beobachtet?

(A) Hepatomegalie infolge Glykogenspeicherung
(B) Chiasma-Symptom
(C) Diabetes insipidus
(D) Exophthalmus
(E) zirkumskripte Knochendefekte

5.13 Bei einem 58jährigen Patienten finden sich die in Abb. 17 (s. Bildanhang) gezeigten Hautveränderungen im Bereich der Ohrmuschel.
Es handelt sich am ehesten um

(A) Rheumaknötchen
(B) kleine Fibrome
(C) Xanthelasmen
(D) Gichttophi
(E) Basaliome

5.14 Sekundäre Hyperlipoproteinämien kommen vor bei

(1) Bronchialkarzinom
(2) Hypothyreose
(3) Nephrotischem Syndrom
(4) Hypoparathyreoidismus
(5) Malabsorption

(A) nur 1 und 2 sind richtig
(B) nur 2 und 3 sind richtig
(C) nur 3 und 4 sind richtig
(D) nur 1, 3 und 5 sind richtig
(E) nur 3, 4 und 5 sind richtig

5.15 Welche Aussage trifft **nicht** zu?

Bei Hyperlipoproteinämien finden sich

(A) gelegentlich eine Xanthomatose
(B) ein erhöhtes Arterioskleroserisiko
(C) eine Vermehrung von Triglyzeriden und/oder Cholesterin im Blut
(D) ein überzufällig häufiges Vorkommen von Pankreatitis
(E) häufig eine Steatorrhoe

5.16 Welche Aussage trifft zu?

Bei einem Patienten (172 cm/85 kg) mit primärer endogener Hypertriglyzeridämie (Typ IV der Hyperlipidämien) steht (stehen) im Vordergrund der Behandlung:

(A) Nikotinsäure
(B) Reduktionskost
(C) Appetithemmer
(D) Clofibrat
(E) Cholestyramin

5.17 Welches der unten genannten Nahrungsmittel enthält besonders viele mehrfach ungesättigte Fettsäuren und kommt daher für die Therapie der familiären Hypercholesterinämie (Typ II-Hyperlipoproteinämie) in Betracht?

(A) Milch
(B) Schweineschmalz
(C) Olivenöl
(D) Sonnenblumenöl
(E) Kokosfett

5.18 Welche Aussage trifft **nicht** zu?

Bei „essentieller" Hypercholesterinämie

(A) besteht eine familiäre Häufung
(B) reagiert der Serum-Cholesterinspiegel **nicht** auf diätetische Maßnahmen
(C) können Xanthome auftreten
(D) besteht eine Häufung der koronaren Herzkrankheit
(E) können Xanthelasmen auftreten

■5.11 A   ■5.12 A   ■5.13 D   ■5.14 B   ■5.15 E   ■5.16 B   ■5.17 D   ■5.18 B

5.19 Es ist ein Fehler, den Altersdiabetes (Typ IIb) ohne Behandlungsversuch durch Diät allein sofort mit Glibenclamid (Euglucon®) zu behandeln,

weil

Biguanide die Insulinsekretion nicht stimulieren.

5.20 Wenn im Plasma diabetischer Patienten Antikörper auftreten, die injiziertes Insulin binden, ist die Insulinbehandlung sofort abzusetzen,

weil

durch die Anwesenheit von insulinbindenden Antikörpern im Plasma bei erneuter Insulingabe ein anaphylaktischer Schock ausgelöst werden kann.

F 85
5.21 Im Gegensatz zum Diabetes Typ I wird der Glucosespiegel im Blut beim Diabetes Typ II durch Sulfonylharnstoffderivate gesenkt,

weil

beim Diabetes Typ II in der Regel noch körpereigenes Insulin zur Verfügung steht.

5.22 Folgende Richtlinien für die Lebensführung eines jugendlichen Diabetikers sind Voraussetzung für die optimale Stoffwechseleinstellung mit Insulin:

(1) Berechnung des Kohlenhydrat- und Fettgehaltes der Nahrungsmittel mit Hilfe von Austauschtabellen
(2) Verteilung der berechneten Kost auf 5 bis 7 Mahlzeiten pro Tag
(3) regelmäßige Selbstkontrolle der Urinzuckerausscheidung
(4) tägliche körperliche Betätigung

(A) nur 1 ist richtig
(B) nur 1 und 2 sind richtig
(C) nur 1 und 3 sind richtig
(D) nur 1, 2 und 3 sind richtig
(E) 1–4 = alle sind richtig

5.23 Ein 18jähriger Mann sucht die Sprechstunde auf, nachdem es im Anschluß an einen grippalen Infekt mit Husten und Fieber zu Gewichtsabnahme, starkem Durst und Abgeschlagenheit gekommen war.
Welche unter den folgenden ist die wahrscheinlichste Diagnose?

(A) Diabetes mellitus
(B) Diabetes insipidus
(C) Bronchialkarzinom mit paraneoplastischen Erscheinungen
(D) Hyperkalzämiesyndrom
(E) Niereninsuffizienz

F 85
5.24 Ein sekundärer Diabetes mellitus kann nach folgenden Krankheiten auftreten:

(1) chronischer Pankreatitis
(1) Pankreatektomie
(3) Hämochromatose
(4) langdauernder Cortisonmedikation

(A) nur 1 und 3 sind richtig
(B) nur 2 und 4 sind richtig
(C) nur 1, 2 und 4 sind richtig
(D) nur 2, 3 und 4 sind richtig
(E) 1–4 = alle sind richtig

F 89
5.25 Welche Aussage trifft **nicht** zu?

Dem typischen diabetischen Spätsyndrom sind zuzuordnen:

(A) Mikroaneurysmen und Blutungen in der Retina
(B) akutes Nierenversagen
(C) strumpfförmig lokalisierte Schmerzen mit Parästhesien und Areflexie der unteren Extremitäten
(D) ein schlecht heilendes Ulkus am lateralen Fußrand
(E) Blasenentleerungsstörungen ohne Prostatahypertrophie

Antwort	Aussage 1	Aussage 2	Verknüpfung
A	richtig	richtig	richtig
B	richtig	richtig	falsch
C	richtig	falsch	–
D	falsch	richtig	–
E	falsch	falsch	–

■5.19 B   ■5.20 E   ■5.21 A   ■5.22 E   ■5.23 A   ■5.24 E   ■5.25 B

F 88
5.26 Welche Aussage trifft **nicht** zu?

Zwei Broteinheiten der Diabetesdiät entsprechen

(A) 50 Gramm verwertbaren Kohlenhydraten
(B) einem 200 g schweren Apfel
(C) einem Brötchen (ca. 42 Gramm)
(D) 220 ml Apfelsaft (unvergoren, ohne Zuckerzusatz)
(E) 120 Gramm geschälten Kartoffeln (= 2 hühnereigroße Kartoffeln)

H 87
5.27 Die wichtigste erste therapeutische Maßnahme bei einer 50jährigen Patientin (167 cm/85 kg) mit neuentdecktem Altersdiabetes (Nüchtern-Blutzucker um 9,4 mmol/l = 170 mg/dl) ist die Verordnung von

(A) eiweißreicher isokalorischer Diät
(B) Insulin
(C) Biguaniden
(D) Reduktionskost
(E) Sulfonylharnstoffpräparaten

5.28 Welche Aussage trifft **nicht** zu?

Folgende Befunde sind für den unbehandelten Insulinmangeldiabetes typisch:

(A) Hyperglykämie
(B) Ketonurie
(C) verminderte Mobilisation von freien Fettsäuren
(D) Glucosurie
(E) Polyurie

5.29 Welches ist unter den Genannten die wichtigste therapeutische Maßnahme beim hyperosmolaren Coma diabeticum?

(A) Gabe von dextranhaltigen Infusionen
(B) Infusion einer 1/6-molaren Natriumcarbonatlösung und Insulingabe
(C) Infusion von hypotoner bis isotoner Natriumchloridlösung und Gabe von Insulin
(D) Injektion eines Sulfonylharnstoffpräparates
(E) Infusion einer hypertonen Glucoselösung und Gabe von Insulin

F 86
5.30 Im ketoazidotischen Coma diabeticum kann der Patient initial ein Defizit an Wasser von 4–7 Litern aufweisen,

weil

die initiale Hyperkaliämie beim Coma diabeticum u. a. durch die metabolische Azidose bedingt ist.

F 86
5.31 Welche der folgenden Aussagen trifft für diesen Patienten **nicht** zu?

Die rapide initiale Gewichtsabnahme bei der Manifestation des Diabetes:

(A) ist z. T. Ausdruck einer gesteigerten osmotischen Diurese
(B) geht typischerweise mit Exsikkose (zelluläre und extrazelluläre Dehydratation) einher
(C) ist auch durch die bei Insulinmangel ungehemmte Lipolyse bedingt
(D) ist typisch, und in ca. 20% der Fälle von Typ I-Diabetes kommt es zu einem sog. ketoazidotischen Manifestationskoma
(E) ist nur bei gleichzeitiger konsumierender Erkrankung (z. B. Miliartuberkulose) verständlich

H 86
5.32 Welche der folgenden Aussagen zum organischen Hyperinsulinismus trifft **nicht** zu?

(A) Inselzelltumore sind gutartige B-Zell-Adenome.
(B) Hypoglykämie und gleichzeitiger Hyperinsulinismus sind im Fastenversuch (bis zu 72 Std.) meist nachweisbar.
(C) Die Anamnese von Patienten mit Inselzelltumoren verläuft oft über mehrere Jahre mit Schwächegefühl, Kopfschmerzen, Konzentrationsschwäche und Gewichtszunahme.
(D) Bei unklarem Koma und Verdacht auf Hypoglykämie sollte vor der Injektion von 50%iger Glucose möglichst auch eine Blutprobe für die nachträgliche Insulinbestimmung entnommen werden.
(E) Diazoxid (Hypertonalum®) ist zur symptomatischen medikamentösen Behandlung geeignet.

■5.26 A   ■5.27 D   ■5.28 C   ■5.29 C   ■5.30 B   ■5.31 E   ■5.32 A

5.33 Welche Aussage trifft **nicht** zu?

Klinische Symptome eines Insulinoms können sein:

(A) Konvulsionen
(B) rezidivierende Bewußtseinsstörungen, Dämmerattacken
(C) anfallsweise Schwächezustände mit Heißhunger, Tachykardie und Schweißausbruch
(D) rasche Gewichtszunahme, Polyphagie
(E) Anfälle arterieller Hypotonie 30 Minuten nach den Mahlzeiten

[F 86]
5.34 Ein 31jähriger Chemieingenieur, Angestellter der Wasserwerke, erkrankte vor drei Jahren mit plötzlicher Gewichtsabnahme von 84 auf 66 kg (184 cm) und mit quälendem Durst. Der daraufhin diagnostizierte Diabetes mellitus wurde nach initialer neunwöchiger Insulintherapie zunächst mit „Tabletten" behandelt. Inzwischen wird aber bei einem Körpergewicht von 74 kg ein Intermediärinsulin (morgens 26 E, abends 12 E) gegeben.

Welche der folgenden Aussagen trifft für diesen Patienten **nicht** zu?

(A) Auch bei positivem Antikörpernachweis gegen Insulin kann die radioimmunologische Bestimmung des C-Peptids Auskunft über die residuale B-Zellfunktion geben.
(B) Der Beruf des Patienten gehört zu den für Diabetiker geeigneten.
(C) Für die Selbstkontrolle sind tägliche mehrfache Urinzuckeruntersuchungen empfehlenswert.
(D) Aufgrund der o. g. Insulindosis ist bei dem Patienten eine immunologisch bedingte Insulinresistenz zu vermuten.
(E) Die Blutzuckerselbstkontrolle ermöglicht den Patienten selbständige Korrekturen der Insulindosis um 4–8 Einheiten.

[F 85]
5.35 Eine 26jährige Diabetikerin, die bisher mit 2 Insulininjektionen pro Tag bei 18 Broteinheiten gut eingestellt war, ist in der 8. Woche schwanger.

Welche Überwachungsmaßnahmen in der Schwangerschaft schlagen Sie ihr vor?

(1) Die Insulindosis wird auf eine Injektion eines ultralangwirkenden Präparates umgestellt.
(2) Die Patientin wird angeleitet, die quantitative Blutzuckerselbstüberwachung zu lernen.
(3) Der postprandiale Blutzuckerspiegel sollte unter 8,9 mmol/l (160 mg/dl) liegen.
(4) Der Harn sollte bei Blutzuckerspiegeln zwischen 5,6 und 7,8 mmol/l (100 und 140 mg/dl) „glucosefrei" sein.
(5) Bei hypoglykämischen Beschwerden/Symptomen am späten Vormittag werden die morgendlichen Kohlenhydrate gleichmäßig auf das erste und zweite Frühstück verteilt.

(A) nur 1 ist richtig
(B) nur 1 und 2 sind richtig
(C) nur 2 und 4 sind richtig
(D) nur 3 und 5 sind richtig
(E) nur 2, 3, 4 und 5 sind richtig

[H 85]
5.36 Ein 28jähriger Maler wurde nach einem Sturz von der Leiter bewußtlos aufgenommen. Eine Fremdanamnese lag nicht vor, die Röntgendiagnostik ergab keinen Anhalt für eine Schädelfraktur. Die Bewußtseinsstörung bildet sich innerhalb von 4 Tagen langsam zurück. In dieser Zeit hat er eine Polyurie von 8–10 Litern tgl.

Welche der nachfolgenden Aussagen trifft für diesen Patienten **nicht** zu?

(A) Der Diabetes insipidus ist vermutlich traumatisch bedingt.
(B) Der Diabetes insipidus ist vermutlich transitorisch.
(C) Eine akute sekundäre Nebennierenrindeninsuffizienz kann gleichzeitig bestehen.
(D) Bei fehlender Schädelbasisfraktur ist ein familiärer Diabetes insipidus wahrscheinlich.
(E) Bei ausreichender parenteraler Flüssigkeitszufuhr kann eine Spontanremission des Diabetes insipidus abgewartet werden.

Antwort	Aussage 1	Aussage 2	Verknüpfung
A	richtig	richtig	richtig
B	richtig	richtig	falsch
C	richtig	falsch	–
D	falsch	richtig	–
E	falsch	falsch	–

5.37 Eine 50jährige übergewichtige Patientin klagt über Durst und Polyurie sowie Sehstörungen. Die Blutuntersuchung ergibt Nüchternblutzuckerwerte von 13.2, 10.5 bzw. 14.9 mmol/l (240, 190 bzw. 270 mg%) an verschiedenen Tagen.

Was ist zur Sicherung der Diagnose eines Diabetes mellitus erforderlich?

(A) oraler Glucosetoleranztest
(B) intravenöser Tolbutamidtest
(C) Blutzuckertagesprofil
(D) Urinzuckerbestimmung
(E) keine der genannten Untersuchungen

5.38 Polyurie kann Ausdruck sein einer/eines:

(1) psychogenen Polydipsie
(2) Diabetes insipidus
(3) erhöhten Filtrationsdrucks bei Bluthochdruck
(4) Diabetes mellitus
(5) Leberzirrhose mit Eiweißmangelsyndrom

(A) nur 4 ist richtig
(B) nur 1, 2 und 3 sind richtig
(C) nur 1, 2 und 4 sind richtig
(D) nur 1, 2, 4 und 5 sind richtig
(E) 1–5 = alle sind richtig

5.39 Im Rahmen eines komplizierten Geburtsverlaufs kann es bei der Mutter zu einer Hypophysenvorderlappennekrose kommen.

Dies hat zur Folge

(A) einen Morbus Addison
(B) einen Diabetes insipidus
(C) eine persistierende Amenorrhoe und eine schleichend einsetzende Hypothyreose
(D) eine massive Elektrolytstörung durch Aldosteronmangel
(E) eine akut tödliche Vorderlappeninsuffizienz

5.40 Welche Aussage trifft **nicht** zu?

Symptome bzw. Befunde bei der Akromegalie sind:

(A) Wirbelsäulenschmerzen
(B) Gelenkschmerzen
(C) Kopfschmerzen
(D) erniedrigte Serumphosphatkonzentration
(E) Schmerzen in den Röhrenknochen

5.41 Nach Hypophysenoperation wegen Akromegalie hat ein 50jähriger Patient supprimierte Wachstumshormonspiegel bei oraler Glucosebelastung. Der Thyroxinwert ist 26 nmol/l (2 µg%), die Serumgonadotropine sind durch Gonadotropin Releasing Hormon (LHRH) nicht zu stimulieren. Eine Stunde nach ACTH-Infusion ist der Cortisolwert nicht angestiegen.

Welche Aussage trifft **nicht** zu?

(A) Offenbar ist das wachstumshormonproduzierende Adenom vollständig entfernt.
(B) Eine Hypophysenvorderlappeninsuffizienz ist ausgeschlossen.
(C) Der sekundäre Hypogonadismus ist trotz fehlenden Kinderwunsches behandlungsbedürftig.
(D) Die Substitution der sekundären Nebennierenrindeninsuffizienz soll mit Cortisol, 20–25 mg per os über den Tag verteilt, erfolgen.
(E) Die sekundäre Hypothyreose sollte mit Schilddrüsenhormonen behandelt werden.

5.42 Ein jetzt 55jähriger Patient klagt seit 1965 auf Anerkennung einer Wehrdienstbeschädigung wegen eines angeblich in der Gefangenschaft durch Hungerdystrophie erworbenen Hypogonadismus.
Welcher Befund spricht am ehesten **gegen** eine Wehrdienstbeschädigung?

(A) Infertilität
(B) verminderter Bartwuchs
(C) knapp bohnengroße Hoden
(D) eunuchoidaler Hochwuchs
(E) Oligospermie

Ordnen Sie bitte den Diagnosen in Liste 1 die am besten passende Aussage (Liste 2) zu:

Liste 1

5.43 testikuläre Feminisierung

5.44 kongenitales adrenogenitales Syndrom (AGS)

Liste 2

(A) echte Pubertas praecox
(B) Pseudohermaphroditismus masculinus
(C) primärer (hypergonadotroper) Hypogonadismus
(D) erhöhte Androgenproduktion der Nebennierenrinde
(E) Ursache: Chromosomenaberration

■5.37 E   ■5.38 C   ■5.39 C   ■5.40 D   ■5.41 B   ■5.42 D   ■5.43 B   ■5.44 D

F 85
5.45 Welche der genannten Befundkombinationen paßt am besten zum Klinefelter-Syndrom?

(1) FSH im Serum erhöht
(2) Gynäkomastie
(3) kleine Hoden, Infertilität
(4) Karyogramm: 45 XO
(5) Haarwurzel: 0% Barr-Körper

(A) nur 2 und 3 sind richtig
(B) nur 4 und 5 sind richtig
(C) nur 1, 2 und 3 sind richtig
(D) nur 1, 2 und 4 sind richtig
(E) nur 1, 2, 3 und 5 sind richtig

5.46 Welche der genannten Symptome passen zur akuten intermittierenden Porphyrie?

(1) roter Urin
(2) Polyneuropathie
(3) anfallsweise Abdominalkoliken
(4) Diarrhoen
(5) hämolytische Krisen

(A) nur 1 und 4 sind richtig
(B) nur 3 und 5 sind richtig
(C) nur 1, 2 und 3 sind richtig
(D) nur 1, 2 und 4 sind richtig
(E) 1–5 = alle sind richtig

5.47 Eine 16jährige Patientin kommt mit der Frage, ob ihr Minderwuchs (Größe 151 cm) hormonell behandelt werden kann. Sie hat seit dem 11. Lebensjahr regelrecht menstruiert und ist seit mehr als 1 Jahr nicht mehr gewachsen. Das radiologisch bestimmte Knochenalter ist 17 Jahre.

Die Behandlung mit Wachstumshormonen ist bei dieser Patientin indiziert,

weil

bei einem nachgewiesenen Knochenalter von 17 Jahren die für das Längenwachstum entscheidenen Epiphysenfugen noch offen sind.

H 85
5.48 Zum Krankheitsbild der Akromegalie passen folgende Symptome:

(1) Progenie
(2) Karpaltunnel-Syndrom
(3) Schläfenkopfschmerz
(4) vermehrte Schweißsekretion
(5) degenerative Gelenkveränderungen

(A) nur 4 und 5 sind richtig
(B) nur 1, 2 und 3 sind richtig
(C) nur 1, 2, 3 und 4 sind richtig
(D) nur 1, 2, 3 und 5 sind richtig
(E) 1–5 = alle sind richtig

5.49 Welche Aussage trifft **nicht** zu?

(A) Akromegale Patienten haben in mehr als 30% der Fälle einen manifesten Diabetes mellitus.
(B) Akromegale Patienten weisen fakultativ eine Schilddrüsen-, Herz- oder Lebervergrößerung (Viszeromegalie) auf.
(C) Bei akromegalen Patienten finden sich überzufällig häufig schwere Arthrosen.
(D) Akromegale Patienten zeigen dann einen Riesenwuchs (Hochwuchs), wenn die Erkrankung vor der Pubertät beginnt.
(E) Akromegale Patienten haben erhöhte, durch Glucosebelastung nicht supprimierbare Wachstumshormonspiegel.

5.50 Überprüfen Sie, welche der angegebenen diagnostischen Maßnahmen bei normaler Hypothalamus-Hypophysen-Nebennierenrinden-Funktion einen Anstieg des Plasmakortisols oder einzelner Kortikosteroide verursacht.

(1) Belastung mit ACTH
(2) Belastung mit (Lysin-)Vasopressin
(3) Belastung mit Metopiron®
(4) Insulin-Hypoglykämie

(A) nur 4 ist richtig
(B) nur 1 und 3 sind richtig
(C) nur 2 und 4 sind richtig
(D) nur 1, 2 und 3 sind richtig
(E) 1–4 = alle sind richtig

Antwort	Aussage 1	Aussage 2	Verknüpfung
A	richtig	richtig	richtig
B	richtig	richtig	falsch
C	richtig	falsch	–
D	falsch	richtig	–
E	falsch	falsch	–

■5.45 C   ■5.46 C   ■5.47 E   ■5.48 E   ■5.49 A   ■5.50 E

5.51 Welches der folgenden Syndrome tritt beim Kraniopharyngeom mit der **geringsten** Wahrscheinlichkeit auf?

(A) Kopfschmerzen
(B) Sehstörungen
(C) Polyurie
(D) röntgenologische Veränderungen im Bereich der Sella turcica
(E) Beschleunigung des Längenwachstums

5.52 Prüfen Sie folgende Aussagen über eine Störung der Hypophysenvorderlappenfunktion:

(1) Das rasche Absetzen einer länger durchgeführten hochdosierten Corticosteroidtherapie birgt die Gefahr der Entstehung einer akuten Nebennierenrindeninsuffizienz.
(2) Eine Beeinträchtigung der Blutversorgung des Hypophysenvorderlappens mindert die Sekretion aller stoffwechselwirksamen und glandotropen Hormone gleichzeitig in gleichem Ausmaß.
(3) Eine klinische Symptomatik tritt erst nach Ausfall von mehr als der Hälfte des Hypophysenvorderlappens auf.
(4) Eine krankhafte Mehrsekretion betrifft in der Regel mehrere Hypophysenhormone gleichzeitig.

(A) nur 4 ist richtig
(B) nur 1 und 3 sind richtig
(C) nur 2 und 4 sind richtig
(D) nur 1, 2 und 3 sind richtig
(E) 1–4 = alle sind richtig

5.53 Ein 38jähriger Bauarbeiter klagt über Nachlassen der Sehschärfe und ein eingeengtes Gesichtsfeld.

Welche der folgenden anamnestischen Angaben paßt **nicht** zu einer durch einen Hypophysentumor hervorgerufenen Hypophysenvorderlappeninsuffizienz?

(A) Störungen von Libido und Potenz gingen den Sehstörungen um etwa 2 Jahre voraus.
(B) Die Hautpigmentation des Patienten habe abgenommen.
(C) Der Blutdruck sei in den letzten Monaten wiederholt um 180/105 mmHg gemessen worden.
(D) Seit einigen Monaten bestünden Kälteempfindlichkeit und Obstipation.
(E) Bei der Arbeit sei ihm ein Nachlassen der Muskelkraft aufgefallen.

H 85
5.54 Eine Hyperprolaktinämie kann eine hypothalamische Schädigung, z.B. durch ein Kraniopharyngeom, anzeigen,

weil

der hypothalamische Prolaktin inhibierende Faktor (PIF) normalerweise im Vergleich zum hypothalamischen prolaktinstimulierenden Einfluß vorherrscht.

F 85
5.55 Was ist das Frühsymptom einer chronischen Hypophysenvorderlappeninsuffizienz beim Erwachsenen?

(A) osteoporotische Fischwirbel
(B) hypogonadotroper Hypogonadismus
(C) sekundäre Nebennierenrindeninsuffizienz
(D) manifester Diabetes mellitus
(E) symptomatischer Diabetes insipidus

5.56 Bei welcher der folgenden endokrinologischen Erkrankungen findet man Knochenveränderungen im Sinne einer Fibroosteoklasie (Osteodystrophia fibrosa cystica generalisata v. Recklinghausen)?

(A) chromophobes Hypophysenadenom
(B) primärer Hyperparathyreoidismus
(C) Morbus Cushing
(D) Morbus Addison
(E) Hypothyreose

H 86
5.57 Eine Zungengrundstruma findet sich typischerweise

(A) bei Fehlen der Schilddrüse an ihrer normalen Stelle
(B) als Begleiterscheinung einer Struma nodosa colloides
(C) als autonomes Adenom bei unauffälligem Hauptorgan
(D) als Metastase bei einem Schilddrüsenkarzinom
(E) bei Morbus Basedow

■5.51 E   ■5.52 B   ■5.53 C   ■5.54 A   ■5.55 B   ■5.56 B   ■5.57 B

5.58 Welche Veränderung tritt an der Schilddrüse hyperthyreoter Patienten auf, die über längere Zeit allein mit schwefelhaltigen Thyreostika (z. B. Thiamazol = Favistan®) behandelt werden?

(A) fibröse Induration des Drüsenkörpers
(B) diffuse Vergrößerung des Drüsenkörpers
(C) narbige Schrumpfung des Drüsenkörpers
(D) Abnahme der Schilddrüsendurchblutung
(E) Veränderungen in Konsistenz oder Größe des Drüsenkörpers treten nicht auf

|H 85|
5.59 Die Indikation zur Radiojod-Therapie bei Schilddrüsenerkrankungen ist gegeben bei einer (einem):

(A) Aldoleszenten-Struma
(B) autonomen Schilddrüsenadenom bei einer Patientin während der Stillzeit
(C) Rezidiv nach Schilddrüsenoperation wegen Hyperthyreose bei einem 45jährigen Patienten
(D) Primärbehandlung der Struma nodosa mit szintigraphisch kalten Bezirken
(E) Primärbehandlung eines feinnadelbioptisch gesicherten Schilddrüsenkarzinoms

5.60 Wenn bei einer Schilddrüsenüberfunktion der Thyroxin-Gehalt im Serum (T_4-Test) normal ist, kann es sich handeln um

(1) eine T_3-Hyperthyreose (erhöhter Trijodthyronin-Gehalt im Serum)
(2) einen erniedrigten Gehalt an Thyroxin-bindendem Globulin im Serum
(3) einen erniedrigten prozentualen freien Anteil beim T_3-in-vitro-Test
(4) eine noch unerkannt gebliebene Schwangerschaft
(5) ein dekompensiertes autonomes Adenom der Schilddrüse

(A) nur 1 und 5 sind richtig
(B) nur 3 und 4 sind richtig
(C) nur 1, 2 und 5 sind richtig
(D) nur 1, 2, 3 und 5 sind richtig
(E) nur 1, 2, 4 und 5 sind richtig

5.61 Die Untersuchung eines jugendlichen Patienten ergibt als alleinigen Befund einen Knoten in der Schilddrüsenregion.
Welche Maßnahmen sind zuerst angezeigt?

(A) Schilddrüsen-Szintigraphie und Schilddrüsenhormonbestimmung
(B) Radiojodtest und Schilddrüsen-Hormonbestimmung
(C) Feinnadelbiopsie und Radiojodtest
(D) Probeexzision und Schilddrüsenhormonbestimmung
(E) Keine der Aussagen trifft zu.

|H 87|
5.62 Eine 56jährige Patientin klagt über Herzklopfen, Herzstolpern, Wärmeempfindlichkeit, Appetitsteigerung und Gewichtsabnahme von 2 kg in 4 Wochen. Sie nimmt keine Medikamente ein. Sie tasten in einer diffus vergrößerten Schilddrüse einen Knoten. Die Szintigraphie der Schilddrüse zeigt ausschließlich in dem tastbaren Knoten eine kräftige Technetiumanreicherung.

Welche Methode(n) zur Darstellung des paranodulären Gewebes ist (sind) heute gebräuchlich?

(1) übersteuerte, empfindlichkeitsmodulierte Technetiumszintigraphie
(2) Sonographie
(3) Kombination von Szintigraphie und Sonographie zur Berechnung regionaler, dickenabhängiger Impulsratenunterschiede (Impulsdickenquotient)
(4) exogene TSH-Stimulation mit nachfolgendem Radiojodtest

(A) nur 1 ist richtig
(B) nur 4 ist richtig
(C) nur 1 und 4 sind richtig
(D) nur 1, 2 und 3 sind richtig
(E) nur 2, 3 und 4 sind richtig

Antwort	Aussage 1	Aussage 2	Verknüpfung
A	richtig	richtig	richtig
B	richtig	richtig	falsch
C	richtig	falsch	–
D	falsch	richtig	–
E	falsch	falsch	–

5.63 Der Befund eines warmen Knoten im Radiojodszintigramm der Schilddrüse schließt eine Struma maligna aus,

weil

kompensierte autonome Schilddrüsenadenome Schilddrüsenhormone unabhängig von vorhandenem endogenem TSH sezernieren.

5.64 Die Durchführung eines Szintigramms der Schilddrüse ist indiziert bei Verdacht auf

(1) kalten Knoten
(2) autonomes Adenom
(3) substernale Struma
(4) sichtbare blande Struma

(A) nur 1 ist richtig
(B) nur 2 ist richtig
(C) nur 3 ist richtig
(D) nur 1, 2 und 4 sind richtig
(E) 1–4 = alle sind richtig

|H 86|
5.65 Ein hoher basaler TSH-Wert (80 µE/ml) schließt eine primäre Hypothyreose aus,

weil

bei sog. idiopathischer Hypothyreose oft positive Antikörper gegen mikrosomales thyreoidales Antigen gefunden werden.

|F 87|
5.66 Welche Aussage trifft **nicht** zu?

Bei Stimulierung durch das thyreotrope Hormon des Hypophysenvorderlappens (TSH) kommt es zu folgenden Veränderungen in der Schilddrüse:

(A) Erhöhung der Proteolyserate von Thyreoglobulin
(B) Zunahme des Kolloidgehalts der Follikel
(C) Steigerung der Jodidanreicherung (Jodination)
(D) Stimulierung des Einbaues von Jod in Tyrosinreste (Jodisation)
(E) Beschleunigung der Kondensation von Mono- und Dijodtyrosinresten zu T_3 und T_4

5.67 Welche Aussage trifft **nicht** zu?

Ein kalter Knoten im Schilddrüsen-Szintigramm

(A) bedarf beim Jugendlichen umgehender diagnostischer Abklärung
(B) kann sowohl durch regressive wie durch maligne Veränderungen des Schilddrüsenparenchyms verursacht sein
(C) ist oft durch ein autonomes Adenom der Schilddrüse maskiert
(D) kann Residuum einer abgelaufenen fokalen Thyreoiditis sein
(E) ist oft Zufallsbefund in Struma-Endemiegebieten

5.68 Bei Verdacht auf Metastasen eines Schilddrüsenkarzinoms sollte deren Fähigkeit zur Jodspeicherung geprüft werden,

weil

es sich bei fehlender Jodspeicherung von Metastasen nicht um die Metastasen eines Schilddrüsenkarzinoms handeln kann.

5.69 Nach totaler Thyreoidektomie wegen eines medullären Schilddrüsen-Karzinoms sprechen erhöhte Calcitonin-Spiegel gegen verbliebene Metastasen,

weil

Calcitonin nach totaler Thyreoidektomie vom endokrinen Pankreas exzessiv sezerniert wird.

|H 87|
5.70 Das follikuläre Schilddrüsenkarzinom

(A) metastasiert überwiegend auf dem Lymphwege
(B) wird von den C-Zellen der Schilddrüse abgeleitet
(C) kommt in Regionen ohne endemische Jodmangelstruma häufiger vor als das papilläre Schilddrüsenkarzinom
(D) kann so hochdifferenziert sein, daß es erst durch Gefäßinvasion erkannt werden kann
(E) produziert Amyloid

■5.63 E   ■5.64 E   ■5.65 D   ■5.66 B   ■5.67 C   ■5.68 C   ■5.69 E   ■5.70 D

F 88
5.71 Welche Aussage trifft **nicht** zu?

Das papilläre Schilddrüsenkarzinom

(A) entwickelt sich häufig in vorbestehenden Adenomen (Präkanzerose)
(B) tritt bevorzugt in Regionen ohne Jodmangel-Struma auf
(C) metastasiert bevorzugt auf dem Lymphwege
(D) hat bei geringer Tumorgröße eine gute Prognose nach Operation
(E) kann multifokal entstehen

F 85
5.72 Bei einer 37jährigen Patientin hatte sich 1 1/2 Jahre nach subtotaler Strumaresektion trotz Rezidivprophylaxe mit Schilddrüsenhormonen ein Rezidiv einer Struma nodosa entwickelt.

Was kommt dafür als Ursache **nicht** in Frage?

(A) Überdosierung von Thyroxin
(B) Struma maligna
(C) unzuverlässige Tabletteneinnahme
(D) TSH-Werte noch erhöht
(E) Struma lymphomatosa Hashimoto

5.73 Welche Aussage zur endokrinen Ophthalmopathie (= e.O.) trifft zu?

(A) Einseitiger Exophthalmus schließt eine e.O. aus.
(B) Die e.O. ist Folge eines erhöhten TSH-Spiegels i.S.
(C) Augenmuskelparesen kommen bei der e.O. nicht vor.
(D) Eine der bekannten Ursachen der e.O. ist das autonome Adenom der Schilddrüse.
(E) Die e.O. kann einer Hyperthyreose vorausgehen.

H 85
5.74 Welcher der nachfolgenden Befunde ist bei einer Schilddrüsenüberfunktion für die Zuordnung zur Gruppe des Basedow-Typs (immunogene Hyperthyreose) in Abgrenzung z.B. vom autonomen Adenom **nicht** brauchbar?

(A) verdickte äußere Augenmuskeln im Computertomogramm
(B) endokrine Orbitopathie (Exophthalmus)
(C) positiver Nachweis von TSH-Rezeptor-Antikörpern
(D) prätibiales Myxödem
(E) erhöhter T_4/TBG-Quotient

5.75 Welche der folgenden Symptome bei Schilddrüsenüberfunktion sichern die Zuordnung zur Gruppe des Basedow-Typs (diffuse Hyperthyreose) in Abgrenzung z.B. vom autonomen Adenom:

(1) Gewichtsabnahme, Tachyarrhythmie
(2) Ophthalmo- bzw. Orbitopathie („Exophthalmus")
(3) schwirrende Struma
(4) Wärmeempfindlichkeit, motorische Unruhe
(5) prätibiales Myxödem

(A) nur 1 und 4 sind richtig
(B) nur 2 und 5 sind richtig
(C) nur 3 und 4 sind richtig
(D) nur 2, 3 und 5 sind richtig
(E) 1–5 = alle sind richtig

5.76 Welche der genannten Zeichen und Befunde sprechen für die Zuordnung einer gesicherten Schilddrüsenüberfunktion (Hyperthyreose) zum Typ des Morbus Basedow?

(1) Oberlidretraktion, Protrusio bulborum, Chemosis, Doppelbilder beim Blick nach oben
(2) auskultatorisch systolisches und diastolisches Schwirren über der Struma
(3) Nachweis von schilddrüsenstimulierenden Antikörpern (TSAK bzw. LATS)
(4) erhöhte basale TSH-Werte

(A) nur 3 ist richtig
(B) nur 1 und 2 sind richtig
(C) nur 2 und 4 sind richtig
(D) nur 1, 2 und 3 sind richtig
(E) 1–4 = alle sind richtig

Antwort	Aussage 1	Aussage 2	Verknüpfung
A	richtig	richtig	richtig
B	richtig	richtig	falsch
C	richtig	falsch	–
D	falsch	richtig	–
E	falsch	falsch	–

■5.71 A   ■5.72 A   ■5.73 E   ■5.74 E   ■5.75 B   ■5.76 D

5.77 Folgende Aussagen treffen auf den Patienten mit endokriner Ophthalmopathie (Abb. 18, s. Bildanhang) zu:

(1) Der Patient hat eine asymmetrische doppelseitige endokrine Ophthalmopathie.
(2) Die Augenveränderungen sind Folge einer vermehrten Thyreotropinsekretion.
(3) Die Ophthalmopathie ist nicht behandlungsbedürftig.
(4) Der Patient hat vermutlich ein autonomes Adenom der Schilddrüse.
(5) Die Augensymptome können einer Hyperthyreose vorausgehen.

(A) nur 1 ist richtig
(B) nur 1 und 5 sind richtig
(C) nur 2 und 4 sind richtig
(D) nur 2, 4 und 5 sind richtig
(E) 1–5 = alle sind richtig

5.78 Welcher der folgenden Befunde zählt **nicht** zu den mechanischen Komplikationen einer blanden Struma?

(A) Trachealpelottierung
(B) Tracheomalazie
(C) obere Ösophagusvarizen
(D) obere Einflußstauung
(E) Ösophagusdivertikel

5.79 Beurteilen Sie folgende Aussagen zur endemischen (blanden) Struma:

(1) Die Hauptursache ist Jodmangel.
(2) Der Kropf des Jugendlichen „verwächst sich" mit der Reifung.
(3) Die blande diffuse Struma des Jugendlichen sollte konsequent mit Schilddrüsenhormonen behandelt und möglichst beseitigt werden.
(4) Die blande Struma läßt man unbehandelt bis zur Operationsindikation „reifen".
(5) Jodiertes Speisesalz ist zur Strumaprophylaxe geeignet.

(A) nur 1 und 4 sind richtig
(B) nur 2 und 4 sind richtig
(C) nur 1, 2 und 5 sind richtig
(D) nur 1, 3 und 5 sind richtig
(E) nur 1, 2, 4 und 5 sind richtig

5.80 Bei einem Patienten mit autonomem Adenom der Schilddrüse ist eine gleichzeitige megaloblastäre Anämie als davon unabhängige Erkrankung anzusehen,

weil

die Hyperthyreose vom Typ des Morbus Basedow und die antikörperpositive atrophische Gastritis Ausdruck einer genetischen Disposition zu organspezifischen Autoimmunerkrankungen sein können.

5.81 Beurteilen Sie folgende, die Knotenstruma betreffende Aussagen:

(1) Das autonome Adenom ist in endemischen Strumagebieten seltener als in Gebieten mit ausreichender Jodversorgung.
(2) Die strumabedingte Trachealstenose bewirkt eine restriktive Ventilationsstörung.
(3) In einem szintigraphisch kalten Knoten kann sich ein Schilddrüsenkarzinom verbergen.
(4) Auch Radiojod speichernde Knoten können maligne sein.
(5) Sonographisch echoarme, szintigraphisch kalte Knoten sollten unbedingt zytologisch und/oder histologisch untersucht werden.

(A) nur 1 und 2 sind richtig
(B) nur 3, 4 und 5 sind richtig
(C) nur 1, 3, 4 und 5 sind richtig
(D) nur 2, 3, 4 und 5 sind richtig
(E) 1–5 = alle sind richtig

5.82 Folgende Schilddrüsenerkrankungen können mit einer Struma nodosa einhergehen:

(1) blande endemische Struma
(2) autonomes Adenom
(3) Morbus Basedow
(4) Rezidivstruma
(5) subakute Thyrcoiditis

(A) nur 1 und 2 sind richtig
(B) nur 1 und 4 sind richtig
(C) nur 1, 2 und 4 sind richtig
(D) nur 1, 2, 4 und 5 sind richtig
(E) 1–5 = alle sind richtig

■5.77 B   ■5.78 E   ■5.79 D   ■5.80 B   ■5.81 B   ■5.82 E

|H85|
5.83 Wenn ein Patient zugleich eine Hyperthyreose und eine Myasthenia gravis hat, hat er wahrscheinlich ein dekompensiertes Adenom der Schilddrüse,

weil

Autoimmunmechanismen eine pathogenetische Basis für die Myasthenia gravis und für die Hyperthyreoseform mit Orbitopathie darstellen.

|H85|
5.84 Zu den Symptomen einer Hyperthyreose gehören:

(1) kühle trockene Haut
(2) verstärkter Haarausfall
(3) innere Unruhe
(4) Vorliebe für warme Räume
(5) feinschlägiger Tremor der Finger

(A) nur 1 und 2 sind richtig
(B) nur 1 und 3 sind richtig
(C) nur 1, 3 und 4 sind richtig
(D) nur 2, 3 und 5 sind richtig
(E) nur 2, 4 und 5 sind richtig

|F87|
5.85 Die jodinduzierte Hyperthyreose kommt bei Menschen jenseits des 50. Lebensjahres seltener vor als bei Jugendlichen,

weil

autonome Adenome der Schilddrüse jenseits des 50. Lebensjahres seltener beobachtet werden als bei Jugendlichen.

|F88|
5.86 Der Befund einer diffus vergrößerten Schilddrüse, die palpatorisch pulsiert und auskultatorisch schwirrende Geräusche aufweist, paßt zu folgenden Diagnosen:

(1) Hyperthyreose vom Typ des Morbus Basedow
(2) dekompensiertes autonomes Adenom der Schilddrüse
(3) Struma maligna

(A) nur 1 ist richtig
(B) nur 2 ist richtig
(C) nur 3 ist richtig
(D) nur 1 und 2 sind richtig
(E) 1–3 = alle sind richtig

5.87 Prüfen Sie bitte folgende Aussagen über Stimmveränderungen

(1) Die Stimme des Myxödempatienten ist rauh, er spricht mühsam und langsam.
(2) Der Addisonpatient hat eine hellklingende, laute, kräftige Stimme.
(3) Schon kleine Mengen von Testosteron oder anabolen Steroiden können die Stimme einer Sängerin ruinieren.
(4) Eine pseudo-bulbäre Sprache kann bei der Hyperthyreose auf ein drohendes Basedow-Koma hinweisen.
(5) Phonasthenie spricht gegen ein Hyperkalzämie-Syndrom.

(A) nur 3 ist richtig
(B) nur 2 und 4 sind richtig
(C) nur 1, 3 und 4 sind richtig
(D) nur 1, 4 und 5 sind richtig
(E) 1–5 = alle sind richtig

5.88 Prüfen Sie die folgenden Aussagen:

(1) Hypertrichose ist eine verstärkte Körperbehaarung mit normaler Sexualbehaarung.
(2) Hirsutismus ist ein männlicher Behaarungstyp bei der Frau.
(3) Virilisierung bedeutet männliche sekundäre Geschlechtsmerkmale und Klitorishypertrophie bei der Frau.
(4) Haarausfall ist spezifisch für eine Hyperthyreose.
(5) Sogenannte anabole Steroide bewirken keine Zunahme der Gesichtsbehaarung bei der Frau.

(A) nur 1 und 4 sind richtig
(B) nur 3 und 5 sind richtig
(C) nur 1, 2 und 3 sind richtig
(D) nur 2, 3 und 5 sind richtig
(E) 1–5 = alle sind richtig

Antwort	Aussage 1	Aussage 2	Verknüpfung
A	richtig	richtig	richtig
B	richtig	richtig	falsch
C	richtig	falsch	–
D	falsch	richtig	–
E	falsch	falsch	–

■5.83 D   ■5.84 D   ■5.85 E   ■5.86 A   ■5.87 C   ■5.88 C

5.89 Bei einer 50jährigen Patientin mit kühler Haut, struppigen Haaren und rauher Stimme sowie einer mäßigen Schilddrüsenvergrößerung vermuten Sie eine Hypothyreose.
Wählen Sie die optimale diagnostische Kombination zur Sicherung der Diagnose und Abklärung der Ursache:

(1) Radiojod-Zweiphasentest
(2) Bestimmung von Thyroxin und eines Parameters zur Beurteilung der Eiweißbindung der Schilddrüsenhormone (T_3-in-vitro-Test bzw. Thyroxin bindendes Globulin)
(3) Röntgenuntersuchung der Trachea
(4) Bestimmung von Schilddrüsenautoantikörpern (Thyreoglobulin- und mikrosomale Antikörper)
(5) Bestimmung des basalen TSH-Spiegels

(A) nur 1 und 2 sind richtig
(B) nur 1 und 3 sind richtig
(C) nur 2 und 4 sind richtig
(D) nur 1, 3 und 4 sind richtig
(E) nur 2, 4 und 5 sind richtig

5.90 Eine 50jährige Patientin klagt über Interessenlosigkeit und Nachlassen der Konzentrationsfähigkeit. Sie friert leicht. Die Haut ist kühl, das Haar struppig, die Stimme rauh. Die Schilddrüse ist mäßiggradig vergrößert.
Welche Befunde passen zu dem Beschwerdebild der Patientin?

(1) verminderte Radionuklidanreicherung im Technetiumszintigramm der Schilddrüse
(2) freier Thyroxin-Index (bzw. T_4/TBG-Quotient) erhöht
(3) erhöhter basaler TSH-Spiegel
(4) Nachweis von Autoantikörpern gegen TBG (Thyreoglobulin) und Mikrosomen
(5) Hb 110 g/l

(A) nur 1 und 2 sind richtig
(B) nur 2 und 4 sind richtig
(C) nur 3 und 4 sind richtig
(D) nur 3, 4 und 5 sind richtig
(E) nur 1, 3, 4 und 5 sind richtig

5.91 Typische Beschwerden bzw. Befunde bei manifester primärer Hypothyreose sind:

(1) Kälteempfindlichkeit
(2) Schweißneigung
(3) Verlangsamung
(4) langsame, rauhe Sprache
(5) verkürzte Achillessehnenreflexzeit

(A) nur 2 und 5 sind richtig
(B) nur 1, 3 und 4 sind richtig
(C) nur 1, 2, 3 und 4 sind richtig
(D) nur 1, 3, 4 und 5 sind richtig
(E) 1–5 = alle sind richtig

5.92 Welche Aussage trifft **nicht** zu?

Folgende Symptome sind für eine subakute Thyreoiditis (z.B. de Quervain-Thyreoiditis) charakteristisch

(A) schmerzhafte Schilddrüsenvergrößerung
(B) Fieber, erhöhte BKS
(C) hoher Thyreoglobulin-Antikörper-Titer
(D) Rezidivneigung trotz guten Ansprechens auf Antiphlogistika
(E) schütteres Speicherungsmuster im Szintigramm

5.93 Welche Aussage trifft **nicht** zu?

Die Thyreoiditis lymphomatosa Hashimoto

(A) befällt vorwiegend das männliche Geschlecht
(B) geht mit einer Organvergrößerung einher
(C) führt zu einer Hypothyreose
(D) zeichnet sich histologisch durch eine lymphozytäre und plasmazelluläre Infiltration aus
(E) wird zu den Autoimmunkrankheiten gezählt

■5.89 E   ■5.90 E   ■5.91 B   ■5.92 C   ■5.93 A

5.94 Eine 32jährige Patientin klagt 3 Wochen nach einem Infekt der oberen Luftwege über Weichteilschmerzen in der Halsregion.

Welcher der folgenden Befunde paßt **am wenigsten** zu einer subakuten Thyreoiditis de Quervain?

(A) Die Schilddrüse ist druckempfindlich.
(B) Die Blutkörperchensenkungsreaktion ist deutlich beschleunigt.
(C) Die Patientin hat seit 3 Tagen Fieber von 40°C.
(D) Bei dem Versuch, ein Technetiumszintigramm durchzuführen, nimmt die Schilddrüse kein Radionuklid auf.
(E) Die Patientin hat eine gering ausgeprägte Hyperthyreose.

5.95 Welche Organmanifestation des primären Hyperparathyreoidismus wird am häufigsten beobachtet?

(A) gastrointestinale Form
(B) angiologische Form
(C) renale Form
(D) akuter primärer Hyperparathyreoidismus
(E) rein ossäre Form

5.96 Welche Aussage trifft **nicht** zu?

Zum Bilde des chronischen unbehandelten Hypoparathyreoidismus können gehören:

(A) Katarakt
(B) organisches Psychosyndrom (Intelligenzabbau, Wesensänderung)
(C) Hyperkalzämie
(D) trophische Hautveränderungen, Moniliasis
(E) Basalganglienverkalkungen

5.97 Welche Aussage trifft im Zusammenhang mit einem Hyperparathyreoidismus **nicht** zu?

(A) Hyperkalzämie-bedingte Muskelerschlaffungen sind Ausdruck einer neuromuskulären Untererregbarkeit.
(B) Die vermehrte Parathormonsekretion bei chronischer Niereninsuffizienz ist auf eine erhöhte Calciumausscheidung zurückzuführen.
(C) Führt eine Calciumgabe nur zu einer geringen Senkung der Phosphatausscheidung, so kann kein primärer (autonomer) Hyperparathyreoidismus vorliegen.
(D) Ein länger anhaltender sekundärer Hyperparathyreoidismus geht mit einer Hyperplasie des Nebenschilddrüsengewebes einher.
(E) Vitamin-D-Intoxikation kann Ursache einer Hyperkalzämie sein und einen Hyperparathyreoidismus vortäuschen.

5.98 Welche der nachfolgenden Symptome passen zur Diagnose eines primären Hyperparathyreoidismus

(1) gesteigertes Durstgefühl
(2) Muskelschwäche
(3) Akroparästhesien
(4) rezidivierende Nierenkoliken
(5) anfallsartig auftretender Heißhunger

(A) nur 1 und 5 sind richtig
(B) nur 1, 2 und 4 sind richtig
(C) nur 1, 3 und 5 sind richtig
(D) nur 2, 3 und 4 sind richtig
(E) nur 2, 3 und 5 sind richtig

5.99 Welches Symptom oder welcher Befund spricht bei einem 35jährigen Patienten mit kompensierter Retention bei Niereninsuffizienz **gegen** einen sekundären Hyperparathyreoidismus?

(A) Serumcalcium 3,2 mmol/l (6,4 mval/l)
(B) Serumphosphat 1,6 mmol/l (5 mg%)
(C) Knochenschmerzen
(D) Serumkreatinin 371 µmol/l (4,2 mg%)
(E) quälender Juckreiz

5.100 Überprüfen Sie die folgenden Aussagen zur Regulation des Calcium- und Phosphatgehaltes.

(1) Die durch Parathormon ausgelösten Veränderungen des Calciumgehalts der Knochen gehen mit gleichsinnigen Veränderungen des Knochen-Phosphatgehaltes einher.
(2) Parathormon vermag wie 1,25 Dihydroxycholecalciferol, die aktivierte Form des Prohormons Cholecalciferol, die enterale Calcium-Resorption zu fördern.
(3) Vitamin D-Mangel beeinträchtigt die Parathormonwirkung am Skelett und kann trotz erhöhter Parathormonausschüttung zu einer Hypokalzämie führen.
(E) Eine Erhöhung der Konzentration an freiem Calcium führt über die Erhöhung der Parathormonausschüttung zu einer Phosphatdiurese.

(A) nur 4 ist richtig
(B) nur 1 und 3 sind richtig
(C) nur 2 und 4 sind richtig
(D) nur 1, 2 und 3 sind richtig
(E) 1–4 = alle sind richtig

5.101 Bei einer 28jährigen Patientin wird sechs Monate nach Strumaresektion wegen einer blanden Struma nodosa ein Hypoparathyreoidismus gesichert. Welches der angeführten Verfahren eignet sich **nicht** zur Behandlung dieser Patientin?

(A) orale Gaben von Calcium
(B) Gabe von Phosphatbindern (z.B. Aludrox®)
(C) Therapie mit Vitamin D-Präparaten
(D) Plastikbeutelrückatmung im tetanischen Anfall
(E) Strumarezidivprophylaxe mit Schilddrüsenhormonen

F 88
5.102 Tetanische Symptome werden am ehesten beobachtet bei

(A) diabetischem Koma
(B) primärem Hyperparathyreoidismus
(C) Morbus Addison
(D) Hyperventilation
(E) AT 10®-Überdosierung

H 87
5.103 Welche ist die häufigste klinische Folge eines primären Hyperparathyreoidismus?

(A) akute Pankreatitis
(B) Ulcus duodeni
(C) hypercalcämische Krise
(D) Urolithiasis
(E) Osteodystrophia fibrosa cystica generalisata

H 87
5.104 Die renale Osteopathie bei fortgeschrittener Niereninsuffizienz ist bedingt durch

(1) mangelnde Bildung von 1,25 $(OH)_2$-Vitamin D_3
(2) gestörte intestinale Calciumresorption
(3) sekundären Hyperparathyreoidismus
(4) Hyperphosphatämie

(A) nur 1 ist richtig
(B) nur 2 und 3 sind richtig
(C) nur 1, 2 und 3 sind richtig
(D) nur 2, 3 und 4 sind richtig
(E) 1–4 = alle sind richtig

F 86
5.105 Eine 53jährige Frau klagt über körperliche Schwäche, gleichzeitig sind ihr bei gleichbleibender Ernährung die Röcke zu eng geworden.

Welche körperliche Befunde stützen die Verdachtsdiagnose eines Cushing-Syndroms?

(1) Die Patientin hat eine papierdünne Haut.
(2) Sie hat multiple Petechien und Ecchymosen, vornehmlich an den Unterarmen.
(3) Es besteht eine ausgeprägte Behaarung im Verlauf der Linea alba.
(4) Das Muskelrelief der Extremitäten ist schwach ausgebildet.
(5) Die Patientin hat eine Struma nodosa.

(A) nur 1 und 2 sind richtig
(B) nur 1 und 3 sind richtig
(C) nur 3 und 5 sind richtig
(D) nur 1, 2, 3 und 4 sind richtig
(E) 1–5 = alle sind richtig

■5.100 D   ■5.101 D   ■5.102 B   ■5.103 D   ■5.104 E   ■5.105 D

5.106 Welche Aussage trifft **nicht** zu?

Mit einer Nebennierenrindenhyperplasie kann im kausalen Zusammenhang stehen ein(e):

(A) Morbus Cushing
(B) adrenogenitales Syndrom
(C) Hypernephrom
(D) kleinzelliges Bronchialkarzinom
(E) essentielle Hypertonie

5.107 Welche der folgenden Aussagen trifft beim Bestehen einer hypothalamisch-hypophysären Störung (Cushing-Syndrom) **nicht** zu?

(A) Im Suppressionstest zur Unterdrückung der Freisetzung von ACTH und CRH (Corticotropin releasing hormone) wirken Glucocorticoide und Mineralcorticoide gleich stark.
(B) Ein Insulinhypoglykämietest vermag den Cortisolspiegel nicht weiter zu steigern.
(C) Die Cortisol-bedingte Steuerung des Hypothalamus-Hypophysen-Systems durch Rückkopplung ist gestört.
(D) Die circadiane Rhythmik der Cortisolsekretion ist gestört.
(E) Es besteht in der Regel eine bilaterale Nebennierenrinden-Hyperplasie mit erhöhtem ACTH-Spiegel.

5.108 Welcher der genannten Befunde ist **nicht** mit der Annahme eines zentralen Cushing-Syndroms vereinbar?

(A) bilaterale Nebennierenrindenhyperplasie
(B) Hirsutismus bei sekundärer Amenorrhoe
(C) Hypertonie bei Polyglobulie
(D) Nüchterncortisol nicht durch Gabe von 2 mg Dexamethason am Abend vorher supprimierbar
(E) erniedrigte basale ACTH-Spiegel

5.109 Patienten mit Cushing-Syndrom

(1) sind vermehrt suizidal gefährdet
(2) sind oft sehr adynam
(3) klagen oft über Kreuzschmerzen
(4) haben oft eine diabetische Stoffwechsellage
(5) neigen zu Sugillationen nach Mikrotraumen

(A) nur 1 und 4 sind richtig
(B) nur 2, 3 und 4 sind richtig
(C) nur 1, 2, 3 und 5 sind richtig
(D) nur 2, 3, 4 und 5 sind richtig
(E) 1–5 = alle sind richtig

5.110 Eine 30jährige Patientin hat ein sicheres Cushing-Syndrom. Man vermutet, daß die Erkrankung durch ein Nebennierenrinden-Adenom hervorgerufen ist. Welcher Befund paßt **nicht** zu dieser Annahme?

(A) Der Cortisol-Tagesrhythmus ist aufgehoben.
(B) Der Insulinhypoglykämietest führt zu keinem weiteren Anstieg der Cortisolspiegel.
(C) Lysin-Vasopressin stimuliert die ACTH- und Cortisol-Sekretion.
(D) Der erhöhte Serumcortisolwert ist durch 2 mg Dexamethason nicht zu supprimieren.
(E) Die Patientin hat eine Amenorrhoe.

5.111 Welche Aussage trifft **nicht** zu?

Ein Cushing-Syndrom kann durch folgende Ursachen entstehen:

(A) Hyperaldosteronismus
(B) Störung des normalen hypothalamisch-hypophysären Regelmechanismus der Nebennieren
(C) ACTH produzierender Tumor
(D) Nebennierenrindenadenom
(E) Überangebot an exogenen Glucocorticosteroiden

5.112 Folge(n) einer langfristigen Therapie mit Glucocorticoiden kann/können sein:

(1) Osteoporose
(2) sekundäre Nebennierenrindeninsuffizienz
(3) Ulcusbildung
(4) vermehrte Gluconeogenese

(A) nur 1 ist richtig
(B) nur 2 und 4 sind richtig
(C) nur 1, 2 und 4 sind richtig
(D) nur 2, 3 und 4 sind richtig
(E) 1–4 = alle sind richtig

5.113 Eine 30jährige Frau (164 cm, 70 kg) wird Ihnen wegen ihres Übergewichts vorgestellt. Welcher der folgenden klinischen Befunde paßt **nicht** zur Verdachtsdiagnose Cushing-Syndrom?

(A) proportionierte Adipositas
(B) Striae distensae rubrae
(C) Muskelatrophie der Extremitäten
(D) multiple Hämatome der Haut
(E) Hirsutismus

■5.106 C   ■5.107 A   ■5.108 E   ■5.109 E   ■5.110 C   ■5.111 A   ■5.112 E   ■5.113 A

5.114 Bei Patienten mit endogenem Cushing-Syndrom ist der normale Tagesrhythmus der Serumcortisolspiegel aufgehoben,

weil

beim zentralen M. Cushing die ACTH-Mehrsekretion Ursache des Hypercortisolismus ist.

5.115 Folgende Beschwerden und Symptome einer adipösen Patientin passen zur Verdachtsdiagnose Cushing-Syndrom

(1) Zunahme des Oberarmumfanges
(2) neu aufgetretene Schmerzen in der Wirbelsäule
(3) Schwächegefühl in den Oberschenkeln
(4) flächenhafte Hautblutungen nach kleinen Verletzungen

(A) nur 1 ist richtig
(B) nur 4 ist richtig
(C) nur 2 und 3 sind richtig
(D) nur 2, 3 und 4 sind richtig
(E) 1–4 = alle sind richtig

Ordnen Sie die Befunde der Liste 2 den Ursachen eines Cushing-Syndroms der Liste 1 zu!

Liste 1

5.116 Cushing-Syndrom bei Nebennierenrindenadenom

5.117 Cushing-Syndrom bei Hypophysenvorderlappenadenom

Liste 2

(A) 9 Uhr Nüchterncortisolspiegel erhöht, Tagesrhythmus aufgehoben, 9 Uhr Nüchtern-ACTH-Spiegel erniedrigt
(B) 9 Uhr Nüchterncortisol und 9 Uhr Nüchtern-ACTH-Spiegel erniedrigt, geringer Cortisolanstieg im ACTH-Stimulationstest
(C) 9 Uhr Nüchterncortisol erhöht, Tagesrhythmus aufgehoben, 9 Uhr Nüchtern-ACTH-Spiegel erhöht
(D) 9 Uhr Nüchterncortisolspiegel erniedrigt, 9 Uhr Nüchtern-ACTH-Spiegel erhöht
(E) normale Cortisol- und ACTH-Spiegel, normale zirkadiane Rhythmik

5.118 Für das Conn-Syndrom (primärer Hyperaldosteronismus) sind folgende Befunde bzw. Symptome typisch:

(1) Fußrücken-, Knöchel-, Unterschenkelödeme
(2) arterielle Hypertonie
(3) metabolische Azidose
(4) metabolische Alkalose
(5) Hyperkaliämie

(A) nur 2 ist richtig
(B) nur 2 und 4 sind richtig
(C) nur 2 und 5 sind richtig
(D) nur 1, 3 und 5 sind richtig
(E) nur 2, 4 und 5 sind richtig

5.119 Welche der folgenden Aussagen zum primären Aldosteronismus (Conn-Syndrom) trifft zu?

(A) Der primäre Aldosteronismus ist eine der häufigsten Ursachen der arteriellen Hypertonie.
(B) Bei primärem Aldosteronismus ist die Plasmareninaktivität erhöht.
(C) Der primäre Aldosteronismus kann durch bilaterale noduläre Nebennierenrindenhyperplasie oder durch ein unilaterales Adenom bedingt sein.
(D) Ein Aldosteron produzierendes Adenom ist ausgeschlossen, wenn bei der Computertomographie der Nebennierenloge kein auffälliger Befund erhoben wird.
(E) Bei primärem Aldosteronismus ist die bilaterale Adrenektomie indiziert.

5.120 Die Hypokaliämie beim Conn-Syndrom geht einher mit:

(A) metabolischer Alkalose
(B) Hypocalcämie
(C) respiratorischer Alkalose
(D) respiratorischer Azidose
(E) Hyponatriämie

■5.114 B   ■5.115 D   ■5.116 A   ■5.117 C   ■5.118 B   ■5.119 C   ■5.120 A

5.121 Ein 25jähriger nordfriesischer Bauer kommt wegen rapider Gewichtsabnahme von 8 kg und seit etwa 24 Stunden bestehender Verwirrtheit mit deliranten Phasen zur Notaufnahme. Aufgrund einer deutlichen Pigmentzunahme, besonders auch der Handlinien, denken Sie an eine Addisonkrise.

Welche Beschwerde/Befunde passen zu Ihrer Annahme?

(1) extreme Muskelschwäche, schmerzhafte Crampi
(2) Erbrechen, pseudoperitonitische Oberbauchschmerzen
(3) Natrium i. S. 160 mmol/l, Kalium 2,9 mmol/l, Blut-pH 7,5
(4) Blutglucose 37,2 mmol/l = 6,7 g/l (670 mg%), Kußmaulsche Atmung
(5) RR 75/55 mmHg, Exsikkose

(A) nur 3 ist richtig
(B) nur 1 und 2 sind richtig
(C) nur 1, 2 und 3 sind richtig
(D) nur 1, 2 und 5 sind richtig
(E) nur 1, 2, 4 und 5 sind richtig

H 85
5.122 Ein 23jähriger Mann klagt seit 12 Wochen über zunehmende Ermüdbarkeit und Muskelschwäche. Die Haut und die Innenseite der Unterlippe seien dunkler geworden. Er hat 6 kg an Gewicht abgenommen. Es besteht keine Zunahme des Durstgefühls.

Welche der nachfolgenden Diagnosen paßt am besten zu dem Symptomenkomplex?

(A) Diabetes mellitus Typ I
(B) primäre Nebennierenrindeninsuffizienz
(C) primärer Hyperparathyreoidismus
(D) komplette Hypophysenvorderlappeninsuffizienz
(E) primäre Hypothyreose

Ordnen Sie den in Liste 1 aufgeführten endokrinen Störungen beim Morbus Addison die in Liste 2 aufgeführten Symptome zu:

Liste 1

5.123 Mineralocorticosteroidmangel

5.124 Glucocorticosteroidmangel

5.125 regulatorische ACTH- (und MSH-) Mehrsekretion

Liste 2
(A) Vitiligo
(B) Salzhunger, Hypovolämie
(C) Hypoglykämieneigung
(D) Pigmentationszunahme
(E) Verlust der Axillarbehaarung (Frauen)

5.126 Bei folgenden Erkrankungen ist die Aldosteronsekretion typischerweise vermindert:

(1) maligne Hypertonie
(2) nephrotisches Syndrom
(3) Morbus Addison
(4) Leberzirrhose
(5) Herzinsuffizienz

(A) nur 3 ist richtig
(B) nur 1 und 4 sind richtig
(C) nur 4 und 5 sind richtig
(D) nur 1, 3 und 5 sind richtig
(E) nur 2, 3 und 4 sind richtig

5.127 Als Ursachen der primären Nebennierenrindeninsuffizienz bzw. des adrenal bedingten Cortisolmangels kommen in Frage:

(1) Enzymdefekte der Cortisolbiosynthese
(2) Autoimmunreaktion
(3) Tuberkulose
(4) Blutung in die Nebennieren
(5) Metastasen (Bronchialkarzinom)

(A) nur 1 ist richtig
(B) nur 2 und 5 sind richtig
(C) nur 3 und 4 sind richtig
(D) nur 3, 4 und 5 sind richtig
(E) 1–5 = alle sind richtig

Antwort	Aussage 1	Aussage 2	Verknüpfung
A	richtig	richtig	richtig
B	richtig	richtig	falsch
C	richtig	falsch	–
D	falsch	richtig	–
E	falsch	falsch	–

■5.121 D   ■5.122 B   ■5.123 B   ■5.124 C   ■5.125 D   ■5.126 A   ■5.127 E

5.128 Der Mangel an Mineralocorticosteroiden (Aldosteron) ist eine Ursache für die typischen Symptome der sekundären Nebennierenrindeninsuffizienz,

weil

der Mangel an Corticotropin (ACTH) zur sekundären Nebennierenrindeninsuffizienz führt.

Ordnen Sie den Krankheitsbildern der Liste 1 die jeweils charakteristischen funktionellen Befunde der Liste 2 zu!

Liste 1

5.129 Hypophysär bedingte Nebennierenrindeninsuffizienz

5.130 Adrenal bedingte Nebennierenrindeninsuffizienz

5.131 Hypothalamisch bedingte Nebennierenrindeninsuffizienz

Liste 2

(A) Cortisolspiegel zwischen 8 und 9 Uhr erniedrigt und durch ACTH nicht stimulierbar
(B) Cortisol- und ACTH-Spiegel zwischen 8 und 9 Uhr erniedrigt und durch Corticotropin Releasing Factor bzw. Lysin-Vasopressin nicht stimulierbar
(C) Cortisol- bzw. ACTH-Spiegel zwischen 8 und 9 Uhr erniedrigt und durch Corticotropin Releasing Factor bzw. Lysin-Vasopressin stimulierbar
(D) Cortisolspiegel zwischen 8 und 9 Uhr erhöht bei erhaltener zirkadianer Rhythmik
(E) Cortisolspiegel zwischen 8 und 9 Uhr normal bei erhaltener zirkadianer Rhythmik

Ordnen Sie jeder der Funktionsstörungen der Nebenniere in Liste 1 den jeweils für die Diagnose entscheidenden Stimulationstest in Liste 2 zu!

Liste 1

5.132 primäre Nebennierenrindeninsuffizienz

5.133 hypophysär bedingte Nebennierenrindeninsuffizienz

5.134 hypothalamisch bedingte Nebennierenrindeninsuffizienz

Liste 2

(A) Choriongonadotropin (HCG)-Test
(B) Corticotropin-Releasing-Faktor (Lysin-Vasopressin)-Stimulationstest
(C) Insulinhypoglykämietest
(D) ACTH-Belastungstest
(E) Glukagontest

5.135 Welche der nachfolgenden Aussagen über Phäochromozytome trifft (treffen) zu?

(1) Es können akut bedrohliche Blutdruckkrisen auftreten.
(2) Phäochromozytome sind immer im Nebennierenmark lokalisiert.
(3) Phäochromozytome sind selten gutartig.
(4) Bei Patienten mit Phäochromozytomen sind Katecholamin-Bestimmungen im Plasma angezeigt.

(A) nur 2 ist richtig
(B) nur 1 und 2 sind richtig
(C) nur 1 und 4 sind richtig
(D) nur 3 und 4 sind richtig
(E) nur 1, 2 und 4 sind richtig

5.136 Bei der Diagnostik des Phäochromozytoms ist die Durchführung von Provokationstesten (Glucagon) bzw. Lysistesten (Phentolamin) gefährlich,

weil

der Provokationstest beim Phäochromozytom vital bedrohliche hypertone Krisen oder eine akute Linksherzinsuffizienz auslösen kann, bzw. beim Lysistest sich eine schwere Hypotonie oder ein Kreislaufschock entwickeln kann.

■5.128 D   ■5.129 B   ■5.130 A   ■5.131 C   ■5.132 D   ■5.133 B   ■5.134 C   ■5.135 C   ■5.136 A

5.137 Welche Aussage trifft **nicht** zu?

Zur Diagnose eines unbehandelten symptomatischen zentralen Diabetes insipidus paßt

(A) Zwangspolyurie von 10 Liter pro 24 Stunden
(B) Gewichtsabnahme, Exsikkose
(C) supraselläre Verkalkung in der seitlichen Schädelaufnahme
(D) spezifisches Gewicht von 1021 im Durstversuch (Urin)
(E) Hyperosmolalität im Serum von 312 mosm/kg

5.138 Ein Diabetes insipidus ist als „symptomatisch und zentral" zu klassifizieren

(1) bei Kraniopharyngeom
(2) bei supraselläre Metastase eines Bronchuskarzinoms
(3) bei Keilbeinmeningeom
(4) bei Zystennieren
(5) nach Operation eines Prolaktin produzierenden Hypophysenvorderlappenadenoms

(A) nur 1 und 5 sind richtig
(B) nur 2 und 4 sind richtig
(C) nur 1, 3 und 5 sind richtig
(D) nur 1, 2, 3 und 5 sind richtig
(E) 1–5 = alle sind richtig

5.139 Ein Diabetes insipidus kann durch folgende Ursachen hervorgerufen werden:

(1) Tumoren des Hypothalamus und/oder des Hypophysen-Hinterlappens
(2) akute lymphozytäre Meningitis
(3) Osteosarkom der Schädelkalotte
(4) Schädeltrauma mit Zerstörung des Hypophysenstieles
(5) Endorganresistenz der Niere gegenüber Vasopressin

(A) nur 1, 3 und 5 sind richtig
(B) nur 1, 4 und 5 sind richtig
(C) nur 2, 3 und 4 sind richtig
(D) nur 2, 3 und 5 sind richtig
(E) nur 2, 4 und 5 sind richtig

F 86
5.140 Folgende Aussagen gelten für den Diabetes insipidus neurohormonalis:

(1) Es besteht eine Polydipsie mit Zwangscharakter.
(2) Nach Gabe eines Vasopressin-Analogons (z.B. Minirin®) ist keine Änderung der Harnmenge pro Stunde zu erwarten.
(3) Bei der massiven Polyurie wird auch Eiweiß mit ausgeschieden, so daß sekundärer Eiweißmangel droht.
(4) Bei Flüssigkeitsbeschränkung droht Exsikkose mit Hyperelektrolytämie.

(A) nur 1 ist richtig
(B) nur 1 und 3 sind richtig
(C) nur 1 und 4 sind richtig
(D) nur 2 und 3 sind richtig
(E) nur 1, 2 und 4 sind richtig.

F 86
5.141 Steigt die Urinosmolalität nach i.m.-Injektion von 5 E Vasopressintannat (ADH) von 210 auf 670 mOsm/kg, so spricht dies für einen Diabetes insipidus renalis,

weil

exogenes ADH die renale Wasserrückresorption bei der psychogenen Polydipsie so steigern kann, daß die Urinosmolalität deutlich zunimmt.

H 87
5.142 Ein Diabetes insipidus renalis ist gekennzeichnet durch

(1) gestörtes Konzentrationsvermögen der Niere
(2) signifikante Zunahme der Urinosmolarität nach Infusion 2,5%iger NaCl-Lösung
(3) signifikante Zunahme der Urinosmolarität nach Gabe von Vasopressin (d DAVP)

(A) nur 3 ist richtig
(B) nur 1 und 2 sind richtig
(C) nur 1 und 3 sind richtig
(D) nur 2 und 3 sind richtig
(E) 1–3 = alle sind richtig

Antwort	Aussage 1	Aussage 2	Verknüpfung
A	richtig	richtig	richtig
B	richtig	richtig	falsch
C	richtig	falsch	–
D	falsch	richtig	–
E	falsch	falsch	–

■5.137 D   ■5.138 D   ■5.139 B   ■5.140 C   ■5.141 D   ■5.142 B

5.143 Welche der folgenden Erkrankungen kann (können) eine Gynäkomastie bewirken?

(1) Leberzirrhose
(2) M. Addison
(3) Klinefelter-Syndrom
(4) Chorionkarzinom des Hodens

(A) nur 1 ist richtig
(B) nur 2 und 3 sind richtig
(C) nur 3 und 4 sind richtig
(D) nur 1, 3 und 4 sind richtig
(E) 1–4 = alle sind richtig

5.144 Typisch für den angeborenen oder im Kindesalter erworbenen primären männlichen Hypogonadismus sind beim zwanzigjährigen Patienten

(1) Klagen über das „Aussehen"
(2) spontane Klagen über Verlust von Libido und Potenz
(3) verminderte oder kindliche Größe von Testes und Penis, fehlende Pigmentation des Skrotums
(4) wächserne, faltige, blasse, dünne Haut, pelzkragenförmiger Haaransatz
(5) eunuchoidaler Hochwuchs: halbe Spannweite ist länger als die Oberlänge

(A) nur 2 und 5 sind richtig
(B) nur 3 und 4 sind richtig
(C) nur 2, 3 und 5 sind richtig
(D) nur 1, 4 und 5 sind richtig
(E) nur 1, 3, 4 und 5 sind richtig

6 Niere und ableitende Harnwege

6.1 Bei welcher der folgenden Erkrankungen liegt eine durch spezifische Antikörper gegen die glomeruläre Basalmembran hervorgerufene Nephritis (Antibasalmembranglomerulonephritis) vor?

(A) systemischer Lupus erythematodes
(B) Goodpasture-Syndrom
(C) Sklerodermie
(D) Periarteriitis nodosa
(E) Poststreptokokkenglomerulonephritis

6.2 Typisch für das Goodpasture-Syndrom ist:

(A) massive Blutung aus Erosionen der Magenschleimhaut
(B) massive Blutung aus Ösophagusvarizen
(C) massive Blutung in die Lungen
(D) massive Blutung in das Nierenbecken
(E) Massenblutung in das Gehirn

6.3 Welche Aussage trifft **nicht** zu?

Beim Goodpasture-Syndrom

(A) entstehen in den Lungen heftige, nicht selten tödliche Blutungen
(B) lassen sich Autoantikörper immunfluoreszenzmikroskopisch entlang der Basalmembranen der Glomerula der Nieren und der Lungenkapillaren nachweisen
(C) entstehen ausgedehnte Nekrosen in den Glomerula der Nieren
(D) entwickelt sich eine betont extrakapilläre, proliferative Glomerulonephritis (Halbmondnephritis)
(E) besteht eine anaphylaktische Sofortreaktion vom Typ I

6.4 Welcher der folgenden Immunmechanismen liegt typischerweise einem Goodpasture-Syndrom zugrunde?

(A) Bildung zirkulierender Antigen-Antikörper-Immunkomplexe
(B) Anti-GBM (Glomerulusbasalmembran)-Antikörperbildung
(C) alternative Komplementaktivierung
(D) T-Lymphozyten-Mangel
(E) monoklonale Paraproteinbildung

6.5 Die anti-Glomerulum-Basalmembran-Nephritis ist durch folgende Merkmale charakterisiert:

(1) Ablagerung von Immunkomplexen
(2) rasche Progression
(3) extrakapilläre Proliferation der Bowmanschen Kapselepithelien
(4) fokal-segmentale Nekrosen der Glomerula
(5) erhöhter Komplementtiter im Serum
(6) Tubulusepithelnekrosen

(A) nur 1, 3 und 4 sind richtig
(B) nur 2, 3 und 4 sind richtig
(C) nur 2, 3 und 5 sind richtig
(D) nur 2, 5 und 6 sind richtig
(E) nur 1, 4, 5 und 6 sind richtig

■5.143 D   ■5.144 E   ■6.1 B   ■6.2 C   ■6.3 E   ■6.4 B   ■6.5 B

F 81
6.6 Bei folgenden Nephropatien darf mit Spontanheilungen gerechnet werden:

(1) sog. minimal change Glomerulopathie
(2) diabetische Glomerulosklerose
(3) akute Poststreptokokkenglomerulonephritis
(4) chronische extrakapillär proliferative Glomerulonephritis
(5) Nierenrindennekrose post partum

(A) nur 5 ist richtig
(B) nur 1 und 3 sind richtig
(C) nur 2 und 3 sind richtig
(D) nur 1, 2 und 3 sind richtig
(E) nur 3, 4 und 5 sind richtig

6.7 Welche Aussage trifft **nicht** zu?

Für eine rapid progressive Glomerulonephritis sind folgende Befunde typisch:

(A) Proteinurie
(B) Hämaturie
(C) Azotämie
(D) sonographisch kleine Nieren
(E) histologisch „Halbmondbild" im Bowmanschen Kapselraum

F 85
6.8 Welche der folgenden Befunde spricht **gegen** die Annahme einer rapid-progressiv verlaufenden Glomerulonephritis?

(A) Proteinausscheidung weniger als 5 g/d
(B) Urinausscheidung weniger als 100 ml/d
(C) erhöhter Antistreptolysintiter (1 : 400)
(D) Nachweis von Escherichia coli im Mittelstrahlurin (10^4 Keime/ml)
(E) Nachweis einer selektiv mikromolekular-tubulären Proteinurie

6.9 Eine akute Poststreptokokkenglomerulonephritis ist

(A) Folge der direkten Einwirkung von Bakterien auf das Nierenparenchym (Keimbesiedlung der Nieren)
(B) Folge der Keimbesiedlung des Nierenbeckenkelchsystems
(C) Folge der Reaktion des Körpers auf eine extrarenale Infektion
(D) Folge eines Antikörpermangelsyndroms
(E) Folge eines vesiko-ureteralen Refluxes

6.10 Die Glomerulonephritis ist eine prognostisch ungünstige Komplikation des systemischen Lupus erythematodes,

weil

die Lupusnephritis (L.E.-Nephritis) häufig zur globalen Niereninsuffizienz führt.

6.11 Welche Aussage trifft **nicht** zu?

Zu den Befunden bei einer diabetischen Nephropathie können gehören:

(A) Proteinurie
(B) Azotämie
(C) Zylindrurie
(D) Hyperkalziurie
(E) Isosthenurie

6.12 Bei Patienten mit Urinvolumina von mehr als 2 l/d können die harnpflichtigen Substanzen im Serum nicht erhöht sein,

weil

die Ausscheidung harnpflichtiger Substanzen von der Größe des Glomerulusfiltrates abhängt.

Antwort	Aussage 1	Aussage 2	Verknüpfung
A	richtig	richtig	richtig
B	richtig	richtig	falsch
C	richtig	falsch	–
D	falsch	richtig	–
E	falsch	falsch	–

■6.6 B   ■6.7 D   ■6.8 E   ■6.9 C   ■6.10 A   ■6.11 D   ■6.12 D

6.13 Das an- oder oligurisch verlaufende akute Nierenversagen ist mögliche Folge einer/s

(1) chronischen Glomerulonephritis
(2) chronischen Pyelonephritis
(3) hämorrhagischen Schocks
(4) kardiogenen Schocks
(5) Transfusionszwischenfalls

(A) nur 1 und 2 sind richtig
(B) nur 3 und 4 sind richtig
(C) nur 4 und 5 sind richtig
(D) nur 1, 2 und 5 sind richtig
(E) nur 3, 4 und 5 sind richtig

F 87
6.14 Die Behandlung eines akuten an- oder oligurisch verlaufenden Nierenversagens besteht in erster Linie in

(A) Hungern und Dursten
(B) Apfel-Reis-Diät
(3) kalorienarmer Kost
(D) Flüssigkeitszufuhr ad libitum
(E) bilanzierter Flüssigkeits- und Elektrolytzufuhr

6.15 Für die Bemessung der Flüssigkeitszufuhr sind beim an- oder oligurischen Patienten welche 3 Kriterien maßgebend?

(1) Durstempfinden
(2) trockene Zunge
(3) zentralvenöser Druck
(4) ausgeschiedene Urinmenge pro 24 Std.
(5) röntgenologischer Lungenbefund

(A) nur 1, 2 und 3 sind richtig
(B) nur 1, 3 und 4 sind richtig
(C) nur 1, 4 und 5 sind richtig
(D) nur 2, 4 und 5 sind richtig
(E) nur 3, 4 und 5 sind richtig

6.16 Die isosthenurische Polyurie im letzten Stadium des akuten Nierenversagens kann führen zu

(1) Hypokaliämie
(2) Hyperkaliämie
(3) Hyponaträmie
(4) Exsikkose
(5) Hypoproteinämie

(A) nur 2 ist richtig
(B) nur 1 und 4 sind richtig
(C) nur 2 und 5 sind richtig
(D) nur 1, 3 und 4 sind richtig
(E) nur 2, 3, 4 und 5 sind richtig

6.17 Ein akutes Nierenversagen kann als Komplikation folgender Erkrankungen auftreten:

(1) akute interstitielle Nephritis
(2) Hämolyse
(3) Rhabdomyolyse
(4) akute Glomerulonephritis
(5) kardiogener Schock

(A) nur 3 ist richtig
(B) nur 5 ist richtig
(C) nur 3 und 5 sind richtig
(D) nur 1, 3, 4 und 5 sind richtig
(E) 1–5 = alle sind richtig

6.18 Welche Aussage trifft **nicht** zu?

Mögliche Folgen der Überwässerung bei An- oder Oligurie sind:

(A) Hochdruck
(B) Anstieg des plasmaonkotischen Druckes
(C) interstitielles Lungenödem
(D) alveoläres Lungenödem
(E) Verminderung der Proteinkonzentration im Serum

6.19 Das Stadium der hyposthenurischen Polyurie bei akutem Nierenversagen ist typischerweise bedingt durch

(A) Hypokaliämie
(B) Hypercalcämie
(C) Glucosurie
(D) ADH-Mangel
(E) ADH-Refraktärität der distalen Tubuli und der Sammelrohre

■6.13 E   ■6.14 E   ■6.15 E   ■6.16 D   ■6.17 E   ■6.18 B   ■6.19 E

[H 81]
6.20 Welche Aussagen zum akuten Nierenversagen treffen zu?

(1) Das akute Nierenversagen ist in 10–20% der Fälle nephrotoxischer Genese.
(2) Das akute Nierenversagen ist stets eine zum Tode führende Erkrankung.
(3) Das akute Nierenversagen ist häufig Komplikation einer extrarenalen Grunderkrankung (z. B. Trauma oder Operation).
(4) Während der oligurischen Phase des akuten Nierenversagens ist der Patient in der Regel durch renale Kaliumverluste bedroht.
(5) Bei Patienten mit akutem Nierenversagen ist eine Bilanzierung des Wasser- und Elektrolythaushaltes unerläßlich.

(A) nur 1 und 2 sind richtig
(B) nur 2 und 4 sind richtig
(C) nur 1, 2 und 3 sind richtig
(D) nur 1, 3 und 5 sind richtig
(E) nur 3, 4 und 5 sind richtig

[F 87]
6.21 Patienten mit An- oder Oligurie bei akutem Nierenversagen sind besonders gefährdet durch

(1) Exsikkose
(2) Hypercalcämie
(3) Überhydrierung
(4) Lungenödem
(5) Hyperkaliämie

(A) nur 3 ist richtig
(B) nur 1 und 5 sind richtig
(C) nur 2, 3 und 4 sind richtig
(D) nur 3, 4 und 5 sind richtig
(E) nur 2, 3, 4 und 5 sind richtig

Folgende Angaben beziehen sich auf die Aufgaben Nr. 6.22, Nr. 6.23 und Nr. 6.24.

Ein 18jähriger Patient wurde wegen Blässe, Gewichtsabnahme und abdominellen Tumor aufgenommen. Bei der Aufnahme lag die Serumkreatininkonzentration bei 85 μmol/l (1 mg/dl), die Serumharnsäurekonzentration bei 265 μmol/l (4,5 mg/dl). Es wurde ein malignes Lymphom diagnostiziert und eine zytostatische Therapie eingeleitet. Am 4. Tag der Behandlung wird eine Oligurie festgestellt. Die Serumkreatininkonzentration liegt jetzt bei 884 μmol/l (10 mg/dl), der Serumharnsäurespiegel bei 2830 μmol/l (48 mg/dl). Eiweißausscheidung im Urin 1,5 g/d, im Urinsediment 10 Leukozyten und 15 Erythrozyten/Gesichtsfeld, Urinosmolarität 310 mosmol/l, Urinnatriumkonzentration 120 mmol/l.

[F 88]
6.22 Welche der folgenden Diagnosen ist am wahrscheinlichsten?

(A) akutes Nierenversagen
(B) postrenales Nierenversagen durch Ureterkompression
(C) prärenales Nierenversagen durch Dehydratation
(D) nephrotisches Syndrom
(E) akute Glomerulonephritis

[F 88]
6.23 Welche Ursache liegt der Nierenerkrankung am ehesten zugrunde?

(A) renale Manifestation der Grundkrankheit
(B) akute Hämolyse
(C) Hyperurikämie
(D) Nephrotoxizität der Zytostatika
(E) Urosepsis

■6.20 D   ■6.21 D   ■6.22 A   ■6.23 C

[F 88]
6.24 Zur Behandlung der Nierenerkrankung sind folgende Maßnahmen geeignet:

(1) Ansäuerung des Urins
(2) Dialyse
(3) Gabe von Glucocorticoiden
(4) Antibiotikatherapie
(5) Anhebung des Urin-pH und bilanzierte Flüssigkeitszufuhr

(A) nur 1 ist richtig
(B) nur 4 ist richtig
(C) nur 1 und 4 sind richtig
(D) nur 2 und 5 sind richtig
(E) nur 2, 3, 4 und 5 sind richtig

6.25 Die Anämie bei chronischer Niereninsuffizienz ist hauptsächlich bedingt durch

(1) toxische Knochenmarksschäden
(2) Erythropoetinmangel
(3) urämische Osteopathie
(4) Hypertonie
(5) Vitamin E-Mangel

(A) nur 3 ist richtig
(B) nur 1 und 2 sind richtig
(C) nur 1 und 5 sind richtig
(D) nur 1, 2 und 3 sind richtig
(E) nur 1, 2 und 4 sind richtig

6.26 Bei Patienten mit fortgeschrittener Niereninsuffizienz ist die Gabe von sogenannten kaliumsparenden Diuretika (z.B. Spironolacton) gefährlich,

weil

bei fortgeschrittener Niereninsuffizienz die Fähigkeit zur renalen Kaliumelimination in der Regel eingeschränkt ist und es daher zu bedrohlicher Hyperkaliämie kommen kann.

6.27 Bei einem Patienten mit chronischer Niereninsuffizienz finden Sie ein Serumcalcium von 2,4 mmol/l (4,8 mval/l) und ein anorganisches Serumphosphat von 2,9 mmol/l ≙ 90 mg/l (9 mg%) Phosphor.

Diese Befundkonstellation spricht bei diesem Patienten für

(A) Urogenitaltuberkulose
(B) Zollinger-Ellison-Syndrom
(C) sog. sekundären Hyperparathyreoidismus
(D) diabetische Ketoazidose
(E) parathyreoprive Tetanie

[F 82]
6.28 Welche der folgenden biochemischen Befundkonstellationen spricht für eine fortgeschrittene chronische Niereninsuffizienz?

(A) Gesamt-Eiweiß 76 g/l
    Serum-Osmolalität 291 mosmol/kg
    Serum-Natrium 140 mmol/l
(B) Serum-Kreatinin 88 µmol/l (1,0 mg%)
    Serum-Harnstoff-N 6 mmol/l (17 mg%)
    Serum-Harnsäure 494 µmol/l (8,3 mg%)
(C) Serum-Bicarbonat 8 mmol/l
    Serum-Calcium 1,4 mmol/l (2,8 mval/l)
    Serum-Phosphor 2,7 mmol/l (8,3 mg%)
(D) SGOT 17 U/l
    SGPT 11 U/l
    Serum-Amylase 173 U/l
(E) Blutzucker 3,7 mmol/l (67 mg%)
    Serum-Kalium 3,1 mmol/l
    Serum-Natrium 154 mmol/l

[F 85]
6.29 Bei Patienten mit chronischer Niereninsuffizienz (Serumkreatinin 309 µmol/l = 35 mg/l) ist stets eine arterielle Hypertonie nachzuweisen,

weil

die Ausscheidung harnpflichtiger Substanzen im Urin von der Größe der glomerulären Filtrationsrate abhängt.

[H 87]
6.30 Welche der folgenden Nierenpartialfunktionen ist im Verlauf einer chronischen interstitiellen Nephritis als letzte eingeschränkt?

(A) glomeruläre Filtrationsrate
(B) tubuläre Natriumresorption
(C) renales Konzentrationsvermögen
(D) renale Ammoniumausscheidung
(E) renale Säureelimination

[F 85]
6.31 Eine Störung des Konzentrationsvermögens der Niere einschließlich Diabetes insipidus centralis oder renalis kann bei folgenden Erkrankungen vorkommen:

(1) Gicht
(2) Sarkoidose
(3) Solitärzyste der Niere
(4) Hypercalcämie
(5) endogene Depression, die mit Lithium behandelt wird

(A) nur 1 und 3 sind richtig
(B) nur 2 und 4 sind richtig
(C) nur 3 und 5 sind richtig
(D) nur 1, 2, 4 und 5 sind richtig
(E) 1–5 = alle sind richtig

■6.24 D   ■6.25 B   ■6.26 A   ■6.27 C   ■6.28 C   ■6.29 D   ■6.30 A   ■6.31 D

6.32 Bei einer 30jährigen Dialysepatientin mit chronisch terminaler Niereninsuffizienz werden im Serum folgende Werte bestimmt:
alkalische Phosphatase 300 U/l (normal bis 180 U/l),
gamma-GT 25 U/l (normal bis 20 U/l),
Calcium 2,1 mmol/l (normal bis 2,6 mmol/l),
Kreatinin 120 mg/l (normal bis 12 mg/l),
Phosphat 3,0 mmol/l (normal bis 1,5 mmol/l).

Diese Befunde sprechen am ehesten für

(A) eine Leberzirrhose
(B) die Einnahme von Antikonzeptiva
(C) einen sekundären Hyperparathyreoidismus
(D) eine Cholangitis
(E) Knochenmetastasen

6.33 Einem nephrotischen Syndrom können ursächlich zugrunde liegen:

(1) entzündliche Nierenerkrankung
(2) diabetische Glomerulosklerose
(3) Nierenamyloidose
(4) Stenose einer Nierenarterie
(5) Stenose beider Nierenarten

(A) nur 1 ist richtig
(B) nur 2 und 3 sind richtig
(C) nur 1, 2 und 3 sind richtig
(D) nur 1, 2, 3 und 5 sind richtig
(E) 1–5 = alle sind richtig

F 85
6.34 Welche Aussage trifft **nicht** zu?

Bei Vorliegen eines nephrotischen Syndroms infolge einer primären Nierenerkrankung

(A) kommt es häufig zu einer nichtselektiven Proteinurie
(B) besteht bei gleichzeitig verminderter Antithrombin-III-Konzentration ein erhöhtes Thromboserisiko
(C) ist eine Hypovolämie typisch
(D) sind die Gammaglobuline typischerweise im Serum vermindert
(E) stellt die Albuminsubstitution eine kausaltherapeutische Maßnahme dar.

6.35 Das nephrotische Syndrom geht in der Regel mit einer glomerulären Schädigung einher,

weil

es keine renal-tubulär bedingte Proteinurie gibt.

6.36 Beim Erwachsenen ist die Prognose des nephrotischen Syndroms immer günstig,

weil

die Hypertonie nicht zu den charakteristischen Merkmalen des nephrotischen Syndroms gehört.

F 88
6.37 Ein 19jähriger Angestellter bemerkte innerhalb von 4 Wochen eine Gewichtszunahme von 20 kg ohne wesentliche Beeinträchtigung des Allgemeinbefindens. Anamnestisch kein Infekt, keine Medikamenteneinnahme, keine Miktionsbeschwerden.

Befund: Weiche Ödeme im Bereich der unteren Extremitäten, Anasarka, Pleuraerguß rechts, Blutdruck 120/90 mmHg, Herzfrequenz um 90/min. Die Abbildung Nr. 9 des Bildanhangs zeigt die Serumelektrophorese bei Aufnahme des Patienten im Krankenhaus und bei seiner Entlassung.

Welche Diagnose ist am wahrscheinlichsten?

(A) Leberzirrhose
(B) nephrotisches Syndrom
(C) generalisiertes Quincke-Ödem
(D) Herzinsuffizienz bei Myokarditis
(E) kardiale Dekompensation nach klinisch stumm verlaufenem Myokardinfarkt

Antwort	Aussage 1	Aussage 2	Verknüpfung
A	richtig	richtig	richtig
B	richtig	richtig	falsch
C	richtig	falsch	–
D	falsch	richtig	–
E	falsch	falsch	–

6.38 Folgende Erkrankungen können Ursache eines nephrotischen Syndroms sein:

(1) chronische Glomerulonephritis bei systemischem Lupus erythematodes
(2) Diabetes mellitus
(3) Amyloidose
(4) Zystennieren
(5) chronische Pyelonephritis

(A) nur 3 ist richtig
(B) nur 1, 2 und 3 sind richtig
(C) nur 1, 2, 3 und 4 sind richtig
(D) nur 1, 2, 3 und 5 sind richtig
(E) 1–5 = alle sind richtig

6.39 Folgende Veränderungen im Urin sind typisch für das nephrotische Syndrom (reine Lipoidnephrose):

(1) große Proteinurie
(2) Makrohämaturie
(3) sog. Malteser-Kreuze
(4) Leukozyturie
(5) hyaline Zylinder

(A) nur 1 ist richtig
(B) nur 2 ist richtig
(C) nur 2 und 4 sind richtig
(D) nur 1, 3 und 5 sind richtig
(E) 1–5 = alle sind richtig

6.40 Bei Patienten mit gastrointestinaler Blutung und dialysebedürftiger akuter Niereninsuffizienz wird der Anwendung der Peritonealdialyse oft der Vorzug gegeben,

weil

die für die Hämodialyse notwendige Heparin-Gabe die Blutungsgefahr weiter erhöht.

6.41 Welche Aussagen treffen zu?

(1) Peritoneal- und Hämodialyse sind bewährte Verfahren zur Therapie von Patienten mit dekompensierter Niereninsuffizienz.
(2) Zu den Nachteilen der Peritonealdialyse gehören der transperitoneale Eiweißverlust sowie die Gefahr der intraabdominalen Verletzung und Infektion.
(3) Eine Leichennierentransplantation ist wegen der genetisch bedingten Gewebsunverträglichkeit prinzipiell nicht möglich.
(4) Eine Dialysetherapie kann nach entsprechender Unterweisung des chronisch niereninsuffizienten Patienten und seiner Angehörigen auch bei ihm selbst zu Hause durchgeführt werden.
(5) Bei Transplantation einer Niere von Großmutter auf Enkeltochter ist mit einer Abstoßreaktion in der Regel nicht zu rechnen.

(A) nur 1 und 3 sind richtig
(B) nur 3 und 5 sind richtig
(C) nur 1, 2 und 4 sind richtig
(D) nur 2, 3 und 4 sind richtig
(E) 1–5 = alle sind richtig

6.42 Die Phenacetinnephropathie ist gekennzeichnet durch:

(1) Einschränkung des Konzentrationsvermögens der Nieren
(2) Polyglobulie
(3) Anämie
(4) metabolische Alkalose

(A) nur 4 ist richtig
(B) nur 1 und 2 sind richtig
(C) nur 1 und 3 sind richtig
(D) nur 2 und 4 sind richtig
(E) nur 1, 3 und 4 sind richtig

6.43 Welche Aussage(n) zur Morphologie der Analgetika-Nephropathie trifft (treffen) zu?

(1) Es besteht eine diffuse interstitielle Fibrose.
(2) Es besteht eine Atrophie der Tubuli.
(3) Es treten Papillennekrosen auf.
(4) Die Schädigung betrifft primär die Glomerula.

(A) nur 1 ist richtig
(B) nur 1 und 2 sind richtig
(C) nur 2 und 3 sind richtig
(D) nur 1, 2 und 3 sind richtig
(E) 1–4 = alle sind richtig

■ 6.38 B   ■ 6.39 D   ■ 6.40 A   ■ 6.41 C   ■ 6.42 C   ■ 6.43 D

Die folgenden Angaben beziehen sich auf die Aufgaben Nr. 6.44 und 6.45.

6.44 Sie werden nachts zu einem 73jährigen Patienten mit Herzschrittmacher in die Wohnung gerufen, weil der Patient zwar „einen Druck über der Harnblase" verspürt, aber seit Stunden keinen Urin mehr lassen kann. Es handelt sich am ehesten um folgendes Krankheitsbild:

(A) Nierensteinkolik
(B) Hypernephrom mit Blutung
(C) obstruktive Uropathie
(D) Parasystolie
(E) akute Glomerulonephritis

6.45 Welche der folgenden diagnostischen Maßnahmen trägt am ehesten zur Klärung dieser akuten Situation bei?

(A) EKG
(B) Perkussion der Harnblase
(C) Prüfung der Bauchdeckenreflexe
(D) BKS und Blutbild
(E) Rektoskopie

Ordnen Sie bitte jedem in Liste 1 genannten Befund die am ehesten zutreffende Diagnose (Liste 2) zu.

Liste 1

6.46 Nierensteine

6.47 Erythrozytenzylinder im Urinsediment

Liste 2

(A) Nierenzyste
(B) primärer Hyperparathyreoidismus
(C) Blasenpapillom
(D) akute Glomerulonephritis
(E) Blasendivertikel

6.48 Welche Aussage trifft **nicht** zu?

Eine metastatische Nephrokalzinose kann die Folge sein

(A) eines Plasmozytoms
(B) disseminierter Knochen- bzw. Knochenmarksmetastasen
(C) eines Hyperparathyreoidismus
(D) einer systematischen Sklerodermie
(E) einer Vitamin-D-Überdosierung

6.49 Welche Aussage trifft zu?

Nephrolithiasis

(A) ist oft klinisches Leitsymptom bei primärem Hyperparathyreoidismus
(B) geht meist mit metabolischer Alkalose einher
(C) führt in der Regel zu maligner Hypertonie
(D) findet sich gehäuft bei akuter Hepatitis
(E) Keine der Aussagen trifft zu.

6.50 Bei kompletter Anurie muß an einen mechanischen Verschluß der ableitenden Harnwege gedacht werden,

weil

bei einseitiger Uretersteinkolik die gegenseitige Niere in der Regel ihre Funktion einstellt.

6.51 Bei einer 35jährigen Patientin zeigen sich im i.v.-Urogramm multiple schattendichte Konkremente in beiden Nieren.

Folgende Erkrankungen bzw. Befunde müssen differentialdiagnostisch in Betracht gezogen werden:

(1) primärer Hyperparathyreoidismus
(2) renal-tubuläre Azidose
(3) Hypercalcurie
(4) Hyperventilationssyndrom

(A) nur 1 ist richtig
(B) nur 4 ist richtig
(C) nur 1, 2 und 3 sind richtig
(D) nur 2, 3 und 4 sind richtig
(E) 1–4 = alle sind richtig

Antwort	Aussage 1	Aussage 2	Verknüpfung
A	richtig	richtig	richtig
B	richtig	richtig	falsch
C	richtig	falsch	–
D	falsch	richtig	–
E	falsch	falsch	–

■6.44 C   ■6.45 B   ■6.46 B   ■6.47 D   ■6.48 D   ■6.49 A   ■6.50 C   ■6.51 C

F 87
6.52 Welche Aussage trifft **nicht** zu?

Eine Nephrokalzinose kann auftreten bei

(A) Hypoparathyreoidismus
(B) primärem Hyperparathyreoidismus
(C) Sarkoidose
(D) renal-tubulärer Azidose
(E) Vitamin D-Intoxikation

F 88
6.53 Bei der Nephrolithiasis im Rahmen der kompletten Form der distal-tubulären Azidose (Typ I der renalen tubulären Azidose) überwiegt die Oxalatsteinbildung,

weil

bei der kompletten Form der distal-tubulären Azidose (Typ I der renalen tubulären Azidose) Urin-pH-Werte zwischen 4,5 und 5,0 (gemessen in einer frisch gelassenen Urinportion) nicht erreicht werden können.

6.54 Bei einem Patienten wurde ein Ausscheidungsurogramm (siehe Abbildung Nr. 19 des Bildanhangs) angefertigt.

Wie lautet die wahrscheinlichste Diagnose?

(A) pyelonephritische Schrumpfniere
(B) Hypoplasie
(C) Tuberkulose
(D) raumfordernder extrarenaler Prozeß
(E) Hydronephrose

H 86
6.55 Folgende Faktoren können die Entstehung einer chronischen Pyelonephritis begünstigen:

(1) Prostataadenom mit Harnverhaltung
(2) Schwangerschaft
(3) Diabetes mellitus
(4) Gichtnephropathie
(5) Nephrolithiasis

(A) nur 1 und 3 sind richtig
(B) nur 1 und 5 sind richtig
(C) nur 4 und 5 sind richtig
(D) nur 2, 4 und 5 sind richtig
(E) 1-5 = alle sind richtig

H 87
6.56 Welche Aussage trifft **nicht** zu?

Prädisponierende Faktoren der rezidivierenden (chronischen) Pyelonephritis sind:

(A) Diabetes mellitus
(B) vesikorenaler Reflux
(C) Harnwegsobstruktionen (angeboren und erworben)
(D) Proteinurie
(E) neurogene Blasenentleerungsstörungen

H 85
6.57 Sie werden konsiliarisch zu einem operierten Patienten (Magenresektion wegen Ulkusblutung) gerufen, da bei ihm trotz einer Urinausscheidung von 2000 ml pro 24 Stunden ein Anstieg des Harnstoffwertes im Serum auf 15,7 mmol/l (94 mg%) beobachtet wurde.

Welche Aussage trifft zu?

(A) Im Hinblick auf das ausreichend große Harnvolumen muß es sich um eine Fehlbestimmung handeln.
(B) Der Patient sollte sofort hämodialysiert werden.
(C) Der Befund entspricht einem normalen postoperativen Verlauf nach Magenresektion.
(D) Zur Beurteilung der klinischen Situation sollten Serumkreatinin und Kalium umgehend bestimmt werden.
(E) Der erhöhte Serumharnstoffwert ist ein Hinweis für eine Nachblutung im Operationsbereich.

6.58 Das Radioisotopennephrogramm

(1) ersetzt die endogene Kreatininclearance
(2) orientiert im Seitenvergleich semiquantitativ über die Nierenfunktion
(3) gibt in Verbindung mit klinischen Befunden Aufschluß über das Vorliegen einer Harnabflußbehinderung
(4) erlaubt die Diagnose einer Glomerulonephritis

(A) nur 1 und 2 sind richtig
(B) nur 2 und 3 sind richtig
(C) nur 2 und 4 sind richtig
(D) nur 3 und 4 sind richtig
(E) 1-4 = alle sind richtig

F 81

6.59 Bei zahlreichen Allgemein- bzw. Systemerkrankungen kann es im Verlauf zu einer klinisch und funktionell ausgeprägten Nierenbeteiligung kommen. Hierzu gehören:

(1) Diabetes mellitus
(2) Gicht (Arthritis urica)
(3) multiples Myelom
(4) Arthrosis deformans
(5) Lupus erythematodes

(A) nur 1 und 2 sind richtig
(B) nur 4 und 5 sind richtig
(C) nur 2, 3 und 5 sind richtig
(D) nur 1, 2, 3 und 5 sind richtig
(E) nur 2, 3, 4 und 5 sind richtig

H 81

6.60 Eine bisher gesunde Frau sucht in der 27. Schwangerschaftswoche wegen Unterschenkelödemen Ihre Sprechstunde auf. Bei der Untersuchung finden Sie einen Blutdruck von 23/15 kPa (170/110 mmHg). Zum Nachweis einer EPH-Gestose hilft welche diagnostische Maßnahme am ehesten weiter?

(A) Urinstatus
(B) i.v.-Urogramm
(C) Zystoskopie
(D) Elektroenzephalogramm
(E) Urinkultur

F 88

6.61 Die EPH (Ödem, Proteinurie, Hypertonie)-Gestose

(1) tritt nur bei Patientinnen mit einer der Schwangerschaft vorausgegangenen Nierenerkrankung auf
(2) ist im allgemeinen vollständig reversibel
(3) tritt im letzten Trimester der Schwangerschaft auf
(4) kann durch eine akute Pyelonephritis ausgelöst werden
(5) erfordert eine stationäre Behandlung

(A) nur 1 ist richtig
(B) nur 3 ist richtig
(C) nur 1 und 4 sind richtig
(D) nur 2, 3, 4 und 5 sind richtig
(E) 1–5 = alle sind richtig

H 81

6.62 Bei einer schwangeren Patientin ist wegen polyzystischer Nierendegeneration (Zystennieren) die Amniozentese indiziert,

weil

es sich bei der polyzystischen Nierendegeneration um ein vererbbares Leiden handelt.

Die folgenden Angaben beziehen sich auf die Aufgaben Nr. 6.63 und Nr. 6.64.

6.63 Bei einer 42jährigen Patientin fällt bei einer Routineuntersuchung eine deutliche Hepatomegalie auf. Alle Leberfunktionsproben sind normal. Beide Nieren sind vergrößert tastbar.
Die Laparoskopie ergibt folgendes Bild (s. Abb. Nr. 20 des Bildanhangs). Worum handelt es sich am ehesten?

(A) Echinococcus granularis (multilocularis)
(B) Zystenleber
(C) Metastasenleber
(D) hepato-renales Syndrom
(E) Leberadenome bei Einnahme von Antikonzeptiva

6.64 Welche weitere diagnostische Maßnahme ist besonders geeignet, Ihre Diagnose zu stützen?

(A) i.v.-Pyelogramm
(B) Komplementbindungsreaktion auf Echinokokken (Casoni-Test)
(C) Bestimmung des CEA (carcino-embryogenes Antigen)
(D) Leberbiopsie
(E) Chromosomentypisierung

Antwort	Aussage 1	Aussage 2	Verknüpfung
A	richtig	richtig	richtig
B	richtig	richtig	falsch
C	richtig	falsch	–
D	falsch	richtig	–
E	falsch	falsch	–

■6.59 D   ■6.60 A   ■6.61 D   ■6.62 D   ■6.63 B   ■6.64 A

H 87
6.65 Zystennieren des Erwachsenen

(1) sind in der Mehrzahl der Fälle dominant erblich
(2) enthalten bis hühnereigroße Zysten, die durch lokale Wachstumsexzesse hervorgerufen werden
(3) sind häufig mit Zysten des Hodens bzw. der Ovarien kombiniert
(4) werden meist in der 5.–6. Lebensdekade insuffizient
(5) gehen überzufällig häufig mit einer karzinomatösen Entartung einher

(A) nur 3 und 4 sind richtig
(B) nur 1, 2 und 4 sind richtig
(C) nur 1, 4 und 5 sind richtig
(D) nur 2, 3 und 5 sind richtig
(E) 1–5 = alle sind richtig

6.66 Die endogene Kreatinin-Clearance

(1) orientiert über die renale Gesamtdurchblutung
(2) gilt als Maß für die glomeruläre Filtrationsrate
(3) ersetzt in der Klinik die PAH-Clearance
(4) ist als Ersatz für die Inulin-Clearance anzusehen
(5) gibt bei einseitiger Nierenerkrankung Aufschluß über die Funktionseinschränkung der erkrankten Niere

(A) nur 1 und 3 sind richtig
(B) nur 2 und 4 sind richtig
(C) nur 1, 2 und 3 sind richtig
(D) nur 3, 4 und 5 sind richtig
(E) 1–5 = alle sind richtig

6.67 Welche Aussage trifft zu?

Infektionen der Niere und ableitenden Harnwege werden am häufigsten verursacht durch

(A) Streptococcus viridans
(B) Haemophilus influenzae
(C) Escherichia coli
(D) Cryptococcus neoformans
(E) Adenoviren

F 81
6.68 Eine sog. „signifikante Bakteriurie" liegt vor beim Nachweis von

(A) 10^2 Keimen pro ml Urin
(B) Bakterien im Urinsediment
(C) Trichomonaden im Urin
(D) 10^6 Keimen pro ml Nativurin
(E) Bakterien im Urethralabstrich

H 81
6.69 Polyurie kann Ausdruck sein einer/eines

(1) psychogenen Polydipsie
(2) Diabetes insipidus
(3) erhöhten Filtrationsdrucks bei Bluthochdruck
(4) Diabetes mellitus
(5) Leberzirrhose mit Eiweißmangelsyndrom

(A) nur 2 und 4 sind richtig
(B) nur 1, 2 und 3 sind richtig
(C) nur 1, 2 und 4 sind richtig
(D) nur 1, 2, 4 und 5 sind richtig
(E) 1–5 = alle sind richtig

H 87
6.70 Folgende Krankheiten gehen mit Polyurie und Polydipsie einher:

(1) Diabetes mellitus
(2) renale Glukosurie
(3) Diabetes insipidus neurohormonalis
(4) Diabetes insipidus renalis
(5) Atropinvergiftung

(A) nur 1, 2 und 4 sind richtig
(B) nur 1, 3 und 4 sind richtig
(C) nur 1, 3 und 5 sind richtig
(D) nur 2, 3 und 5 sind richtig
(E) nur 2, 4 und 5 sind richtig

6.71 Welche Aussage trifft **nicht** zu?

Eine plötzlich aufgetretene Makrohämaturie kann Symptom sein für

(A) benigne Nephrosklerose
(B) Harnleiterstein
(C) Glomerulonephritis
(D) akute Zystitis
(E) hypernephroides Nierenkarzinom

■6.65 B   ■6.66 B   ■6.67 C   ■6.68 D   ■6.69 C   ■6.70 B   ■6.71 A

6.72 Die Erythrozyturie kann beruhen auf

(1) autosomal-dominant vererbten Zystennieren
(2) Urolithiasis
(3) Papillennekrosen
(4) Urotuberkulose
(5) Nierenzellkarzinom

(A) nur 5 ist richtig
(B) nur 2 und 4 sind richtig
(C) nur 1, 2, 3 und 4 sind richtig
(D) nur 2, 3, 4 und 5 sind richtig
(E) 1–5 = alle sind richtig

6.73 Bei der funktionell wirksamen einseitigen Nierenarterienstenose ist die Reninkonzentration im Nierenvenenblut der betroffenen Niere erhöht,

weil

die Natriumkonzentration im Urin der betroffenen Niere niedriger ist als im Urin der kontralateralen Niere.

6.74 Bei renovaskulärer Hypertonie infolge hämodynamisch wirksamer Nierenarterienstenose rechts ist folgender Befund typisch:

(A) Das Urinvolumen der rechten Niere ist größer als das der linken.
(B) Die Natriumkonzentration im Urin der rechten Niere ist höher als diejenige im Urin der linken Seite.
(C) Die linke Niere ist kleiner als die rechte Niere.
(D) Im Frühurogramm wird die Kontrastmittelanfärbung links gegenüber rechts zeitlich früher erkennbar.
(E) In mehr als 95% der Fälle ist der Plasmareninspiegel im peripheren Venenblut erhöht.

6.75 Aldosteronmangel

(1) führt typischerweise zu Störungen der Wasserrückresorption in den Sammelrohren der Niere
(2) bewirkt hypotone Dehydratation
(3) bewirkt Verminderung der renalen Natrium-Ausscheidung
(4) verursacht Ödeme

(A) nur 1 ist richtig
(B) nur 2 ist richtig
(C) nur 1 und 4 sind richtig
(D) nur 2 und 3 sind richtig
(E) nur 3 und 4 sind richtig

6.76 Bei folgenden Erkrankungen kann die Konzentrationsfähigkeit der Nieren eingeschränkt sein:

(1) Erholungsphase nach akutem Nierenversagen
(2) Hypokaliämie bei chronischem Laxantienabusus
(3) Markschwammniere
(4) Sichelzellanämie
(5) Hypercalcämie bei primärem Hyperparathyreoidismus

(A) nur 1 ist richtig
(B) nur 1 und 3 sind richtig
(C) nur 2 und 5 sind richtig
(D) nur 1, 3 und 4 sind richtig
(E) 1–5 = alle sind richtig

6.77 Azotämie ist definiert als

(A) Verminderung der osmotischen Konzentrierfähigkeit der Niere
(B) Absinken des Blut-pH unter 7,2
(C) Erhöhung der Ammoniakkonzentration im Blut
(D) Erhöhung harnpflichtiger Substanzen im Blut
(E) Erhöhung der Harnsäure im Serum auf über 476 μmol/l (8 mg%)

6.78 Die Hypovolämie ist eine Ursache der Retention harnpflichtiger Substanzen,

weil

die renale Ausscheidung harnpflichtiger Substanzen maßgeblich von der Größe des Glomerulusfiltrates abhängt.

Antwort	Aussage 1	Aussage 2	Verknüpfung
A	richtig	richtig	richtig
B	richtig	richtig	falsch
C	richtig	falsch	–
D	falsch	richtig	–
E	falsch	falsch	–

■6.72 E   ■6.73 B   ■6.74 D   ■6.75 B   ■6.76 E   ■6.77 D   ■6.78 A

6.79 Als Folge des Nierenzellkarzinoms („Hypernephrom") können auftreten:

(1) Polyglobulie
(2) Stauffer-Syndrom
(3) Hyperkalzämie
(4) Conn-Syndrom (primärer Hyperaldosteronismus)
(5) hyperreninämische Hypertonie

(A) nur 1 und 2 sind richtig
(B) nur 2 und 3 sind richtig
(C) nur 3, 4 und 5 sind richtig
(D) nur 1, 2, 3 und 4 sind richtig
(E) nur 1, 2, 3 und 5 sind richtig

6.80 Die Abbildung Nr. 21 des Bildanhangs zeigt eine längs aufgeschnittene total exstirpierte Niere einer 65jährigen Frau, bei der radiologisch ein einseitiger tumoröser Nierenprozeß diagnostiziert wurde.

Welche Aussage(n) trifft (treffen) zu?

(1) Das Bild ist typisch für eine verkäsende Nierentuberkulose.
(2) Das Bild ist typisch für ein Nierenkarzinom (hypernephroides Nierenkarzinom).
(3) Dieser Tumor metastasiert typischerweise überwiegend lymphogen.
(4) Dieser Tumor metastasiert häufig in die Lungen und in das Skelettsystem.
(5) Diese Veränderung findet sich bei Frauen doppelt so häufig wie bei Männern.

(A) nur 1 ist richtig
(B) nur 1 und 5 sind richtig
(C) nur 2 und 3 sind richtig
(D) nur 2 und 4 sind richtig
(E) nur 2, 3 und 5 sind richtig.

7 Bewegungsapparat

7.1 Bei der chronischen Polyarthritis können folgende Symptome und Befunde vorkommen:

(1) Nackenschmerzen infolge Zervikalarthritis
(2) Morgensteifigkeit
(3) Tendovaginitis
(4) symmetrische Gelenkschwellungen

(A) nur 2 ist richtig
(B) nur 4 ist richtig
(C) nur 3 und 4 sind richtig
(D) nur 1, 2 und 3 sind richtig
(E) 1–4 = alle sind richtig

7.2 Für die Symptomatik der chronischen Polyarthritis der kleinen Gelenke gilt:

(1) gelenknahe Osteoporose
(2) Osteophytenbildung und Sklerosierung
(3) vorwiegender Befall der Endgelenke
(4) Ausbildung von Usuren und subchondralen Zysten
(5) initialer Befall der Handwurzelgelenke und der Fingergrundgelenke

(A) nur 1 und 4 sind richtig
(B) nur 2 und 3 sind richtig
(C) nur 2 und 5 sind richtig
(D) nur 1, 3 und 4 sind richtig
(E) nur 1, 4 und 5 sind richtig

Ordnen Sie den aufgeführten Krankheiten (Liste 1) die charakteristischen Gelenkbefallsmuster im Handbereich (Liste 2) zu!

Liste 1

7.3 Chronische Polyarthritis (rheumatoide Arthritis)

7.4 Polyarthrose der Finger

Liste 2

(A) Strahlbefall einzelner Finger
(B) Befall der Fingerendgelenke, Fingermittelgelenke und Daumensattelgelenke
(C) symmetrischer Befall der Fingermittelgelenke und Fingergrundgelenke
(D) Befall der Fingerendgelenke und Handgelenke
(E) Strahlbefall der Daumen und Befall der Handwurzelgelenke

■ 6.79 E   ■ 6.80 D   ■ 7.1 E   ■ 7.2 E   ■ 7.3 C   ■ 7.4 B

Ordnen Sie bitte jeder der in Liste 1 genannten Diagnosen die dafür am häufigsten zutreffende Manifestation am Auge (Liste 2) zu:

Liste 1

7.5 Chronische Polyarthritis (rheumatoide Arthritis) des Erwachsenen

7.6 Spondylitis ankylosans (M. Bechterew)

Liste 2

(A) Blepharitis
(B) Iritis
(C) Episkleritis
(D) Retinopathie
(E) Katarakt

F85

7.7 Wirksame prophylaktische Maßnahmen, um das Auftreten einer chronischen Polyarthritis zu verhindern, sind

(1) Meiden von Kälte und Nässe (entsprechende Kleidung)
(2) ausreichende sportliche Betätigung
(3) Unterlassen übermäßiger sportlicher Betätigung (Leistungssport)
(4) Vermeiden übermäßigen Alkoholgenusses
(5) Vermeiden von Übergewicht

(A) keine dieser Maßnahmen (1) bis (5)
(B) nur 1 ist richtig
(C) nur 1 und 2 sind richtig
(D) nur 1, 2 und 3 sind richtig
(E) 1–5 = alle sind richtig

F81

7.8 Das rheumatische Fieber (Streptokokkenrheumatismus) und die chronische Polyarthritis (rheumatoide Arthritis) weisen beide einen hohen Antistreptolysintiter auf,

weil

das rheumatische Fieber und die rheumatoide Arthritis beide durch hämolysierende Streptokokken hervorgerufen werden.

7.9 Bei einer chronischen Polyarthritis (rheumatoide Arthritis) sind hypertherme Anwendungen

(A) unwirksam
(B) kontraindiziert
(C) nur in akuten Phasen indiziert
(D) obsolet
(E) nur bei geringer Krankheitsaktivität indiziert

F81

7.10 Welche Aussage trifft zu?

Der Nachweis des Rheumafaktors im Serum bei einer Gelenkerkrankung spricht am ehesten für

(A) einen Streptokokkenrheumatismus (rheumatisches Fieber)
(B) eine Polymyalgia rheumatica
(C) eine Arthrose
(D) eine chronische Polyarthritis (rheumatoide Arthritis)
(E) Keine der Aussagen trifft zu

7.11 Bei der chronischen Polyarthritis können außer den Gelenken betroffen sein:

(1) Lunge und Pleura
(2) Halswirbelsäule
(3) Lymphknoten
(4) Arterien
(5) Sehnenscheiden

(A) nur 2 ist richtig
(B) nur 5 ist richtig
(C) nur 2 und 5 sind richtig
(D) nur 1, 2 und 4 sind richtig
(E) 1–5 = alle sind richtig

F85

7.12 Bei einem 70jährigen Patienten besteht eine Gelenksteife der Hände mit mäßiggradigen Schmerzen. Mit Hilfe der Röntgenaufnahmen (siehe Abbildung Nr. 22 des Bildanhangs) ist zu diagnostizieren

(A) Gicht
(B) Haemochromatose
(C) rheumatoide Arthritis
(D) Arthrose
(E) Zustand nach Handgelenksfraktur

Antwort	Aussage 1	Aussage 2	Verknüpfung
A	richtig	richtig	richtig
B	richtig	richtig	falsch
C	richtig	falsch	–
D	falsch	richtig	–
E	falsch	falsch	–

7.13 Welche Aussage trifft **nicht** zu?

Frühsymptome der chronischen Polyarthritis sind

(A) intellektuelle Ermüdbarkeit, körperliche Abgeschlagenheit
(B) synoviale Schwellung der Fingergrundgelenke
(C) Parästhesien und Durchblutungsstörungen einzelner Finger
(D) subfebrile Temperaturen
(E) nächtliche Schmerzen in Kreuzbeinbereich

7.14 Für die Diagnose einer chronischen Polyarthritis (rheumatoide Arthritis) des Erwachsenen bei Schmerzen und Schwellungen in nur einem oder zwei Gelenken sprechen folgende Krankheiten in der Anamnese:

(1) akute Iritis
(2) chronische Tonsillitis
(3) Sehnenscheidenentzündungen

(A) nur 1 ist richtig
(B) nur 2 ist richtig
(C) nur 3 ist richtig
(D) nur 1 und 2 sind richtig
(E) 1–3 = alle sind richtig

7.15 Welche Aussage trifft **nicht** zu?

Zu den Kriterien (American Rheumatism Association) für die Diagnose der chronischen Polyarthritis zählen folgende Symptome und Befunde:

(A) Morgensteifigkeit der Gelenke
(B) bilateral-symmetrische Gelenkschwellung (ohne Fingerendgelenke)
(C) Nachweis antinukleärer Antikörper
(D) Rheumafaktornachweis
(E) juxtaartikuläre subkutane Knoten

7.16 In der Rheumatologie bezeichnet man als Basistherapeutika Mittel, die in den pathogenetischen Mechanismus der betreffenden Erkrankung eingreifen, also nicht nur symptomatisch wirken.
Welche der folgenden Mittel sind Basistherapeutika zur Behandlung der chronischen Polyarthritis (rheumatoide Arthritis)?

(1) Salicylsäurepräparate
(3) Goldpräparate
(3) Pyrazolone
(4) Colchicin
(5) D-Penicillamin

(A) nur 1 und 3 sind richtig
(B) nur 2 und 5 sind richtig
(C) nur 1, 2, 3 und 5 sind richtig
(D) nur 2, 3, 4 und 5 sind richtig
(E) 1–5 = alle sind richtig

Ordnen Sie den in Liste 1 aufgeführten Krankheitsbildern die zugehörigen charakteristischen Röntgenbefunde an den Extremitäten in Liste 2 zu!

Liste 1

7.17 chronische Polyarthritis (rheumatoide Arthritis)

7.18 Finger-Polyarthrose

Liste 2

(A) Gelenkspaltverschmälerung, Osteophyten und Kapselverknöcherungen
(B) Akroosteolysen und zystoide Knochentophi
(C) Gelenkspaltverschmälerung, gelenknahe Osteoporose und Randusuren
(D) mutilierende Osteolysen und diaphysäre Periostossifikationen
(E) Knochendeformierungen, Bildung von Looserschen Umbauzonen

7.19 Eine Goldbehandlung kommt bei folgenden Erkrankungen in Frage:

(1) Arthritis urica
(2) pcP (rheumatoide Arthritis)
(3) Lupus erythematodes
(4) Spondylosis hyperostotica
(5) Osteodystrophia deformans (M. Paget)

(A) nur 2 ist richtig
(B) nur 2 und 3 sind richtig
(C) nur 1, 3 und 5 sind richtig
(D) nur 2, 4 und 5 sind richtig
(E) 1–5 = alle sind richtig

■7.13 E   ■7.14 C   ■7.15 C   ■7.16 B   ■7.17 C   ■7.18 A   ■7.19 A

7.20 Welches ist das wesentlichste Element in der physikalischen Therapie der chronischen Polyarthritis („rheumatoide Arthritis")?

(A) Massagen
(B) Klimakuren
(C) Bewegungstherapie
(D) Moorbäder
(E) Elektrotherapie

7.21 Welche der folgenden physikalisch-therapeutischen Maßnahmen ist bei der chronischen Polyarthritis („rheumatoide Arthritis") **kontraindiziert**?

(A) lokale Kältetherapie
(B) absolute Ruhigstellung der betroffenen Gelenke in Gips über mindestens 3 Monate
(C) Bewegungstherapie im Thermalbad
(D) tägliches isometrisches Muskeltraining
(E) gezielte Elektrotherapie

7.22 Wenn zwei Wochen nach Therapiebeginn mit einem Goldpräparat bei einem Patienten mit primär chronischer Polyarthritis die Beschwerden unverändert stark sind, sollte man die Goldtherapie beenden,

weil

eine nach zwei Wochen erfolglose Goldtherapie nicht länger das hämatologische Risiko rechtfertigt.

7.23 Eine Goldtherapie ist indiziert

(1) in Fällen von chronischer Polyarthritis (rheumatoide Arthritis) ohne radiologisch nachweisbare Destruktionen mit stärkerer entzündlicher Aktivität
(2) in Spätfällen von chronischer Polyarthritis (rheumatoide Arthritis) mit weitgehenden Sekundärveränderungen ohne stärkere entzündliche Aktivität
(3) in Fällen von chronischer Polyarthritis (rheumatoide Arthritis) mit bereits destruierenden Veränderungen, aber auch mit starker entzündlicher Aktivität
(4) in Fällen von chronischer Polyarthritis (rheumatoide Arthritis) mit davon unabhängiger Leberschädigung, die die Anwendung anderer Substanzen verbietet
(5) speziell beim Lupus erythematodes mit Gelenkbeteiligung

(A) nur 1 und 3 sind richtig
(B) nur 2 und 4 sind richtig
(C) nur 3 und 4 sind richtig
(D) nur 2, 3 und 5 sind richtig
(E) 1–5 = alle sind richtig

Ordnen Sie den aufgeführten Krankheitsbildern (Liste 1) die pathophysiologischen Mechanismen (Liste 2) zu!

Liste 1

7.24 chronische Polyarthritis

7.25 Arthrose

Liste 2

(A) Rheumafaktorimmunkomplexe in der Synovia
(B) Kristallsynovitis durch Natriumuratkristalle
(C) Anstieg der Viskosität der Synovia infolge Zunahme der Hyaluronsäurekonzentration
(D) Autoantikörperbildung gegen native Doppelstrang-DNS
(E) erosiver Knorpelabrieb mit sekundärer Synovitis

7.26 Schmerzen in den Fingergrundgelenken infolge Händedruck weisen hin auf:

(A) Osteoporose
(B) chronische Polyarthritis
(C) Dupuytren-Kontraktur
(D) Epicondylitis radialis
(E) Wurzelkompression C7

Antwort	Aussage 1	Aussage 2	Verknüpfung
A	richtig	richtig	richtig
B	richtig	richtig	falsch
C	richtig	falsch	–
D	falsch	richtig	–
E	falsch	falsch	–

■7.20 C   ■7.21 B   ■7.22 E   ■7.23 A   ■7.24 A   ■7.25 E   ■7.26 B

[H 87]
7.27 Bei welcher der folgenden entzündlich-rheumatischen Erkrankungen ist die Assoziation mit dem HLA-B27 **am wenigsten** wahrscheinlich?

(A) chronische Polyarthritis (rheumatoide Arthritis)
(B) Spondylitis ankylosans
(C) Morbus Reiter
(D) Psoriasisarthritis mit Sakroiliitis
(E) Yersinienarthritis

[F 87]
7.28 Welche Aussage über Rheumafaktoren trifft **nicht** zu?

(A) Klinisches Bild und typische Röntgenveränderungen erlauben auch bei negativen Rheumafaktoren die Diagnose einer chronischen Polyarthritis.
(B) Rheumafaktoren können auch bei gesunden Personen nachweisbar sein.
(C) Rheumafaktoren können unter Goldbehandlung der chronischen Polyarthritis vorübergehend oder dauernd negativ werden.
(D) Das Vorhandensein knotiger derber Verdickungen der Fingerendgelenke (Heberden-Knoten) und positiver Rheumafaktoren erlaubt die Diagnose einer chronischen Polyarthritis.
(E) Das frühzeitige Auftreten hoher Rheumafaktoren ist ein für die chronische Polyarthritis prognostisch ungünstiges Zeichen.

[H 87]
7.29 Welche röntgenologischen Veränderungen erwarten Sie im Bereich der Hand bei rheumatoider Arthritis?

(A) Sklerosierung der Gelenkköpfchen
(B) Destruktion der Röhrenknochenmetaphysen
(C) Gelenknahe Knochenentkalkungen
(D) Auftreibung der Metaphysen
(E) Scharf begrenzte Defekte im Diaphysenbereich

[F 82]
7.30 Der Morbus Reiter heilt stets innerhalb von Wochen bis Monaten aus,

weil

der M. Reiter eine akute Infektionskrankheit ist.

[F 85]
7.31 Welche Aussage trifft **nicht** zu?

Zur Symptomatik des Reiter-Syndroms gehören:

(A) Konjunktivitis
(B) Keratoderma blennorrhagicum
(C) Raynaud-Phänomen
(D) Urethritis
(E) Arthritis

[H 85]
7.32 Bei Patienten mit folgenden Krankheiten findet sich eine gegenüber der Normalbevölkerung erhöhte Häufigkeit des HLA-B27:

(1) Morbus Reiter
(2) Spondylitis ankylosans (M. Bechterew)
(3) Arthritis psoriatica
(4) Spondylosis hyperostotica
(5) rheumatoide Arthritis (chronische Polyarthritis)

(A) nur 1 ist richtig
(B) nur 5 ist richtig
(C) nur 2 und 4 sind richtig
(D) nur 1, 2 und 3 sind richtig
(E) nur 2, 3 und 5 sind richtig

[F 86]
7.33 Bei welcher der folgenden Krankheiten findet sich eine gegenüber der Normalbevölkerung erhöhte Häufigkeit des HLA-B27?

(A) Chondrocalcinose
(B) Spondylosis hyperostotica
(C) rheumatisches Fieber
(D) Morbus Reiter
(E) Gicht

[H 86]
7.34 Welche beiden Erkrankungen gehen dem Reiter-Syndrom am häufigsten voraus?

(1) Harnwegsinfektion (z. B. Gonorrhoe)
(2) Darminfektion (z. B. Ruhr)
(3) Angina tonsillaris
(4) Psoriasis vulgaris

(A) nur 1 und 2 sind richtig
(B) nur 1 und 3 sind richtig
(C) nur 1 und 4 sind richtig
(D) nur 2 und 3 sind richtig
(E) nur 3 und 4 sind richtig

■7.27 A   ■7.28 D   ■7.29 C   ■7.30 E   ■7.31 C   ■7.32 D   ■7.33 D   ■7.34 A

7.35 Bei welcher(n) folgenden Krankheiten kommt eine Iliosakralarthritis vor?

(1) Morbus Reiter
(2) Morbus Crohn
(3) Hyperparathyreoidismus
(4) Morbus Paget
(5) Morbus Bechterew

(A) nur 5 ist richtig
(B) nur 2 und 5 sind richtig
(C) nur 4 und 5 sind richtig
(D) nur 1, 2 und 5 sind richtig
(E) nur 3, 4 und 5 sind richtig

7.36 Folgende Erkrankungen gehen überzufällig häufig dem Auftreten eines Morbus Reiter voraus:

(1) Angina tonsillaris
(2) Durchfallerkrankung (z.B. Ruhr)
(3) Infektion der Harnwege
(4) Psoriasis

(A) nur 1 ist richtig
(B) nur 3 ist richtig
(C) nur 4 ist richtig
(D) nur 2 und 3 sind richtig
(E) nur 3 und 4 sind richtig

7.37 Welche Aussage trifft **nicht** zu?

Folgende Symptome bzw. Befunde werden sowohl bei Arthritis psoriatica als auch beim Morbus Reiter angetroffen:

(A) Assoziation mit dem HLA-B27
(B) Sakroiliitis
(C) akut rezidivierende Mono- und Oligoarthritiden
(D) Balanitis
(E) hyperkeratotische Hautveränderungen

7.38 Wenn ein junger Mann mit einer Arthritis, einer Balanitis und einem keratotischen Ekzem zur Untersuchung kommt, geben folgende anamnestische Angaben einen Hinweis auf die bei diesem Patienten am wahrscheinlichsten vorliegende Erkrankung:

(1) Harnwegsinfekt (evtl. Gonorrhoe) vor der Gelenkerkrankung oder zumindest Brennen beim Wasserlassen zu Beginn der Erkrankung
(2) Angina kurz vor Beginn der Gelenkerkrankung
(3) Bindehautentzündung mit Beginn kurz vor, zusammen mit oder kurz nach der Gelenkerkrankung
(4) häufiges Absterben der Hände mit Blau- oder Weißwerden der Finger unter Kälteeinfluß
(5) Durchfallerkrankung (evtl. Ruhr) kurz vor Beginn der Gelenkerkrankung

(A) nur 1 ist richtig
(B) nur 2 und 3 sind richtig
(C) nur 1, 3 und 5 sind richtig
(D) nur 2, 3 und 4 sind richtig
(E) 1–5 = alle sind richtig

7.39 Beurteilen Sie folgende Aussagen zum Reiter-Syndrom:

(1) Die Erkrankung nimmt nicht selten einen chronischen Verlauf.
(2) Die Manifestation erstreckt sich häufig auch auf das Iliosakralgelenk.
(3) Vorerkrankung ist typischerweise ein Infekt des Darmes oder der abführenden Harnwege.
(4) Das Reiter-Syndrom kann von Hautveränderungen begleitet sein.
(5) HLA-B27 wird häufig nachgewiesen und ist von diagnostischer Bedeutung.

(A) nur 1, 2 und 4 sind richtig
(B) nur 1, 3 und 4 sind richtig
(C) nur 2, 3 und 4 sind richtig
(D) nur 1, 2, 3 und 5 sind richtig
(E) 1–5 = alle sind richtig

Antwort	Aussage 1	Aussage 2	Verknüpfung
A	richtig	richtig	richtig
B	richtig	richtig	falsch
C	richtig	falsch	–
D	falsch	richtig	–
E	falsch	falsch	–

F 81
7.40 Welche Aussage trifft **nicht** zu?

Charakteristisch für das Sjögren-Syndrom sind

(A) verminderter Speichelfluß
(B) vorwiegend das Erkranken von Frauen nach dem Klimakterium
(C) Vergrößerung der Ohrspeicheldrüsen durch dichte Infiltrate von Makrophagen
(D) Atrophie der Drüsenazini
(E) häufig Vorkommen zusammen mit einer rheumatischen Arthritis

F 85
7.41 Das Sicca-Syndrom (Sjögren-Syndrom) ist

(A) gelegentlich Begleitkrankheit der chronischen Polyarthritis und anderer Kollagenkrankheiten
(B) ein Krankheitsbild mit Beziehung speziell zur myeloischen Leukämie
(C) eine häufige Begleiterscheinung der Spondylitis ankylosans
(D) eine häufige Begleiterscheinung des Morbus Reiter
(E) Folge einer Gonorrhoe

7.42 Welche Symptomenkonstellation spricht am ehesten für einen Lupus erythematodes?

(1) Allergieneigung
(2) Fieberschübe
(3) Haarausfall
(4) rezidivierende Pneumonien
(5) Polyarthritis

(A) nur 1 und 5 sind richtig
(B) nur 2 und 4 sind richtig
(C) nur 1, 3 und 5 sind richtig
(D) nur 1, 2, 4 und 5 sind richtig
(E) 1–5 = alle sind richtig

H 86
7.43 Welche Aussage trifft für den Lupus erythematodes chronicus **nicht** zu?

(A) Hyperästhesie im Bereich der Krankheitsherde zählt zu den typischen Merkmalen.
(B) Rote Plaques mit Schuppung und follikulärer Hyperkeratose sind kennzeichnend.
(C) Frauen werden bevorzugt befallen.
(D) Der behaarte Kopf wird stets verschont.
(E) Das Antimalariamittel Resochin® ist häufig wirksam.

7.44 Welche Aussage trifft **nicht** zu?

Zu den bevorzugten Lokalisationen des systemischen Lupus erythematodes gehören:

(A) Gelenke
(B) Speiseröhre
(C) seröse Häute
(D) Herzklappen
(E) Lymphknoten

H 86
7.45 Welche beiden immunologisch-serologischen Untersuchungen erlauben am sichersten die Diagnose eines systemischen Lupus erythematodes?

(1) Antikörper gegen Ribonuklease-empfindliche Ribonukleoproteine (Anti-RNP)
(2) Rheumafaktornachweis mit dem Waaler-Rose-Test
(3) Immunfluoreszenzuntersuchung auf antinukleäre Faktoren (ANA)
(4) Radioimmunoassay auf Antikörper gegen native Doppelstrang-DNA (Farr-Technik)
(5) Immunfluoreszenzuntersuchung auf Antikörper gegen native Doppelstrang-DNA (Crithidia luciliae-Test)

(A) nur 1 und 3 sind richtig
(B) nur 1 und 4 sind richtig
(C) nur 2 und 5 sind richtig
(D) nur 3 und 4 sind richtig
(E) nur 4 und 5 sind richtig

F 88
7.46 Welche der folgenden extraartikulären Manifestationen ist für den Lupus erythematodes visceralis charakteristisch?

(A) maligner intestinaler Tumor
(B) Motilitätsstörung des Ösophagus
(C) Polyserositis
(D) Mononeuritis multiplex
(E) Pankreatitis

■7.40 C   ■7.41 A   ■7.42 E   ■7.43 D   ■7.44 B   ■7.45 E   ■7.46 C

7.47 Der typische Wirbelsäulenschmerz bei Spondylitis ankylosans ist

(A) der Dauerschmerz über die ganze Nacht, beginnend etwa 2 Stunden nach dem Hinlegen
(B) der lageabhängige Schmerz während der Nacht
(C) der Schmerz in der zweiten Nachthälfte (mehr gegen Morgen) mit Besserung beim Bewegen
(D) der Schmerz am späten Vormittag
(E) der Belastungsschmerz mit Zunahme am Nachmittag

7.48 Der klinische Verdacht auf das Vorliegen einer Spondylitis ankylosans ist am sichersten objektivierbar durch

(A) das Mennellsche Zeichen
(B) das Schobersche Zeichen
(C) das Knochenszintigramm
(D) die Röntgenaufnahme der Sakroiliakalgelenke
(E) den Nachweis von HLA-B27

F 81
7.49 Beim Verdacht auf eine Spondylitis ankylosans wegen eindeutiger Beweglichkeitseinschränkung der Wirbelsäule muß welcher Befund die Verdachtsdiagnose **in Frage stellen?**

(A) Syndesmophyten ohne Diskusverkalkung
(B) Iritis in der Vorgeschichte
(C) Diskusverkalkung ohne Syndesmophyten
(D) Thoraxschmerzen beim tiefen Einatmen
(E) periphere Arthritis mit anschließender Remission in der Vorgeschichte

7.50 Ein Maß für die Entfaltbarkeit der unteren Lendenwirbelsäule bei Spondylitis ankylosans ist das Zeichen nach

(A) Courvoisier
(B) Mennell
(C) Schober
(D) Lasègue
(E) Trendelenburg

7.51 Typische Zeichen einer Spondylitis ankylosans (M. Bechterew) sind:

(1) Ruheschmerz im Lendenwirbelsäulen-Iliosakralgelenksbereich
(2) Iritis in der Vorgeschichte
(3) Einschränkung der Thoraxentfaltung bei tiefer Inspiration
(4) Fersenschmerzen
(5) Einschränkung der Kyphosierung der Lendenwirbelsäule bei Vorbeugen

(A) nur 2 und 4 sind richtig
(B) nur 1, 2 und 5 sind richtig
(C) nur 1, 3 und 5 sind richtig
(D) nur 2, 3, 4 und 5 sind richtig
(E) 1–5 = alle sind richtig

F 88
7.52 Welche Aussage trifft **nicht** zu?

Als Frühsymptom(e) eines M. Bechterew kommen in Frage:

(A) Rückenschmerzen, besonders nachts
(B) Sensibilitätsstörungen mit segmentaler Ausstrahlung
(C) Iridozyklitis
(D) rezidivierende Kniegelenksergüsse
(E) Sternumschmerz

F 88
7.53 Welches Symptom bzw. welcher Befund gehört **nicht** zum charakteristischen Bild der Spondylitis ankylosans?

(A) Oligoarthritis der unteren Extremitäten
(B) nächtliche, tiefsitzende Lumbalgien
(C) ulnare Deviation der Finger
(D) Röntgenbefund einer Sakroiliitis
(E) Syndesmophyten im Röntgenbild der LWS

■7.47 C   ■7.48 D   ■7.49 C   ■7.50 C   ■7.51 E   ■7.52 B   ■7.53 C

[F 87]
7.54 Welcher pathologische Befund ist auf der Beckenübersichtsaufnahme (siehe Abbildung Nr. 23 des Bildanhangs) zu erheben?

(A) Coxarthrose rechts
(B) Osteolyse im rechten Femurkopf
(C) Veränderungen bei Morbus Paget im rechten Femur
(D) Ankylosierung der Ileosakralfugen
(E) Coxitis beidseits

[H 81]
7.55 Die in Abb. 24 dargestellte Hand spricht am ehesten für eine Arthritis psoriatica,

weil

bei der Arthritis psoriatica im Unterschied zur chronischen Polyarthritis (rheumatoide Arthritis) die Beteiligung der Fingerendgelenke charakteristisch ist.

[F 88]
7.56 Welche Aussage trifft **nicht** zu?

Bei der Arthritis psoriatica finden sich

(A) Fingerendgelenksarthritis
(B) Zehengelenksbefall im Strahl
(C) Raynaud-Syndrom
(D) Tüpfelnägel
(E) Iritis

[F 82]
7.57 Belastungsdyspnoe kann Symptom einer progressiven Sklerodermie sein,

weil

die verminderte Dehnbarkeit der Thoraxwand bei Patienten mit Sklerodermie zu einer respiratorischen Insuffizienz führt.

[F 85]
7.58 Welche Aussage trifft **nicht** zu?

Bei der systemisierten progressiven Sklerodermie

(A) sind pathologische Immunmechanismen von ursächlicher Bedeutung
(B) sind Männer weit häufiger betroffen als Frauen
(C) entstehen Sklerose und Atrophie der Dünndarmschleimhaut und nachfolgend ein Malabsorptionssyndrom
(D) behindern Sklerose und Stenose des Ösophagus die Nahrungsaufnahme
(E) können herdförmiger Schwund von Herzmuskelzellen und Sklerose eine Herzinsuffizienz hervorrufen.

[H 86]
7.59 Welche Aussage trifft **nicht** zu?

Bei der progressiven systemischen Sklerodermie können nachweisbar sein:

(A) Atrophie und Sklerose der Ösophagusschleimhaut
(B) Sklerose der Haut im Bereich der Finger und Hände
(C) Traktionsdivertikel des Ösophagus
(D) Atrophie und Sklerose der Darmschleimhaut
(E) Verbreiterung der Intima der Interlobulararterien bei Nieren

7.60 Symptome einer progressiven Sklerodermie sind:

(1) Funktionseinschränkung der Fingergelenke
(2) Raynaud-Symptomatik
(3) Hautsklerose, besonders an Händen und im Gesicht
(4) Schluckstörungen

(A) nur 3 ist richtig
(B) nur 1 und 2 sind richtig
(C) nur 1, 2 und 3 sind richtig
(D) nur 2, 3 und 4 sind richtig
(E) 1–4 = alle sind richtig

■7.54 D   ■7.55 D   ■7.56 C   ■7.57 C   ■7.58 B   ■7.59 C   ■7.60 E

F 87

7.61 Für die progressive Sklerodermie trifft welche der folgenden Aussagen **nicht** zu?

(A) Frauen werden bevorzugt befallen.
(B) Zu den typischen frühen Krankheitszeichen zählt die Raynaud-Symptomatik (Hände).
(C) Zu den charakteristischen Krankheitserscheinungen gehört die maskenartige Gesichtsstarre.
(D) Tabaksbeutelartige Mundfältelung und verkürztes Zungenbändchen sind typisch.
(E) Frühzeitiges Auftreten von Leberzirrhose ist typische und häufigste Komplikation.

F 87

7.62 Antinukleäre Antikörper finden sich gehäuft bei

(A) Arthritis psoriatica
(B) progressiv systemischer Sklerose (Sklerodermie)
(C) Polymyalgia rheumatica
(D) Lupus vulgaris
(E) rheumatischem Fieber

H 81

7.63 Eine 61jährige Frau klagt seit etwa 2 Wochen über starke Schmerzen im Bereich des Schultergürtels und der Oberarme.
Welche der folgenden Aussagen trifft **nicht** zu?

(A) Eine stark beschleunigte BKS könnte für eine Polymyalgia rheumatica (arteriitica) sprechen.
(B) Eine erhöhte CK (Kreatinkinase) könnte für eine Polymyalgia rheumatica sprechen.
(C) Eine erhöhte CK könnte für eine Polymyositis sprechen.
(D) Eine Biopsie der Arteria temporalis mit dem Befund einer Riesenzellarteriitis spräche für eine Polymyalgia rheumatica.
(E) Bei der Polymyalgia rheumatica ist ein normaler Befund einer Muskelbiopsie zu erwarten.

7.64 Die Polymyalgia arteriitica („rheumatica")

(1) betrifft in erster Linie die Muskulatur der Unterarme und Unterschenkel
(2) macht die stärksten Muskelbeschwerden in der zweiten Nachthälfte und am Morgen
(3) kann zur Erblindung führen
(4) kann Ursache einer koronaren Herzerkrankung sein
(5) weist in der Regel keine beschleunigte BSG auf

(A) nur 3 ist richtig
(B) nur 1 und 2 sind richtig
(C) nur 1, 2 und 3 sind richtig
(D) nur 2, 3 und 4 sind richtig
(E) 1–5 = alle sind richtig

7.65 Die Polymyalgia arteriitica („rheumatica")

(1) hat in über 50% der Fälle einen positiven Rheumafaktor
(2) betrifft vorwiegend die Muskulatur des Schulter- und Beckengürtels
(3) macht die stärksten Beschwerden ab mittags bis abends, bessert sich über Nacht
(4) kann von starken Kopfschmerzen begleitet sein
(5) ist oft von erheblicher Beeinträchtigung des Allgemeinbefindens und von Gewichtsabnahme begleitet.

(A) nur 2 und 4 sind richtig
(B) nur 1, 2 und 5 sind richtig
(C) nur 2, 4 und 5 sind richtig
(D) nur 1, 2, 4 und 5 sind richtig
(E) 1–5 = alle sind richtig

F 86

7.66 Was ist die Therapie der Wahl bei Polymyalgia rheumatica?

(A) Bewegungsübungen
(B) Infiltration mit Lokalanästhetika
(C) Massagen
(D) systemische Glucocorticoidtherapie
(E) Gabe von Goldpräparaten

Antwort	Aussage 1	Aussage 2	Verknüpfung
A	richtig	richtig	richtig
B	richtig	richtig	falsch
C	richtig	falsch	–
D	falsch	richtig	–
E	falsch	falsch	–

■7.61 E   ■7.62 B   ■7.63 B   ■7.64 D   ■7.65 C   ■7.66 D

7.67 Welche der folgenden Befunde sprechen beim Verdacht auf eine Polymyalgia rheumatica (arteriitica) für die Diagnose?

(1) stark beschleunigte BSG
(2) normale BSG
(3) erhöhte CK (Kreatinkinase)
(4) normale CK
(5) Erkrankungsalter über 50 Jahre

(A) nur 1 und 3 sind richtig
(B) nur 1 und 4 sind richtig
(C) nur 1, 3 und 5 sind richtig
(D) nur 1, 4 und 5 sind richtig
(E) nur 2, 3 und 5 sind richtig

7.68 In der Differentialdiagnose der Polymyalgia rheumatica (arteriitica) gegenüber der Polymyositis (Dermatomyositis) sprechen folgende Befunde gegen die Polymyalgia rheumatica (arteriitica):

(1) stark beschleunigte BSG
(2) CK (Kreatinkinase) erhöht
(3) pathologischer elektromyographischer Befund
(4) deutliche Schwellung der betroffenen Muskelpartien

(A) nur 3 ist richtig
(B) nur 4 ist richtig
(C) nur 1 und 4 sind richtig
(D) nur 3 und 4 sind richtig
(E) nur 2, 3 und 4 sind richtig

7.69 Für die Polymyalgia rheumatica (arteriitica) gilt:

(1) Die Erkrankung spricht auf eine Therapie mit Glucocorticoiden prompt an.
(2) Sie ist nicht selten von einer Riesenzellarteriitis der Temporalarterien begleitet.
(3) Die Nervenleitgeschwindigkeit ist normal.
(4) Die Muskeln zeigen keine histologischen Veränderungen.
(5) Die CK (Kreatinkinase) ist im Serum stark erhöht.

(A) nur 2 ist richtig
(B) nur 5 ist richtig
(C) nur 1, 4 und 5 sind richtig
(D) nur 1, 2, 3 und 4 sind richtig
(E) 1–5 = alle sind richtig

7.70 Ein erhöhter Antistreptolysintiter von 600 E

(1) ist als positiver „Rheumafaktor" zu bewerten
(2) beweist bei Gelenkbeschwerden deren Streptokokkengenese
(3) hat ohne eindeutige klinische Befunde keine wesentliche diagnostische Bedeutung
(4) beweist zusammen mit einer fieberhaften Gelenkerkrankung ein rheumatisches Fieber

(A) nur 3 ist richtig
(B) nur 1 und 3 sind richtig
(C) nur 2 und 3 sind richtig
(D) nur 2 und 4 sind richtig
(E) nur 1, 2 und 4 sind richtig

7.71 Welche der folgenden Weichteil- und/oder Röntgenveränderungen sind beim rheumatischen Fieber (Streptokokkenrheumatismus) zu erwarten?

(1) Weichteilauftreibung um die Gelenke und andere Weichteilzeichen
(2) Verdünnung bis Schwund der subchondralen Grenzlamellen
(3) Usuren an den knöchernen Gelenkkonturen
(4) Gelenknahe Osteoporose
(5) evtl. gar keine Veränderungen im Röntgenbild

(A) nur 3 ist richtig
(B) nur 4 ist richtig
(C) nur 1 und 5 sind richtig
(D) nur 2 und 3 sind richtig
(E) nur 1, 2, 3 und 4 sind richtig

■7.67 D   ■7.68 E   ■7.69 D   ■7.70 A   ■7.71 C

7.72 Welche der folgenden Befundkonstellationen erlaubt die Diagnose eines Streptokokkenrheumatismus (rheumatisches Fieber) zu stellen?

(1) akuter Befall großer Gelenke mit relativ geringen, aber schmerzhaften Schwellungen etwa 10 Tage nach einer fieberhaften Angina, Antistreptolysintiter maximal 1200 E bei an- und absteigendem Verlauf, BSG beschleunigt, Rheumafaktor negativ, Dauer 8 Wochen
(2) akuter Krankheitsbeginn mit Schmerzen und Schwellung großer Gelenke und zweier Fingergrundgelenke, subfebrile Temperaturen ohne offensichtliche Vorerkrankung, Remission nach 12 Wochen. Antistreptolysintiter bei mehreren Kontrollen mit 400 E leicht erhöht, Rheumafaktor negativ, BSG beschleunigt
(3) von vornherein chronischer Verlauf einer Polyarthritis großer und kleiner Gelenke, Antistreptolysintiter bei mehreren Kontrollen 330 E, Rheumafaktor positiv, BSG beschleunigt, inkonstantes Systolikum über der Herzspitze

(A) nur 1 ist richtig
(B) nur 2 ist richtig
(C) nur 3 ist richtig
(D) nur 1 und 2 sind richtig
(E) 1–3 = alle sind richtig

F 86
7.73 Welche Aussage trifft **nicht** zu?

Zur Behandlung einer bakteriellen Arthritis kommen folgende Maßnahmen in Frage:

(A) wiederholte Gelenkpunktionen
(B) Kryotherapie
(C) Antibiotikagabe
(D) systemische Glucocorticoidbehandlung
(E) Synovektomie

F 85
7.74 Bei folgenden Gelenkentzündungen ist ein Erregernachweis durch Gelenkpunktion möglich:

(1) Arthritis tuberculosa
(2) Arthritis gonorrhoica
(3) Arthritis psoriatica
(4) Sarkoid-Arthritis

(A) nur 1 und 2 sind richtig
(B) nur 3 und 4 sind richtig
(C) nur 1, 2 und 4 sind richtig
(D) nur 2, 3 und 4 sind richtig
(E) 1–4 = alle sind richtig

F 87
7.75 Ein junger Mann kommt mit einem geröteten, schmerzhaften und geschwollenen Knie in Ihre Sprechstunde. Außerdem klagt er über Schmerzen und Ausfluß aus der Harnröhre.

Welche Maßnahme kann am ehesten zur Diagnosestellung führen?

(A) mikroskopische Untersuchung eines Abstrichs von der Urethra
(B) Harnsäurebestimmung im Serum
(C) Blutbild einschl. Differenzierung der weißen Blutzellen
(D) Gelenkpunktion
(E) Untersuchung des Mittelstrahlurins

7.76 Welche Aussage trifft **nicht** zu?

Die Panarteriitis nodosa

(A) befällt von den inneren Organen am häufigsten die Niere
(B) kann die Ursache anämischer Infarkte der Nieren sein
(C) kann die Entstehung einer renalen Hypertonie verursachen
(D) ist eine relativ häufige Ursache aseptischer Papillennekrosen
(E) beginnt mit einer fibrinoiden Nekrose der Media

F 81
7.77 Eine Spondylosis hyperostotica

(1) weist eine deutlich beschleunigte BSG auf
(2) ist regelmäßig durch eine Sakroiliakalgelenksbeteiligung charakterisiert
(3) ist eine Erkrankung vorwiegend der jüngeren Altersklasse (bis 30. Lebensjahr)
(4) ist überzufällig häufig mit einer diabetischen Stoffwechsellage vergesellschaftet
(5) Ist röntgenologisch durch grobe überbrückende Spondylophyten (Osteophyten) vor allem im Brustwirbelsäulenbereich charakterisiert

(A) nur 4 und 5 sind richtig
(B) nur 1, 2 und 3 sind richtig
(C) nur 2, 3 und 5 sind richtig
(D) nur 2, 4 und 5 sind richtig
(E) nur 1, 2, 4 und 5 sind richtig

■7.72 A   ■7.73 D   ■7.74 A   ■7.75 A   ■7.76 D   ■7.77 A

Ordnen Sie den in Liste 1 aufgeführten Krankheitsbildern die zugehörigen charakteristischen Röntgenveränderungen in Liste 2 zu!

Liste 1

F 87
7.78 Spondylosis hyperostotica (M. Forestier)

F 87
7.79 Spondylitis ankylosans (M. Bechterew)

Liste 2

(A) Kalksalzverminderung und Fischwirbelbildung
(B) fleckförmige Verdichtung der Knochenstruktur der Wirbelkörper
(C) Syndesmophyten und Sakroiliitis
(D) Wirbelkörpergleiten
(E) überbrückende Osteophyten und bandartige Verknöcherungen („Zuckerguß") im Bereich der Brustwirbelsäule

F 82
7.80 Beurteilen Sie die in Abb. Nr. 25 dargestellte Hand.
Welche der folgenden Laborbefund-Konstellationen erwarten Sie am ehesten bei diesem klinischen Bild?

(A) BSG 15/32 mm n.W., Serumharnsäure 744 µmol/l (12,4 mg%), Rheumafaktor negativ
(B) BSG 75/120 mm n.W., Serumharnsäure 372 µmol/l (6,2 mg%), Rheumafaktor positiv
(C) BSG 58/120 mm n.W., Antistreptolysintiter 1200 E
(D) BSG 18/32 mm n.W., Serumharnsäure 372 µmol/l (5,1 mg%), Rheumafaktor negativ
(E) BSG 70/121 mm n.W., Serumharnsäure 372 µmol/l (6,2 mg%), Rheumafaktor negativ

F 82
7.81 Welche diätetische Maßnahme ist diesem Krankheitsbild adäquat? (Abb. 25)

(A) cholesterinarme Kost, nur pflanzliche Öle, gewichtsreduzierende Diät
(B) purinarme Kost, gewichtsreduzierende Diät
(C) kohlehydratarme Kost, gewichtsreduzierende Diät
(D) Flüssigkeitsreduktion
(E) Keine dieser Diäten ist sinnvoll.

F 82
7.82 Beurteilen Sie die in Abb. 25 dargestellte Hand. Welche medikamentöse Therapie halten Sie bei diesem Krankheitsbild für adäquat?

(A) Prednisolon-Stoß und später Kombination mit einem Nichtsteroid, Goldbehandlung als Basistherapie
(B) hochdosierte Penicillin-Therapie
(C) Clofibrat
(D) Urikosurikum (z.B. Benzbromaron) oder Urikostatikum (z.B. Allopurinol)
(E) Keine der Genannten trifft zu.

H 85
7.83 Bei welcher der genannten Erkrankungen aus dem rheumatischen Formenkreis ist die systemische Anwendung von Glucocorticoiden **nicht** indiziert?

(A) akuter Schub einer chronischen rheumatoiden Arthritis
(B) akuter Schub einer ankylosierenden Spondylitis (Bechterew-Erkrankung)
(C) akutes rheumatisches Fieber
(D) Polyarthrose
(E) Polymyalgia rheumatica

7.84 Doppelhöckrige Knoten über Fingerendgelenken sprechen für

(A) Arthritis urica (Gicht)
(B) Rheumaknoten bei chronischer Polyarthritis
(C) Fingergelenkspolyarthrose
(D) Lipomknoten
(E) Ostitis multiplex cystoides Jüngling

7.85 Knoten nur über den Fingerendgelenken (keine humoralen Entzündungsparameter und negativer Rheumafaktor) sprechen am ehesten für

(A) Arthritis urica (Gicht)
(B) chronische Polyarthritis („Rheumatoide Arthritis")
(C) Fingergelenkspolyarthrose (mit Heberdenschen Knoten)
(D) Arthritis psoriatica
(E) Streptokokkenrheumatismus

■7.78 E   ■7.79 C   ■7.80 D   ■7.81 E   ■7.82 E   ■7.83 D   ■7.84 C   ■7.85 C

7.86 Eine 68jährige Patientin kommt wegen einer Schnittwunde an der Hand in Ihre Sprechstunde, und Sie finden neben der Verletzung noch die abgebildeten Veränderungen an den Fingern (siehe Abbildung Nr. 25 des Bildanhangs), von denen die Patientin behauptet, sie bereiten ihr keine wesentlichen Beschwerden und seien auch schon bei der Mutter vorhanden gewesen.

Welches Vorgehen (zur weiteren Abklärung des Krankheitsbildes) ist sinnvoll?

(A) Sie veranlassen eine Prüfung der Rheumafaktoren.
(B) Sie veranlassen ein Harnsäuretagesprofil.
(C) Sie überweisen die Patientin zum Rheumatologen.
(D) Sie veranlassen ein Skelettszintigramm.
(E) Sie veranlassen nichts weiter und sagen der Patientin, es handele sich um eine harmlose degenerative Erkrankung der Fingergelenke.

7.87 Die Fingerpolyarthrose ist durch folgende Befunde charakterisiert:

(1) Verdickung der Fingermittelgelenke (Bouchard-Arthrose)
(2) derbe knotige Verdickung der Fingerendgelenke (Heberden-Knoten)
(3) Schwellung und Druckschmerzhaftigkeit des Daumensattelgelenkes (Rhizarthrose)
(4) Hyperurikämie
(5) positive Rheumafaktoren

(A) Keine der Aussagen 1–5 ist richtig.
(B) nur 2 und 5 sind richtig
(C) nur 1, 2 und 3 sind richtig
(D) nur 1, 3 und 4 sind richtig
(E) 1–5 = alle sind richtig

7.88 Eine 55jährige Frau bemerkt in den letzten Jahren eine zunehmende Verdickung ihrer sämtlichen Fingerendgelenke. Die Beschwerden sind gering. Sie hat in den letzten Monaten zunehmend an Gewicht verloren.

Welche Diagnose erscheint am wahrscheinlichsten?

(A) Heberden-Arthrose
(B) primär chronische Polyarthritis (rheumatoide Arthritis)
(C) Bouchard-Arthrose
(D) Plasmozytombefall der Finger
(E) Gicht

7.89 Der Anlaufschmerz (starker Gelenkschmerz für wenige Gelenkbewegungen nach längerem Liegen oder Sitzen) ist ein typisches Kriterium für

(A) die chronische Polyarthritis (rheumatoide Arthritis)
(B) die Arthrose
(C) die Arthritis urica
(D) eine akute traumatische Gelenkschädigung
(E) keine der genannten Erkrankungen

7.90 Welche der aufgeführten Befunde kommen bei der Arthrosis deformans vor?

(1) Veränderung der Knorpelgrundsubstanz
(2) Demaskierung von kollagenen Fasern
(3) Knorpelusuren
(4) Knochenumbau
(5) granulomatöse Synovialitis

(A) nur 1 und 2 sind richtig
(B) nur 2 und 3 sind richtig
(C) nur 2, 3 und 4 sind richtig
(D) nur 3, 4 und 5 sind richtig
(E) nur 1, 2, 3 und 4 sind richtig

7.91 Die Arthrose begünstigende Faktoren sind:

(1) Übergewichtigkeit
(2) Inkongruenz der Gelenkflächen
(3) Immobilisation
(4) chronische Synovitis

(A) nur 1 und 2 sind richtig
(B) nur 1 und 3 sind richtig
(C) nur 2 und 4 sind richtig
(D) nur 1, 2 und 4 sind richtig
(E) 1–4 = alle sind richtig

■7.86 E   ■7.87 C   ■7.88 A   ■7.89 B   ■7.90 E   ■7.91 E

7.92 „Absterben", Blau- bzw. Weißwerden der Finger, meist unter Kälteeinfluß auftretend,

(1) nennt man Sjögren-Syndrom
(2) nennt man Raynaud-Syndrom
(3) tritt bei der chronischen Polyarthritis und allen Kollagenerkrankungen in unterschiedlicher Häufigkeit auf
(4) findet man häufig bei der Sklerodermie, meist schon als erstes Symptom
(5) weist keinen Zusammenhang mit rheumatischen Erkrankungen auf

(A) nur 1 und 4 sind richtig
(B) nur 2 und 3 sind richtig
(C) nur 2 und 5 sind richtig
(D) nur 1, 3 und 4 sind richtig
(E) nur 2, 3 und 4 sind richtig

7.93 Welche Aussage trifft zu?

Das Raynaud-Syndrom ist gekennzeichnet durch

(A) „Absterben" der Finger mit Weiß- bzw. Blauwerden bes. unter Kälteeinfluß
(B) Versiegen des Tränenflusses und der Speichelsekretion
(C) bes. nächtliche Schmerzen des 1.–4. Fingers, Sensibilitätsstörungen in diesem Bereich und Daumenballenatrophie
(D) die Symptomatik: Arthritis, Konjunktivitis und Urethritis
(E) Keine der Aussagen trifft zu.

F 81
7.94 Ein Patient klagt über diffuse Schmerzhaftigkeit im Bereich der Wirbelsäule und der peripheren Knochen, Knochenverbiegungen bes. an den unteren Extremitäten und Rundrückenbildung. Sie erheben folgenden Röntgenbefund: erhöhte Strahlentransparenz des Skeletts, strähnige Kompakta- und verwaschene Spongiosazeichnung, u. U. Fischwirbel, typische Loosersche Umbauzonen (bes. an den Oberschenkelinnenseiten proximal, in Radius, Ulna, Scapula, Rippen und Mittelfußknochen). Labor: Serum-Kalzium erniedrigt, anorganischer Phosphor erniedrigt, alkalische Phosphatase erhöht, BKS normal.
Welche der folgenden Diagnosen ist am wahrscheinlichsten?

(A) Osteomalazie durch Vitamin-D-Mangel
(B) Morbus Paget
(C) Generalisiertes Plasmozytom
(D) Primäre Osteoporose
(E) Generalisierte Karzinommetastasierung

Ordnen Sie bitte jeder der in Liste 1 aufgeführten Knochenveränderungen die jeweils zutreffendste Aussage aus der Liste 2 zu.

Liste 1

F 82
7.95 Osteomalazie

7.96 Osteodystrophia (Ostitis) deformans Paget

Liste 2

(A) Vitamin D-Mangel im Kindesalter
(B) Vitamin D-Mangel im Erwachsenenalter
(C) primärer Hyperparathyreoidismus
(D) Hyperkortizismus
(E) pathologisch gesteigerter Knochenumbau unbekannter Genese

7.97 Welche Aussage(n) trifft (treffen) für die Osteomalazie zu?

(1) Die Erkrankung kann durch einen Vitamin D-Mangel bei enteraler Resorptionsstörung bedingt sein.
(2) Die Erkrankung kommt nur im Kindesalter vor.
(3) Die Spongiosabälkchen weisen breite nichtmineralisierte osteoide Säume auf.
(4) Die Knochenbälkchen zeigen überwiegend einen fibroosteoklastären Abbau.
(5) Die Erkrankung ist in der Regel auf die Wirbelsäule beschränkt.

(A) Keine der Aussagen trifft zu.
(B) nur 3 ist richtig
(C) nur 1 und 3 sind richtig
(D) nur 4 und 5 sind richtig
(E) nur 1, 2 und 3 sind richtig

■7.92 E   ■7.93 A   ■7.94 A   ■7.95 B   ■7.96 E   ■7.97 C

7.98 Osteomalazie

(1) ist eine Mineralisationsstörung der Knochenmatrix mit relativer Vermehrung des osteoiden Gewebes
(2) kann bedingt sein durch einen Vitamin D-Mangel bei ungenügender Zufuhr
(3) kann bedingt sein durch einen Vitamin D-Mangel infolge Malabsorption
(4) kann bedingt sein durch eine Hypophosphatämie bei Phosphatdiabetes
(5) kann bedingt sein durch eine Vitamin D-Stoffwechselstörung durch Hydantoine (z.B. Zentropil®)

(A) nur 1 ist richtig
(B) nur 2 und 3 sind richtig
(C) nur 1, 2, 3 und 4 sind richtig
(D) nur 1, 2, 3 und 5 sind richtig
(E) 1–5 = alle sind richtig

Ordnen Sie bitte jeder Knochenveränderung in der Liste 1 die zutreffendste Aussage aus der Liste 2 zu:

Liste 1

7.99 Osteoporose

7.100 Rachitis

Liste 2
(A) Vitamin D-Mangel im Erwachsenenalter
(B) Vitamin D-Mangel im Kindesalter
(C) primärer Hyperparathyreoidismus
(D) pathologisch gesteigerter Knochenumbau unbekannter Genese
(E) Hyperkortisonismus

7.101 Eine 78jährige Patientin zeigt folgende Befundkonstellation: diffuser Wirbelsäulenschmerz besonders bei Erschütterungen und nachts, Abnahme der Körpergröße, zunehmende Rundrückenbildung, Druck- und Klopfschmerz über der ganzen Wirbelsäule. Röntgen: vermehrte Strahlentransparenz der Wirbel, sog. „Rahmenstruktur" der Wirbel, Betonung der vertikalen Spongiosabälkchen in den Wirbeln, Wirbelkompression (Keilwirbel, Fischwirbel). Labor: Serum-Calcium, alkalische Phosphatase, anorganisches Phosphat und BSG im Normalbereich.
Welche der folgenden Diagnosen ist am wahrscheinlichsten?

(A) Osteomalazie durch Vitamin D-Mangel infolge Malabsorption
(B) Osteodystrophia deformans (M. Paget)
(C) generalisiertes Plasmozytom
(D) primäre Osteoporose
(E) generalisierte Karzinommetastasierung

7.102 Unter Osteoporose versteht man

(A) unzureichende Mineralisation der Knochentrabekel
(B) Knochenerweichung durch metabolische Störungen
(C) schubweise fortschreitender subkortikaler Knochenaufbau mit nachfolgendem periostalem Knochenabbau
(D) Knochenschwund durch verminderten Knochenaufbau
(E) Knochenbrüchigkeit durch anlagebedingte mangelnde Osteoidbildung

7.103 Bei einem primären Hyperparathyreoidismus dient die Skelettaufnahme der Hand zum Nachweis von typischen Veränderungen.

Diese sind:

(1) subperiostale Resorptionszonen
(2) Ankylosen
(3) Zysten
(4) Kalksalzminderung
(5) Osteophyten

(A) nur 3 und 5 sind richtig
(B) nur 1, 3 und 4 sind richtig
(C) nur 1, 3 und 5 sind richtig
(D) nur 2, 4 und 5 sind richtig
(E) 1–5 = alle sind richtig

7.104 Eine 67jährige Patientin, Hand äußerlich unauffällig, rezidivierende Nierensteine, zeigt im Röntgenbild der Hand (siehe Abbildung Nr. 26 des Bildanhangs) den vorliegenden Befund.

Es handelt sich am wahrscheinlichsten um:

(A) Altersosteoporose
(B) M. Sudeck
(C) Demineralisation als Folge von Durchblutungsstörungen
(D) Hypothyreoidismus
(E) Hyperparathyreoidismus

H 81
7.105 Welche Aussage trifft **nicht** zu?

Osteolysen der Kalotte kommen vor bei

(A) Osteomyelitis
(B) Plasmozytom
(C) metastasierenden Karzinomen
(D) Toxoplasmose
(E) Morbus Paget

7.106 Welche Diagnose ist am wahrscheinlichsten aufgrund der vorliegenden Röntgenaufnahme des Schädels (siehe Abbildung Nr. 27 des Bildanhangs)?

(A) Osteomyelitis
(B) Morbus Paget
(C) Plasmozytom
(D) Osteosarkom
(E) osteolytische Kalottenmetastasen

Die folgenden Angaben beziehen sich auf die Aufgaben Nr. 7.107 und 7.108.

7.107 Bei einem 65jährigen Mann fällt seit einem Jahr die Zunahme des Kopfumfanges auf. Er klagt seit längerem über Knochenschmerzen und kommt mit Sehstörungen zum Arzt.

Welche der angegebenen Diagnosen ist am wahrscheinlichsten?

(A) Hydrozephalus
(B) Plasmozytom
(C) Osteomalazie
(D) primärer Hyperparathyreoidismus
(E) Osteodystrophia (Ostitis) deformans Paget

7.108 Welche(r) der nachstehenden morphologischen Befunde ist (sind) zu erwarten?

(1) Zeichen eines vermehrten osteoblastischen Knochenanbaues
(2) Zeichen eines vermehrten osteoklastischen Knochenabbaues
(3) sogenannte Mosaikstruktur des Knochens
(4) verdickte Kortikalis
(5) Fasermark

(A) nur 1 ist richtig
(B) nur 2 ist richtig
(C) nur 1 und 3 sind richtig
(D) nur 1, 3 und 4 sind richtig
(E) 1–5 = alle sind richtig

7.109 Partieller Riesenwuchs mit Hautveränderungen und varikösen Venektasien (Abb. Nr. 28; 19jähriger Patient) ist kennzeichnend für

(A) Neurofibromatose
(B) Hyperparathyreoidismus
(C) Morbus Addison
(D) Thrombose der Vena cava inferior
(E) Klippel – Trénaunay-Weber-Syndrom

7.110 Wegen anhaltender Schmerzsymptomatik im Vorfuß wurden bei einem Patienten die beigefügten Röntgenaufnahmen (siehe Abbildung Nr. 29a und Abbildung Nr. 29b des Bildanhangs) angefertigt.

Welche Diagnose ist am wahrscheinlichsten?

(A) chronische Polyarthritis
(B) Sudecksche Atrophie
(C) Osteomyelitis
(D) Arthritis urica
(E) Chondromatose

Ordnen Sie jeder der aufgeführten Krankheiten (Liste 1) das charakteristische Gelenkbefallsmuster (Liste 2) zu!

Liste 1

H 85
7.111 Gicht

■7.104 E   ■7.105 D   ■7.106 B   ■7.107 E   ■7.108 E   ■7.109 E   ■7.110 D   ■7.111 D

7.112 Chondrocalcinose

Liste 2

(A) Strahlenbefall der Fingergelenke
(B) symmetrischer Befall der Fingerendgelenke, Fingermittelgelenke und Daumensattelgelenke
(C) symmetrischer Befall der Fingermittelgelenke und Fingergrundgelenke
(D) Großzehengrundgelenk
(E) Kniegelenke, Hüftgelenke, Handgelenke

7.113 Für eine Arthritis urica spricht im Röntgenbild am ehesten:

(A) Weichteilschwellung
(B) Verschmälerung des Gelenkspaltes
(C) subperiostale Resorptionszonen
(D) Anklyose
(E) scharf begrenzte Substanzdefekte des Knochens

Ordnen Sie den aufgeführten Erkrankungen (Liste 1) die typischen Befunde bei der Synoviaanalyse (Liste 2) zu!

Liste 1

7.114 Gichtarthritis

7.115 Pseudogichtanfall bei Chondrocalcinose

Liste 2

(A) Hydroxylapatitkristalle
(B) Cholesterinkristalle
(C) Calciumpyrophosphatdihydratkristalle
(D) antinukleäre Faktoren
(E) Natriumuratkristalle

7.116 Welche Aussage trifft zu?

Colchicin ist eine Substanz, die

(A) als Basistherapeutikum für die chronische Polyarthritis geeignet ist
(B) zur Therapie des Lupus erythematodes zu empfehlen ist
(C) zur Behandlung der Hyperurikämie als der Arthritis urica zugrundeliegenden Stoffwechselstörung geeignet ist
(D) zur Knorpelstabilisierung bei der Arthritis empfohlen wird
(E) zur Anfallsbehandlung der Arthritis urica geeignet ist

7.117 Fallbeschreibung: Nächtliche Schmerzen und Mißempfindungen in einer oder beiden Händen mit Ausstrahlung in den Daumen bis Ringfinger (nicht Kleinfinger), auch Ausstrahlung in die Beugeseite des Unterarms. Der Patient wacht nachts auf und muß die Hände schütteln und unter Wasser halten, Daumenballenatrophie. Schwierigkeiten z.B. bei Nadelarbeiten.
Für welches Krankheitsbild spricht diese Symptomatik?

(A) Raynaud-Syndrom
(B) beginnende Fingerpolyarthrose
(C) Karpaltunnelsyndrom (Medianuskompression)
(D) HWS-Syndrom mit peripherer Symptomatik
(E) Morbus Sudeck

7.118 Welche Aussage trifft **nicht** zu?

Das Karpaltunnel-Syndrom

(A) entsteht durch Kompression des distalen N. medianus
(B) läßt sich durch Umlagerung des N. ulnaris bessern
(C) kann Symptom einer Akromegalie sein
(D) gehört zu den durchaus geläufigen Frühsymptomen der chronischen Polyarthritis (rheumatoide Arthritis)
(E) wird bei Hypothyreose überzufällig häufig angetroffen

7.119 Das osteogene Sarkom ist eine Erkrankung des höheren Erwachsenenalters,

weil

die Inzidenz von Epithelneoplasien im Alter zunimmt.

Antwort	Aussage 1	Aussage 2	Verknüpfung
A	richtig	richtig	richtig
B	richtig	richtig	falsch
C	richtig	falsch	—
D	falsch	richtig	—
E	falsch	falsch	—

■7.112 E   ■7.113 E   ■7.114 E   ■7.115 C   ■7.116 E   ■7.117 C   ■7.118 B   ■7.119 D

7.120 Für Knochenmetastasen kommen besonders in Frage

(1) Gallengangskarzinom
(2) hypernephroides Karzinom
(3) Mammakarzinom
(4) Prostatakarzinom
(5) Rektumkarzinom

(A) nur 1 und 4 sind richtig
(B) nur 2 und 5 sind richtig
(C) nur 2, 3 und 4 sind richtig
(D) nur 2, 3, 4 und 5 sind richtig
(E) 1–5 = alle sind richtig

7.121 Bei dem Befund der vorliegenden Röntgenbilder (siehe Abbildung Nr. 30a und Abbildung Nr. 30b des Bildanhangs) kann es sich handeln um:

(1) Enchondrom
(2) Hämangiom
(3) Vertebra plana osteonekrotica
(4) Metastase eines Mammakarzinoms
(5) Metastase eines Prostatakarzinoms

(A) nur 5 ist richtig
(B) nur 3 und 4 sind richtig
(C) nur 4 und 5 sind richtig
(D) nur 1, 2 und 3 sind richtig
(E) nur 2, 4 und 5 sind richtig

7.122 Osteolytische Metastasen treten besonders oft auf beim

(A) Glioblastom
(B) Pankreaskarzinom
(C) Nierenkarzinom
(D) Lippenkarzinom
(E) malignen Melanom

7.123 Bei einer 70jährigen Frau wurde eine Röntgenaufnahme des linken Hüftgelenks (s. Abb. Nr. 31 des Bildanhangs) angefertigt.
Die richtige(n) Diagnose(n) lautet(n):

(1) Arthritis
(2) Koxarthrose
(3) Kompressionsfraktur
(4) Tumor
(5) Protrusio acetabuli

(A) nur 2 ist richtig
(B) nur 3 ist richtig
(C) nur 4 ist richtig
(D) nur 1 und 3 sind richtig
(E) nur 2 und 5 sind richtig

7.124 Welche Aussage trifft zu?

Eine plötzlich aufgetretene kugelige Schwellung an der Innenseite des Oberarms nach länger bestehender Periarthropathia humeroscapularis spricht für eine

(A) Ruptur des M. deltoideus
(B) Ruptur der langen Bizepssehne
(C) Ruptur des Trapeziusansatzes
(D) Ruptur der Supraspinatussehne
(E) Keine der Aussagen trifft zu

7.125 Ein vollständiger Ausfall der aktiven seitlichen Elevation des Armes, während der passiv vollständig gehobene Arm aktiv gehalten werden kann, spricht für folgende Läsion im Rahmen einer Periarthropathia humeroscapularis:

(A) Ruptur des M. triceps
(B) Ruptur der Supraspinatussehne
(C) Ruptur der kurzen Bizepssehne
(D) Ruptur der langen Bizepssehne
(E) keine der genannten Läsionen

■7.120 C   ■7.121 C   ■7.122 C   ■7.123 E   ■7.124 B   ■7.125 B

7.126 Fallbeschreibung: Stark deformiertes Kniegelenk mit langsamer Entwicklung seit mehreren Jahren, kaum Schmerzen. Nach anfänglich sehr guter Beweglichkeit jetzt Bewegungseinschränkung durch die Deformierungen. Fehlende Patellarsehnenreflexe. Sensibilitätsstörungen, Ataxie. Anamnestische Angaben: Ganz früher mal Hauterkrankung, die mit Spritzen behandelt wurde.
An welche Erkrankung denkt man bei diesem klinischen Bild?

(A) Kniegelenksarthrose
(B) Arthropathia tabica
(C) Arthropathie bei Syringomyelie
(D) Folge einer Neuropathie bei chronischer Polyarthritis
(E) Folge neurologischer Ausfälle bei Wurzelkompression bei degenerativem Wirbelsäulenleiden

7.127 Welche Aussage trifft **nicht** zu?

Die Myasthenia gravis pseudoparalytica

(A) kann als transitorische Form von der Mutter auf ihr Neugeborenes übertragen werden
(B) wird zu den Autoimmunerkrankungen gerechnet
(C) kann durch eine Thymektomie gelegentlich gebessert werden
(D) ist durch einen Ig-A-Anstieg charakterisiert
(E) wird verursacht durch eine Störung der neuromuskulären Reizübertragung

8 Wasser-, Elektrolyt- und Säure-Basen-Haushalt

8.1 Welcher der folgenden Befunde ist **nicht** typisch für eine metabolische Azidose?

(A) Hyperkaliämie
(B) vertiefte, beschleunigte Atmung
(C) Verminderung des O_2-Partialdrucks im arteriellen Blut
(D) Verminderung des Standardbicarbonats
(E) Verminderung des CO_2-Partialdrucks im arteriellen Blut

[H 85]
8.2 Eine metabolische Azidose

(1) kann sich bei Verbrennungen und im Schock bereits innerhalb von 30–60 Minuten ausbilden
(2) kann infolge des Verlustes alkalischen Darminhalts entstehen
(3) stellt eine mögliche Komplikation der Peritonitis dar
(4) geht mit einer deutlichen Erhöhung des pCO_2 einher

(A) nur 1 und 2 sind richtig
(B) nur 1 und 3 sind richtig
(C) nur 1, 2 und 3 sind richtig
(D) nur 1, 3 und 4 sind richtig
(E) nur 2, 3 und 4 sind richtig

[H 85]
8.3 Bei einem pH von 7,36 (Normalwert) finden sich im arteriellen Blut ein pCO_2 von 3,7 kPa (28 mm Hg) und eine Bicarbonatkonzentration von 14 mmol/l.

Um welche Störung des Säure-Basen-Haushalts handelt es sich?

(A) metabolisch kompensierte respiratorische Azidose
(B) respiratorisch kompensierte metabolische Azidose
(C) akute respiratorische Alkalose
(D) metabolische Alkalose
(E) respiratorische Azidose

[H 81]
8.4 Bei Patienten mit chronischer Niereninsuffizienz kommt es mit fortschreitendem Nierenparenchymuntergang zu einer renal bedingten metabolischen Azidose,

weil

die Sauerstoffaffinität des Hämoglobins mit steigender H^+-Ionenkonzentration abnimmt.

[H 81]
8.5 Bei der Korrektur einer metabolischen Azidose durch Infusion von Natriumbicarbonatlösung kann eine Hypokaliämie auftreten,

weil

bei der Korrektur einer metabolischen Azidose durch Natriumbicarbonat ein Austausch von extrazellulären Kaliumionen gegen intrazelluläre Wasserstoffionen stattfindet.

■ 7.126 B   ■ 7.127 D   ■ 8.1 C   ■ 8.2 C   ■ 8.3 B   ■ 8.4 B   ■ 8.5 A

8.6 Typische Ursache(n) einer metabolischen Azidose ist (sind)

(1) Niereninsuffizienz
(2) Diabetes mellitus
(3) chronisches Erbrechen
(4) alveoläre Hypoventilation

(A) nur 3 ist richtig
(B) nur 4 ist richtig
(C) nur 1 und 2 sind richtig
(D) nur 1 und 3 sind richtig
(E) 1–4 = alle sind richtig

Ordnen Sie bitte den in Liste 1 genannten Störungen des Säure-Basen-Haushalts die für sie charakteristischen Befundkonstellationen im arteriellen Blut (Liste 2) zu.

Liste 1

F 86
8.7 metabolische Azidose

F 86
8.8 metabolische Alkalose

Liste 2

(A) $pH < 7{,}36$ $pCO_2 \leq 5{,}3$ kPa (40 mm Hg)
(B) $pH < 7{,}36$ $pCO_2 \geq 5{,}9$ kPa (44 mm Hg)
(C) $pH = 7{,}4$ $pCO_2 = 5{,}3$ kPa (40 mm Hg)
(D) $pH > 7{,}44$ $pCO_2 \leq 4{,}8$ kPa (36 mm Hg)
(E) $pH > 7{,}44$ $pCO_2 \geq 5{,}3$ kPa (40 mm Hg)

Ordnen Sie den in Liste 1 genannten Störungen des Säure-Basen-Haushalts die für sie charakteristischen Befundkonstellationen der Liste 2 zu.

Liste 1

H 86
8.9 respiratorische Azidose

H 86
8.10 respiratorische Alkalose

Liste 2

(A) $pH < 7{,}36$ $pCO_2 < 5{,}3$ kPa (40 mm Hg)
(B) $pH < 7{,}36$ $pCO_2 > 5{,}9$ kPa (44 mm Hg)
(C) $pH = 7{,}4$ $pCO_2 = 5{,}3$ kPa (40 mm Hg)
(D) $pH > 7{,}44$ $pCO_2 < 4{,}8$ kPa (36 mm Hg)
(E) $pH > 7{,}44$ $pCO_2 > 5{,}3$ kPa (40 mm Hg)

86
8.11 Eine 22jährige Patientin leidet seit 2 Jahren unter habituellem Erbrechen, zeigt jedoch klinisch und laborchemisch keine Zeichen einer Mangelernährung. Parästhesien und tetaniforme Anfälle bei dieser Patientin sind wahrscheinlich Folge einer

(A) metabolischen hyperchlorämischen Azidose mit Hyperkaliämie
(B) metabolischen hypochlorämischen Alkalose
(C) respiratorischen Alkalose mit Hypokaliämie
(D) respiratorischen Azidose
(E) Hypocalcämie

H 81
8.12 Welche Aussage trifft zu?

Eine metabolisch bedingte Alkalose findet man typischerweise bei

(A) Hyperlipidämie Typ IV
(B) Gichtnephropathie
(C) Asthma bronchiale
(D) Hyperventilationstetanie
(E) Keine der Aussagen trifft zu.

F 87
8.13 Unabhängig von möglichen Kaliumverlusten geht die metabolisch bedingte Alkalose in der Regel mit einer Hypokaliämie einher,

weil

es bei der metabolisch bedingten Alkalose in Abhängigkeit vom Blut-pH zu einem intra-extrazellulären Austausch zwischen H-Ionen und Kalium-Ionen kommt.

■8.6 C   ■8.7 A   ■8.8 E   ■8.9 B   ■8.10 D   ■8.11 B   ■8.12 E   ■8.13 A

8.14 Welche Aussage trifft **nicht** zu?

Als Ursachen einer respiratorischen Azidose kommen in Frage:

(A) Myasthenia gravis
(B) Morphinintoxikation
(C) obstruktive Bronchitis
(D) Trachealstriktur
(E) Hyperventilationstetanie

F 82
8.15 Welche Aussage trifft **nicht** zu?

Bei ketonämischen Erbrechen mit Hypokaliämie können folgende klinische Befunde beobachtet werden:

(A) Adynamie
(B) Darmatonie
(C) Hypotonie der Muskulatur
(D) Exsikkose
(E) hohe spitze T-Wellen im EKG

H 85
8.16 Hypokaliämie infolge Laxantienabusus kann zum paralytischen Ileus führen,

weil

eine der Hypokaliämie begleitende Alkalose eine Abnahme des ionisierten Serumcalciums hervorruft.

8.17 Welche Aussage trifft **nicht** zu?

Folgende Veränderungen bzw. Erkrankungen führen zu einer Hypokaliämie:

(A) primärer Hyperaldosteronismus (Conn-Syndrom)
(B) metabolische Alkalose
(C) Nebennierenrindennekrose
(D) langdauerndes Erbrechen
(E) Insulintherapie beim diabetischen Koma

8.18 Bei einer 30jährigen Patientin mit chronisch terminaler Niereninsuffizienz ist eine Hyperkaliämie wahrscheinlich, wenn das EKG folgende Veränderungen aufweist:

(1) Verbreiterung des Kammerkomplexes
(2) TU-Verschmelzungswelle
(3) sog. Kirchturm-T

(A) nur 1 ist richtig
(B) nur 2 ist richtig
(C) nur 3 ist richtig
(D) nur 1 und 2 sind richtig
(E) nur 1 und 3 sind richtig

H 85
8.19 Die intravenöse Infusion von 2000 ml einer 5%igen Glucoselösung innerhalb von 8 Stunden bei einem Patienten mit hypertoner Dehydratation

(A) löst eine osmotische Diurese aus
(B) deckt kalorisch mehr als die Hälfte des Grundumsatzes/Tag beim Erwachsenen
(C) senkt die osmorale Konzentration im Extrazellulärraum durch Zufuhr von freiem Wasser
(D) kann einen Anstieg der Kaliumkonzentration im Blut hervorrufen
(E) ist zur Behandlung eines Hirnödems geeignet

F 86
8.20 Bei einem 70 kg schweren Patienten finden Sie infolge Exsikkose (hypertone Dehydratation) ein Serumnatrium von 167 mmol/l.

Welche intravenös zu gebende Lösung ist (unter Kontrolle von Na^+ und K^+ im Serum) zur Korrektur dieser Störung am besten geeignet?

(A) 0,9%ige „physiologische" NaCl-Lösung
(B) 1,4%ige Natriumcarbonat-Lösung
(C) 5%ige Glucose-Lösung
(D) Ringerlösung
(E) Vollblut

8.21 Welche Aussage trifft **nicht** zu?

Die hypertone Dehydratation ist gekennzeichnet durch

(A) erhöhte Serumosmolalität
(B) erniedrigtes Serumkalium
(C) vermindertes Extrazellulärvolumen
(D) erhöhtes Serumnatrium
(E) erhöhten Hämoglobinwert

Antwort	Aussage 1	Aussage 2	Verknüpfung
A	richtig	richtig	richtig
B	richtig	richtig	falsch
C	richtig	falsch	–
D	falsch	richtig	–
E	falsch	falsch	–

8.22 Zur Therapie eines Patienten mit hypertoner Dehydratation gehört die Zufuhr von osmotisch frei verfügbarem Wasser.

Welche der nachfolgenden Infusionslösungen ist dafür am ehesten geeignet?

(A) Ringer-Lösung
(B) 0,9%ige NaCl-Lösung
(C) 1,4%ige Natrium-Bicarbonat-Lösung
(D) 5%ige Glucose-Lösung
(E) 10%ige NaCl-Lösung

8.23 Welche der folgenden Maßnahmen eignet (eignen) sich beim Erwachsenen zur Behandlung einer hypertonen Dehydratation (bei normalem Blutzuckerspiegel)?

Langsame Infusion

(1) von Dextran 60
(2) einer 1,5%igen Kochsalzlösung
(3) von Mannitol (z.B. Osmofundin® 20%)
(4) einer 5%igen Glucoselösung

(A) nur 4 ist richtig
(B) nur 1 und 3 sind richtig
(C) nur 2 und 4 sind richtig
(D) nur 1, 2 und 4 sind richtig
(E) 1–4 = alle sind richtig

8.24 Welche Aussage trifft zu?

Bei einer Patientin mit eingeschränkter Nierenfunktion kommt es unter einer Infusionstherapie zum Auftreten von Ödemen, einer Zunahme der Herzfrequenz und einem Anstieg des Blutdrucks. Die Natriumkonzentration im Serum beträgt 140 mval/l (140 mmol/l). Es handelt sich am ehesten um eine

(A) isotone Hyperhydration
(B) hypotone Hyperhydration
(C) hypertone Dehydration
(D) isotone Dehydration
(E) hypotone Dehydration

Ordnen Sie die Aussagen der Liste 2 den für sie zutreffenden Begriffen der Liste 1 zu.

Liste 1

8.25 isotone Hyperhydration

8.26 Hypercalcämie

Liste 2

(A) führt zu osmotischen Konzentrierdefekten mit Polyurie
(B) ist typisches Zeichen der chronischen Rechtsherzinsuffizienz
(C) ist die korrekte Bezeichnung für eine Wasserintoxikation
(D) geht in der Regel mit hohem Fieber einher
(E) ist eine typische Komplikation der Colitis ulcerosa

8.27 Für eine Oligurie infolge Dehydratation sind folgende Veränderungen typisch:

(1) plasmaisotone Urinosmolarität (300 mosm/l)
(2) hohe Urinosmolarität (> 600 mosm/l)
(3) niedrige Urinosmolarität (< 200 mosm/l)
(4) hohe Natriumkonzentration im Urin (> 130 mmol/l)
(5) niedrige Natriumkonzentration im Urin (< 40 mmol/l)

(A) nur 1 ist richtig
(B) nur 4 ist richtig
(C) nur 1 und 4 sind richtig
(D) nur 2 und 5 sind richtig
(E) 1–5 = alle sind richtig

8.28 Die Überhydrierung eines an- oder oligurischen Patienten kann sich manifestieren in

(1) peripheren Ödemen und Anasarka
(2) interstitiellem Lungenödem
(3) alveolären Lungenödem
(4) Hämolyse

(A) nur 4 ist richtig
(B) nur 1 und 2 sind richtig
(C) nur 1, 2 und 3 sind richtig
(D) nur 1, 2 und 4 sind richtig
(E) 1–4 = alle sind richtig

■ 8.22 D   ■ 8.23 A   ■ 8.24 A   ■ 8.25 B   ■ 8.26 A   ■ 8.27 D   ■ 8.28 C

Ordnen Sie die Störungen des Kalium- und Säure-Basen-Haushalts der Liste 2 den entsprechenden Krankheitsbildern der Liste 1 zu.

Liste 1

8.29 Morbus Addison

8.30 Conn-Syndrom

8.31 renal-tubuläre Azidose

Liste 2

(A) Hypokaliämie und respiratorische Alkalose
(B) Hypokaliämie und metabolische Alkalose
(C) Hyperkaliämie und metabolische Azidose
(D) Hypokaliämie und metabolische Azidose
(E) Hyperkaliämie und respiratorische Alkalose

[H 87]
8.32 Welche der folgenden Merkmale kennzeichnen die komplette Form der renalen tubulären Azidose vom Typ I?

(1) Bildung von Kalziumphosphatsteinen
(2) hyperchlorämische Azidose
(3) Bildung von Harnsäuresteinen
(4) vermehrte Kalziumausscheidung im Urin
(5) Harn-pH kleiner als 5,3

(A) nur 2 und 5 sind richtig
(B) nur 3 und 5 sind richtig
(C) nur 4 und 5 sind richtig
(D) nur 1, 2 und 4 sind richtig
(E) nur 2, 3 und 5 sind richtig

[F 87]
8.33 Für die Beurteilung von Störungen im Säure-Basen-Haushalt sind folgende Messungen (nicht daraus berechnete Werte!), z.B. bei der Astrup-Technik, erforderlich:

(1) pCO_2 im arteriellen Blut
(2) pO_2 im arteriellen Blut
(3) pH im arteriellen Blut
(4) Standardbicarbonat (Alkalireserve)
(5) „base excess" (Basenüberschuß)

(A) nur 1 und 2 sind richtig
(B) nur 1 und 3 sind richtig
(C) nur 2 und 3 sind richtig
(D) nur 1, 2 und 5 sind richtig
(E) nur 3, 4 und 5 sind richtig

[F 86]
8.34 Hypercalcurie kann auftreten:

(1) bei Sarkoidose
(2) infolge Vitamin-D-Überdosierung
(3) bei langdauernder Immobilisation
(4) bei paraneoplastischem Syndrom

(A) nur 2 ist richtig
(B) nur 1, 2 und 3 sind richtig
(C) nur 1, 2 und 4 sind richtig
(D) nur 1, 3 und 4 sind richtig
(E) 1–4 = alle sind richtig

8.35 Welcher der folgenden Werte ist für die Beurteilung der Serum-Osmolalität am geeignesten?

(A) Hämatokrit
(B) Serum-Bicarbonatkonzentration
(C) Serum-Harnstoffkonzentration
(D) Serum-Natriumkonzentration
(E) Serum-Glucosekonzentration

8.36 Welche Aussage trifft **nicht** zu?

Hyponatriämie kann die Folge sein

(A) erhöhter Verluste von gastrointestinalen Sekreten, z.B. durch Erbrechen
(B) einer Nebennierenrindeninsuffizienz (M. Addison)
(C) einer chronischen Pyelonephritis ohne Störung der Nebennierenfunktion
(D) einer Dauertherapie mit Diuretika (z.B. Spironolacton = Aldactone®)
(E) einer salzarmen Diät (etwa 3 g Kochsalz tgl.)

[F 88]
8.37 Eine Hyponatriämie kann bei intakten Nieren verursacht sein durch:

(1) Nebennierenrindeninsuffizienz
(2) Diuretikatherapie
(3) Herzinsuffizienz
(4) Syndrom der inadäquaten ADH-Sekretion (SIADH)
(5) natriumarme Diät

(A) nur 1 ist richtig
(B) nur 1 und 3 sind richtig
(C) nur 2 und 4 sind richtig
(D) nur 1, 2, 3 und 4 sind richtig
(E) 1–5 = alle sind richtig

■8.29 C   ■8.30 B   ■8.31 D   ■8.32 D   ■8.33 B   ■8.34 E   ■8.35 D   ■8.36 E   ■8.37 D

8.38 Ein exsikkierter Patient im ketoazidotischen Koma kann ein Wasserdefizit von 4–7 l aufweisen,

weil

die Hyperkaliämie beim Coma ketoacidoticum durch metabolische Azidose und Diureseeinschränkung bedingt ist.

[H 87]
8.39 Bei der Korrektur einer K^+-Verarmung (z. B. ketoazidotisches Koma) mit kaliumreichen Lösungen (z. B. 40 mmol/l) ist erforderlich:

(1) Kenntnis der Nierenfunktion
(2) laufende Kontrolle des EKG
(3) wiederholte Nennung des Plasma-K^+
(4) langsame Zufuhr der Lösung

(A) nur 4 ist richtig
(B) nur 1 und 3 sind richtig
(C) nur 2 und 4 sind richtig
(D) nur 1, 2 und 3 sind richtig
(E) 1–4 = alle sind richtig

8.40 Ein zweijähriger Junge wird 30 Minuten nach einer Verbrühung in die Klinik gebracht. Er war rücklings in eine Wanne mit kochend heißem Wasser gefallen. Etwa 30% der Körperoberfläche sind betroffen.

Welche Maßnahme ist zuerst erforderlich?

(A) Wundtoilette, d.h. Entfernung der verbrühten Haut
(B) Pinseln der Wundfläche mit einem Antiseptikum
(C) sofortige Hauttransplantation
(D) Gabe von Tetanus-Antitoxin oder Booster-Impfung
(E) Anlegen einer Dauertropfinfusion

8.41 Welche Aussage trifft **nicht** zu?

Eine Achlorhydrie kann sich bei folgenden Erkrankungen finden:

(A) perniziöse Anämie
(B) atrophische Gastritis
(C) neurologische Störungen wie funikuläre Spinalerkrankung
(D) Zustand nach Magenröntgenbestrahlung
(E) Zollinger-Ellison-Syndrom

8.42 Welche Aussage trifft zu?

Als Bilanzierungsprinzip hinsichtlich des Wasserhaushaltes gilt für den normothermen erwachsenen Patienten mit akutem Nierenversagen:

(A) je weniger desto besser
(B) 400–500 ml/24 Std. plus Ausscheidung des Vortages
(C) 2500 ml/24 Std.
(D) 4000 ml/24 Std.
(E) Flüssigkeit ad libitum

8.43 Unter bilanzierter Flüssigkeitszufuhr versteht man die Bemessung

(A) der Infusionswege
(B) von Infusions- und Trinkmenge
(C) der gesamten Flüssigkeitszufuhr entsprechend der Urinausscheidung
(D) der gesamten Flüssigkeitszufuhr entsprechend der gesamten meßbaren Ausscheidung ohne Berücksichtigung der Perspiratio insensibilis
(E) der gesamten Flüssigkeitszufuhr entsprechend der gesamten meßbaren Ausscheidung mit Berücksichtigung der Perspiratio insensibilis unter, soweit möglich, täglicher Kontrolle des Körpergewichtes

[H 87]
8.44 Die empfehlenswerte tägliche Wasserzufuhr (einschließlich des Wassergehalts der Nahrung) bei körperlicher Ruhe und normaler Körpertemperatur beträgt bei einem nierengesunden Erwachsenen

(A)   5– 10 ml/kg Körpergewicht
(B) 10– 15 ml/kg Körpergewicht
(C) 30– 45 ml/kg Körpergewicht
(D) 80– 90 ml/kg Körpergewicht
(E) 100–120 ml/kg Körpergewicht

■8.38 B   ■8.39 E   ■8.40 E   ■8.41 E   ■8.42 B   ■8.43 E   ■8.44 C

8.45 Welche Aussage trifft zu?

Eine 39jährige Patientin, die jahrelang Laxantien-Abusus betrieben hat, klagt über vermehrten Durst. Nach 12stündiger Flüssigkeitskarenz über Nacht wird im Morgenurin lediglich eine Osmolarität von 430 mosm/kg erreicht.

Ursache dafür ist am ehesten ein/e

(A) Diabetes mellitus
(B) hypokaliämische Nephropathie
(C) renale tubuläre Azidose
(D) Diabetes insipidus centralis
(E) hyperkalzämische Nephropathie

F 82
8.46 Bei azotämischen Patienten ist die Durchführung des sog. Vollhardschen Konzentrationsversuchs kontraindiziert,

weil

durch Flüssigkeitsentzug eine bereits bestehende Azotämie verschlimmert werden kann.

8.47 Welche Aussage über Hyperventilationstetanie trifft **nicht** zu?

(A) Die Diagnose kann aufgrund eines erniedrigten Serum-Calciums gestellt werden.
(B) Sie findet sich häufig in mit ängstlicher Erwartung besetzten Situationen.
(C) Die Symptome bestehen in Angst, Parästhesien, „Kopfleere", Schwarzwerden vor den Augen und Carpopedalspasmen.
(D) Die Hypokapnie führt zu einer zerebralen Minderdurchblutung.
(E) Das Überatmen (Hyperventilation) ist den Patienten in der Regel nicht bewußt und wird deswegen bei der Anamnese primär nicht angegeben.

8.48 Außer beim Hypoparathyreoidismus findet man eine Hypokalzämie bei/m

(1) Vitamin D-Mangel
(2) Malabsorptionssyndrom
(3) der akuten Pankreatitis (Pankreasnekrose)
(4) chronischer Niereninsuffizienz (Azidose)
(5) Hypalbuminämie

(A) nur 1 und 2 sind richtig
(B) nur 3 und 4 sind richtig
(C) nur 1, 3 und 4 sind richtig
(D) nur 2, 3, 4 und 5 sind richtig
(E) 1–5 = alle sind richtig

9 Infektionskrankheiten

H 86
9.1 Welche der folgenden Aussagen über das erworbene Immundefekt-Syndrom (AIDS) trifft **nicht** zu?

(A) Die Patienten haben typischerweise negative Tuberkulinreaktionen.
(B) Zu Grunde liegt ein erworbener Defekt der *T-Lymphozyten*.
(C) Häufig geht der Erkrankung ein unklares Vorstadium mit Fieber und Lymphadenopathie voraus.
(D) Als Erreger gilt das HTLV III-Virus.
(E) Die Therapie mit Glucocorticoiden bewirkt bei den meisten Patienten eine lang anhaltende Besserung.

9.2 Was gehört **nicht** zu den klinischen Manifestationen eines „AIDS" (acquired immune deficiency syndrome, „erworbene Immundefizienz")?

(A) Pneumocystis-Pneumonie
(B) Kaposi-Sarkom
(C) Agammaglobulinämie
(D) rezidivierende Candida-Infektionen
(E) Störung der T-Zell-Funktion

Antwort	Aussage 1	Aussage 2	Verknüpfung
A	richtig	richtig	richtig
B	richtig	richtig	falsch
C	richtig	falsch	–
D	falsch	richtig	–
E	falsch	falsch	–

■8.45 B   ■8.46 A   ■8.47 A   ■8.48 E   ■9.1 E   ■9.2 C

F 87
9.3 Ein wesentliches Diagnostikum bei Verdacht auf AIDS (acquired immunodeficiency syndrome) ist:

(A) Verminderung von T-Helferzellen im Blut
(B) Mangel an Immunglobulin IgM im Serum
(C) Eosinophilenvermehrung über 30% im Blutausstrich
(D) Mangel an Plasmazellen im Knochenmark
(E) Ausscheidung von Bence-Jones (Leichtketten)-Paraprotein im Harn

F 87
9.4 Welche der genannten Erkrankungen tritt **nicht** als typische Komplikation im Rahmen eines erworbenen Immundefekt-Syndroms (AIDS) auf?

(A) Pneumozystenpneumonie
(B) Kryptokokkenmeningitis
(C) Kaposisarkom
(D) areaktive Tuberkulose
(E) primäres Leberkarzinom

H 87
9.5 Welche Aussage über die erworbene Immunschwäche AIDS (acquired immunodeficiency syndrome) trifft **nicht** zu?

(A) Generalisierte Lymphknotenschwellungen sind häufig.
(B) Die Immunglobuline IgG und IgM im Blut sind vermindert.
(C) Die T-Helferzellen im Blut sind vermindert.
(D) Typisch ist eine Lymphozytopenie im Blut.
(E) Die Erkrankung kann sich durch atypische Pneumonien (Zytomegalievirus oder Pneumocystis carinii) manifestieren.

F 88
9.6 Welcher ist der wichtigste Faktor für die Entwicklung des Vollbildes von AIDS aus einer HIV-(= HTLV III) Infektion bei einem Erwachsenen?

(A) bisherige Dauer der Infektion
(B) Alter des Patienten
(C) psychischer Streß
(D) Rasse des Patienten
(E) Homosexualität mit wechselnden Partnern

F 81
9.7 Welches Symptom ist typisch für Botulismus?

(A) Hyperpyrexie
(B) Akkommodationsparese
(C) Halluzinationen
(D) Pollakisurie
(E) Trismus

F 81
9.8 Das Auftreten von Doppelbildern ist typisch für eine Nahrungsmittelvergiftung durch

(A) Staphylokokken
(B) Salmonellen
(C) Clostridium botulinum
(D) Vibrio parahaemolyticus
(E) Aflatoxine

9.9 Ein Patient erkrankt an Botulismus. Er hat in der fraglichen Zeit unterschiedliche Nahrungsmittel gegessen.

Welches Nahrungsmittel ist in diesem Zusammenhang besonders verdächtig?

(A) selbst eingeweckte grüne Bohnen
(B) handelsübliche Kondensmilch
(C) selbstgekochtes Gulasch
(D) selbstgekochte Salzkartoffeln
(E) selbstgekelterter Apfelsaft

F 88
9.10 An Botulismus Erkrankte klagen außer Sehstörungen typischerweise über

(A) Gedächtnisverlust
(B) „Ameisenlaufen" in Händen und Füßen
(C) Mundtrockenheit und Durst
(D) Nachtschweiß
(E) häufiges Wasserlassen (Pollarkisurie)

■9.3 A   ■9.4 E   ■9.5 B   ■9.6 A   ■9.7 B   ■9.8 C   ■9.9 A   ■9.10 C

[F 86]
9.11 Welche Aussage trifft **nicht** zu?

Für die Tuberkulose gilt:

(A) Primärherd und erkrankter zugehöriger Lymphknoten bilden den Primärkomplex.
(B) Erkrankte Lymphknoten können in einen Bronchus durchbrechen und Atelektasen oder Aspirationsfiltrate verursachen.
(C) Der Miliartuberkulose liegt eine hämatogene Streuung zugrunde.
(D) Durch eine positive Tuberkulinprobe wird eine bestehende oder bereits durchgemachte Tuberkulose erfaßt. Die Tuberkulinprobe wird auch positiv nach BCG-Impfung.
(E) Bei tuberkulinpositiven, nicht BCG-geimpften Kleinkindern ist eine tuberkulostatische Therapie nur notwendig, wenn ein Primärherd nachweisbar ist.

9.12 Bei tuberkulöser Meningitis ist die Höhe der Liquorglucosekonzentration in Relation zur Konzentration der Glucose im Serum in erster Linie ein differentialdiagnostisches Kriterium zur Abgrenzung der

(A) Virusmeningitis
(B) bakteriellen Meningitis
(C) Lokalisation des entzündlichen Prozesses
(D) Kryptokokken-Meningitis
(E) Candida-Meningitis

9.13 Zur „Hutchinsonschen" Trias gehören:

(1) Innenohrschwerhörigkeit
(2) Condylomata lata
(3) Keratitis parenchymatosa
(4) Sattelnase
(5) Tonnenform der bleibenden mittleren oberen Schneidezähne
(6) Feuersteinleber

(A) nur 1, 2 und 3 sind richtig
(B) nur 1, 3 und 5 sind richtig
(C) nur 1, 4 und 5 sind richtig
(D) nur 1, 5 und 6 sind richtig
(E) nur 2, 3 und 6 sind richtig

[F 82]
9.14 Die spezifische Genese eines Pleuraergusses ist bei negativem Ergebnis der Mykobakterienkultur aus dem Punktat bei einem jungen Patienten ausgeschlossen,

weil

eine tuberkulöse Pleuritis nur bei Nachweis von Tuberkelbakterien im Exsudat angenommen werden darf.

9.15 Welcher Befund gehört **nicht** zur tuberkulösen Meningitis?

(A) Liquorzellzahl $6000 \times 10^6/l$ (18000/3), davon 93% Segmentkernige
(B) subakuter Beginn der Erkrankung
(C) Erniedrigung der Relation der Glucosekonzentrationen in Blut und Liquor
(D) Auftreten von Hirnnervenlähmungen
(E) Entwicklung eines Spinngewebsgerinnsels im Liquor

9.16 Welches der folgenden Symptome (Befunde) paßt **nicht** zum Krankheitsbild einer Meningitis tuberculosa?

(A) Abduzensparese
(B) langsamer Beginn der Erkrankung über 2 Wochen
(C) positiver Tuberkulintest
(D) Liquorzucker 0,56 mmol/l (10 mg%)
(E) Liquorzellzahl $13333 \times 10^6/l$ (40000 Drittelzellen), davon 98% segmentkernige Leukozyten

[H 87]
9.17 Ein Spinngewebsgerinnsel im Liquor ist typisch für

(A) Lues cerebrospinalis
(B) Meningitis tuberculosa
(C) Virusmeningitis
(D) AIDS-Enzephalopathie
(E) Meningokokkenmeningitis

Antwort	Aussage 1	Aussage 2	Verknüpfung
A	richtig	richtig	richtig
B	richtig	richtig	falsch
C	richtig	falsch	–
D	falsch	richtig	–
E	falsch	falsch	–

■9.11 E ■9.12 A ■9.13 B ■9.14 E ■9.15 A, C ■9.16 E ■9.17 B

[H 86]
9.18 Innerhalb von 1 Woche haben sich unter starken Kopfschmerzen halbseitig im oberen Kopfbereich (Stirn, Schläfe, Kapillitium) gruppierte Bläschen, dann eine großflächige hämorrhagische Nekrose (siehe Abbildung Nr. 32 des Bildanhangs) entwickelt.

Die wahrscheinlichste Diagnose lautet:

(A) Pyoderma gangraenosum
(B) Vasculitis allergica, hämorrhagisch-nekrotischer Typ
(C) Herpes zoster
(D) Kaposi-Sarkom
(E) Eccema herpeticatum

[F 81]
9.19 Welche Aussage trifft **nicht** zu?

Folgende Erkrankungen können durch Viren der Herpesgruppe hervorgerufen werden:

(A) Keratokonjunctivitis
(B) Stomatitis aphthosa
(C) Herpangina
(D) Fieberbläschen bei Meningokokken-Meningitis
(E) Zytomegalie

[F 87]
9.20 Welche der folgenden Aussagen treffen (trifft) für Herpes zoster zu?

(1) Der Erreger gehört zu den Quaderviren.
(2) Die Erreger sind RNS-Viren.
(3) Das den Zoster verursachende Virus und das Herpes-simplex-Virus sind identisch.
(4) Chronisch-rezidivierender Verlauf der Erkrankung ist der typische Regelfall.
(5) Während der Eruption des Hautausschlages besteht regelmäßig Schmerzfreiheit.

(A) Keine der Aussagen 1–5 ist richtig.
(B) nur 4 ist richtig
(C) nur 2 und 3 sind richtig
(D) nur 2, 4 und 5 sind richtig
(E) 1–5 = alle sind richtig

9.21 Was hat als Übertragungsweg bei Typhus die größte epidemiologische Bedeutung?

(A) der Kontakt mit akut Erkrankten
(B) das Trinkwasser
(C) die fäkal-orale Übertragung durch Dauerausscheider von S. typhi
(D) das Essen von infiziertem Fleisch, da Schlachttiere oft Salmonellen enthalten
(E) der Verzehr von Fleisch, das zu lange bei Zimmertemperatur gestanden hat.

[H 81]
9.22 Welche Aussage trifft **nicht** zu?

Bei Tyhus abdominalis kann gefunden werden:

(A) Bakteriurie
(B) Septikämie
(C) granulozytäre Infiltration der Peyerschen Plaques im Stadium der markigen Schwellung
(D) Splenomegalie
(E) fokale Nekrosen der Leber

[F 88]
[H 85]
9.23 Welche Aussage trifft **nicht** zu?

Typische Komplikationen eines Typhus sind:

(A) Rezidiv
(B) Darmblutung
(C) Darmperforation
(D) Osteomyelitis
(E) Polyneuritis

[F 87]
9.24 Zur Behandlung des Typhus abdominalis sind grundsätzlich geeignet:

(1) Cotrimoxazol (Bactrim®)
(2) Chloramphenicol (Paraxin®)
(3) Doxycyclin (Vibramycin®)
(4) Ampicillin (Binotal®)

(A) nur 2 ist richtig
(B) nur 1 und 2 sind richtig
(C) nur 3 und 4 sind richtig
(D) nur 1, 2 und 4 sind richtig
(E) 1–4 = alle sind richtig

■9.18 C   ■9.19 C   ■9.20 A   ■9.21 C   ■9.22 C   ■9.23 E   ■9.24 D

9.25 Die **geringste** Wahrscheinlichkeit einer Infektion mit Salmonella typhi besteht bei

(A) Trinken von nicht abgekochtem Flußwasser
(B) engem Kontakt mit einem Dauerausscheider
(C) Kontakt mit Haustieren
(D) Aufenthalt in südlichen Ländern (z. B. Ägypten)
(E) Essen von losem Speiseeis

F 82
9.26 Die Gabe von Ampicillin (Binotal®) wegen einer unkomplizierten Infektion mit Salmonella typhi murium ist nicht indiziert,

weil

durch Chemotherapie die Ausscheidungsdauer von Salmonellen im Stuhl verlängert werden kann.

H 87
9.27 Welche Aussage trifft **nicht** zu?

Komplikationen einer Salmonellenenteritis sind

(A) Schock
(B) Exsikkose
(C) Septikämie
(D) Cholezystitis
(E) Glomerulonephritis

9.28 Welche Aussage über Staphylokokken trifft **nicht** zu?

(A) Koagulasenegative Staphylokokken gehören zur normalen Hautflora.
(B) Staphylococcus aureus kommt in der Nase bei Gesunden vor.
(C) Eine Stahphylokokkensepsis ist durch erhebliche Tendenz zur Entwicklung von Abszessen gekennzeichnet.
(D) Staphylococcus areus ist der häufigste Erreger der hämatogenen Osteomyelitis.
(E) Das Mittel der Wahl gegen Staphylokokken sind Tetracycline.

F 81
9.29 Welche Aussage zur Therapie einer Enterovirusinfektion trifft zu?

(A) Nur Tetracycline sind wirksam.
(B) Alle Antibiotika sind wirksam.
(C) Antibiotika sind nicht wirksam.
(D) Sulfonamide sind wirksam.
(E) Antibiotika müssen zur Prophylaxe einer enteralen bakteriellen Superinfektion gegeben werden.

F 87
9.30 Ein 30jähriger Mann erkrankt 3 Stunden nach einem Verzehr von mayonnaisehaltigem Fleischsalat in einem Bahnhofsrestaurant mit Durchfall und Erbrechen.

Worum handelt es sich am wahrscheinlichsten?

(A) bakterielle Ruhr
(B) Staphylokokkenenterotoxinvergiftung
(C) Salmonellenenteritis
(D) Typhus abdominalis
(E) Paratyphus

F 88
9.31 Ein deutscher Fotoclub macht eine Safari in Afrika. Im Verlauf einer Woche leiden nacheinander 2/3 der Gruppe an wäßrigen Diarrhöen, die nur wenige Tage anhalten. Der Stuhl enthält kein Blut, Fieber tritt nicht auf.

Um welche der folgenden Erkrankungen handelt es sich wahrscheinlich?

(A) Shigellose
(B) Amöbenruhr
(C) Nahrungsmittelvergiftung (Staphylokokken, Clostridien)
(D) Reisediarrhö mit enteropathogenen Escherichiae coli
(E) Bilharziose

F 88
9.32 Die Therapie besteht vor allem in der Gabe von

(A) Antibiotika
(B) Darmantiseptika
(C) ausreichender Flüssigkeit mit den notwendigen Elektrolyten
(D) Metronidazol (Clont®)
(E) Mepacrin (Atebrin®)

Antwort	Aussage 1	Aussage 2	Verknüpfung
A	richtig	richtig	richtig
B	richtig	richtig	falsch
C	richtig	falsch	–
D	falsch	richtig	–
E	falsch	falsch	–

■9.25 C   ■9.26 A   ■9.27 E   ■9.28 E   ■9.29 C   ■9.30 B   ■9.31 D   ■9.32 C

Die folgenden Angaben beziehen sich auf die Aufgaben Nr. 9.33 und Nr. 9.34.

F 88

9.33 Im Sulcus coronarius hat sich bei einem 25jährigen Mann innerhalb von wenigen Tagen ein Ulkus entwickelt (siehe Abbildung Nr. 33 des Bildanhangs). Zusätzlich besteht – wie die körperliche Untersuchung zeigt, einseitig inguinal eine schmerzlose Lymphknotenschwellung.

Es besteht damit in erster Linie dringender Verdacht auf

(A) Herpes genitalis
(B) akute Gonorrhoe
(C) Lues I (Primäraffekt)
(D) Ulcus molle
(E) Peniskarzinom

H 86

9.34 Die wichtigsten Maßnahmen zur weiteren Diagnostik bei obigem Patienten (Abb. 33) sind

(1) Abstrich vom Ulkusgrund und Bakterienkultur
(2) serologische Untersuchung auf Lues
(3) Untersuchung von Reizserum aus dem Ulkus im Dunkelfeldmikroskop
(4) Gramfärbung eines Abstriches vom Ulkusgrund
(5) direkte Immunfluoreszenzuntersuchung

(A) nur 1 und 2 sind richtig
(B) nur 1 und 4 sind richtig
(C) nur 1 und 5 sind richtig
(D) nur 2 und 3 sind richtig
(E) nur 4 und 5 sind richtig

F 87

9.35 Ein Patient mit Syphilis (Stadium II), bei dem eine mangelnde Einnahmezuverlässigkeit bekannt ist, soll mit einer Einzeldosis behandelt werden. Welches ist die korrekte Therapie?

Einmalige Gabe von

(A) Penicillin G 2,4 Mio. E i.m.
(B) Procain Penicillin 2,4 Mio. E i.m.
(C) Benzathin Penicillin 2,4 Mio. E i.m.
(D) Ampicillin 3,0 g p.o.
(E) Doxycyclin 400 mg p.o.

H 87

9.36 Bezüglich der Therapie der Syphilis gilt (gelten):

(1) Penicillin ist das Mittel der Wahl.
(2) Bei Penicillin-Allergie ist alternativ die Behandlung mit Erythromycin oder Tetracyclinen möglich.
(3) Der Erfolg der Behandlung ist serologisch zu kontrollieren.
(4) Die Therapie muß so lange durchgeführt werden, bis die serologischen Teste nicht mehr reaktiv sind.
(5) Nach Einleiten der Penicillinbehandlung kann es zu Fieber und Aufflammen eines syphilitischen Exanthems kommen.

(A) Keine der Aussagen 1–5 ist richtig.
(B) nur 1 ist richtig
(C) nur 1, 2 und 3 sind richtig
(D) nur 1, 2, 3 und 5 sind richtig
(E) 1–5 = alle sind richtig

H 86

9.37 Welcher der folgenden Befunde paßt am wenigsten zu einer akuten Ornithose (Ende der 1. Krankheitswoche)?

(A) BSG 5/10 mm
(B) Blutleukozyten $6,8 \times 10^9/l$
(C) GOT(S) 32 U/l
(D) Fieber von 40,1°C
(E) unauffälliger Lungenauskultationsbefund

F 86

9.38 Welches Antibiotikum eignet sich am besten zur Therapie der Ornithose?

(A) Penicillin G
(B) Cephalotin
(C) Tetracyclin
(D) Ampicillin
(E) Erythromycin

H 85

9.39 Welche Aussage über die Ornithose trifft **nicht** zu?

(A) Die Erkrankung wird meist von Mensch zu Mensch übertragen.
(B) Häufig besteht eine interstitielle Pneumonie.
(C) Mittel der Wahl sind Tetracycline.
(D) Die Erkrankung ist gemäß Bundes-Seuchengesetz meldepflichtig.
(E) Die Infektion kann nach Kontakt mit Stubenvögeln, besonders Papageien, erworben werden.

■9.33 C   ■9.34 D   ■9.35 C   ■9.36 D   ■9.37 A   ■9.38 C   ■9.39 A

[F 82]
9.40 Für die Ornithose gilt:

(1) zentralnervöse Verlaufsform möglich
(2) häufig atypische Pneumonie
(3) Übertragung durch Vögel
(4) meldepflichtige Erkrankung

(A) nur 1 und 3 sind richtig
(B) nur 2 und 4 sind richtig
(C) nur 1, 3 und 4 sind richtig
(D) nur 2, 3 und 4 sind richtig
(E) 1–4 = alle sind richtig

9.41 Die postexpositionelle Tollwutimpfung des Menschen erfolgt mit

(A) Lebendimpfstoff mit abgeschwächtem Virus
(B) Hyperimmunglobulin vom Pferd
(C) Impfstoffen, die inaktiviertes Virus enthalten
(D) Lebendimpfstoff mit einem natürlich vorkommenden nicht menschenpathogenen Virus
(E) i.v.-Gabe von Humanglobulin (Gamma-Venin®)

[F 82]
9.42 Welche Aussage über die Tollwut trifft **nicht** zu?

(A) Impfstoff der Wahl stellt heute die HDC (human diploid cell)-Vakzine dar.
(B) Ein wichtiges Erregerreservoir in Mitteleuropa ist der Fuchs.
(C) Infektionen setzen im allgemeinen den Biß durch ein erkranktes Tier voraus.
(D) Hunde sind häufig symptomlos, bzw. latent infiziert und können das Virus über lange Zeit verbreiten.
(E) Die Impfung des Menschen erfolgt üblicherweise in der Inkubationszeit.

9.43 In welcher der folgenden Situationen ist das Risiko einer Tollwutinfektion am **geringsten** (die Verletzungen erfolgen in einem Tollwutendemiegebiet)?

(A) Ein Waldarbeiter wird von einem Reh angegriffen und am Oberarm verletzt.
(B) Ein Kleinkind wird von einer durch das Dorf streunenden Katze gebissen.
(C) Ein Junge erleidet eine Bißverletzung durch sein zu Hause gehaltenes Meerschweinchen.
(D) Beim Betreten seiner Scheune wird ein Bauer von einem Iltis angefallen und gebissen.
(E) Ein Tierpfleger wird von einem frisch aus Südindien importierten Affen in die Hand gebissen.

[F 88]
9.44 Ein 16jähriger Schüler wird in einem ländlichen Tollwutenzootiegebiet beim Spielen mit dem Pudel eines Hausnachbarn in den unbedeckten Unterschenkel gebissen; es entsteht eine oberflächliche Wunde.

Welche Maßnahme ist hinsichtlich des Aspekts Tollwut zunächst angezeigt?

(A) Vorstellung des Hundes beim Tierarzt
(B) sofortige Tollwutimpfung des Patienten
(C) sofortige Tollwutimpfung (Rabivac® bzw. Rabipur®) und Gabe von Antiserum (Berirab®)
(D) sofortige Tötung des Tieres zur virologischen Untersuchung
(E) Wundexzision, Auswaschung mit Zephirol® und lokale Umspritzung mit Antiserum (Berirab®)

[F 86]
9.45 Bei der infektiösen Mononukleose besteht die besondere Gefahr der sog. spontanen Milzruptur,

weil

bei der infektiösen Mononukleose in der Regel Milzvergrößerungen mit einem Gewicht von über 1000 g beobachtet werden.

9.46 Welche Aussage über die infektiöse Mononukleose trifft **nicht** zu?

(A) Häufig besteht eine Milzschwellung.
(B) Die Lymphknoten im Halsbereich sind häufig geschwollen.
(C) Im Differentialblutbild sind mehr als 50% lymphomonozytäre Zellen und mehr als 10% atypische Lymphozyten zu erwarten.
(D) Die Erkrankung kommt bei Erwachsenen gleich häufig in jedem Lebensalter vor.
(E) Es kommt häufig zum Auftreten von heterophilen Antikörpern.

Antwort	Aussage 1	Aussage 2	Verknüpfung
A	richtig	richtig	richtig
B	richtig	richtig	falsch
C	richtig	falsch	–
D	falsch	richtig	–
E	falsch	falsch	–

■9.40 E   ■9.41 C   ■9.42 D   ■9.43 C   ■9.44 A   ■9.45 C   ■9.46 D

[H 81]
9.47 Die Gefahr einer sog. spontanen Milzruptur besteht besonders bei einer

(A) septischen Milzschwellung
(B) chronischen (kardialen) Milzstauung
(C) portalen Stauungsmilz
(D) infektiösen Mononukleose
(E) akuten lymphatischen Leukämie

[H 87]
9.48 Welcher ist der Erreger des Erysipels?

(A) Staphylococcus aureus
(B) Schweinerotlauferreger
(C) Streptokokken
(D) Klebsiellen
(E) Staphylococcus albus

[H 87]
9.49 Streptococcus pyogenes ist der Haupterreger bei

(A) Pyelonephritis
(B) Cholezystitis
(C) Erysipel
(D) Erysipeloid
(E) Furunkel

9.50 Welche der nachstehenden Erkrankungen ist eine schwere Folgeerkrankung einer Infektion mit betahämolysierenden Streptokokken?

(A) akute Glomerulonephritis
(B) akute Appendizitis
(C) Panaritium
(D) Erysipeloid
(E) Lungenabszeß

[H 85]
9.51 Die primäre hämorrhagische Grippepneumonie ist eine:

(A) (seltene) Viruspneumonie durch das Influenzavirus
(B) Infektion mit Staphylococcus aureus
(C) Infektion mit Pneumokokken
(D) Infektion mit hämolysierenden Streptokokken
(E) Pneumonie bei Patienten mit Grippe bei vorbestehender hämorrhagischer Diathese

[F 85]
9.52 Welche der genannten Erkrankungen läßt sich **keinem** der vier Begriffe

Anthropozoonose – Übertragung durch Stechmücken – Waterhouse-Friderichsen-Syndrom – Bluteosinophilie

sinnvoll zuordnen?

(A) Poliomyelitis
(B) Meningokokkeninfektion
(C) Brucellose
(D) Malaria
(E) Schistosomiasis

[F 82]
9.53 Bei welcher der folgenden Infektionskrankheiten kann es häufig zu einer Orchitis als typische Komplikation kommen?

(A) Influenza
(B) Parotitis epidemica (Mumps)
(C) Scharlach
(D) Masern
(E) Windpocken

9.54 Welche Aussage trifft **nicht** zu?

Eine Infektion mit Coxsackieviren kann zu folgenden Erkrankungen führen:

(A) Myokarditis
(B) Meningitis
(C) Pleurodynie
(D) Herpangina
(E) Gelenkhydrops

[F 82]
9.55 Der Begriff „hämorrhagisches Fieber" bezeichnet

(A) eine Verbrauchskoagulopathie bei schweren Infektionen
(B) Blutungen bei Infektionen im Rahmen einer zytostatischen Therapie
(C) eine schwere Form von Leptospirose (M. Weil)
(D) Malaria mit intravasaler Hämolyse
(E) eine Gruppe schwerer, meist tropischer Virusinfektionen (z. B. Lassafieber)

■9.47 D   ■9.48 C   ■9.49 C   ■9.50 A   ■9.51 A   ■9.52 A   ■9.53 B   ■9.54 E   ■9.55 E

9.56 Bei welchen zwei der nachfolgend genannten Infektionskrankheiten ist die Meningoenzephalitis eine typische Komplikation?

(1) Hepatitis
(2) Herpes
(3) Paratyphus
(4) Angina lacunaris
(5) Masern

(A) nur 1 und 3 sind richtig
(B) nur 2 und 4 sind richtig
(C) nur 2 und 5 sind richtig
(D) nur 3 und 4 sind richtig
(E) nur 3 und 5 sind richtig

9.57 Welche Aussage über die Frühsommer-Meningoenzephalitis (FSME) trifft zu?

(A) Die Erreger sind große Spirochäten (Borellien).
(B) An der Eintrittsstelle der Erreger findet sich lokal ein kreisförmiges, sich ausbreitendes Exanthem.
(C) Eine prophylaktische Impfung ist in Endemiegebieten sinnvoll.
(D) Wegen der erheblichen Infektionsgefahr müssen die Patienten isoliert werden.
(E) Die Therapie der Wahl ist die Gabe eines Tetracyclins (z. B. Doxycyclin).

9.58 Welche Aussage über die Frühsommer-Meningoenzephalitis (FSME) trifft **nicht** zu?

(A) Naturherde der Erkrankung kommen insbesondere in den östlichen Teilen von Österreich vor.
(B) Der Erreger, ein Arbovirus aus der Familie Togaviridae, wird durch Zecken übertragen.
(C) Die Erkrankung verläuft typischerweise biphasisch.
(D) Mitunter kommt es zum Auftreten einer enzephalomyelitischen Form mit schlaffen Paresen.
(E) Die Gabe von Hyperimmunserum 3 Tage nach Krankheitsbeginn vermag den Verlauf der Erkrankung erheblich abzukürzen.

9.59 Welche Aussage über Infektionen mit dem Cytomegalie-Virus (CMV) trifft für das Erwachsenenalter **nicht** zu?

(A) CMV-Infektionen führen oft zu einer Enzephalitis.
(B) CMV-Infektionen können ein der infektiösen Mononukleose ähnliches Krankheitsbild verursachen.
(C) Das Virus kann aus dem Urin der Patienten isoliert werden.
(D) CMV-Infektionen sind eine wichtige Ursache von Pneumonien bei Immunsuppression, besonders nach Nierentransplantation.
(E) CMV-Infektionen von Schwangeren können zur Schädigung des Fötus führen.

9.60 Welche Aussage über eine Infektion mit dem Zytomegalievirus trifft **nicht** zu?

(A) Die Primärinfektion kann zu einem mononukleoseartigen Krankheitsbild führen.
(B) Sie ist eine häufige Ursache der Retinitis bei AIDS-Patienten.
(C) Zytomegaliepneumonien sind eine gefürchtete Komplikation bei Nierentransplantation.
(D) Therapie der Wahl ist die Gabe von Tetrazyklinen, da die Erreger zu den großen Viren gehören.
(E) Akute Infektionen der Mutter können zu einer Infektion des Föten führen.

9.61 Welche Aussage trifft **nicht** zu?

Typische Komplikationen der Diphtherie sind:

(A) Gaumensegellähmung
(B) granulomatöse Hepatitis
(C) Verlegung der Trachea
(D) Akkommodationslähmung
(E) toxische Myokarditis

■9.56 C　　■9.57 C　　■9.58 E　　■9.59 A　　■9.60 D　　■9.61 B

F 88
9.62 Welche Aussage über die Diphtherie trifft **nicht** zu?

(A) Eine typische Komplikation ist die Myokarditis.
(B) Eine typische Komplikation ist die Neuritis.
(C) Eine Kehlkopfdiphtherie erfordert Intubation bzw. Tracheotomie.
(D) Die Erreger werden hämatogen in verschiedene Organe disseminiert.
(E) Die Erkrankung ist z. Zt. in der Bundesrepublik Deutschland selten.

F 88
9.63 Welche ist die häufigste Manifestation einer Infektion durch Listeria monocytogenes?

(A) Meningitis/Meningoenzephalitis
(B) Endokarditis
(C) Abszesse und Empyeme
(D) eitrige Konjunktivitis
(E) ein der Mononukleose ähnliches Krankheitsbild

F 87
9.64 Welche Aussage über die Listeriose trifft **nicht** zu?

(A) Der Erreger Listeria monocytogenes ist ein grampositives kokkoides Stäbchen und kommt weitverbreitet in Erde, Schlamm und Wasser vor.
(B) Die Übertragung von der Mutter auf den Fötus, aber auch die Infektion des Neugeborenen in den Geburtswegen ist möglich.
(C) Eine Meningoenzephalitis durch Listerien tritt hämatogen meist bei älteren, resistenzgeschwächten Personen auf.
(D) Therapie der Wahl ist die Gabe von Ampicillin.
(E) Die Listeriose führt bei florider Infektion häufig zu einer typischen, diagnostisch bedeutsamen Monozytose im Blutbild.

F 82
9.65 Eine Streptokokkenangina kann führen zu (einer)

(1) Kehlkopfphlegmone mit Glottisödem
(2) Tonsillarabszessen
(3) Mundbodenphlegmone
(4) septischen Streuherden
(5) Anti-Glomerulum-Basalmembran-Nephritis (Anti-GBM-Nephritis)

(A) nur 2 ist richtig
(B) nur 1, 2 und 3 sind richtig
(C) nur 2, 4 und 5 sind richtig
(D) nur 1, 2, 3 und 4 sind richtig
(E) 1–5 = alle sind richtig

F 82
9.66 Welche Aussage trifft **nicht** zu?

Die Differentialdiagnose der Tonsillitis umfaßt:

(A) Diphtherie
(B) Angina abdominalis
(C) Angina agranulozytotica
(D) Mononucleosis infectiosa
(E) Angina follicularis durch Streptokokkeninfektion

Ordnen Sie jeder der in Liste 1 angeführten Eigennamen die Erkrankung (Liste 2) zu, zu deren Bezeichnung er verwendet wird.

Liste 1

H 85
9.67 Ludovici

H 85
9.68 Plaut-Vincenti

Liste 2

(A) Präkanzerose des oberen Luft- und Speisewegs
(B) Angina ulcero-membranacea
(C) Zahnveränderungen bei Lues connata
(D) Mundbodenphlegmone
(E) Angina agranulocytotica

H 85
9.69 Welche der folgenden Maßnahmen ist bei Cholera vordringlich?

(A) antibiotische Therapie (z. B. mit Tetracyclin)
(B) Behandlung der Exsikkose mit Elektrolyt-Glucose-Infusionen
(C) Ruhigstellung des Darms (z. B. durch Tinct. opii)
(D) Gabe von Glucocorticoiden (z. B. als Klysma)
(E) sofortige strengste Isolierung des Patienten

9.70 Die Cholera bedroht das Leben des Kranken durch

(A) den extremen intestinalen Elektrolyt- und Wasserverlust mit protrahiertem Schock
(B) Einwirkung des Choleratoxins auf Herz und Kreislauf
(C) multiple Perforationen des Dünndarms
(D) Invasion des Erregers und Sepsis
(E) die Kombination von Blutverlust und Toxikämie

■9.62 D ■9.63 A ■9.64 E ■9.65 D ■9.66 B ■9.67* = Diese Frage wurde allen Teilnehmern als richtig beantwortet gewertet!
■9.68 B ■9.69 B ■9.70 A

9.71 Welche Aussage über die Cholera trifft **nicht** zu?

(A) Es kommt zu Ulzerationen der Darmschleimhaut.
(B) Am wichtigsten ist die Therapie mit Elektrolytinfusionen
(C) Massenausbrüche sind heute in der Bundesrepublik Deutschland und in der Deutschen Demokratischen Republik wenig wahrscheinlich.
(D) Cholera-Vibrionen können sich im Wasser lange halten.
(E) Antibiotika spielen eine sekundäre Rolle bei der Therapie, sind aber wichtig zur Elimination der Erreger.

F 86
9.72 Welche Aussage trifft **nicht** zu?

Der Erreger Pneumocystis carinii:

(A) gilt als Protozoon
(B) kann beim frühgeborenen Säugling eine interstitielle plasmazelluläre Pneumonie verursachen
(C) kann beim Patienten mit Abwehrschwäche (z. B. unter immunsupressiver Therapie) eine Pneumonie verursachen
(D) läßt sich leicht aus Sputum kulturell anzüchten
(E) ist mit Cotrimoxazol (Bactrim®) wirksam zu behandeln.

H 86
9.73 Die Pneumocystis carinii-Pneumonie tritt im Erwachsenenalter bevorzugt auf

(A) bei allergisch bedingter Agranulozytose
(B) bei toxisch bedingter Panmyelophthise
(C) bei gestörter Immunreaktion
(D) nach akuten schweren Virusinfekten
(E) bei senilem Marasmus

F 82
9.74 Die Pneumocystis carinii-Pneumonie tritt im Erwachsenenalter bevorzugt auf

(A) bei Hypoxie
(B) bei Sepsis
(C) bei Pyämie
(D) nach einer Influenza-Infektion
(E) bei und nach immunsupressiver Therapie

9.75 Welche Aussage(n) über die Pneumocystis-carinii-Pneumonie trifft/treffen zu?

(1) Die Infektion erfolgt aerogen.
(2) Die Erkrankung tritt häufig bei Frühgeborenen auf.
(3) Sie kommt selten bei Erwachsenen vor.
(4) Sie ist eine interstitielle Pneumonie.

(A) nur 1 ist richtig
(B) nur 1 und 4 sind richtig
(C) nur 2 und 4 sind richtig
(D) nur 1, 2 und 3 sind richtig
(E) 1–4 = alle sind richtig

9.76 Welche Aussage über den Befall mit Taenia solium trifft **nicht** zu?

(A) Die Infektion wird durch Essen von rohem Schweinefleisch erworben.
(B) Therapie der Wahl ist die Gabe von Niclosamid (Yomesan®).
(C) Die Patienten sind häufig beschwerdefrei.
(D) Die Diagnose erfolgt meist durch den Abgang von Proglottiden.
(E) Eine Diagnose durch Komplementbindungsreaktion ist möglich.

9.77 Welche Aussage über Infektionen mit Taenia saginata trifft **nicht** zu?

(A) Die Infektion wird durch Essen von rohem Schweinefleisch erworben.
(B) Therapie der Wahl ist die Gabe von Niclosamid (Yomesan®).
(C) Die Patienten sind häufig beschwerdefrei.
(D) Die Diagnose erfolgt meist durch den Abgang von Proglottiden.
(E) Eine Diagnose durch Wurmeiernachweis im Stuhl ist möglich.

■9.71 A   ■9.72 D   ■9.73 C   ■9.74 E   ■9.75 E   ■9.76 E   ■9.77 A

9.78 Welche Aussage trifft zu?

Die Gewebsschädigung in der Muskulatur bei Trichinose wird hervorgerufen durch

(A) geschlechtsreife Trichinen
(B) Eier
(C) Miracidien
(D) Trophozoiten
(E) Larven

F 86
9.79 Bei Verletzung mit der Kanüle während der Blutabnahme bei einem Patienten mit HB_s-Antigenämie ist die Gabe von Hyperimmunglobulin (Aunativ®) auch noch 2 Wochen nach der Verletzung sinnvoll,

weil

die Hepatitis B eine Inkubationszeit von mehr als einem Monat hat.

F 85
9.80 Folgende Infektionskrankheiten sind durch Impfungen beherrschbar geworden bzw. ausgerottet worden:

(1) Scharlach
(2) Variola
(3) Zoster
(4) Masern
(5) Poliomyelitis

(A) nur 2 und 5 sind richtig
(B) nur 1, 3 und 4 sind richtig
(C) nur 2, 3 und 4 sind richtig
(D) nur 2, 4 und 5 sind richtig
(E) 1–5 = alle sind richtig

H 86
9.81 Bei welcher der folgenden Infektionskrankheiten ist insbesondere das terminale Ileum bevorzugt mitbetroffen?

(A) Amöbenruhr
(B) Campylobacter-Enteritis
(C) Shigellenruhr
(D) Yersinia enterocolitica-Infektion
(E) Salmonellenenteritis

F 86
9.82 Welche Aussage über die Yersiniose (Pseudotuberkulose) trifft **nicht** zu?

(A) Die Erreger sind verwandt (gleiche Gattung) mit denen der Tuberkulose.
(B) Die Erkrankung verläuft häufig als Lymphadenitis mesenterialis.
(C) Die Erkrankung ist eine Zooanthroponose.
(D) Tetracycline sind eine wirksame Therapie.
(E) Eine Yersiniose kann zu einem Erythema nodosum führen.

H 87
9.83 Welche Aussage zum „Toxic Shock Syndrome" (Syndrom des toxischen Schocks) trifft **nicht** zu?

(A) Bevorzugt erkranken jüngere Frauen am Ende der Monatsblutung.
(B) Typisch sind ein stammbetontes makulöses Exanthem und eine groblamelläre Schuppung an Hand und Fußsohlen.
(C) Ein Erregernachweis in der Blutkultur bei Erkrankungsbeginn ist Voraussetzung für die Diagnose.
(D) Erkrankungen bei Männern im Rahmen von relativ banalen Wundinfektionen kommen vor.
(E) Die Erkrankung kommt durch eine Infektion mit toxinbildenden Staphylokokken zustande.

F 87
9.84 Welche Aussage über Klebsiella pneumoniae trifft **nicht** zu?

(A) Klebsiellen sind gramnegative Stäbchen mit einer höheren Atemwegspathogenität als Escherichia coli.
(B) Klebsiellen sind fast immer sensibel auf Ampicillin.
(C) Eine Klebsiellensepsis führt oft zum septischen Schock.
(D) Klebsiellen können insbesondere bei Säuglingen schwer verlaufende Enteritiden verursachen.
(E) Klebsiellen können in Kliniken gehäuft zu Harnwegs- und Wundinfektionen führen.

F 87
9.85 Kala Azar ist

(A) eine kutane Leishmaniose (Orientbeule)
(B) ein Zeckenbißfieber
(C) die hämolytische Krise bei Malaria
(D) die in Ägypten weitverbreitete Infektion mit Schistosoma haematobium
(E) keine der unter (A)–(D) genannten Erkrankungen

■9.78 E   ■9.79 D   ■9.80 D   ■9.81 D   ■9.82 A   ■9.83 C   ■9.84 B   ■9.85 E

[F 88]
9.86 Welche Aussage trifft **nicht** zu?

Leberabszesse werden beobachtet bei der

(A) eitrigen Cholangitis
(B) eitrigen Pylephlebitis
(C) Endocarditis thromboulcerosa
(D) Amöbiasis
(E) Oxyuriasis

9.87 Welche Amöbenform findet man in einem Leberabszeß?

(A) Entamoeba coli, vegetative Form
(B) Entamoeba histolytica, Minutaform
(C) Entamoeba histolytica, Zysten
(D) Entamoeba histolytica, Magnaform
(E) Entamoeba Hartmanni, vegetative Form

[H 85]
9.88 Welche Aussage über Cryptococcus neoformans (C. n.) trifft **nicht** zu?

(A) C. n. ist in der Umwelt weit verbreitet (Vogelkot), menschliche Infektionen sind jedoch relativ selten.
(B) Die häufigste klinisch apparente Form einer Infektion mit C. n. ist in der Bundesrepublik Deutschland die Kryptokokkenmeningitis.
(C) Kryptokokken im Liquor cerebrospinalis können von unerfahrenen Untersuchern mit Liquorzellen verwechselt werden.
(D) C. n.-Infektionen sind eine seltene, aber typische Komplikation bei lymphoretikulären Tumoren.
(E) Die Therapie der Wahl von Infektionen mit C. n. besteht in der Gabe von Griseofulvin.

[F 86]
9.89 Welche Zeichen sind in der Regel typisch für eine Mykoplasmenpneumonie (im Vergleich zu einer Pneumokokkenpneumonie)?

(1) mehrtägiges Prodromalstadium
(2) Blutgranulozytose fehlt oft
(3) nach Penicillingabe meist keine entscheidende Besserung
(4) Abszedierung und Pleuraempyem als häufige Komplikationen
(5) im Röntgenbild dichte homogene Verschattung eines einzelnen Lungenlappens (Lobärpneumonie)

(A) nur 2 ist richtig
(B) nur 1, 2 und 3 sind richtig
(C) nur 1, 3 und 4 sind richtig
(D) nur 3, 4 und 5 sind richtig
(E) 1–5 = alle sind richtig

9.90 Das Waterhouse-Friderichsen-Syndrom ist

(A) eine Sonderform des Paratyphus B
(B) eine Abwehrschwäche des Diabetikers gegenüber bakteriellen Infektionen
(C) die Folge einer perakuten Meningokokkensepsis
(D) die hämolytische Krise bei der Malaria tropica
(E) das akute Nierenversagen bei der Choleraexsikkose

9.91 Echinokokkuszysten (Echinococcus granulomatosus) sind die Folge einer Infektion mit

(A) Larven des Schweinebandwurms
(B) Larven des Schafbandwurms
(C) Larven des Fischbandwurms
(D) Larven des Hundebandwurms
(E) keinem der in (A)–(D) genannten Parasiten

[H 86]
9.92 Das Erythema nodosum kann im Zusammenhang mit folgenden Erkrankungen auftreten:

(1) Scharlach
(2) Tuberkulose
(3) Colitis ulcerosa
(4) Morbus Crohn
(5) Yersiniose

(A) nur 2 ist richtig
(B) nur 3 und 4 sind richtig
(C) nur 3 und 5 sind richtig
(D) nur 1, 2 und 4 sind richtig
(E) 1–5 = alle sind richtig

Antwort	Aussage 1	Aussage 2	Verknüpfung
A	richtig	richtig	richtig
B	richtig	richtig	falsch
C	richtig	falsch	–
D	falsch	richtig	–
E	falsch	falsch	–

■9.86 E   ■9.87 D   ■9.88 E   ■9.89 B   ■9.90 C   ■9.91 D   ■9.92 E

9.93 Welche Aussage über Infektionen mit Serratia marcescens trifft **nicht** zu?

(A) Serratiastämme sind wenig virulent.
(B) Ein Teil der Stämme produziert ein rotes Pigment.
(C) Eine Verwechslung von Serratiastämmen mit Klebsiellen bzw. Enterobacter ist für einen unerfahrenen Untersucher leicht möglich.
(D) Serratiainfektionen können durch kontaminierte Inhalationsgeräte oder Katheter auftreten.
(E) Die Therapie der Wahl bei Serratiainfektionen ist Gabe von Ampicillin.

9.94 Welche Untersuchung ist bei Verdacht auf Fleckfieber indiziert?

(A) Nelson-Test
(B) Gruber-Widal-Reaktion
(C) Weil-Felix-Reaktion
(D) Paul-Bunnell-Test
(E) Sabin-Feldmann-Test

9.95 Welche Aussage über das Q-Fieber trifft **nicht** zu?

(A) Q-Fieber kann durch Kühe übertragen werden.
(B) Q-Fieber ist eine nach dem Bundes-Seuchengesetz meldepflichtige Erkrankung.
(C) Mittel der Wahl ist die Therapie mit Cephalosporinen.
(D) Häufig besteht eine interstitielle Pneumonie.
(E) Als Komplikation kann eine Hepatitis auftreten.

9.96 Welche Aussage trifft **nicht** zu?

Zur typischen Symptomatik einer akuten Malaria tropica gehören:

(A) Eosinophilie von 12% im Differentialblutbild
(B) unregelmäßiges Fieber
(C) Leberschwellung
(D) Kopfschmerzen und Gliederschmerzen
(E) weiche Schwellung der Milz

9.97 Bei Infektionskrankheiten zeigt das Exanthem in der Regel an

(A) den Beginn der Abheilung
(B) das Stadium der Generalisation
(C) einen malignen Verlauf der Krankheit
(D) den Beginn der Ansteckungsfähigkeit
(E) das Ende der Ansteckungsfähigkeit

9.98 Für die Herpangina gilt:

(1) Die bläschenförmigen Effloreszenzen sind besonders an den vorderen Gaumenbögen lokalisiert.
(2) Erreger ist das Herpes simplex-Virus.
(3) Die Erkrankung beginnt plötzlich, oft mit hohem Fieber.
(4) Ausgeprägte katarrhalische Erscheinungen sind vorhanden.
(5) Die Therapie ist symptomatisch.

(A) nur 2 und 4 sind richtig
(B) nur 3 und 5 sind richtig
(C) nur 1, 2 und 5 sind richtig
(D) nur 1, 3 und 5 sind richtig
(E) nur 1, 4 und 5 sind richtig

9.99 Welche Aussage über die Toxoplasmose trifft zu?

(A) Der Durchseuchungsgrad in Mitteleuropa beträgt etwa 1–3% der Erwachsenen.
(B) Die Erreger lassen sich leicht im Blut mikroskopisch nachweisen.
(C) Therapie der Wahl ist die Gabe einer Kombination von Pyrimethamin (Daraprim®) mit Sulfonamiden.
(D) Die Toxoplasmose ist eine häufige Ursache weiblicher Infertilität.
(E) Gelegentlich werden Hirnabszesse durch Toxoplasmen verursacht.

■9.93 E   ■9.94 C   ■9.95 C   ■9.96 A   ■9.97 B   ■9.98 D   ■9.99 C

9.100 Welche Aussage über Campylobacter-Infektionen trifft **nicht** zu?

(A) Die Erreger sind kommaförmige gramnegative Stäbchen.
(B) Die Infektion verläuft klinisch meist als akute Enteritis.
(C) Die Campylobacterenteritis hat eine hohe Selbstheilungstendenz.
(D) Die Erreger sind aus Stuhlproben relativ schwer zu isolieren (Selektivmedium erforderlich).
(E) Therapie der Wahl ist die Gabe von Co-Trimoxazol.

9.101 Häufigste Manifestation einer Infektion mit Campylobacter jejuni ist eine

(A) Enteritis
(B) Meningitis
(C) Gastritis bzw. ein Magengeschwür
(D) Thrombophlebitis
(E) Pneumonie

9.102 Welche der folgenden Krankheiten wird **nicht** durch Chlamydien verursacht?

(A) Ornithose
(B) Trachom
(C) Einschluß-Konjunktivitis
(D) Lymphogranuloma inguinale
(E) Erythema chronicum migrans

9.103 Welche Aussage trifft **nicht** zu?

Für das Erythema chronicum migrans gilt:

(A) Die erst vor kurzem entdeckten Erreger gehören zu den Borrelien.
(B) Als Spätkomplikation kann eine chronische Radikulomeningitis (Morbus Bannwarth) auftreten.
(C) Eine Spätkomplikation ist die Akrodermatitis atrophicans (Herxheimer).
(D) Die Infektion spricht gut auf Penicilline an.
(E) Die Infektion wird bevorzugt von Stechmücken übertragen.

9.104 Welches Symptom ist charakteristisch für das Exanthema subitum?

(A) Schnupfen und Konjunktivitis
(B) hohe Fieberzacken für 6–8 Tage
(C) Schuppung von Handflächen und Fußsohlen nach der Erkrankung
(D) rosarotes makulo-papulöses Exanthem nach Fieberabfall
(E) Milztumor

9.105 Bei welcher der folgenden Infektionskrankheiten ist eine Chemotherapie unwirksam?

(A) Gelbfieber
(B) Psittakose
(C) Lymphopathia venerum (Lymphogranuloma inguinale)
(D) Trachom
(E) Bruzellose

9.106 Welche(r) Befund(e) ist/sind der Aktinomykose zuzuordnen?

(1) harte Infiltrate
(2) positiver Kveimtest
(3) Fistelbildung
(4) mikroskopischer Nachweis von Drusen
(5) Nachweis von Corynebacterium minutissimum

(A) nur 1 ist richtig
(B) nur 1, 2 und 3 sind richtig
(C) nur 1, 3 und 4 sind richtig
(D) nur 2, 3 und 4 sind richtig
(E) nur 2, 3 und 5 sind richtig

9.107 Typische klinische Zeichen des Tetanus sind

(1) Bewußtseinstrübung
(2) Verkrampfung der Kiefer- und Gesichtsmuskeln
(3) Verkrampfung der Bauchmuskeln
(4) Karpopedalspasmen
(5) Provokation der Verkrampfung durch sensorische Reize
(6) Hyperventilation

(A) nur 1 und 4 sind richtig
(B) nur 2, 3 und 5 sind richtig
(C) nur 2, 4 und 6 sind richtig
(D) nur 1, 2, 5 und 6 sind richtig
(E) 1–6 = alle sind richtig

■9.100 E   ■9.101 A   ■9.102 E   ■9.103 E   ■9.104 D   ■9.105 A   ■9.106 C   ■9.107 B

10 Psychosomatische Krankheiten

10.1 Bei welcher der folgenden Erkrankungen sind psychogene Faktoren häufig ursächlich beteiligt?

(A) Spondylosis hyperostotica
(B) chronische Polyarthritis (rheumatoide Arthritis)
(C) Arthritis urica
(D) polytope Insertionstendopathie
(E) Polymyalgia rheumatica (arteriitica)

10.2 Welche Aussagen, bzw. Angaben passen **nicht** zum Bild der Debilität?

(A) Berufe mit einfachen Arbeitsleistungen können ausgeübt werden.
(B) IQ von 70
(C) in der Regel genetisch bedingt
(D) Oligophrenie
(E) Sonderschule für Lernbehinderte ist indiziert.

10.3 Im ersten ärztlichen psychotherapeutischen Gespräch mit einem Patienten mit Verdacht auf eine psychosomatische Erkrankung erweisen sich als besonders hilfreich

(A) eine gezielte Symboldeutung der Beschwerden
(B) der Hinweis auf traumatische Ereignisse in der Kindheit
(C) die Frage nach Streß im Alltag
(D) der nachdrückliche Hinweis auf fehlende pathologische Organ- oder Laborbefunde
(E) das verständnisvolle Ansprechen der Psychodynamik der aktuellen Lebenssituation

10.4 Typische Befunde bei Patienten mit Anorexia nervosa sind:

(1) sekundäre Amenorrhoe
(2) paroxysmale Tachykardie
(3) Migräne
(4) Wechsel von Appetitlosigkeit und Heißhunger
(5) Laxantienabusus

(A) nur 1 und 5 sind richtig
(B) nur 2 und 4 sind richtig
(C) nur 1, 4 und 5 sind richtig
(D) nur 3, 4 und 5 sind richtig
(E) 1–5 = alle sind richtig

10.5 Magersüchtige Patientinnen

(1) sind überaktiv, ehrgeizig
(2) geben anderen gern etwas zu essen
(3) sind amenorrhoisch
(4) wirken apathisch, passiv
(5) leiden unter Verstopfung

(A) nur 1 und 3 sind richtig
(B) nur 4 und 5 sind richtig
(C) nur 2, 3 und 4 sind richtig
(D) nur 3, 4 und 5 sind richtig
(E) nur 1, 2, 3 und 5 sind richtig

10.6 Folgende Aussagen treffen für Patienten mit Anorexia nervosa zu

(1) Bei der Anamneseerhebung geben Anorexia nervosa-Kranke ihre Nahrungseinschränkung oder ihr Erbrechen in der Regel spontan an.
(2) Häufig läßt sich ein Pubertätskonflikt folgender Art finden: Ablehnung der weiblichen Rolle, insbesondere deren sexueller Aspekte.
(3) Wiederauffütterung durch Magensonde ist kontraindiziert, weil sie die intrapsychischen Konflikte nicht beeinflußt.
(4) Durch ihre (meist therapieablehnende) Haltung können Anorexia nervosa-Kranke bei Ärzten und Pflegepersonal ärgerliche Gegenreaktionen mobilisieren.

(A) nur 1 und 2 sind richtig
(B) nur 1 und 3 sind richtig
(C) nur 2 und 3 sind richtig
(D) nur 2 und 4 sind richtig
(E) nur 1, 2 und 3 sind richtig

■ 10.1 D ■ 10.2 C ■ 10.3 E ■ 10.4 C ■ 10.5 E ■ 10.6 D

10.7 Für die Anorexia nervosa gilt:

(1) Prädilektionsalter: Pubertät
(2) häufige Ursache: Tumor im Hypothalamusbereich
(3) Geschlechtsdisposition: Mädchen
(4) Symptome u. a.: Eßstörung, Abmagerung, Obstipation
(5) Heißhungeranfälle mit gierigem Verschlingen von Nahrung kommen vor.

(A) nur 2 und 4 sind richtig
(B) nur 1, 3 und 4 sind richtig
(C) nur 1, 2, 3 und 5 sind richtig
(D) nur 1, 3, 4 und 5 sind richtig
(E) 1–5 = alle sind richtig

10.8 Sie sehen als Arzt für Allgemeinmedizin ein 14jähriges Mädchen (162 cm, 30 kg), das von ihren Eltern wegen Gewichtsabnahme seit einem Jahr vorgestellt wird. Keine akuten Krankheitserscheinungen, Abb. 34 des Bildanhangs zeigt den Inspektionsbefund.

Welche anamnestischen Angaben passen zur wahrscheinlichsten Diagnose?

(1) Amenorrhoe
(2) Eßstörung
(3) Obstipation
(4) Apathie
(5) Polyurie, Polydipsie

(A) nur 1 und 4 sind richtig
(B) nur 4 und 5 sind richtig
(C) nur 1, 2 und 3 sind richtig
(D) nur 2, 3 und 5 sind richtig
(E) 1–5 = alle sind richtig

Die folgenden Angaben beziehen sich auf die Aufgaben Nr. 10.9 und 10.10.

Ein intelligent wirkendes 19jähriges Mädchen erscheint, offensichtlich etwas widerwillig, in Begleitung ihrer Mutter.
Größe 1,68 m, Gewicht 33 kg, vor einem Jahr noch 60 kg. Obstipation, gegen die reichlich Laxantien genommen werden.
Das Mädchen wirkt motorisch agil, aber nicht besonders gesprächig, etwas eigensinnig. Sie fühlt sich nicht krank, ißt nach ihrer Meinung ausreichend, nach Auskunft der Mutter zeitweilig wenig. Die Mutter hat den Verdacht auf heimliches Erbrechen. Die Patientin negiert das. Die Mutter äußert ihren Ärger, daß die Patientin gelegentlich nachts den Kühlschrank leerplündert.
Untersuchung:
Gynäkologisch im wesentlichen o. B., kleines inneres Genitale, Hymen intakt. – Klinisch kein Anhalt für Tumor oder chronischen Infekt. Blutbild, Senkungsreaktion, Röntgen-Thorax o. B. Außer hochgradiger Kachexie kein pathologischer Befund.

10.9 Welche Aussage trifft zu?

Die Therapie sollte in diesem Stadium der Erkrankung

(A) auf jeden Fall in den Händen des Hausarztes liegen, damit die Patientin der Familie nicht entzogen wird
(B) den Versuch machen, die Unterentwicklung der Geschlechtsorgane durch endokrine Substitution aufzuheben, um der Patientin die Identifizierung mit ihrer weiblichen Rolle zu erleichtern
(C) vorwiegend darauf gerichtet sein, der Patientin durch autogenes Training eine entspannte Beziehung zu ihrem eigenen Körper zu vermitteln
(D) nur für den Fall stationär erfolgen, daß die Patientin in eine Fachklinik nahe dem Wohnort aufgenommen werden kann, damit die Einflußnahme der Mutter auf die Patientin erhalten bleibt
(E) stationär erfolgen mit dem vordringlichen Ziel, eine Gewichtszunahme zu erzielen

10.10 Welche der folgenden Aussagen zu dem geschilderten Krankheitsbild ist **falsch**?

(A) Die Letalität liegt bei 5–10%.
(B) Die Therapiekooperation der Patientin ist gering.
(C) Es besteht Rezidivgefahr.
(D) Auch bei Heilung der Körpersymptome kann eine psychosoziale Fehlentwicklung stattfinden.
(E) Die Rate der Spontanremissionen liegt bei 70–80%.

■10.7 D   ■10.8 C   ■10.9 E   ■10.10 E

10.11 Ein Wiederauffüttern mittels Magensonde ist auch in schweren Fällen der Anorexia nervosa nicht indiziert,

weil

ein Wiederauffüttern mittels Magensonde bei schweren Fällen der Anorexia nervosa das ohnehin meist stark ausgeprägte Krankheitsbewußtsein der Patientin nur noch verstärken würde.

[F 85]
10.12 Für die Anorexia nervosa (Pubertätsmagersucht) gilt:

(1) Das Vollbild ist gegeben bei erheblicher Gewichtsabnahme (als Folge von Fasten und/oder selbstinduziertem Erbrechen), Obstipation und Amenorrhoe.
(2) Die Diagnose Anorexie läßt sich bereits aus dem Zusammentreffen von Kachexie und Therapieablehnung mit Wahrscheinlichkeit stellen.
(3) Differentialdiagnostisch müssen in erster Linie auszehrende Krankheiten (Neoplasma, Tuberkulose, Sprue usw.) ausgeschlossen werden.

(A) nur 1 ist richtig
(B) nur 2 ist richtig
(C) nur 1 und 2 sind richtig
(D) nur 2 und 3 sind richtig
(E) 1–3 = alle sind richtig

[H 86]
10.13 Welche der folgenden Aussagen über Patientinnen mit Anorexia nervosa trifft nicht zu?

(A) Ablehnung der weiblichen Rolle, insbesondere ihrer sexuellen Aspekte, ist psychodynamisch häufig zu finden.
(B) Die Umwelt wird über die verminderte Nahrungsaufnahme oft getäuscht.
(C) Es kommt mitunter zu oralen Triebdurchbrüchen mit hyperphagem Eßverhalten (Bulimie).
(D) Fehlende Krankheitseinsicht und Kampf um die Magerkeit führen gelegentlich zu ärgerlichen Reaktionen bei Ärzten und Pflegepersonal.
(E) Bei einsetzendem Gewichtsverlust werden die Patientinnen apathisch und schläfrig.

[F 86]
10.14 Welche Aussage trifft **nicht** zu?

Behandlungsmöglichkeiten der Anorexia nervosa sind:

(A) analytische Psychotherapie
(B) Gabe von Sexualhormonen
(C) Sondenernährung
(D) Verhaltenstherapie
(E) Familientherapie

[H 85]
10.15 Die weit überwiegende Mehrheit der Patienten mit Anorexia nervosa sind Frauen,

weil

die Anorexia nervosa häufig die Folge einer ovariellen Dysregulation ist.

[F 87]
10.16 Der Anorexia nervosa liegt ursächlich eine Endokrinopathie zugrunde,

weil

bei den meisten Mädchen die Anorexia nervosa mit einer Amenorrhoe einhergeht.

■ 10.11 E   ■ 10.12 E   ■ 10.13 E   ■ 10.14 B   ■ 10.15 C   ■ 10.16 D

10.17 Soweit es sich um eine psychogene/neurotisch bedingte Form der Fettsucht des Erwachsenen handelt, findet man bei den betreffenden Patienten am häufigsten

(A) eine depressive Charakterstruktur
(B) narzißtische Persönlichkeitszüge
(C) zwangsneurotische Eigenschaften (Pedanterie, Eigensinn, Sparsamkeit)
(D) eine hysterische Persönlichkeitsstruktur
(E) Züge des explosiblen Psychopathen

F 86
10.18 Welche der folgenden Aussagen zur Fettsucht trifft **nicht** zu?

(A) Patienten mit Fettsucht neigen dazu, ihr wahres Eßverhalten vor sich und anderen zu verheimlichen.
(B) Wegen des Gefühls mangelnder Sättigung entwickeln Patienten mit Fettsucht überzufällig häufig Magenulzera und ulzeröse Kolitis.
(C) Die Hyperphagie dient bei Fettsüchtigen häufig der Abwehr von Ärger und Unlustaffekten.
(D) Bei der Gewichtsreduktion fettsüchtiger Patienten besteht die Gefahr depressiver Reaktionen.
(E) Die psychogene Fettsucht läßt sich durch Verhaltenstherapie zur Selbstkontrolle des Eßverhaltens günstig beeinflussen.

F 87
10.19 Welche beiden Maßnahmen haben bei der Behandlung von fettsüchtigen Patienten den besten Dauererfolg?

(1) Zubereitung einer kalorienarmen Diät
(2) Gabe von Appetitzüglern
(3) Anleitung zur Verbesserung der Selbstkontrolle
(4) hypnotische Suggestionen zur Verhaltensänderung beim Essen

(A) nur 1 und 2 sind richtig
(B) nur 1 und 3 sind richtig
(C) nur 1 und 4 sind richtig
(D) nur 2 und 4 sind richtig
(E) nur 3 und 4 sind richtig

10.20 Der Kern der psychodynamischen Problematik von Patienten mit Colitis ulcerosa ist die Fixierung in der ödipalen Entwicklungsphase,

weil

Patienten mit Colitis ulcerosa durch unbewußte sexuelle Phantasien an die Mutter gebunden sind und damit verknüpfte Strafängste abwehren.

H 85
10.21 Ängstlichkeit als durchgängiges Persönlichkeitsmerkmal wird in der Regel beobachtet bei Patienten mit:

(A) Colitis ulcerosa
(B) Hypertonus
(C) Anorexia nervosa
(D) Ulcus ventriculi
(E) Keine der Aussagen (A)–(D) trifft zu.

10.22 Latente Versorgungswünsche und überkompensatorische Aktivität sind typische Merkmale bei „pseudounabhängigen" Patienten mit Ulcus duodeni,

weil

latente Versorgungswünsche und überkompensatorische Aktivität dem Ulkuskranken zur Abwehr der typischen unbewußten Kastrationsängste dienen.

10.23 Welche der folgenden Aussagen über die Psychosomatik „des" Ulcus duodeni sind richtig?

(1) Bei einer Gruppe von Ulcus-duodeni-Kranken („Pseudo-Unabhängige") werden „orale" Wünsche (nach Anlehnung, Gefüttertwerden, Versorgtsein) durch die Reaktionsbildungen Selbständigkeit, Leistung, Selbstgenügsamkeit abgewehrt.
(2) Eine andere Gruppe lebt ihre oralen Wünsche stärker aus und wird von der Umwelt frustriert.
(3) Das Gros der Ulcus-duodeni-Patienten ist sehr motiviert für eine psychotherapeutische Behandlung.
(4) Die „Pseudo-Unabhängigen-Gruppe" ist nur während eines Ulcus-Schubes therapiemotiviert.
(5) Die Veranlagung, ein Ulcus zu entwickeln, bleibt lebenslang erhalten, aber die psychotherapeutische Bearbeitung belastender Lebenssituationen kann Rückfällen vorbeugen.

(A) nur 3 und 5 sind richtig
(B) nur 1, 2 und 3 sind richtig
(C) nur 1, 2, 3 und 5 sind richtig
(D) nur 1, 2, 4 und 5 sind richtig
(E) 1–5 = alle sind richtig

Antwort	Aussage 1	Aussage 2	Verknüpfung
A	richtig	richtig	richtig
B	richtig	richtig	falsch
C	richtig	falsch	–
D	falsch	richtig	–
E	falsch	falsch	–

■ 10.17 A   ■ 10.18 B   ■ 10.19 B   ■ 10.20 E   ■ 10.21 E   ■ 10.22 C   ■ 10.23 D

10.24 Prüfen Sie bitte folgende psychosomatische Aussagen über Patienten mit Ulcus duodeni:

(1) Psychopathologisch läßt sich ein pseudounabhängiger und ein offen-abhängiger Typus unterscheiden.
(2) Der offen-abhängige Ulkus-Typus wehrt seine oralen Wünsche durch Reaktionsbildungen ab.
(3) Auch nach Abklingen eines akuten Ulkus-Schubs verlangt der pseudo-unabhängige Ulkus-Typ weitere ärztliche Zuwendung.
(4) Die Veranlagung, ein Ulkus zu bilden, bleibt lebenslänglich erhalten.

(A) nur 1 ist richtig
(B) nur 4 ist richtig
(C) nur 1 und 4 sind richtig
(D) nur 1, 2 und 4 sind richtig
(E) 1–4 = alle sind richtig

Die folgenden Angaben beziehen sich auf die Aufgaben Nr. 10.25 und 10.26.

Ein 27jähriger, körperlich kräftiger Mann kommt in Begleitung seiner Frau. Er klagt über Herzanfälle mit Todesangst, Herzklopfen und der Besorgnis, sein Herz bleibe stehen, oder er könne an einem Herzinfarkt sterben. Der erste Anfall trat auf in einer Nacht, als seine Frau, eine Krankenschwester vom fürsorglichen Typ, Nachtdienst hatte. Die Frau ist seit einiger Zeit wieder berufstätig. Bei der damaligen Klinikaufnahme waren mehrere EKG unauffällig und der Patient wurde drei Tage später mit Beruhigungsmitteln nach Hause entlassen. Psychopharmaka halfen anfangs etwas, seit einigen Wochen jedoch nicht mehr.

10.25 Die wahrscheinlichste Diagnose ist

(A) Angina pectoris
(B) Herzneurose
(C) vegetative Dystonie
(D) endogene Depression
(E) Blutdruckkrise bei Phäochromozytom

10.26 Therapeutisch nachteilig wäre(n)

(A) gründliche körperliche Untersuchung
(B) rasche Entlassung
(C) Verordnung herzwirksamer Glykoside zur Beruhigung
(D) therapeutische Gespräche mit dem Ehepaar
(E) den Patienten zur Ausübung leichten Sports (Gymnastik, Schwimmen) zu ermuntern

10.27 Welche Aussage trifft **nicht** zu?

Als Persönlichkeitsmerkmale des Herzneurotikers sind häufig zu beobachten:

(A) vermehrte Depressivität
(B) phobische Züge
(C) hypochondrische Züge
(D) zwangsneurotische Trias: Ordnung, Eigensinn, Sparsamkeit
(E) Selbstunsicherheit

10.28 Die ängstlich-hypochondrische Verarbeitung des Krankheitsgeschehens wird am ehesten beobachtet bei Patienten mit

(A) Herzneurose
(B) Colitis ulcerosa
(C) Anorexia nervosa
(D) Ulcus ventriculi
(E) Ekzem

10.29 Soweit man die psychischen Variablen der Menschen mit Herzinfarkt untersucht hat, findet man unter ihnen am häufigsten Persönlichkeiten mit

(A) besonders starken sexuellen Bedürfnissen
(B) starken Bestrebungen zu leisten und zu rivalisieren
(C) Neigung zu Zurückgezogenheit und Grübelei
(D) ausgeprägt passiv-femininen Zügen
(E) ausgeprägten Anklammerungstendenzen

10.30 Welche der folgenden Aussagen trifft **nicht** zu?

Patienten mit Herzneurose

(A) zeigen wenig direkte, bewußt erlebte Angst
(B) beschreiben häufig ausgeprägte Trennungsangst
(C) beachten fast zwanghaft ärztliche Vorschriften, z. B. bezüglich der Medikamenteneinnahme
(D) zeigen eine depressive Stimmungslage
(E) fühlen sich in Gegenwart eines Arztes häufig rasch besser

---

■ 10.24 C   ■ 10.25 B   ■ 10.26 C   ■ 10.27 D   ■ 10.28 A   ■ 10.29 B   ■ 10.30 A

[F 85]
10.31 Ein 28jähriger Mann leidet seit 3 Jahren unter Herzbeschwerden. Durch wiederholte Untersuchungen wurde ein organischer Befund ausgeschlossen.

Welche Feststellung über den Patienten ist bereits aufgrund dieser Information am wahrscheinlichsten zutreffend?

(A) Er aggraviert oder simuliert.
(B) Er ist gesund.
(C) Er leidet an funktionellen Beschwerden.
(D) Es liegen bewußte Konflikte vor.
(E) Er gehört in psychoanalytische Behandlung.

[H 85]
10.32 Das Interaktionsverhalten des Herzneurotikers ist charakterisiert durch:

(1) Verleugnung und Bagatellisierung der Beschwerden
(2) Neigung zu symbiotischen, anklammernden Beziehungen
(3) generelles Schonverhalten
(4) gereizt-aggressives Verhalten
(5) Rivalität im Leistungssektor

(A) nur 1 und 2 sind richtig
(B) nur 2 und 3 sind richtig
(C) nur 1, 4 und 5 sind richtig
(D) nur 2, 3 und 4 sind richtig
(E) nur 1, 2, 4 und 5 sind richtig

[F 86]
10.33 Folgende Aussagen über Herzneurosen treffen zu:

(1) Der Beginn des Leidens liegt vorwiegend nach dem 40. Lebensjahr.
(2) Im Vordergrund des Beschwerdebildes stehen Anfälle mit Herzsensationen, innere Unruhe und Angst.
(3) Der charakteristische Angstinhalt ist, am Herzen (Infarkt, Herzstillstand o. ä.) sterben zu müssen.
(4) Die Anfälle werden oft durch Trennungserlebnisse (reale, antizipierte oder imaginierte) und Miterleben von Unfällen oder Erkrankungen ausgelöst.
(5) Herzwirksame Glykoside sind zur Therapie angezeigt.

(A) nur 1 und 3 sind richtig
(B) nur 2 und 3 sind richtig
(C) nur 2, 3 und 4 sind richtig
(D) nur 2, 4 und 5 sind richtig
(E) 1–5 = alle sind richtig

[F 88]
10.34 Welche Aussage trifft **nicht** zu?

Die Therapie der Wahl beim Herzneurotiker umfaßt je nach Anfallsschwere, Chronizität und Komplikationen:

(A) sedierende Psychopharmaka
(B) pragmatische Psychotherapieverfahren (z. B. Suggestivtherapie, autogenes Training etc.)
(C) tiefenpsychologisch fundierte Psychotherapie
(D) Digitalisierung
(E) Bewegungs- und Hydrotherapie

[H 87]
10.35 Herzangstneurose ist

(1) eine Alterserkrankung psychisch labiler Menschen
(2) eine ausgeprägte Angst bei koronarer Herzkrankheit
(3) eine Form der Angst, die mit Herzsensationen einhergeht.

(A) nur 1 ist richtig
(B) nur 3 ist richtig
(C) nur 1 und 2 sind richtig
(D) nur 1 und 3 sind richtig
(E) 1–3 = alle sind richtig

10.36 Für Herzinfarktpatienten gilt:

(1) Nicht nur seelische Belastungen, sondern auch Entlastungen vom Streß können einen Infarkt auslösen.
(2) Herzinfarktpatienten erscheinen – abgesehen vom akuten Ereignis – auf der bewußten Ebene trotz Schwere der Erkrankung relativ angstfrei.
(3) Herzinfarktpatienten sind in der Regel ängstlicher als Herzphobiker.
(4) Die Betreuung von Herzinfarktpatienten in Gruppen hat sich bewährt.

(A) nur 3 ist richtig
(B) nur 1 und 3 sind richtig
(C) nur 2 und 4 sind richtig
(D) nur 1, 2 und 4 sind richtig
(E) nur 1, 3 und 4 sind richtig

■10.31 C   ■10.32 B   ■10.33 C   ■10.34 D   ■10.35 B   ■10.36 D

10.37 Welche Aussage trifft **nicht** zu?

Folgende Verhaltensweisen sind charakteristisch für den Persönlichkeitstyp mit erhöhtem Herzinfarktrisiko:

(A) Neigung zur Bagatellisierung von Körperbeschwerden
(B) Ungeduldshaltung
(C) Tendenz, die Erledigung von Aufgaben zu verschieben
(D) Hochwertung von Prestige
(E) Tendenz zu konkurrieren (Konkurrenzstreben)

10.38 Bei der essentiellen Hypertonie findet man psychodynamisch häufig

(A) eine süchtige Bindung an Nahrung und Essen als Symbol für Liebe und Sicherheit
(B) eine phobische Entwicklung oder Reaktion
(C) eine Aggressionshemmung bei gesteigerter Aggressivität
(D) auslösende Konflikte um Besitz/Erbschaft
(E) eine symbiotische Abhängigkeit von einer Mutterersatzfigur (Stiefmutter, Pflegetante etc.)

F 87
10.39 Welche der folgenden Aussagen über Asthma bronchiale trifft **nicht** zu?

(A) Das Asthma bronchiale hat eine multifaktorielle Genese.
(B) Über das Phänomen des bedingten Reflexes können einzelne Asthmaanfälle auch durch unspezifische Auslöser provoziert werden.
(C) Psychodynamisch wird oft eine Ambivalenz zwischen Verschmelzungssehnsucht und Verschmelzungsangst gefunden (Beziehungskonflikt).
(D) Als Behandler muß man von vornherein versuchen, nicht die Tendenz des Verschmelzens, sondern diejenige des Abstandnehmens (und Sich-Verselbständigens) kräftig zu unterstützen.
(E) Die Erfolge einer medikamentösen Behandlung oder Allergendesensibilisierung können durch Psychotherapie zusätzlich verbessert werden.

10.40 Welche Aussage über das Asthma bronchiale trifft zu?

(1) Asthma bronchiale tritt überzufällig häufig kombiniert oder im Wechsel mit Ekzemen auf.
(2) Bei allergisch bedingtem Asthma bronchiale können nach Reizgeneralisierung auch in Abwesenheit des Antigens Anfälle auftreten.
(3) Im Falle nachgewiesener psychosomatischer Genese sind Ängstlichkeit und versteckt vorwurfsvolle Feindseligkeit häufig.
(4) Das Asthma bronchiale ist durch psychoanalytische Behandlungen besonders schnell günstig zu beeinflussen.

(A) nur 1 und 2 sind richtig
(B) nur 1 und 3 sind richtig
(C) nur 2 und 3 sind richtig
(D) nur 1, 2 und 3 sind richtig
(E) 1–4 = alle sind richtig

10.41 Welche der folgenden Aussagen über Asthma bronchiale sind richtig?

(1) Es handelt sich um eine rein psychogene Erkrankung.
(2) Es handelt sich um eine somato-psychosomatische Erkrankung mit multifaktorieller Genese.
(3) Beim Asthma spielt klassische Konditionierung keine Rolle.
(4) Eine optimal somatische Behandlung kann durch Psychotherapie nicht verbessert werden.
(5) Bei Asthma bronchiale wird bei fachärztlicher Psychotherapie somatische Medikation regelmäßig entbehrlich.

(A) nur 2 ist richtig
(B) nur 5 ist richtig
(C) nur 1 und 5 sind richtig
(D) nur 2 und 4 sind richtig
(E) nur 2, 3 und 5 sind richtig

■10.37 C   ■10.38 C   ■10.39 D   ■10.40 D   ■10.41 A

10.42 Wenn ein Asthmatiker mit nachgewiesener Pollenallergie (im Inhalations-Provokations-Test) beim Betrachten der Abbildung einer blühenden Wiese einen Anfall bekommt, dann

(1) handelt es sich um ein psychogenes, nicht -allergisches Asthma
(2) ist dies eine klare Indikation für eine konfliktbearbeitende (analytische) Psychotherapie
(3) kann dies als Reizgeneralisierung (im Sinne der Lerntheorie) verstanden werden
(4) kann dies als Konditionierung (im Sinne eines bedingten Reflexes) verstanden werden

(A) nur 1 ist richtig
(B) nur 2 ist richtig
(C) nur 3 ist richtig
(D) nur 1 und 2 sind richtig
(E) nur 3 und 4 sind richtig

10.43 Welche Aussage trifft **nicht** zu?

(A) Tetanische Anfälle sind beim Erwachsenen meistens hypocalcämisch bedingt.
(B) Als Vorboten der Tetanie gelten Übelkeit, Angst und Unruhe.
(C) Tetanischen Anfällen gehen oft periorale Parästhesien und Akroparästhesien voraus.
(D) Tetanische Karpopedalspasmen sind Ausdruck der gesteigerten neuromuskulären Erregbarkeit.
(E) Hypocalcämie kann besonders bei Säuglingen und Kleinkindern zu generalisierten Krampfanfällen führen.

[H 86]
10.44 Bei Patienten mit Anfällen von Hyperventilationstetanie werden am häufigsten Persönlichkeitsbeeinträchtigungen folgenden Typs gefunden:

(A) sexuelle Deviationen
(B) chronische endogene Psychosen
(C) Zwangsneurosen
(D) Drogenabhängigkeit oder Alkoholismus
(E) phobische oder angstneurotische Reaktionen

[H 86]
10.45 Bei Hyperventilationssyndrom treten nicht selten Parästhesien auf,

weil

die respiratorische Alkalose bei Hyperventilation zu einer dauerhaften Störung des Calciumstoffwechsels führt.

10.46 Welche Zeile der folgenden Tabelle, in der Aussagen über Symptome und Befunde bei Angina pectoris und Hyperventilationssyndrom gegenübergestellt sind, ist **falsch**?

	Angina pectoris	Hyperventilations-Syndrom
(A) Angst	ja	ja
(B) Engegefühl in der Brust	ja	ja
(C) zerebrale Minderdurchblutung	nein	nein
(D) periorale Parästhesien	nein	ja
(E) Auftreten überwiegend in höherem Lebensalter	ja	nein

10.47 Der Notfallarzt wird zu einem Patienten gerufen, welcher Carpopedalspasmen aufweist und hochängstlich über Parästhesien in Händen und Gesicht klagt. Hyperventilation ist nicht zu beobachten und wird auf Befragen verneint. Auf Calcium intravenös gehen die Beschwerden rasch zurück, obwohl sich in einer davor genommenen Blutprobe ein normaler Serum-Calcium-Wert ergibt.

Welches ist die wahrscheinlichste Diagnose?

(A) Epileptiformer Anfall
(B) Anfall von Herzneurose
(C) Hyperventilationstetanie
(D) Parathyreoprive Tetanie
(E) Vergiftung noch zu klärenden Ursprungs

Antwort	Aussage 1	Aussage 2	Verknüpfung
A	richtig	richtig	richtig
B	richtig	richtig	falsch
C	richtig	falsch	–
D	falsch	richtig	–
E	falsch	falsch	–

■ 10.42 E   ■ 10.43 A   ■ 10.44 E   ■ 10.45 C   ■ 10.46 C   ■ 10.47 C

10.48 Welche Aussage zur Hyperventilationstetanie trifft **nicht** zu?

(A) Die pH-Verschiebung im Blut ruft über eine Änderung der Aktivität der Calciumionen tetanische Erscheinungen hervor.
(B) Die Hypokapnie führt zu einer zerebralen Minderdurchblutung.
(C) Psychodynamisch liegt bei diesen Patienten oft eine angstneurotische Störung vor.
(D) Die Behandlung des akuten Anfalles kann durch Rückatmung in einen Plastikbeutel unterstützt werden.
(E) Den meisten Patienten ist ihre Hyperventilation bewußt.

11 Physikalische Medizin

F 88
11.3 Mit der klassischen Massage kann man

(1) die Muskulatur tonisieren
(2) die Muskulatur detonisieren
(3) eine Muskelhypertrophie bewirken

(A) nur 1 ist richtig
(B) nur 2 ist richtig
(C) nur 1 und 2 sind richtig
(D) nur 1 und 3 sind richtig
(E) 1–3 = alle sind richtig

F 87
11.4 Die klassische Massage ist eine wirksame Therapie zur Beeinflussung (von):

(1) schmerzhafter Tonusvermehrung der Rückenmuskeln
(2) der progressiven Muskeldystrophie
(3) Ermüdungserscheinungen nach sportlicher Beanspruchung
(4) der Sudeckschen Dystrophie
(5) der Inaktivitätsatrophie der Muskulatur

(A) nur 1 und 3 sind richtig
(B) nur 1, 2 und 5 sind richtig
(C) nur 2, 3 und 4 sind richtig
(D) nur 1, 3, 4 und 5 sind richtig
(E) 1–5 = alle sind richtig

H 85
11.1 Welche Aussage trifft **nicht** zu?

Bei der sog. „klassischen" (muskulären) Massage unterscheidet man folgende Grifftechniken:

(A) Streichungen
(B) Klopfungen
(C) Knetungen
(D) Traktionen
(E) Handkantenvibrationen

11.2 Welche der folgenden Krankheiten stellen eine Kontraindikation für die Massage der betroffenen Region dar?

(1) Obstipation
(2) frisches Sudeck-Syndrom
(3) Ödeme
(4) akute Thrombophlebitis
(5) Verspannungen des Musculus trapezius

(A) nur 1 und 5 sind richtig
(B) nur 2 und 4 sind richtig
(C) nur 1, 2 und 3 sind richtig
(D) nur 3, 4 und 5 sind richtig
(E) 1–5 = alle sind richtig

F 87
11.5 Die Unterwasserdruckstrahlmassage

(1) hat gegenüber der klassischen Massage den Vorteil, daß im Bad die Muskulatur besser entspannt ist
(2) ist für den Masseur weniger anstrengend als die klassische Massage
(3) hat eine größere lokale Reizintensität als die manuelle Massage
(4) wirkt stärker schmerzstillend als die klassische Massage

(A) nur 1 und 4 sind richtig
(B) nur 2 und 3 sind richtig
(C) nur 3 und 4 sind richtig
(D) nur 1, 2 und 3 sind richtig
(E) 1–4 = alle sind richtig

H 81
11.6 Wiederholte Sole- oder Meerwasservollbäder können zu einer essentiellen Hypertonie führen,

weil

die transkutane Inkorporation von Kochsalz durch Sole- oder Meerwasservollbäder zu einer belastenden Natriumanreicherung im Organismus führen kann.

11.7 Bei welcher der folgenden Badearten steigt die Körpertemperatur am schnellsten an, wobei in allen Bädern eine Temperatur von 40°C herrschen soll?

(A) Luftbad
(B) Moordbad
(C) Wasserbad
(D) Schlickbad
(E) Dampfbad

11.8 Welche Aussage trifft zu?

Ein Kohlensäure-Wasserbad von 33°C löst bei richtiger Konzentration und Anwendung aus ein(e)

(A) Übelkeit
(B) Kältegefühl
(C) Wärmegefühl
(D) Atemfrequenzsteigerung
(E) Vasokonstriktion der Hautgefäße

11.9 Ein Kohlensäure-Gasbad unterscheidet sich in seinen Wirkungen vom Kohlensäure-Wasserbad dadurch, daß

(A) die hydrostatische Druckbelastung fortfällt
(B) keine CO_2-Diffusion durch die Haut stattfindet
(C) die Erregbarkeit der Kaltrezeptoren gesteigert wird
(D) die blutdrucksenkende Wirkung wegfällt
(E) die atemanregende Wirkung stärker ist

11.10 Kuren mit Moorbädern sind grundsätzlich kontraindiziert bei

(A) Arthrosis deformans
(B) chronischen Entzündungen im weiblichen Genitalbereich
(C) Spondylitis ankylosans
(D) akuter Pelveoperitonitis
(E) chronischer Polyarthritis (rheumatoide Arthritis)

11.11 Bei welcher der folgenden Erkrankungen ist die Unterwasser-Bewegungstherapie mit einer Wassertemperatur von 34°C kontraindiziert?

(A) spastische Lähmungen
(B) schlaffe Lähmungen
(C) Herzinsuffizienz mit Rechtsdekompensation
(D) schwere Arthrosen
(E) Skoliose

11.12 Im temperaturindifferenten Vollbad ist der zentrale Venendruck erniedrigt,

weil

der knöcherne Thorax durch den hydrostatischen Wasserdruck eines Vollbades nur gering komprimiert werden kann.

11.13 Temperaturansteigende Armbäder (n. Schweninger-Hauffe) haben folgende Effekte:

(1) Gefäßerweiterung an den Armen
(2) reflektorische Gefäßverengung an den Beinen
(3) reflektorische Gefäßerweiterung an den Beinen
(4) Blutdruckanstieg

(A) nur 1 ist richtig
(B) nur 1 und 2 sind richtig
(C) nur 1 und 3 sind richtig
(D) nur 2 und 4 sind richtig
(E) nur 1, 2 und 4 sind richtig

11.14 Ein Patient leidet an einer arteriellen Durchblutungsstörung mit beginnender Großzehengangrän und fragt, ob er wegen des Kältegefühls eine hydrotherapeutische Anwendung bekommen könne.

Welche Überlegung im Zusammenhang mit dieser Frage trifft zu?

(A) Ein heißes Fußbad würde durch seinen hyperämisierenden Effekt die Durchblutung rasch verbessern.
(B) Ein temperaturansteigendes Fußbad (in 20 Minuten von 34 auf 39°C) führt zu einer besonders schonenden Vasodilatation.
(C) Kurzes Wassertreten bewirkt eine intensive reaktive Hyperämie.
(D) Jede hydrotherapeutische Maßnahme im Bereich der Gangrän ist kontraindiziert.
(E) Fußwechselbäder könnten durch ihre gefäßtrainierende Wirkung die Gangrän zur Rückbildung bringen.

Antwort	Aussage 1	Aussage 2	Verknüpfung
A	richtig	richtig	richtig
B	richtig	richtig	falsch
C	richtig	falsch	–
D	falsch	richtig	–
E	falsch	falsch	–

■11.7 C   ■11.8 C   ■11.9 A   ■11.10 D   ■11.11 C   ■11.12 D   ■11.13 C   ■11.14 D

[H 86]
11.15 Welche Aussage trifft **nicht** zu?

Die Prinzipien der Kneipptherapie sind

(A) Bewegungstherapie
(B) Hydrotherapie
(C) Phytotherapie
(D) Elektrotherapie
(E) Diätetik

11.16 Welche Aussage trifft zu?

Bei arterieller Durchblutungsstörung der unteren Extremitäten vom Schweregrad Fontaine II ist folgende physikalisch-medizinische Maßnahme am zweckmäßigsten:

(A) Kohlensäurebäder
(B) Armbäder ansteigender Temperatur
(C) vollkommene Ruhigstellung
(D) Intervall-Gehtraining
(E) niederfrequente Elektrotherapie

11.17 Eine 50jährige Patientin (163 cm, 44 kg) wurde wegen eines metastasierenden Karzinoms mit Zytostatika behandelt und soll anschließend eine Erholungskur durchführen.

Welche der folgenden Aussagen treffen bei dieser Patientin zu?

(A) Da das Kreislauftraining im Vordergrund steht, ist eine Kohlensäure-Badekur angezeigt.
(B) Eine rasche Roborierung ist am besten mit Moorbädern erreichbar.
(C) Eine Klimatherapie in einem Reizklima hebt die allgemeine Widerstandskraft am raschesten.
(D) Eine Kur in einem radioaktiven Radon-Bad unterstützt die Wirkung der zytostatischen Therapie.
(E) Eine reizintensive Balneotherapie ist kontraindiziert.

[F 86]
11.18 Trainierende Sportarten als Methoden der physikalischen Medizin erreichen eine Ökonomisierung des Herz-Kreislaufsystems im Bereich der unteren und mittleren Leistungsbreite durch:

(A) Schnelligkeitstraining
(B) Ausdauertraining
(C) Kraft- und Schnelligkeitstraining
(D) isometrische Übungen
(E) Krafttraining

11.19 Welches der folgenden physikalisch-medizinischen Verfahren ist für Herz und Kreislauf am wenigsten belastend und darf darum auch bei Herzinsuffizienz und im hohen Alter durchgeführt werden?

(A) temperaturansteigende Vollbäder
(B) temperaturansteigende Sitzbäder
(C) heiße Oberbauchpackungen
(C) stabile Galvanisation
(E) Kurzwellendurchflutung innerer Organe

[H 86]
11.20 Welche Aussage trifft **nicht** zu?

Bei essentieller Hypertonie kommen Heilverfahren mit folgenden kurörtlichen Prinipien als Teil des Behandlungsplans in Betracht:

(A) Badekuren mit Kohlensäurebädern
(B) Klimabehandlung an der Ostseeküste
(C) Klimakuren in Hochgebirgstälern
(D) Trinkkuren mit Meerwasser
(E) Terrainkuren im Mittelgebirge

[F 87]
11.21 Was bewirkt die Übungstherapie durch leichtes körperliches Dauertraining bei der koronaren Herzkrankheit?

(A) Erweiterung der Koronararterien
(B) Verminderung des O_2-Verbrauchs des Herzmuskels bei definierter, stets gleicher körperlicher Leistung
(C) Vermehrung der Gefäßanastomosen im Herzmuskel
(D) Herzmuskelhyperplasie
(E) Vergrößerung des Herzzeitvolumens in Ruhe

[F 85]
11.22 Bei welcher der folgenden Erkrankungen ist die Krankengymnastik auf neurophysiologischer Grundlage der konventionellen Krankengymnastik überlegen?

(A) Lumbalgie mit Muskelverspannungen
(B) nächtliche Wadenkrämpfe
(C) chronische Polyarthritis
(D) spastische Parese
(E) periphere Durchblutungsstörungen

■11.15 D   ■11.16 D   ■11.17 E   ■11.18 B   ■11.19 D   ■11.20 D   ■11.21 B   ■11.22 D

[H 85]
11.23 Unter Krankengymnastik auf neurophysiologischer Grundlage versteht man eine Krankengymnastik,

(1) die nur nach einer elektromyographischen Untersuchung durchgeführt werden darf
(2) die nur vom Neurologen verordnet werden darf
(3) die besonders rezeptiert werden muß
(4) bei der besondere Techniken zur Bahnung von Bewegungen eingesetzt werden
(5) der eine elektrische Erregbarkeitsprüfung vorangehen muß

(A) nur 1 ist richtig
(B) nur 5 ist richtig
(C) nur 2 und 3 sind richtig
(D) nur 3 und 4 sind richtig
(E) nur 1, 2, 3 und 4 sind richtig

11.24 Eine spezielle Lagerung bei frischer Hemiplegie bezweckt

(1) Schmerzprophylaxe
(2) Kontrakturprophylaxe
(3) Vermeidung von Dekubitalgeschwüren
(4) Vermeidung lokaler Ödembildung

(A) nur 1 und 4 sind richtig
(B) nur 2 und 3 sind richtig
(C) nur 2 und 4 sind richtig
(D) nur 1, 3 und 4 sind richtig
(E) 1–4 = alle sind richtig

11.25 Welche Aussage trifft **nicht** zu?

Zur Rehabilitation hirngeschädigter Patienten mit Halbseitenlähmung und motorischer Aphasie sind folgende Maßnahmen unabdingbar:

(A) Krankengymnastik
(B) Ganzkörpermassage
(C) Übung kognitiver und mnestischer Funktionen
(D) Selbsthilfetraining
(E) logopädische Behandlung

[H 81]
11.26 Im akuten Stadium einer PcP (rheumatoide Arthritis) eignen sich neben der medikamentösen Therapie folgende physikalisch-therapeutische Verfahren zur Rückbildung der Schmerzsymptomatik bzw. zur Verbesserung der Funktion der betroffenen Gelenke:

(1) feucht-kühle Umschläge
(2) hochdosierte Kurzwellendurchflutung
(3) absolute Ruhigstellung
(4) Krankengymnastik mit aktiven und positiven Bewegungsübungen unter Zug
(5) Lagerung in funktionell günstiger Stellung

(A) nur 1 ist richtig
(B) nur 1, 4 und 5 sind richtig
(C) nur 2, 3 und 5 sind richtig
(D) nur 2, 4 und 5 sind richtig
(E) nur 1, 2, 3 und 5 sind richtig

[H 87]
11.27 Ein 68jähriger Patient mit einer chronischen Polyarthritis hat einen akuten Schub mit Befall zahlreicher Gelenke. Gleichzeitig besteht eine dekompensierte Herzinsuffizienz mit Beinödemen und Ruhedyspnoe.

Welche physikalisch-therapeutischen Maßnahmen sind indiziert?

(1) Kryotherapie einzelner Gelenke
(2) warme Moorpackungen
(3) passive Bewegungsübungen
(4) Dezimeterwellendiathermie
(5) Bewegungstherapie im Wasser

(A) nur 1 und 2 sind richtig
(B) nur 1 und 3 sind richtig
(C) nur 2 und 4 sind richtig
(D) nur 2 und 5 sind richtig
(E) nur 4 und 5 sind richtig

[F 85]
11.28 Welche Aussage trifft **nicht** zu?

Im Rehabilitationsprogramm bei ankylosierender Spondylitis sind folgende Maßnahmen angezeigt:

(A) nächtliche Flachlagerung
(B) Atemgymnastik
(C) Thermalbadekuren mit Unterwassergymnastik
(D) Bewegungsübungen nach ärztlich verordnetem Programm
(E) Schwefel- und Moorbadekuren besonders bei Iridozyklitis-Schüben

■11.23 D ■11.24 E ■11.25 C ■11.26 B ■11.27 B ■11.28 E

11.29 Welche Aussage trifft **nicht** zu?

Eine Kurzwellendurchflutung ist kontraindiziert bei

(A) Miliartuberkulose
(B) schweren arteriellen Durchblutungsstörungen
(C) akuter Leukämie
(D) Metallteilen im Behandlungsgebiet
(E) chronischer Sinusitis

H 85
11.30 Mit welchem der folgenden physikalisch-therapeutischen Verfahren ist eine direkte Erwärmung innerer Abdominalorgane möglich?

(A) heiße Moorpackungen am Abdomen
(B) heiße Fangopackungen am Abdomen
(C) Infrarotbestrahlung des Rumpfes
(D) heiß angelegte feuchte Wickel
(E) Kurzwellendurchflutung im Kondensatorfeld

11.31 Bei der Ultraviolett-Strahlungsbehandlung mit künstlichen Strahlern soll die Expositionsdauer im Laufe der Behandlungsserie fortschreitend erhöht werden,

weil

die abgegebene Ultraviolettintensität infolge Alterung des Strahlers fortschreitend abnimmt.

H 86
11.32 Bei Patienten mit alveolärer Hypoventilation und Cor pulmonale kann durch inhalative Sauerstofftherapie der Pulmonalarteriendruck gesenkt werden,

weil

alveoläre O_2-Drücke über 80 kPa (600 mmHg) zu einer Schädigung der alveolokapillären Membran führen können.

H 86
11.33 Patienten mit schwerer Atemwegsobstruktion und CO_2-Retention sollten keine Heilkur im Hochgebirge über 2500 m machen,

weil

der Atemwegswiderstand infolge alveolärer Hypoxie ansteigt.

11.34 Die krankengymnastische Atemtherapie bei Patienten mit obstruktiven Atemwegserkrankungen setzt sich zusammen aus Techniken zur

(1) Herabsetzung elastischer Widerstände
(2) Erleichterung des Abhustens
(3) Erhöhung visköser Widerstände
(4) allgemeinen Entspannung
(5) Verstärkung des Bronchiolenkollapses

(A) nur 1, 2 und 4 sind richtig
(B) nur 1, 3 und 5 sind richtig
(C) nur 2, 3 und 5 sind richtig
(D) nur 2, 4 und 5 sind richtig
(E) 1–5 = alle sind richtig

11.35 Welche Aussage trifft **nicht** zu?

Im Hochgebirgsklima sind folgende Faktoren therapeutisch wichtig:

(A) verminderter O_2-Partialdruck
(B) vermehrter Ozongehalt
(C) niedriger Wasserdampfdruck
(D) verstärkte UV-Strahlung
(E) Luftreinheit

H 87
11.36 Zur Behandlung chronischer Krankheiten nutzt die Klimatherapie

(1) die Ausschaltung schädlicher Klimafaktoren, z. B. Inversionswetterlagen
(2) die körpereigenen Reaktionen gegenüber klimatischen Einflüssen (Gefäßtraining)
(3) die Wirkung bestimmter Luftbeimengungen auf die Atemwege (Aerosol)
(4) die Substitution fehlender Körpersubstanzen, z. B. Jod
(5) den Sauerstoffgehalt der Luft außerhalb von Großstädten

(A) nur 1 ist richtig
(B) nur 1 und 3 sind richtig
(C) nur 4 und 5 sind richtig
(D) nur 1, 2 und 3 sind richtig
(E) 1–5 = alle sind richtig

■11.29 E   ■11.30 E   ■11.31 B   ■11.32 B   ■11.33 C   ■11.34 A   ■11.35 B   ■11.36 D

F 81
11.37 Unter einem Anschlußheilverfahren versteht man

(A) ein speziell auf die Erschließung neuer Sozialkontakte ausgerichtetes Heilverfahren an einem Kurort
(B) die Wiederholung einer Kurortbehandlung im unmittelbaren Anschluß an eine vorangehende Kur
(C) eine vom Rentenversicherungsträger genehmigte Kurverlängerung von 4 auf 6 Wochen
(D) eine Kurbehandlung, zu welcher der Patient unmittelbar nach Abschluß der klinischen Phase der Rehabilitation verlegt wird
(E) eine im unmittelbaren Anschluß an die vollzogene Invalidisierung genehmigte Kurbehandlung

F 88
11.38 Bei einem 50jährigen Patienten mit komplikationslos überstandenem Herzinfarkt sollte nach Beendigung einer vierwöchigen Krankenhausbehandlung in erster Linie folgende Weiterbehandlung in Betracht kommen:

(A) Zuweisung zu einer „Koronarsportgruppe" am Heimatort
(B) hausärztlich überwachte Konsolidierungsphase mit weitgehender Bettruhe
(C) ein sog. Anschlußheilverfahren
(D) ambulante Psychotherapie zur Anxiolyse
(E) systematische Leistungssteigerung mit Hilfe von Heimtrainern

11.39 Die postoperative Thrombose-Prophylaxe kann physikalisch-therapeutisch wirksam unterstützt werden durch

(1) frühes Aufstehen mit gewickelten Beinen
(2) nächtliche Tieflagerung der Beine
(3) Tretübungen bei leichter Hochlagerung (20°)
(4) isometrische Spannungsübungen
(5) örtliche Wärmeanwendung

(A) nur 1, 2 und 3 sind richtig
(B) nur 1, 3 und 4 sind richtig
(C) nur 2, 3 und 4 sind richtig
(D) nur 3, 4 und 5 sind richtig
(E) 1–5 = alle sind richtig

Antwort	Aussage 1	Aussage 2	Verknüpfung
A	richtig	richtig	richtig
B	richtig	richtig	falsch
C	richtig	falsch	–
D	falsch	richtig	–
E	falsch	falsch	–

■11.37 D   ■11.38 C   ■11.39 B

Richtige Lösungen und Kommentare

1 Herz und Gefäße

Frage 1.1: Lösung A

Aortenstenose

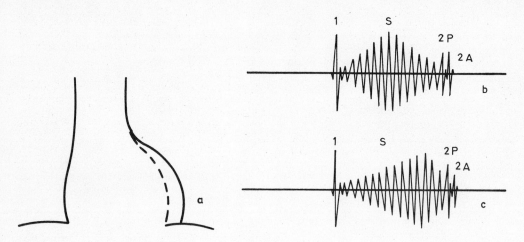

Abb. 1.1. Aortenstenose **a** Relative Herzdämpfung, **b** Herzgeräuschbild, 1 = 1. Ton; S = systolisches Geräusch; 2P = pulmonales Segment des 2. Tones; 2A = aortales Segment des 2. Tones, mittelschwere Aortenstenose, **c** Herzgeräuschbild bei schwerer Aortenstenose (aus Fritze, 1983)

Bei der Aortenstenose entsteht das Geräusch während der Austreibungszeit der Ventrikel und nimmt mit der Austreibungsgeschwindigkeit zu bzw. ab. Dadurch erklärt sich das spindelförmige Geräusch.

Frage 1.2: Lösung C

Mitralstenose
Auskultation: Präsystolisches Krescendo (fehlt bei Vorhofflimmern), paukender 1. Herzton, Mitralöffnungston sowie Protodiastolikum. Siehe auch Abb. 1.8. zu Frage 1.18.
Auskultatorisch ist der 1. Herzton auffällig laut und paukend. Er ist am deutlichsten über der Herzspitze und wie das präsystolisch gelegene diastolische Füllungsgeräusch der linken Kammer am besten in linker Seitenlage des Kranken zu hören. Der 1. Herzton ist deswegen so laut, weil im Beginn der Systole die Ventrikelfüllung infolge verzögerten Zuflusses noch nicht beendet ist. Die noch in den Ventrikel vorgewölbte Mitralklappe wird durch die einsetzende Kammerkontraktion besonders heftig zum Verschluß gebracht. Außerdem soll die verminderte Ventrikelfüllung zu einem schnelleren Druckanstieg und damit zu zusätzlicher Beschleunigung des Mitralklappenschlusses führen. Durch beide Mechanismen wird der 1. Herzton paukend, und kann auch verspätet einfallen, weil bei hochgradiger Stenose der Druck in der linken Kammer zeitlich länger ansteigen muß, um den erhöhten Vorhofdruck zu übersteigen und die Mitralklappe zu schließen. Bei reiner Mitralstenose ist in der Systole kein Strömungsgeräusch zu hören. Der 2. Herzton ist wegen des erhöhten Drucks im Lungenkreislauf in der Regel besonders laut. In den meisten Fällen einer Mitralstenose ist abgesetzt vom 2. Herzton ein Mitralöffnungston zu hören, dem mit einem zeitlichen Intervall das diastolische Füllungsgeräusch folgt. Dieses Geräusch entsteht durch Wirbelbildung an der verengten Mitralklappe und hat wegen des mit dem Bluteinstrom in den linken Ventrikel abnehmenden Drucks im linken Vorhof Dekrescendocharakter. Ihm

folgt **präsystolisch in Krescendoform das Austreibungsgeräusch** (Intervallgeräusch), das durch die mit der Entleerung des linken Vorhofs zunehmende Beschleunigung des Blutstroms durch das verengte Ostium verursacht wird. Am Ende dieses präsystolischen Geräusches setzt der 1. Herzton ein. Bei Vorhofflimmern ist wegen der fehlenden Kontraktion des linken Vorhofs dieses präsystolische Geräusch nicht zu hören.

Zunehmender Rückstau des Blutes in die Lungengefäße kann zum Übertritt von Blut aus den Gefäßen in die Alveolen, zu **Hämoptysen** und schließlich zum bedrohlichen **Lungenödem** mit massivem Rasseln über allen Lungenabschnitten, hochgradiger Atemnot und blutig-schaumigem Auswurf führen (aus Fritze, 1983).

Zu (B)
Systolisches Dekrescendo bei Mitralinsuffizienz.
Zu (D)
Systolisch-diastolisches Spindelgeräusch bei offenem Ductus Botalli und großen AV-Fisteln mit Maximum beim 2. Herzton.
Zu (E)
Diastolisches Sofortgeräusch bei Aorteninsuffizienz.

Bei der Aortenstenose kommt es zu einem langsamen systolischen Druckanstieg mit spätem Gipfel. Es resultiert ein verzögerter Druckanstieg der arteriellen Pulse in der Peripherie.

Zu (D) und (E)
Röntgen-Thorax: Der auffallende Befund einer **Aortenstenose** ist die poststenotische Erweiterung der Aorta ascendens oberhalb der Klappenebene bei meist unauffälliger Herzgröße. Die Vergrößerung des linken Ventrikels ist als Hinweis auf eine beginnende myokardiale Insuffizienz zu werten (exzentrische Hypertrophie).
Stadieneinteilung der Aortenklappenstenose und Spontanverlauf siehe Tabelle 1.1.

Tabelle 1.1. Schweregradeinteilung der Aortenstenose aufgrund der Hämodynamik (Druckgradient zwischen linken Ventrikel und Aorta)

I	< 40 mm Hg
II	40 – 80 mm Hg
III	81 – 120 mm Hg
IV	>120 mm Hg

F 86
Frage 1.3: Lösung B

Zu (A)
Siehe Kommentar zu Frage 1.1.
Zu (B)
Die große Blutdruckamplitude ist das klassische diagnostische Kriterium einer **Aortenklappeninsuffizienz.**
Zu (C)
Durch die Stenose gelangt das Blut nur mit niedrigem Druck in die Aorta. Es resultiert eine kleine Blutdruckamplitude mit Pulsus parvus et tardus.

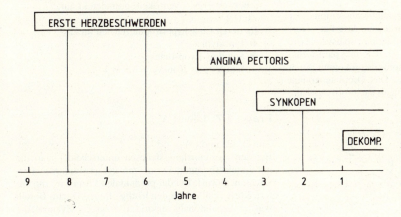

Abb. 1.2. Spontanverlauf bei Aortenstenose. Dabei ist vor allem zu achten auf die Beziehung zwischen Angina, Synkopen und kardialer Dekompensation zum tödlichen Ausgang. (Nach Segal, et al. [1956] Am J. Med. 21:200)

[F 87]
Frage 1.4: Lösung C

Geräuschbefund siehe Kommentar zur Frage 1.1.
Zu (C)
Zur **paradoxen Spaltung des zweiten Herztones** kommt es dann, wenn es sich um eine schwere Aortenstenose handelt. Diese Spaltung ist jedoch während der Ausatmung deutlicher als während der Einatmung hörbar.
Während der Inspiration rückt der Pulmonalisschluß wegen der vermehrten diastolischen Füllung und Systolenverlängerung des rechten Ventrikels vom Aortenschluß ab (**physiologische Spaltung des zweiten Herztones**). Die paradoxe Spaltung des zweiten Herztones (Reihenfolge: Pulmonalis-Aorta) kann auch beim Linksschenkelblock infolge Verlängerung der Systole des linken Ventrikels wahrgenommen werden.
Zu (D)
Je weiter das Geräuschmaximum gegen Ende der Systole liegt, desto schwerer ist die Aortenstenose. Dabei führt das reduzierte Herzzeitvolumen zu einer Abschwächung des ersten und zweiten Herztones.
Zu (E)
Der **Vorhofton** ist zu hören, wenn ein erheblicher Druckgradient zwischen dem linken Ventrikel und der Aorta besteht. Er entsteht während der Vorhofentleerung an der stenotischen Atrioventrikularklappe.
Diese Frage haben nur 26% aller Teilnehmer richtig beantwortet. Die meisten (39%) entschieden sich für die Antwortmöglichkeit D und 32% für die Antwortmöglichkeit E.

Frage 1.5: Lösung C

Bei der postduktalen Aortenisthmusstenose mündet der Ductus Botalli vor der Stenose. Dies ist nur bei offenem Ductus relevant.
Die Isthmusstenose ist ein nicht-zyanotisches Vitium. Der Kollateralkreislauf über die thorakalen Arterien verursacht dorsal paravertebral auskultierbare spätsystolische Geräusche, die auch über dem 2.–3. ICR links parasternal hörbar sind. Der hebende Herzspitzenstoß kommt durch die Linkshypertrophie zustande. Das Ösophagogramm kann eine Verlagerung des Ösophagus nach vorn durch die poststenotisch erweiterte Aorta zeigen.

Abb. 1.3. Aortenisthmusstenose

Frage 1.6: Lösung D

Aortenisthmusstenose

Symptome:
- Hypertonus der oberen Körperhälfte bei Hypotonus der unteren Körperhälfte
- Warme Hände – kalte Füße!
- Schwache Femoralispulse
- Interkostalarterienpulsation tastbar
- Rippenusuren

Auskultation:
Systol. Geräusch paravertebral, häufig frühsystolischer Klick (Aortendehnung).

Verlauf:
Beschwerden ab dem 20. Lebensjahr: Nasenbluten, Schwindel, Claudicatio intermittens. Der Tod tritt unbehandelt nach etwa 35 Jahren durch Aortenruptur (1/4), Hypertoniefolgen mit Herzinsuffizienz (1/4), Endokarditis (1/4) oder sonstige Ursache ein.

Zu (A)
In Gefäßen, die vor der Stenose von der Aorta abgehen, besteht ein hoher Blutdruck, während Gefäße, die hinter der Stenose liegen, einen Hypotonus aufweisen.
Zu (B)
Das systolische Geräusch ist auf die Stenose zurückzuführen. Das Jugulum kann man oberhalb des Sternums am Hals tasten.
Zu (C)
Die Kollateralversorgung erfolgt meist über die Arteria thoracica interna und über die Interkostalarterien, die von dort aus an die Brustaorta anschließen. Durch die vermehrte Durchblutung der Interkostalarterien sind deren arterielle Pulsationen tastbar.
Zu (D)
Tastbares Schwirren über dem Erb-Punkt tritt typischerweise beim Ventrikelseptumdefekt auf.
Zu (E)
Es treten Linkshypertrophiezeichen im EKG auf:
- Linkstyp
- Sokolow-Lyon-Index:
  S in V_1 plus R in $V_5 > 3,5$ m V

[F 86]
Frage 1.7: Lösung A

Zu (1), (2) und (3)
Bei den Aortenisthmusstenosen unterscheidet man die präduktale (infantile Form) von der postduktalen (Erwachsenenform): Bei der **präduktalen Form** wird die untere Körperhälfte über den häufig offenen Ductus Botalli von der A. pulmonalis versorgt. Es folgt eine Zyanose, die peripheren Pulse der unteren Körperhälfte sind palpabel. Zusätzlich bestehen häufig weitere Herzmißbildungen mit einer hohen Letalität. Bei der **postduktalen Isthmussteno-**

se findet sich im Bereich der oberen Körperhälfte eine arterielle Hypertonie. Die untere Körperhälfte zeigt einen um mindestens 40 mm Hg niedrigeren und oft nicht zu messenden Druck. Die arterielle Versorgung erfolgt hier meist über Kollateralarterien. Typische Symptome sind Kopfschmerzen, kalte Füße und Parästhesien im Bereich der unteren Extremitäten.

Charakteristisch ist ein spindelförmiges Spätsystolikum mit punctum maximum im 2.–3. ICR links, das wegen Zunahme der Lungendurchblutung auch über dem Rücken hörbar ist.

Symptome und Auskultation siehe Kommentar zu Frage 1.6.

Zu (4)
Beim **Subklavia-Anzapf-***(Subclavian-steal)*-**Syndrom** kommt es infolge eines zentralen Subklaviaverschlusses (proximal vom Abgang der A. vertebralis) zur Strömungsumkehr in der A. vertebralis zugunsten der gleichseitigen A. axillaris. Bei Armarbeit verstärkt sich der Unterdruck in der A. vertebralis sinistra, so daß aus dem Circulus Arteriosus Wilisii Blut mit der Folge einer zerebralen Ischämie abgezogen wird. Analog führt auch ein Verschluß der A. iliaca communis über die A. mesenterica inferior zu einem Steal-Syndrom, das bei der Beinarbeit zu Abdominalbeschwerden führt.

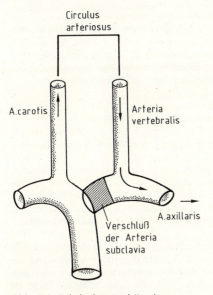

Abb. 1.4. Subclavian-steal-Syndrom

Zu (5)
Das **syphilitische Aortenaneurysma** bevorzugt den aufsteigenden Aortenteil und Aortenbogen. Es ist Folge der Mesaortitis luica, die in der Tertialperiode der Erkrankung, gewöhnlich 10–15 Jahre nach dem Primäraffekt, zur Ausbildung kommt. Voraussetzung ist die hämatogene Invasion der Aortenwand durch Syphilis-Spirochäten. Als Komplikationen sind Perforationen des Aneurysmas, Embolien, aber auch Ostiumstenosen der Koronararterien mit nachfolgender Infarzierung des Herzmuskelgewebes möglich. Eine weitere Folgeerscheinung ist die syphilitische Aorteninsuffizienz.

Frage 1.8: Lösung A

Zu (1) und (3)
Siehe Kommentar zu Frage 1.6.
Zu (2), (4) und (5)
Das Nierenversagen ist eine Komplikation des Coarctations-Syndroms. Dabei führt die Kombination: **präduktale Aortenisthmusstenose** mit **offenem Ductus arteriosus, Aortenbogenhypoplasie** und **druckangleichender Ventrikelseptumdefekt** zur globalen Herzinsuffizienz. Durch eine Spontanverkleinerung des Ductus arteriosus mit Erhöhung der Nachlast und Minderperfusion der unteren Körperhälfte, einschließlich der Nieren, kommt es zum Herz- und Nierenversagen. Die zu erwartende Zyanose der unteren Körperhälfte fehlt allerdings in solchen Fällen aufgrund des Links-rechts-Shunts auf Ventrikelebene.

Beim **Erwachsenentyp der Coarcatio aortae** ist das Auftreten einer Claudicatio intermittens sehr selten und muß an das Vorliegen zusätzlicher Stenosen der Bauchaorta denken lassen. Ebenso ist das Auftreten einer Zyanose im Bereich der unteren Extremitäten nicht zu erwarten.

Frage 1.9: Lösung C

Zu (1)
Durch die Stenosierung der Aorta kommt es im proximal von der Einengung gelegenen Gefäßsystem zur Hypertonie. Die Rippenusuren im Röntgenbild kommen durch verbreiterte Interkostalarterien zustande.
Zu (2)
Wenn der Blutdruck am linken Arm deutlich niedriger als am rechten gemessen wird, kann man den Abgang der A. subclavia sinistra aus der Aorta im stenosierten Bereich vermuten.
Zu (3)
Während normalerweise der systolische Blutdruck an den unteren Extremitäten bei unblutiger Messung etwa 20 mm Hg höher als an den Armen ist, finden sich bei der Aortenisthmusstenose hypertone Blutdruckwerte an den Armen, während der Blutdruck an den unteren Extremitäten erniedrigt ist. Diese Druckdifferenz ist unter Belastung zunehmend.

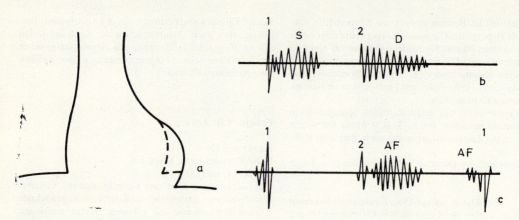

Abb. 1.5. Aortenklappeninsuffizienz **a** Relative Herzdämpfung, **b** Herzgeräuschbild. 1 = 1. Ton; S = systolisches Geräusch; 2 = 2. Ton; D = diastolisches Geräusch, Geräuschbild über der Auskultationsstelle der Aortenklappe, **c** Herzgeräuschbild, 1 = 1. Ton; 2 = 2. Ton; AF = Austin-Flint-Geräusch, Geräuschbild über der Herzspitze.
Bisweilen ist zusätzlich ein protodiastolisches Geräusch wie bei Mitralstenose zu hören, ohne daß eine organische Mitralstenose vorliegen muß. Dieses **Austin-Flint-Geräusch** kann auch in der Mitte der Diastole oder präsystolisch gelegen sein und ist Folge der behinderten Öffnung der Mitralklappe durch das regurgitierende Blut. Es entsteht dadurch eine Art funktioneller Mitralstenose (aus Fritze, 1983)

Frage 1.10 Lösung B

Zu (B)
Es besteht ein Pulsus celer et altus mit großer Blutdruckamplitude bei großem Schlagvolumen.

Zu (A) und (C)
Verstärkte Pulsationen im Bereich der Aorta und des linken Ventrikels ⇒ Kapillarpuls (sichtbar bei Druck auf die Fingernägel).

Zu (D)
Diastolikum durch Rückstrom des Blutes bei schlußunfähigen Klappen.

Zu (E)
Systolisches Begleitgeräusch über der Aorta wegen relativer Enge der Aortenausflußbahn gegenüber dem zu großen Schlagvolumen.

Auskultation:
Sofortdiastolikum über dem 3. ICR links.
Systolisches Austreibungsgeräusch bei hämodynamisch wirksamer Aortenklappeninsuffizienz.

Frage 1.11: Lösung E

Zu (A)
Die defekte Herzklappe bewirkt einen Rückstrom von Blut in den linken Ventrikel während der Diastole. Daher sind systolischer und diastolischer Druck im linken Ventrikel erhöht, und es kommt infolge zunehmender Volumenbelastung zur Hypertrophie und Dilatation des linken Ventrikels.

Zu (B)
Infolge großen Schlagvolumens ist der systolische Blutdruck in der Regel erhöht, der diastolische Blutdruck infolge Regurgitation einer mehr oder weniger großen Blutmenge (Windkesseldefekt) erniedrigt. Daher besteht eine große Blutdruckamplitude mit Pulsus celer et altus.

Zu (C)
Auskultation:
Sofortdiastolikum über dem 3. ICR links.
Systolisches Austreibungsgeräusch bei hämodynamisch wirksamer Aortenklappeninsuffizienz. Siehe auch Abbildung 1.5.
Das Sofortdiastolikum der Aortenklappeninsuffizienz ist am deutlichsten über der Auskultationsstelle der Aortenklappen, meist aber auch in der Gegend des Erb-Punktes auskultierbar. Es wird lauter, wenn am sitzenden oder auf der linken Seite liegenden Kranken auskultiert wird.

Zu (D)
Die große Blutdruckamplitude führt zu charakteristischen Phänomenen. Dabei zeigen die großen Arterien (Aa. carotides, Aa. brachiales) systolisch ruckartige oder hüpfende Pulsationen. Über die Arterien hinaus bis in die kapillären Stromgebiete lassen sich Pulsationen nachweisen. Bisweilen kann man bei einer hochgradigen Aortenklappeninsuffizienz ein herzschlagsynchrones ständiges Kopfnicken (Musset-Zeichen), das durch große Blutvolumenschwankungen in den arteriellen Kopfgefäßen verursacht wird, feststellen.

Zu (E)
Ein erhöhter präsystolischer Druckgradient an der Aortenklappe läßt sich bei der obstruktiven Kardiomyopathie oder im Falle der Aortenklappenstenose nachweisen.

Frage 1.12: Lösung D

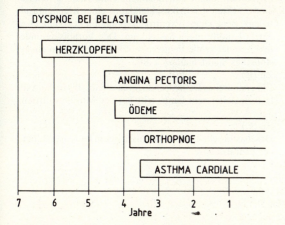

Abb 1.6: Spontanverlauf bei Aorteninsuffizienz (nach Segal, et al. [1956] Am J Med 21:200)

Zu (A)
Auskultation:
Sofortdiastolikum über dem 3. ICR links.
Systolisches Austreibungsgeräusch bei hämodynamisch wirksamer Aortenklappeninsuffizienz.
Das Sofortdiastolikum der Aortenklappeninsuffizienz ist am deutlichsten über der Auskultationsstelle der Aortenklappen, meist aber auch in der Gegend des Erb-Punktes auskultierbar. Es wird lauter, wenn am sitzenden oder auf der linken Seite liegenden Kranken auskultiert wird.
Zu (B)
Infolge großen Schlagvolumens ist der systolische Blutdruck in der Regel erhöht, der diastolische Blutdruck infolge Regurgitation einer mehr oder weniger großen Blutmenge (Windkesseldefekt) erniedrigt. Daher besteht eine große Blutdruckamplitude mit Pulsus celer et altus.
Zu (C)
Auskultation:
Sofortdiastolikum über dem 3. ICR links.
Systolisches Austreibungsgeräusch bei hämodynamisch wirksamer Aortenklappeninsuffizienz.
Systolisches Begleitgeräusch über der Aorta wegen relativer Enge der Aortenausflußbahn gegenüber dem zu großen Schlagvolumen.
Zu (D) und (E)
Die defekte Herzklappe bewirkt einen Rückstrom von Blut in den linken Ventrikel während der Diastole. Durch das große Schlagvolumen ist der systolische Blutdruck in der Regel erhöht, der diastolische Blutdruck dagegen infolge Regurgitation einer mehr oder weniger großen Blutmenge (Windkesseldefekt) erniedrigt. Infolge zunehmender Volumenbelastung kommt es zur Hypertrophie und Dilatation des linken Ventrikels.

Tabelle 1.2. Schweregradeinteilung einer Aorteninsuffizienz aufgrund der Aortographie

I	Diastolisch zurückfließendes Kontrastmittel in der darauffolgenden Systole ausgewaschen Unvollständige Anfärbung des linken Ventrikels
II	Diastolisch zurückfließendes Kontrastmittel in den 1-2 darauffolgenden Systolen ausgewaschen Vollständige, aber schwache Anfärbung des linken Ventrikels Aorta stärker kontrastiert als Ventrikel
III	Diastolisch zurückfließendes Kontrastmittel in den folgenden 4-5 Systolen ausgewaschen Vollständige und starke Anfärbung des linken Ventrikels Gleichstarke Anfärbung von Aorta und linkem Ventrikel
IV	Diastolischer Rückfluß mit unvollständiger Auswaschung des Kontrastmittels in den folgenden 7-8 Systolen Vollständige und starke Anfärbung des linken Ventrikels, die starke Anfärbung des linken Ventrikels, die stärker ist als diejenige der Aorta

Frage 1.13: Lösung A

Siehe Abb. 1.5. auf S. 164.

Frage 1.14: Lösung D

Siehe Auskultationsschema im Kommentar zu Frage 1.10 auf S. 164.
Bei der Auskultation findet sich häufig ein dritter Herz- und ein frühsystolischer Austreibungston, ein Vorhofton nur gelegentlich. Charakteristisch ist ein frühdiastolisch beginnendes Dekrescendogeräusch von hoher Frequenz, dessen Länge mit dem Schweregrad der Erkrankung korreliert. Dabei weist insbesondere ein holodiastolisches Geräusch auf eine hochgradige Aorteninsuffizienz hin. Das leise hochfrequente diastolische Geräusch ist am besten in aufrechter, nach vorn übergebeugter Haltung des Patienten auskultierbar.
Zu (D)
Wie bereits zuvor erwähnt, ist der zweite Herzton, der durch den Schluß der Aorten- und Pulmonalisklappe zustande kommt, bei der Aorteninsuffizienz abgeschwächt, da die Herzklappe nach Ende der systolischen Austreibungsphase nicht ausreichend schließt.
Zu (E)
Siehe Kommentar zu Frage 1.18 zu (5).

Frage 1.15: Lösung E

Bei der reinen **Aortenklappeninsuffizienz** ist ein diastolisches Dekrescendogeräusch über dem 3. ICR links parasternal auskultierbar.
Bisweilen ist zusätzlich ein protodiastolisches Geräusch wie bei der Mitralstenose zu hören, ohne daß eine organische Mitralstenose vorliegen muß. Dieses **Austin-Flint-Geräusch** kann auch in der Mitte der Diastole oder präsystolisch gelegen sein und ist Folge der behinderten Öffnung der Mitralklappe durch das regurgitierende Blut. Es entsteht dadurch eine Art funktioneller Mitralstenose.

Frage 1.16: Lösung D

Perkussions- und Auskultationsbefund bei offenem Ductus Botalli:

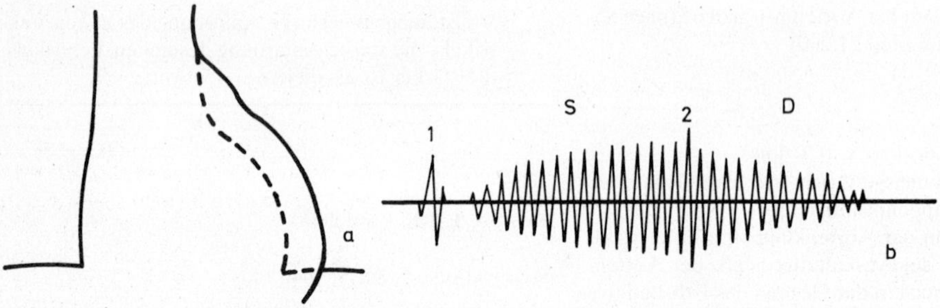

Zu (A)
Ein **systolisches Spindel-** bzw. **Bandgeräusch** entspricht an der Aorten- oder Pulmonalklappe einer Klappenstenose, an der Mitral- und Trikuspidalklappe einer Klappeninsuffizienz. Beim kleinen Ventrikelseptumdefekt kommt es zu einem bandförmigen Systolikum. Der Vorhofseptumdefekt und der große Ventrikelseptumdefekt weisen ein systolisches Spindelgeräusch auf.
Zu (B)
Ein systolisches Dekrescendogeräusch, das bis in die Axilla fortgeleitet sein kann, tritt bei der Mitralinsuffizienz auf.
Zu (C)
Das diastolische Intervallgeräusch ist ein typischer Befund der **Mitralstenose**.

Abb. 1.7. Offener Ductus Botalli **a** relative Dämpfung, **b** Herzgeräuschbild, 1 = 1. Ton; S-D = systolisch-diastolisches Geräusch; 2 = 2. Ton (aus Fritze, 1983)

Vor der Geburt dient der Ductus Botalli der Umgehung des Lungenkreislaufs. Hierzu fließt das Blut vom rechten Ventrikel über den Stamm der Pulmonalarterien durch den Ductus in den Aortenbogen und über die Aorta descendens zur Plazenta. Bleibt der Ductus nach der Geburt offen, fließt in umgekehrter Richtung Blut aus der Aorta über die Pulmonalarterie in den Lungenkreislauf, sobald durch Entfaltung der Lunge der Strömungswiderstand im kleinen Kreislauf abgesunken ist. Das Volumen des **Links-rechts-Shunts** wird vom Kaliber des offenen Ductus mitbestimmt.
Ein großer Shunt kann schon im Säuglingsalter zu Dyspnoe, rezidivierenden Bronchitiden, hoher Pulsamplitude und kontinuierlichem Maschinengeräusch (Systolikum und Diastolikum links parasternal im 2. ICR) führen.
Das Operationsalter liegt zwischen dem 2. und 12. Lebensjahr, wobei auch der medikamentöse Verschluß des Ductus Botalli durch Gabe von Indometazin und Azetylsalizylsäure bei einigen Neugeborenen möglich ist.

Frage 1.17: Lösung B

Zu (A)
Volumenbelastung des rechten Ventrikels bei Pulmonalinsuffizienz und Rechts-links-Shunts.
Zu (B)
Der **offene Ductus arteriosus Botalli** stellt primär einen **Links-rechts-Shunt** dar. Folge ist eine Volumenbelastung des linken Herzens und eine Druckerhöhung im kleinen Kreislauf mit nachfolgender Druckbelastung des rechten Herzens. Nach mehreren Jahren kommt es dabei zur **Shuntumkehr.** Bis zu 70% des Gesamtminutenvolumens nehmen den Weg durch den offenen Ductus Botalli.

Tabelle 1.3. Herzfehler und primäre Belastungsart des Herzens

Herzfehler	Belastungsart	Herz-frequenz
INSUFFIZIENZEN		
Aortenklappe →	Volumenbelastung links	hoch
Pulmonalklappe →	Volumenbelastung rechts	hoch
Mitralis →	Volumenbelastung links Druckbelastung rechts	hoch
Trikuspidalis →	Volumenbelastung rechts	hoch
STENOSEN		
Aortenklappe →	Druckbelastung links	niedrig
Pulmonalklappe →	Druckbelastung rechts	niedrig
Mitralis →	Druckbelastung rechts	niedrig
Trikuspidalis →	–	niedrig
SHUNTS		
offener Ductus arteriosus →	Volumenbelastung links Druckbelastung rechts	hoch
Ventrikelseptum-defekt →	Volumenbelastung links Druckbelastung rechts	niedrig
Fallot-Tetralogie →	Druckbelastung rechts (Volumenbelastung links)	hoch
Vorhofseptum-defekt →	Volumenbelastung rechts	–

Frage 1.18: Lösung D

Mitralstenose
Siehe auch Kommentar zu Frage 1.2.
Auskultation:
Präsystolisches Krescendo (fehlt bei Vorhofflimmern), paukender 1. Herzton, Mitralöffnungston sowie Protodiastolikum.

Zu (1)
Der erste Herzton ist bei der Mitralstenose paukend, weil im Beginn der Systole die Ventrikelfüllung infolge des verzögerten Zuflusses noch nicht beendet ist. Die noch in den Ventrikel vorgewölbte Mitralklappe wird durch die einsetzende Kammerkontraktion besonders heftig zum Verschluß gebracht. Außerdem führt die verminderte Ventrikelfüllung zu einem schnelleren Druckanstieg, und damit zu zusätzlicher Beschleunigung des Mitralklappenschlusses.

Zu (2)
Ein Frühsystolikum läßt sich z. B. bei einer Aorten- oder Pulmonalklappenstenose auskultieren.

Zu (3)
Das diastolische Intervallgeräusch der Mitralstenose entsteht durch die Wirbelbildung an der verengten Mitralklappe und hat wegen des mit dem Bluteinstrom in den linken Ventrikel abnehmenden Drucks im linken Vorhof Dekrescendocharakter.

Zu (4)
Der protodiastolische Zusatzton, d. h. ein ganz zu Anfang der Diastole auftretender Ton, kommt durch die Öffnung der stenosierten Mitralklappe zustande. Er wird als Mitralöffnungston bezeichnet.

Zu (5)
Der 3. Herzton ist ein Dehnungston des linken Ventrikels oder ein Ventrikelfüllungston (0,14–0,16 s nach dem Aortenklappenschlußton). Bei Kindern und Jugendlichen ist er physiologisch, bei Erwachsenen eher Ausdruck einer myokardialen Erkrankung mit einer abnormen Füllungsphase des linken Ventrikels, häufig auf dem Boden einer eingeschränkten Dehnbarkeit (Compliance) des Ventrikelmyokards.

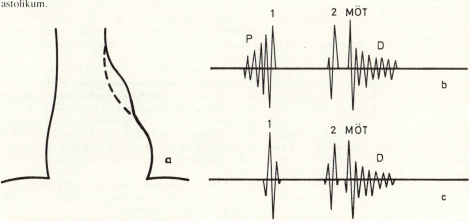

Abb. 1.8. Mitralstenose **a** Relative Herzdämpfung, **b** Herzgeräuschbild, **P** = präsystolisches Geräusch, 1 = 1. Ton; 2 = 2. Ton; MÖT = Mitralöffnungston; D = diastolisches Intervallgeräusch, **c** Herzgeräuschbild bei Vorhofflimmern 1 = 1. Ton; 2 = 2. Ton; D = diastolisches Intervallgeräusch (aus Fritze, 1983)

Ursachen
- Mitralinsuffizienz
- Myokardinsuffizienz
- Restriktive Myokarderkrankung
- Ventrikelseptumdefekt
- Offener Ductus Botalli
- Hyperzirkulatorische Zustände
- Panzerherz
- Myokardfibrose
- Myokardiale Speichererkrankung

Bei den 3 zuletzt genannten Ursachen eines 3. Herztones fällt der 3. Ton etwas früher ein und hat eine höhere Frequenz.

Zu (6)
Das präsystolische Krescendogeräusch wird durch die mit der Entleerung des linken Vorhofs zunehmende Beschleunigung des Blutstroms durch das verengte Ostium verursacht. Am Ende dieses präsystolischen Geräusches setzt der 1. Herzton ein. Beim Vorhofflimmern ist wegen der fehlenden Kontraktion des linken Vorhofs dieses präsystolische Geräusch nicht zu hören.

Frage 1.19: Lösung B

Zu (1)
Bei einer Stenose der Mitralklappe steigt der Druck im linken Vorhof an, da das Blut während der Diastole kaum in den linken Ventrikel gelangt. Es resultiert daher ein Volumenrückstau mit Hypertrophie und Dilatation des linken Vorhofs.

Zu (2) und (3)
Bei der Mitralstenose kommt es durch Druckbelastung des rechten Ventrikels (Rückstau vom Lungenkreislauf) zur Rechtsherzhypertrophie. Im Rahmen der Dekompensation besteht eine relative Trikuspidalinsuffizienz mit Rückstau in den großen Kreislauf und Ausbildung von Stauungsorganen und Ödemen der abhängigen Körperpartien.
Zur Volumenbelastung des rechten Ventrikels kommt es bei der Pulmonalisinsuffizienz und Links-rechts-Shunts.

Zu (4)
Kerley-Linien sind Streifenschatten im Röntgen-Thoraxbild. Diese Streifenschatten kommen durch gestaute Lymphgefäße zustande. Besonders im Sinus phrenicocostalis finden sich bei 30–50% der Patienten mit Mitralstenose vereinzelte horizontale Linien von etwa 1 mm Breite und 3 cm Länge. Ihr Vorhandensein weist auf einen linksatrialen Mitteldruck von mindestens 20 mmHg in Ruhe hin. Im fortgeschrittenen Stadium der Mitralstenose kommt es zum Bild der Lungenhämosiderose mit interstitiellem Ödem. Als Zeichen der Erhöhung des Lungenvenendrucks ist das Kaliber der Oberfeldgefäße vergrößert.

Zu (5)
Bei der Aortenklappeninsuffizienz fließt das in die Aorta ausgeworfene Blut wieder in den linken Ventrikel zurück, so daß der Blutdruck diastolisch schnell abfällt. Durch die Regurgitation von Pendelblut besteht zudem eine große RR-Amplitude.

Frage 1.20: Lösung A

Patienten mit einer Mitralstenose geben anamnestisch oft Herzklopfen und -stolpern, sowohl nach Arbeitsbelastung als auch in Ruhe, Anstrengungsdyspnoe und scheinbar unbegründete Müdigkeit als erste Symptome an.
Diese Symptome sind in der Regel als ein erster Hinweis auf das Bestehen einer absoluten Arrhythmie zu werten. Das chronisch überdehnte Vorhofgewebe ist nicht mehr zu einer geordneten Reizleitung fähig. Vermutlich durch einen Mikro-Reentry, bei dem eine ungeordnete Erregungsfront so langsam im Vorhof kreist, daß sie immer wieder auf erregbares Gewebe trifft, kommt es zum Vorhofflimmern.
Die hohe Flimmerfrequenz von 350–400 Schlägen in der Minute ermöglicht keine hämodynamisch wirksame Vorhofkontraktion. Dadurch fällt das Schlagvolumen des Herzens um etwa 20%. Unregelmäßige Überleitungen im AV-Knoten führen zur absoluten Arrhythmie, die mit 40–180 ventrikulären Herzaktionen in der Minute einhergeht. Anstelle von P-Wellen sieht man im EKG neben meist normalen Kammerkomplexen feinschlägige Flimmerwellen von wechselnder Amplitude.

Frage 1.21: Lösung E

Zu (A)
Da während der Systole Blut durch die **insuffiziente Mitralklappe** in den linken Vorhof gelangt, kommt es zu einem **holosystolischen Geräusch.** Je schwerer die Mitralinsuffizienz ist, desto bandförmiger und weniger akzentuiert ist das holosystolische Sofortgeräusch über der Herzspitze.

Zu (B)
Der 3. Herzton ist ein Zeichen der linksventrikulären Volumenbelastung **(Kammerdehnungston).** Er ist hörbar, weil der linke Ventrikel vom Vorhof unter erhöhtem Druck und rascher als normal Blut erhält. Bei hochgradiger Mitralinsuffizienz kann die normal weite Mitralklappe für das vermehrte diastolische Durchflußvolumen relativ zu eng sein. Es kommt dann zum Auftreten eines diastolischen Strömungsgeräusches von kurzer Dauer.

Zu (C)
Bei der **Mitralklappeninsuffizienz** führt das große Pendelblutvolumen zu **Volumenbelastung** und nachfolgender **Dilatation des linken Ventrikels.**

Zu (D)
Das während der Systole in den linken Vorhof gepumpte Blut führt zu dessen Erweiterung. Dabei werden auch die Reizleitungsstrukturen des Vorhofes beschädigt und das Auftreten ektoper Erregungsbildung mit nachfolgendem Mikro-Reentry (Vorhofflimmern) begünstigt.

Zu (E)
Das **Sofortdiastolikum** ist ein typisches Zeichen der **Aortenklappeninsuffizienz.** Es entsteht durch Rückfluß von Blut aus der Aorta in den linken Ventrikel.

Bei der **Mitralinsuffizienz** hört man über dem 5. ICR links parasternal unmittelbar nach dem 1. Herzton ein holosystolisches, gießendes Geräusch über der Herzspitze, das von einem 3. Herzton als Füllungston begleitet sein kann.

Auskultation:
Leiser 1. Herzton, holosystolisches gießendes Geräusch über der Herzspitze, 3. Herzton als Füllungston.

Frage 1.23: Lösung C

Durch Rückstau von Blut vor dem Mitralklappendefekt resultiert via Lungenkreislauf eine Druckbelastung des rechten Ventrikels bis hin zur Rechtsherzhypertrophie. Im Rahmen der Dekompensation besteht eine relative Trikuspidalinsuffizienz mit Blutrückstau in den großen Kreislauf und Ausbildung von Stauungsorganen und Ödemen der abhängigen Körperpartien.

Als pathologisch-anatomische Folge der Hypertrophie der rechten Herzkammer bei der Mitralstenose kann es zur Dilatation des rechten Ventrikels mit Trikuspidalinsuffizienz und obliterierenden Lungengefäßveränderungen kommen. Die Trikuspidalinsuffizienz ist dabei als typische Komplikation der rechtsventrikulären Hypertonie aufzufassen und tritt auf, wenn der systolische Druck im rechten Ventrikel 60 mmHg übersteigt.

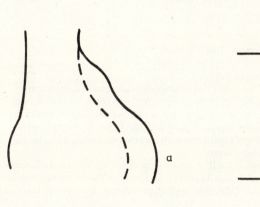
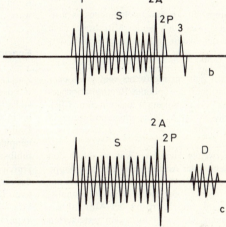

Abb. 1.9. Mitralinsuffizienz **a** Relative Herzdämpfung, **b** Herzgeräuschbild. 1 = 1. Ton; S = systolisches Geräusch; 2A = aortales Segment des 2. Tones; 2P = pulmonales Segment des 2. Tones; 3 = Kammerdehnungston; **c** Herzgeräuschbild bei hochgradiger Mitralinsuffizienz. 1 = 1. Ton; S = systolisches Geräusch; 2A = aortales Segment des 2. Tones; 2P = pulmonales Segment des Tones; D = diastolisches Strömungsgeräusch (aus Fritze, 1983)

Frage 1.22: Lösung A

Siehe Kommentar zur vorherigen Frage.

Das klinische Bild ist von Venendruckerhöhung, ausgeprägter Stauung der Bauchorgane mit systolischen Pulsationen der vergrößerten Leber sowie Ödemen, Höhlenergüssen (Perikarderguß) und Zyanose als Hinweis auf ein niedriges Herzzeitvolumen geprägt. Oft besteht gleichzeitig Vorhofflimmern. Der Röntgenbefund zeigt eine Mehrentwicklung von rechtem Ventrikel und rechtem Vorhof. Das Herzzeitvolumen ist niedrig.

Zu (4)
Zur Stenosierung der Trikuspidalklappe kommt es bei rheumatischen Entzündungen des Klappenapparates, gelegentlich auch durch kongenitale Mißbildungen, Karzinoidsyndrom, Tumorinfiltrationen und Lupus erythematodes.

Frage 1.24: Lösung C

Das **Mitralklappenprolapssyndrom (Morbus Barlow)** tritt häufiger bei Frauen als bei Männern auf. Während einzelne Fälle myxomatöse Degeneration der Mitralklappensegel aufweisen (z. B. Marfan-Syndrom) findet sich in anderen Fällen sowohl Verkürzung als auch Elongation der Chordae tendinae zum Teil auch mit anderen Abnormitäten der Papillarmuskeln vergesellschaftet.
Die Mehrzahl der Fälle weist nur eine geringe Symptomatik auf. Es treten lediglich öfter als bei gesunden Kontrollgruppen Arrhythmien und Repolarisationsstörungen im EKG und als Folge ventrikulärer Tachykardien hirnischämische Ereignisse auf. Bisweilen läßt sich ein Klappenprolaps auch im Bereich anderer Ostien feststellen. Die Patienten leiden öfter unter Skelettanomalien, Thoraxdeformitäten und cerebro-vaskulären Ereignissen als die übrige Bevölkerung.
ZU (E)
Im **Echokardiogramm** läßt sich das Durchhängen des posterioren Mitralsegels oder auch beider Mitralsegel nach posterior während der späten und mittleren Systole darstellen.
Zu (A), (B) und (C)
Auskultatorisch läßt sich ein meso- bis spätsystolischer Click und ein spätsystolisches apikales Regurgitationsgeräusch („whooping" oder „hoking") auskultieren. Click und Geräusch variieren mit der Körperlage und treten in Orthostase verstärkt auf.
Zu (C)
Die Spaltung des zweiten Herztones kommt durch den ungleichzeitigen Schluß der Aorten- und Pulmonalklappe zustande. Da der erste Anteil des zweiten Herztones nahezu immer vom Aorten- der zweite vom Pulmonalisschluß verursacht wird, vergrößert sich der Abstand beider Teile im Inspirium, da hierbei durch den gesteigerten negativen Druck im Thorax das Schlagvolumen des rechten Herzens vorübergehend zunimmt.
Die abnorme Spaltung des zweiten Herztones läßt sich insbesondere bei Druck- oder Volumenbelastung des rechten Ventrikels (z.B. Rechtsschenkelblock, Pulmonalstenose, Vorhofseptumdefekt und Abkürzung der linksventrikulären Systole) bei der Mitralinsuffizienz auskultieren.
Da die Mitralinsuffizienz beim Mitralklappenprolaps meist nur gering bis mittelgradig ausgeprägt ist, zählt eine Spaltung des zweiten Herztones nicht zum typischen Befund von Patienten mit Mitralklappenprolapssyndrom.

Frage 1.25: Lösung E

Zu (A–D)
Siehe Kommentar zur vorherigen Frage.
Zu (E)
Der Verlauf des Mitralklappenprolapssyndroms ist günstig, es besteht keine nennenswerte kardial bedingte Leistungseinschränkung. Dennoch weisen viele Träger dieser Anomalie gelegentlich Thoraxschmerzen und psychovegetative Störungen wie bei funktionellen kardio-vaskulären Syndromen auf.
Die Behandlung besteht nur in Fällen schwerster Mitralinsuffizienz im operativen Klappenersatz. Je nach Art der beobachteten Herzrhythmusstörungen kann die Gabe von Betarezeptorenblockern oder anderen wirksamen Antiarrhythmika erforderlich werden.
Diese Frage wurde von der Mehrheit der Studenten (61%) falsch beantwortet, wenngleich der Distraktor (E) bei Kenntnis des Krankheitsbildes eindeutig zu erkennen war.

Frage 1.26: Lösung B

Zu (1) und (5)
Bei der Trikuspidalklappeninsuffizienz kommt es zum systolischen Blutrückstrom in den rechten Vorhof, der sich bis in den venösen Teil des Kreislaufs fortpflanzen kann. Dabei imponiert die systolische Pulswelle als positiver Venenpuls und kann auch als positiver Leberpuls sicht- und fühlbar werden.
Durch den Blutrückstrom besteht eine Volumenbelastung des rechten Ventrikels und rechten Vorhofs mit konsekutiver Dilatation und Hypertrophie des rechten Ventrikels.
Typischerweise finden sich Pulsationen der Halsvenen, die rechts früher und deutlicher zu sehen sind als links. Ursache hierfür ist der unterschiedliche anatomische Verlauf der Vv. jugulares.
Bei der Trikuspidalklappeninsuffizienz tritt der Aszites zeitlich vor der Ödembildung auf.
Die Patienten können ohne Atemnot (keine Lungenstauung) flach im Bett liegen. Besteht der Aszites bei gleichzeitiger Lebervergrößerung und beim Fehlen von Ödemen, so nennt man dies den trikuspidalen Stauungstyp, der differentialdiagnostisch von der primär hepatischen Genese eines Aszites abzugrenzen ist.
Die pulsierende Leber ist palpatorisch deutlich vergrößert, epigastrische Pulsationen weisen auf die Hypertrophie des rechten Ventrikels hin. Die relative Herzdämpfung ist bei der Perkussion nach rechts verbreitert, die absolute Herzdämpfung kann nach beiden Seiten verbreitert sein.

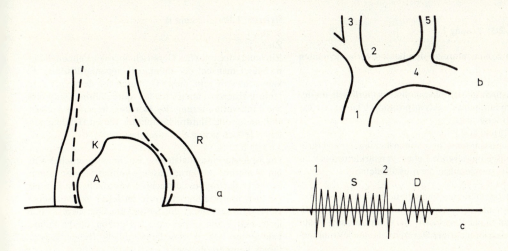

Abb. 1.10 Trikuspidalinsuffizienz **a** Relative Herzdämpfung, R = Grenze der relativen Herzdämpfung; A = Grenze der absoluten Herzdämpfung; K = KRÖNIG-Treppe, **b** Skizze des Venenverlaufes, 1 = V. cava superior; 2 = V. brachiocephalica dextra; 3 = V. jugularis int. dext.; 4 = V. brachiocephalica sin; 5 = V. jugularis int. sin. **c** Herzgeräuschbild, 1 = 1. Ton; S = systolisches Geräusch; 2 = 2. Ton; D = diastolisches Intervallgeräusch (aus Fritze, 1983)

Zu (2)
Ein spindelförmiges Systolikum über dem 2. ICR rechts parasternal findet sich bei der Aortenstenose. Das Geräusch beginnt nicht sofort nach dem 1. Herzton, sondern erst, wenn nach Schluß der Mitralklappe der Druck im linken Ventrikel so weit angestiegen ist, daß er den Aortendruck übertrifft. Dann beginnt die Austreibung des Blutes und damit das systolische Geräusch.

Zu (3)
Bei der Mitralstenose hört man ein diastolisches Intervallgeräusch über der Herzspitze, das durch Wibelbildung an der verengten Mitralklappe entsteht und wegen des mit dem Bluteinstrom in den linken Ventrikel abnehmenden Druckes im linken Vorhof Dekrescendocharakter hat. Ihm folgt präsystolisch in Krescendoform das Austreibungsgeräusch.

Zu (4)
Tastbares Schwirren über dem Erb-Punkt tritt typischerweise beim Ventrikelseptumdefekt auf.
Bei der Auskultation der Tricuspidalinsuffizienz ist der 1. Herzton normal laut. Während der ganzen Systole hört man ein hochfrequentes Geräusch mit Punctum maximum über der Auskultationsstelle der Trikuspidalklappe. Bei der Einatmung wird dieses Geräusch lauter, weil während der Inspiration mehr Blut in den kleinen Kreislauf gelangt (aus Fritze, 1983).

Frage 1.27: Lösung D

Zu (D)
Die Trikuspidalinsuffizienz ist fast immer eine relative Insuffizienz durch eine Dilatation der rechten Herzkammer mit Überdehnung des Klappenansatzringes auf dem Boden eines anderen kardialen Grundleidens.
Solche Grundleiden sind erworbene Herzfehler z. B. der Mitralklappe, angeborene Herzfehler oder pulmonale Affektionen, die sekundär zur Pulmonalhypertonie führen.

Zu (A)
Die bakterielle Endokarditis befällt bevorzugt Mitral- und Aortenklappe. Nur selten spielt sie sich an der Trikuspidalklappe ab.

Zu (B)
Verletzungen des Herzens gehen meist mit einer Ruptur einher. Eine isolierte Schädigung der Trikuspidalklappe wäre als äußerst ungewöhnlich einzustufen.

Zu (C)
Der Trikuspidalklappenprolaps, ein Prolapssyndrom, wie es am Mitralostium häufig vorkommt (Morbus Barlow) ist an der Trikuspidalklappe selten.

Zu (E)
Beim Vorhofseptumdefekt kann es zur relativen Trikuspidalklappeninsuffizienz durch Dilatation der rechten Herzkammer kommen. In diesen sehr seltenen Fällen findet man ein diastolisches Geräusch über der Trikuspidalklappe.

Relative Klappeninsuffizienz:
Hier besteht keine Reduktion der Klappenfläche, sondern eine sekundäre Schließunfähigkeit der Klappen durch Überdehnung des Klappenrings bei myogener Dilatation.

Frage 1.28: Lösung E

Siehe auch Kommentare zu den beiden vorhergehenden Fragen.
Zu (A)
Charakteristisch ist ein holosystolisches Geräusch am linken unteren Sternalrand, das inspiratorisch lauter und exspiratorisch leiser wird.
Zu (B), (C) und (D)
Klinische Leitsymptome sind Venenstauung, eine vergrößerte systolisch pulsierende Leber, verstärkte rechts ventrikuläre Brustwandpulsationen und Ödeme.
Zu (E)
Primäre Klappenläsionen sind seltene Ursache der Trikuspidalinsuffizienz. Patienten mit einer Trikuspidalinsuffizienz weisen in der Regel kardiale Vorerkrankungen auf und sind durch ihr niedriges Herzzeitvolumen leistungsgemindert.
Die isolierte Trikuspidalklappeninsuffizienz bei primärer Klappenerkrankung wird meist gut toleriert und erfordert nur selten eine operative Therapie. Insbesondere bei der rezidivierenden bakteriellen Trikuspidalendokarditis ist jedoch eine ersatzlose chirurgische Exzision der Klappe erforderlich, was beweist, daß das Fehlen der Trikuspidalklappe mit dem Leben vereinbar ist.
Bei der überwiegenden Mehrzahl der Patienten, die eine sekundäre, durch pulmonale Hypertonie und Rechtsherzinsuffizienz verursachte Trikuspidalinsuffizienz aufweisen, verbessert sich der Befund durch therapeutische Maßnahmen bishin zur Besserung des kardialen Grundleidens.

Frage 1.29: Lösung B

Zu (A)
Ein lautes diastolisches Geräusch über der Pulmonalklappe findet man bei der Pulmonalklappeninsuffizienz. Es kann schwierig sein, dieses Geräusch von dem einer Aorteninsuffizienz zu unterscheiden, deren übrige Symptome wie Linksverbreiterung des Herzens, hebender Spitzenstoß und große Blutdruckamplitude diesen Herzklappenfehler jedoch sicher abgrenzen lassen.
Zu (B) und (C)
Die isolierte Pulmonalstenose ist ein azyanotisches Vitium. Aufgrund des Druckanstiegs vor der Stenose kommt es zur Hypertrophie des rechten Ventrikels, ein Befund, der sich röntgenologisch sowie im EKG nachvollziehen läßt. Man auskultiert ein Systolikum über dem 2. ICR links, evtl. einen gespaltenen 2. Herzton, da die Pulmonalis später als die Aortenklappe schließt. Der diastolische Druck kann erhöht sein.
Zu (D)
Die Rippenusuren sind pathognomonisch für die Aortenisthmusstenose. Sie kommen infolge erhöhter Perfusion und Pulsation der erweiterten Interkostalarterien zustande.

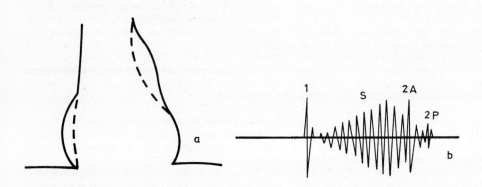

Abb. 1.11. Pulmonalstenose **a** Relative Herzdämpfung, **b** Herzgeräuschbild, 1 = 1. Ton; S = systolisches Geräusch; 2A = aortales Segment des 2. Tones; 2P = pulmonales Segment des 2. Tones (aus Fritze, 1983)

Frage 1.30: Lösung C

Zu (1)
Bei der Pulmonalklappenstenose kommt es zur Prominenz des Pulmonalissegmentes im Röntgenbild, da eine poststenotische Wirbelbildung mit nachfolgender Aufweitung des Gefäßes auftritt.

Zu (2)
Eine kleine Blutdruckamplitude ist am ehesten typisch für die Aortenstenose. Der Pulmonalklappe ist der Lungenkreislauf nachgeschaltet, in dem normalerweise ein Druck von 25/10 mmHg herrscht. Die stenotische Veränderung führt daher zu einem systolischen Druckgradienten zwischen rechtem Ventrikel und A. pulmonalis mit niedrigem Druck bei kleiner Amplitude in der Pulmonalarterie. Dieser bezieht sich allerdings nicht auf den Körperkreislauf.

Zu (3)
Pulmonalstenose
Auskultation:
Systolisches Austreibungsgeräusch, Spaltung des 2. Herztons.
Die Auskultation ergibt über dem 2. ICR links parasternal ein rauhes systolisches Geräusch mit einer weiten Spaltung des 2. Tones, bedingt durch eine starke Verspätung der Austreibungsperiode der rechten Herzkammer. Je ausgeprägter die Pulmonalstenose ist, desto später fällt das Pulmonalissegment des 2. Herztones ein, wird aber auch leiser. Gelegentlich kann es bei schweren Stenosen als Folge der Belastung des rechten Vorhofs zu einem Vorhofton, dem 4. Herzton, kommen.

Zu (4)
Die Palpation ergibt typischerweise ein Schwirren über dem Präkordium. Hinzu kommt ein präkordialer Impuls als Ausdruck der rechtsventrikulären Belastung, sowie häufig eine palpierbare systolische Pulsation über der A. pulmonalis.
Der unter (4) genannte Befund spricht für eine Aortenstenose.

Zu (5)
Die Pulmonalarteriengefäßzeichnung im Röntgenbild ist vermindert, da in der A. pulmonalis stenosebedingt nur ein niedriger Druck bei kleiner Amplitude herrscht.

H 87
Frage 1.31: Lösung C

Zu (A) und (C)
Die isolierte Pulmonalklappenstenose ist ein nicht zyanotisches Vitium. Demgegenüber führt die sogenannte kritische Pulmonalstenose (Knopflochstenose) bereits im Säuglingsalter zu Zeichen der Rechtsherzinsuffizienz mit generalisierter Zyanose infolge eines Rechts-links-Entlastungs-shunts über das offene Foramen ovale. Der Schwerpunkt der richtigen Antwort (C) liegt demnach in dem Wort „isolierte", da die isolierte Pulmonalstenose ein primär azyanotisches Vitium ist.
Die Kombination einer Pulmonalklappenstenose mit Ventrikelseptumdefekt führt ebenfalls über einen Rechts-links-Entlastungs-shunt zur generalisierten Zyanose.

Zu (B)
Bei der nicht korrigierten Transposition der großen Gefäße entspringt die Aorta aus dem rechten und die Pulmonalarterie aus dem linken Ventrikel. Da hierbei System- und Lungenkreislauf parallel geschaltet sind, ist ein Überleben des Patienten nur möglich, wenn zusätzliche Verbindungen zwischen den beiden Kreisläufen bestehen. Ein bestehender Ventrikelseptumdefekt führt durch gleichzeitige Widerstandserhöhung im Lungenkreislauf zu einem Rechts-links-Shunt mit Zyanose. Etwa 25–70% der Patienten mit Transposition der großen Arterien haben zusätzlich eine valvuläre oder subvalvuläre Pulmonalstenose. Diese führt zu einer Verstärkung der Zyanose.

Zu (D)
Beim persistierenden Ductus ateriosus, einer fetalen Gefäßverbindung zwischen Pulmonalstamm und Anfangsteil der Aorta deszendens führt die fixierte pulmonale Widerstandserhöhung im frühen Kindesalter ohne Therapie zur Zyanose infolge Shuntumkehr.

Zu (E)
Bei der totalen Lungenvenenfehlmündung münden alle Lungenvenen über einen gemeinsamen Sinus direkt in den rechten Vorhof, die obere Hohlvene, die untere Hohlvene oder die Pfortader.
Bereits im ersten Lebensmonat entwickelt sich eine Tachydyspnoe mit Rechtsherzinsuffizienz. Die Zyanose ist oft nur mäßig ausgeprägt.
Bereits im frühen Alter muß eine operative Totalkorrektur des angeborenen Herzfehlers erfolgen. Dabei beträgt das Operationsrisiko 40–50%.

Frage 1.32: Lösung D

Zu (A)
Ein fehlerhafter Abgang der linken Herzkranzarterie aus der A. pulmonalis tritt in etwa 1% aller Varietäten und Mißbildungen der Koronararterien auf. Nur wenn **eine** Koronararterie aus dem Truncus pulmonalis abgeht, ist diese Störung mit dem Leben zu vereinbaren, da sauerstoffreiches Blut über Anastomosen mit der rechten Kranzarterie herangeführt werden kann. Im Extremfall kann das sauerstoffreiche Blut aus der Aorta über die rechte und linke Kranzarterie in der A. pulmonalis abfließen. Es besteht also ein Links-rechts-Shunt.
Wenn beide Koronararterien aus dem Truncus pulmonalis abgehen, ist das Leben allerdings nicht zu erhalten.

Zu (B), (C) und (E)
Fehler mit „Links-rechts-Shunt"
Vorhofseptum- und Ventrikelseptumdefekt, offener Ductus Botalli.
Symptome: (Blutfluß: arteriell → venös) Überfüllung des Lungenkreislaufs mit überfüllten Lungenarterien, prominentem Pulmonalisbogen und tanzenden Hili.
Verlauf:
● Druckerhöhung im Lungenkreislauf.
● Druck im rechten Ventrikel höher als im linken.
● Bei Shuntumkehr → Zyanose.
Offener Ductus Botalli
Vor der Geburt dient der Ductus Botalli der Umgehung des Lungenkreislaufes. Hierzu fließt das Blut vom rechten Ventrikel über den Stamm der Pulmonalarterien durch den Ductus in den Aortenbogen und über die Aorta descendens zur Plazenta. Bleibt der Ductus nach der Geburt offen, fließt in umgekehrter Richtung Blut aus der Aorta über die Pulmonalarterie in den Lungenkreislauf, sobald durch Entfaltung der Lunge der Strömungswiderstand im kleinen Kreislauf abgesunken ist. Das Volumen des Links-rechts-Shunts wird vom Kaliber des offenen Ductus mitbestimmt.
Ein großer Shunt kann schon im Säuglingsalter zu Dyspnoe, rezidivierenden Bronchitiden, hoher Pulsamplitude und kontinuierlichem Maschinengeräusch (Systolikum und Diastolikum links parasternal im 2. ICR) führen.
Das Operationsalter liegt zwischen dem 2. und 12. Lebensjahr, wobei auch der medikamentöse Verschluß des Ductus Botalli durch Gabe von Indometacin und Acetylsalicylsäure bei einigen Neugeborenen möglich ist.

Zu (D)
Fehler mit „Rechts-links-Shunt"
Fallot-Tetralogie und Transposition der großen Gefäße
Die **Fallot-Tetralogie** mit Ventrikelseptumdefekt, reitender Aorta, Pulmonalstenose und Rechtshypertrophie führt infolge Ventrikelseptumdefekts und reitender Aorta zur Mischung des venösen Blutes mit dem arteriellen. Die Zyanose besteht von der Geburt an, und ohne Operation kommt es zum Tode vor Eintritt des 20. Lebensjahres.
Die **Transposition der großen Gefäße** führt sehr früh zum Tod. Die betroffenen Kinder sind nur bei zusätzlichem Septumdefekt lebensfähig.

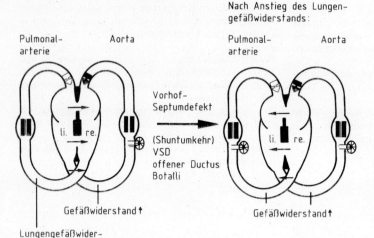

Abb. 1.12. Shuntumkehr bei ursprünglichem Links-rechts-Shunt (Abb. modifiziert nach Schettler, Innere Medizin, 1972)

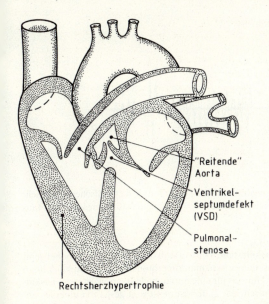

Abb. 1.13. Fallot-Tetralogie

Frage 1.33: Lösung D

Zu (1)
Bei der Pulmonalklappeninsuffizienz und einem offenen Ductus Botalli hört man über dem 2. ICR links parasternal ein Sofortdiastolikum.
Zu (2)
Beim Vorhofseptumdefekt kommt es durch einen Links-rechts-Shunt zur Volumenbelastung des rechten Ventrikels mit konsekutiver exzentrischer Hypertrophie. Dabei führt eine zum Teil bestehende Leitungsunterbrechung im rechten Tawara-Schenkel zum Rechtsschenkelblock (EKG: V_1 und V_2).
Zusätzlich können auch Rhythmusstörungen, vor allem supraventrikulären Usprungs vorkommen. Der Vorhofseptumdefekt vom Sekundum-Typ zeigt im EKG in aller Regel einen Steil- oder Rechtstyp mit inkompletten bzw. komplettem Rechtsschenkelblock, während der Vorhofseptumdefekt vom Primum-Typ eine Kombination von überdrehtem Linkstyp mit einem inkompletten Rechtsschenkelblock aufweist.
Zu (3)
Es besteht eine Hypertrophie des rechten Ventrikels (s.o.).
Zu (4)
Über dem 2. ICR links parasternal, also über der Pulmonalisausflußbahn kann man ein niederfrequentes Frühsystolikum hören, da die gesunde Pulmonalisklappe für das vermehrte Schlagvolumen relativ zu eng ist.

Zu (5)
Infolge des Links-rechts-Shunts kommt es zu einer Überfüllung des Lungenkreislaufs mit überfüllten Lungenarterien, prominentem Pulmonalisbogen und tanzenden Hili als Ausdruck der verstärkten Pulmonalarterienpulsationen.

Frage 1.34: Lösung C

Zu (1)
Der Vorhofseptumdefekt führt zur Volumenbelastung des rechten Ventrikels, da arterialisiertes Blut vom linken in den rechten Vorhof fließt und nachfolgend den Ventrikel belastet. Daher lassen sich verstärkte Pulsationen des rechten Ventrikels auch ohne pulmonale Hypertonie im Röntgenbild feststellen.
Zu (2)
Der 2. ICR links liegt über der Ausflußbahn der A. pulmonalis. Das Systolikum entspricht der relativen Pulmonalstenose, da die Pulmonalklappe für das große Durchflußvolumen relativ zu eng ist.
Vorhofseptumdefekt – Auskultation
Zu (3)
Die atemunabhängige weite Spaltung des 2. Herztons (Klappenschluß der Aorta und der A. pulmonalis) kommt durch den verspäteten Schluß der Pulmonalklappe zustande. Sie ist Ausdruck einer Druck- oder Volumenbelastung des rechten Ventrikels, tritt allerdings auch bei Verkürzung der linksventrikulären Systole infolge Mitralinsuffizienz auf.
Die atemabhängige Spaltung des 2. Herztons ist physiologisch und kommt durch das bei der Inspiration vermehrt in die V. cava, in den rechten Vorhof und somit auch in den rechten Ventrikel fließende Blut zustande. Während der Inspiration fließt mehr Blut in den Thoraxraum, da der Druck erniedrigt ist.
Zu (4)
Der Vorhofseptumdefekt ist primär ein nichtzyanotisches Vitium. Zur Lippenzyanose kommt es erst, wenn infolge Druckerhöhung im kleinen Kreislauf eine Shuntumkehr stattgefunden hat. Dabei wird aus dem Links-rechts-Shunt ein Rechts-links-Shunt, und das Blut fließt dann aus dem rechten Vorhof über den Septumdefekt in den linken Vorhof (Eisenmenger-Reaktion).
Im vorliegenden Fall besteht allerdings keine pulmonale Hypertonie.
Zu (5)
Der Vorhofseptumdefekt vom Sekundum-Typ zeigt im EKG in aller Regel einen Steil- oder Rechtstyp mit inkomplettem bzw. komplettem Rechtsschenkelblock, während der Vorhofseptumdefekt vom Primum-Typ eine Kombination von überdrehtem Linkstyp mit einem inkompletten Rechtsschenkelblock aufweist.

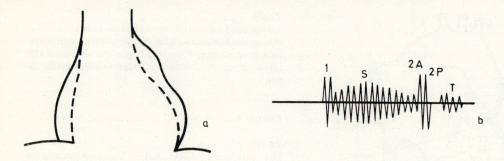

Abb. 1.14. Vorhofseptumdefekt **a** Relative Herzdämpfung, **b** Herzgeräuschbild, 1 = 1. Ton; S = systolisches Geräusch; 2A = aortales Segment des 2. Tones; 2P = pulmonales Segment des 2. Tones; T = Trikuspidalströmungsgeräusch (aus Fritze, 1983)

H 86
Frage 1.35: Lösung E

Zu (1)
Der häufigste Vorhofseptumdefekt ist der Ostium-secundum-Defekt. Dieser Defekt reicht im Gegensatz zum Ostium-primum-Defekt nicht bis zur Klappenebene.

Zu (2)
Patienten mit einem Sekundumdefekt können jahrzehntelang beschwerdefrei bleiben, so daß oft erst im 3. bis 4. Lebensjahrzehnt eine Belastungsdyspnoe auftritt.

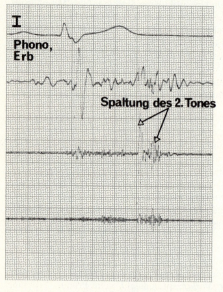

Abb. 1.15. Phonokardiographischer Befund bei einer Patientin mit einem Vorhofseptumdefekt vom Sekundumtyp. Zu beachten ist vor allem der weitgespaltene 2. Ton (Pfeil) (aus Simon, 1982 Differentialdiagnose der Kardiologie)

Zu (3)
Auskultation: Die Auskultation kann sehr variabel sein. Fast immer wird man ein protomesosystolisches Geräusch als Hinweis für eine funktionelle Pulmonalstenose auskultieren, der 2. Ton ist meist weit gespalten und dies unabhängig von der Respiration. Bei Jugendlichen fällt häufig noch ein diastolisches Geräusch auf, das ein Einströmungsgeräusch über der Trikuspidalklappe darstellt. Ein betonter 2. Ton ist nur bei den Patienten zu hören bei denen es schon zur Ausbildung einer pulmonalen Hypertonie gekommen ist.

Zu (4)
Man findet ein leises bis mittellautes, niederfrequentes spindelförmiges Systolikum mit frühsystolischem Amplitudenmaximum und Punctum maximum über dem 2.–3. ICR links parasternal. Dieses systolische Geräusch entsteht überwiegend als Ausdruck der relativen Pulmonalstenose, weniger durch die Wirbelbildung im Bereich des Vorhofseptumdefekts.

Frage 1.36: Lösung C

Vorhofseptumdefekt mit Persistenz des Ostium secundum in der **Mitte** des Vorhofseptums (in der Gegend des Foramen ovale) führt zu vermehrter Lungendurchströmung mit Widerstandserhöhung und Rechtsherzbelastung mit entsprechenden Zeichen im EKG und Röntgenbild.

Zu (2) und (3)
EKG: Das EKG zeigt in aller Regel einen Steil- oder Rechtstyp sowie einen partiellen bzw. kompletten Rechtsschenkelblock. Vor allem bei älteren Patienten kommen häufig supraventrikuläre Rhythmusstörungen einschließlich Vorhofflimmern vor.

Zu (1)
Röntgen-Thorax: Die typischen Zeichen beim Vorhofseptumdefekt vom Sekundumtyp sind das prominente Pulmonalissegment sowie die deutlich vermehrte Lungendurchblutung. In der seitlichen Aufnahme fällt die Anhebung des rechtsventrikulären Auswurftraktes auf.

Zu (4)
Auskultation: Fast immer auskultiert man ein protomesosystolisches Geräusch als Hinweis auf eine funktionelle Pulmonalstenose. Der zweite Herzton ist durch den verzögerten Pulmonalklappenverschluß meist weit gespalten und weist keine Atemabhängigkeit auf. Bei Jugendlichen fällt häufig noch ein diastolisches Geräusch auf, das ein Einströmungsgeräusch über der Trikuspidalisklappe darstellt. Ein betonter 2. Herzton ist nur bei den Patienten zu hören, bei denen es schon zur Ausbildung einer pulmonalen Hypertonie gekommen ist.

Zu (5)
Beim Ostium-secundum-Defekt erhält der linke Ventrikel wenig Volumen, da das Blut vom linken in den rechten Vorhof fließt. Daher ist auch der enddiastolische Druck im linken Ventrikel eher niedrig. Ein erhöhter enddiastolischer Druck im linken Ventrikel ist typisch für eine Aortenklappeninsuffizienz oder Linksherzinsuffizienz.

Frage 1.37: Lösung C

Bei mittelgroßem Ventrikelseptumdefekt besteht ein verstärkter Durchfluß von der linken zur rechten Kammer im Sinne einer ständig erhöhten Volumenbelastung des linken Herzens mit hebendem Herzspitzenstoß, exzentrischer Hypertrophie und entsprechenden EKG-Veränderungen. Übersteigt der Druck der rechten Kammer den der linken, so kommt es zur Shuntumkehr (Eisenmenger-Reaktion).

Zu (3)
Im EKG findet man beim Ventrikelseptumdefekt meist einen Mittel- bis Linkstyp mit Zeichen der Linksbelastung, Linkshypertrophie und später auch der Rechtshypertrophie.
- Linksseitige Belastung: Abweichung der elektrischen Achse nach links, Zeichen der Linkshypertrophie und EKG-Veränderungen in Ableitung III, V_{5-6}.
- Rechtsseitige Belastung: Abweichung der elektrischen Achse nach rechts, Zeichen der Rechtshypertrophie mit unvollständigem Rechtsschenkelblock und EKG-Veränderungen in Ableitung I, II, V_2-V_4.

Zu (4)
Kleiner Ventrikelseptumdefekt

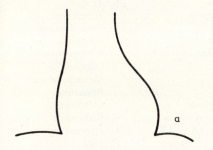
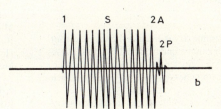

Abb. 1.16. Ventrikelseptumdefekt **a** relative Dämpfung, **b** Herzgeräuschbild, 1 = 1. Ton; S = systolisches Geräusch; 2A = aortales Segment des 2. Tones; 2P = pulmonales Segment des 2. Tone (aus Fritze, 1983)

Großer Ventrikelseptumdefekt

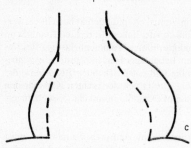
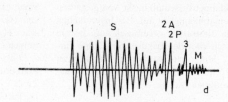

Abb. 1.17. Auskultationsbefunde bei Septumdefekten **c** Relative Dämpfung. **d** Herzgeräuschbild, 1 = 1. Ton; S = systolisches Geräusch; 2A = aortales Segment des 2. Tones; 2P = pulmonales Segment des 2. Tones; 3 = Kammerdehnungston; M = mitrales Strömungsgeräusch (aus Fritze, Anamneseerhebung, 1983)

Zu (5)
Zur hohen RR-Amplitude kommt es
- bei der Arteriosklerose durch fehlende Windkesselfunktion durch Elastizitätsminderung,
- bei Hyperthyreose durch Erhöhung des Kreislaufminutenvolumens sowie durch vermehrte Adrenalinwirkung.

Frage 1.38: Lösung B

Zu (B)
Die klinisch bedeutsame **Myokarditis** erkennt man röntgenologisch an einer zunehmenden **Herzdilatation**. Dieses Frühzeichen ist oft mit einer relativen Mitralinsuffizienz kombiniert, so daß ein neues systolisches Geräusch nachweisbar ist.
Oft bestehen Symptome kardialer Links- und Rechtsherzinsuffizienz mit Dyspnoe, Venendrucksteigerung, Hepatomegalie und Unterschenkelödemen.
EKG-Veränderungen
Tachykardie, Arrhythmien, supraventrikuläre und ventrikuläre Extrasystolen, ST-Streckenanomalien und AV-Blockierungen, Niedervoltage.
Auskultationsbefunde
Galopprhythmus, Herzgeräusche und Perikardreiben.
Röntgenbefunde
Neben der Herzvergrößerung besteht eine Lungenstauung als Ausdruck der Herzinsuffizienz.
Verschiedenes
Embolien und bei foudroyantem Verlauf → kardiogener Schock.
Zu (A), (D) und (E)
Sämtliche genannten Symptome können bei einer Perikarditis in Verbindung mit Reibegräuschen über dem Herzen auftreten. Im Röntgenbild findet man neben einer Vergrößerung des Herzschattens in typischen Fällen eine sog. Bocksbeutelform.

Frage 1.39: Lösung E

Tabelle 1.4. Ursachen einer Myokarditis (aus Simon, Differentialdiagnose Kardiologie)

1. Viren:	2. Bakterien:
Coxsackie (A und B)	Diphtherie
Echovirus	Typhus
Adenovirus	Tuberkulose
Influenza	Streptokokken
Varizellen	Staphylokokken
Poliomyelitis	Pneumokokken
Mumps	Gonokokken
Rabies	Meningokokken
Hepatitis	Brucellose
Mononukleose	Clostridien
Zytomegalie	3. Rickettsien
Arboviren (A und B)	4. Spirochäten
Röteln	5. Pilze
Pockenimpfung	6. Protozoen
Gelbfieber	7. Metazoen
Herpes simplex	8. Nichtinfektiös Toxisch, chemisch Pharmaka Hypersensitiv Physikalisch

Zu (1)
Alkoholismus wird als eine Ursache der kongestiven Kardiomyopathie angesehen. Eine direkt toxische Wirkung auf Herzmuskelgewebe sowie Interferenz mit dem Vitamin-B-Stoffwechsel scheint für die Myokardschädigung verantwortlich zu sein.

Zu (2)
Die Hämochromatose führt nur bei sehr wenigen Patienten (etwa 5%) zu einer Herzinsuffizienz. Die Symptome unterscheiden sich nicht von denjenigen bei anderen Formen einer restriktiven oder kongestiven Kardiomyopathie. Im EKG finden sich Arrhythmien und Veränderungen der ST-Strecke. Möglich ist auch eine QT-Verlängerung. Diagnostisch hinweisend sind ein erhöhtes Serumeisen (über 180 µg%), eine normale oder niedrige Eisenbindungskapazität, erhöhte Werte für Serumferritin sowie eine erhöhte Ausscheidung von Eisen im Urin.

Zu (3)
Eine Myokarditis durch Rickettsien oder Viren erfordert die Durchführung verschiedener Komplementbindungsreaktionen. Die Patienten weisen Fieber, Schwächegefühl und schnelle Erschöpfbarkeit mit Ruhetachykardie, Extrasystolen und Arrhythmien auf. In schweren Fällen kommt es zu Zeichen der Herzinsuffizienz mit kardiogenem Schock. Ein hörbarer Galopprhythmus in der Protodiastole (3. Herzton) zeigt eine myokardiale Beteiligung an. Im EKG finden sich neben Störungen der Erregungsbildung und -leitung Extrasystolen und Endstreckenveränderungen. Röntgenologisch kann das Herz mit oder ohne Lungenstauung vergrößert sein. Todesfälle treten besonders bei Säuglingen mit kardialem Befall durch Coxsackie-Viren auf. Die Letalität kann dabei bis zu 50% betragen.

Zu (4)
Das rheumatische Fieber neigt ohne Penicillinprophylaxe zu häufigen Rezidiven. Bei etwa 15% der Erwachsenen entwickelt sich ein Herzfehler und bestimmt den weiteren Verlauf. In der akuten Krankheitsphase sind Todesfälle selten, die Prognose wird schlechter, wenn sich auf eine rheumatische Endokarditis bakterielle Besiedlungen aufpfropfen.

Zu (5)
Vitamin-B_1-Mangel (Thiaminmangel) tritt vorwiegend in Asien als Folge ausschließlicher Ernährung mit geschältem oder poliertem Reis als Beriberi-Krankheit auf. Klinisch findet man polyneuropathische Symptome wie Neuritis, Paresen und Areflexie. Es finden sich zudem Herzmuskelinsuffizienz, Ödeme an den Extremitäten und Aszites. Eine entzündliche Veränderung liegt jedoch nicht vor.

Zu (6)
Eine Myokarditis durch allergisch-hyperergische Reaktionen kann durch β-hämolysierende Streptokokken der Gruppe A (rheumatisches Fieber) oder durch Medikamente (Penicillin, Sulfonamide, Tetracycline, Alpha-Methyl-DOPA, Phenylbutazon und Paraaminosalizylsäure) ausgelöst werden.

Frage 1.40: Lösung B

Zu (A)
Bei einer Herzinsuffizienz, wie sie auch Folge einer Myokarditis sein kann, ist relativ häufig ein lauter 3. Herzton zu hören, der als Dreierrhythmus dem Galopp eines Pferdes ähnelt. Man spricht daher vom Galopprhythmus. Bei vermindertem Auswurfvolumen des insuffizienten Ventrikels nimmt dessen Restblutmenge zu. Durch Rückstau kommt es zur Drucksteigerung im entsprechenden Vorhof. Diese führt zunächst zum vermehrten Füllungsdruck der Kammer, wobei der kräftige Bluteinstrom zu hörbaren Schwingungen, zum Kammerdehnungston, führt.
Ein sog. Summationsgalopp kann durch Zusammenfallen des 3. Herztones mit dem Vorhofton bei verlängerter Überleitungszeit oder Tachykardie auftreten. Diese Summatation tritt etwa in der Mitte zwischen dem 2. und 1. Herzton, also in der Diastole auf.

Zu (B)
Bei der Aortenklappeninsuffizienz hört man im Anschluß an den 2. Herzton ein nicht sehr lautes hochfrequentes Dekreszendogeräusch, am deutlichsten über der Auskultationsstelle der Aortenklappe, meist aber auch in der Gegend des ERB-Punktes.
Patienten mit einer Aorteninsuffizienz sind lange normal leistungsfähig. Die Diagnose stellt man am Pulsus celer et altus mit großer Blutdruckamplitude. Die Patienten weisen sichtbaren Kapillarpuls, pulssynchrones Kopfnicken und stenokardische Sensationen auf.

Zu (C)
Sehr häufig haben Patienten mit einer Myokarditis eine relative Tachykardie. Hierunter versteht man eine im Verhältnis zur Kerntemperatur überhöhte Pulsfrequenz, die an eine Myokarditis denken lassen sollte.

Zu (D)
Elektrokardiographisch können Herzrhythmusstörungen, besonders Extrasystolen, nachweisbar sein. Außerdem findet man eine gestörte Erregungsrückbildung, die im Fall eines Innenschichtschadens zur muldenförmigen ST-Senkung, im Falle eines Außenschichtschadens zum terminal negativen T führt. Bei intraventrikulären Leitungsstörungen ist der komplette Rechtsschenkelblock und der linke vordere Hemiblock besonders typisch.

Zu (E)
Bei Tachykardien nimmt die Dauer der Diastole ab. Gleichzeitig sind die endsystolischen und enddiastolischen Volumina erhöht. Es resultiert eine herabgesetzte Kontraktilität, die zu niedrigem Blutdruck mit enger Pulsamplitude führt.

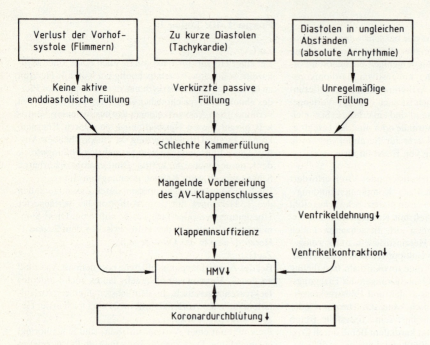

Abb. 1.18. Herzrhythmusstörungen und Kammerfüllung

Frage 1.41: Lösung D

Die **rheumatische Endokarditis** spielt sich hauptsächlich am Klappenschließungsrand der **Mitralklappe** ab. Durch Gefäßeinsprossung und bindegewebige Vernarbung kommt es infolge horizontaler Schrumpfung zur **Stenose,** bei vertikaler Schrumpfung zur **Insuffizienz** der Klappensegel.
Dabei überwiegt eine Schrumpfung der Klappen in Mittelstellung unter **Ausbildung eines kombinierten Mitralvitiums** (Insuffizienz und Stenose).
In etwa 30% der Fälle kommt es zum gleichzeitigen Befall von Aorten- und Mitralklappe. Wesentlich seltener sind kombinierte Aortenvitien und Vitien des rechten Herzens.

Häufigkeit der einzelnen Mitralfehler:
50% reine Stenose
20% reine Insuffizienz
30% Insuffizienz und Stenose

Klappenfehler bei bakterieller Endokarditis:
50% Aorten- und Mitralklappe
20% Aortenklappe
25% Mitralklappe

Gelegentlich werden auch Klappen des rechten Herzens befallen (Fixer-Endokarditis).

Die rheumatische Endokarditis tritt als Folge einer Infektion mit β-hämolysierenden Streptokokken der Gruppe A auf. Es treten Wärzchen am Endokard auf: **Endocarditis verrucosa rheumatica,** und Aschoff-Knötchen am Myokard. Bevorzugte Stellen sind Bindegewebszwickel zwischen Aorten- und Mitralklappe. Die beiden häufigsten Vitien sind daher das kombinierte Mitralvitium und das Aorten-Mitralvitium. Auskultatorisch findet sich ein Vorhofton bzw. 3. HT, im EKG Erregungsausbreitungs- und -rückbildungsstörungen bzw. Rhythmusstörungen bis hin zu Blockbildern. Therapeutisch werden Antibiotika und Kortikoide eingesetzt.

Frage 1.42: Lösung B

Zu (1), (3) und (4)
Die **Endokarditis Libman-Sacks** tritt in 40% der Fälle des Lupus erythematodes disseminatus auf und ist eine abakterielle, atypische verruköse Endokarditis.
Sie befällt häufiger die rechten Herzklappen, jedoch werden Klappenfehler dann selten wirksam.
Zu (2)
Im Vordergrund stehen neben den Symptomen der Kollagenose mit Haut- und Gelenkveränderungen, die Immunkomplexnephritis, die bei 50% aller LE-Fälle hinzukommt und häufig zur Schrumpfniere mit allen daraus entstehenden Folgen führt.

Frage 1.43: Lösung E

Zu (1), (2) und (4)
Die **akute** bakterielle Endokarditis wird meist durch Staphylokokken verursacht (Haut/Schleimhautkeim). Sie manifestiert sich bei Fixern als Rechtsherzendokarditis und verläuft foudroyant mit Fieber, nur 20–30% überleben!

Zu (3)
In 40–60% der Fälle kommt es zu arteriellen Embolien durch abgerissene Granulome oder Thromben vom Klappenrand. Charakteristisch sind weiterhin durch bakterielle Mikroembolien an den Akren verursachte sog. Osler-Knötchen.

Zu (5)
Das EKG liefert nur indirekte Hinweise auf das Vorliegen einer akuten bakteriellen Endokarditis. Hierzu zählt das Auftreten von intraventrikulären Leitungsstörungen und Extrasystolen. Wird im Verlauf der Erkrankung eine Herzklappe zerstört, kann die daraus resultierende Herzdilatation zur Drehung der Herzachse führen und damit eine Änderung der Vektorprojektion verursachen. In solchen Fällen besteht oft eine relative Mitralinsuffizienz, so daß ein neues systolisches Geräusch auskultatorisch nachzuweisen ist.

Zu (3)
Ein erhöhter Antistreptolysintiter findet sich bei der rheumatischen Endokarditis, die durch β-hämolysierende Streptokokken verursacht wird. Er ist allerdings nur im akuten Krankheitsstadium erhöht und sinkt später auf Normwerte zurück.
Bei der bakteriellen Endokarditis erfolgt die Sicherung der Diagnose durch wiederholte Blutkulturen, in denen der Erreger meist nachgewiesen werden kann.

Zu (4)
Typischerweise finden sich bei der subakuten Endokarditis bakterielle Mikroembolien (Osler Splits) an Fingern und Zehen. Das Aussehen dieser Mikroembolien erlaubt Rückschlüsse auf den Erreger:
Blau-rote Splits: Streptococcus viridans
Dunkelblaue Splits: Entorokokken
Eiterbläschen: Staphylokokken
Solche Mikroembolien können auch an der Retina auftreten.

Zu (5)
Ein positives LE-Phänomen findet sich beim Lupus erythematodes. Bei dieser Autoimmunerkrankung mit Antikörpern gegen Zellkernmaterial kann es auch zur Herzbeteiligung (abakterielle Libman-Sacks-Endokarditis) kommen.

Frage 1.44: Lösung D

Zu (1)
Da eine Sepsis vorliegt, kommt es zu Temperaturen um 39°C.

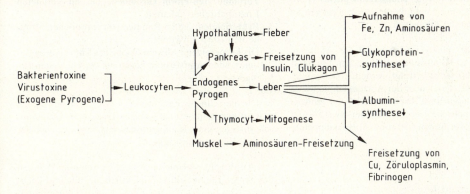

Abb. 1.19. Fieber

Zu (2)
Die bakterielle Endokarditis tritt bevorzugt auf einem schon durch eine rheumatische Endokarditis vorgeschädigten Endokard auf.

[F 85]
Frage 1.45: Lösung C

Zu (1)
Die Diagnose einer **Endokarditis** stützt sich auf die Anamnese, klinische Befunde und den Erregernachweis im Blut.
Die Entwicklung der Anämie ist schnell nachweisbar. Etwa 80% der Patienten weisen eine normozytäre, normochrome oder hypochrome Anämie auf. Diese kann durch einen Glomerulumdefekt, eine Toxinschädigung der Erythrozytenmembran, aber auch durch die Knochenmarksdepression im Rahmen einer septischen Verlaufsform erklärt werden.

Zu (2)
Das **Erythema exsudativum multiforme** führt zu charakteristischen Effloreszenzen im Rahmen einer bakteriellen, viralen oder arzneimittelbedingten Reaktion. Meist kommt es zum spontanen Abheilen innerhalb von 2–3 Wochen.
Bei der bakteriellen Endokarditis kommt es dagegen zum Auftreten eines Erythema marginatum nodosum. Aufgrund von Sensibilisierungsvorgängen gegen Bakterienantigene – bei Erwachsenen meist durch Streptokokken verursacht – treten insbesondere beim rheumatischen Fieber unscharf begrenzte, etwa münzgroße Knoten von derber Konsistenz auf.

Zu (3)
Im Rahmen febriler Erkrankungen kommt es häufig zur Mikrohämaturie. Diese Mikrohämaturie kann aber auch Ausdruck einer glomerulären Schädigung nach Streptokokkeninfektion sein. Histologisch findet sich häufig eine fokale oder diffuse subakute **Glomerulonephritis** (Löhlein-Herdnephritis) mit Immunkomplexablagerungen an der Basalmembran der Glomeruli.

Zu (4)
Jede Änderung des Herzgeräusches und das Auftreten neuer Herzgeräusche muß bei der bakteriellen Endokarditis mit Aufmerksamkeit verfolgt werden.
Ein diastolisches Geräusch über der Aortenklappe, wie es bei der **Aortenklappeninsuffizienz** auftritt, hat zumeist (80%) eine rheumatische Genese. Nur bei etwa 5% der bakteriellen Endokarditiden tritt eine Aortenklappeninsuffizienz auf.

[H 85]
Frage 1.46: Lösung E

[H 87]
Frage 1.47: Lösung A

Gemeinsamer Kommentar
Zu (A)
Eine **bakterielle Endokarditis** kann je nach Erreger als akute oder subakute Form auftreten. Die akute Verlaufsform der Erkrankung tritt vorwiegend bei einem Befall durch Staphylococcus aureus, Streptococcus pneumoniae, Streptococcus pyogenes, Hämophilus influencae oder Neisseria meningitides auf. Eintrittspforten für die Erreger können Haut-, Lungen- oder Urogenitaltrakt sein. Die Erkrankung beginnt plötzlich mit hohem Fieber zwischen 39 und 40°C. Entscheidend ist der Erregernachweis aus dem Blut. Etwa 98% der Blutkulturen sind bereits am 1. Tag der diagnostischen Bemühungen positiv. Daher sollte man bis zu 8 Kulturen in 1- bis 2stündigen Abständen am ersten Tag, nach Möglichkeit während eines Fieberschubes, anlegen.

Zu (B)
Erreger der bakteriellen Endokarditis
zu etwa 70% Streptococcus viridans
zu etwa 8% Staphylokokkus
zu etwa 7% D-Streptokokkus
zu etwa 4% Pneumokokken
zu etwa 3% A-Streptokokkus

Es kommt zu bakteriellen Absiedlungen an den Herzklappen, zunächst zu Allgemeinsymptomen, später dann rasch zur Herzinsuffizienz, Mikroembolien und Störungen der Organdurchblutung.
Wegen des subakuten, schleichenden Verlaufs ist die Prognose infolge zu spät einsetzender Therapie ungünstig. Bakterizide Therapie steht im Vordergrund.
Bei der akuten Sepsis werden allerdings meist koagulasepositive Staphylokokken im Blut nachgewiesen.

Zu (C)
Bei der Pathogenese der subakuten Endokarditis spielen 4 Gesichtspunkte eine Rolle:
1. Die Haftung an bereits **vorgeschädigten Herzklappen**, die die laminare Strömung des Blutes verändern.
2. **Thrombozyten-Fibrin-Thromben**, die an verletzten Endothelstellen anhaften.
3. **Bakteriämien**, die im Rahmen von chronischen Streuherden auftreten können.
4. Die **körpereigene Abwehr** (Höhe des Titers von agglutinierenden Antikörpern gegen die verschiedenen Erreger).

Zu (D)
Durch die schnelle Zerstörung der Herzklappen lassen sich oft bereits innerhalb weniger Tage neue Herzgeräusche im Sinne einer Klappeninsuffizienz sowie Zeichen der Herzinsuffizienz nachweisen.

Zu (E)
Als Ausdruck abgelaufener Embolien treten im Rahmen der akuten Endokarditis apoplektische Insulte und Pneumonien, im Bereich der Haut Petechien und purpurähnliche Veränderungen auf.
Koronarembolien sind ein extrem seltenes Ereignis bei der akuten Endokarditis.
In der Diastole werden die Koronararterien vermehrt mit dem Blut gefüllt, während in der Systole die Koronarvenen ausgepreßt werden. Der Abriß kleiner Endothelschichten bzw. bakterienbesiedelter Thromben ist am ehesten in der Kontraktionsphase zu erwarten, wenn das Blut die höchste Strömungsgeschwindigkeit erreicht.

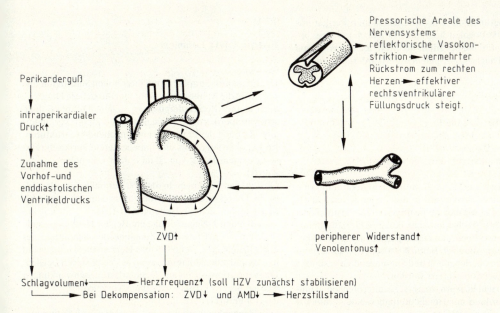

Abb. 1.20. Kompensationsmechanismen bei sinkendem Schlagvolumen am Beispiel der Perikardtamponade

Frage 1.48: Lösung C

Zu (1)
Von der **chronischen Verlausform** der Perikarditis wird die **akute** Perikarditis abgegrenzt.
Die akute Entzündung des Perikards manifestiert sich als **Pericarditis sicca** und **Pericarditis exsudativa.**
Für die Pericarditis sicca ist ein stechender retrosternaler Schmerz typisch, der sich im Liegen bei tiefer Inspiration und beim Husten verstärkt, während im Sitzen oftmals eine Erleichterung verspürt wird.
Die Diagnose ist bei Nachweis des klassischen Perikardreibens gesichert.
Zu (2)
Das insbesondere bei Vorderwandbeteiligung auftretende systolische Reibegeräusch verschwindet bereits bei geringer Ergußbildung.
Zu (3)
In einigen Fällen wird auch eine Beteiligung der Pleura festgestellt. Bei diesen Patienten hört man ein pleuroperikardiales Reibegeräusch. Auch lassen sich schmerzbehinderte Atemexkursionen des Thorax feststellen, die im Sinne einer Schonatmung zur Dyspnoe und Tachypnoe führen können.
Zu (4)
Entwickelt sich im Rahmen der Perikarditis eine relevante Flüssigkeitsansammlung im Perikard (Pericarditis exsudativa), leidet der Patient unter Oppressionsgefühl sowie Orthodyspnoe.
Die Perkussion läßt eine Verbreiterung der Herzdämpfung nachweisen. Die Herztöne sind abgeschwächt, und es tritt eine deutlich zunehmende Einflußstauung mit Betonung der Halsvenen auf.
Zu (5)
Die physiologische intraperikardiale Flüssigkeit (etwa 20 ml) setzt die Reibung mit den umgebenden Strukturen des Perikards auf ein Minimum herab.
Nimmt durch krankhafte Veränderungen die Steifheit des Perikards zu (Perikarditis constrictiva), wird die normale diastolische Füllung des Herzens erschwert. Ähnliches geschieht bei einer Volumenzunahme der intraperikardialen Flüssigkeit. Entwickelt sich ein Perikarderguß rasch, können bereits 100 ml zur lebensbedrohlichen Herztamponade führen. Langsam zunehmende Flüssigkeitsansammlungen bis 1000 ml können dagegen bei gleichzeitiger Dehnung des Herzbeutels ohne nennenswerte hämodynamische Auswirkungen bleiben.
Für die klinischen Belange wird eine semiquantitative Differenzierung zwischen einer
- unbedeutenden (< 50 ml),
- einer geringen (< 100 ml),
- einer mäßigen bis deutlichen (< 300 ml)
- und einer erheblichen (> 400 ml) Ergußmenge vorgezogen.

Mit der Herz-Ultraschalluntersuchung lassen sich kleinere Ergüsse beim liegenden Patienten im diaphragmalen Bereich aus subcostaler Schallposition lokalisieren.
Mit zunehmender Ausdehnung des Ergußvolumens findet man eine deutliche Perikardseparation, und es kommt zum Bild des schwingenden Herzens.
Da es neben der **exsudativen Form** der Perikarditis auch die **Pericarditis sicca** gibt, die im Herz-Ultraschallbild zu keiner Perikardseparation führt, schließt ein normales

Echokardiogramm die Diagnose der akuten Perikarditis nicht aus. Die Echokardiographie ist jedoch mit ihrer hohen Sensitivität und Spezifität die Methode der Wahl, um die sichere Diagnose auch kleiner Perikardergüsse zu stellen.

F 87
Frage 1.49: Lösung E

Zu (A) und (B)
Siehe Kommentar zur vorhergehenden Frage.
Zu (C) und (D)
Insbesondere bei großen transmuralen Myokardinfarkten findet sich einer Perikarditis in den ersten Krankheitstagen häufig. Da hierbei große Myokardareale infarziert sind, ist auch vermehrt mit ventrikulären Herzrhythmusstörungen zu rechnen, bei denen pathogenetisch rezirkulierende Reizströme im Bereich zwischen infarziertem, zum Teil noch überlebenden und angrenzendem gesunden Myokardgewebes diskutiert werden.
Eine Antikoagulanzientherpaie ist zu unterbrechen, damit ein Hämoperikard mit Herzbeuteltamponade verhindert wird.
Zu (E)
Die Prognose und der Verlauf einer Perikarditis entspricht der Grunderkrankung. Beim Untergang eines großen Muskelareals des linken Ventrikels kann es zum Herzwandaneurysma kommen. Dieses ist jedoch kausal nicht mit der Frühperikarditis in Verbindung zu bringen.

Frage 1.50: Lösung B

Zu (B)
Bei der **Urämie** kommt es oft zu einer **fibrinösen Perikarditis** und **Pleuritis**, weil Harnstoff durch den Anstieg harnpflichtiger Substanzen in diese Höhlen diffundiert. Die daraus resultierende Entzündung führt zur Fibrinausschwitzung.
Zu (C)
Beim Morbus Addison besteht eine globale Nebennierenrindeninsuffizienz. Folgen sind Adynamie, Hypovolämie, Hypoglykämie und im Falle einer **Addisonkrise** auch eine **nichtfibrinöse Perikarditis**.
Zu (D)
Bei der akuten hämorrhagischen **Pankreatitis** werden linksbasale **Pleuraergüsse** beschrieben.
Zu (E)
Im Rahmen einer **Herzinsuffizienz** kommt es zur Transsudation von Plasmaflüssigkeit in das Perikard. Diese **seröse Perikarditis** mit Ergußbildung enthält jedoch kein Fibrin.
Weitere Ursachen für Perikarditiden sind: Virusinfektionen, Tuberkulose, Neoplasien, rheumatisches Fieber, nephrotisches Syndrom, Kollagenosen und Myxödem.

H 87
F 86
Frage 1.51: Lösung A

Zu (A)
Die Echokardiographie ist mit ihrer hohen Sensitivität und Spezifität die Methode der Wahl, um die sichere Diagnose auch kleiner **Perikardergüsse** zu stellen. Die physiologische intraperikardiale Flüssigkeit (etwa 20 ml) verhindert eine Reibung des Perikards mit umgebenden Strukturen. Im Echokardiogramm sind unbedeutende Perikardergüsse mit einem Inhalt von 50 ml bereits erkennbar.
Zu (B)
Obwohl das EKG in mehr als 80% der Fälle verändert ist, ist die Diagnose des Perikardergusses dennoch schwierig. Meist finden sich ST-Hebungen in I, II, V_5-V_6 mit anschließenden T-Negativierungen. Bei der **Herztamponade** findet man im EKG eine Zunahme der Amplitude des QRS-Komplexes, wenn sich das Herz an die Thoraxwand nähert und eine Abnahme, wenn es sich posterior bewegt. Diese positionsbedingten Depolarisationsschwankungen werden als „elektrische Alternans" bezeichnet.
Zu (C) und (D)
Die **Flächenkymographie** und das **Myokardszintigramm** ermöglichen Aussagen über die Funktion des Herzmuskels. Erst wenn sich beim Erwachsenen mehr als 250 ml Flüssigkeit im Perikardbeutel angesammelt haben, vergrößert sich röntgenologisch ohne typische Konfiguration der Herzschatten.
Erst in solchen Fällen wird das Myokardszintigramm positiv.
Zu (E)
Über die Herzdämpfung sowie abgeschwächte, leise Herztöne und die typischen Zeichen der venösen Einflußstauung kann sich der Kliniker über das Stadium eines Perikardgusses informieren.
Zur Objektivierung sollte er jedoch in jedem Fall ein 2-D-Echo bzw. M-Mode-Echokardiogramm anfertigen.

F 87
Frage 1.52: Lösung E

Die Concretio pericardii bezeichnet die Verlötung beider Perikardblätter, die Constrictio pericardii eine schwielig schrumpfende Perikarditis.
Bei der Pericarditis constrictiva führt die Einengung des Herzens durch den narbig geschrumpften Herzbeutel zur Behinderung der diastolischen Ventrikelfüllung mit Zeichen der Einflußstauung und bei längerem Bestehen zur Herzmuskelatrophie.
Im Rahmen einer Pericarditis constrictiva kommt es zu:
- Erhöhtem Venendruck
- Lebervergrößerung mit Aszitesbildung
- Ödembildung, Stauungsproteinurie (Hypoproteinämie)
- Pulsus paradoxus (inspiratorisch kleiner werdender Puls)

Als klinisches Zeichen der Rechtsherzbelastung mit Überfüllung des großen Kreislaufs kann es auch zur Bildung von Pleuratranssudat, Aszites und Stauungsstraßen der Leber (Fehldiagnose: Leberzirrhose) kommen.
Zu (1)
Die Einengung des Herzens durch das narbig geschrumpfte Herzbeutelgewebe (Kalkspangenbildung) behindert die diastolische Ventrikelfüllung und führt bei längerem Bestehen zur Herzmuskelatrophie.
Zu (2)
Es resultieren Zeichen der Einflußstauung, erhöhter Venendruck, Stauungsleber und eine Stauungsproteinurie.
Zu (3)
Im Terminalstadium wird eine kardiale Leberzirrhose mit Aszites gefunden. Eine deutliche Lungenstauung fehlt bei den meisten Patienten!
Zu (4)
Bei zunehmender Herzinsuffizienz finden sich nicht entzündliche Perikardergüsse und Pleuratranssudation. Als pathogenetischer Teilfaktor ist dabei die infolge Proteinurie bestehende Hypoproteinämie zu werten.
Zu (5)
Der infolge Herzinsuffizienz erhöhte hydrostatische Druck und die Verminderung des Serumalbumins begünstigen das Entstehen von peripheren Ödemen.

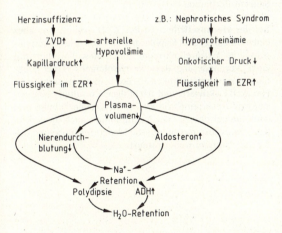

Abb. 1.21. Ödempathogenese

Jede Zunahme der interstitiellen Flüssigkeit ist nur auf Kosten des Plasmavolumens möglich. Die Verminderung des Plasmavolumens führt zu einer Abnahme der Nierendurchblutung mit konsekutiv verminderter Natrium- und Wasserausscheidung. Gleichzeitig nimmt auch die Sekretion von Aldosteron zu, was die Mehrresorption von Wasser und Natrium weiter fördert. Das verminderte Plasmavolumen stimuliert Dehnungsrezeptoren im linken Vorhof. Über nervale Leitung zum Hypothalamus wird dort die Ausschüttung von ADH aktiviert. Somit findet auch eine gesteigerte Resorption von Wasser im distalen Tubulus und den Sammelrohren statt. Außerdem besteht infolge vermindertem Plasmavolumens subjektives Durstempfinden, was die Wasserretention weiter verstärkt.

Frage 1.53: Lösung A

Die vagovasale Synkope ist eine kurzzeitige Bewußtlosigkeit, verbunden mit Bradykardie und Blutdruckabfall. In erster Linie sind psychische Faktoren wie Unfallsituationen, Schmerz und Schreck für die überschießende vagale Reflexantwort auf den sympathischen Reiz verantwortlich. Es resultiert ein Vasomotorenkollaps als Folge einer peripheren Gefäßdilatation.

Zu (1)
Längere Bewußtlosigkeit spricht für ein Koma durch endogene oder exogene Intoxikationen bzw. für Schock.
Zu (2)
Koordinierte Spontanbewegungen während der Bewußtlosigkeit werden bei hysterischen Anfällen beobachtet.
Zu (3)
Bei der transitorischen ischämischen Attake (TIA) z.B. kann es zu passageren, reversiblen neurologischen Ausfallserscheinungen kommen.
Zu (4)
Zur Tachykardie kommt es oft im Anschluß an die Bewußtlosigkeit, ohne daß sie spezifisch für die Art der Bewußtlosigkeit wäre.
Zu (5)
Patienten mit einer Neigung zu vagovasalen Synkopen haben oft schon hypotone Blutdruckwerte. Sie reagieren auf einen sympathischen Reiz mit einer überschießenden vagalen Reflexantwort, die zur peripheren Gefäßdilatation führt.

Frage 1.54: Lösung E

Zu (1)
Der Adams-Stokes-Anfall (Leitungsstörung von Vorhof auf Ventrikel) geht meist mit kurzdauernder Bewußtlosigkeit einher, bis der ventrikuläre Ersatzrhythmus einsetzt.
Zu (2)
Bei paroxysmaler Tachykardie sinkt das Herzzeitvolumen plötzlich ab. Das kann zu zerebralen Durchblutungsstörungen führen.
Zu (3)
Beim hyperaktiven Karotissinusreflex kommt es zum RR-Abfall, Bradykardie mit kurzzeitiger Asystolie und daher Bewußtlosigkeit.
Zu (4)
Zerebrale Durchblutungsstörungen führen zu Schwindelerscheinungen und zu neurologischen Ausfallserscheinungen.

Zu (5)
Reizung des peripheren Gleichgewichtsorgans im Bogengang des Innenohrs führt zu Gleichgewichtsstörungen.

Frage 1.55: Lösung E

Hypotonie liegt vor bei Blutdruckwerten unter 105/60 mmHg. Bei gut Trainierten findet man eine regulative Hypotonie (parasympathikotone Schonstellung), die ohne Krankheitswert ist.
Eine pathologische Hypotonie liegt immer nur dann vor, wenn z. B. Hirn und Nieren mangels ausreichenden Blutdrucks nicht mehr genügend durchblutet werden.
Die glomeruläre Filtration nimmt erst bei diastolischen Blutdruckwerten unter 40 mmHg ab.

Frage 1.56: Lösung E

Zu (A)
Beim **Tabes dorsalis** oder generalisierter diabetischer Neuropathie kommt es zu Hypotonien, die für Hirntumoren allerdings nicht pathognomonisch sind.
Zu (B)
Niedriger systolischer RR, hoher diastolischer RR durch Einengung des Ausstromostiums.
Zu (C)
Erniedrigter systolischer RR bei reduziertem Schlag- und Herzminutenvolumen.
Zu (D)
Myokarditiden gehen mit Herzrhythmusstörungen einher. Es kann zu rapiden Blutdrucksenkungen kommen, wenn durch Gefügedilatation bzw. Elastizitätsverlust die systolische Kontraktionsfähigkeit der Ventrikel abnimmt.
Zu (E)
Nebennierenrindenadenome können einerseits zum Cushing-Syndrom (Hyperkortisolismus) führen, andererseits, wenn sie Aldosteron produzieren, zum Conn-Syndrom (primärer Hyperaldosteronismus).
Etwa 1% der klinisch behandelten Hypertoniker weisen einen primären Hyperaldosteronismus auf.

Das **Cushing-Syndrom** verursacht eine Kortisolüberproduktion, die in 85% der Fälle mit einer Hypertonie einhergeht. Die Pathogenese der Blutdruckerhöhung ist bisher umstritten. Als Ursache der Hypertonie werden eine erhöhte Produktion von Mineralokortikoiden, eine glukokortikoidinduzierte Steigerung der Gefäßreagibilität auf zirkulierende Katecholamine sowie Veränderungen im Renin-Angiotensin-System diskutiert.

Frage 1.57: Lösung B

Zu (A) und (B)
Den Insuffizienzgrad bestimmt man am enddiastolischen Füllungsdruck der Ventrikel, der erhöht ist, weil das insuffiziente Herz weniger Blut auswirft (Rückstau). Ebenso sind das endsystolische und enddiastolische Ventrikelvolumen vermehrt. Häufig besteht ein erhöhtes venöses Blutangebot am Herzen bei gleichzeitig erhöhtem Gesamtblutvolumen, da der Venolentonus und das Blutvolumen (Renin-Angiotensin-Aldosteron-System aktiviert) zunehmen.
Zu (C)
Mit der Lungenstauung geht eine verminderte Diffusionskapazität einher. Diese und das stark erniedrige Herzzeitvolumen (HZV) bedingen eine erhöhte arteriovenöse Sauerstoffdifferenz.
Zu (D)
Bei der Herzinsuffizienz ist der ZVD erhöht, was über einen Anstieg des Kapillardruckes zur Flüssigkeitszunahme im Extrazellulärraum führt. Diese korreliert mit einer Verminderung des Plasmavolumens. Über Dehnungsrezeptoren im linken Vorhof wird die Ausschüttung von ADH aktiviert, und nachfolgend resultiert eine gesteigerte Resorption von Wasser im distalen Tubulus und den Sammelrohren. Gleichzeitig nimmt auch die Sekretion von Aldosteron zu, was die Mehrresorption von Wasser und Natrium weiter fördert.

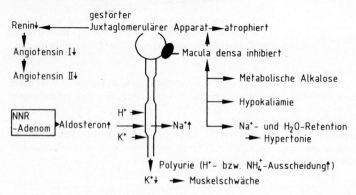

Abb. 1.22. Pathogenese des **Conn-Syndroms**

Zu (E)
Bei der manifesten Herzinsuffizienz sind das endsystolische Restvolumen und enddiastolische Volumen sowie der Füllungsdruck des insuffizienten Ventrikels erhöht. Vermindert sind die Kontraktilität des Myokards, kardiales Auswurfvolumen, und es besteht ein verlangsamter isovolumetrischer Druckanstieg in der Kammer.

Häufige Ursachen der Herzinsuffizienz
Linksherzinsuffizienz
Hypertonie
Aortenstenose
Aorteninsuffizienz
Mitralklappeninsuffizienz
Koronare Herzkrankheit
Herzinfarkt
Rhythmusstörungen
Erhöhter O_2-Bedarf
(Infektionen, Schwangerschaft u. a.)

Symptome und Befunde
- Schwäche, Ermüdbarkeit
- Belastungsdyspnoe, Orthopnoe
- Rasselgeräusche, Husten
- Lungenödem
- Zyanose

Rechtsherzinsuffizienz
Pulmonalklappenstenose
Pulmonalarterienstenose
Trikuspidalklappeninsuffizienz
Pulmonalerkrankungen
Myokarderkrankungen
Erhöhter O_2-Bedarf
(Infektionen, Schwangerschaft u. a.)

Symptome und Befunde
- Venenstauung im großen Kreislauf, z. B. hepatojugulärer Reflux
- Vergrößerung des Abdomens (Aszites)
- Leberschwellung
- Ödeme (Fußgelenke und Füße)
- Gewichtszunahme
- gestaute, erweiterte Halsvenen

Gemeinsame Symptome
- Eingeschränkte Leistungsfähigkeit
- Nykturie, Oligurie
- Rhythmusstörungen
- Tachykardie (Belastungs-)
- Herzvergrößerung
- Pleura- und Perikarderguß
- Periphere Zyanose
- Verminderung der zentralvenösen Ruhe-Sauerstoffsättigung

Frage 1.58: Lösung A

Die negativ chronotrope Wirkung der Digitalisglykoside wird in erster Linie indirekt durch Vaguserregung verursacht. Zum einen führt die Zunahme des Schlagvolumens zur Steigerung der Barorezeptorenaktivität und zum anderen vermindert die verbesserte ventrikuläre Entleerung den zentralen Venendruck (Bainbridge-Reflex ↓). Beides verursacht eine Steigerung der Vagusaktivität mit Abnahme der Impulsrate im Sinusknoten sowie Verlängerung der Refraktärperiode und Verlangsamung der Erregungsleitung im AV-Knoten. Es resultiert eine Abnahme der Herzfrequenz bis hin zum AV-Block unterschiedlichen Grades. Die direkte Wirkung der Herzglykoside auf die Reizbildung und Erregungsleitung, sowohl von Kammer als auch von Vorhof, verursacht eine Verkürzung der Refraktärzeit. Die Vagusaktivitätszunahme überlagert jedoch diesen Effekt.
Daher besteht eine Indikation für Digitalisglykoside bei paroxysmalen supraventrikulären Tachykardien, Vorhofflattern und Vorhofflimmern.
Da bei einem Vorhofflattern mit einer Frequenz von 250 Schlägen/min. eine schnelle Überleitung auf das Ventrikelmyokard zu rechnen ist, sollte eine sofortige Digitalisierung angestrebt werden. Bei besonders disponierten Patienten kann es allerdings unter Digitalismedikation zur Aktivierung ektopischer Reizbildungszentren in den Ventrikeln mit nachfolgenden ventrikulären Tachykardien kommen. Daher ist eine EKG-Kontrolle angebracht.

H 86
Frage 1.59: Lösung B

Sehr selten kann durch eine besonders starke Kontraktion des Vorhofs ein Vorhofton, auch 4. Herzton genannt, hörbar werden. Es entsteht während der diastolischen Füllung des Ventrikels durch die starke Kontraktion des Vorhofs bei Druckbelastung der nachgeschalteten Kammer. Da beim Vorhofflimmern die Kontraktilität der Vorhöfe minimal ist, spricht der Auskultationsbefund eines 4. Herztons gegen diesen Befund.

Zu (A) und (E)
Beim Vorhofflimmern ist das klinische Symptom die absolute Arrhythmie, also unregelmäßiger Herzrhythmus mit Pulsdefizit.
Zu (D)
Da eine hämodynamisch wirksame Vorhofkontraktion bei Vorhofflimmern nicht stattfindet, ist das für die Mitralstenose pathognomonische Präsystolikum und der 4. Herzton nicht mehr auskultierbar.
Zu (C)
Allerdings unterscheidet man auskultatorisch das Vorhofflimmern vom -flattern, indem bei letzterem durch die inkonstante AV-Zeit der übergeleiteten Flatterwellen eine variierende Lautstärke des 1. Herztons bedingt, was beim Flimmern nur selten der Fall ist.

Frage 1.60: Lösung D

Bei der Lungenembolie kann man im EKG die typischen Zeichen eines akuten Cor pulmonale beobachten:
Durch die akute Drucksteigerung im kleinen Kreislauf kommt es schnell zur Dilatation des rechten Ventrikels mit Rotation des Herzens um seine Längsachse im Uhrzeigersinn ⇒ Verschiebung der Übergangszone nach links, tiefe S-Zacken in V_{5+6}
lageabhängig in der I. Ableitung eines tiefen S-

      in der III. Ableitung ein tiefes Q-

⇒ $S_I Q_{III}$ Typ oder Mc Ginn-White-Sdr.
Der OUP in V_{1+2} > 0,03 sec., sog. Rechtsverspätung, die auch beim Rechtsschenkelblock auftritt.

Seltener sieht man das P-pulmonale, das ja eine **Vorhofüberlastung** anzeigt.

Rhythmusstörungen sind im akuten Stadium typisch, nicht aber der AVB, der eher für Myokarditiden oder Kardiosklerose spricht.

Frage 1.61: Lösung B

Der häufigste Ursprungsort arterieller Embolien ist der linke Vorhof, meist bei Vorhofflimmern infolge Mitralklappenfehlers.

Zu (A)
Die **venöse Thrombose** würde ein offenes Foramen ovale voraussetzen, durch das der Embolus zum linken Herzen geschwemmt wird (= paradoxe Embolie).
Zu (B)
Arterielle Embolien entstehen häufig durch Vitien mit Vorhofflimmern. Seltener kommen (C–E) vor.
Zu (C–E)
Bakterielle Endokarditiden führen in 40–60% zu Embolien durch abgerissene Granulome oder Thromben vom Klappenrand.
Lungeninfarkte treten im Anschluß an tiefe Becken- oder Beinvenenthrombosen auf durch Lungenembolie bei gleichzeitig bestehender Linksherzinsuffizienz.

Frage 1.62: Lösung E

Zu (A)
Hierbei kommt es zu ST-Streckenveränderungen (Senkung), anfangs nur unter Belastung, später auch in Ruhe.
Zu (E)
Bereits in therapeutischer Wirkung entsteht unter Digitalis eine muldenförmige ST-Senkung, mäßige PQ-Verlängerung und QT-Verkürzung sowie eine Bradykardie bis 50/min. Kommt eine ventrikuläre Extrasystolie noch dazu, spricht man allerdings von einer Digitalisintoxikation.
Zu (B)

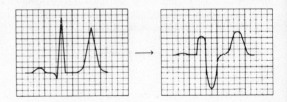

Abb. 1.23. EKG bei Hyperkaliämie

Als EKG-Veränderungen bei der Hyperkaliämie treten zuerst *hohe, spitze T-Wellen* vor allem in den *präkordialen Ableitungen* auf.
Bei einem etwas höheren Serumkaliumspiegel flachen die P-Welle und die R-Zacke ab. Der QRS-Komplex wird deutlich breiter, es entwickeln sich breite S-Zacken. Eine Verbreiterung der T-Welle wird ebenfalls beobachtet.

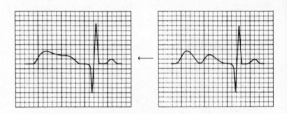

Abb. 1.24. EKG bei Hypokaliämie

Die erste Veränderung im EKG bei Hypokaliämie sind *breite U-Wellen*, besonders in den *mittleren präkordialen* Ableitungen.
Mit weiterer Abnahme des Serumkaliumwertes kann die T-Welle in den meisten Ableitungen *abgeflacht oder negativ* werden. *Gesenkte ST-Strecken* werden manchmal auch registriert (bei schweren Fällen). Solch eine U-Welle verschmilzt oft mit der T-Welle zu einer einzigen breiten Welle. Als Folge *erscheint* das QT-Intervall nunmehr verlängert (in Wirklichkeit handelt es sich ja um ein *QU*-Intervall).
Zu (C)
Es gibt kein pathognomonisches Zeichen im EKG.
Zu (D)
Eine intrakranielle Drucksteigerung führt zur Massenverschiebung und lebensbedrohlichen Einklemmung des Hirnstammes in den Tentoriumschlitz. Es resultiert ein Koma mit Bradykardie, Hypertonie, Cheyne-Stokes-Atmung und Fieber.

Frage 1.63: Lösung A

Das akute Nierenversagen ist in 80% der Fälle prärenal, also durch Hypovolämie, Blutdruckabfall oder Blutverlust bedingt.

Pathogenese der Schockniere
Schock → Vasokonstriktion, Fibrinthromben → Ischämie → Hemmung der renalen Na$^+$-Rückresorption → Renin-Angiotensinsyetem ↑ → Konstriktion des Vas afferens → GFR ↓ → Oligo-Anurie.
Zusätzlich werden durch Hypovolämie vermehrt ADH und Aldosteron ausgeschüttet, was eine bestehende Oligurie verstärkt.

Frage 1.64: Lösung B

Die Herzinsuffizienz führt zu einer Abnahme der Nierendurchblutung mit konsekutiver Verminderung des glomerulären Filtrationsdrucks. Bei einer schweren Herzinsuffizienz mit Blutdruckabfall oder im Rahmen eines Schockzustandes kann es zum akuten prärenalen Nierenversagen kommen. Folgen sind Oligo- und Anurie.
Die renale Durchblutung bleibt während eines systolischen Druckes zwischen 90 und 190 mmHg konstant. Eine Verminderung des renalen Perfusionsdrucks führt zur Freisetzung von vasodilatatorisch wirksamen Prostaglandinen im Nierenmark, wodurch dessen Durchblutung aufrecht erhalten wird. Adenosin dagegen, das in den Nierengefäßen im Gegensatz zu anderen Gefäßgebieten eine vasokonstriktorische Wirkung entfaltet, bewirkt über die Abnahme seiner Konzentration eine Zunahme der Nierendurchblutung.
Natrium wird in allen Nephronsegmenten resorbiert. Der Transport ist **zum Teil** aktiv. Dabei dringt Natrium zunächst passiv durch die luminale Membran in die Tubuluszelle, da ein hoher elektrochemischer Gradient besteht. An der, dem Lumen abgewandten Zellmembran wird Natrium dann aktiv aus der Zelle gepumpt. Bei einer Blutdruckzunahme steigt die Nierendurchblutung, mit ihr die GFR, und damit das tubuläre Natriumangebot. Diese Korrelation bezeichnet man als sog. glomerulo-tubuläre Balance.

H 87
Frage 1.65: Lösung C

Entwickelt sich eine relevante Flüssigkeitsansammlung im Herzbeutel, läßt sich perkutorisch eine Verbreiterung der Herzdämpfung nachweisen. Die Herztöne sind abgeschwächt, es besteht eine zunehmende Einflußstauung, die an der deutlichen Betonung der Halsvenen mit objektivierbarer Steigerung des Venendrucks sichtbar wird. Das Herzzeitvolumen nimmt ab, die diastolische Füllung des Herzens sinkt. Die sich entwickelnde arterielle Hypotonie geht in den kardiogenen Schock über.

Zu (D)
Ein **Pulsus paradoxus** in Verbindung mit hochgradig gestauten Halsvenen und zunehmender Herzfrequenzerhöhung (Tachykardie) zwingt zur Diagnose einer Perikardtamponade. Der Pulsus paradoxus bezeichnet die Abschwächung der Pulsgröße oder eine meßbare Verkleinerung des systolischen Blutdrucks um über 20 mmHg während ruhiger Inspiration. Dabei drosselt die inspiratorische Mehrfüllung des rechten Ventrikels akut die Füllung des linken Ventrikels.
Dagegen fehlt der Pulsus paradoxus in der Regel beim Panzerherzen.

Zu (C)
Die Vermehrung des Flüssigkeitsgehaltes der Lunge kann interstitiell und alveolär oder intraalveolär auftreten. Dabei sagt der Begriff Lungenödem nichts über die Pathogenese der Flüssigkeitsvermehrung aus.
Das kardiale Lungenödem betrifft die Lunge als Ort der passiven Volumenüberfüllung mit Anstieg des pulmonalen Kapillardruckes infolge Zunahme des linken Vorhofdruckes. Ursache dieser Form ist die linksventrikuläre myokardiale Insuffizienz.
Da die **akute** Herzbeuteltamponade, wie sie z.B. durch ein rupturierendes Aneurysma dissecans oder Sinus-valsalvae-Aneurysma, einen malignen Prozeß beim Bronchus- oder Mammakarzinom oder infolge eines Perikardergusses bei hämorrhagischer Diathese auftreten kann, ist eine vorbestehende Linksherzinsuffizienz nicht in allen Fällen anzunehmen. Die im Rahmen der akuten Herzbeuteltamponade auftretende myokardiale Insuffizienz führt ohne Entlastungspunktion zum schnellen Eintritt des Todes, noch bevor sich ein Lungenödem ausprägen kann.

Frage 1.66: Lösung A

Akutes arterielles Verschlußsyndrom
Eine sofortige Klinikeinweisung zur Beseitigung des Strombahnhindernisses ist das primäre Gebot, um die bedrohte Extremität zu retten.
Für den Transport in die Klinik sind folgende **Sofortmaßnahmen** zu empfehlen:
1. **Schmerzbekämpfung** (Opiate s.c., i.v.)
2. 10000–20000 I.E. **Heparin i.v.** zur Prophylaxe einer Appositionsthrombose
3. evtl. Infusion zur **Schockbehandlung**
4. **Tieflagerung** der gepolsterten Extremität (Watteverband)
5. evtl. **Digitalisierung** bei älteren Menschen (RR-Anhebung).

Kontraindiziert sind aber folgende Maßnahmen:
1. externe Wärmezufuhr, Wechselbäder
2. Hochlagerung der Extremität und Fixation
3. Vasodilatanzien
4. Warten auf spontane Besserung ohne diagnostische Abklärung
(aus Mörl, 1984)

Frage 1.67: Lösung E

Die Ursache des Vorhofflimmerns ist fast immer in einer Myokardschädigung zu suchen.

Ursachen von Vorhofflimmern
- Mitralvitien
- Arterielle Hypertonie
- Koronare Herzkrankheit
- Hyperthyreose
- Perikarditis, Myokarditis
- Holiday-heart
- Sinusknotensyndrom
- Präexzitationssyndrom
- Vorhofmyxom

Bei vielen älteren Patienten ist die Ursache des Vorhofflimmerns in einer Vorschädigung des Myokards begründet.
Die Mitralklappeninsuffizienz kann über Hypertrophie und Dilatation des linken Vorhofs, vermutlich durch einen Mikroreentry, ebenfalls zum Vorhofflimmern führen.
Wegen der Gefahr arterieller Embolien müssen diese Patienten antikoaguliert werden.
Zu (E)
Bei der **Herzneurose** schildern die Patienten Herzsensationen, wie sie auch bei einem Vorhofflimmern auftreten können. Typischerweise sind diese Patienten jedoch ohne jeden organisch-pathologischen Befund, da sie ein gesundes Herz haben.

Frage 1.68: Lösung C

Zu (1)
Maligne Extrasystolen können Kammerflattern oder -flimmern auslösen, z. B. R- auf T-Phänomen, d. h. Extrasystolen fallen frühzeitig in die vulnerable Phase des Kammerkomplexes ein.
Zu (2)
Die respiratorische Sinusarrhythmie ist ein physiologischer Vorgang. Dabei führt die Inspiration zu einer Zunahme der Herzfrequenz und bei starker Exspiration nimmt sie wieder ab. Bei der tiefen Inspiration werden Dehnungsrezeptoren der Lunge erregt, die über afferente Vagusfasern in der Medulla oblongata eine Steigerung der Herzfrequenz bewirken.
Zu (3) und (4)
Polytope ventrikuläre Extrasystolen stammen aus verschiedenen Erregungszentren. Salven von Extrasystolen sind mehr als 3 Extrasystolen hintereinander. Die Ventrikelfüllung reicht nicht aus, es wird kein Schlagvolumen gefördert ⇒ ↑ O_2-Verbrauch ⇒ koronare Minderperfusion. Der Übergang zum Kammerflimmern kann rasch eintreten.

Frage 1.69: Lösung A

Zu (A)
Die Hyperkaliämie führt zur hohen, spitzen T-Welle, während die Hypokalzämie das QT-Intervall verlängert. Die Kombination beider Elektrolytveränderungen führt nicht zu einem unmittelbar vermehrten Risiko einer Asystolie.
Zu (B)
Reizleitung erfolgt über das His-Bündel ⇒ Gefahr des trifasizkulären Blocks ⇒ totaler AV-Block.
Zu (C)
Mechanische Reizung des Karotissinus ⇒ Verlangsamung des Pulses bis zur Asystolie, RR-Abfall, Synkope.
Zu (D)
Bei Übergang vom AVB I und II in III kommt es zum Adams-Stokes-Anfall bis zum Einsetzen des Kammereigenrhythmus.
Zu (E)
Das WPW-Syndrom prädisponiert zur paroxysmalen, meist supraventrikulären Tachykardie durch verfrühte Überleitung: Terminus: „Antesystolie". Beim WPW-Syndrom kann es zur 1:1-Überleitung tachykarder Vorhofaktionen auf das Ventrikelmyokard kommen. In diesem Fall besteht die Gefahr einer Kammertachykardie mit letalem Ausgang. Daher stufen amerikanische Lebensversicherungsgesellschaften Patienten mit WPW-Syndrom, trotz der an sich gutartigen Prognose, als Risikogruppe ein.
Durch kongenitale Anomalien (Kent-, James-, Maheim-Bündel) kann die im AV-Knoten physiologisch verzögerte Erregungsausbreitung vorzeitig das Kammermyokard erreichen. Diese schnellere Überleitung kommt durch zusätzliche Erregungsleitungswege zustande, die den AV-Knoten umgehen können.
Die vorzeitige Kammererregung *(Präexzitation)* erfolgt beim WPW-Syndrom über das Kent-Bündel, während sie beim LGL-Syndrom über James-Fasern vermittelt wird. Dies führt zu einer unterschiedlichen QRS-Morphologie beider Syndrome.

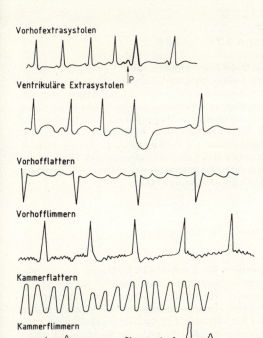

Abb. 1.25. EKG bei Herzrhythmusstörungen

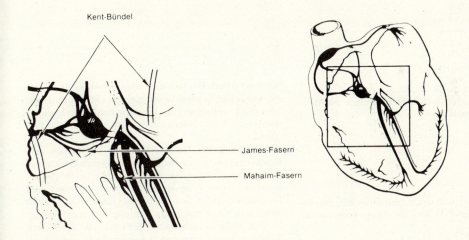

Abb. 1.26. Präexzitations-Syndrome (aus Laiken, 1983)

Frage 1.70: Lösung C

Zu (C)
Ventrikuläre Extrasystolen haben ihren Ursprungsort unterhalb des His-Bündels. Der Sinusknoten wird in der Regel nicht retrograd erregt, was zur kompensatorischen postextrasystolischen Pause führt, die der Patient als Herzstolpern empfindet. Nur bei Sinusbradykardie kann die Kammer schon wieder erregbar sein, so daß dann keine Normalaktion ausfällt (interponierte ES).
Wichtig: Bei gehäuftem Auftreten von ventrikulären Extrasystolen besteht die Gefahr, daß eine früh einfallende ES in die vulnerable Phase von T (R- auf T-Phänomen) fällt und damit Kammerflimmern auslöst. Früh einfallende Extrasystolen können zur frustranen Ventrikelkontraktion führen, wenn die diastolische Füllung nicht ausreicht (→ arterielles Pulsdefizit).
Ursachen der ventrikulären Extrasystolie:
- Organische Herzleiden: Myokarditis, Myokardfibrose, Kardiomyopathie
- Herzinsuffizienz und Digitalismedikation
- Myokardinfarkt, besonders in den ersten Stunden bis Tagen
- Hypokaliämie
- Hypothermie.

Im vorliegenden EKG handelt es sich um polytope ventrikuläre ES, erkennbar an den unregelmäßig einfallenden, verschieden deformierten Kammerkomplexen.

Zu (A)
Beim Vorhofflimmern mit aberranter Überleitung wären unregelmäßige Vorhofaktionen sowie Kammerkomplexe gleicher Form zu sehen.

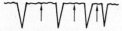

Zu (B)
Bei WPW-Syndrom ist die PQ-Dauer verkürzt, und es entstehen die charakteristischen Delta-Wellen. Meist tachykard, aber rhythmisch.

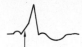

Zu (D)
Supraventrikuläre ES sind normalgeformtes ES, erkennbar an vorangehenden P-Wellen, meist ohne kompensatorische Pause.

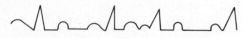

Zu (E)
Bewegungsartefakte äußern sich in Schwankungen der Nullinie oder wechselstromartigen Schwingungen. Kammerkomplexe sind auf jeden Fall verfolgbar.

Frage 1.71: Lösung B

Man findet eine zeltförmige spitze T-Welle, die später mit einer Verbreiterung von QRS gekoppelt ist. Sie beruht auf einer Senkung der Reizschwelle des Aktionspotentials. Schließlich verschwindet auch das P, und es kommt zu Kammerflimmern und Herzstillstand in der Diastole. Solche Arrhythmien treten in der Regel erst bei exzessiver Hyperkaliämie (≥ 9–20 mval/l) auf. Weitere klinische Symptome des Kaliumüberschusses sind Schwäche der Muskulatur, Parästhesien sowie schlaffe Lähmungen und ein „Gefühl der zweiten Haut".

Frage 1.72: Lösung D

Zu (A)
Sinuatrialer Block (SA-Block): Es handelt sich um einen regelmäßig wiederkehrenden (partiellen SA-Block) oder dauernden Ausfall der Vorhoferregung (totaler SA-Block) mit einem gewöhnlich vom AV-System ausgehenden Ersatzrhythmus. Ein partieller regelmäßiger 2, 1-SA-Block zeigt im EKG das Bild einer Sinusbradykardie mit 30–40 Schlägen/min. Der totale SA-Block ohne Ersatzrhythmus läßt jede Herzerregung im EKG vermissen; auch die Vorhoferregung fehlt (totaler Vorhof- und Kammerblock). Die häufigsten Ursachen sind die Diphtherie bei Jugendlichen und Koronarsklerose bei Erwachsenen, daneben auch Überdosierung von Digitalis und Antiarrhythmika!

SA-Block

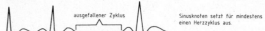

Beim **AV-Block III. Grades** schlagen Vorhöfe und Kammern unabhängig voneinander in eigener Frequenz. Je distaler der Ursprungsort des Ersatzrhythmus, desto deformierter die Kammerkomplexe, desto niedriger die Frequenz.

Totaler Block III. Grades: Ursachen des totalen AV-Blocks sind bei jungen Menschen gewöhnlich infektiötoxische Erkrankungen, insbesondere Diphterie, Stoffwechselerkrankungen (Amyloidose, Hämochromatose) oder Kardiomyopathien. Ein angeborener totaler AV-Block ist selten und meist mit einem Ventrikelseptumdefekt verbunden. Beim Erwachsenen ist der totale AV-Block meist Ausdruck einer koronaren Herzerkrankung und tritt als Komplikation beim Hinterwandinfarkt auf. Ursache des totalen AV-Blocks ist der intraventrikuläre trifaszikuläre Block (= Block des rechten Schenkels im His-Bündel).

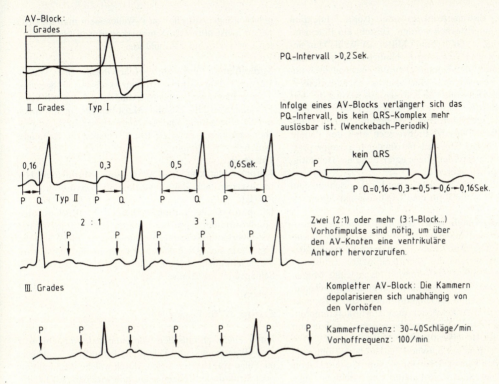

Abb. 1.27. EKG: AV-Blockierungen

[H 87]
Frage 1.73: Lösung E

Die unter A–C genannten Phänomene sind bei einer intakten Schrittmacherfunktion ohne weitere Bedeutung für die Herzschlagfolge. In jedem Fall würde beim Unterschreiten einer bestimmten Eigenfrequenz der Herzschrittmacher die Steuerung der myokardialen Depolarisation vornehmen und auf diese Weise das Auftreten einer Bradykardie verhindern können. Bei Ausfall des Schrittmachersystems besteht jedoch die gleiche Situation wie vor der Implantation. Das bedeutet für Patienten mit komplettem AV-Block oder Sinusknotenstillstand, daß erneut Adams-Stokes-Anfälle auftreten können. Als Folge eines Schrittmacherversagens kann es auch zur Asystolie bis hin zum kardiogenen Schock im Rahmen einer myokardialen Hypoxie kommen.
Durch Verbesserung der Energiequellen und der Elektrik ist die Zuverlässigkeit der Schrittmacheraggregate in den letzten Jahren erheblich gestiegen. Nach Übersichtsstatistiken treten Sondendislokationen bei 4–11% der Schrittmacherimplantationen auf. Sie sind abhängig vom Elektrodenkopf, den Fixationshilfen und der Art der Elektrode. Demgegenüber treten Sondenbrüche nur mit einer Häufigkeit von 1,2% pro Patientenbeobachtungsjahr auf.

Zu (D)
Herzschrittmacherrasen ist heute eine extrem seltene Komplikation. Es tritt bei modernen Herzschrittmachern nur noch infolge externer elektrischer Signale (Induktion aus elektromagnetischen Wechselfeldern) auf.
Häufiger sind ektope Reize im Sinne ventrikulärer Extrasystolen, die auch als Schrittmacherbigeminus auftreten können. Das hier aufgeführte intermittierende Ventrikelflimmern stellt eine lebensbedrohliche Komplikation dar, die jedoch nur selten anzutreffen ist.

Frage 1.74: Lösung D

Zu (D)
Paroxysmale Tachykardie
Das anfallsweise Herzrasen beginnt schlagartig, oft ohne jeden erkennbaren Anlaß, und endet ebenso. Die Frequenz springt innerhalb eines Herzzyklus auf 150–250 Schläge/min, was beim Betroffenen zu Schwindel, Angst, Dyspnoe und Angina pectoris führen kann. Oft liegt bei diesen Patienten ein WPW-Syndrom vor, bei dem die PQ-Zeit unter 0,12 sec. dauert (→ *Präexzitation*). Die Sekunden bis Stunden andauernden Anfälle können durch Vagusreiz (Valsalva-Preßversuch, Diazepam-Injektion, Bul-

bus-Druck, Eiswassertrinken) oder Isoptin®-Injektion schlagartig unterbrochen werden. Besteht ein Präexzitationssyndrom, ist Gilurytmal® Mittel der Wahl. Man unterscheidet je nach Ursprung die häufigere supraventrikuläre (normaler QRS-Komplex) von der prognostisch ungünstigen ventrikulären Tachykardie (Schenkelblockbild). Durch Druck auf den Karotissinus werden die dort liegenden Barorezeptoren erregt, was zu einer Aktivierung des N. vagus führt. Dieser wiederum senkt die Herzfrequenz. Beim Valsalva-Preßversuch muß der Patient etwa 10 Sekunden lang nach maximaler Inspiration pressen. Hierdurch wird der Vagus gereizt und die Herztätigkeit reflektorisch gebremst.

Merke: Eine Vorhoftachykardie mit Block spricht bis zum Beweis des Gegenteils für eine Digitalisintoxikation!

Zu (A)
Adam-Stokes-Anfälle treten am häufigsten bei arteriosklerotischen und rheumatischen Herzmuskelveränderungen auf. Die Diagnose kann klinisch durch Feststellen des primären Aussetzens der Ventrikelfunktion (Pulslosigkeit) während mehrerer Sekunden bis zu einer Minute gestellt werden. Die Patienten sind über diesen Zeitraum bewußtlos, es kommt zur langsam zunehmenden Zyanose und bei längerer Anfallsdauer auch zu Muskelkrämpfen. Gleichzeitig besteht eine vorübergehende Apnoe mit nachfolgender Hyperventilation.

Ursächlich ist eine periodische Überleitungsstörung vom Vorhof auf den Ventrikel, bei der die Ventrikeltätigkeit bis zum Einsetzen eines ventrikulären Ersatzrhythmus aussetzt und das Herz-Minuten-Volumen in dieser präautomatischen Pause auf den Nullwert absinkt. Besonders häufig finden sich diese Anfälle beim Übergang von unvollständiger Blockierung (AV-Block I. und II. Grades) zum totalen AV-Block. Lang dauernde Anfälle können dabei tödlich ausgehen.

Kurzdauernde (synkopale) kardiovaskulär bedingte Bewußtseinsverluste können auch bei Herzinsuffizienz, Herzinfarkt, Vitien und beim Karotissinussyndrom auftreten. Hierbei führt die mechanische Reizung des Karotissinus zur Senkung des Blutdrucks, Bradykardie und peripherer Vasodilatation. Patienten, die unter einem Karotissinussyndrom leiden, zeigen bei verschiedenen Bewegungen, die mit mechanischer Reizung des Karotissinus verbunden sind, Zustände von Bewußtlosigkeit.

Zu (B)
Beim **Vorhofflimmern** führt eine unregelmäßige Überleitung der hohen Flimmerfrequenz (350–400/min) im AV-Knoten zur **absoluten Arrhythmie,** die bei 40–180 Schlägen/min liegt. Anstelle von P-Wellen sieht man im EKG neben meist normalen Kammerkomplexen Flimmerwellen von wechselnder Amplitude.

Zu (C)
Vorhofflattern führt wahrscheinlich infolge eines Makro-Reentry mit intraatrialer Erregungskreisung zu sägezahnartigen Flatterwellen (siehe Abbildung 1.28) mit einer Frequenz von 250–350/min. Meist besteht ein AV-Block mit 2:1-Überleitung, und die Kammerfrequenz ist entsprechend reduziert. Beim 2:1-Block schlagen die Kammern zwischen 125–150/min.

Ursachen
Koronare Herzkrankheit, Myokarditis, Mitralvitien, Hyperthyreose, Sick-Sinus-Syndrom, WPW-Syndrom

Zu (E)
Die **paroxysmale Vorhoftachykardie** mit Block ist eine Sonderform der supraventrikulären Tachykardie, die mit AV-Überleitungsstörungen kombiniert ist. Meist liegt die Ursache in einer Digitalisintoxikation. In diesem Fall wäre die Herzfrequenz eher unregelmäßig und läge bei etwa 150 Schlägen in der Minute.

Frage 1.75: Lösung D

Unter einem chronischen Cor pulmonale versteht man eine Hypertrophie und Dilatation des rechten Ventrikels als Folge von Erkrankungen, durch welche die Funktion oder Struktur der Lungen beeinflußt wird bzw. solche, die zu morphologischen und anhaltenden funktionellen Veränderungen in der Lungenstrombahn führen (WHO).

Fibrosen, Pneumokoniosen, Tuberkulose und Embolien werden als mögliche Ursachen des chronischen Cor pulmonale vor allem von Lungenemphysen und anderen chronisch obstruktiven Lungenerkrankungen in ihrer Häufigkeit weit übertroffen. Insbesondere die dabei zu beobachtende alveoläre Hypoventilation mit konsekutiver Hypoxämie führt zur Drucksteigerung im Lungenkreislauf. Die meist gleichzeitig bestehende Hyperkapnie (Globalinsuffizienz) führt zu einem weiteren Anstieg des intravasalen Drucks. Zunächst ist eine solche Erhöhung des Pulmonalgefäßwiderstandes noch funktioneller Art und daher reversibel. Erst bei längerem Bestehen resultieren organische Veränderungen, die zur Wandverdickung und zum Verschluß von Kapillaren und Arteriolen und somit zu einer Rarefizierung des Gefäßbettes führen.

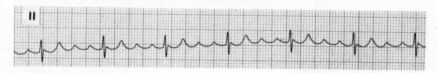

Abb. 1.28. Vorhofflattern

Klinik
- Dyspnoe
- Zyanose
- Halsvenenstauung
- Vergrößerte Leber
- Peripheres Ödem

Oft klagen die Patienten über Herzrasen, das zusätzlich von Herzrhythmusstörungen (Herzstolpern) begleitet sein kann. Gelegentlich finden sich rechtssternale Herzpulsationen, die allerdings auch von der emphysematös veränderten Lunge überdeckt sein können.

Zu (E)
Die massive Lungenembolie führt innerhalb kürzester Zeit zum akuten Cor pulmonale.

Frage 1.76: Lösung A

Rechtsherzinsuffizienz bewirkt einen venösen Rückstau in den großen Kreislauf mit Halsvenenstau, Stauungsgastritis, Leberstauung und peripheren Ödemen.
Häufigste Ursache des chronischen Cor pulmonale ist die obstruktive Emphysembronchitis mit Rarefizierung des Gefäßsystems bzw. Reduktion des Gefäßquerschnittes ⇒ Rückstauung in den großen Kreislauf mit entsprechenden Dekompensationszeichen
- ↑ ZVD und des Pulmonalarteriendruckes (PAP)
- Leberstau → Aszites
- Stauungsniere = ↑ ADH = ↑ Na- und Flüssigkeitsretention ⇒ Ödeme
- Zyanose bei ↓ Kreislaufminutenvolumen

Frage 1.77: Lösung B

Die Messung des Pulmonalarteriendrucks dient der Beurteilung der Druckverhältnisse im linken Vorhof.
Er wird gemessen, indem man einen Druckkatheter über das rechte Herz in die Pulmonalis vorschiebt.
Normalwert in der Systole: 15–28 mmHg.
Unter Hinzuziehen verschiedener Umrechnungsfaktoren kann man so das Herzzeitvolumen bestimmen und Aussagen über verschiedene (erworbene) Herzvitien treffen.
Zu (A)
Diastolischer Pulmonalarteriendruck (3–12 mmHg)
Zu (C)
Mittelgradige pulmonale Hypertonie (30–42 mmHg)
Zu (D) und (E)
Hochgradige pulmonale Hypertonie (>40 mmHg).

H 87
Frage 1.78: Lösung A

Bei der **hypertrophen obstruktiven Kardiomyopathie** besteht eine Herzmuskelfaserhypertrophie unbekannter Genese, die entweder symmetrisch alle Muskelanteile oder mit Bevorzugung des intraventrikulären Septums, nur einige Teile des Herzens einbezieht. Besteht eine Obstruktion des Ausflußtraktes des linken Ventrikels, so ist sie durch eine ungleichmäßige Hypertrophie des intraventrikulären Septums, der Papillarmuskeln und der apikolateralen linksventrikulären Wand bedingt.
Die hypertrophe Kardiomyopathie tritt offensichtlich familiär gehäuft auf und setzt vermutlich einen autosomaldominanten Erbgang voraus. Die Diagnosestellung ist heute vor allem durch echokardiographische Bildgebung vereinfacht.
Die diastolische Füllung der Herzinnenräume ist durch die hypertrophen Muskelmassen deutlich erschwert, so daß ein Ausfall der Vorhofkontraktion zu einem kritischen Abfall des Herzzeitvolumens führen kann.

Frage 1.79: Lösung B

Zu (1)
Am Anfang steht die Diagnostik! Dabei können bestimmte Formen der sekundären Hypertonie operativ angegangen werden, z.B.: renovaskuläre Hypertonie, endokrine Hypertonie und kardiovaskulärer Hochdruck (Aortenisthmusstenose). Konservativ sollten, am besten vor Beginn einer Behandlung, bestehendes Übergewicht reduziert und die Kochsalzzufuhr eingeschränkt werden. Erst wenn die Blutdruckwerte auch hiernach noch bleibend erhöht sind, oder sich der Patient nicht einsichtig verhält, muß an eine medikamentöse Therapie gedacht werden.
Zu (2)
Im Laufe der Erkrankung wird die Nierenfunktion eingeschränkt. Der erhöhte Kreatinwert kann sowohl für eine primäre als auch für eine sekundäre Nierenfunktionseinschränkung stehen.
Zu (3)
Mehr als 80% aller Hypertoniker leiden an der essentiellen Hypertonie, einer genetisch multifaktoriell bedingten Blutdrucksteigerung, deren Ursache noch unbekannt ist. Anfänglich besteht ein Minuten-Volumen-Hochdruck, der in einen Widerstandshochdruck mit normalem HMV übergeht.
Zu (4)
Basisdiagnostik der renovaskulären Hypertonie:
Labor: Hypokaliämie und metabolische Alkalose.
Auskultation: evtl. Stenosegeräusche im Bereich des Abdomens (30%).

Beweise:
- Arteriographie der Niere
- Seitengetrennte Reninbestimmung im Nierenvenenblut (die Reninsekretion ist im Bereich der stenotisch veränderten Niere erhöht)

Das Urinsediment hat bei der renovaskulären Hypertonie keine Aussagekraft.

Zu (5)
Der Augenhintergrund ermöglicht keine definitive pathogenetische Zuordnung der Hypertonie.

Bei einem Hochdruck infolge Niereninsuffizienz ist der Augenhintergrund meist blaß, da den Patienten Erythropoetin fehlt und es zu einer Anämie kommt.

Für die Stadieneinteilung der Hypertonie ist es allerdings wichtig, die Augenhintergrundveränderungen genau zu verfolgen. Im Anfangsstadium finden sich dabei verengte Arterien und gestreckt verlaufende Arteriolen.

Auf eine schlechtere Prognose weisen Kupferdrahtarterien und Kaliberunregelmäßigkeiten, Gunn-Kreuzungszeichen und Schäden der Netzhaut hin. Im Stadium III kommt es zur Retinopathia hypertonica mit Blutungen, Degenerationsherden und kalkspritzerartigen Herden um die Makula. Das Stadium IV ist durch das zusätzlich auftretende Papillenödem gekennzeichnet.

Hypertoniebedingte Augenhintergrundveränderungen werden nach Keith, Wagener und Barker in 4 Stadien eingeteilt:

Stadium I: beginnende Sklerose der Netzhautarteriolen
Stadium II: mäßige Arteriosklerose, verbreiterte Reflexe, Kreuzungszeichen, Engstellung der Arteriolen
Stadium III: Exsudate und Netzhautblutungen, beginnendes Papillenödem, sklerotische und spastische Veränderungen der Arteriolen
Stadium IV: deutliches Papillenödem, zusätzlich Fundusveränderungen wie unter Stadium III

In der Frühphase kommt es außerdem zu funktionellen Engstellungen der Arterien und Arteriolen.

Frage 1.80: Lösung A

Gut 90% aller Hypertonien sind primäre oder essentielle Hypertonien, womit lediglich gesagt ist, daß keine organische Ursache nachweisbar ist. Demzufolge läßt sich die essentielle Hypertonie ausschließlich durch das wiederholte Feststellen erhöhter systolischer Blutdruckwerte über 160 mmHg oder diastolischer Werte über 95 mmHg diagnostizieren.

Die essentielle Hypertonie macht sich häufig in der zweiten Lebenshälfte erst bemerkbar und geht mit einem **gesteigerten** Gesamtwiderstand der peripheren Gefäße einher.

Zu (2)
Es gibt keine spezifischen Symptome der anlagebedingten Hypertonie.

Zu (3)
Bei allen Hypertonieformen kann es zu einer malignen Verlaufsform kommen. Ohne Therapie führt diese maligne Hypertonie innerhalb von 2 Jahren in 90% der Fälle zum Tode.

Zu (4)
Die Ausbildung einer arterio-arteriosklerotischen Schrumpfniere führt zur „blassen" Hypertonie, an der etwa 8–10% der Hypertoniker sterben. Dabei führt die Arteriosklerose im Bereich der Niere zur Minderperfusion der Nierenarterien mit nachfolgend vermehrter Reninsekretion, die den Hochdruck weiter verstärkt. Bei verminderter GFR führte die resultierende Natriumretention zur erhöhten Sensibilität der Gefäßwände gegenüber Katecholaminen.

Zu (5)
Das Ausmaß hypertensiver Veränderungen läßt sich am Augenhintergrund feststellen (siehe Lehrbücher der Anamnese oder Augenheilkunde). Es gibt allerdings kein spezifisches diagnostisches Merkmal zum Erkennen einer essentiellen arteriellen Hypertonie.

Frage 1.81: Lösung A

Der essentielle Hypertonus (mehr als 80% aller Hypertoniker) ist eine genetisch multifaktoriell bedingte Blutdrucksteigerung, deren Ursache unbekannt ist.

Zu (1)
Eine essentielle Hypertonie ist wahrscheinlich, wenn beide Elternteile an Hochdruck leiden. Zur Diagnosestellung reicht diese Feststellung jedoch nicht aus.

Zu (2)
Mit zunehmendem Körpergewicht steigt auch der Blutdruck an. In Deutschland ist in diesem Zusammenhang die jetzige Häufigkeit der Infarkte im Vergleich zu ihrer ausgesprochenen Seltenheit in den Kriegs- und Nachkriegsjahren besonders eindrucksvoll.

Zu (3)
Bei Patienten mit essentieller Hypertonie können Änderungen des intraerythrozytären Natriumgehaltes gehäuft nachgewiesen werden. Ob hierbei eine generelle Störung körpereigener Zellmembranen vorliegt, ist derzeit noch ungewiß.

Zu (5)
Neben der renoparenchymalen Hypertonie gibt es die renovaskuläre, endokrine, kardiovaskuläre und neurogene Hypertonie als sekundäre Formen des Bluthochdrucks. Wenn eine Nierenerkrankung ausgeschlossen ist, müssen die zuvor genannten Faktoren zusätzlich kontrolliert werden, um die Diagnose einer essentiellen Hypertonie zu ermöglichen.

Frage 1.82: Lösung B

Patienten mit einer **primären Hypertonie** zeigen ein uncharakteristisches Beschwerdebild. Oft wird der essentielle Hypertonus daher erst beim Auftreten von Komplikationen bekannt. Am häufigsten finden sich Symptome wie Kopfschmerzen, Schwindel, Depressionen, Nervosität, Palpitationen, Präkordialschmerzen, Angina pectoris und Belastungsdyspnoe. Im Rahmen von hypertonen Kreislaufstörungen tritt oft das Ohrensausen hinzu. Bei einer schweren Hypertonie manifestieren sich Folgeschäden an der Retina, und es kann zum Auftreten von Nasenbluten und Hämaturie kommen. Gleichzeitig bestehen oft Schwindel und Nykturie bei myogener und koronarer Herzinsuffizienz.
Sekundäre Hypertonien weisen oft auf die bestehende Grunderkrankung hin.
Conn-Syndrom: Polyurie, Polydipsie, Obstipation und Muskelschwäche.
Cushing-Syndrom: Gewichtszunahme, Hämatomneigung, psychische Labilität.
Phäochromozytom: intermittierend auftretende Kopfschmerzen, Schweißausbrüche und Palpitationen.
Pyelonephritis: Flankenschmerzen und Fieber.

Während die überwiegende Mehrzahl der Prüfungskandidaten (62%) Antwort (B) richtig erkannte, ließen sich 36% der Prüfungskandidaten durch die Antwortmöglichkeit (D) beeinflussen. Dies erscheint verwunderlich, da insbesondere die Belastungsdyspnoe Hinweis auf eine organische Herzinsuffizienz ist.

Frage 1.83: Lösung E

Ein einmalig gemessener erhöhter systolischer Blutdruckwert sagt in der Regel nicht viel aus und ist daher Ausgangspunkt für eine weitere, umfassende klinische Diagnostik.
Der Verdacht auf eine renale Genese der Hypertonie kann bei stark erhöhten diastolischen Blutdruckwerten geäußert werden. Auch hierbei ist eine umfassende Diagnostik (Reninbestimmungen, Renovasographie usw.) nötig, um z.B. ein Reninom oder eine Nierengefäßstenose und andere Erkrankungen der Niere ausschließen zu können.
Zur Bestimmung des arteriellen Mitteldrucks wird die (blutig) gemessene Druckkurve grafisch in einem Koordinatensystem dargestellt. Der Mitteldruck repräsentiert die Linie, die die Fläche über und unter ihr in 2 gleichgroße Flächen teilt.

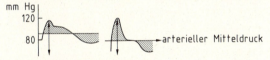

Abb. 1.29. Arterieller Mitteldruck

Frage 1.84: Lösung E

Beim essentiellen Hypertonus kommt wegen der unklaren Ätiologie die symptomatische Therapie in Frage. Dazu gehören Regelung der Lebensweise, kochsalzarme Diät und medikamentöse Therapie. Bei den Allgemeinmaßnahmen steht die Reduktion der täglichen Kochsalzzufuhr auf 3–6 g NaCl pro Tag an erster Stelle. Durch diese Maßnahme kann es schon zu einer leichten Druckabnahme kommen. Außerdem wird die Wirksamkeit der antihypertensiven Pharmaka im Rahmen einer verminderten Kochsalzzufuhr verbessert.
Allgemeinmaßnahmen im Rahmen der antihypertensiven Therapie:
- Salzarme Kost: 3–6 NaCl/Tag
- Nikotinverbot
- Absetzen oraler Antikonzeptiva
- Reduktion von Übergewicht
- Ausgleich von Bewegungsmangel durch leichte sportliche Betätigung (Gymnastik, Wandern, Dauerlauf)

Mitbehandlung von begleitenden Stoffwechselerkrankungen
- Hypercholesterinämie
- Diabetes mellitus
- Hyperurikämie

Bei einer essentiellen arteriellen Hypertonie und gleichzeitiger Übergewichtigkeit ist eine unterkalorische Diät indiziert, weil bei einer essentiellen Hypertonie die Blutdruckwerte mit Reduktion des Körpergewichtes eine abfallende Tendenz zeigen.
Medikamentöse Therapie
Zu (2)
Betarezeptorenblocker müssen in der Hochdrucktherapie in der Regel höher dosiert werden, als dies bei Angina pectoris oder tachykarden Rhythmusstörungen üblich ist. Sie wirken zum Teil über eine Senkung des HMV, haben jedoch auch einen zentral blutdrucksenkenden Effekt. Der genaue Mechanismus ihrer blutdrucksenkenden Wirkung ist bis heute unbekannt.
Zu (4)
Diuretika helfen das extrazelluläre Flüssigkeits- bzw. Plasmavolumen zu senken.
Zu (5)
Alpha-Methyl-DOPA senkt durch Synthese eines falschen Transmitters für Noradrenalin den peripheren Gefäßwiderstand, erhöht jedoch gleichzeitig das Plasmavolumen, weshalb eine Kombination mit Diuretika empfehlenswert ist.

Die Kalziumantagonisten gewinnen in der Erst- und Dauerbehandlung der Hypertension, aber auch bei der hypertonen Krise, immer mehr an Bedeutung. Der blutdrucksenkende Effekt ist wahrscheinlich auf die Senkung des peripheren Widerstandes zurückzuführen.

Neuerdings werden auch ACE-Hemmstoffe wie Captopril zur Behandlung der Hypertension eingesetzt. Als spezifischer Inhibitor des Renin-Angiotensin-Systems greift z. B. Captopril in die Umwandlung von Angiotensin I in das Angiotensin II ein. Gleichzeitig nimmt die Katecholaminkonzentration im Plasma ab. Diese Substanzgruppe scheint bei renaler Hypertonie wirksamer zu sein, als bei der essentiellen Hypertonie.

F 86
Frage 1.85: Lösung B

Zu (D)
Beim **Ostium-secundum-Defekt** enthält der linke Ventrikel wenig Volumen, da das Blut vom linken in den rechten Vorhof fließt. Daher ist auch der enddiastolische Druck im linken Ventrikel niedrig, während der rechte Ventrikel infolge vermehrter Volumenbelastung eine Rechtsherzhypertrophie ausbilden kann.

Zu (A)
Bei der **Aortenklappenstenose** führt die Druckbelastung zur Hypertrophie des linken Ventrikels. Hinter der Stenose besteht ein niedriger Druck in der Aora mit kleiner Amplitude.

Zu (B)
Aortenklappeninsuffizienz
Pathophysiologie:
● Systolischer und diastolischer Druck im linken Vorhof und Ventrikel leicht erhöht. Der hohe systolische Druckanstieg bedingt die verlängerte Auswurfphase.
● Die defekte Herzklappe bewirkt einen Rückstrom von Blut in den linken Ventrikel während der Diastole → RR diastolisch ↓.
● Infolge großen Schlagvolumens steigt der Druck systolisch stark an, was auf das Pendelblut zurückzuführen ist. Der diastolische Blutdruck ist durch den Rückstrom von Blut in den linken Ventrikel niedrig!
● Daher: Pulsus celer et altus, große Blutdruckamplitude!
● Dilatation von Aorta ascendens sowie Hypertrophie und Dilatation des linken Ventrikels.

Zu (C)
Je nach Ausmaß der Druckbelastung treten bei der **Aortenisthmusstenose** Zeichen einer leichten oder fortgeschrittenen linksventrikulären Hypertrophie auf.

Zu (E)
Das Phäochromozytom ist ein meist (90%) benigner Tumor mit Lokalisation *im Nebennierenmark* (90%) oder in den lumbalen oder thorakalen Geflechten des Sympathikus. Das adrenale Phäochromozytom produziert überwiegend Adrenalin, das extraadrenale zum größten Teil Noradrenalin.

Kreislaufwirkungen
● Hypertonie vorwiegend durch α-Rezeptorstimulation, die sowohl paroxysmal als auch dauernd sein kann
● Es resultieren Herzinsuffizienz, Niereninsuffizienz und Proteinurie

Insbesondere aus einer dauernd anhaltenden Hypertonie resultiert eine linksventrikuläre Hypertrophie.

F 86
Frage 1.86: Lösung B

Zu (A) und (C)
Durch die arterielle Druckbelastung kommt es zunächst zu einer konzentrischen Myokardhypertrophie mit Vermehrung der Wanddicke, der linksventrikulären Muskelmasse und Zunahme der Masse-Volumen-Relation des Ventrikels. Bei 14% aller Hypertoniker entwickelt sich eine irreguläre Hypertrophie mit asymetrischen Hypertrophiearealen, die im Bereich der Vorderwand, Hinterwand, Herzspitze und des Septums lokalisiert sein können. Dabei ist die Masse-Volumen-Relation erheblich vermehrt und die systolische Wandspannung erniedrigt. Bei langdauernder Druckbelastung kann es zu einer myokardialen Schädigung mit Zunahme des Ventrikelradius, Zunahme des enddiastolischen Volumens und Zunahme der systolischen Wandspannung kommen.

Wie bei den anderen Hypertrophieformen ist dann der Koronarwiderstand erhöht, die Koronarreserve jedoch infolge zusätzlicher Erhöhung der myokardialen Komponente des Kornonarwiderstandes beträchtlich eingeschränkt.

Zu (B)
Auch im Rahmen eines **sportlichen Ausdauertrainings** kommt es zur **Anpassungshypertrophie** des Herzens. Dabei wird die 500-g-Grenze des Herzgewichts („kritisches Herzgewicht") in den meisten Fällen jedoch nicht überschritten.

(D)
Bei der **dilatativen Kardiomyopathie** hypertrophieren einzelne Myokardfaserbereiche, um den Leistungsabfall des Herzmuskels zu kompensieren. Hypertrophierende Herzmuskelzellen finden sich dabei diffus im gesamten ventrikulären Areal, ohne daß sie zu einer wesentlich sichtbaren Verdickung der Muskelschichten führen. Die Hypertrophie im Rahmen dieses Krankheitsbildes ist daher nur als ein frustraner Versuch der Leistungssteigerung anzusehen. Dabei kann das Herzgewicht in Einzelfällen über 700 g betragen.
Zu (E)
Bei der **Aortenklappeninsuffizienz** führt der Rückstau von Pendelblut zu einer Volumenbelastung des linken Ventrikels mit daraus resultierender linksventrikulärer Hypertrophie.
Im Spätstadium der Erkrankung dilatiert der Ventrikel.

Frage 1.87: Lösung B

Jedes Hochdruckleiden kann unabhängig von seiner Genese zu jedem Zeitpunkt seines Verlaufs in die maligne Phase übergehen.
Zu (A)
Die maligne Hypertonie ist gekennzeichnet durch dauernd stark erhöhte diastolische Druckwerte meist über 120–130 mmHg.
Zu (B)
Die Natriumkonzentration im Serum ist bei Zuständen mit erhöhten Reninwerten in der Regel gleichfalls erhöht.
Bei Formen der renovaskulären Hypertonie mit Aktivierung des Renin-Angiotensin-Aldosteron-Systems und bei bestimmten Formen der endokrinen Hypertonie (Conn-Syndrom) findet man eine erhöhte Natriumkonzentration im Serum, da das vermehrt ausgeschüttete Aldosteron die Rückresorption von Natrium im distalen Tubulus fördert.
Beim kardiovaskulären Hochdruck, der neurogenen Hypertonie, aber auch bei der endokrinen Hypertonie im Falle der Hyperthyreose oder des Phäochromozytoms können hypertone Blutdruckwerte auch ohne eine erhöhte Natriumkonzentration im Serum bestehen.
Als eine Ursache der essentiellen Hypertonie wird die erhöhte Empfindlichkeit der Gefäßmuskulatur gegenüber natriumvermittelten pressorischen Reizen diskutiert. Versuche an Erythrozytenmembranen haben gezeigt, daß Patienten mit essentieller Hypertonie eine veränderte zelluläre Reagibilität gegenüber Natrium aufweisen.
Zu (C)
Patienten mit maligner Hypertonie weisen den typischen Augenhintergrund mit Papillenödem, Gunn-Kreuzungszeichen, Blutungen und Cotton-wool-Exsudaten auf.

Zu (D)
Pathologisch-anatomisch findet sich bei den Kranken meist eine sekundäre maligne Nephrosklerose mit fibrinoider Arteriolonekrose. Durch die erhöhte Druckbelastung hypertrophiert der linke Ventrikel im Rahmen eines Anpassungsvorgangs. Später kann es zur Dilatation kommen. Darüber hinaus führt der Hochdruck zur Entwicklung einer koronaren Herzkrankheit. Demzufolge haben 26% der Hypertoniker gelegentlich Präkordialschmerzen und etwa 7% eine manifeste Angina pectoris.
Zu (E)
Die rasche Progredienz der hochdruckbedingten Läsionen wird möglicherweise durch die folgenden Mechanismen erklärt:
Die exzessive Erhöhung des Gefäßinnendruckes führt zu einer Permeabilitätsstörung der Arteriolen mit Austritt von Plasmabestandteilen. Gleichzeitig tritt eine druckbedingte Diurese und Natriurese auf, die zur Hypovolämie führt. Reaktiv steigt dann, durch Renin bzw. Angiotensin vermittelt, die Aldosteronkonzentration im Serum an, was einerseits eine Volumenretention bedingt, andererseits zur Vasokonstriktion (Angiotensin) führt.
In dieser Phase klagen die Patienten über starke Kopfschmerzen, Sehstörungen, pektanginöse Beschwerden und Schwindelanfälle.

Frage 1.88: Lösung B

Die maligne Hypertonie tritt als besondere Verlaufsform der primären oder sekundären Hypertonie auf. Die Patienten weisen eine fixierte diastolische Hypertonie mit Blutdruckwerten über 120 mmHg sowie Funktionsstörungen von Nieren, Herz und Gehirn mit typischen Augenhintergrundsveränderungen (fundus hypertonicus malignus) auf. Symptomatisch treten Kopfschmerzen, Sehverschlechterung, Schwindel und Erbrechen, Nasenbluten, Parästhesien und nächtliche Muskelkrämpfe auf. Infolge kardialer Insuffizienz kann es zum Lungenödem kommen. Die Nierenfunktion ist zunehmend beeinträchtigt, es finden sich Leuko-, Erythro- und Proteinurie.
Von der malignen Hypertonie kann abhängig von der Dauer der Blutdruckveränderungen jede Altersgruppe gleichermaßen betroffen sein. Diese Frage wurde nur von 29% der Examenskandidaten richtig beantwortet. Die Mehrzahl entschied sich für Lösungsmöglichkeit (E). Die durch eine antihypertensive Therapie zu erreichende Rückbildung von Gefäßläsionen und strukturellen Myokardveränderungen betrifft alle Schweregrade der Hypertonie und ist auch bei Patienten mit maligner Hypertonie festzustellen.

[F 87]
Frage 1.89: Lösung C

Krisenhafte Blutdrucksteigerungen können bei jeder Hochdruckform einsetzen. Eine rasch einsetzende antihypertensive Therapie ist dringend erforderlich, um die akute Lebensbedrohung abzuwenden.
Beim krisenhaften Blutdruckanstieg nimmt die Herzarbeit zu, da das Blut gegen den erhöhten Gefäßwiderstand ausgeworfen werden muß. Zumeist handelt es sich dabei um Patienten, die bereits eine Druckhypertrophie des Herzens aufweisen.
Die unter (C) genannten Veränderungen sind Folgeschäden einer vorbestehenden Hypertonie, charakterisieren jedoch keinesfalls eine hypertensive Krise.

Frage 1.90: Lösung D

Zu (1), (2) und (3)
Endokrine Hypertonie
Beim Conn-Syndrom führt die Überproduktion von Aldosteron zur Na^+-Retention mit konsekutiver Hypertonie. Beim Cushing-Syndrom führt eine erhöhte Kortisol- bzw. Desoxykortikosteroninkretion zur Erhöhung des Plasma- und Extrazellulärvolumens sowie des Gefäßstroms.
Bei der Hyperthyreose bedingt die Zunahme des Schlagvolumens und der Herzfrequenz eine systolische Hypertonie bei normalem diastolischen Druck. Darüber hinaus sensibilisieren Schilddrüsenhormone die Erfolgsorgane für Katecholamine (→ Grundumsatz steigt). Beim Phäochromozytom sind sowohl HMV als auch peripherer Widerstand infolge Katecholaminwirkung erhöht.
Zu (4)
Bei der chronischen Glomerulonephritis und dem nephrotischen Syndrom wird die Reninsekretion durch das verminderte Plasmavolumen angeregt. Es kommt zum sekundären Hyperaldosteronismus.
Zu (5)
Bei der **M. Addison (NNR-Insuffizienz)** besteht ein Hypotonus.

[H 85]
Frage 1.91: Lösung B

Werden die Granulosazellen des juxtaglomerulären Apparates der Niere durch Natriummangel, Hypovolämie oder Hypotonie erregt, wird als Folge die Protease Renin ausgeschüttet. Sie wandelt das α_2-Globulin *Angiotensinogen* zum Dekapeptid *Angiotensin I* um, was dann durch *Converting-Enzym* zum Oktapeptid *Angiotensin II* abgespalten wird. Dieses wirkt stärker blutdrucksteigernd als Noradrenalin und wird schließlich in der Leber abgebaut. Angiotensin II und das dadurch freigesetzte Aldosteron wirken ihrerseits hemmend auf die Reninfreisetzung (→ negatives Feedback). Auch einige Betablocker hemmen die durch β_2-Rezeptoren stimulierte Renininkretion.
Unter **renovaskulärem Hochdruck** versteht man Blutdrucksteigerungen, die Folge einer ein- oder doppelseitigen Minderdurchblutung der Nieren durch Verschluß bzw. Stenose der A. renalis und ihrer Äste sind. Ursächlich kommen Arteriosklerose, Aneurysmen oder Embolien in Betracht. Die renovaskulären Stenosen bedingen etwa 5% aller Hochdruckerkrankungen.
Im Verlauf einer *Nierenarterienstenose* kommt es über vermehrte Reninbildung und Stimulation der Nebennierenrinde häufig zur vermehrten Aldosteronproduktion mit den Befunden einer Hypokaliämie und metabolischen Alkalose im Blut. Hypokaliämie bei bestehendem Hypertonus muß daher den Verdacht auf eine Nierenarterienstenose lenken. Das diagnostische Prozedere besteht in einer angiographischen Darstellung der Nierenarterienstenose sowie Reninbestimmung in den Nierenvenen.
Erste Aussage: Die einseitige Nierenarterienstenose führt zur arteriellen Hypertonie, da das Renin-Angiotensin-System aktiviert wird.
Zweite Aussage: Die glomeruläre Filtrationsrate ist abhängig vom effektiven Filtrationsdruck, der glomerulären Filtrationsfläche und deren Permeabilität. Der effektive Filtrationsdruck wird vom hydrostatischen Druck im Glomerulus sowie vom onkotischen Plasmadruck und Kapseldruck bestimmt. Bei Nierenarterieninfarkt oder Nierenarterienstenose sinkt die glomeruläre Filtrationsrate und damit auch die Harnproduktion ab.

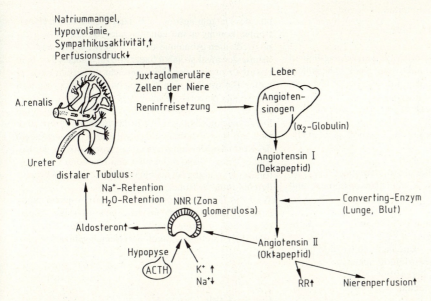

Abb. 1.30. Renin-Angiotensin-Aldosteron-System (RAAS)

Frage 1.92: Lösung D

Die Pyelonephritis ist eine bakteriell bedingte interstielle Nephritis. Typische Symptome der akuten Pyelonephritis sind Fieber, Lendenschmerzen, Klopfempfindlichkeit des Nierenlagers sowie Nachweis bakterieller Krankheitserreger im Urin. Ein Hypertonus fehlt bei der akuten Pyelonephritis.
Dagegen weisen 60% der an chronischer Pyelonephritis Erkrankten einen Hypertonus auf. Der Anstieg des Blutdrucks tritt meist erst bei einer Einschränkung der Nierenfunktion auf ein Drittel der Norm auf.
Unter **renoparenchymaler Hypertonie** versteht man eine chronisch-arterielle Hypertonie infolge ein- oder doppelseitiger *Nierenerkrankung*. Ursächlich sind akute und chronische Glomerulonephritiden, chronische Pyelonephritiden, Zystennieren, diabetische Glomerulosklerose, Gichtniere, Periarteriitis nodosa sowie Nierenamyloidose.
In Abhängigkeit vom Zustand des juxtaglomerulären Apparates kann sowohl eine Erniedrigung als auch eine Erhöhung der Reninsekretion vorliegen. Bei Patienten mit Normotonie und gut einstellbarer Hypertonie sind die Renin- und Aldosteronwerte erniedrigt oder normal. Bei Patienten mit schwer einstellbarer Hypertonie konnten erhöhte, manchmal stark erhöhte, Renin- und Aldosteronwerte beobachtet werden. Dabei korrelieren stark erhöhte Blutdruckwerte mit einer ausgeprägten Hyperplasie des juxtaglomerulären Apparates. In diesen Nieren findet man kaum funktionstüchtige Parenchymelemente, wogegen zahlreiche juxtaglomeruläre Zellen anzutreffen sind.

Typisch ist dieses Bild für Dialysepatienten, deren Hypertonie schwer beeinflußbar ist. Eine Entfernung der „Restniere" kann bei diesem Krankheitsbild erforderlich sein.
Oft geht der juxtaglomeruläre Apparat mit anderen Teilen der Niere zugrunde. In solchen Fällen sowie bei bilateraler Nephrektomie kann der Ausfall der Reninsekretion zum sekundären Hypoaldosteronismus führen, wenn andere Regulationsmechanismen (ACTH und Elektrolyte) das Aldosteronniveau nicht normalisieren können.

Frage 1.93: Lösung E

Die renale Hypertonie ist die häufigste Form der sekundären Hypertonie (etwa 15%).
Dabei entfallen auf die renovaskuläre Hypertonie mit starker Erhöhung des diastolischen Blutdruckwertes etwa 1–2% aller Fälle.
Zwei Drittel dieser Patienten sind an einer arteriosklerotischen Wandveränderung der Nierengefäße erkrankt und weisen ein höheres Alter auf.
Die essentielle Hypertonie (> 80%) ist die häufigste Erkrankung des kardiovaskulären Systems. Etwa 20% aller Erwachsenen leiden an dieser in der Regel erst jenseits des 30. Lebensjahres manifest werdenden Störung der Blutdruckregulation. Ursache sind genetische Determination und Konstitution (Pykniker). Exogene Faktoren (Ernährung, Streß) begünstigen dabei die Entstehung der stabilen Hypertonie.

[H.87]
Frage 1.94: Lösung C

Die Anamnese und der klinische Untersuchungsbefund bei **renovaskulärer Hypertonie** entsprechen nahezu dem Befundspektrum der Patienten mit essentieller Hypertonie. An eine renovaskuläre Hypertonie muß beim Vorliegen folgender Hinweise gedacht werden:
- juvenile Hypertonie,
- plötzliche Verschlechterung einer vorbestehenden Hypertonie,
- hypokaliämische Hypertonie,
- Strömungsgeräusche über einer Nierenloge,
- Niereninfarktsymptomatik mit Flankenschmerz und Fieber in der Anamnese.

Untersuchungsmethoden
- Intravenöses Pyelogramm (zeitlich vergrößerte Kontrastmittelausscheidung)
- Isotopennephrogramm, seitengetrennte Jod-Hippuran-Clearance und Sequenzszintigraphie
- Reninaktivität im peripheren Blut
- Nierenvenenreninbestimmung
- Renovasographie
- Saralasintest (Angiotensin-II-Antagonist hemmt die pressorische Angiotensin-II-Wirkung kompetitiv → Blutdruckabfall)

Zu (C)
Bei der renovaskulären Hypertonie ist das Serumkalium vermindert, da es über die Angiotensin-ausgelöste Aldosteronstimulation (→ Natriumretention in der Niere) vermehrt gegen Natrium ausgeschieden wird.
Siehe auch Kommentar zu Frage 1.91 und 1.92.

Frage 1.95: Lösung E

Zu (1)
Nebennierenmarktumoren (Phäochromozytom) können Katecholamine produzieren. Diese erhöhen das HMV und stellen zusätzlich durch Alpharezeptorstimulation die Gefäße eng. Es resultiert eine Hypertonie, die sowohl dauernd als auch paroxysmal auftreten kann.

Zu (2)
Bei der essentiellen Hypertonie besteht ein Minuten-Volumen-Hochdruck, der in einen Widerstandshochdruck mit normalem HMV übergeht. Dabei kommen oft als Vorboten der malignen Hypertonie krisenhafte Blutdruckanstiege vor.

Zu (3)
Ein krisenhafter Blutdruckanstieg kann zum Hirnödem mit allgemeinen Hirndruckzeichen und neurologischen Symptomen führen.

Zu (4)
Beim krisenhaften Blutdruckanstieg ist die Herzarbeit stark vermehrt, da das Blut gegen den erhöhten Gefäßwiderstand ausgeworfen werden muß. Zumeist handelt es sich dabei um Patienten, die bereits eine Druckhypertrophie des Herzens aufweisen. Bei der exzentrischen Hypertrophie kommt es mit zunehmender Wandspannung zur progredienten Abnahme der Ventrikelfunktion und Zunahme des myokardialen Sauerstoffverbrauchs. Die Sauerstoffversorgung des Herzens reicht daher beim krisenhaften Blutdruckanstieg nicht mehr aus, und es resultiert ein Angina-pectoris-Anfall.

Zu (5)
Die hypertoniebedingte Ventrikeldilatation führt über eine abnorme Erhöhung der myokardialen Komponente des Koronarwiderstandes zu einer Einschränkung der Koronarreserve. Diese bezeichnet den Quotienten von Koronardurchblutung bei maximaler Dilatation zur Koronardurchblutung in Ruhe.

Wird das hochdruckgeschädigte Herz nun einem plötzlichen erhöhten Afterload ausgesetzt, ist seine Anpassungsfähigkeit eingeschränkt, und es kann zur Überdehnung der Einzelfasern (akute Linksherzinsuffizienz) kommen.

[F 85]
Frage 1.96: Lösung A

Zu (A)
Das **Phäochromozytom** ist ein meist (90%) benigner Tumor mit Lokalisation im Nebennierenmark (90%) oder in den lumbalen oder thorokalen Geflechten des Sympathikus. Das adrenale Phäochromozytom produziert überwiegend Adrenalin, das extraadrenale zum größten Teil Noradrenalin.

Kreislaufwirkungen
- Hypertonie vorwiegend durch α-Rezeptorstimulation, die sowohl paroxysmal als auch dauernd sein kann
- Es resultieren: Herzinsuffizienz, Niereninsuffizienz und Proteinurie

Stoffwechseleffekte
- Hyperglykämie und Glukosurie aufgrund der glykogenolytischen Wirkung des Adrenalins mit gesteigerter Lipolyse und Anstieg freier Fettsäuren im Blut
- Hypermetabolismus mit Gewichtsverlust
- Blasse Haut und Leukozytose

Zu (B)
Das **Myxödem** bezeichnet das Unterfunktionssyndrom der Schilddrüse (Hypothyreose). Da die stoffwechselsteigernde Wirkung von T_3 und T_4 vermindert ist, resultiert bei den Patienten eine Abnahme des Grundumsatzes mit Hypoventilation und Hypothermie. Das Myxödemherz ist durch Bradykardie, Kardiomegalie und eine digitalisrefraktäre Herzinsuffizienz gekennzeichnet.

Zu (C)

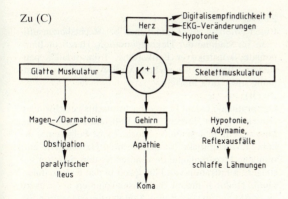

Abb. 1.31. Hypokaliämie

Zu (D)
Bei der **hypertonen Dehydratation** besteht ein intrazellulärer Wassermangel mit relativer extrazellulärer Hypervolämie. Es resultieren: Durst, trockene Schleimhäute, Oligurie, Temperatursteigerung und bei schweren Formen ein Delir.

Zu (E)
Beim **Morbus Addison** kommt es zur hypotonen Dehydratation. Es resultiert eine Reduktion des Herzminutenvolumens. In schweren Fällen kann unter zerebralen Krämpfen, Erbrechen und Delir ein Hirnödem auftreten. Ursächlich ist der Mangel an Mineralokortikoiden (Aldosteron), der mit einer verminderten Natriumreabsorption im distalen Tubulus einhergeht.

Frage 1.97: Lösung C

Zu (A), (B), (D) und (E)
Vollbild der hyperdynamen Kreislaufstörung ist das hyperkinetische Herzsyndrom, das kreislaufdynamisch gekennzeichnet ist durch überhöhte Werte des Herzminutenvolumens, der Pulsfrequenz, der Blutdruckamplitude und der kardialen Kontraktilität. In den Muskelgefäßen besteht ein verminderter Gefäßwiderstand, die körperliche Leistungsfähigkeit ist eingeschränkt. Im Vordergrund der Beschwerden stehen Herzsensationen und ein Gefühl verminderter körperlicher Leistungsfähigkeit. Bereits eine dosierte Belastung führt zum übermäßigen Anstieg der Pulsfrequenz und des systolischen Blutdrucks.
Als Ursache wird ein vermehrtes Ansprechen von Betarezeptoren auf Katecholamine diskutiert. Auch eine Störung der Sollwerteinstellung im Bereich der zentralen Kreislaufregulation ist anzunehmen.
Die Therapie besteht in der Gabe von niedrig dosierten Betarezeptorenblockern, auf die die Patienten in der Regel sehr gut ansprechen. Gleichzeitig soll körperliches Training aufgenommen werden, was das Auftreten einer vagotonen Reaktionslage begünstigt.

Zu (C)
Bei der Mitralstenose findet man ein Intervalldiastolikum, das durch Wirbelbildung an der verengten Mitralklappe entsteht und wegen des mit dem Bluteinstrom in den linken Ventrikel abnehmenden Druckes im linken Vorhof Dekreszendocharakter hat.
Der Auskultationsbefund beim hyperkinetischen Herzsyndrom ist unauffällig. Gelegentlich kann ein 3. Herzton, wie er auch im Rahmen anderer hyperzirkulatorischer Zustände auftritt, auskultiert werden.

Frage 1.98: Lösung C

Zur hohen RR-Amplitude kommt es bei
- Hyperthyreose durch Erhöhung des Kreislaufminutenvolumens sowie durch vermehrte Adrenalinwirkung.
- der Arteriosklerose durch fehlende Windkesselfunktion durch Elastizitätsminderung.
- offenem Ductus Botalli, einer Verbindung zwischen Aorta und A. pulmonalis. Da ein Teil des Blutes in die A. pulmonales abfließt (bis zu 70% des gesamten Minutenvolumens), fällt der systolische Druck in der Aorta schnell ab. Es resultiert eine große Blutdruckamplitude.
- der Aorteninsuffizienz. Hierbei strömt in der Diastole Blut aus der Aorta in die linke Kammer zurück. Somit fällt der diastolische Druck ab, jedoch erhöht sich durch ein vergrößertes Schlagvolumen der systolische Druck.
- der Mitralinsuffizienz, die zu einem Rückstau in den linken Vorhof bzw. das rechte Herz führt, während der linksventrikuläre Druck normal oder erniedrigt ist.

Frage 1.99: Lösung B

Bei Blutdruckwerten unter 100/60 mmHG spricht man von Hypotonie. Eine regulative Hypotonie findet sich bei gut trainierten Sportlern, deren Vagotonus überwiegt. Ein akuter Hypotonus kann auch durch Schmerzreize, psychisch, orthostatisch und durch Reizung des Karotissinus hervorgerufen sein.

Chronische Hypotonie kann folgende Ursachen haben
- *Endokrin* führen Morbus Addison und AGS durch reduziertes HMV infolge Volumenmangels zur Hypotonie. Auch ACTH- und TSH-Ausfall lösen Hypotonie aus. Bei der Hypothyreose ist das Blutvolumen durch Myxödembildung reduziert ($\rightarrow$ HMV $\downarrow$ $\rightarrow$ RR $\downarrow$).
- *Kardiovaskuläre Hypotonie* tritt bei Aortenstenose, Mitralstenose, Adams-Stokes-Anfall und Valsalva-Preßversuch auf (Drosselung des venösen Rückstroms durch erhöhten intrathorakalen Druck).
- *Ferner* infektiös-toxische Genese, Hypovolämie, Immobilisation und medikamentöse Induktion.

Symptomatik
Mattigkeit, Stehschwäche, Schwindel, Nervosität, Konzentrationsstörungen und Kopfschmerzen.
Zu (B)
Patienten mit **essentieller Hypertonie** neigen als Folge des hohen Blutdrucks zu Nasenbluten.

Frage 1.100: Lösung C

Stadien der Herzinsuffizienz nach der New York Heart Association
I) Völlige Beschwerdefreiheit bei normaler körperlicher Belastung
II) Beschwerdefreiheit nur in Ruhe und bei leichter körperlicher Tätigkeit, also eingeschränkte körperliche Belastbarkeit
III) Beschwerden schon bei leichter körperlicher Tätigkeit, nicht aber in Ruhe; stärker eingeschränkte Belastbarkeit
IV) Beschwerden schon in Ruhe; jede Tätigkeit verstärkt die Symptome

Zu (D) und (E)
Symptome der Herzinsuffizienz:
Linksherzinsuffizienz
Symptome und Befunde
- Schwäche, Ermüdbarkeit
- Belastungsdyspnoe, Orthopnoe
- Rasselgeräusche, Husten
- Lungenödem
- Zyanose

Rechtsherzinsuffizienz
Symptome und Befunde
- Venenstauung im großen Kreislauf, z. B. hepatojugulärer Reflux
- Vergrößerung des Abdomens (Aszites)
- Leberschwellung
- Ödeme (Fußgelenke und Füße)
- Gewichtszunahme
- gestaute, erweiterte Halsnerven

Gemeinsame Symptome
- Eingeschränkte Leistungsfähigkeit
- Nykturie, Oligurie
- Rhythmusstörungen
- Tachykardie (Belastungs-)
- Herzvergrößerung
- Pleura- und Perikarderguß
- Periphere Zyanose
- Verminderung der zentralvenösen Ruhe-Sauerstoffsättigung

Zu (A)
Einen *erhöhten ZVD* findet man bei Rechtsherzinsuffizienz im Stadium der Dekompensation, Herzbeuteltamponade, konstriktiver Perikarditis, Trikuspidalklappenstenose, Tumoren des rechten Vorhofs, Überdruckbeatmung sowie post mortem.
Zu (B)
Das prätibiale Ödem kann zunächst nachts verschwinden (Entlastung des Herzens durch Bettruhe), persistiert im fortgeschrittenen Stadium jedoch. Es ist Folge eines erhöhten Venendrucks vor dem rechten Herzen. Die entstandene Hypervolämie im venösen System führt zur gesteigerten Filtration von Flüssigkeit in den Extrazellulärraum. Dadurch nimmt das Plasmavolumen ab, was zu einer Aktivierung des Renin-Angiotensin-Aldosteron-Systems sowie zu einer Ausschüttung von ADH führt. Hierdurch wird die Wasserretention verstärkt.
Zu (C)
Ein Absinken des onkotischen Druckes infolge Hypoproteinämie tritt beim nephrotischen Syndrom auf. Hierbei kommt es zum Austritt von Flüssigkeit in den EZR. Bei der biventrikulären Herzinsuffizienz entstehen die Ödeme nicht durch Hypalbuminämie, sondern durch steigenden hydrostatischen Plasmadruck → Austreten von Flüssigkeit ins Interstitium.

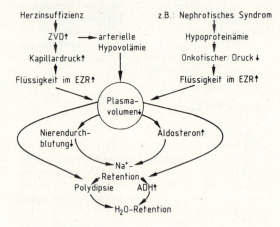

Abb. 1.32. Ödempathogenese

Jede Zunahme der interstitiellen Flüssigkeit ist nur auf Kosten des Plasmavolumens möglich. Die Verminderung des Plasmavolumens führt zu einer Abnahme der Nierendurchblutung mit konsekutiv verminderter Natrium- und Wasserausscheidung. Gleichzeitig nimmt auch die Sekretion von Aldosteron zu, was die Mehrresorption von Wasser und Natrium weiter fördert. Das verminderte Plasmavolumen stimuliert Dehnungsrezeptoren im linken Vorhof. Über nervale Leitung zum Hypothalamus wird dort die Ausschüttung von ADH aktiviert. Somit findet auch eine gesteigerte Resorption von Wasser im distalen Tubulus und den Sammelrohren statt. Außerdem besteht infolge verminderten Plasmavolumens subjektives Durstempfinden, was die Wasserzufuhr erhöht.

Frage 1.101: Lösung E

Verminderung der Pumpleistung des rechten Ventrikels führt zum Stau im venösen Kreislaufbereich. Das in die Lunge ausgeworfene Schlagvolumen sinkt ab, was zu vermindertem Blutangebot an den linken Ventrikel führt. Das venöse System kann das vor dem insuffizienten rechten Ventrikel gestaute Blut druckpassiv aufnehmen. Daher kommt es auch zu keiner sekundären Linksbelastung.
Der Venendruck steigt bei der dekompensierten Rechtsherzinsuffizienz an, da kompensatorisch der Venolentonus sowie das Blutvolumen (RAAS ↑, später auch ADH ↑) zunehmen.
Siehe auch Kommentar zu Frage 1.100.

Frage 1.102: Lösung C

Das akute Cor pulmonale bezeichnet eine akute Dilatation und Insuffizienz des rechten Ventrikels infolge akuter Druckbelastung ohne vorhergehende adaptive Muskelhypertrophie. Häufigste Ursache ist die massive Lungenembolie. Daneben können der Status asthmaticus, Spannungspneumothorax und das Mediastinalemphysem zum akuten Cor pulmonale führen.
Die Lungenembolie tritt häufig nach Ereignissen auf, die zu einem Anstieg des Venendrucks führen (Pressen beim Stuhlgang, Lagewechsel, Hustenanfälle).
Kleine Lungenembolien können ohne alle Symptome verlaufen. Typischerweise finden sich bei mittelgroßen Embolien: Thoraxschmerz, Dyspnoe und Hämoptoe (Trias). Der plötzliche Verschluß des Truncus pulmonalis verläuft in der Regel tödlich.
Nach einer Lungenembolie ist mit einer längeren Rekonvaleszenz zu rechnen (6 Monate), in der die Patienten über Belastungsdyspnoe und Neigung zu Tachykardien klagen. Bei etwa 20% der Patienten ist der erste Anfall letal.
Die Diagnosestellung erfolgt heute mittels Ventilationsszintigraphie, Rechtsherzkatheter und Pulmonalisangiographie. Obligatorisch ist eine Röntgenaufnahme in 2 Ebenen. Im EKG findet sich $S_I Q_{III}$-Typ und ST-Hebungen in III.
Labor: Die LDH ist erhöht, es können eine Leukozytose und bei Leberstauung erhöhte Bilirubinwerte zu finden sein.

Therapie: Als Sofortmaßnahmen sind Schmerz- und Schockbekämpfung sowie die Gabe von Herzglykosiden notwendig. Wegen der notwendigen fibrinolytischen gerinnungshemmenden Behandlung dürfen keine i.m. Injektionen verabfolgt werden. Sowohl Heparingabe als auch eine Fibrinolyse mit Streptokinase (250000 IE) schließen sich an.

Frage 1.103: Lösung A

Hämodynamisch wird die pulmonale Hypertonie nach dem Pulmonalarteriendruck eingeteilt:
● Geringgradige pulmonale Hypertonie (Mitteldruck 20–35 mmHg)
● Mittelgradige pulmonale Hypertonie (Mitteldruck 35–55 mmHg)
● Schwere pulmonale Hypertonie (Mitteldruck > 55 mmHg)
Der normale Druck in der A. pulmonalis beträgt systolisch 20 und diastolisch 8 mmHg.
Unter einem chronischen Cor pulmonale versteht man eine Hypertrophie und Dilatation des rechten Ventrikels als Folge von Erkrankungen, durch die Funktion oder Struktur der Lungen beeinflußt wird bzw. solche, die zu morphologischen und anhaltenden funktionellen Veränderungen in der Lungenstrombahn führen (WHO).
Zu (A)
Mittels Einschwemmkatheter findet man eine Druckerhöhung im kleinen Kreislauf. Nicht der Pulmonalvenendruck, sondern der Pulmonalarteriendruck ist erhöht. Ursache ist die Erhöhung des Pulmonalgefäßwiderstandes durch Wandverdickungen und Verschluß von Kapillaren und Arteriolen, die zu einer Rarefizierungen des Gefäßbettes führen.
Zu (C), (D) und (E)
Das Cor pulmonale führt zu Dyspnoe, Zyanose, Halsvenenstauung, Hepatomegalie und peripheren Ödemen. Die Patienten klagen oft über Herzrasen, das mit Rhythmusstörungen verbunden sein kann. Gelegentlich sind rechtssternale Herzpulsationen zu sehen, die aber auch von der emphysematös veränderten Lunge überdeckt werden können.
Die Diagnose wird mittels EKG, Röntgenbefund und Lungenfunktionsprüfung erstellt. Das Labor weist eine Polyglobulie und einen erhöhten Hämatokritwert aus, was durch die chronische Sauerstoffuntersättigung des Blutes zu erklären ist. Als Folge der Polyglobulie besteht gleichzeitig eine Hyperkoagulabilität, die das Entstehen thromboembolischer Komplikationen begünstigt.
Durch einen Einschwemmkatheter läßt sich die Druckerhöhung im kleinen Kreislauf nachweisen und der Schweregrad der Erkrankung ermitteln. Die Blutgase sind in jedem Fall pathologisch verändert, was sich entweder in Form einer arteriellen Hypoxämie oder in Form der Globalinsuffizienz äußern kann.

Das EKG ist nicht in jedem Fall verändert. So können die Zeichen einer Rechtsherzhypertrophie durch eine gleichzeitig bestehende Linkshypertrophie neutralisiert werden.
Verläßliche Kriterien sind:
- Rechtstyp bzw. Sagittaltyp
- P-dextroarteriale
- Rechtshypertrophie (hohes R in V1, in V3–V6 und in aVR, tiefes S in V6 sowie R/S-Form in V1–V6).

Am Herzen selbst unterscheidet man 4 Röntgenstadien (nach Primer, Pulmologie in der Praxis, edition medizin)
I = kleines Herz = verstärkte systolische Kontraktion als Antwort auf die Druckbelastung.
II = „normale" Größe = Zunahme des systolischen Restblutes.
III = Linksverbreiterung = Rotation des Herzens, wodurch der rechte Ventrikel randbildend wird.
IV = Rechtsverbreiterung = Vergrößerung des rechten Vorhofs als Folge der relativen Trikuspidalklappeninsuffizienz.

Das Röntgenbild des Herzens weist typische Zeichen des Cor pulmonale auf:
- Der rechte absteigende Ast der A. pulmonalis ist auf 16–18 mm und mehr verbreitert.
- Es besteht eine abrupte Kaliberzunahme der erweiterten Lappenarterien zu den Segmentarterien hin (= Kalibersprung).
- Gleichzeitig findet sich eine helle, gefäßarme Lungenperipherie.
- Der Conus pulmonalis ist deutlich vorgewölbt, was besonders bei schrägem Durchmesser sichtbar wird.

H 86
Frage 1.104: Lösung D

Zu (1) und (4)
Eine **Erhöhung** des normalerweise niedrigen Widerstandes **in den pulmonalen Gefäßen** führt zu einer **Belastung des rechten** Herzens. Ist die Widerstandserhöhung pulmonal bedingt, spricht man von **Cor pulmonale.** Der rechte Ventrikel ist normalerweise dünnwandig. Er hypertrophiert erst bei chronischer Druckbelastung. Der an die gestiegene Nachlast angepaßte hypertrophierte rechte Ventrikel kann lange Zeit mit normalem Füllungsdruck hämodynamisch normal arbeiten. Erst bei weiterem Anstieg des Pulmonalarteriendruckes tritt eine myokardiale Insuffizienz mit unzureichendem Anstieg des Herzminutenvolumens bei Belastung auf. Im Stadium der Rechtsherzinsuffizienz treten Rhythmusstörungen auf, die lebensbedrohlich sein können.

Zu (2)
In seltenen Fällen kann auch eine **Skoliose** Ursache der Rechtsherzhypertrophie sein. Dabei kann eine pulmonale Hypoventilation reflektorisch zu einer funktionellen Verengung der kleinen Lungengefäße und damit zur Widerstandszunahme im Lungenkreislauf führen.
Das Cor pulmonale durch alveoläre Hypoventilation tritt insbesondere bei ausgeprägter Kyphoskoliose und ausgedehnten Pleuraschwarten auf.
Zu (5)
Eine **Verengung der Mitralklappenöffnungsfläche** führt zur Einflußbehinderung des Blutes in den linken Ventrikel. Es resultiert ein Rückstau von Blut im linken Vorhof, der sich in die Lungenvenen, Lungenkapillaren und Lungenarterien fortsetzt. Dabei wird der pulmonale Hochdruck durch zusätzliche Widerstandserhöhung in den pulmonalen Arteriolen noch weiter verstärkt. Durch die Rechtsherzbelastung kommt es zur Rechtsherzhypertrophie.

F 86
Frage 1.105: Lösung E

Bei der akuten Linksherzinsuffizienz kommt es durch die verminderte Auswurffraktion des linken Herzens zu verminderter Nierendurchblutung. Dieses akute prärenale Nierenversagen geht mit einer Oligurie um 500 ml Urinausscheidung/die einher. Diese Oligurie bewirkt eine Überwässerung des Organismus und begünstigt die Entstehung des Lungenödems.
Siehe auch Kommentar zu Frage 1.100 auf Seite 204.

H 85
Frage 1.106: Lösung A

Herzinsuffizienz bezeichnet die Unfähigkeit, das vom Organismus benötigte Blutvolumen zu fördern. Den Insuffizienzgrad bestimmt man am enddiastolischen Füllungsdruck der Ventrikel, der vermehrt ist, weil das insuffiziente Herz weniger Blut auswirft. Ebenso sind endsystolisches und enddiastolisches Ventrikelvolumen vermehrt. Im Rahmen einer Herzinsuffizienz führt die Zunahme des Kapillardrucks zur Filtration von Flüssigkeit in den interstitiellen Raum. Dabei kommt es erst nach Überschreiten der Transportkapazität des Lymphgefäßsystems zur peripheren Ödembildung.
Filtration > Resorption + Lymphabfluß → Ödem.

Frage 1.107: Lösung C

Zu (A) und (B)
Bei der Linksherzinsuffizienz kann das Blut aus dem Lungenkreislauf nicht mehr ausreichend in den Körperkreislauf transportiert werden. Es resultiert eine Lungenstauung mit feuchten RGs und Dyspnoe.

Zu (C)
Die Jugularvenendrucksteigerung tritt als Zeichen einer Rechtsherzinsuffizienz auf.

Zu (D)
Kerley-B-Linien im Röntgenbild sind streifige Verschattungen oberhalb des kostodiaphragmalen Sinus. Wahrscheinlich sind sie durch Verbreiterung von Lymphgefäßen und Verdickung von Interlobärspalten als Folge eines Ödems des interstitiellen Bindegewebes (kardiale Stauung) bedingt.

Zu (E)
Den Insuffizienzgrad bestimmt man am enddiastolischen Füllungsdruck der Ventrikel, der erhöht ist, weil das insuffiziente Herz weniger Blut auswirft. Ebenso sind endsystolisches und enddiastolisches Ventrikelvolumen vermehrt. Die Kontraktionsgeschwindigkeit ist vermindert, da eine reduzierte maximale Druckanstiegsgeschwindigkeit eine verlängerte Anspannungszeit zur Folge hat.

Frage 1.108: Lösung B

Siehe auch Kommentare zu den nachfolgenden Fragen. Auskultatorisch ist häufig ein Galopprhythmus und bei etwa 2/3 der Fälle eine leichte Mitralinsuffizienz nachweisbar.

Zu (D)
Siehe Kommentar zu Frage 1.4, zu (E).

Zu (E)
Siehe Kommentar zu Frage 1.18, zu (5).

Frage 1.109: Lösung C

Die Bezeichnung **kongestive Kardiomyopathie** ist heute zu Gunsten der Bezeichnung **dilatative Kardiomyopathie** in den Hintergrund getreten, da die Dilatation des Herzens schon längere Zeit vor Auftreten einer Herzinsuffizienz beobachtet werden kann.
Kardiomyopathien sind Funktionsstörungen des Herzmuskels aus unbekannter (**primäre Kardiomyopathie**) oder bekannter (**sekundäre Kardiomyopathie**) Ursache. Dabei wird zwischen einer **dilatativen, hypertrophischen** und **restriktiven** Form unterschieden. Ursachen der sekundären Kardiomyopathien sind infektiöse, toxische, metabolische oder physikalische Schädigungen des Herzmuskels.
Die kongestive, dilatative Kardiomyopathie ist Ausdruck einer myokardialen Dysfunktion bei häufig nicht feststellbarer Ätiologie.

Zu (A)
Typischerweise findet man eine Erweiterung des linken und rechten Ventrikelcavums mit Erhöhung des enddiastolischen wie auch endsystolischen Volumens.

Zu (B)
Im **Herz-Ultraschallbefund** lassen sich im Rahmen der kongestiven Kardiomyopathie Thromben im linken Ventrikel nachweisen. Sie enstehen durch die relative Stagnation von Blut bei verminderter Auswurfleistung des Herzens.
Intrakardiale Thromben bilden sich
- im linken Vorhof bei Mitralstenose,
- im linken Ventrikel bei Zustand nach Myokardinfarkt mit und ohne Aneurysma,
- im linken Ventrikel bei einer kongestiven Kardiomyopathie.

Zu (C)
Zu einer Obstruktion im Bereich der Ausflußbahn des linken Ventrikels kommt es bei der hypertrophen obstruktiven Kardiomyopathie. Diese Form der Kardiomyopathie ist durch eine asymetrische Hypertrophie des Ventrikelseptums charakterisiert.

Zu (D)
Die Dilatation des linken Ventrikels kann zu einer Erweiterung des Mitralklappenringes führen. Der sichere klinische Unterschied gegenüber der organischen Mitralklappeninsuffizienz ist das Verschwinden des systolischen Geräusches im Verlauf der Therapie der Herzinsuffizienz. Je größer der linke Ventrikel und je geringer dabei das auskultatorische Maß der Mitralinsuffizienz, desto eher handelt es sich um eine relative Mitralklappeninsuffizienz.

Zu (E)
Während die Wanddicke des intraventrikulären Septums und der linksventrikulären Hinterwand im unteren Normbereich liegen, ist die Kontraktionsamplitude deutlich herabgesetzt. Daraus erfolgt die typische endsystolische Erweiterung und die deutlich unter 20% liegende segmentale Auswurffraktion des linken Ventrikels. Dabei zeigt sich das intraventrikuläre Septum als nahezu unbewegte Struktur im M-mode Echokardiogramm.

[H 85]
Frage 1.110: Lösung C

Kardiomyopathien siehe Kommentar zu Frage 1.109.
Zu (2)
Post mortem findet sich in einigen Fällen eine Wanddickenzunahme, die im Vergleich zur erheblichen Dilatation des Ventrikels jedoch nur als Versuch einer kompensatorischen Hypertrophie angesehen werden kann. Hierdurch wird auch die zu beobachtende Gewichtszunahme des dilatierten Herzens erklärt.
Zu (3)
Die histologische Untersuchung zeigt interstitielle und perivaskuläre Fibrosierung, die gelegentlich mit einer Kalzifizierung der Muskulatur einhergehen kann. Eine extreme Fibrosierung des Herzens findet man typischerweise bei der **Löffler-Endokardfibrose** und bei restriktiven Kardiomyopathien, die vor allem bei der schwarzen Bevölkerung Südafrikas vorkommen.
Zu (4)
Kardiomyopathien als Folgeerkrankung einer Myokarditis sind den sekundären Kariomyopathien zuzuordnen. Unklar ist heute noch, wie groß die Zahl der inapparenten Myokardinfektionen als Ursache späterer dilatativer Kardiomyopathien zu werten ist. Neuere Befunde von Myokardbiopsien bei Patienten mit dilatativer Kardiomyopathie konnten zeigen, daß bei einem großen Teil der Fälle inaktive Viruspartikel im Myokardgewebe nachzuweisen waren. Dies korreliert auch mit der Feststellung, daß Patienten mit dilatativer Kardiomyopathie häufig erhöhte Virusantikörpertiter im Blut aufweisen. Multizentrische Studien sollen derzeit klären, welche pathogenetische Bedeutung myokardiotrope Virusinfektionen bei der Entstehung der dilatativen Kardiomyopathie haben.
Siehe auch Kommentar zu Frage 1.109.

[H 87]
Frage 1.111: Lösung E

Die restriktive Kardiomyopathie ist durch eine Erschwerung der diastolischen linksventrikulären Füllung gekennzeichnet. Diese ist Folge der erheblichen Steifheit der in der Relaxation gestörten Ventrikelwände.
Ursächlich können sein:
- Myokardfibrose (Sarkoidose, Lymphogranulomatose, Bestrahlung)
- Muskelhypertrophie (idiopathisch, Friedreich-Ataxie)
- Infiltrative Vorgänge (z.B. Amyloid, Eisen, Glykogen)

Dieser Gruppe werden auch obliterative Formen zugeordnet, wie die endomyokardiale Fibrose, die Endocarditis fibroplastica (Löffler) und die rechtsventrikuläre Endokardverdickung beim Dünndarmkarzinoid.
Zu (1)
Diese Veränderungen sprechen für eine dilatative Kardiomyopathie.
Zu (4)
Die **Symptome** richten sich nach dem Ausmaß der myokardialen Schädigung. Im Vordergrund steht die Rechtsherzinsuffizienz, bedingt durch Füllungsbehinderung der rechten Kammer und die Trikuspidalinsuffizienz, die zu den entsprechenden Symptomen (Halsvenenstauung, Hepatomegalie, Aszites, periphere Ödeme) führt.

[H 85]
Frage 1.112: Lösung C

Nimmt durch krankhafte Veränderungen die Steifheit des Perikards zu, so wird bereits die normale diastolische Füllung des Herzens erschwert (**Pericarditis constrictiva**). Die narbig verdickten, zum Teil verkalkten Perikardblätter lassen sich echokardiographisch und röntgenologisch nachweisen. Hypotonie, kleines Schlagvolumen und Tachykardie sowie Jugularvenenstauung, Hepatomegalie und Aszites lassen sich bei diesen Patienten feststellen. Da sich der Ventrikel in der Diastole nicht mehr ausdehnen kann (Ventrikelfüllung sinkt), besteht die einzige Therapie in der Resektion der Perikadschwielen bzw. einer Fensterung des Perikards. Insbesondere bei der tuberkulösen Perikarditis kann die rechtzeitige Perikardektomie die Bildung eines **Panzerherzens** verhindern. In diesem Fall ist die Behandlung mit der Dreierkombination Isonazid, Rifampicin und Etambutol für 6 bis 9 Monate erforderlich.
Bei eitrigen Perikarditiden kann antibiotisch behandelt werden.

Frage 1.113: Lösung C

Bei totalem AV-Block (III°) schlagen Vorhöfe und Kammern unabhängig voneinander in ihrer eigenen Frequenz. Folgen hierbei Vorhof- und Kammeraktion kurz aufeinander, entsteht ein besonders lauter 1. Herzton, „bruit de canon" oder Kanonenschlag genannt.

Frage 1.114: Lösung B

Bei der Aorteninsuffizienz hört man im Anschluß an den 2. Herzton ein hochfrequentes Dekrescendogeräusch, das mit zunehmendem Schweregrad der Erkrankung lauter wird (siehe Abbildung 1.5).
Auskultation:
Sofortdiastolikum über dem 3. ICR links.
Systolisches Austreibungsgeräusch bei hämodynamisch wirksamer Aortenklappeninsuffizienz. Siehe auch Abb. 1.5.

Frage 1.115: Lösung A

Bei der Mitralstenose ist abgesetzt vom 2. Herzton ein Mitralöffnungston zu hören, dem mit zeitlichem Intervall das diastolische Füllungsgeräusch folgt. Dieses Geräusch entsteht durch Wirbelbildung an der verengten Mitralklappe und hat wegen des mit dem Bluteinstrom in den linken Ventrikel abnehmenden Vorhofdrucks Dekrescendocharakter. Ihm folgt präsystolisch in Krescendoform das Austreibungsgeräusch, das durch die mit der Entleerung des linken Vorhofs zunehmende Beschleunigung des Blutstroms durch das verengte Ostium verursacht wird. Beim Vorhofflimmern ist wegen der fehlenden Kontraktion des linken Vorhofs dieses präsystolische Geräusch nicht zu hören.
Auskultation:
Präsystolisches Krescendo (fehlt bei Vorhofflimmern), paukender 1. Herzton, Mitralöffnungston sowie Protodiastolikum. Siehe auch Abb. 1.8.

Frage 1.116: Lösung C

Zum frühsystolischen aortalen Ejectionsclick kommt es bei der valvulären Aortenstenose, sofern die Klappen noch beweglich sind. Die Lautstärke dieses Geräusches erklärt sich aus dem hohen Druck, unter dem das Blut durch die Klappenstenose gepreßt wird. Bisweilen ist es so laut, daß es ohne Stethoskop auf Distanz hörbar wird.

Zu (B)
Bei der dilatativen Kardiomyopathie ist ebenso wie bei der Myokarditis häufig ein 3. Herzton nachzuweisen. Dabei handelt es sich um einen Dehnungston des linken Ventrikels oder einen Ventrikelfüllungston. Dieser ist bei Jugendlichen eher physiologisch, bei Erwachsenen jedoch Ausdruck einer myokardialen Erkrankung mit abnormer Füllungsphase des linken Ventrikels, häufig auf dem Boden einer eingeschränkten Dehnbarkeit des Ventrikelmyokards.
Zu (E)
Siehe Abb. 1.1.

Frage 1.117: Lösung B

Zu (B)
Zunahme des enddiastolischen Blutvolumens im rechten Ventrikel ⇒ verspäteter Schluß der Pulmonalklappe gegenüber der Aortenklappe ⇒ fixierte weite Spaltung des 2. Herztons.

Weitere Auskultationsbefunde
Zu (A)
Präsystolikum MÖT diastol. Intervallgeräusch
Zu (C)
Perikarditisches Reibegeräusch „Perikardreiben"
Zu (D)
Spindel- oder bandförmiges Systolikum (Preßstrahlgeräusch)
Zu (E)
Hochfrequentes Diastolikum

Frage 1.118: Lösung E

Zu (B)
Im Vordergrund der Perikarditissymptomatik stehen Fieber, Schweißneigung, Atemnot sowie retrosternaler, oft atemunabhängiger Thoraxschmerz.
Die Halsvenen werden durch zunehmende Einflußstauung sichtbar, und es bestehen Zeichen einer Leberstauung und Zyanose. Auskultatorisch findet man häufig ein ohrnahes Perikardreiben, das in Abhängigkeit von Atem- und Körperlage variieren kann.
Im EKG findet man im akuten Stadium häufig ST-Hebungen in den Ableitungen I, II und III und V_{2-6}. Im chronischen Stadium sieht man gleichschenklig negative T-Wellen. Bei exsudativer Perikarditis besteht häufig eine Niedervoltage durch Ergußbildung.
Zu (C)
Der Vorderwandinfarkt führt zu ST-Hebungen in den Ableitungen I, aVL und V_{1-4}. Der CPK-Wert steigt meist nach etwa 4 Stunden an und erreicht seinen Gipfel etwa 10–20 Stunden nach dem Infarktereignis. Der GOT-Wert (normal bis 20 U/l) steigt bei Herzinfarkten auf etwa 120 U/l und erreicht seinen Gipfel nach 16–48 Stunden.
Zu (D)
Als Tietze-Syndrom wird eine schmerzhafte Verdickung der Rippenknorpel am Sternalansatz, insbesondere der 2. und 3. Rippe, bezeichnet. Die Ätiologie ist unklar.

Frage 1.119: Lösung C

Zu (1)

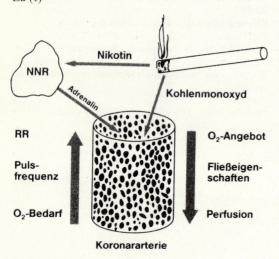

Abb 1.32. Auswirkungen des Nikotins auf Kreislauf, Fließeigenschaften des Blutes, Gefäße und Nebennierenrinde (aus Mörl, 1984)

Zu (2)
Koffein ist ein methyliertes Xanthin. Methylxanthine wirken an purinergen Rezeptoren durch Mobilisierung von intrazellulär gespeichertem Kalzium. Außerdem erhöhen Methylxanthine ähnlich wie die Katecholamine den Gehalt an zyklischen AMP in den Zellen.
Koffein hat vornehmlich eine positiv-inotrope Wirkung, wirkt aber auch vasodilatatorisch. An der Entstehung einer koronaren Herzerkrankung ist es nicht beteiligt.
Zu (3)
Als Schrittmacher für die an der Morbiditäts- und Mortalitätsstatistik mit Abstand an erster Stelle stehenden zerebro- und kardiovaskulären Erkrankungen ist die Hypertonie heute der bedeutendste Risikofaktor. Dabei bewirkt der mechanische Reiz durch Druck und Turbulenzen im Blutfluß eine Endothelschädigung, die die erste Stufe der Pathogenese der Arteriosklerose darstellt.

Pathogenese der Arteriosklerose
1. Stufe Läsion der Endothelschicht
2. Stufe Proliferation von Muskelzellen in der Media
3. Stufe Einwandern dieser Muskelzellen in die Intima
4. Stufe Ablagerung von Thrombozyten
   Bildung von Mikrothromben
5. Stufe Einwanderung und Ablagerung von Lipoproteinen
6. Stufe Ausstülpen der Gefäßwand in das Gefäßlumen hinein

Zu beachten ist, daß die **Arteriosklerose** sich schon in der Kindheit entwickelt und erst im Erwachsenenalter klinisch manifestiert wird, wobei dann ein ausgeprägter pathologisch-anatomischer Befund besteht (aus Mörl, 1984). Die arteriosklerotischen Wandveränderungen der Koronargefäße sind verantwortlich für das Entstehen der koronaren Herzkrankheit.
Zu (4)
Die Anämie zählt nicht zu den Risikofaktoren der koronaren Herzerkrankung. Sie begünstigt allerdings bei vorbestehender Koronarsklerose durch Absinken des Sauerstoffangebots das Entstehen einer Koronarinsuffizienz. Sowohl die Gefäßstenose als auch unzureichende Sauerstoffsättigung des arteriellen Blutes führen zur myokardialen Ischämie.
Zu (5)
Das gehäufte Vorkommen einer Hypercholesterinämie steht zur Atherogenese in unmittelbarer Beziehung. Die Herzinfarktrate nimmt linear mit steigendem Serumcholesterinspiegel zu. Inwieweit auch vermehrte Triglyceride im Serum atherogen wirken, läßt sich derzeit noch nicht abschließend beurteilen. Wahrscheinlich benötigt eine Hypertriglyceridämie bis zur Gefäßmanifestation eine längere Zeit.

Frage 1.120: Lösung E

Bei Tachykardien nimmt die Dauer der Diastole ab. Die koronare Durchblutung verschlechtert sich dabei, weil sie hauptsächlich in der frühen Diastole erfolgt. Zu diesem Zeitpunkt ist der intramurale Druck am geringsten. Gleichzeitig besteht infolge Mehrarbeit des Myokards ein erhöhter O_2-Bedarf.
Ein Mißverhältnis zwischen O_2-Bedarf und -Angebot kann bei Patienten mit koronarer Herzkrankheit zum Angina-pectoris-Anfall führen.
↑ O_2-Bedarf bei: Frequenzsteigerung, Belastung, Druckbelastung des Ventrikels.
↓ O_2-Angebot bei: Blutung, voluminösen Mahlzeiten (→ Blut versackt im Splanchnikusgebiet, „venöses Pooling", ↓ koronarer Perfusionsdruck) sowie postprandiale Hyperlipidämie und ↑ Koagulabilität von Thrombozyten.

Frage 1.121: Lösung C

A. coronaria dextra
→ Ramus interventricularis posterior

A. coronaria sinistra
→ Ramus interventricularis anterior
→ Ramus circumflexus

Der **rechtsventrikuläre Myokardinfarkt** ist ein seltenes Ereignis.
Blutversorgung des rechten Ventrikels: Die paraseptalen Vorderwandanteile des rechten Ventrikels werden vom Ramus interventricularis anterior der linken Kranzarterie mitversorgt. Die rechte Koronararterie versorgt den größten Teil des rechten Ventrikels, die Hinterwand des linken Ventrikels und Teile des Septums.

Frage 1.122: Lösung E

Zu (A)
Intensität und Dauer der pektanginösen Beschwerden nehmen bei einer großen Zahl von Patienten in den Tagen unmittelbar vor dem Infarkt zu.
Die Präinfarktangina sollte zur sofortigen stationären Einweisung des Patienten Anlaß geben. Es besteht die Indikation zur Koronarangiographie nach Infarktausschluß. Auf Belastungs-EKG-Untersuchungen ist zu verzichten!
Zu (B)
Während beim typischen Angina-pectoris-Anfall der Schmerz Sekunden bis wenige Minuten anhält, ist für den Herzinfarkt ein länger andauernder Präkardialschmerz typisch, der auch nach mehrmaliger Nitro-Therapie fortbesteht.

Zu (C)
Die Patienten klagen oft über **anhaltende, dumpfe Schmerzen** im epigastrischen Raum, die von **Übelkeit** und **Orthopnoe begleitet sind. Der Puls** ist oft **beschleunigt,** kann jedoch auch sehr bradykard sein. Der Blutdruck kann hypo-, normo- oder hyperton sein. Die Inspektion zeigt meist einen schwerkranken Patienten, dessen Sympathikusüberaktivität sich im Rahmen von Schmerzen und Angst in einer kalten, feuchten Haut sowie Übelkeit niederschlägt.
Zu (D)
Etwa 85% aller Patienten neigen nach einem akuten Herzinfarkt zu Arrhythmien. Bei bis zu 90% aller Infarktkranken kommt es innerhalb der ersten drei Stunden zum Auftreten einer ventrikulären Extrasystolie.
33% der Patienten weisen eine Sinustachykardie auf. Vorhofflimmern wird in 7–24% der Fälle beobachtet, Kammertachykardien treten in 4–10% der Fälle auf. Daneben finden sich AV-Blockierungen in 25% der Fälle, ein bifaszikulärer Block (20%), und Kammerflimmern in 10–15% der Fälle. Im Rahmen der notärztlichen Tätigkeit gibt man daher beim Auftreten erster Rhythmusstörungen nach einem Herzinfarkt sofort einen Lidocain-Bolus i.v.
Beim Auftreten einer akuten Linksherzinsuffizienz im Rahmen des Infarktgeschehens läßt sich fast immer ein Galopprhythmus nachweisen, der präsystolisch durch einen Vorhofton (4. Herzton) und in schweren Fällen auch protodiastolisch (3. Herzton) in Erscheinung tritt. Im Folgestadium eines Herzinfarktes tritt in 10–20% der Fälle ein systolisch-diastolisches Reibegeräusch als Hinweis auf eine Pericarditis epistenocardica auf. Sie gilt jedoch nicht als komplizierende Erkrankung des frischen Herzinfarktes.

Tabelle 1.5 Kardiale Symptomatik bei Patienten vor Herzinfarkt. Es zeigt sich, daß Intensität und Dauer der Beschwerden bei einer großen Zahl von Patienten in den Tagen unmittelbar vor dem Infarkt zunehmen. (Simon H., Silberhorn, M. [1979], Dtsch. Med. Wochenschr. 104:573)

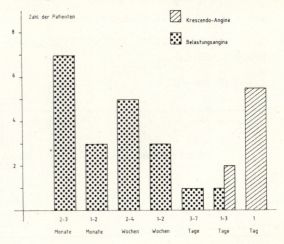

(E)
Der **stumme, symptomlose Myokardinfarkt** tritt häufig bei älteren Patienten mit Diabetes mellitus auf.
Im Rahmen der diabetogen bedingten Polyneuropathie ist die Schmerzübertragung zum ZNS gestört, so daß dieser Infarkt oft erst zufällig im Rahmen von EKG-Untersuchungen entdeckt wird und durch Enzymdiagnostik gesichert werden kann. Nach heutiger Einschätzung ist die Zahl von stummen Myokardinfarkten allerdings noch größer als bisher angenommen wurde. Dabei ist zu beachten, daß bei etwa 5% autoptisch gesicherter Infarkte zuvor keine EKG-Veränderungen nachweisbar waren.

Infarktdiagnostik im EKG
Veränderung in folgenden Ableitungen:

I, AVL	→ hoher anterolateraler Infarkt
I, AVL, V_5 u. V_6	→ anterolateraler Infarkt
V_2 bis V_4	→ anteroseptaler Infarkt
I, AVL, V_2 bis V_6	→ ausgedehnter Vorderwandinfarkt
II, III, AVF	→ Hinterwandinfarkt
II, III, AVF, V_5 u. V_6	→ posterolateraler Infarkt

EKG:
Stadium I: T-Überhöhung, ST-Hebung
Stadium II: R-Verlust und terminal negative T-Zacke
Stadium III: tiefes Q und T-Normalisierung.

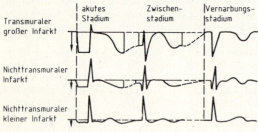

Abb. 1.33. „EKG bei Herzinfarkt"

Koronargefäßspasmen treten sowohl an normalen, als auch an arteriosklerotisch veränderten Gefäßen auf. Es resultieren je nach zeitlicher Dauer und anatomischer Ausdehnung unterschiedliche Krankheitsbilder. Der Anteil von Koronarspasmen bei der Angina pectoris wird auf etwa 3–5% geschätzt.
Typisch für die spasmusinduzierte Angina pectoris ist, daß sie meist in Ruhe, häufig zu denselben Tageszeiten und nicht selten mit typischen Intervallen auftritt. Das Abklingen des Schmerzes dauert in der Regel länger als bei der normalen Angina pectoris.

Zu (D)
Gleichzeitig mit den Schmerzen sind ST-Streckenveränderungen, sowohl in Form von ST-Hebungen als auch von ST-Senkungen, zu beobachten.

Zu (E)
Durch Nitrate und Kalziumantagonisten sind die Spasmen schnell zu beheben. Nitrate führen zur Vasodilatation im Bereich der peripheren venösen und peripheren arteriellen Gefäße. Für das Myokard bedeutet dies, daß weniger Kontraktionskraft benötigt und somit auch der Sauerstoffbedarf reduziert wird. Der Druck auf die im Myokard liegenden Koronargefäße läßt nach und dem Myokard kann vermehrt Sauerstoff angeboten werden.
Kalziumantagonisten sind Mittel der Wahl bei der vasospastischen Angina pectoris. Ihre Grundwirkung scheint darin zu bestehen, die glatte Gefäßmuskulatur der großen Koronarien und Arterien durch Hemmung transmembranärer Kalziumbewegungen zu dilatieren.
Als **Hauptwirkung der Kalziumantagonisten für die Therapie der koronaren Herzkrankheit** kommt demnach in Frage:
- **Reduktion des myokardialen Energie- und Sauerstoffbedarfs** durch Reduktion der Wandspannung und Reduktion der Kontraktilität.
- **Senkung des arteriellen Gefäßwiderstandes** als Folge eines peripher-vasalen Angriffsmechanismus: Vasodilatation peripherer Gefäße.

Frage 1.123: Lösung C

Zu (A), (B) und (C)

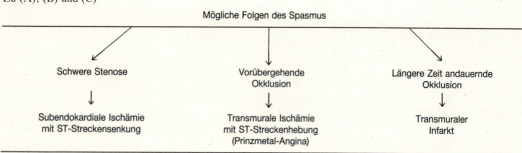

Abb. 1.34. Mögliche Folgen eines Koronarspasmus in Abhängigkeit von Intensität und Ausdehnung (nach McAlpine WA [1979] Mod. Med. 47:32)

- **Verminderung der kardialen Nachbelastung** als Folge der schnellen Erschlaffung des Myokards am Ende der Systole.
- **Dilatation der Koronargefäße** und damit Verminderung der vasalen Komponente des Koronarwiderstandes.
- **Verbesserung der myokardialen Sauerstoffversorgung.**
- **Steigerung des poststenotischen Koronarflusses** und damit Steigerung des Sauerstoffangebotes (aus Mörl, 1984).

Frage 1.124: Lösung A

Kreislaufgesunde Menschen können trockene Luft in Temperaturen von über 100°C etwa 20 Minuten lang ohne Schädigung ertragen, da nach 3–5 Minuten eine erhebliche Schweißsekretion einsetzt. Diese Temperaturtoleranz hängt vom Ausmaß des durch Verdunstung bedingten Wärmeentzugs ab. Die Weitstellung der Gefäße führt zum verminderten peripheren Widerstand mit Absinken des diastolischen Drucks. Gleichzeitig nehmen Herzfrequenz, Sauerstoffverbrauch und Atemzeitvolumen zu.
Es ist verständlich, daß Patienten mit dekompensierter Herzinsuffizienz, Angina pectoris in Ruhe und chronischem Cor pulmonale für einen Saunabesuch wegen ihrer verminderten kardialen und pulmonalen Leistungsfähigkeit nicht in Frage kommen.

Zu (3) und (4)
Dagegen sprechen vegetative Dysregulationen auf den thermischen Reiz besonders gut an. Regulations- und Gegenregulationsprinzipien werden durch den Saunabesuch trainiert, was die Symptomatik in Einzelfällen bessern hilft.
Im Anschlußheilverfahren werden Herzinfarktpatienten durch dosierte Bewegungstherapie und physikalische Maßnahmen remobilisiert. Besteht bei einem Patienten eine subjektive Beschwerdefreiheit nach Herzinfarkt vor einem Jahr, bei nicht eingeschränkter Herzfunktion, so ist ihm ein Saunabesuch, sofern er ihn schon früher vertragen hat, unter Aufsicht zumutbar.

Frage 1.125: Lösung B

Zu (1) und (4)
Bei einem akuten Herzinfarkt kann es durch plötzliche Überlastung des Myokards zum kardiogenen Schock kommen. Typischerweise fällt dabei der systolische Blutdruck unter 80 mmHg. Es finden sich ferner gestörtes Sensorium, kalte Extremitäten, Ausschöpfungszyanose, ein vermindertes Herzminutenvolumen, Lungenstauung und verminderte Urinproduktion (< 30 ml/Stunde). Es resultiert ein akutes prärenales Nierenversagen.
Zur Basisüberwachung gehört die Kontrolle von Puls, Blutdruck, ZVD, Atemfrequenz, Diurese und der Blutgase.
Therapeutisch darf beim kardiogenen Schock kein zusätzlich belastendes Volumen gegeben werden. In bestimmten Fällen kann man positiv inotrope Substanzen wie Dopamin und Dobutamin verabreichen. Ferner werden Herzglykoside und Antiarrhythmika zur Prophylaxe von ventrikulären Arrhythmien eingesetzt. Die Patienten erhalten Sauerstoff per Nasensonde (etwa 3 l/min). Die Letalität beim kardiogenen Schock beträgt etwa 80%.
Zu (2)
Zur Basisüberwachung von Schockpatienten gehört auch das Messen der Körpertemperatur. Diese ist allerdings beim kardiogenen Schock nicht aussagekräftig.
Zu (3)
Perikarditisches Reiben kann infolge eines Herzinfarktes oder bei einer Herzbeutelentzündung auftreten. Es spricht jedoch nicht für eine Ergußbildung, sondern für eine Pericarditis sicca.

H 87

Frage 1.126: Lösung C

Siehe Kommentare zu den Fragen 1.122 und 1.123.

F 88
Frage 1.127: Lösung B

Zu (A)
Symptomatik der Lungenembolie
- Leukozytose > 10000/mm³ (80%)
- Thoraxschmerzen (73%)
- Tachykardie > 90/min (57%)
- Dyspnoe (46%)
- Tachypnoe 20/min (43%)
- Kurz dauerndes Schockereignis (25%)
- Hämoptoe (17%)
- Zyanose (14%)

Die charakteristischen Zeichen im **EKG** sind Veränderungen des Cor pulmonale. Als prädisponierender Faktor gilt die Herzinsuffizienz.

Vor allem zwei Symptome sind regelmäßig bei der Lungenembolie festzustellen:
- eine Thrombose-begünstigende Ursache in der Anamnese bei 90% der Patienten (Operation, Bettlägerigkeit, Herzinsuffizienz)
- Abnahme des pO_2 im Serum in der Regel unter 70 mmHg

Zu (B)
In diesem Fall spricht der anamnestisch betonte Hypertonus als Risikofaktor der koronaren Herzerkrankung für die Einweisungsdiagnose Myokardinfarkt.
Weitere Befunde hierzu siehe Kommentar zu den Fragen 1.122 ff.

Zu (C)
Symptomatik des Spontanpneumothorax
- Stechender Schmerz auf der betroffenen Seite
- Dyspnoe
- Fehlendes Atemgeräusch auf der betroffenen Seite
- Hypersonorer Klopfschall auf der betroffenen Seite
- Bei Belastung → Zyanose

Die kollabierte Lunge hat den Kontakt zur Thoraxwand verloren und kann den Exkursionsbewegungen des Thorax nicht mehr folgen. Dies führt zur Störung des Gasaustausches auf der betroffenen Seite. Unter Ruhebedingungen kann der nicht betroffene Lungenflügel eine ausreichende Arterialisierung des Blutes gewährleisten. Bei geringer körperlicher Belastung (vermehrter O_2-Bedarf, erhöhter CO_2-Anfall) tritt jedoch relativ schnell eine Zyanose als Zeichen der Dekompensation auf.

Ein geringgradiger Pneumothorax kann sich spontan zurückbilden, weil die Luft aus dem Pleuraspalt nach dem Zuheilen der pathologischen Öffnung langsam resorbiert werden kann.

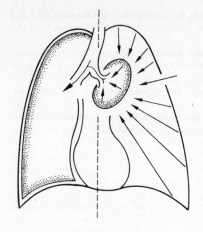

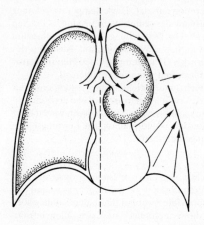

Abb. 1.35. Mediastinalflattern und Pendelluft beim offenen Pneumothorax

Bei der Inspiration entsteht auf der gesunden Seite ein Unterdruck. Gleichzeitig dringt Atemluft von außen in den offenen Interpleuraspalt (dabei wird das Mediastinum zur gesunden Seite gezogen).

Bei der Exspiration kehren sich diese Vorgänge um: Durch den Defekt in der Thoraxwand tritt die Luft wieder nach außen; infolge Retraktion des intakten Lungenflügels wird das Mediastinum zur kranken Seite hin verschoben. Die mäßige Luftfüllung der kollabierten Lunge bei Exspiration wird auch als „paradoxe Atmung" bezeichnet.

Zu (D) und (E)
Die vagovasale Synkope und der Adams-Stokes-Anfall sind schmerzlose Ereignisse.

Frage 1.128: Lösung B

Nach den bisherigen Untersuchungen gelten bei Infarktpatienten folgende Stichworte zur Umschreibung der psychischen Struktureigentümlichkeit:
- Zwangsähnlich-rigides Leistungs- und Erfolgsstreben
- Hohe psychophysische Beweglichkeit und hartnäckiges Festhalten an gesetzten Zielen
- Ständige Neigung zur Beschleunigung des Arbeitstempos
- Ungeduldshaltung
- Zeitdruck und Terminnot
- Rivalisierungstendenzen
- Starker Wunsch nach sozialem Prestige

Frage 1.129: Lösung E

Geschildert wird die Symptomatik der Polymyalgia rheumatica.
Die Ätiologie der **Polymyalgia rheumatica** mit schmerzhafter Muskulatur im Schulter- und Beckengürtelbereich ist bislang unbekannt. Dabei ist die Polymyalgia rheumatica nicht eindeutig von der **Arteriitis temporalis** abzugrenzen, da beide Erkrankungen wahrscheinlich verschiedene Manifestationen derselben Grundkrankheit, der **Riesenzellarteriitis,** darstellen. Sowohl bei der Arteriitis temporalis als auch bei der Polymyalgia rheumatica finden sich jeweils in der Hälfte der Fälle Symptome der anderen Manifestationsform. Vermutlich liegt der Riesenzellarteriitis ein autoimmunologisches Geschehen gegen elastisches Arteriengewebe zugrunde. Typischerweise kommen beide Krankheitsbilder meist **im höheren Lebensalter** (über 50 Jahre) vor, wobei **Frauen häufiger als Männer** betroffen sind.
Bei der Arteriitis temporalis findet man ein- oder beidseitige Dauerkopfschmerzen in der Schläfengegend. Bei der Untersuchung imponieren die Temporalarterien als dick, derb und stark druckdolent.
Bei der Polymyalgia rheumatica stellen dagegen heftige Schmerzen im Nacken, in den Schultern, im Rücken und selten auch im Beckengürtelbereich das Leitsymptom dar. Typischerweise besteht eine ausgeprägte Morgensteifigkeit sowie Zunahme der Schmerzen in der Nacht. Die vaskuläre Komponente der Erkrankung führt häufig vorerst zum okulären Befund (retrobulbäre Neuritis). Auch ein apoplektischer Insult, Durchblutungsstörungen und Herzinfarkt sind mögliche Komplikationen.
Laborbefunde bei Arteriitis temporalis und Polymyalgia rheumatica
- Deutlich beschleunigte BSG
- Hypochrome Anämie mit Hyposiderämie
- Leukozytose mit Linksverschiebung
- Dysproteinämie mit Erhöhung der Alpha-2- und der Gammaglobuline

Die Muskelenzyme liegen im Normbereich. Rheumafaktoren können positiv sein. Die Diagnose wird durch Probeexzision aus einer Temporalarterie erhärtet. Bei der Polymyalgia rheumatica ist diese Biopsie allerdings nur in einem Drittel der Fälle positiv.
Zu (B)
Das Elektromyogramm kann eine Verkürzung der mittleren Potentialdauer zeigen.
Zu (D)
Der Muskelbiopsiebefund ist bei beiden Erkrankungen normal.
Zu (C)
Die Kreatinkinase im Serum wird zur Differentialdiagnose einer Dermatomyosis (Polymyositis) herangezogen. Dabei geben die labormäßig bestimmten Muskelenzyme Aufschluß über die Aktivität der Krankheit. In absteigender Reihenfolge treten in Beinen, Armen, Hals und Schlund Muskelschwäche, Spontanschmerzen und Druckdolenz sowie Atrophien im Bereich der betroffenen Muskelpartien auf. Das Elektromyogramm ist pathologisch verändert und kann zusammen mit einer Muskelbiopsie zur Diagnosestellung verwendet werden.
Anmerkung des Autoren: Diese Frage beruht nach der Literatur (Siegenthaler: Innere Medizin, Differentialdiagnose) auf nur zum Teil richtigen Angaben!

Frage 1.130: Lösung A

Zu (1)
Gefahren der Mesaortitis luica sind die Perforation des Aneurysmas mit tödlicher innerer Blutung, aber auch die Ostiumstenose der Koronararterien mit nachfolgender schwerer Ischämie der Herzmuskulatur, Angina-pectoris-Anfällen und akutem Herztod.
Zu (2)
Im Bereich der Aorta abdominalis kommen Aneurysmen zwar am häufigsten vor, dabei überwiegt jedoch die arteriosklerotische Genese bei weitem die syphilitische. Die Spontanprognose ist ungünstig, wobei besonders infrarenale Aneurysmen eine dringende Indikation zum chirurgischen Eingriff darstellen.
Prädilektionsstelle von syphilitischen Aortenaneurysmen ist der aufsteigende Aortenteil und Aortenbögen. Ein Übergreifen des Elastizitätsverlusts der Aortenwand auf die Region der Bauchaorta wird so gut wie nicht beobachtet.
Zu (3) und (6)
Im Gefolge der seltenen Mesaortitis luica kommt es zum Aneurysma dissecans der Brustaorta, dadurch wiederum zur Klappenschlußunfähigkeit der Aortenklappen, d. h. zur Aorteninsuffizienz. Bei der Aorteninsuffizienz steigen enddiastolischer Druck und Volumen stark an ⇒ Volumenbelastung ⇒ Hypertrophie und Dilatation des linken Ventrikels ⇒ ↑ O_2-Verbrauch ⇒ koronare Insuffizienz mit Angina-pectoris-Symptomatik.

Zu (4)
Die renovaskuläre Hypertonie ist in 70% der Fälle arteriosklerotisch bedingt. 20% der Fälle haben fibromuskuläre Ursachen. Selten besteht ein Aneurysma der A. renalis.
Es kommt dabei zu einer Aktivierung des Renin-Angiotensin-Systems mit nachfolgender Hypertonie.

Zu (5)
Beim syphilitischen Aortenaneurysma, das bevorzugt den aszendierenden Teil der Aorta und Arcus aortae betrifft, können Embolien (durch dort entstehende Thromben) in den großen Körperkreislauf gelangen.

Zu (7)
Bei den **Aneurysmen** unterscheidet man grundsätzlich vier Formen.
Das Aneurysma dissecans aortae tritt überwiegend im mittleren bis fortgeschrittenen Erwachsenenalter auf. Es wird durch eine Medionecrosis aortae cystica idiopathica, eine Arteriosklerose oder eine Mesaortitis luica ausgelöst. Typischerweise beginnt das Aneurysma dissecans etwa 1–5 cm oberhalb der Aortenklappe in dem aszendierenden Teil der Aorta.

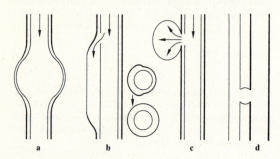

Abb. 1.36. Schematische Darstellung der verschiedenen Aneurysmen nach pathologisch-anatomischen Gesichtspunkten
a) Aneurysma verum
b) Aneurysma dissecans
c) Aneurysma spurium (pulsierendes Hämatom)
d) arteriovenöses Aneurysma
(aus Mörl, 1984)

Frage 1.131: Lösung B

Werden die Granulosazellen des juxtaglomerulären Apparates der Niere durch Hypotonie, Hypovolämie oder Natriummangel erregt, wird als Folge die Protease **Renin** ausgeschüttet. Die wandelt das α_2-Globulin **Angiotensinogen** zum Dekapeptid **Angiotensin I** um, das dann durch das Converting-Enzym zum Octapeptid **Angiotensin II** gespalten wird.
Bei der funktionell wirksamen Nierenarterienstenose kommt es durch arterielle Minderperfusion (Druck- und Volumenmangel) zur vermehrten Renin-Freisetzung auf der betroffenen Seite. Die seitengetrennte Abnahme von Nierenvenenblut kann zur Abklärung renaler Hypertonien herangezogen werden. Siehe auch Abb. 1.22.

Tabelle 1.6. Renin unter experimentellen Bedingungen (nach F. Gross, Universität Heidelberg)

Renin im peripheren Blut	Aldosteron	Blutdruck	Zustand
normal	normal	normal	normal
erhöht	erhöht	normal bis niedrig	$Na^+ \downarrow$
erniedrigt	erniedrigt	normal bis erhöht	$Na^+ \uparrow$
erhöht	erhöht	erhöht	Nierenarterienstenose

Frage 1.132: Lösung B

Bei der auf den Diabetes mellitus zurückzuführenden **peripheren Form der Angiopathia diabetica** ist folgende Trias kennzeichnend
- Tastbarer Puls
- Fehlende Claudicatio intermittens
- Nekrobiosen, die zumeist schmerzlos sind und eine erhöhte Infektiosität aufweisen

Zu (B)
Die **diabetische Nekrose** ist meist im **Bereich des Fußballens und des Fußrückens** lokalisiert. Dabei ist der Fußkörper warm und die Umgebung läßt begleitende entzündliche Veränderungen erkennen. Bemerkenswert ist die durch eine gleichzeitig vorhandene diabetische Neuropathie bedingte **Schmerzlosigkeit** und die **häufigere Osteoarthropathie**. Das Risiko einer Fußgangrän ist beim Diabetiker etwa 50mal höher als bei Stoffwechselgesunden.

Zu (C) und (D)
Die häufigste Ursache der **arterio-venösen Verschlußkrankheit** ist die arteriosklerotische Gefäßläsion. Es wird daher auch von einer Arteriosklerosis obliterans gesprochen. Typisch für dieses Krankheitsbild ist die **verminderte Gehstrecke,** der **fehlende Fußpuls** und die Auskultation von Strömungsgeräuschen über den größeren Arterien.
Das Schicksal des Diabetikers wird durch das Ausmaß seiner Gefäßschäden bestimmt. Im Rahmen des diabetischen Spätsyndroms treten Makroangiopathie, Mikroangiopathie, diabetische Katarakt, sowie Polyneuropathie auf.
Die **Makroangiopathie** mit Akkumulation vom Lipiden in den Gefäßwänden führt im Sinne einer Früharteriosklerose zu Hypertonie, Angina pectoris, peripheren Durchblutungsstörungen und zerebralen Insulten. Die sekundären Hyperlipoproteinämie wird ihrerseits durch die bei Insulinmangel vermehrte Aktivität der Fettgewebs-Lipoprotein-Lipase sowie eine exzessive Fettsäuremobilisation verursacht.
Die diabetes-spezifische **Mikroangiopathie** mit Verdikkung der kapillaren Basalmembranen wird in 4 typische Krankheitsbilder eingeteilt: Retinopathie, Glomerulosklerose, Gangrän und Neuropathie.

Tabelle 1.7. Klinische Sonderstellung der Mikroangiopathia diabetica

1. Akraler Beginn der Nekrosen (Risiko einer Fußgangrän ca. 50 × höher)
2. Erhöhte infektiöse Gefährdung
3. Seltenheit der Claudicatio intermittens
4. Schmerzlosigkeit bei ausgedehnter peripherer Nekrose
5. Oft entzündliche Begleiterscheinungen; Fuß mitunter warm!
6. Begleitende Osteoarthropathie

Tabelle 1.8. Gangränbehandlung bei Makro-Mikroangiopathia diabetica

1. Scharfe Diabeteseinstellung
2. Systemische, intraarterielle und lokale Antibiotikabehandlung (Tetrazykline, lokal: Gentamycinpuder)
3. Regelmäßige warme Fußbäder in Kaliumpermanganat
4. Vorsichtiges Abtragen lockerer Nekrosen
5. Anwendung verschiedener granulierender oder epithelisierender Medikamente

Frage 1.133: Lösung A

Die Endangiitis obliterans ist eine in der Intima beginnende, entzündliche Gefäßerkrankung mit segmentalem Befall, die typischerweise in der Peripherie an den kleinen und mittleren oberflächlichen Venen und Arterien beginnt, und später auch größere Arterien befällt. Dabei sind die Übergänge zur Arteriosklerose oft fließend und in späteren Stadien auch histologisch nicht eindeutig festzulegen. Klinisch gehen der Erkrankung oft rezidivierende Phlebitiden voraus, die auch als Phlebitis saltans sive migrans in Erscheinung treten können. Zu Beginn der Erkrankung steht klinisch der Verschluß von Unterschenkel-, Unterarm- und Digitalarterien im Vordergrund.
Die Krankheit betrifft in erster Linie zigarettenrauchende junge Männer und weitaus seltener (9:1) das weibliche Geschlecht. Das Hauptmanifestationsalter liegt zwischen dem 20. und 30. Lebensjahr.
Klinik
● Mittelhohe bis stark beschleunigte Blutsenkungsreaktion (nicht obligat)
● Anzeichen einer Entzündung im Blutbild
● Spezifisch positiver Elastin-Antikörper-Titer
Dabei kann die Verlaufskontrolle der Erkrankung durch eine Bestimmung dieses Titers erfolgen, da er mit der Aktivität des inflammatorischen Prozesses korreliert.

Frage 1.134: Lösung D

Arterielle Embolien treten im Gefolge von Linksherzschädigungen oder -hypertrophie auf, bei denen die Gefahr der Entstehung von Herzrhythmusstörungen gegeben ist (z.B. Vorhofflimmern). Durch Verlangsamung des Blutstromes kommt es zur Thrombenbildung.
Bakterielle Endokarditiden führen in 40–60% zu Embolien. Ursachen sind abgerissene Granulome oder Thromben vom Klappenrand. Lungeninfarkte treten im Gefolge von Lungenembolien auf.

Frage 1.135: Lösung E

Das **Leriche-Syndrom** bezeichnet den totalen Verschluß der distalen Aorta unterhalb des Abgangs der Nierenarterien, zumeist auf thrombotischer Grundlage.
Die **Symptomatik** verläuft schubweise:
- Zunächst Schwächegefühl in beiden Beinen
- Impotenz
- Trophische Störungen des Nervenplexus des Beckens
- Latenzschmerz in Hüft-, Becken- und Oberschenkelmuskulatur
- Marmorhaut ohne Störung der Hauttrophik

Zu (E)
Zur Mastdarmlähmung kommt es bei Läsionen der Cauda equina.

Frage 1.136: Lösung D

Nahezu 90% aller Lungenembolien sind Folge tiefer Oberschenkel- und Beinvenenthrombosen.

Symptomatik
Die subjektive Symptomatik der Lungenembolie reicht von völliger Beschwerdefreiheit bis zu atemabhängigen Thoraxschmerzen mit Erstickungsangst, Zyanose und Schocksymptomatik.
Die schwere Lungenembolie zeigt folgende Symptome:
- Plötzlich einsetzender präkordialer und retrosternaler Schmerz
- Todesangst
- Kardiogener Schock
- Dyspnoe, Tachypnoe, Orthopnoe
- Tachykardie, Rhythmusstörungen
- Lippenzyanose, Plethora im Kopfbereich
- Husten mit Hämoptoe
- Motorische Unruhe
- Akute obere Einflußstauung
- Verminderte Atemexkursion
- Temperaturerhöhung
- Schweißausbruch

Diagnostik
- Auskultation: Akzentuierter zweiter Pulmonalton, evtl. dritter Herzton
- ZVD zeigt nahezu immer erhöhte Werte
- pO_2 erniedrigt
  Laborwerte nicht eindeutig charakteristisch (LDH-Erhöhung, normale GOT und erhöhtes Bilirubin)
- EKG: Bei schwerer Lungenembolie Zeichen der Rechtsherzbelastung
- Röntgen-Thorax: Westermark-Zeichen, Dilatation der Hilusarterien sowie in schweren Fällen auch des rechten Ventrikels, Plattenatelektasen, Spätsymptome wie Infarktpneumonie, Pleuraerguß
- Szintigraphie zum Ausschluß einer Lungenembolie (Sicherheit: 90%)
- Pulmonalisangiographie (sicherste Methode, allein beweisend)

Differentialdiagnose
- Myokardinfarkt (Ggs. z. Lungenembolie: Blässe, Kaltschweißigkeit, Schmerzausstrahlung)
- Akute Linksherzinsuffizienz mit Lungenödem
- Fett- oder Luftembolie
- Perimyokarditis (Perikardreiben)
- Spontanruptur der Aorta bzw. Aneurysma dissecans (heftigste Schmerzen)
- Spontanpneumothorax (Auskultation und Perkussion)
- Lumbago im Bereich der BWS (Bewegungseinschränkung)
- Pleuritis, Pneumonie
- Interkostalneuralgie
- Zerebro-vaskulärer Insult (Seitensymptomatik)

Frage 1.137: Lösung D

Eine Thrombophlebitis entsteht aufgrund primär entzündlicher Gefäßveränderungen. Diese können durch bestehende Varizen begünstigt werden, sind aber keineswegs notwendige Voraussetzung.
Um der geschilderten Venenerweiterung Einhalt zu gebieten, sind z. B. aktives Training und Kompressionsverbände zur Varizenbehandlung geeignet.

Therapie der Varikosis
Als Basistherapie der Varikosis dient das Hochlagern der Beine, vor allem nachts, und eine exakte Kompressionsbehandlung. Durch den Kompressionsverband wird eine Verkleinerung des Gefäßquerschnittes erreicht, was zu einer Beschleunigung des venösen Rückflusses führt.
Jegliche Wärmeanwendung fördert die venöse Stase und ist daher zu vermeiden!
Zusätzlich kann eine Verödungstherapie sowie die operative Varizenbehandlung vorgenommen werden.
Betrifft die Varikosis nur Seitenzweige der V. saphena magna, genügt eine perkutane Verödung.
Ist dagegen der Hauptstamm der V. saphena magna bzw. parva bis zur Einmündung von einer starken Varikosis betroffen, oder bestehen gleichzeitig insuffiziente Vv. communicantes, besteht eine Indikation zum operativen Vorgehen.
Bei ausgeprägter Varikosis kommen die zuvor genannten Methoden nicht in Frage. Hier hilft nur eine konsequente Kompressionsbehandlung!

[H 86]
Frage 1.138: Lösung A

Kontraktion der Wadenmuskeln führt normalerweise durch Venenklappen zum unidirektionalen Bluttransport in Richtung Herz. Bei der Klappeninsuffizienz strömt das Blut sowohl in Richtung Herz als auch in die Peripherie zurück. Der periphere Druck steigt daher an, was zur Insuffizienz der noch tieferliegenden Klappen führt. Es kommt zur Varikosis mit Atrophie der Kutis sowie Ulcera cruris.

Muskelpumpe
Um bei aufrechter Körperhaltung das Blut aus den Beinen zum Herzen zu transportieren, bedarf es im Körper der Muskelvenenpumpe. Sie arbeitet nach dem Prinzip einer kombinierten Druck-Saugpumpe, bei der die Venenklappen als Volumenventile fungieren und den Blutstrom herzwärts richten.
Muskelkontraktion führt zur Komprimierung der tiefen Leitvenen in Höhe des Muskelbauchs, wobei die innerhalb des Muskels liegenden Venen gleichfalls komprimiert werden. Sie entleeren daher ihren Blutinhalt in die Leitvene, was zum unidirektionalen Bluttransport führt. Da die Venenklappen ein Zurückfluten des Blutes verhindern, wird dieses stufenweise herzwärts transportiert.
Die Transportfähigkeit der Muskelvenenpumpe entspricht etwa der Ruheleistung des Herzens. Eine Funktionseinschränkung dieses Drainagesystems führt zum mangelnden Blutabstrom aus den oberen Hautschichten und damit zur Minderversorgung des extrafaszialen Gewebes.

Venöse Insuffizienz
Solange sich Flüssigkeitsaustritt und Rückstrom die Waage halten, ändert sich der Flüssigkeitsgehalt des Gewebes nicht. Wird der venöse Rückstrom gestört, ist dieses Gleichgewicht beeinträchtigt. Der durch den Rückstau des Blutes steigende Venendruck verhindert die vollständige Rückresorption der ins Gewebe filtrierten Flüssigkeit. Es entsteht ein zunächst unsichtbares Ödem.
Eine weitere Zunahme des Venendruckes führt zum Erliegen des Flüssigkeitsaustausches mit Auswärtsfiltration von Flüssigkeit in das Gewebe. Es entsteht ein manifestes Ödem.
Für das durch mangelhafte Gewebsdrainage hervorgerufene Ödem der Beine, Stauungsdermatose und Ulcus cruris hat sich der Begriff „chronisch venöse Insuffizienz" eingebürgert.

Wie der Abbildung 1.37 zu entnehmen ist, kann die Flüssigkeitsansammlung im Gewebe den Normalwert bis zu 30% überschreiten, ehe ein Ödem erkennbar ist. Die ständige Drucküberlastung peripher gelegener Venen führt schließlich zu einer Überdehnung der Klappenansatzringe und somit zur Klappeninsuffizienz. Bei gleichzeitiger Insuffizienz der tiefen Venen und der Vv. perforantes überträgt sich der durch die Muskelpumpe erzeugte Druck auf die oberflächlich gelegenen Hautvenen, die sich dadurch varikös verändern. Durch die Erweiterung des Venenbettes nimmt die Strömungsgeschwindigkeit des Blutes ab, und es besteht die Gefahr der Thrombenbildung.

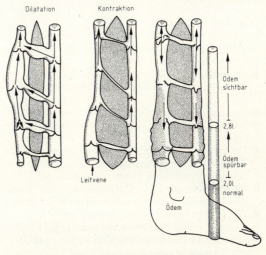

Abb. 1.37. Muskelpumpe und Bluttransport

Frage 1.139: Lösung C

Zu (C)
Das voll entwickelte klinische Bild der tiefen Beinvenenthrombose ist durch das erhebliche Stauungsödem charakterisiert. Da die Stauung durch Muskelkontraktion verringert wird, geben die Patienten Schmerzen in Ruhe, bei Horizontallage und insbesondere bei Tieflagerung der betroffenen Extremität an.
Da in diesem Fall nur eine Extremität ödematös geschwollen ist, muß es sich bei den hier angegebenen Möglichkeiten um die lokal begrenzte Phlebothrombose der tiefen Beinvenen handeln.

Diagnostik
In der Tiefe und im Bereich des Adduktorenkanals tastet man derbe, druckschmerzhafte Gefäßstränge. Die weitere Untersuchung besteht in
- Sorgfältiger Palpation der Gefäße in Rückenlage des Patienten unter Einbeziehung der Meyer-Druckpunkte
- Handkantenschlag auf die Fußsohle (Payr-Zeichen)
- Rasche Dorsalflektion des Fußes bei gestrecktem Knie (Hohmann-Zeichen)
- Lowenberg-Test: Dabei kann nach vergleichender Kompression der Wadenmuskulatur am gesunden Bein ein wesentlich höherer Druck toleriert werden
- Radio-Fibrinogen-Test, Phlebographie und Ultraschall-Doppler-Sonde zur sicheren Diagnosestellung
- Das Bein ist zyanotisch und geschwollen.

Umgehende stationäre Einweisung jeder tiefen Phlebothrombose oder Thrombophlebitis im Becken- und Oberschenkelbereich ist heute primäres Gebot!
Die Aufnahme der interstitiellen Flüssigkeit ist nur auf Kosten des Plasmavolumens möglich. Die Verminderung des Plasmavolumens führt zu einer Abnahme der Nierendurchblutung mit konsekutiv verminderter Natrium- und Wasserausscheidung. Gleichzeitig nimmt auch die Sekretion von Aldosteron zu, was die Mehrresorption von Wasser und Natrium weiter fördert. Das verminderte Plasmavolumen stimuliert Dehnungsrezeptoren im linken Vorhof. Über nervale Leitung zum Hypothalamus wird auch die Ausschüttung von ADH aktiviert. Somit findet auch eine gesteigerte Resorption von Wasser im distalen Tubulus und den Sammelrohren statt. Außerdem besteht infolge verminderten Plasmavolumens subjektives Durstempfinden, was die Wasserresorption weiter verstärkt.

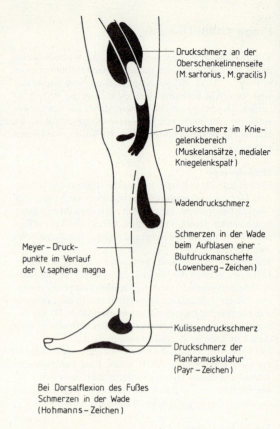

Abb. 1.38. Palpationsstellen zur Diagnostik tiefer Bein- und Beckenvenenthrombosen (aus Mörl, Gefäßkrankheiten in der Praxis, 1985)

Tabelle 1.9. Differentialdiagnose venöser Erkrankungen (aus Mörl, Gefäßkrankheiten in der Praxis)

Ödem	Lymphödem	
	Kardiale	
	Hypalbuminämische	} Ödeme
	Selbststau-	
Schmerzen	Arterielle Durchblutungsstörungen	
	Degenerative Gelenk- und Wirbelsäulenerkrankungen	häufig kombinierte Ursachen!!
	Neurologische Erkrankungen	
Ulcus cruris	Arterielle Verschlußkrankheit	
	Diabetische Angiopathie (Kapillaro- bzw. Mikroangiopathie)	
	Infektionskrankheiten (Lues, Tuberkulose u. a.)	
	Neoplastische Veränderungen	
	Hämatologische Erkrankungen	

Frage 1.140: Lösung D

Scharf zu trennen ist klinisch die Thrombophlebitis der oberflächlichen Venen von der Phlebothrombose der tiefen Venen.
Die **akute Thrombophlebitis** geht mit lokalisiertem Schmerz und einer strangförmig verdickten subkutanen Vene einher. Es bestehen die allgemeinen Entzündungszeichen, also Rötung und Hyperthermie, weniger häufig eine bläuliche Verfärbung mit umschriebener entzündlicher Schwellung. Die Therapie besteht im Anlegen eines Kompressionsverbandes mit Aufforderung an den Patienten umherzugehen.
Demgegenüber rät man Patienten mit einer **tiefen Phlebothrombose** zur absoluten **Ruhigstellung** der Extremität. Im Verlauf einer Thrombophlebitis bildet sich als Reaktion auf die Venenwandreizung eine thrombotische Auflagerung. Bei einer Thrombose der tiefen Beinvenen besteht daher durch die Ablösung eines derartigen Gerinnsels die permanente Gefahr der Lungenembolie.
Subjektive Frühzeichen für eine tiefe Phlebothrombose können sein
- Parästhesien der betroffenen Extremität (Schweregefühl, Müdigkeit, Kribbeln)
- Allgemeine Unruhe
- Schmerzen im Bein bei Bauchpresse (Husten).

Objektive Symptome
- BSG erhöht
- Leukozytose
- Tachykardie (Kletterpuls)
- Temperaturanstieg bis 38,5°C

Hierbei ist die Pulsfrequenz oft größer als es der Temperatur entspräche.
Lokalsymptome
- Flüchtige Ödeme im Bereich des Fußrückens, der Malleolen und der Wade (mögliche Frühzeichen)
- Persistente Ödeme (vor allem an der Wade); glänzende, rötlich-livide Haut
- Hervortreten prätibialer Venen (Pratt-Warnvenen)
- Spontan- oder Druckschmerz im Adduktorenkanal, der Kniekehle, an der Wade, neben der Achillessehne und an der Fußsohle (Payr-Zeichen)
- Wadenschmerz bei Dorsalflextion des Fußes (Hohmanns)
- Druckschmerz beim Aufpumpen einer Blutdruckmanschette über der Wade

Zu (D)
Sensibilitätsstörungen treten eher bei arteriellen Durchblutungsstörungen auf.

Frage 1.141: Lösung E

Die Venenthrombose tritt bevorzugt im Bereich der unteren Hohlvene auf, da hier der hydrostatische Druck am höchsten und die Fließgeschwindigkeit des Blutes am niedrigsten ist.

Frage 1.142: Lösung C

Zu (C)
Die Sicherung der Diagnose einer tiefen Beinvenenthrombose erfolgt mittels Phlebographie. (Siehe auch Abb. 1.3)
Zu (A), (B), (D) und (E)
Siehe Kommentar zu Frage 1.139 und Tabelle 1.9.

F 85
Frage 1.143: Lösung D

Risikofaktoren der Arteriosklerose
Risikofaktoren 1. Ordnung:
- Hypercholesterinämie
- Hypertonie
- Zigarettenrauchen
- Diabetes mellitus
- Alter
- Geschlecht
- Genetische Faktoren

Risikofaktoren 2. Ordnung:
- Gicht
- Übergewicht
- Bewegungsmangel

Weitere Risikofaktoren:
- Psychosozialer Streß
- Immunkomplexe?
- Ovulationshemmer
- Wasserhärte?

Der Risikofaktor Hochdruck ist – insbesondere im Gebiet der Zerebralarterien – für den apoplektischen Insult verantwortlich.
Die Hyperlipoproteinämie und das Zigarettenrauchen stehen als Risikofaktoren des Herzinfarktes an erster Stelle.
Der Gliedmaßenarterienverschluß ist in erster Linie auf den Risikofaktor Zigarettenrauchen, weit vor der Hypertonie und Hypercholesterinämie und dem Diabetes mellitus zurückzuführen.
Selten treten Risikofaktoren isoliert auf. In der Regel findet man die Kombination von erhöhtem Serumcholesterin (Hyperlipoproteinämie), Zigarettenrauchen und Hochdruck oder die Kombination einzelner Faktoren. Dabei führt jede Kombination von Risikofaktoren zu einer erheblichen Zunahme des Risikos.
Es besteht also nicht nur eine additive sondern eine potenzierende Wirkung von Risikofaktoren.
Das Durchschnittsalter für den Erstinfarkt beträgt bei einem starken Raucher mit niedrigem Cholesterinspiegel (unter 200 mg%) 65 Jahre. Dagegen tritt der Erstinfarkt bei starken Rauchern mit einem Cholesterinspiegel von über 300 mg% im Durchschnitt bereits um das 50. Lebensjahr auf.

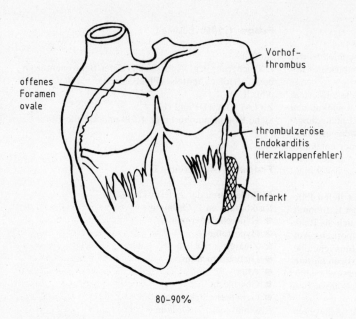

Abb. 1.39. Ursprungsorte der Embolien aus dem Herzen (80–90%) (aus Mörl, 1984)

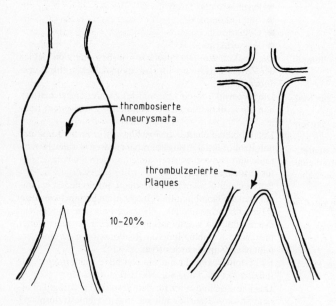

Abb. 1.40. Ursprungsorte der Embolien aus den größeren vorgeschalteten Gefäßbezirken (10–20%) (aus Mörl, 1984)

(C)
Bei Patienten mit Hypothyreose ist das Serumcholesterin oft auf über 300 mg% erhöht. Ursache ist die verminderte Utilisation von Lipoproteinen.

Zu (D)
Der größte Anteil (92%) der Cholesterinsynthese findet in der Leber und im Dünndarm statt. Dabei bildet das Cholesterin der Leber die Ausgangssubstanz für Gallensäuren.
Bei Zuständen mit Cholestase kann es zur Hypercholesterinämie kommen.
Da es sich bei der Cholestase in erster Linie um eine akute Leberfunktionsstörung handelt, ist die Falschantwort (D).

Frage 1.144: Lösung C

Beim Verschluß von **Extremitätenvenen** kommt es distal zum Blutstau (Abfluß ist behindert) mit vasogenen Ödemen. Die betroffene Vene ist meist als schmerzhafter, derber Strang tastbar. Zunächst bestehen Rötung, Schwellung und Überwärmung, die später in eine Zyanose mit livider Verfärbung übergehen.
Symptome bei Embolie einer **Extremitätenarterie:**
Merke: 6 × P!

pain	= Schmerz
pallor	= Blässe
paresthesia	= Gefühllosigkeit
pulselessness	= Pulslosigkeit
paralysis	= Bewegungslosigkeit
prostration	= Schock

Zu (1)
Bei der Mitralstenose kommt es aufgrund der Vorhofdilatation zum Vorhofflimmern mit Thrombenbildung, die ins arterielle System ausgeschwemmt werden können.

Zu (2)
Bei der Endocarditis ulcerosa begünstigen Veränderungen des Klappenrandes das Entstehen von Thromben, die dann in den großen Kreislauf gelangen können.

Zu (3)
Thromben aus dem rechten Ventrikel gelangen in den Lungenkreislauf und führen zur Lungenembolie.

Zu (4)
Arteriosklerotische Wandveränderungen der Aorta können an ihrer Oberfläche das Entstehen von Thromben begünstigen, die zu einer Beinarterienembolie führen können.

Zu (5)
Thromben aus den Mesenterialvenen gelangen über die V. porta in das Kapillargebiet der Leber. Falls sie dieses Gebiet passieren können, müßten sie erst die Lungenstrombahn passieren, bevor sie in den großen Kreislauf gelangen.

Tabelle 1.10. Ursachen akuter Gefäßverschlüsse

Arterielle Embolie 80–90%	Arteriospasmus
Arterielle Thrombose 10–20%	(traumatisch, iatrogen)
Arterienverletzung	Aneurysma dissecans Ergotismus

Frage 1.145: Lösung C

Zu (C)
Der häufigste Ursprungsort arterieller Embolien ist der linke Vorhof, meist bei Arrhythmia absoluta infolge Mitralklappenfehlers. Die bei diesem Patienten zusätzlich anzutreffende Claudicatio intermittens weist auf eine zusätzlich bestehende arterielle Verschlußkrankheit hin.
Der akute Mesenterialinfarkt entsteht durch eine appositionelle Thrombosierung bei vorbestehender Arteriosklerose oder durch eine Embolie und geht mit einer akuten Darmnekrose einher. Zur endgültigen Bestätigung der klinischen Diagnose ist eine selektive Angiographie der großen Eingeweidearterien erforderlich. Im Initialstadium steht ein starker, nicht genau lokalisierbarer abdomineller Schmerz mit Brechreiz und blutigen Stuhlabgängen im Vordergrund der Symptomatik. Fast immer schließt sich ein Schockzustand mit motorischer Unruhe an. Die Abwehrspannung ist, wenn überhaupt, nur gering ausgeprägt, Resistenzen fehlen.
Das Intervallstadium ist durch eine Besserung der Situation gekennzeichnet, wenngleich der Schockzustand fortbestehen kann.
Im Spätstadium, jenseits der 12. Stunde, findet sich ein ausgeprägter Schockzustand mit heftigen Leibschmerzen, akutem Abdomen mit Abwehrspannung und völligem Fehlen der Peristaltik. Erst jetzt lassen sich auf der abdominellen Übersichtsaufnahme stehende Schlinge und Flüssigkeitsspiegel nachweisen.
Nur eine sofort eingeleitete Operation kann das Leben retten! Richtungsweisend ist eine rasch zunehmende Leukozytose, sowie die Entwicklung einer metabolischen Azidose.
Bei einem späten Operationstermin beträgt die Letalität bis zu 80%.
Konservativ ist eine Schockbehandlung und je nach Grundleiden Digitalisierung erforderlich. Eine thrombolytische Behandlung ist absolut kontraindiziert, da die Darmblutung dadurch verstärkt und nicht mehr beherrschbar würde.

Zu (A)
Die Ruptur einer Pankreaspseudozyste führt zur diffusen komatoxischen Peritonitis und später zur Pankreasfistel. Die Symptome sind immer die einer akuten Pankreatitis. Auch sind hierbei Blutbeimengungen nicht zu erwarten!

Zu (B)
Die Ruptur eines Bauchaortenaneurysmas geht mit einem akuten Kreislaufschock einher. Die Massenblutung erfolgt dabei in den retroperitonealen Raum, in die freie Bauchhöhle, in den Magen-Darm-Kanal oder die V. cava inferior. Die Patienten verlieren in der Regel sofort das Bewußtsein und haben mit einer Letalität von über 90% zu rechnen.

Zu (D)
Das Meckel-Divertikel bezeichnet den Rest des fetalen Dottergangs an der, dem Mesenterialansatz gegenüberliegenden Ileumwand. Es liegt etwa 60–100 cm vor der Ileozäkalklappe. Häufigstes Symptom des Meckel-Divertikels ist die Blutung. Ihre Ursache ist die Ulzeration einer heterotopen Magenschleimhautinsel. Meist tritt sie vor dem 2. Lebensjahr auf, selten nach dem 10. Lebensjahr.

Zu (E)
Das Mallory-Weiss-Syndrom bezeichnet durch Erbrechen hervorgerufene blutende Längseinrisse der Mucosa im ösophagogastrischen Übergangsbereich. Am häufigsten tritt es bei der Alkoholösophagitis auf. Der Stuhl solcher Patienten ist in der Regel schwarz gefärbt, akute Beschwerden sind jedoch selten.

Frage 1.146: Lösung A

Die arterielle Verschlußkrankheit wird eingeteilt nach dem Fontaine-Schema:
Stadium I: beschwerdefrei
Stadium IIa: Claudicatio intermittens, kompensiert
Stadium IIb: Claudicatio intermittens, Gehstrecke unter 100 m
Stadium III: mit Ruheschmerz
Stadium IV: Ischämische Hautläsionen, Nekrosen

Ursache: Arteriosklerose
Therapie: In Abhängigkeit vom Stadium konservative rheologische Maßnahmen oder operative Intervention (Bypass), Amputation.

H 85
Frage 1.147: Lösung A

Stadieneinteilung nach Fontaine:
Fontaine I = beschwerdefrei bei fehlenden Fußpulsen
Fontaine IIa = intermittierendes Hinken bei Gehstrecke > 100 m, Therapie: Gehtraining
Fontaine IIb = Gehstrecke < 100 m – Operationsindikation
Fontaine III = Ruheschmerz – Operationsindikation
Fontaine IV = Trophische Störungen (Nekrose, Gangrän) – Operationsindikation

Therapie der chronischen arteriellen Verschlußkrankheit

Grundsätzlich
- Primäre und sekundäre Prävention
- Behandlung von Herzinsuffizienz und Rhythmusstörungen
- Behebung einer Anämie, Polyglobulie, Polyzytämie etc.

Stadium I
- Aktives Gefäß- und Muskeltraining (Ganzkörperbelastung) zur Verbesserung der Durchblutung über Kollateralen und des Metabolismus der Skelettmuskulatur

Stadium IIa
- aktives Gefäß- und Muskeltraining (organbezogen)
- Antikoagulation, Thrombozytenaggregationshemmer
- Metabolisch wirksame Pharmaka
- Vasodilatanzien i. a.
- Vasoaktive Substanzen
- Perfusionsdruckerhöhung
- Verbesserung der Fließeigenschaften des Blutes

Stadien IIb, III und IV
- Tieflagerung der betroffenen Extremität
- Metabolisch wirksame Pharmaka
- Chirurgische Maßnahmen (Katheterverfahren, evtl. Sympathektomie)
- Übungsbehandlung nur im Stadium IIB (keinesfalls in den Stadien III und IV)
- Antikoagulation, Thrombozytenaggregationshemmer
- Thrombolyse
- Verbesserung der Fließeigenschaften des Blutes
- Defibrinierung mit Schlangengiftpräparaten
- Isovolämische Hämodilution
- Lokale und systemische Infektionsbehandlung

(Aus: Mörl, Gefäßkrankheiten in der Praxis, 1986)

Grundsätzlich zu unterscheiden ist das Stadium 2, bei dem eine Verbesserung der Gehleistung angestrebt wird, von den Stadien 3 und 4 wo es um die Erhaltung der Extremität geht.

Zu (A)
Das Intervall-Gehtraining soll die Bildung von Kollateralen anregen. Dies erreicht man, indem der Patient so lange läuft, bis Schmerzen auftreten und, nachdem diese nachgelassen haben, weiterläuft.

Zu (B)
Die Wirksamkeit der Antikoagulanzien ist bei der AVK geringer zu veranschlagen als bei der Behandlung thromboembolischer Erkrankungen im venösen Bereich. Der Wert einer Langzeit-Antikoagulanzientherapie (z.B. – Dauermakumarisierung) liegt in der Vorbeugung akuter Arterienverschlüsse durch Abscheidungsthromben. Da die Antikoagulanzien lediglich die Ausbildung der roten Gerinnungs- bzw. Stagnations- oder Appositionsthrom-

ben hemmen, ist es verständlich, daß durch sie nicht alle thrombotischen Arterienverschlüsse erfolgreich verhindert werden können.
Indikationen zur Antikoagulation sind:
- **Ektatisch-aneurysmatische Form der Arteriosklerose**
- **AVK** und gleichzeitig bestehende **absolute Arrhythmie**
- **Mehretagenbefall** sowie eine gleichzeitige Stenose oder Obliteration an anderer Lokalisation, wie beispielsweise an den extrazerebralen Zubringerarterien
- **Kritische Stenose** an strategischer Stelle
- **Kurzstreckige Femoralisobliteration**
- **Zustand nach Dotter-Katheterisierung** oder rekonstruktiver Operation im Bereich der femoropoplitealen Etage
- **Zustand nach peripheren Embolien** aus vorgeschalteten Aneurysmen
- **Zustand nach erfolgreicher thrombolytischer Behandlung**

Hierbei sind allerdings Kontraindikationen und auch die oft vorliegende Zerebralsklerose zu beachten.
Eine kombinierte Anwendung von Vitamin-K-Antagonisten mit dem Thrombozytenaggregationshemmer Acetylsalizylsäure ist wegen der damit verbundenen erheblichen Blutungsneigung nicht anzuraten!

Zu (C)
Die intraarterielle Applikation von Nikotinsäurederivaten unter der Vorstellung eines gefäßerweiternden Effekts ist von untergeordneter Bedeutung. Obwohl im Rahmen der intraarteriellen Therapie mitunter die Blutflußvolumina zunehmen, ist deren nutritiver Effekt zweifelhaft (lokaler Steal-Effekt).

Zu (D)
Die absolute Operationsindikation für die arterielle Verschlußkrankheit vom Oberschenkeltyp besteht ab Stadium 2b nach Fontaine. Aus chirurgischer Sicht wäre sie jedoch schon früher anzuraten.

Tabelle 1.11. Stadieneinteilung der AVK und Operationsindikation

	Stadium I keine Symptome	Stadium II Claudicatio intermittens	Stadium III Pränekrose Ruheschmerz (in horiz. Lage)	Stadium IV Nekrose
Becken-Typ Aorta-Iliaka-Typ Alle Beinpulse fehlen: Verschluß oberhalb des Leistenbandes (und tiefer)		Keine	Relative	Absolute
Oberschenkel-Typ Femoralis-Poplitea-Typ Leistenpuls tastbar Knie- und Fußpulse fehlen: Verschluß am Oberschenkel (und tiefer)		Operationsnotwendigkeit	Operationsindikation	Operationsindikation
Unterschenkel-Typ Leisten- und Kniepulse tastbar, Fußpulse fehlen: Verschluß am Unterschenkel			Operation nur z. T. möglich	

(Aus: Mörl, Gefäßkrankheiten in der Praxis, 1986)

Zu (E)
Beim Fehlen myokardialer und koronarer Insuffizienzzeichen setzt man die Hämodilutionstherapie vor allem in den Stadien III und IV zusätzlich nach Ausschöpfung aller anderen konservativen Behandlungsmöglichkeiten ein.

F 85
Frage 1.148: Lösung D

Zu (A)
Beim **akuten Myokardinfarkt** kann es zur Ausbildung einer muralen Thrombose oder im Rahmen der Entstehung eines Herzwandaneurysmas zu wandständigen Thromben in der Herzhöhle kommen.
Zu (B)
Das **Vorhofflimmern,** wie es vor allem bei Mitralvitien anzutreffen ist, führt durch den relativen Stillstand des Blutes im Vorhof zu einer Thrombenbildung.
Zu (C)
Bei der **bakteriellen Endokarditis** treten Emboliephänomene häufig als erste Symptome auf. Man findet septische Hautmetastasen bei der Staphylokokkenendokarditis der Aortenklappe vor allem im Bereich der Hand und des Unterarms.
Zu (D)
Bei der akuten **Perikarditis** stehen ein erhöhter Venendruck und andere Symptome der Rechtsherzdekompensation im Vordergrund.
Erst bei der chronischen Perikarditis, die zum Panzerherz führt, kann es durch Einschränkung der Kontraktilität in Einzelfällen zur Thrombenbildung kommen.
Zu (E)
Bei der **Mitralstenose** kommt es zu einer zunehmenden Dilatation des linken Vorhofs, wodurch **Rhythmusstörungen,** wie **Vorhofflimmern** und **-flattern,** ausgelöst werden können. Das Flimmern kompensiert dabei den überhöhten diastolischen Druckgradienten zwischen Atrium und Ventrikel. Flimmernde Vorhöfe disponieren, insbesondere bei Dilatation des linken Herzohrs, infolge mechanischen Stillstandes und trägen Blutstroms zur Thrombenbildung. Rund 30% aller Patienten mit Mitralvitien erleiden mindestens eine arterielle Embolie während ihres Lebens.

H 85
Frage 1.149: Lösung D

Die **Panarteriitis nodosa** ist eine entzündliche Systemerkrankung. Es besteht eine nekrotisierende Vaskulitis, die überwiegend die kleinen und mittleren Arterien, aber auch kleine Venen betrifft. Die Erkrankung kann in unterschiedlicher Stärke und auch segmental begrenzt ablaufen. Neben den Gefäßen der Haut und Muskulatur werden auch viszerale Gefäßregionen betroffen, und es können infolge thrombotischer Verschlüsse schwere Schädigungen beispielsweise an Herz, Nieren und der Leber auftreten.
Die Panarteriitis nodosa tritt oft im Gefolge schwerer Allgemeinerkrankungen auf. Ihre eigentliche Ursache ist noch unbekannt. Die histologische Sicherung erfolgt nach Probeexzision aus Haut- und Muskelgefäßen.
Zu (C) und (E)
Die histologische Sicherung durch Probeexzision aus Haut- oder Muskelgefäßen zeigt Medianekrosen und im Übersichtsbild kleinfleckige Infarkte. In den betroffenen Gefäßabschnitten läßt sich in einigen Fällen fluoreszenzserologisch Hepatitis-B-Antigen (30% der Fälle) nachweisen. Die Trefferquote der Biopsien ist teilweise sehr gering, sofern das bioptische Material nicht unmittelbar im Bereich der nodulären Gefäßveränderung entnommen wurde.
Zu (D)
Mykotische Aneurysmen lassen sich vor allem bei resistenzgeschwächten Patienten im Rahmen septischer Infektionen finden. Voraussetzung ist die Anlagerung eines infizierten Embolus an die Gefäßwand. Dies ist jedoch für die Periarteriitis nodosa kein typischer Befund.

H 86
Frage 1.150: Lösung A

Zu (A)
Die linksventrikuläre Hinterwand ist auf der a.p.-Röntgenaufnahme des Thorax in der Regel nicht zu erkennen. Günstiger wäre die Levokardiographie mit Injektion von Kontrastmittel in die Ausstrombahn des linken Ventrikels über einen Herzkatheter. Insbesondere durch die seitliche Röntgenprojektion läßt sich dabei ein Hinterwandaneurysma darstellen.
Noch einfacher ist allerdings die Ultraschalluntersuchung des Herzens.
Zu (B)
Bildet sich im infarzierten Myokardbezirk ein Herzwandaneurysma, bleibt im EKG das Bild der monophasischen Deformierung mit ST-Hebung in V_{2-5}, seltener in I und aVL, bestehen. Dabei lassen sich Q-Zacken nachweisen.

Zu (C)
Aneurysmen des linken Ventrikels treten postinfarziell (10–15%) innerhalb der ersten 6 Monate nach dem Infarktereignis auf. Betroffen ist überwiegend der Vorderwandspitzenbereich des linken Ventrikels, seltener der posterolaterale oder posteroinferiore Bereich. Eine Indikation zur Operation besteht vor allem bei zunehmender Herzinsuffizienz mit wachsender diastolischer Volumenbelastung des Ventrikels. Arrhythmien, Angina pectoris und tachykarde Rhythmusstörungen lassen sich bei 40% der Patienten nachweisen.

Zu (D)
Insbesondere der Randbereich zwischen aneurysmatischem und gesundem Herzmuskelgewebe wird für die Entstehung von **Reentry-Arrhythmien** verantwortlich gemacht. Diese ventrikulären Arrhythmien sind oft therapierefraktär, lassen sich jedoch nach der Aneurysmaresektion nahezu vollständig beheben. Die postoperative Letalität liegt bei 5%, die 1-Jahresspätletalität bei etwa 10%. Bei 80% der Patienten läßt sich die Ventrikelfunktion postoperativ bessern.

Zu (E)
Aneurysmen des linken Ventrikels treten postinfarziell bei 10–15% der Patienten innerhalb der ersten 6 Monate nach dem Infarktereignis auf. Da die koronare Herzkrankheit die häufigste Ursache von Ventrikelaneurysmen ist, ist die Kombination einer aortokoronaren Bypass-Operation mit der Aneurysmaresektion oft angezeigt. Bei Verlust von mehr als 50% der kontraktilen Muskelmasse des linken Ventrikels sind die Resektion oder Revaskularisationsversuche risikoreich und in der Regel abzulehnen.

F 86
Frage 1.151: Lösung D

Durch **arterio-venöse Fisteln** strömt das Blut unter Umgehung des Kapillarbettes direkt im venösen Schenkel zum Herzen zurück. Die dabei erzeugte Steigerung des Herzminutenvolumens kann bei großen AV-Fisteln nach längerer Dauer zur kardialen Dekompensation führen. Herzferne AV-Fisteln mit geringem Shunt-Volumen, wie an den Fußgefäßen, sind dagegen hämodynamisch unbedenklich und werden gut toleriert.
Der für Dialysezwecke angelegte **Cimino-Shunt** zwischen **A. radialis** und **V. cephalica antebrachii** ist ebenfalls für die Herzfunktion unbedenklich.

H 85
Frage 1.152: Lösung D

Man unterscheidet erworbene großkalibrige Fisteln nach Stichverletzungen, die zu Mangeldurchblutung und Blutdruckabfall distal der Fistel führen, von angeborenen kleinkalibrigen AV-Fisteln, die zur Hypertrophie der betroffenen Extremität führen können.
Der totale periphere Widerstand sinkt, wenn die Arteriolen der Peripherie umgangen werden. Der venöse Rückstrom zum Herzen wird erhöht und kann durch das gesteigerte HMV zur Herzinsuffizienz führen. Die Versorgung im peripheren Stromgebiet der Arterie ist vermindert, so daß Ischämiebeschwerden (Claudicatio intermittens) auftreten können. Durch das der Vene zuströmende Blut im Bereich der Fistel kommt es distal der Fistel zur Abflußstörung mit Varikosis, Ödemen und trophischen Störungen. Erhöhung der Pulsfrequenz und erniedrigter arterieller Mitteldruck sind weitere Symptome großkalibriger AV-Fisteln.
Charakteristisch ist neben Geräuschphänomenen das Nicoladoni-Branham-Phänomen, das Blutdruckanstieg und Pulsverlangsamung nach Kompression der Fistel bzw. des zuführenden Gefäßes beschreibt.

H 87
Frage 1.153: Lösung D

Die geschilderte Symptomatik ist für die **Angina abdominalis** typisch. Dabei können heftige Leibschmerzen auch ohne Nahrungsaufnahme auftreten. Im vorliegenden Fall besteht offenbar eine Früharteriosklerose der Mesenterialgefäße im Rahmen der diabetischen Makroangiopathie.

Diagnostik
- Stenosegeräusch über dem Abdomen (Oberbauch)
  Oft gleichzeitig vorhandene Resorptionsstörungen mit Fettstühlen
- Angiographie mit Darstellung der Viszeralarterie im seitlichen Strahlengang zur Diagnosestellung

Therapie
Nur beim Auftreten einer mesenterialen Durchblutungsstörung ist die operative Behandlung im Sinne einer Desobliteration der Hauptstämme, Embolektomie oder Umleitung durch Aortomesenterialen Bypass erforderlich.
Das Stadium II der Angina intestinalis mit intermittierenden postprandialen Leibschmerzen zeigt gute Ergebnisse bei einer Operationsletalität von etwa 5%. Dagegen beträgt die Operationsletalität in den Stadien III und IV über 90%.

2 Blut- und Lymphsystem

Frage 2.1: Lösung C

Ein Hinweis auf das schwere Knochenmarkversagen besteht bei
- Hämoglobinwerten unter 10 g/100 ml
- Granulozytenzahlen unter 2000/mm^3
- Thrombozytenzahlen unter 75000/mm^3

Die geschilderten Symptome/Befunde sprechen für eine aplastische Anämie (Panmyelopathie).
Sie ist gekennzeichnet durch eine Funktionsstörung des gesamten Knochenmarks, wie sie in den erhobenen Laborwerten zum Ausdruck kommt.
Klinik
Anämie, Thrombozytopenie, Granulozytopenie mit hoher Infektanfälligkeit, verfettetes Knochenmark (Panmyelophthise); Überlebenszeit wenige Monate, Mortalität etwa 70%.
Therapie
Blutzellsubstitution, Knochenmarktransplantation.
Die undeterminierten Zellen des Knochenmarks können geschädigt werden durch Medikamente (z. B. Chloramphenicol), Strahlen, Benzol, Stoffwechselschäden, Viren (z. B. Hepatitis), Bakterien (z. B. Miliar-TBC).

Frage 2.2: Lösung E

Zu (E)
Die Diagnose der **Panmyelopathie** (generell aller vom Knochenmark ausgehenden Erkrankungen) wird durch die Knochenmarkpunktion gesichert.
Der Knochenmarkbiopsie ist gegenüber der Knochenmarkaspiration der Vorzug zu geben. Eine Knochenmarkbiopsie, die nur Lymphozyten, Plasmazellen und Fettzellen enthält, gibt Hinweise auf eine schwere Aplasie. Mäßige Aplasien mit restlichen Inseln einer hyperplastischen Hämatopoese werden in einigen Fällen beobachtet. Die Blutbildveränderungen sind als Folge der schweren Knochenmarkaplasie anzusehen. In vielen Fällen bleibt die Ursache der Panmyelopathie ungeklärt.
Zu (A)
Die Bestimmung der alkalischen Leukozytenphosphatase dient der Differenzierung des myeloproliferativen Syndroms, zu dem chronische myeloische Leukämie, Thrombozytämie, Osteomyelosklerose und Polycythämia vera gezählt werden. Bei der CML ist sie bis auf 20% der Norm erniedrigt, bei allen anderen erhöht.
Zu (B)
Die Ferritinbestimmung (Eisenspeicherprotein; das im Serum zirkulierende Ferritin korreliert gut mit dem Körpereisendepot) erfolgt zur Sicherung bei Eisenmangelanämie, bei der das Serumferritin erniedrigt ist. Werte kleiner 12 µg/l beweisen einen Eisenmangel.
Ausnahme: Bei Leberparenchymschäden werden stets erhöhte Ferritinspiegel gefunden.

Zu (C)
Die Folsäurebestimmung dient der Differentialdiagnose der megaloblastären Anämien.
Zu (D)
Mittels Gastroskopie kann z. B. eine atrophische Gastritis mit pentagastrinrefraktärer Anazidität, die zur perniziösen Anämie führt, diagnostiziert werden. Auch Blutungsquellen, die zur hypochromen mikrozytären Anämie führen, können mittels Endoskopie ausfindig gemacht werden.

Frage 2.3: Lösung A

DIC = Disseminierte intravasale Gerinnung = Verbrauchskoagulopathie. Sie ist definiert als **erworbene** hämorrhagische Diathese als Folge intravasaler Aktivierung des Fibrinolyse- und/oder Gerinnungssystems mit Verbrauch plasmatischer und zellulärer Faktoren.
Klinische Symptomatik: Kombinierter plasmatischer und thrombozytärer Defekt, Mikroembolien kleiner Gefäße mit Zirkulationsstörungen (in der generalisierten Form mit Schocksymptomatik, in lokalisierter mit Organnekrose).
Die **Pathogenese** ist vielgestaltig:
1. Man unterscheidet akute und chronische Formen unterschiedlicher Genese.
2. Bestimmte Krankheitsursachen aktivieren bestimmte Systeme, z. B.
   Mobilisation von Gewebethrombokinase:
   bei Organnekrosen wie akute Pankreatitis, Lebernekrose, bei Operationen an Pankreas, Leber, Lunge, Herz, geburtshilfliche Komplikationen wie Fruchtwasserembolie.
   Freisetzung partieller Thrombokinasen:
   aus Leukozyten, Thrombozyten, Erythrozyten.
   Akkumulation gerinnungsaktiver Substanzen durch Hämostase mit Schock aus verschiedener Ursache: Trauma, kardiogen, hämolytisch, Verbrennung, septisch-toxisch.
   Blockade des RES mit Akkumulation gerinnungsaktiver Substanzen bei Virusinfekten, bakterieller Sepsis, Malaria, Rickettsiosen.
3. Differentialdiagnostisch wichtig ist der Grad der Beteiligung der beiden Systeme (Gerinnung und Fibrinolyse).
   a) Verbrauchskoagulopathie durch DIC,
   b) Verbrauchskoagulopathie durch DIC und leichter sekundärer Fibrinolyse,
   c) Verbrauchskoagulopathie durch DIC und schwerer sekundärer Fibrinolyse,
   d) primäre Hyperfibrinolyse

Tabelle 2.1. Gerinnungsanalytische Differenzierung von Koagulopathie, Thrombozytopenie und Vasopathie (nach Hegglin) (aus Heilmann, 1981)

Parameter	Thrombozytopenie	Vasopathie	Koagulopathie
Blutungszeit	verlängert	verlängert	normal
Gerinnungszeit	normal	normal	verlängert
Kapillarresistenz	normal	vermindert	vermindert
Thrombozytenzahl	vermindert	normal	normal
Rekalzifierungszeit	pathologisch	normal	pathologisch
Quick-Test	normal	normal	erniedrigt
Partielle Thromboplastinzeit	normal	normal	erniedrigt
Thrombozytenaggregation	vermindert	normal	normal

Für die DIC in reiner Form stehen folgende laborchemischen Parameter:
Zu (D)
Verlängerung bzw. Erhöhung von TPZ (Quick), **PTT**
Zu (B) und (C)
Verminderung der **Thrombozyten, Fibrinogen,** Faktoren II, V, VII, X
Zu (A)
Nur bei Panzythopathie durch Versagen des Knochenmarks (Ursache?) oder durch Schädigung des Knochenmarks (Leukosen, Karzinosen, infekt-toxisch, medikamentös-toxisch, Strahlen, Alkohol) findet sich eine Verminderung der Megakaryozyten.
Zu (E)
Schistozyten sind fragmentierte Erythrozyten, die durch mechanische Schädigung entstehen. Folge ist ebenso eine partielle Hämolyse mit Freisetzung von Erythrozytin, das neben anderen Faktoren die Plättchenaggregation stimuliert.

Frage 2.4: Lösung B

Der Knochenmarkausstrich zeigt eine erhöhte Zelldichte mit dem Aspekt einer Leukose, die biochemisch zu differenzieren ist. In der Mitte der Abbildung, etwa 2 cm von oben entfernt, kann man deutlich eine Mitose sehen. Darüber ist eine polymorphe Leukämiezelle mit unregelmäßig geformtem Kern, dichter retikulärer Struktur des Kerns und nur undeutlich erkennbaren Nukleolen. Dieser Zelltyp dominiert z. B. bei leukämischen Verlaufsformen von Lymphosarkomen.

Frage 2.5: Lösung D

Im vorliegenden Fall besteht eine hämolytische Anämie infolge Glukose-6-P-Dehydrogenasemangels. Dieser Enzymdefekt wird inkomplett dominant X-chromosomal vererbt. Hämolytische Anämien werden fast nur bei Männern beobachtet, Frauen sind in der Regel nur Konduktorinnen. In den Mittelmeerländern beträgt die Häufigkeit dieses Defektes in der Bevölkerung etwa 10%, in Israel bis 60%.
Typischerweise klagen die Patienten 1–3 Tage nach der Einnahme von Medikamenten oder Fava-Bohnen über Oberbauchschmerzen, Müdigkeit und Abgeschlagenheit, die beim Favismus innerhalb kurzer Zeit von Schüttelfrost, Fieber, Gelbsucht und Anurie gefolgt sein können. Die Diagnose ergibt sich aus der typischen Anamnese mit Einnahme bestimmter Vegetabilien. Zur Sicherung der Diagnose wird die Glukose-6-P-Dehydrogenaseaktivität quantitativ gemessen. Bei Heterozygoten liegt die Aktivität bei etwa 50% des Normwerts, bei Hemi- und Homozygoten meistens unter 1%. Während der Hämolyse lassen sich im Blutausstrich Heinz-Innenkörper nachweisen. Sie stellen das Endprodukt von denaturiertem, präzipitiertem Hämoglobin dar.
Eine spezifische Therapie gibt es nicht. Beim Favismus sind schwere Hämolysen mit akutem Nierenversagen beobachtet worden. Potentiell auslösende Substanzen müssen daher bewußt vermieden werden.
Zu (E)
Bei der Bleivergiftung findet man in der Regel eine leichte bis mäßige Anämie. Die Erythrozyten zeigen eine leichte Hypochromie und Mikrozytose. Eine basophile Tüpfelung findet sich im Regelfall. Der Plasmaeiweißspiegel liegt gewöhnlich im Normbereich.
Die Diagnose der Bleiintoxikation wird durch den Nachweis des erhöhten Bleispiegels im Urin gestellt.

Tabelle 2.2. Ikterusdiagnostik

	Prähepatischer Ikterus (hämolytisch)	Posthepatischer Ikterus (Verschluß)	Intrahepatischer Ikterus (parenchymatös)
Serum			
indirektes Bilirubin	↑↑	(↑)	↑
direktes Bilirubin	--	↑↑	↑
Urin			
Bilirubin	--	↑↑	↑
Urobilinogen	↑↑	--	↑
Ikterustönung	Flavin	Verdin	Rubin
Stuhlfarbe	dunkel	hell (acholisch)	hell
Milzvergrößerung	↑↑	fehlt	(↑)
Juckreiz	fehlt	stark	mäßig
Lebervergrößerung	keine	↑ (derb)	+ (weich)
Alkalische Phosphatase	normal	↑↑	↑
Serumeisen	↑	normal	↑↑
Transaminasen	normal	normal bis ↑	↑↑

Frage 2.6: Lösung C

Zu (1) und (2)
Bei einer Hämolyse überschreitet das in großer Menge anfallende indirekte Bilirubin die Aufnahme- und Glukuronidierungskapazität der Leber und wird im Blut zurückgehalten. Es resultiert eine indirekte Hyperbilirubinämie.
Eine Bilirubinurie fehlt, da das indirekte Bilirubin nicht wasserlöslich ist und somit nicht über die Niere ausgeschieden werden kann.
Zu (3)
Bei schweren Anämien kommt es zur Abnahme der alkalischen Phosphatase im Serum.
Zu (4)
Labor:
- Haptoglobin nimmt ab
- Freies Hämoglobin steigt
- Indirektes Bilirubin steigt
- Evtl. Urobilinogenurie, Hämoglobinurie.

F 85
Frage 2.7: Lösung A

Zu (A)
Bei der **chronisch-myeloischen Leukämie** ist die Leukozytenzahl erhöht und zeigt oft Werte über 100000 an. Man findet vermehrt neutrophile, basophile und eosinophile Granulozyten. Als morphologische Variante werden die Eosinophilen-, Basophilen- und Megakaryozytenleukämie aufgefaßt.
Die chronisch-myeloische Leukämie ist durch das Ausschwemmen sämtlicher unreifer Formen der myeloischen Zellreihe charakterisiert (Myeloblasten, Promyelozyten, Myelozyten, Metamyelozyten).
Es erfolgt eine Verdrängung der Erythro- und Megakaryopoese, die im Krankheitsverlauf zu Anämie und Thrombozytopenie führt.
Zu (B)
Beim **Typhus abdominalis** fehlen die Eosinophilen vollständig.
Zu (C)
Eine Verminderung der eosinophilen Granulozyten findet sich bei allen **Infektionskrankheiten** im akuten Stadium, außer beim Scharlach.
Zu (D) und (E)
Charakteristisch ist eine Verminderung der Eosinophilenzahl bei allen Formen des **Hyperkortizismus** (M. Cushing, ACTH- und Kortikosteroidtherapie sowie beim Streß).
Eine Verminderung der Basophilen läßt sich bei der Hyperthyreose und beim Hyperkortizismus nachweisen.

Frage 2.8: Lösung D

Zu (1)
Bei der **Endocarditis parietalis fibroplastica** (Löffler) besteht typischerweise eine Leukozytose mit ausgeprägter Eosinophilie.
Die Erkrankung geht ohne Fieber einher und läßt die Klappen oft verschont. Das klinische Bild ähnelt dem der konstriktiven Perikarditis.

Zu (2), (3) und (4)
Eine **Verminderung der eosinophilen Granulozyten** findet sich bei **allen Infektionskrankheiten im akuten Stadium** außer beim Scharlach. Beim Typhus abdominalis fehlen die eosinophilen im peripheren Blutausstrich vollständig.
Bei allen Formen des Hyperkortizismus (M. Cushing), ACTH-Kortikosteroidtherapie sowie Streß ist eine verminderte Eosinophilenzahl charakteristisch.
Eine **Verminderung der basophilen Granulozyten** läßt sich bei der **Hyperthyreose** und beim **Hyperkortizismus** nachweisen!

Frage 2.9: Lösung C

Zu (A)
Die **Yersiniose** ist eine weltweit verbreitete Antropozoonose. Die Eintrittspforte der Infektion ist der Intestinaltrakt. Erreger sind hier **Yersinia pseudotuberkulosis** und **Yersinia enterocolitica**. Dabei führt Yersinia tuberkulosis am häufigsten zu einer Lymphadenitis mesenterialis, die besonders bei Kindern eine Appendizitis vortäuschen kann.

Zu (B)
Das **Lymphogranuloma inguinale** ist eine infektiöse Geschlechtskrankheit, die durch **Chlamydia trachomatis** verursacht wird.
Kurze Zeit nach der lokalen Manifestation kommt es zur kräftigen inguinalen und femoralen Lymphadenitis (Bubonen), die zur Einschmelzung und Fluktuation mit Fistelbildung neigt.

Zu (C)
Die **Toxoplasmose** führt zu einer Lymphadenitis im retikuloendothelialen System. Im Rahmen lokaler Gewebsschäden kommt es zur fokalen Nekrosebildung. Im Verlauf der Erkrankung lassen sich Zysten, jedoch keine Abszesse nachweisen.

Zu (D)
Die **Tularämie** ist eine klassische Antropozoonose mit typischem Primärkomplex. Erreger ist ein gramnegativer kokkoider, schweranzüchtbarer, stabförmiger Keim. Nach einer Inkubationszeit von 2–10 Tagen bildet sich ein typischer Primärkomplex mit tiefem Ulkus als Eintrittspforte und einem regional abszedierenden Lymphknoten.

Zu (E)
Die **Katzenkratzkrankheit** ist eine nekrotisierende granulomatöse Lymphknotenerkrankung, deren Erreger unbekannt ist. 1–3 Wochen nach einer Biß- oder Kratzverletzung durch eine Katze kommt es zum Befall regionaler Lymphknoten. Die Allgemeinsymptome sind gering, die Prognose günstig.

Frage 2.10: Lösung E

Eine Blutleukozytose findet man bei:
körperlicher und/oder psychischer Belastung (Streß), bakteriellen Infektionskrankheiten (Ausnahmen: M. Bang, Maltafieber, Typhus, Paratyphus mit Leukozytopenie), Herzinfarkt, Coma diabeticum und uraemicum (Streß?), Tumoren (insbesondere bei Vorliegen von Knochenmetastasen), Nebennierenrindenüberfunktion (M. Cushing); Kortison bewirkt eine vermehrte Freisetzung von **neutrophilen** Granulozyten(!); Gravidität.
Besonders hochgradige Leukozytosen existieren bei:
Pneumonie, generalisierten Mykosen, Dermatitis herpetiformis, Knochenmetastasen, Scharlach, Coma diabeticum und uraemicum, nach schweren Blutungen mit Schocksituation, Miliartuberkulose (hier jedoch vereinzelt auch Leukopenie).
Leukozytosen mit ausgesprochener Eosinophilie sieht man bei:
Allergien, Kollagenkrankheiten, parasitären Erkrankungen, eosinophiles Lungeninfiltrat, Endocarditis fibroplastica, hämatopoetischen Erkrankungen.

Frage 2.11: Lösung E

Zu (E)
Der Junge hat eine Purpura Schoenlein Henoch. Hauptsächlich im Bereich der Streckseiten der Extremitäten, in Gelenknähe und am Gesäß lokalisiert, finden sich petechiale Blutungen, die auf dem Bild allerdings nur schwer erkennbar sind.

Zu (A)
Bei der Hämophilie A, einem Mangel an Gerinnungsfaktor VIII, kommt es zu flächenhaften Blutungen nach kleineren Verletzungen. Typisch sind auch Blutungen in die Muskulatur und größeren Gelenke.

Zu (B)
Beim Waterhouse-Friedrichsen-Syndrom kann es im Rahmen einer Meningokokkensepsis zu einer Verbrauchskoagulopathie mit Hautblutungen und Einblutungen in die Nebennieren kommen. Die Patienten sind schwer erkrankt, der Tod tritt bereits nach wenigen Stunden ein.

Zu (C)
Beim Morbus v. Willebrand-Jürgens, einer autosomal dominant vererbten Krankheit, besteht ein Mangel an Faktor VIII, eine gestörte Aggregation der Thrombozyten und ein Defekt der Gefäße. Es resultieren schon bei kleineren Traumen große flächenhafte Blutungen.
Zu (D)
Die Thrombopenie führt zu petechialen Blutungen, die allerdings nicht symmetrisch an den Streckseiten der Extremitäten, wie in vorliegendem Fall, lokalisiert sein müssen.

Frage 2.12: Lösung C

Zu (1) und (3)
Bei der Purpura Schoenlein Henoch besteht eine Schädigung der Kleingefäße durch zirkulierende Antigen-Antikörper-Komplexe. Die Gerinnungsfaktoren (verlängerte Gerinnungszeit) oder Thrombozyten (verlängerte Blutungszeit) sind hiervon nicht betroffen.
Zu (2)
Es resultiert eine Hämorrhagie der Schleimhaut, der abführenden Harnwege und des Gastrointestinaltrakts, was zu kolikartigen Bauchschmerzen führt.
Zu (4)
Ein Hämarthros (Bluterguß im Gelenk) findet sich als typischer Befund bei der Hämophilie.
Zu (5)
Durch Schädigung kleinerer Gefäße im Bereich der Nierenglomerula resultiert eine Hämaturie.

Frage 2.13: Lösung C

Zu (C)
Blutbildbewertung: Leukozytose (leukämische Form/50000–300000) mit starker Linksverschiebung, d. h. Granulozyten und ihre Vorstufen sind stark vermehrt.
Für die chronische Myelose (= chron. myeloische Leukämie = CML) spricht die Myelozytose und starke Vermehrung der Jugendlichen, der Eosinophilen (relativ unspezifisch) und vor allem der Basophilen. Zur differentialdiagnostischen Abgrenzung von anderen myeloproliferativen Erkrankungen (Thrombozythämie, Osteomyelosklerose, Polycythämia vera):
1. Bestimmung der alkalischen Leukozytenphosphatase, die **nur** bei der CML vermindert ist (unter 20%), bei allen anderen erhöht!
2. Bestimmung des Philadelphia-Chromosoms (bei 5% d. F. positiv); negative Fälle sind besonders infaust.

Zu (A)
Bei Sepsis: Leukozytose (etwa 30000) mit Linksverschiebung, jugendliche und stabkernige neutrophile Granulozyten vermehrt.
Zu (B)
Bei Röteln: Leukopenie, Lymphozytose, Plasmazellen.
Zu (D)
Für Wurmerkrankungen gilt Eosinophilie (größer 4%), bei Trichinose z. B. 50–80%.
Zu (E)
Bei Keuchhusten Leukozytose (20000–50000) mit relativer Lymphozytose meist um 80%.

Frage 2.14: Lösung C

Zu (C)
Die **chronische lymphatische Leukämie** ist eine Erkrankung des mittleren und höheren Erwachsenenalters. Selten tritt sie vor dem 40. Lebensjahr auf. Klinische Leitsymptome sind Lymphome oder eine Lymphozytose im Blutbild. In 72% aller Fälle besteht zum Zeitpunkt der Diagnose eine Milzvergrößerung. Eine Hepatomegalie läßt sich in der Hälfte der Fälle nachweisen.
Es resultiert eine Knochenmarkinsuffizienz mit Verminderung der Thrombozyten. Die Gesamtleukozytenzahl überschreitet gewöhnlich 10000/mm^3 und liegt in etwa 20% der Fälle über 100000/mm^3. Die meisten Lymphozyten weisen dabei eine normale Morphologie auf.
Das Knochenmarkpunktat zeigt wie im peripheren Blut eine diffuse Infiltration von Lymphozyten.
Zu (A)
Bei der **akuten myeloischen Leukämie** zeigt das Knochenmark eine deutliche Infiltration von Blasten. Gelegentlich kann aber auch eine schwere Leukopenie vorliegen, so daß die Blasten selten sind oder schwierig identifiziert werden können.
Zwei Befunde gelten als sichere Hinweise auf eine myeloische Leukämie:
Auer-Stäbchen kommen nur in den myeloischen Blasten vor. Sie stammen von zusammenhängenden Zytoplasmagranula, die eine längliche Form aufweisen. Diese kristalloiden Strukturen stellen sich bei der Giemsa-Färbung rot dar und kommen entweder einzeln oder multipel im Zytoplasma vor. Sie finden sich am häufigsten bei Promyelozytenleukämien.
Ein zweites Charakteristikum als Hinweis auf eine Myeloblastenleukämie ist der Nachweis der **Peroxidaseaktivität** in den Blasten.
Die akuten Leukämien sind differentialdiagnostisch aufgrund ihrer morphologischen und zytochemischen Merkmale zu unterscheiden.

Tabelle 2.3. Charakterisierung der akuten Leukämien (Richtlinien der Paul-Ehrlich-Gesellschaft für Chemotherapie, Sektion Onkologie, modifiziert)

Leukämieart	Milz	Lymph-knoten	Leukämiezellen						
			Zellform	Zytoplasma	Kern und Kern-körperchen	Auer-stäbchen	Per-oxidase	PAS	Esterase Stärke-grade 3 + 4
Stammzellen-	(+)	(+)	klein, mittelgroß	schmal, dunkel-blau, oft Vakuolen	rund	0	0	0	0
Lymphoblasten-	+	(+)–++	klein, mittelgroß, rund	schmal, dunkel-blau, multiple Vacuolen	rund	0	0 nie diffus	+++ nur grobkörnig,	0
Myeloblasten-	(+)	0–+	mittelgroß, rund	schmal, dunkel-blau, vereinzelt zarte Granula, oft Vacuolen	rund KK+	0–+	0–++ < 65% selten zarte Granula	(+) schwach diffus,	(+) < 25%
Promyelozyten-	+– +++	0	groß, polymorph	breit, blau, grobe Granula	groß, oval polymorph KK ++	+–++	+++ > 65%	(+) diffus, selten zarte Granula	(+) < 25%
Myelomonozytäre	+	0	groß, polymorph	breit	groß, polymorph	0	+ < 65%	(+)	+++ > 50%
Monozyten-	+	(+)	groß, polymorph	breit, unregelmäßig, graublau, feine rötliche Granula	groß, polymorph	0	+ < 25%	+ in 50% schwach diffus, selten granulär	+++ > 50%
Erythro-	++	0	mittelgroß, sehr poly-morph	breit, polychromatisch ungranuliert oder feine Granula	polymorph	0–+	+ etwa 50%	+ diffus, selten feinkörnig (Erythroblasten)	++ 25–50%

Zu (B)
Bei der **chronischen myeloischen Leukämie** ist das Knochenmark sehr zellreich und enthält kein Fett. Das myeloerythropoetische Verhältnis ist stark zugunsten der Myelopoese verschoben und die Megakaryozyten stellen sich übermäßig zahlreich dar. Die starke myeloische Hyperplasie ist durch eine Vermehrung der Myeloblasten und Promyelozyten charakterisiert. Die Zahl der basophilen und eosinophilen Granulozyten kann ebenfalls erhöht sein.

Zu (D)
Die **Erythroblastose** des Erwachsenen ist als neoplastische Erkrankung des roten Blutbildungssystems anzusehen. Stets besteht eine Splenomegalie, verbunden mit dem Auftreten unreifer Vorstufen der Erythrozyten in großer Zahl. Im zellreichen Mark beträgt der Erythroblastenanteil der kernhaltigen Zellen mehr als 50%. Es besteht eine hochgradige ineffektive Erythropoese und eine herabgesetzte Erythrozytenlebensdauer im Blut.

Zu (E)
Um die Diagnose eines **Plasmozytoms** zu stellen, ist sowohl eine Knochenmarkaspiration als auch eine Nadelbiopsie möglich. Da sich die Myelomzellen oft ungleichmäßig im Knochenmark verteilen, sind mehrere Punktionen zu empfehlen. Charakteristisch sind bei der Knochenmarkpunktion Plasmazellennester.

[F 85]
Frage 2.15: Lösung D

Zu (A)
Im Rahmen des Urämiesyndroms kommt es zu Inappetenz, Übelkeit und Erbrechen mit gesteigertem Eiweißkatabolismus. Es resultiert eine Gewichtsabnahme, die jedoch infolge der Dysproteinämie durch ausgeprägte Ödeme und Flüssigkeitsretention überdeckt sein kann.

Zu (B)
Bei einer fortschreitenden Niereninsuffizienz treten Ekchymosen schon nach Bagatelltraumen auf und deuten auf eine hämorrhagische Diathese und verminderte Kapillarresistenz hin. Sind von der Grunderkrankung die Nierengefäße betroffen, treten Fragmentozyten im Blutbild auf.

Zu (C)
Im Stadium der kompensierten Retention sind das Serumkreatinin und Harnstickstoff immer erhöht. Die klinischen Symptome nehmen mit einem weiteren Ansteigen der harnpflichtigen Substanz (Serumkreatinin 8–12 mg/100 ml) weiter zu.

Zu (D)
Der Anteil des nichtkonjugierten, indirekten, freien Bilirubins, das aus der Hämolyse stammt, ist erhöht. Die Glukuronidierungskapazität der Leber reicht bei einer schweren Hämolyse nicht aus, um das anfallende Bilirubin vollständig zu konjugieren.

Zu (E)
Im Rahmen des **hämolytisch-urämischen Syndroms** kommt es zu einer Thrombozytopenie.

[H 85]
Frage 2.16: Lösung C

Beim **hämolytisch-urämischen Syndrom** führt die Einengung der Nierenstrombahn zur mechanischen Schädigung von Erythrozyten. Voraussetzung ist eine Mikroangiopathie der Niere mit Behinderung der Blutpassage durch Fibrinbeläge. Es resultieren **Fragmentozyten** und **Schistozyten** im peripheren Blutbild.
Diese Form der angiopathischen hämolytischen Anämie tritt besonders häufig bei Kindern und Jugendlichen auf (1).

Zu (2)
Auslösend können Virusinfekte des Magen-Darm-Trakts, aber auch der Atemwege sein.

Zu (4)
Im Rahmen der Erkrankung kommt es zur Glomerulonephritis und akuten Niereninsuffizienz.
Die **renale Osteopathie** tritt bei der chronischen Niereninsuffizienz auf. Ursache ist dabei die gestörte biologische Vitamin-D-Aktivierung in der Niere, die über eine Abnahme des 1,25-Dihydroxycholekalziferols zur Beeinträchtigung der intestinalen Kalziumaufnahme mit sekundärem oder tertiärem Hyperparathyreoidismus führt. Typisch sind im Röntgenbild Looser-Umbauzonen im Bereich der Scham- und Sitzbeinäste sowie Osteolysen im Bereich der Phalangen. Renale Kalziumverluste spielen bei der Entstehung dieses Krankheitsbildes im Gegensatz zur renal-tubulären Azidose keine Rolle.

[F 87]
Frage 2.17: Lösung E

Siehe auch Kommentar zur Frage 2.19.

Zu (1)
Sowohl beim Extrinsic- wie beim Intrisic-Asthma besteht im Blut eine Eosinophilie, die je nach Krankheitsaktivität unterschiedlich stark ausgeprägt sein kann.
Unter einer Kortikosteroidtherapie nimmt die Eosinophilenzahl allerdings auch beim Asthmatiker ab.

Zu (2)
Während der Invasionsphase von Trichinenlarven in die Muskulatur besteht eine hochgradige Eosinophilie.

Zu (3)
Eine geringgradige Eosinophilie findet sich bei Scharlach, Hypernephrom und beim Morbus Addison.

Zu (4)
Gelegentlich tritt eine Eosinophilie bei myeloproliferativen Erkrankungen im Sinne einer eosinophilen Leukämie auf. Der Verlauf dieser Erkrankung ist progredient.
Diese Frage wurde nur von 46% der Prüfungskandidaten richtig beantwortet. Die weit überwiegende Mehrzahl entschied sich für die Antwortmöglichkeit A (49%). Dennoch weist die einschlägige Literatur (z. B. Siegenthaler, Differentialdiagnose innerer Krankheiten und Siegenthaler, Lehrbuch der inneren Medizin) eindeutig auf die angegebenen Möglichkeiten der Eosinophilie hin.

Frage 2.18: Lösung B

Retikulozyten sind aus dem Knochenmark ausgeschwemmte Vorstufen der Erythropoese, die in 4–5 Tagen im peripheren Blut zum Erythrozyten heranreifen. Da die Retikulozyten Ergastoplasma enthalten, läßt sich dies als Substantia granulo-filamentosa mit Brillantkresylblau in Supravitalfärbung darstellen. Außerdem lassen sich Retikulozyten bei Vitalfärbung an einem Netzwerk im Plasma erkennen und bei Giemsfärbung an der Polychromasie. Die Zahl der Retikulozyten gilt als ein Parameter, um die funktionelle Kapazität der Erythropoese im Knochenmark abzuschätzen. Die Normalwerte betragen zwischen 5 und 15‰ bezogen auf die Erythrozytenzahl bzw. absolut zwischen 25000 und 75000/mm³ Blut.
Erhöhte Retikulozytenzahl finden sich bei:
- Hämolytischen Anämien
- Akuten Blutungen
- Nach akuter Hypoxie

Retikulozytenkrisen lassen sich nach spezifischer Behandlung von Vitamin B_{12}- und Folsäuremangelanämien nachweisen. Erniedrigte Retikulozytenzahlen geben Hinweis auf eine Knochenmarkinsuffizienz.

Frage 2.19: Lösung A

Die absoluten Zahlen der Eosinophilen liegen beim Erwachsenen zwischen 50 und 500/mm³. Eosinophilie kommt vor allem bei allergischen Reaktionen, Medikamentenüberempfindlichkeit, Parasiten, myeloproliferativen Erkrankungen, Kollagenosen, nach Bestrahlungen, nach Splenektomie und bei einigen Hauterkrankungen vor. Gelegentlich begleitet die Eosinophilie ein Karzinomleiden.
Eine mäßige Eosinophilie kommt beim Morbus Hodgkin vor, insbesondere bei der generalisierten Form. Eosinophilie wird bei Lungeninfiltration beobachtet, bei der fibrosierenden Endokarditis und anderen Organmanifestationen. Diese Befunde können als Löffler-Syndrom bezeichnet werden, das zwei Verlaufsformen aufweist.
Erstens eine selbstlimitierende Erkrankung mit verschwindenden Lungeninfiltraten oder eine schwere Erkrankung mit hoher Sterblichkeit infolge einer kardialen Beteiligung mit progredientem Verlauf bei bestehenden Lungeninfiltraten.
Das gemeinsame Vorkommen von Eosinophilie und klinischen Zeichen einer myeloproliferativen Erkrankung im Sinne einer Eosinophilenleukämie wird selten beobachtet. Solche Patienten weisen eine ausgeprägte Eosinophilie, Neutrophilie und Hepatosplenomegalie sowie eine vermehrte Anzahl von Blasten im Blut und Knochenmark auf. Der Verlauf der Erkrankung ist progredient. Die Patienten sterben innerhalb weniger Monate. Diese Fälle können als Eosinophilenleukämie bezeichnet werden. Innerhalb dieses Spektrums findet sich eine Gruppe von Patienten mit chronischer Verlaufsform, die eine Vermehrung von reifen Eosinophilen aufweist und eine längere Überlebenszeit hat.
Eine Verminderung der eosinophilen Granulozyten findet sich bei allen Infektionskrankheiten im akuten Stadium, außer beim Scharlach. Beim Typhus abdominalis fehlen die Eosinophilen vollständig. Charakteristisch ist die verminderte Eosinophilenzahl auch bei allen Formen des Hyperkortizismus (M. Cushing, ACTH- und Kortikosteroidtherapie).

Zu (C)
Bei Leberzirrhosen trifft man sowohl eine Leukozytopenie als auch gelegentlich eine Leukozytose an. Der Leukozytenwert ist daher wenig aussagekräftig.
Zu (D)
Bei einer kompensierten Hämolyse ist der Retikulozytenwert erhöht.
Zu (E)
Bei akuten Leukämien treten im Blut vermehrt pathologische Vorstufen der Leukozyten (Blasten) auf.

Frage 2.20: Lösung A

Nahezu alle Patienten mit **CML** weisen zum Zeitpunkt der Diagnose Beschwerden auf. Die Häufigkeit der wichtigsten Symptome geht aus nachfolgender Tabelle hervor:

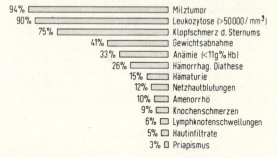

Abb. 2.1. Häufigkeit wichtiger Symptome bei der chronischen myeloischen Leukämie

Die Lymphknotenschwellung kann auch im Rahmen einer CML auftreten, gilt jedoch nicht als typischer Befund! Dagegen findet sich die **Milzvergrößerung** bei etwa 90% aller Patienten mit CML. Dabei ist die Milz fest und nicht druckschmerzhaft. Beim Auftreten von Milzinfarkten kann ein Reibegeräusch auskultiert werden.

Tabelle 2.4. Charakteristika der B-Lymphozyten und T-Lymphozyten (aus Heilmann, 1981)

Charakteristika	B-Lymphozyten	T-Lymphozyten
immunologische Funktion	humorale Immunität	zelluläre Immunität
primäre Bildungsstätte	Knochenmark	Thymus
	Keimzentren der Lymphknoten	interfollikuläre Bezirke der Lymphknoten
	weiße Pulpa der Milz	
Oberflächenimmunglobuline	vorhanden	fehlen
Komplement-Rezeptoren	vorhanden	fehlen
Rezeptoren für Schaferythrozyten	fehlen	vorhanden
Phytohämagglutinin-Stimulierbarkeit	leicht	stark

Frage 2.21: Lösung B

Zu (1) und (2)
Bei der chronischen myeloischen Leukämie ist die Leukozytenzahl erhöht und zeigt oft Werte über 100000 Granulozyten. Man findet vermehrt neutrophile, basophile und eosinophile Granulozyten. Als morphologische Variante werden die Eosinophilen-, Basophilen- und Megakaryozytenleukämie aufgefaßt. Siehe auch Kommentar zu Frage 2.14, zu (B).
Zu (3)
B-Lymphozyten sind Träger der humoralen Abwehr und können im Rahmen einer Leukozytenerhöhung bei bakteriellen oder auch nicht bakteriellen Infektionen erhöht sein. Sie finden sich in den Keimzentren der Lymphknoten sowie in der weißen Pulpa der Milz. Wenn sie einem spezifischen Antigen ausgesetzt sind, differenzieren sie sich in immunglobulinbildende Plasmazellen. Ihre Hauptfunktion ist die Bildung von Antikörpern.
Im Rahmen einer akuten lymphatischen Leukämie finden sich vermehrt Lymphoblasten im Blutausstrich.
Die chronische lymphatische Leukämie geht mit einem Anstieg der absoluten Leukozytenzahlen, der oft als einziger Befund erhoben wird, einher. Immunologische Komplikationen beherrschen oft den Krankheitsverlauf. Vielfach besteht eine Verminderung der Gammaglobuline im Serum, die als Folge der B-Zell Natur der Erkrankung anzusehen ist.
Zu (4)
Die chronische myeloische Leukämie ist durch das Ausschwemmen sämtlicher unreifer Formen der myeloischen Zellreihe charakterisiert (Myeloblasten, Promyelozyten, Myelozyten, Metamyelozyten).
Zu (5)
Basophil punktierte Erythrozyten sind typisch für eine Bleiintoxikation. Blei schädigt die Ribosomen und Mitochondrien der Erythrozyten und hemmt dabei die δ-Aminolävulinsäuresynthetase. Es resultiert eine hypochrome Anämie. Die basophile Tüpfelung kommt durch Aggregation der bleigeschädigten Erythrozytenribosomen zustande.
Bei der chronischen myeloischen Leukämie besteht eine Verdrängung der Erythro- und Megakaryopoese, die im Krankheitsverlauf zur Anämie führt.

Frage 2.22: Lösung D

Die chronische myeloische (reifzellige granulozytäre) Leukämie ist bei Erkennung und Therapie mit Busulfan (alkylierende Verbindung mit zytostatischer Wirkung, entwickelt aus dem Kampfgas „Stickstoff-Lost") für etwa 4 Jahre zu beherrschen. Dann schließt sich ein Stadium mit Myeloblastenschub (= Transformation in das Bild der akuten Leukämie) oder eine Akzeleration der Krankheit mit Thrombozytopenie an.

Frage 2.23: Lösung D

Erst die Zunahme der Überlebenszeit bei Patienten mit akuter Leukämie hat das Problem des ZNS-Befalls manifest werden lassen. Insbesondere die antileukämischen Substanzen können bei intravenöser Applikation nicht in ausreichender Konzentration in das ZNS gelangen, so daß die neoplastischen Zellen hier persistieren können und den Ausgangsherd eines Rezidivs bilden. Die Meningiosisprophylaxe erfolgt in der Regel durch intrathekale Injektion von Motothrexat und einer Schädelbestrahlung mit einer Dosis von 24 Gy.
Bei manifester Meningiosis leucaemica appliziert man Zytostatika (Amethopterin, Cytosin-arabinosid) in den Liquor cerebrospinalis (auch zur Prophylaxe in der Initialphase) und bestrahlt den Hirnschädel.

F 88
Frage 2.24: Lösung E

Zu (1) und (2)
Charakteristisch für die CML ist die Vermehrung von Basophilen und Eosinophilen, die gewöhnlich bei leukämoiden Reaktionen nicht beobachtet wird.
Zu (3)
Es handelt sich um die chronische Myelose!
Zu (4)
Die Thrombozytenzahl kann über 1 000 000/mm³ liegen. Allerdings nimmt die Thrombozytenzahl in der Regel mit Beginn der Blastenkrise ab!
Zu (5)
Der Myeloblastenschub kann eingeleitet werden durch einen Anstieg der Leukozytenzahlen, dem Auftreten unreifer Vorstufen sowie Anämie und Thrombozytopenie, die auf die Therapie nicht ansprechen.

Frage 2.25: Lösung B

Die Bestimmung der **alkalischen Leukozytenphosphatase (ALP)** ist wichtig für die Differentialdiagnose einer CML gegenüber anderen Formen einer Neutrophilie. Die ALP ist bei 90% aller Patienten mit CML erniedrigt. Im Gegensatz dazu ist sie bei Patienten mit Polycythaemia vera, idiopathischer Osteomyelofibrose und leukämoiden Reaktionen erhöht. Dieser Test ist jedoch nicht spezifisch, da gelegentlich Patienten mit idiopathischer Osteomyelofibrose niedrige ALP-Werte aufweisen.

Frage 2.26: Lösung B

Zu (B)
Die **chronische myeloische Leukämie** (CML, chronische Myelose) gehört zum Formenkreis der medullären Hämoblastosen. CML, Thrombozytämie, Osteomyelosklerose und Polycythaemia vera werden hierunter wieder als myeloproliferative Erkrankungen zusammengefaßt, da alle eine im klinischen Verlauf ähnliche Symptomatik aufweisen wie z. B.: Leukozytose, Thrombozytose, Splenomegalie.
Differentialdiagnose
1. Philadelphia-Chromosom, in 90% der Fälle positiv, Chromosom 22 mit verkürztem langen Arm (entstanden durch Translokation des fehlenden Stücks auf Chromosom 9); dieser Defekt ist erworben.
2. Bestimmung der alkalischen Leukozytenphosphatase: bei der CML unter 20% der Norm vermindert, bei den anderen myeloproliferativen Erkrankungen erhöht!

Klinik
Leitsymptom ist Splenomegalie. Ferner: Hepatomegalie, Leukozytose (meist > 100 000), Thrombozytose, Thrombopenie (prognostisch ungünstig), Anämie, Lymphknotenschwellung (im terminalen Stadium). Altersverteilung: mittleres Lebensalter.
Chemotherapie: mit der alkylierenden Substanz Busulfan.

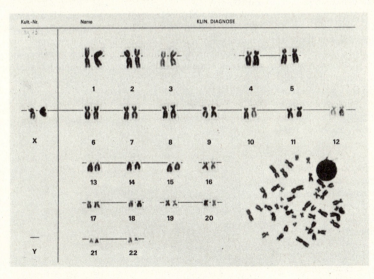

Abb. 2.2. Philadelphia-Chromosomen, Äquatorialplatte einer Zellmitose mit Philadelphia-Chromosom. Karyogramm eines Patienten mit chronischer Myelose nach der Denver-Nomenklatur (aus Heilmann, 1981)

Zu (A)
Die **chronische lymphatische Leukämie** (CLL, chronische Lymphadenose) wird den Non-Hodgkin-Lymphomen von niedrigem Malignitätsgrad zugeordnet. Kennzeichnend ist eine autonome Häufung von immun**in**kompetenten B-Lymphozyten (selten T-Lymphozyten) mit verlängerter Lebenszeit und verminderter Proliferationsrate. Daraus resultiert klinisch ein Antikörpermangelsyndrom mit Auftreten von hoher Infektanfälligkeit, Ekzemen, Exanthemen, Herpes zoster und entzündlichen Prozessen. Ferner findet man Paraproteinämien und Hypergammaglobulinämie.
Leitsymptom
Generalisierte Lymphknotenschwellung und Splenomegalie.
Differentialdiagnose
Die Lymphozyten sind zytochemisch PAS-positiv!
Zu (C)
Polycythaemia vera (myeloproliferative Erkrankung) mit autonomer Proliferation der roten Reihe, jedoch auch von Thrombo- und Leukozyten.
Altersverteilung: 55–65 Jahre
Klinik
Spleno- und Hepatomegalie, Erythrozytose (und Leuko-, Thrombozytose), tiefrotes Gesicht (Plethora), Kopfschmerzen, Fundus polycythaemicus.
Zu (D)
Die **Monozytenleukämie** wird den akuten myeloischen Leukämien zugerechnet. Innerhalb des M_1 bis M_6-Schemas charakterisiert sie den Typ M_5 (monozytäre Form) und M_4 (myelomonozytäre Form). Bei beiden ist die Lysozymkonzentration im Gegensatz zu den anderen Formen erhöht.
Die Diagnose akute Leukämie muß aus dem Knochenmarkbefund gestellt werden (nie allein aus dem Blutbild oder Blutstatus).
Zu (E)
Die **Panmyelopathie** (aplastische Anämie) ist gekennzeichnet durch eine Funktionsstörung des gesamten blutbildenden Knochenmarks. Die undeterminierten Stammzellen des Knochenmarks können geschädigt werden durch Medikamente (Chloramphenicol), Strahlen, Benzol, Stoffwechselschäden.
Klinik
Anämie, Thrombozytopenie, Granulozytopenie mit hoher Infektanfälligkeit, verfettetes Knochenmark (Panmyelophthise); Überlebenszeit wenige Monate, Mortalität etwa 70%.
Therapie
Blutzellsubstitution, Knochenmarktransplantation.

Frage 2.27: Lösung E

Die akute lymphatische Leukämie stellt eine neoplastische Wucherung atypischer Lymphozyten dar, die im Knochenmark gebildet werden. Der Häufigkeitsgipfel der Erkrankung liegt im Kindes- und Jugendalter.
Die chronische lymphatische Leukämie ist eine Erkrankung des mittleren und höheren Lebensalters. Sie tritt selten vor dem 40. Lebensjahr auf. Es besteht eine autonome Akkumulation inkompetenter B-Lymphozyten (seltener auch T-Lymphozyten) mit erniedrigter Proliferationsrate und verlängerter Lebenszeit. Die chronische lymphatische Leukämie gehört zu den Non-Hodgkin-Lymphomen vom niedrigen Malignitätsgrad.
Es handelt sich um verschiedene Krankheitsbilder!

Frage 2.28: Lösung D

Zu (D)
Megaloblasten entstehen durch megaloblastische Fehlentwicklungen aus Proerythroblasten. Es sind besonders große, meist ovale oder elliptische, hämoglobinreiche Zellen. Man findet sie bei dem Krankheitsbild der perniziösen Anämie und gleichartigen Erkrankungen, normalerweise in der fetalen hepatolienalen Blutbildungsphase.
Zu (A)
Die akuten Leukämien sind im Blutbild durch den Hiatus leucaemicus charakterisiert. Hierunter versteht man das gleichzeitige Auftreten völlig unreifer Zellen neben gänzlich ausgereiften Zellformen.
Zu (B)
Leukämische Myeloblasten finden sich bei allen Fällen von AML und machen gewöhnlich mehr als 20% der Gesamtleukozyten aus. Die Knochenmarkaspiration zeigt eine Vermehrung der leukämischen Blasten, wobei die normalen Vorstufen der Hämatopoese vermindert sind.

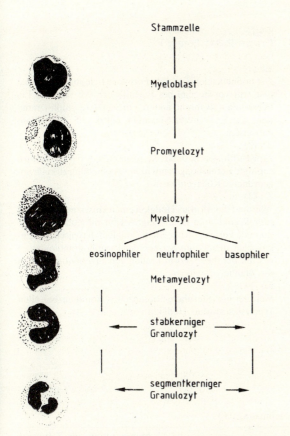

Zellgröße	Kern	Protoplasma	
≈ 15 µm	Rund 2 – 3 Nukleolen	Basophil keine Granula	Knochenmark
20 – 25 µm	Rund-oval	Heller, grobe Granula	
18 – 20 µm	Keine Nukleolen	Oxyphil, differenzierte Granula	
15 – 20 µm	Eingebuchtet	Oxyphil, differenzierte Granula	
≈ 15 µm		Beschreibung im Text	Peripheres Blut
≈ 15 µm			

Abb. 2.3. Schema der Granulopoese (aus GK2, Klinische Chemie, edition medizin)

Frage 2.29: Lösung D

Auf der Abbildung sind die für eine akute **myeloische Leukämie** typischen Auer-Stäbchen als strichförmige Strukturen in der Zelle zu sehen. Dabei handelt es sich um azurophile Kristalle im Zytoplasma von Myelo-Promyelo-Paramyeloblasten.
Demgegenüber finden sich bei der **Haarzelleukämie** Zellen mit haarförmigen Fortsätzen, bei der **Mononukleose** große atypische Lymphozyten (Pfeiffer-Zellen).
Bei der **chronisch-lymphatischen Leukämie** finden sich im peripheren Blut zahlreiche kleine Lymphozyten und Gumprecht-Kernschatten.
Bei der **tuberkulösen Sepsis** findet sich eine Leukozytose und Thrombozytopenie bei hypochromer Anämie.

Frage 2.30: Lösung D

Zu (1)
Generalisierte Lymphknotenschwellungen finden sich bei der akuten Lymphoblastenleukämie, der chronischen lymphatischen Leukämie, Morbus Hodgkin, infektiöser Mononukleose, bei malignen Lymphomen und bei der Sarkoidose.
Zu (2) und (3)
Die akute myeloische Leukämie umfaßt alle granulozytären und monozytären Formen, sowie Formen mit Beteiligung mehrerer Zellreihen einschließlich der Erythropoese. Es besteht fast immer eine ausgeprägte Anämie und Thrombozytopenie.
Zu (4)
Die klinischen Erscheinungen setzen mit uncharakteristischen Beschwerden wie therapieresistente eitrige Tonsillitiden, „Grippe", Fieber, Blässe, Atemnot, Schleimhautblutungen und Gelenkschmerzen ein. Im weiteren Verlauf treten Superinfektionen durch Pilze, Haut- und Organblutungen als Folge der Thrombozytopenie hinzu.

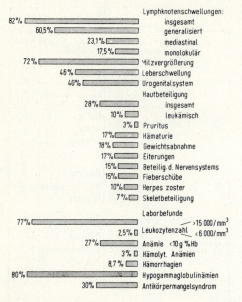

Abb. 2.4. Häufigkeit wichtiger Symptome bei der chronischen lymphatischen Leukämie (aus E. Heilmann, Hämatologie, edition medizin)

Frage 2.31: Lösung E

Zu (1)
Die noduläre sklerosierende Form der **Lymphogranulomatose** tritt vorwiegend bei Jugendlichen vor dem 20. Lebensjahr auf, während andere Formen der Lymphogranulomatose ein weiteres Maximum um das 65. Lebensjahr aufweisen.
Zu (2)
Typisch für den nodulär sklerosierenden Typ ist die ausgeprägte Vernarbungstendenz mit Ausbildung zirkulär angeordneter Kollagenfasern.
Zu (3)
Während der Morbus Hodgkin einen vorwiegend zervikal supraklavikulären Befall zeigt, ist für die nodulärsklerosierende Form der frühe Mediastinalbefall typisch. Im Unterschied zu anderen Formen der Lymphogranulomatose werden bei dieser Form Frauen genauso häufig befallen wie Männer.
Zu (5)
Mehrkernige Sternberg-Riesenzellen kommen bei allen Typen des Morbus Hodgkin vor.

Frage 2.32: Lösung C

Tabelle 2.5. Stadieneinteilung des Morbus Hodgkin (aus Heilmann, 1981)

Stadium	Definition	Manifestation zum Zeitpunkt der Diagnose (%)
I	Befall einer isolierten Lymphknotenregion (I) oder isolierter extralymphatischer Herde (I_E)	15
II	Befall von zwei oder mehr Lymphknotenregionen (II) auf einer Seite des Zwerchfells oder isolierter extralymphatischer Herd mit Befall einer oder mehrerer Lymphknotenregionen auf gleicher Zwerchfellseite (II_E)	35
III	Befall von Lymphknoten beidseits des Zwerchfells (III), eventuell verbunden mit umschriebenem extralymphatischem Herd (III_E) oder Befall der Milz (III_S) oder beides (III_{ES})	40
IV	Diffuser Befall eines oder mehrerer extralymphatischer Organe (Knochenmark, Leber, Lunge, Haut usw.) mit oder ohne Beteiligung der Lymphknoten	10

In jedem Stadium läßt sich ein Typus A oder B unterscheiden:
A = keine Allgemeinsymptome;
B = Allgemeinsymptome vorhanden: ungeklärtes Fieber über 38 °C, Nachtschweiß, Verlust von mehr als 10% des Körpergewichts; Pruritus in Kombination mit anderen Symptomen.

Das klinische Stadium III B kennzeichnet den Befall von Lymphknoten ober- und unterhalb des Zwerchfells (= III) und Allgemeinsymptome (= B).
E = Befall **e**xtralymphatischer Herde,
S = Milz-(**S**plen-)befall.

Frage 2.33: Lösung E

Zur Diagnosesicherung des Hodgkin-Lymphoms ist der einzig sichere Weg die histologische Untersuchung eines exstirpierten Lymphknotens.
Histologie
Granulationsgewebe aus Lymphozyten, Eosinophilen, Histiozyten, Retikulumzellen, Epitheloidzellen, Hodgkin- und Sternberg-Riesenzellen, Nekrosen, hyaline Felder.
Die histologische Unterteilung der Lymphogranulomatose läßt Aussagen über den klinischen Verlauf zu. Der nodulär-sklerosierende Typ findet sich besonders häufig bei jungen Frauen und ist im Mediastinum lokalisiert. Hier besteht eine Tendenz zur Ausbreitung per continuitatem in das angrenzende Lungenparenchym.
Der lymphozytenreiche Typ ist die prognostisch günstigste Form, während der lymphozytenarme Typ eine schlechte Prognose besitzt und im allgemeinen bereits in generalisiertem Stadium angetroffen wird. Siehe auch Tab. 2.7 zur Frage 2.37.

Tabelle 2.6. Histologische Diagnose und Prognose des Morbus Hodgkin (nach Begemann) (aus Heilmann, 1981)

Histologische Klassifikation	Häufigkeit (%)	5-Jahres-Überlebenszeit (%)
Lymphozytenreicher Typ	10	85
Noduläre Sklerose	45	60
Gemischtzelliger Typ	30	40
Lymphozytenarmer Typ	15	30

Frage 2.34: Lösung A

Zu (A), (B) und (C)
Zur Stadieneinteilung des M. Hodgkin siehe Tabelle 2.5. zur Frage 2.32.
Bis ins Stadium III(B) ist die Röntgenbestrahlung (Mantelbestrahlung, umgekehrte y-Bestrahlung) indiziert, ab IIB bis IV zusätzliche oder alleinige Chemotherapie.
Die radikaloperative Methode inklusive Milzexstirpation (Streuherd) ist unzureichend.
Zu (D)
Die Chemotherapie hat ihre primäre Indikation in den Stadien IIIB und IV. Meist kommt es zu einer eindrucksvollen Besserung des Allgemeinbefindens mit Rückbildung von Lymphknotentumoren und Organmanifestationen. Durch eine Polychemotherapie mit Stickstoff-Lost, Vincristin, Procarbazin und Prednisolon in jeweils 14tägigen Therapiezyklen lassen sich auch bei fortgeschrittenen Stadien Remissionsraten bis zu 80% erzielen. Von diesen Patienten leben nach 5 und 10 Jahren (Siegenthaler) 66% rezidivfrei. In Europa wird vorwiegend nach dem COPP-Schema behandelt. Auch eine Kombination von Adriamyzin, Bleomyzin, Vincristin und DTIC kann bei einer Therapieresistenz gegenüber dem COPP-Schema Anwendung finden.
Bei Patienten mit hohem Rezidivrisiko (B-Symptomatik) wurde bislang eine kombinierte Behandlung mit Bestrahlung und Chemotherapie durchgeführt. Allerdings zeigen die Erfahrungen der letzten Jahre, daß das Risiko für das Auftreten einer akuten Leukämie nach kombinierter Behandlung deutlich höher ist als bei einer Monotherapie.

Frage 2.35: Lösung E

Zu (1)
Siehe Kommentar zur Frage 2.31
Zu (2)
Insbesondere beim Einsatz von alkylierenden Zytostatika in Verbindung mit Bestrahlung nimmt das Risiko einer Zweitneoplasie zu. Dabei kann es etwa 6 Jahre nach der Therapie zum Auftreten einer akuten Leukämie kommen. Nach 10 Jahren beträgt dieses Risiko immer noch etwa 5–10%.
Zu (3)
Siehe Tabelle 2.5 im Kommentar zur Frage 2.32.

Frage 2.36: Lösung A

Unter **Paraproteinämien** versteht man die Vermehrung meist nur eines Immunglobulins bei gleichzeitiger, mehr oder weniger starker Verminderung der anderen Immunglobuline. Jedes der Immunglobuline kann dabei vermehrt produziert werden.
Paraproteine sind Immunglobuline, die von proliferierenden Zellen der Plasmazellreihe gebildet werden. Ihrer Struktur nach sind es entweder vollständige Immunglobuline oder einzelne Peptidketten (L-Ketten, H-Ketten), meist ohne Antikörperspezifität. L-Ketten-Proteine (Bence-Jones-Proteine) haben ein geringes Molekulargewicht und können im Urin nachgewiesen werden.
Da beim Bence-Jones-Plasmozytom die L-Ketten-Proteine über die Niere ausgeschieden werden können, muß die Elektrophorese in diesen Fällen nicht immer verändert sein.

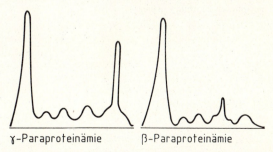

Abb. 2.5. Elektrophoresen bei Paraproteinämien

Frage 2.37: Lösung D

Tabelle 2.7. Lymphknotenbefall bei Morbus Hodgkin zum Zeitpunkt der Diagnose

Lokalisation	Häufigkeit im Stadium I (%)	Häufigkeit in den Stadien I–IV (%)
Oberflächlich		
Zervikal oder supra-klavikulär	64	70
Axillär	15	25
Iliakal, femoral, inguinal	10	15
Tief mediastinal	10	60
Hilär	sehr selten	10
Paraortal	selten	35
Milz	sehr selten	10

Frage 2.38: Lösung C

Bei der **Lymphogranulomatose** handelt es sich um eine maligne, histopathologisch spezifische Erkrankung des lymphoretikulären Systems mit sekundärem Befall der extralymphatischen Organe. Die Erkrankung breitet sich vom lymphatischen Gewebe per continuitatem aus.
Zur Stadieneinteilung des Morbus Hodgkin siehe Tabelle 2.5. im Kommentar zu Frage 2.32.

Frage 2.39: Lösung B

Non-Hodgkin-Lymphome sind alle malignen Lymphome mit Ausnahme des Morbus Hodgkin. Da die Erkrankung normalerweise generalisiert vorkommt, können neben dem Befall der Milz, Knochenmark, Magen, Dünndarm, Leber und andere Organe betroffen sein. Dies steht im Gegensatz zum **Morbus Hodgkin,** bei dem eine extranodale Manifestation selten ist. Im peripheren Blutbild kann die Lymphozytose mäßig sein, oder bis zu leukämischen Stadien mit entsprechenden abnormen Lymphozyten im peripheren Blutbild reichen.

Frage 2.40: Lösung A

Plasmozytom (syn. M. Kahler, multiples Myelom)
Das Plasmazytom ist eine neoplastische Erkrankung des lymphatischen Systems. Tumorzellen der Plasmazellreihe bilden monoklonale Paraproteine der Klassen IgA und IgG, selten IgD oder IgE.
Im fortgeschrittenen Zustand schränken Plasmozytome die Funktionen anderer Zellreihen ein, so daß es zur Anämie und Thrombozytopenie kommt.

Die Klinik kennt drei Kardinalbefunde:
- Paraproteinämie (und Paraproteinurie bei Bence-Jones Kettenbildung)
- Plasmazellnester im Knochenmark
- Röntgenologische Veränderungen hauptsächlich an Becken, Schädel und Rippen

Zu Beginn klagen die Patienten häufig über Kreuzschmerzen (osteolytische Knochenveränderungen), wodurch rheumatische Erkrankungen oder Lumbalgien fehldiagnostiziert werden können.
Die richtige Diagnose wird meistens erst durch Feststellung einer extrem erhöhten BSG, von Spontanfrakturen oder einer progredienten Niereninsuffizienz gestellt.
Therapeutisch steht die Chemotherapie mit einer Kombination von Steroiden und alkylierenden Substanzen im Vordergrund. Durch Überwachung des Kalziumhaushaltes, Versorgung von Spontanfrakturen und Bekämpfung rezidivierender Infekte erreicht man heute mehrjährige Überlebenszeiten.

Frage 2.41: Lösung C

Beim Morbus Hodgkin (Lymphogranulomatose) handelt es sich um eine maligne, histopathologisch spezifische Erkrankung des lymphoretikulären Systems mit einem sekundären Befall der extralymphatischen Organe. Die Erkrankung manifestiert sich gewöhnlich in Form einer **Vergrößerung von lokalisierten Lymphknoten.** Mittels Lymphknotenbiopsie wird die Diagnose des Morbus Hodgkin gesichert. Siehe auch Tabelle 2.7. zu Frage 2.37.

[H 86]
Frage 2.42: Lösung B

Unter **Non-Hodgkin-Lymphomen** versteht man **alle malignen Lymphome mit Ausnahme des Morbus Hodgkin**. Die Klassifizierung ist grundsätzlich nach morphologischen und/oder immunologischen Gesichtspunkten möglich. Die Lymphozytose kann mäßig ausgeprägt sein oder bis hin zum leukämischen Stadium reichen und auch abnorme Lymphozyten umfassen. Das **Sezary-Syndrom** ist durch die Trias: **Erythrodermie, generalisierte Lymphknotenschwellung** und den Nachweis **atypischer lymphoider Zellen** im peripheren Blutbild gekennzeichnet.

Tabelle 2.8. Unterschiede zwischen Morbus Hodgkin und Non-Hodgkin-Lymphomen (nach Lichtman)

Morbus Hodgkin	Non-Hodgkin-Lymphome
Am häufigsten in den mittleren Altersgruppen	Am häufigsten im jüngeren und höheren Lebensalter
Häufig lokalisierte Manifestation	Häufig ausgedehnter Befall
Selten extranodaler Befall	Häufig extranodaler Befall
Selten leukämische Transformation	Häufig leukämische Transformation
Selten Paraproteine	Häufig Paraproteine
Selten Knochenmarkbefall	Häufig Knochenmarkbefall
Häufig mediastinaler Befall	Selten mediastinaler Befall
Befall der paraaortalen Lymphknoten in 1/3 der Fälle	Befall der paraaortalen Lymphknoten in 2/3 der Fälle
Mesenterialer Lymphknotenbefall selten	Mesenterialer Lymphknotenbefall häufig
Milz selten palpabel	Milz häufig palpabel
Leber selten befallen, wenn Milz und abdominale Lymphome nicht befallen sind	Leber befallen ohne gleichzeitigen Milzbefall

[F 85]
Frage 2.44: Lösung B

Zu (A)
Die **chronisch lymphatischen Leukämien** lassen sich immunchemisch in solche von B-Lymphozyten-Typ (häufig) und die vom T-Lymphotyten-Typ (etwa 3%) unterscheiden.

Zu (B)
Die **Mycosis fungoides** ist eine in der zweiten Lebenshälfte auftretende chronisch-entzündliche Granulomatose mit Wucherung retikulohistiozytärer Zellen. Sie wird als malignes T-Zell-Lymphom klassifiziert.

Zu (C)
Das **Immunozytom** zählt zu den lymphoplasmozytischen Lymphomen. Es handelt sich dabei um ein malignes Tumorwachstum immunkompetenter B-Lymphozyten.

Zu (D)
Das **zentrozytische** und das **zentrozytisch-zentroblastische Lymphom** wird als Neoplasie der Keimzentren angesehen. Es handelt sich dabei um Tumorbildungen der B-Zell-Reihe.

Zu (E)
Die Mehrzahl der immunoblastischen Lymphome sind Tumorbildungen der B-Zellreihe. Eine Ausnahme bildet das Sezary-Syndrom, das auch in diese Gruppe gehört, allerdings eine T-Zell-Neoplasie ist.

Zu den Neoplasien des B-Zellsystems gehören CLL, Immunozytome (Plasmozytom, Makroglobulinämie Waldenström, noduläres Lymphom, M. Hodgkin, Boecksches Sarkoid). Das zentroblastisch-zentrozytische Lymphom ist meist identisch mit dem großfollikulären Lymphoblastom (M. Brill-Symmers), immunoblastische Lymphome (Sarkome) sind identisch mit dem größten Teil des Retikulosarkoms.

Die Mycosis fungoides gehört zwar zu den Lymphomen vom niedrigen Malignitätsgrad (nach der Kieler Klassifikation zum lymphozytischen Typ), zeigt jedoch keine B-Zellaktivität. Die Ätiologie ist ungeklärt, fest steht lediglich, daß es sich um eine entzündliche Erkrankung handelt.

[H 86]
Frage 2.43: Lösung A

Siehe Kommentar zu Frage 2.40.

Tabelle 2.9. Chronisch myeloproliferative Syndrome

Labor	CML	Osteomyelosklerose	Polycythaemia vera
Granulozytose	++	±	+
Thrombozytose	±	±	+
ALKL-Phosphatase	↓	↑	↑
Ph¹-Chromosom	+	−	−
Splenomegalie	+	++	±

Einteilung:
I Prämykotisches Stadium mit Exanthem oder braunrötlichen, nässenden Herden (Verlauf über Jahre).
II Endstadium mit pilzartigen Tumoren (weich, rot, tomatenförmig, gestielt) mit Zerfalls- und/oder Rückbildungstendenz. Vorkommen: gesamtes Integument, auch innere Organe.

Therapie: Bestrahlung (Tumoren sind sehr strahlensensibel), Nebennierenrindenhormone hochdosiert evtl. in Kombination mit Zytostatika, Arsen.
Trotz aller Therapie ist die Prognose infaust durch schweren allgemeinen Körperverfall, hohes Fieber, Kachexie. Selten ist der akute Beginn mit Stadium II.

Frage 2.45: Lösung C

Zu (A) und (B)
Die akute und chronische Leukämie sind Tumoren der Myelozyten- bzw. Myeloblastenreihe.
Zu (C)
Zu den Neoplasien des B-Zellsystems gehören: Schwerkettenkrankheit, Plasmozytom, M. Waldenström, chronische lymphatische Leukämie, Burkitt-Lymphom, Boeck-Sarkoid (nach Schölmerich).
B-Zellen (Plasmazellen) produzieren Immunoglobuline und sind Träger der humoralen Abwehr. Beim Plasmozytom werden von einer Plasmazellkolonie ausgehend, defekte Immunglobuline (meist IgG und IgA) produziert. Sitz des Plasmozytoms ist dabei das Knochenmark. Es finden sich osteolytische Herde, bevorzugt in den Rippen, Wirbelkörpern und Schädelknochen. Das Gesamteiweiß im Blut ist stark erhöht. Es besteht eine Anämie, wobei die Leukozyten- und Thrombozytenzahl leicht vermindert ist.
Zu (D)
Polyglobulie bezeichnet eine Vermehrung der Erythrozyten. Physiologisch tritt sie nach einem längeren Aufenthalt in großen Höhen oder bei Lungenerkrankungen auf.
Zu (E)
Bei der Osteomyelosklerose besteht ein Schwund des Knochenmarks mit sklerotischer Umwandlung der Markräume. Die Blutbildung findet in extramedullären Blutbildungsstätten (Leber und Milz) statt.

Frage 2.46: Lösung C

Zu (C)
Die vorgestellte Symptomatik spricht für ein multiples Myelom (Plasmozytom). Siehe Kommentar zu Frage 2.40.
Zu (B)
Die Makroglobulinämie Waldenström ist durch eine Proliferation von lymphoiden Zellen im Knochenmark mit massiver Produktion von monoklonalem IgM (Makroglobulin) gekennzeichnet. Histologisch entspricht sie einem Immunozytom.
Klinisch stehen Anämie, Blutungen sowie eine erhöhte Blutviskosität im Vordergrund. Zerebrale Durchblutungsstörungen mit neurologischen Ausfallserscheinungen bis zum Coma paraproteinaemicum sowie thrombozytäre Gerinnungsstörungen als unmittelbare Auswirkung der Interaktion zwischen IgM und den Gerinnungsfaktoren treten auf. Gleichzeitig besteht oft eine Hepatosplenomegalie.
Auch bei anderen Erkrankungen wie Kollagenosen, Leberleiden und Karzinomen treten Paraproteine auf.
Bei der Auswertung der Elektrophorese erkennt man die monoklonalen Paraproteinämien an ihrem schmalbasigen Peak (spitzer Gipfel), die polyklonalen Disproteinämien an ihren breitbasigen Peaks (runder Gipfel).
Zu (D)
Unter dem Begriff „myeloproliferatives Syndrom" faßt man die chronische myeloische Leukämie, die Polycythaemia vera, die megakaryozytäre Myelose und die Osteomyelosklerose zusammen.

Frage 2.47: Lösung D

Es besteht eine diffuse Infiltration des Knochenmarks mit Plasmazellen. Da sich Myelomzellen oft ungleichmäßig im Knochenmark verteilen, sind mehrere Punktionen zu empfehlen, wenn eine negative Erstpunktion bei klinischer Verdachtsdiagnose besteht. Charakteristisch sind **Plasmazellnester.** Finden sich mehr als 10% Plasmazellen im Ausstrichpräparat, gilt die Diagnose als nahezu gesichert. Siehe auch Kommentar zu Frage 2.40.

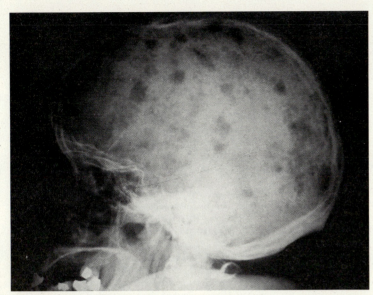

Abb. 2.6. Schrotschußschädel beim Plasmozytom

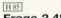
Frage 2.48: Lösung E

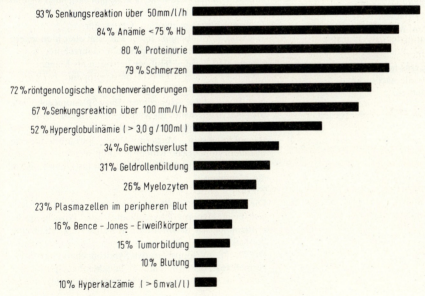

- 93% Senkungsreaktion über 50mm/l/h
- 84% Anämie <75% Hb
- 80% Proteinurie
- 79% Schmerzen
- 72% röntgenologische Knochenveränderungen
- 67% Senkungsreaktion über 100 mm/l/h
- 52% Hyperglobulinämie (>3,0 g/100ml)
- 34% Gewichtsverlust
- 31% Geldrollenbildung
- 26% Myelozyten
- 23% Plasmazellen im peripheren Blut
- 16% Bence-Jones-Eiweißkörper
- 15% Tumorbildung
- 10% Blutung
- 10% Hyperkalzämie (>6 mval/l)

Abb. 2.7. Häufigkeit der Symptome bei Myelom (nach Hegglin)

[H 87]
Frage 2.49: Lösung A

Siehe Kommentar zu Frage 2.40 und 2.48.

[F 86]
Frage 2.50: Lösung C

Die **Panmyelopathie** bezeichnet den gesamten Ausfall der Hämatopoese mit resultierender Panzytopenie im peripheren Blut. Erythrozyten, Thrombozyten und Leukozyten können dabei in unterschiedlichem Maße betroffen sein.
Beim **Hypersplenismus** ist die im peripheren Blut nachzuweisende Panzytopenie auf die Sequestration kernhaltiger Zellen in der Milz zurückzuführen.
Die Aussagenkombination enthält für das Symptom der Panzytopenie zwei Ursachen
1. Blutbildungsstörung bei der Panmyelopathie
2. Beschleunigter zellulärer Abbau beim Hypersplenismus.

Tabelle 2.10 Einteilung der Panmyelopathie

Idiopathisch	Konstitutionell, erworben
Sekundär	Medikamente
	Chemikalien
	Bestrahlung
Infektiös	Viren: Hepatitis
	Bakterien: Miliartbc
Metabolisch	Pankreatitis, Schwangerschaft
Immunologisch	Antikörper,
	Graft-versus-host-Reaktion
	Paroxysmale nächtliche Hämoglobinurie
Neoplastisch	

[H 85]
Frage 2.51: Lösung C

Als **chronisch-myeloproliferative Syndrome** werden die **chronisch-myeloische Leukämie,** die **Polycythaemia vera,** die **megakaryozytäre Myelose** (essentielle Thrombozytämie) sowie die **Osteomyelosklerose** zusammengefaßt. Die Erkrankungen weisen bezüglich klinischer Symptomatik und pathophysiologischer Befunde zahlreiche Ähnlichkeiten auf. Gemeinsam ist den chronisch-myeloproliferativen Syndromen die Splenomegalie. Eine Granulozytose besteht in der Regel ebenso wie eine Thrombozytose.
Zu (2)
Die chronisch-lymphatische Leukämie gehört zu den Neoplasien des B-Zellsystems, ebenso die Immunozytome (Plasmozytom, Makroglobulinämie Waldenström, noduläres Lymphom, M. Hodgkin).
Zu (3)
Die Werlhof-Krankheit (= **I**diopathische **t**hrombozytopenische **P**urpura (ITP), M. maculosus Werlhof) ist eine erworbene hämorrhagische Diathese mit petechialen Blutungen. Ursache sind Thrombozytenantikörper (Ätiologie ungeklärt), über die die Thrombozyten zu Komplexen gebunden und der Blutgerinnung entzogen werden (verkürzte Zirkulation). Durch vermehrte Plättchenfaktorbildung im Knochenmark kann die Thrombozytopenie für längere Zeit inapparent bleiben. So gibt es denn akute und chronische, in Schüben verlaufende Formen.
1. Akute Form: beginnt im Kindesalter,
2. chron. Form: beginnt in der Pubertät oder Menopause mit rezidivierendem Verlauf über Jahrzehnte.
Frauen sind 2–3mal häufiger betroffen als Männer.
7,5% der Fälle zeigen eine Thrombozytopenie, bei Werten unter 30000 meist Blutungen.
Nur 10% der Fälle zeigen eine mäßige Splenomegalie. Die Megakaryozyten sind im Knochenmark meist erhöht.
Die Autoantikörper sind plazentagängig, so daß selbst bei splenektomierten Müttern ohne Thrombozytopenie thrombozytopenische Kinder geboren werden.
Häufige Todesursache sind Blutungen ins Gehirn und in die Meningen.
Zu (4)
Die Ostitis fibrosa cystica tritt infolge gesteigerter Osteolyse beim Hyperparathyreodismus auf. Typisch ist die röntgenologisch nachweisbare Rarefizierung der Trabekelstruktur.
Die für das myeloproliferative Syndrom charakteristische vermehrte Ausschwemmung knochenmarkspezifischer Zellen ins periphere Blut ist hierbei nicht anzutreffen.

Frage 2.52: Lösung B

Die Agranulozytose (= akut einsetzende massive Granulozytopenie) beruht im wesentlichen auf einer allergischen Reaktion mit bestimmten Medikamenten wie Pyramidon, Phenylbutazon, Sulfonamide, Chloramphenicol, Antihistaminika, Antidiabetika, schwermetallhaltige Verbindungen, Thyreostatika, Antiepileptika und Tranquilizer. Diese allergische Leukopenie ist vorzugsweise abhängig von der individuellen Disposition, weniger von der Dosis.
Die toxische Leukopenie, bedingt durch Strahlen, Zytostatika oder Benzol, ist dosisabhängig. Der Verlauf ist selten so stark ausgeprägt wie bei der allergischen.
Zu (1) und (4)
Das Initialstadium der Agranulozytose ist durch **Fieber** mit Schüttelfrost gekennzeichnet. Später treten Kopfschmerzen, Übelkeit, Gliederschmerzen und schmerzhafte Darmspasmen hinzu. Charakteristisch sind **Schleimhautnekrosen,** die sich besonders an den Tonsillen niederschlagen. Häufig treten auch Entzündungen im Bereich der Lippen, Konjunktiven, Genitale und des Anus auf. Übergreifende Entzündungen auf die Schleimhäute der Atemwege und den Magen-Darm-Kanal kommen vor. Hepatosplenomegalie und petechiale Blutungen sind nicht typisch für die Erkrankung.

F 87

Frage 2.53: Lösung E

Zu (1)
Die akute Agranulozytose (sogenannter Amidopyrintyp) führt bereits wenige Stunden nach der Medikamenteneinnahme zu Gliederschmerzen, Fieberanstieg, Schüttelfrost und zum Verschwinden der Granulozyten im Blut. Das Auftreten der Agranulozytose ist oft dosisunabhängig, so daß eine individuelle Disposition angenommen wird. Die Zahl der Erythrozyten ist stets, die der Thrombozyten meistens normal.
Allergenkarenz (Nichteinnahme des auslösenden Medikaments) führt in der Regel nach 8–14 Tagen zu einer Regeneration der Granulozytopoese. Gleichzeitig nehmen das Fieber und die Neigung zu Ulzerationen ab.
Die **schleichende Agranulozytose,** der sogenannte Phenothiazintyp führt zu einem Abfall der Granulozyten im peripheren Blut über einen längeren Zeitraum. Dieses Krankheitsbild ist weitaus weniger dramatisch.

Zu (2) und (3)
Beim Fehlen von Granulozyten im peripheren Blutausstrich findet sich gleichzeitig im Knochenmarkspunktat ein vollständiger Schwund der granulopoetischen Reihe bei unauffälliger Erythro- und Thrombopoese. Bei kurzfristig wiederholter Kontrollpunktion findet sich eine Promyelozytenausreifung, der kurzfristig ein Anstieg der Granulozyten im peripheren Blut folgt.
Wichtig ist die Medikamentenanamnese! Der serologische Nachweis von Leukozytenagglutininen fällt bei der Mehrzahl der Agranulozytosepatienten negativ aus.
Ein sicherer Nachweis der allergischen Reaktion läßt sich durch einen Reexpositionsversuch unter klinischen Bedingungen führen. Dieser ist jedoch mit einer erheblichen Gefährdung des Patienten verbunden.
Das auslösende Medikament bindet sich als Hapten an Plasmaproteine, die die Bildung von Antikörpern induzieren. Nach erneuter Medikamentenzufuhr kommt es dabei zur Reaktion des Antikörpers mit dem Vollantigen mit Fixierung des Komplexes an Granulozyten und über Komplement zur Zytolyse.
Zu (4)
Bei den Patienten muß sofort eine „empirische" antibiotische Therapie eingeleitet werden. Dabei wird man die Kombination eines Pseudomonas-wirksamen Antibiotikums aus der Gruppe halbsynthetischer Penicilline mit einem Aminoglykosidantibiotikum oder einem Cephalosporinpräparat der neueren Generation einsetzen. Bestehen zusätzlich Hinweise auf das Vorliegen einer systemischen Pilzinfektion ist eine Kombinationsbehandlung mit Amphotericin B und 5-Fluocytosin indiziert.
Die Patienten weisen ulzerierende Nekrosen der Mundschleimhaut, der Tonsillen, der Perianal- und Vulvovaginalregion auf. Die Schleimhautnekrosen begünstigen das Auftreten septischer Komplikationen.

F 86
Frage 2.54: Lösung E

Patienten mit **sideroachrestischer Anämie** zeigen eine hypochrome, meist mikrozytäre Anämie. Das Serumeisen ist erhöht, die freie Eisenbindungskapazität erniedrigt. Histologisch findet man im Knochenmark und in der Leber Eisenablagerungen (Sideroblasten).
Klinische Befunde
- Allgemeine Blässe
- Mäßiggradig ausgeprägte Hepatosplenomegalie

Die Eisenresorption ist nicht gesteigert.
Sphärozyten geben Hinweis auf eine **immunhämolytische Anämie** oder die **hereditäre Sphärozytose**. Sie bezeichnen kugelförmige Erythrozyten, die auch bei Septikämien oder thermischer Schädigung auftreten können.
Bei der sideroachrestischen Anämie lassen sich Eisengranula in den Erythrozyten des peripheren Blutes nachweisen.
- Sideroachrestische Anämie

Unter diesem Begriff subsummiert man eine Reihe chronisch verlaufender, kongenitaler oder erworbener Anämien mit den Zeichen einer Eisenverwertungsstörung im Knochenmark.
Ursachen
Primär:
- Defekt der Hämsynthese mit resultierender Störung des Eiseneinbaus in Protoporphyrin IX

Sekundär:
- Bei chronischer Bleiintoxikation (basophil getüpfelte Erythrozyten)
- Als Begleitanämie bei Erkrankungen wie PcP, Panarteriitis nodosa, Karzinomen, Leukämien
- Vitamin-B_6-Mangel
- Medikamente (INH, Azathioprin)

Als Folge eines kongenitalen Enzymdefektes ist bei der hereditären siderochrestischen Anämie der Gehalt an Uro- und Koproporphyrinogen III erhöht.
Da die Synthese der δ-Aminolävulinsäure eine pyridoxalphosphatabhängige Reaktion ist, besteht bei Pyridoxalphosphatmangel (= Vitamin-B_6-Mangel) eine verminderte Hämbiosynthese. Als Folge wird das nicht verwertete Eisen in Sideroblasten abgelagert. Symptome einer sideroachrestischen Anämie treten auch unter chronischer Bleiexposition auf. Blei hemmt die Aktivität der δ-Aminolävulinsäuredehydrogenase und führt zu einer Erhöhung der δ-ALS in Blut und Urin. Zusätzliche Hemmung der Ferrochelatase, die den letzten Schritt der Hämbiosynthese katalysiert, führt zur Akkumulation von Protoporphyrin und Koproporphyrin. Insgesamt wird weniger Eisen zur Hämbildung verwertet, und der Überschuß wird in Sideroblasten im Knochenmark abgelagert.
Eine kausale **Therapie** der primären Form ist bislang nicht möglich. Symptomatisch kann eine Eisenentzugsbehandlung mit Desferal durchgeführt werden, um überschüssiges Eisen zu eliminieren.

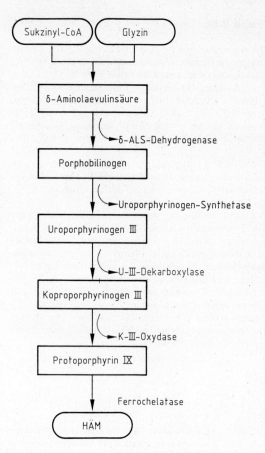

Abb. 2.8. Hämbiosynthese

F 88
Frage 2.55: Lösung C

Siehe Kommentar zur vorherigen Frage.

Frage 2.56: Lösung B

Bei der **sideroachrestischen Anämie** treten Ringsideroblasten im Knochenmark auf. Pathologische Sideroblasten sind kernhaltige Erythrozyten, die vermehrt Eisen in Form von Hämosiderin oder aggregiertem Ferritin enthalten, das in den Mitochondrien lokalisiert ist. Mittels der Berliner-Blau-Reaktion können die Eisengranula in den Zellen identifiziert werden. Da hierbei das Eisen um den Zellkern angeordnet sein kann, resultiert die Bezeichnung Ringsideroblasten.

Frage 2.57: Lösung C

Die **paroxysmale nächtliche Hämoglobinurie** ist eine seltene erworbene, korpuskuläre hämolytische Anämie. Die Diagnose stützt sich auf den Nachweis einer makrozytären, normochromen bis mikrozytären, hypochromen Anämie bei gleichzeitiger Thrombo- und Leukozytopenie. Die verstärkte Hämolyse läßt sich nach Komplementaktivierung durch das Ansäuern des Serums (Hämtest) messen. Dabei werden die Überlebenskurven der 51 Chrommarkierten Erythrozyten bestimmt. Bei Patienten mit paroxysmaler nächtlicher Hämoglobinurie ist die Sensitivität der Erythrozytenpopulation gegen diese Komplementlyse deutlich erhöht.
Therapeutisch können gewaschene Erythrozyten, Eisenpräparate, Dicumarole sowie androgene und NNR-Steroide eingesetzt werden.
Komplikationen
Thrombosen der Pfortader, Lebervenen, mesenterialen und zerebralen Venen sowie Niereninsuffizienz, Übergang in eine akute Leukämie.
Nur die Hälfte der Erkrankten hat eine annähernd normale Lebenserwartung.

Frage 2.58: Lösung C

Die **paroxysmale Kältehämoglobinurie** beruht zumeist auf syphilitischer Basis und wird durch biphasische (bithermische) Kältehämolysine, die nur bei Gegenwart von frischem menschlichen Komplement wirksam werden, verursacht. Charakteristisch sind dabei die hämolytischen Krisen im Anschluß an Unterkühlung mit nachfolgender Hämoglobinurie.
Ein serologischer Nachweis der bithermischen Kältehämolysine ist nach der Technik des Donath-Landsteiner-Versuchs und anderer Verfahren zum Nachweis bithermischer Kältehämolysine möglich. Im Blutbild finden sich im Anfall eine schnell einsetzende Leukopenie, die bereits 20 Minuten nach Kälteexposition ihren Höhepunkt erreicht. Danach normalisiert sich die Leukozytenzahl wieder. Das rote Blutbild ist kaum verändert.

Frage 2.59: Lösung D

Bei der **Wärmeautoantikörperanämie (Lederer-Anämie)** ist die BSG oft beschleunigt. Im Blutbild findet sich eine deutliche Anämie, die zumeist makrozytär ist, in der akuten Phase auch mikrozytär sein kann. Die Retikulozytenzahl ist stark erhöht, die Leukozytenzahl kann erniedrigt oder vermehrt sein. Die Thrombozyten bleiben meist im Normbereich, gelegentlich wird eine Thrombopenie beobachtet.
Die Erkrankung kann idiopathisch als hämolytische Anämie ohne erkennbares Grundleiden auftreten. Als symptomatische Form wird sie am häufigsten bei chronischen Lymphadenosen (lymphatische Leukämie) bei Retikulosen und bei der Lymphogranulomatose, dem Morbus Waldenström, dem Plasmozytom, bei Kollagenosen und Leberparenchymerkrankungen beobachtet. Sie tritt bevorzugt bei Grunderkrankungen mit Dys- und Paraproteinämie auf!
Nachweisverfahren sind der serologische Nachweis von Wärmeautoantikörpern mittels Coombs-Test oder Ehrlichs Fingerversuchs- und Differenzierungstest.

Frage 2.60: Lösung B

Neben den agglutinablen, an die Erythrozyten gebundenen Substanzen enthält das Blut im Serum regulär Isoagglutinine (Anti-A oder/und Anti-B). Dabei besitzt das normale Blut niemals solche Serumagglutinine, die sich gegen eigene Blutantigene richten würden. Beispielsweise enthält das Blut der Blutgruppe A die agglutinable Erythrozytensubstanz A und im Plasma das Agglutinin Anti-B. Demnach bleiben Erythrozyten dieser A-Gruppe vom eigenen Serumagglutinin unbeeinflußt, werden jedoch von sonstigen Seren mit Anti-A-Eigenschaften angegriffen.
Hämolysen durch Isoantikörper treten insbesondere bei Unstimmigkeiten im AB0- und Rh-Blutgruppensystem auf. Es resultiert eine schwere intravasale Hämolyse mit akutem Nierenversagen und oft tödlichem Ausgang.

Frage 2.61: Lösung A

Bei der Kälteagglutininkrankheit besteht eine hämolytische Anämie mit Akrozyanose als Folge peripherer Durchblutungsstörungen.
Ursache für die Bildung von Autoantikörpern mit großer Temperaturamplitude vom IgM-Typ (Kälteagglutinine), die gegen das I-Antigen der Erythrozyten gerichtet sind, sind vornehmlich Virusinfektionen wie z. B. Influenza, infektiöse Mononukleose und die akute Mykoplasmenpneumonie. Neben einer idiopathischen Form wird auch ein gehäuftes Auftreten bei lymphatischen Neoplasien be-

obachtet. Während akute postinfektiöse Kälteagglutininerkrankungen nach Wochen bis Monaten spontan abklingen können, ist die Prognose der symptomatischen Formen vom Verlauf der Grundkrankheit abhängig.
Insbesondere Frage 2.58 und Frage 2.61 bereiteten den Studenten erhebliche Schwierigkeiten. Frage 2.58 wurde nur von 14% und Frage 2.61 von 11% der Prüfungspopulation richtig beantwortet. Dabei scheinen es sich die Fragensteller relativ einfach gemacht zu haben! Im Siegenthaler, Lehrbuch der Inneren Medizin, füllen sämtliche gefragten Details zwei Seiten.

Frage 2.62: Lösung B

Die **autoimmunhämolytische Anämie** existiert in zwei Formen:
1. Mit **IgG**-Autoantikörpern (inkomplette Wärmeantikörper), sowohl **idiopathisch** (bis 60% der Fälle) als auch **sekundär** durch Medikamente, Lupus erythematodes, Lymphosarkom, chronische Lymphadenose.
   Diagnose: Zeichen einer hämolytischen Anämie, **direkter Coombs-Test positiv.**
2. Durch **IgM**-Autoantikörper (Kälteagglutinine), sowohl idiopathisch (selten) mit monoklonaler IgM-Vermehrung als auch sekundär mit polyklonaler IgM-Vermehrung nach Virus- und Mykoplasmeninfektionen akut auftretend, bei lymphoproliferativen Erkrankungen mit chronischem Verlauf
   Diagnose: Hämolytische Krisen nach Kälteexposition, Zeichen einer hämolytischen Anämie, Nachweis von Kälteagglutininen.

Frage 2.63: Lösung C

Die **hereditäre Sphärozytose** (Morbus Minkowski-Chauffard) gehört zum Formenkreis der hämolytischen Anämien. Der Erbgang ist autosomal-dominant. Die Zellmembran zeigt eine erhöhte Durchlässigkeit für Natrium (defektes Strukturprotein?)
Merkmale
Im **Blutausstrich** erkennt man Kugelzellen (Sphärozyten). Sie besitzen eine verminderte osmotische Resistenz und Lebenszeit (15–20 Tage!) und werden verstärkt in der Milz abgebaut.
Klinik
Splenomegalie, Bilirubinämie mit Ikterus, Auftreten von Gallensteinen (Kalziumbilirubinat), Retikulozytose (Schleiersenkung, Leukozytose während starker Schübe), Skelettveränderungen (Turmschädel und eingezogene Nasenwurzel, verdickte Kalotte, hoher Gaumen, weiter Augenabstand).
Therapie
Splenektomie. Die Lebenszeit der Erythrozyten normalisiert sich hierdurch, der Membrandefekt bleibt natürlich bestehen.

Frage 2.64: Lösung B

Der **Morbus hämolyticus neonatorum** (Rh- und AB0-Erythroblastose) ist eine antikörperbedingte hämolytische Anämie des Neugeborenen, ausgelöst durch Immunisierung der Mutter mit fetalen Rh-positiven Erythrozyten bzw. mit fetalen Blutkörperchensubstanzen.
Blutausstrich. Nachweis von Erythroblasten.

Frage 2.65: Lösung C

Die hereditäre Elliptozytose ist eine dominant erbliche Anomalie. Selten ist die Lebenszeit der im **Blutausstrich** erkennbaren Elliptozyten so herabgesetzt, daß daraus eine Anämie resultiert.
Zu (E)
Die Hämoglobinelektrophorese ist ein Verfahren zur Differenzierung pathologischer Hämoglobine. Als Ausgangsmaterial wird ein Erythrozytenhämolysat benötigt. Durch dieses Verfahren lassen sich insbesondere die Sichelzellanämie, Thalassämie und ihre Subtypen unterscheiden.

Frage 2.66: Lösung B

Bestimmte Medikamente können eine hämolytische Anämie auslösen, die mit einem positiven Coombs-Test einhergeht. Pathogenetisch werden 3 verschiedene Typen unterschieden:
Beim **Hapten-Typ,** einer seltenen Komplikation nach hochdosierter parenteraler Penicillintherapie, bindet sich das Antibiotikum an die Erythrozytenmembran. Es bilden sich Anti-Penicillin-Antikörper, die eine Hämolyse hervorrufen. Der Coombs-Test wird nur in Gegenwart des Medikaments positiv. Eine Cephalotintherapie kann ebenfalls zu einem positiven Coombs-Test führen, ohne daß jedoch eine Hämolyse auftritt.
Beim **Innocent-Bystander-Typ** bindet sich der Antigen-(Medikament)-Antikörperkomplex reversibel und offenbar unspezifisch an die Erythrozytenmembran unter gleichzeitiger Bindung vom Komplement. Auch hier ist der Coombs-Test nur in Gegenwart des Medikaments positiv. Die in Frage kommenden Medikamente sind: Aminopyrin, Paraaminosalizylsäure, Chlorpromazin, Dipyron, Insektizide, Isoniazid, Melphalan, Phenacetin, Chinidin, Chinin, Sedormid, Sulfonamide.
Beim **Alpha-Methyl-Dopa-Typ** kommt es zu einer Ausbildung von IgG-Antikörpern, die identisch sind mit den Wärmeautoantikörpern. Der Coombs-Test ist auch ohne Medikament positiv. Die in Betracht zu ziehenden Medikamente sind: Alpha-Methyl-Dopa, L-Dopa und Mefenaminsäure.

Tabelle 2.11. Morphologische Veränderungen der Erythrozyten (aus Heilmann, 1981)

Art der Veränderung	Erscheinungsform der Erythrozyten	Ursachen	Klinisches Vorkommen
Anisozytose	Unterschiedliche Größe	Gesteigerte Blutbildung	Jede Anämieform
Poikilolzytose	Unterschiedliche Formen	Schwere Störungen der Hämatopoese	Schwere Anämie
Anulozyten	Ringformen	Störung der Hämoglobinsynthese: 1. Eisenmangel 2. Gestörte Porphyrinsynthese 3. Gestörte Globinsynthese	 Eisenmangelanämie Sideroachrestische Anämien Hämoglobinopathien
Makrozyten	$\varnothing > 8{,}5$ μm	Gestörte DNS-Synthese	Vitamin B_{12}-oder Folsäuremangel
Mikrozyten	$\varnothing < 6{,}0$ μm	1. Eisenmangel 2. Bildungsstörung	Eisenmangelanämie Hämolytische Anämie
Sphärozyten	Kugelzellen	Defekt der Erythrozytenmembran	Hereditäre Sphärozytose, immunhämolytische Anämie
Target-Zellen	Schießscheibenzellen	1. Kongenital 2. Splenektomie führt zu Lipidverlusten der Retikulozyten 3. Anlagerung von Cholesterin und Phospholipiden an der Erythrozytenmembran	Thalassämie Nach Splenektomie Leberleiden
Elliptozyten	Elliptische Formen	1. Angeboren 2. Erworben	Hereditäre Elliptozytose Verschiedene Anämien
Sichelzellen	Sichelförmig	Molekuläre Aggregation von HbS	HbS-Krankheit auch bei HbC-Krankheit
Schistozyten	Fragmentiert oder zum großen Teil zerstört	1. Erythrozytenläsionen bei Kontakt mit Fibrinfäden 2. Gefäßerkrankungen 3. Künstliche Materialien im Kreislauf	Mikroangiopathische hämolytische Anämie Maligne Hypertonie Herzklappenersatz
„Tränentropfen"	Tropfenform, hypochrom	Fragmentierte Erythrozyten	Myelofibrose Andere Anämieformen
Stomatozyten	Mundförmig	1. Hereditärer Membrandefekt mit abnormer Kationenpermeabilität 2. Erworbener Membrandefekt	Hereditäre Stomatozytose Alkoholische Leberzirrhose Malignome
Akanthozyten	Erythrozyten mit 5–10 langen Ausläufern an der Zelloberfläche	Störung des Verhältnisses von Cholesterol/Lecithin der Erythrozytenmembran	Abetalipoproteinämie Lebererkrankungen mit Hämolyse Pyruvatkinasemangel
Echinozyten	Erythrozyten mit 10–30 spitzen Ausläufern an der Zelloberfläche	Störung des intra- und extrazellulären Gleichgewichtes	Urämie, Magenkarzinom Pyruvatkinasemangel

Zu (A)

Tabelle 2.12. Hämoglobinopathien mit hämolytischer Anämie (nach Wintrobe) (aus Heilmann, 1981)

1. Thalassämien
   β-Thalassämie
   Hämoglobin-H-Krankheit
   Hämoglobin Lepore
2. Sichelzellhämoglobine
   Hb S, Hb C
3. Instabile Hämoglobine mit Hämolyse und Heinz Innenkörperbildung, z. B. Hb Bukarest, Hb Köln, Hb Zürich

Weitere Hämoglobinopathien führen in der Regeln nicht zu einer Anämie

4. Methämoglobine
5. Hämoglobine mit erhöhter O_2-Affinität

Zu (C)
Bei schweren Anämien und der Paramyeloblastenleukämie ist die Cholinesterase vermindert.
Erniedrigte Erythrozytencholinesterase wird auch bei der Anaemia perniciosa beobachtet. Nach der Behandlung mit Vitamin B_{12} steigt die Konzentration auf Referenzwerte an.

Zu (D)
Bei einer Verminderung der Pyruvatkinaseaktivität in den Erythrozyten ist die Hämolyse zumeist milde, kommt jedoch auch in Form von hämolytischen Krisen vor. Der Erbgang ist meist autosomal-rezessiv; die Erkrankung wird oft schon im Kindesalter diagnostiziert. Je nach Schwere der Anämie finden sich morphologisch Anisozytose, Poikilozytose und Polychromasie.

Zu (E)
Der Glukose-6-P-Dehydrogenasemangel (Favismus) wird inkomplett dominant X-chromosal vererbt.
Glukose-6-P-Dehydrogenase reduziert im Hexosemonophosphatzyklus NADP zu NADPH und ist damit von zentraler Bedeutung für die Glutathionreduktion in den Erythrozyten. Das reduzierte Glutathion schützt Hämoglobin, Enzyme und Membranbestandteile des Erythrozyten gegen Oxydationsprozesse. Zur spontanen hämolytischen Anämie kommt es bei einer Enzymaktivitätsverminderung unter 1% des Normwerts. Substanzen, die freie chemische Radikale bilden können, führen dann zur Bildung von Heinz-Innenkörpern, die oxydative Denaturierungsprodukte des Hämoglobins darstellen.
Die Patienten klagen 1–3 Tage nach der Zufuhr von Medikamenten (z. B. Primaquin) oder Vegetabilien (z. B. Bohnen) über Oberbauchbeschwerden, Abgeschlagenheit, später auch Schüttelfrost, Fieber, Gelbsucht und bei schwerem Verlauf Anurie.
Die Zeichen der Hämolyse normalisieren sich nach wenigen Wochen. Ausnahmen bilden schwere Hämolysen mit akutem Nierenversagen, die vor allem beim Favismus beobachtet worden sind.

Frage 2.67: Lösung A

Zu (A)
Der Mangel an Glukose-6-P-Dehydrogenase stellt das häufigste Erbleiden der Menschheit dar. Die Vererbung erfolgt X-chromosomal geschlechtsgebunden, wobei vorwiegend das männliche Geschlecht befallen wird. Die Erkrankung erhöht die Resistenz gegenüber Malaria. In der Regel bestehen chronische, meist kompensierte Hämolysen. Hämolytische Krisen werden durch bestimmte Medikamente und Erkrankungen ausgelöst. Der sogenannte Favismus entsteht durch den Genuß der Vicia fava. Die Hämolyse wird von einer Hämoglobinurie begleitet. In den Erythrozyten lassen sich Heinz-Innenkörper nachweisen. Weitere autosomal rezessiv vererbte Enzymdefekte sind ein Mangel an 6-Phosphatglukonatdehydrogenase, Glutathionreduktase, Glutathionperoxidase und Mangel an reduziertem Glutathion (aus Heilmann, 1981).

Zu (B)
Der Pyruvatkinasemangel ist die häufigste Stoffwechselstörung unter den Glykolysedefekten und Ursache nichtsphärozytärer hämolytischer Anämien. Er wird autosomal-rezessiv vererbt. Es besteht eine normochrome, meistens makrozytäre Anämie mit Ikterus und Splenomegalie. Die Hämoglobinkonzentration liegt zwischen 7 und 10 g/dl. Die osmotische Resistenz der Erythrozyten ist normal, die Autohämolyse gesteigert.

Tabelle 2.13. Hereditäre Enzymopathien des Embden-Meyerhof-Weges (z. T. nach Jaffé) (aus Heilmann, 1981)

Enzym	Hämolyse	Häufigkeit	andere Gewebe betroffen
Hexokinase	mild-schwer	selten	–
Phosphohexose-Isomerase	mäßig	selten	–
Phosphofruktokinase	sehr mild	selten	ein Teil der Fälle assoziiert mit Glykogenspeicherkrankheit Typ VII
Triosephosphat-Isomerase	schwer	selten	assoziiert mit neuromuskulärer Erkrankung
2,3-Diphosphoglyzerat-Mutase	mäßig-schwer	selten	–
Phosphoglyzeratkinase	mäßig-schwer	selten	ein Teil assoziiert mit neurologischen Abnormitäten
Pyruvatkinase	mild-schwer	relativ häufig	–

Zu (C)
Bei der β-Thalassämie ist die β-Kettensynthese als Folge einer genetisch bedingten Repression der Polypeptidkettensynthese am Globin eingeschränkt. Dabei ist das normale Hämoglobin HbA_1 vermindert. Hierdurch ändert sich die Sauerstoffaffinität des Hämoglobins und es tritt eine starke Neigung zu seiner Präzipitation in den Erythroblasten auf. Eine ineffektive Erythropoese und die Hämolyse der Erythrozyten sind die Folge.
Zu (D)
Die Bindung von Kälteagglutininen und Komplementfaktoren C_3 und C_4 führt zur Fragmentation und Phagozytose von Erythrozyten bei der Kälteagglutininkrankheit. Ein ähnlicher Mechanismus trifft auch für die hämolytische Anämie durch inkomplette Wärmeautoantikörper zu.
Zu (E)
Die Abetalipoproteinämie, also das völlige Fehlen des Apolipoproteins B aufgrund einer gestörten Synthese ist eine seltene Stoffwechselerkrankung, die sich meist erst im Kindesalter manifestiert. Symptomatisch stehen Steatorrhöe und Bauchschmerzen im Vordergrund. Das Längenwachstum ist verzögert, zwischen dem 5. und 10. Lebensjahr tritt eine Retinitis pigmentosa und zunehmende neurologische Symptomatik auf. Die Erythrozyten haben eine Stechapfelform (Akanthozytose) bei normalen Leukozyten und Thrombozyten.

Frage 2.68: Lösung D

Durch die intravaskuläre Hämolyse (prähepatisch) ist das indirekte (nicht-konjugierte) Bilirubin im Serum erhöht. Das bei Hämolyse freiwerdende Hb wird im Plasma an Haptoglobin gebunden mit dem Effekt, daß das Eisen des Hb erhalten bleibt und nicht mit dem Urin ausgeschieden, sondern vom RHS aufgenommen wird. Haptoglobin ist aufgrund dieser Bindung im Serum vermindert.

H 85
Frage 2.69: Lösung E

● Kongenitale Sphärozytose
Autosomal dominanter Erbgang.
Noch nicht genau bekannte Defekte im Membranstoffwechsel der Erythrozyten führen zur Bildung der charakteristischen Kugelzellen (Sphärozyten).
Die Sphärozyten haben eine verminderte osmotische Resistenz und eine verkürzte Lebenszeit. Beim Durchtritt durch die Milz brauchen die Kugelzellen mehr Zeit, was zunächst zu einer metabolischen Schädigung und schließlich zur Lyse der Zellen führt. Dieser Vorgang ist Ursache der immer bestehenden Splenomegalie.
Therapie der Wahl ist die Splenektomie. Damit wird eine normale Lebensdauer der Sphärozyten erzielt und die Anämie bildet sich zurück.
Die häufig beobachtete Cholelithiasis ist durch das in großen Mengen anfallende (indirekte) Bilirubin bedingt. Übersteigt seine Konzentration in der Galle eine kritische Grenze, kommt es zur Ausfällung und Konkrementbildung.
Präoperativ läßt sich mittels markierter Erythrozyten bestimmen, welcher Abbauort quantitativ entscheidend ist. In der Regel sind jedoch andere Orte des RES (Knochenmark und Leber) von untergeordneter Bedeutung.

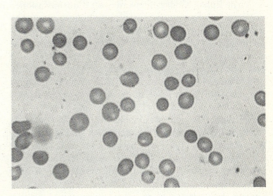

Abb. 2.9. Mikrosphärozyten des peripheren Blutes bei hereditärer Sphärozytose (aus Heilmann, 1981)

Frage 2.70: Lösung E

Thalassämien
Charakteristisch ist, daß eine der Polypeptidketten des Hämoglobins vermindert gebildet wird.
Es wird unterschieden zwischen
1. β-Thalassämie
2. α-Thalassämie (selten)
Beide existieren in homozygoter und heterozygoter Form.
1.1 **β-Thalassämie major** (homozygot): HbA stark vermindert, HbF überwiegt, HbA_2 leicht erhöht.
Klinik: Targetzellen mit erhöhter osmotischer Resistenz, Retikulozytose, Hämolyse, Ikterus, Splenomegalie, Osteoporose, verbreiterte Schädeldiploë (Bürstenschädel), Erythroblasten peripher. Der Großteil der Kranken stirbt im Kindesalter.
1.2 **β-Thalassämie minor** (heterozygot): mäßige Erhöhung von HbA_2 und HbF.
Klinik: Targetzellen, mäßige Anämie, kaum Hämolyse, Splenomegalie nicht obligat. Abgrenzung vor allem zur Eisenmangelanämie.
Therapie
Es gibt keine kausale Therapie. Wenn die hypochrome mikrozytäre Anämie sehr ausgeprägt ist, sind Bluttransfusionen indiziert. Die Resektion der vergrößerten Milz dient nur der Verminderung des notwendigen Blutbedarfs, hat selbst jedoch keine therapeutische Konsequenz.
Komplikationen
Auch ohne Transfusionen kommt es zur Hämochromatose mit vermehrter Eisenablagerung in Geweben (z.B. mit folgender Herzinsuffizienz). Die **Eisenzufuhr** ist deswegen **streng kontraindiziert.**

Frage 2.71: Lösung D

Die **Thalassaemia major** ist eine hypochrome Anämie als Folge einer genetisch bedingten Repression der Polypeptidkettensynthese am Globin.
Eine kausale Behandlung ist demnach nicht möglich. Schon im frühen Kindesalter werden oft Bluttransfusionen notwendig. Infolge starker Hämolyse kommt es zur Organhämosiderose, so daß die Therapie mit Desferrioxamin zur Eisenentfernung indiziert ist. Ferner kann eine Splenektomie bei schweren Anämieformen notwendig sein. Die Gabe von Folsäure kann wegen der starken Zellproliferation indiziert sein. Die Thalassämia major führt bei den betroffenen Kindern meist schon in der Jugend zum Tode.
Eine kausale Therapie gibt es nicht. Wenn die hypochrome mikrozytäre Anämie sehr ausgeprägt ist, sind Bluttransfusionen indiziert. Die Resektion der vergrößerten Milz dient nur der Verminderung des notwendigen Blutbedarfs, hat selbst jedoch keine kausaltherapeutische Konsequenz.

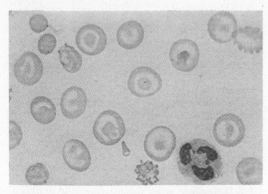

Abb. 2.10. Thalassaemia minor. Target-Zellen im peripheren Blut (aus Heilmann, 1981)

Komplikationen
Auch ohne Transfusionen kommt es zur Hämochromatose mit vermehrter Eisenablagerung in Geweben (z. B. mit folgender Herzinsuffizienz). Die Eisenzufuhr ist deswegen streng kontraindiziert.

Frage 2.72: Lösung C

Die chronische Blutung ist hämatologisch charakterisiert durch: Verminderung von Erythrozyten, Hb ↓, Hb_E ↓, MCV ↓, Serumeisenspiegel ↓, Erhöhung der Eisenbindungskapazität, der Retikulozyten, Vermehrung der Erythropoese im Knochenmark (meist linksverschoben). Die Erythrozyten sind mikrozytär und hypochrom. Morphologisch imponieren Anisozyten und Poikilozyten.
Zu (C)
Megaloblastäre Anämien beruhen vorwiegend auf einem Vitamin B_{12}- oder Folsäuremangel, der zu einem Blutbild mit Megalozyten (oft mit Poikilozytose und Anisozytose kombiniert) und megaloblastärem Mark führt. Beide Vitamine haben entscheidende Funktion bei der Zellteilung, was zur Folge hat, daß alle schnell regenerierenden Gewebe verändert sind: Epithelien (Magen-Darm-Trakt mit Makrozytose), Schleimhäute (Hunter-Glossitis), Panzytopenie, Thrombopenie.

Frage 2.73: Lösung C

Zu (1)
Eisenmangel führt zur Bildung von kleinen Erythrozyten mit einer verminderten Hämoglobinkonzentration. Die Form der Erythrozyten verändert sich in Abhängigkeit von der Schwere der Anämie. Sobald die Anämie mäßig bis schwer ist, wird eine Hypochromie mit Anulozyten im Blutbild sichtbar. Anulozyten sind Erythrozyten mit ringförmiger Hämoglobinanreicherung.
Zu (2)
Bei echtem Eisenmangel ist der Serumeisenspiegel erniedrigt, während die totale Eisenbindungskapazität erhöht ist. Die prozentuale Sättigung der totalen Eisenbindungskapazität (Serum-Eisen/TEBK × 100) liegt dabei unter 16%.
Zu (3) und (4)
Eine verkürzte Erythrozytenlebenszeit, verbunden mit einem Anstieg des indirekten Bilirubins im Serum, ist typisch für eine hämolytische Anämie. Darunter sind die Sphärozytose, Ovalozytose, Sichelzellenanämie, Thalassämie, paroxysmale nächtliche Hämoglobinurie und Hämolysen infolge unterschiedlicher Einwirkung von Noxen zu subsumieren.
Zu (5)
Bei der Eisenmangelanämie ist das mittlere korpuskuläre Hämoglobin (MCH) vermindert. Nur bei einer leichten Verminderung der Hämoglobinkonzentration können das mittlere Zellvolumen (MCV) und das mittlere korpuskuläre Hämoglobin (MCH) im unteren Normbereich liegen.

Frage 2.74: Lösung B

Zu (B)
Anulozyten sind **ringförmige** Erythrozyten mit stark herabgesetztem Hämoglobingehalt. Das Zentrum erscheint morphologisch nicht gefärbt.
Vorkommen
Besonders häufig bei Eisenmangelanämie. Bei Eisenmangel besteht eine mikrozytäre hypochrome Anämie mit Anulozyten, Anisozytose, Poikilozytose. Vermindert sind: Hb, Hb_E, MCV (meist), MCHC, Retikulozyten, Serumeisen.
Häufigste Ursache der Eisenmangelanämie ist der Blutverlust bei: Regelblutung, chronische Blutungen des Magen-Darm-Trakts durch Tumore, Ulzera, Hämorrhoiden, Hiatushernie, Kolondivertikulose.
Zu (A)
Elliptozyten (Ovalozyten) sind elliptisch geformte Erythrozyten, die man (bis maximal 10%) auch beim Gesunden findet.
Die Elliptozytose (Ovalozytose) wird autosomal dominant vererbt, die osmotische Resistenz der Erythrozyten ist im Gegensatz zur Sphärozytose nicht vermindert, selten nur ist die Lebenszeit dieser Elliptozyten herabgesetzt.
Zu (C)
Sphärozyten (Kugelzellen) unterscheiden sich von Normozyten durch einen verminderten Durchmesser und eine erhöhte Zelldicke. Siehe Kommentar zu Frage 2.63.
Zu (D)
Target-Zellen (Schießscheiben-, Kokardenzellen) sind extrem dünne Erythrozyten von normaler Größe mit hämoglobinreichem Rand und Zentrum, dazwischen Aufhellung.
Vorkommen
Bei den Thalassämien (siehe Frage 2.72 und Tab. 2.11), hypochromen Anämien, nach Milzexstirpation, selten beim Gesunden.
Zu (E)
Megaloblasten sind definiert als Vorstufen der Erythropoese, bei denen der Kern in einem unreifen Differenzierungsgrad verharrt (die Kernstruktur ist größer und lockerer), die Plasmareifung jedoch verhältnismäßig weiter entwickelt ist (bereits partielle Hämoglobineinlagerung erkennbar).
Vorkommen
perniziöse Anämie (M. Addison-Biermer) und andere Malabsorptionssyndrome wie: Erkrankungen des Dünndarms, Fischbandwurmbefall, nach Gastrektomie (partiell oder total).

Frage 2.75: Lösung E

Zu (1)
Eisenverluste aus den angegebenen Ursachen sind der häufigste Grund für eine hypochrome Anämie.
Die **Ursachen** des Eisenmangels sind
- Hauptsächlich chronische Blutverluste (gastrointestinale Blutungen bei Ulzera und Tumoren, verstärkte Menstrualblutungen bei Frauen)
- Ungenügende Resorption (Magen- und Darmresektionen, entzündliche Veränderungen der Schleimhäute des Gastrointestinal-Trakts, Anazidität des Magens)
- Erhöhter Verbrauch (Wachstum, Schwangerschaft, Stillperiode)
- mangelhafte Zufuhr (Unter- und Fehlernährung)

Folgen
Unter Eisenmangel entwickelt sich eine hypochrome, mikrozytäre Anämie. Es besteht außerdem eine Poikilozytose (unregelmäßig geformte Erythrozyten) und eine Anisozytose (verschieden große Erythrozyten). Laborchemisch ist das Serumeisen vermindert, Transferrin reaktiv erhöht, die totale Eisenbindungskapazität erhöht und der Ferritinspiegel erniedrigt. Klinisch beobachtet man dünne, brüchige Fingernägel und typischerweise Mundwinkelrhagaden.

Therapie
Perorale oder parenterale Gabe von Eisen.
Bei Infekt- und Tumoranämien ist Eisen nicht indiziert.
Zu (2)
Chronische Infektionen, Magen-, Darm-, Leber- und Nierenerkrankungen, rheumatische Erkrankungen und maligne Tumoren sind in aller Regel von einer Anämie begleitet. Ihr liegt eine verkürzte Erythrozytenüberlebenszeit, ein gestörter Eisenstoffwechsel (Fe-Ionen wandern ins retikulohistiozytäre System) und ein hypoproliferatives Knochenmark zugrunde. Klinisch unterscheidet sie sich nicht von den bisher behandelten Formen.
Zu (3)
- Thalassämie (Cooley-Anämie)

Der Erbgang ist autosomal-dominant. Homozygote Träger leiden an der Thalassämia major, heterozygote Träger an der Thalassämia minor. Die Erkrankung beruht auf einer Minderproduktion der Globulinketten. Bei der am häufigsten vorkommenden β-Thalassämie ist die Synthese der β-Ketten beeinträchtigt.
Kompensatorisch werden vermehrt γ- und δ-Ketten produziert, wodurch der Anteil des für den Erwachsenen anormalen HbF und HbA_2 stark erhöht wird.

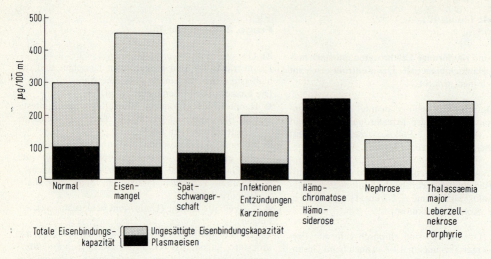

Abb. 2.11. Beziehung zwischen Plasmaeisenkonzentration, ungesättigter und totaler Eisenbindungskapazität bei verschiedenen klinischen Zuständen (Moore, C.V., E.B. Brown: Documenta Geigy, Acta clin. 7, 1967, zitiert nach Heilmann, 1981)

Tabelle 2.14. Differentialdiagnostische Abgrenzung hypochromer Anämien (aus Heilmann, 1981)

	Eisenmangelanämie	Tumor- und Infektanämie	Sideroachrestische Anämie	Thalassaemia minor
Hämoglobin	erniedrigt	erniedrigt	erniedrigt	erniedrigt
mittleres korpuskuläres Hämoglobin	normal bis erniedrigt	normal bis erniedrigt	erniedrigt	erniedrigt
Serumeisen	erniedrigt	erniedrigt	erhöht	normal bis erhöht
TEBK	erhöht	normal bis erniedrigt	normal bis erniedrigt	normal bis erniedrigt
Serumferritin	erniedrigt	normal bis erhöht	normal bis erhöht	erhöht

Folgen
- Hypochromes Blutbild mit typischen Target-Zellen („Schießscheibenzellen")
- Eisenablagerung im Knochenmark (Sideroblasten)
- Frühzeitige Elimination der zirkulierenden Erythrozyten durch die Milz und die Leber (Hepatosplenomegalie)
- Hyperplasie des Knochenmarks mit Erweiterung des Markraumes (→ röntgenol. Nachweis: „Bürstenschädel")

Bei der Thalassämia minor ist diese Symptomatik nur sehr diskret ausgebildet. Die Prognose für Patienten mit der Majorform ist schlecht. Selten wird die Pubertät erreicht.

Tabelle 2.15. Phasen im Ablauf des Eisenmangels (aus Heilmann, 1981)

Phase 1	Verarmung des Knochenmarks an Hämosiderin und Ferritin
Phase 2	Erhöhung des Transferrins bzw. der Eisenbindungskapazität
Phase 3	Abnahme des Serumeisens und Abfall der Transferrinsättigung unter 16%
Phase 4	Entwicklung einer Anämie
Phase 5	Zunehmende Anämie mit Hypochromie und Mikrozytose der Erythrozyten

Frage 2.76: Lösung D

Zu (A), (B) und (E)
Siehe Kommentar zur Frage 2.75.
Zu (C)
Die Löslichkeit der Eisensalze und ihrer Resorption in dissoziierter Form ist abhängig von einem sauren Milieu im Magen (Resorptionsmaximum bei pH von unter 2). Bei gleichzeitiger Gabe von Antazida wird kaum Eisen resorbiert, deshalb sollte bei notwendiger Medikation beider Pharmaka zwischen der Einnahme eine mehrstündige Pause liegen.
Zu (D)
Siehe Kommentare zu den Fagen 2.91 ff.

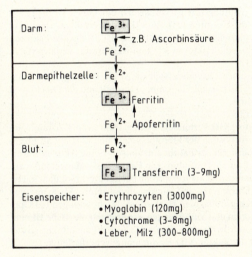

Abb. 2.12. Eisenresorption

Frage 2.77: Lösung C

Die Sichelzellenanämie gehört zu der großen Gruppe der Hämoglobinopathien. Bei allen Hämoglobinopathien ist die Aminosäurefrequenz der Polypeptidketten an einer bestimmten Stelle verändert. Bei der Sichelzellenanämie ist Glutamin in Stellung 6 der β-Ketten durch die Aminosäure Valin ersetzt. Das resultierende abnorme Hämoglobin wird als HbS bezeichnet.
Folgen
- Sichelung der Erythrozyten (bei Hypoxämie und pH-Abfall)
- Viskositätserhöhung des Blutes und Zirkulationsstörungen
- Ausbildung von Sichelzellpfröpfchen mit multiplen Thrombosen und Organinfarkten (Haut, Hirn, Niere, Darm usw.)

Therapie
Keine kausale Therapie bekannt.
Prognose
Schlecht, da die häufigen ischämischen Infarkte zu einer progredienten Destruktion der betroffenen Organe führen. Die Patienten erreichen nur selten das Erwachsenenalter. Neben der Sichelzellanämie gibt es noch eine große Anzahl weiterer Hämoglobinopathien, die entweder nach dem Entdecker, dem Ort der Entdeckung oder nach dem Eigennamen des Patienten benannt wurden (HbC, HbD, Hb Lepore u.a.).
Bei diesen Formen sind die Symptome Splenomegalie, Anämie und Ikterus jeweils unterschiedlich stark ausgeprägt.
Zu (1)
Hämolytische Anämien entstehen entweder durch einen gesteigerten intravasalen Zerfall roter Blutkörperchen oder durch einen beschleunigten Abbau der Erythrozyten im RES (Milz, Leber). Zur Anämie kommt es jedoch erst dann, wenn das Knochenmark nicht mehr in der Lage ist, die gesteigerte Erythrozytenelimination in der Milz durch eine erhöhte Produktionsleistung von Erythrozyten zu kompensieren.
Die Ursachen dieser frühzeitigen Elimination können an den Erythrozyten selbst liegen (korpuskuläre Defekte) oder durch exogene Einflüsse (extrakorpuskuläre Faktoren) bedingt sein.
Zu den korpuskulär-bedingten hämolytischen Anämien zählen
- Kongenitale Sphärozytose
- Kongenitale Ovalozytose
- Thalassämie
- Paroxysmale nächtliche Hämoglobinurie
- Enzymopenische hämolytische Anämien

Zu (2)
Das pathologische HbS-Hämoglobin wird autosomal dominant vererbt und kommt fast nur bei Negern vor. Dabei ist der heterozygote Genträger asymptomatisch und besitzt eine erhöhte Resistenz gegenüber Malariainfektionen. Die Erkrankung des homozygoten HbS-Trägers weist dagegen eine hohe Mortalität im Kindesalter auf.
Zu (4)
Die im Rahmen der Erkrankung auftretenden hämolytischen Krisen führen zu disseminierten Thrombosen mit Gefäßverschlüssen an den Akren. Hämolytische Krisen treten gehäuft bei Infektionen oder Sauerstoffmangel auf. Bei den dominant vererblichen HbM-Varianten besteht eine erhöhte Spontanoxidation des Hämoglobins zu Methämoglobin.

[H 86]
Frage 2.78: Lösung E

Sideroblastische (-achrestische) Anämien sind hereditäre oder erworbene, zum überwiegenden Teil hypochrome Anämien auf der Grundlage einer Eisenverwertungsstörung (durch gestörte Porphyrinsynthese).
Diagnose
Nachweis von Ringsideroblasten, Serumeisen normal bis erhöht, freie Eisenbindungskapazität erniedrigt; Eisenablagerung im RHS, zuweilen Siderose der Leber. Eine Eisentherapie ist kontraindiziert.

[H 87]
Frage 2.79: Lösung D

Der **Morbus Werlhof** ist eine akute Thrombozytopenie mit hämorrhagischer Diathese, Linksverschiebung der Megakaryozyten im Knochenmark und stark verkürzter Plättchenlebenszeit bei fehlendem Milztumor.
Bevorzugt sind Kinder und jugendliche Erwachsene betroffen. In 50–80% der Fälle besteht eine virale Vorerkrankung, die zum Zeitpunkt der akuten Thrombopenie um 2–21 Tage vorausgegangen ist. Möglicherweise können virusspezifische Proteine bzw. viral bedingte zirkulierende Antigen-Antikörperkomplexe für die Erkrankung pathogenetisch bedeutsam sein.
Innerhalb weniger Stunden kommt es bei den Patienten zum Auftreten von Petechien, Purpura, Suggilationen und Blutungen aus den Schleimhäuten des Gastrointestinal- und Urogenitaltraktes. Etwa 1% der Fälle weisen zusätzliche zerebrale Massenblutungen auf.
Therapie
Bei den meisten Patienten besteht die Tendenz zur Spontanremission innerhalb von 6 Wochen (80%). Beim Thrombozytenwerten unter 5000/µl und starken Blutungen ist der Einsatz von Glukokortikoiden zur Verbesserung der Kapillarwandintegrität und Verminderung der Antikörperproduktion sinnvoll.
Die Splenektomie ist nur bei lebensbedrohlichen Blutungen indiziert, wenn durch 5l Chrom-markierte Thrombozyten nachgewiesen werden konnte, daß die Thrombozytensequestration bevorzugt in der Milz abläuft.
Die Gabe von Östrogenen könnte unter der Vorstellung einer thrombozytenaggregationsfördernden Wirkung erfolgen. Diese würde sich auf kapilläre Blutungen hemmend auswirken. Da jedoch die gesamte Thrombozytenzahl vermindert ist, reicht auch eine Aggregationsförderung der noch im Blut befindlichen Thrombozyten nicht aus, um das Blutungsrisiko positiv zu beeinflussen.

[F 86]
Frage 2.80: Lösung C

Zu (1)
Beim von Willebrand-Jürgens-Syndrom besteht eine Aktivitätsminderung des Faktors VIII auf weniger als 50% und eine gestörte Plättchenaggregation.
Ursache ist die Bindung eines für die Thrombozytenaggregation notwendigen Plasmafaktors entweder an das Faktor-VIII-Protein selbst oder an ein noch nicht definiertes Molekül mit Faktor-VIII-Bindungsaffinität. Es besteht ein autosomaldominanter Erbgang.
Klinisch imponiert eine hämorrhagische Diathese mit Nasenbluten, Zahnfleischbluten, Hauthämatomen und Schleimhautblutungen im Gastrointestinal- und Urogenitaltrakt.
Die Blutungszeit ist verlängert, der Quick-Wert (TPZ), der die Faktoren I, II, V, VII und X erfaßt, normal, und die partielle Thromboplastinzeit (PTT), die alle Faktoren bis auf die Faktoren VII und XIII erfaßt, verlängert.
Zu (2)
Bei einer **Thrombozytopenie** ist die Blutungszeit verlängert, die partielle Thromboplastinzeit und der Quick-Wert normal.
Zu (3)
Faktor XIII verhindert in Gegenwart von Kalziumionen die Auflösung der Fibrinpolymere und ist somit als fibrinstabilisierender Faktor aufzufassen. Seine Aktivierung erfolgt durch Thrombin. Ein **Faktor-XIII-Mangel** kann angeboren oder auch erworben bei Lebererkrankungen, Hyperfibrinolysen und Blutungen auftreten. Als Symptome treten großflächige Hämatome, Nachblutungen bei Operationen und Verletzungen, sowie gynäkologische Blutungen auf. In diesen Fällen sind alle Tests unauffällig, so daß nur die Faktor-XIII-Bestimmung weiterhelfen kann.

F 85
H 85
Frage 2.81: Lösung D

Beim **Zäruloplasminmangel** (Morbus Wilson) besteht ein Synthesedefekt des Zäruloplasmins. Das freie Kupfer im Plasma ist erhöht. Die Regulation kupferabhängiger Enzymreaktionen ist gestört. Es entstehen toxisch wirkende Kupferansammlungen mit nachfolgender Parenchymschädigung folgender Gewebe:
- Leber → atrophische Zirrhose
- Gehirn → Nekrosen der Nervenzellen in Linsenkernen, Hypothalamus, Kortex und Zerebellum
- Haut → dunkelbraune bis grünliche Verfärbung der Haut
- Niere → toxische Tubulusschädigung
- Kornea → Pigmenteinlagerung mit typischem Kayser-Fleischer-Kornealring

Therapie
Kupferarme Kost sowie die Verwendung von komplexbildenden Substanzen (→ verminderte Resorption) und D-Penicillamin (→ gesteigerte Ausscheidung) können helfen, Leberzirrhose und extrapyramidale Symptome aufzuhalten und zu vermindern.

H 85
Frage 2.82: Lösung C

Siehe Kommentar zur vorherigen Frage.

F 88
Frage 2.83: Lösung D

Zu (D)
Von einer Polyglobulie spricht man, wenn es z. B. aufgrund eines verminderten Sauerstoffangebotes zur kompensatorischen Vermehrung der Erythrozytenzahl kommt. Dies ist jedoch nicht bei der Hämochromatose der Fall.
Man unterscheidet bei der Hämochromatose zwei Formen, eine angeborene autosomaldominant vererbbare, die mit gesteigerter Eisenresorption aus dem Darm einhergeht und eine sekundäre, erworbene Form. Diese tritt z. B. nach hämolytischen Anämien oder häufigen Transfusionen auf.
Zu (A), (B), (C) und (E)
Die Hämochromatose ist eine seltene Erkrankung, bei der es zu einer vermehrten Speicherung von Eisen in der Leber kommt. Etwa 80% der Patienten haben einen **Diabetes mellitus.** Die **bronzefarbene Haut** wird durch Hämosiderinablagerung im Korium und Melanin in der Epider-

Tabelle 2.16. Veränderung hämatologischer Parameter bei verschiedenen Anämien

Anämie	Hb	Hb$_E$	MCV	Retikulozyten	Erythrozyten	Zellmorphologie
Blutungsanämie (chronisch)	↓ (↓)	↓	↓	↓	↓	Mikrozyten
Eisenmangelanämie	↓	↓↓	↓	↓	↓	Mikrozyten
Megaloblastäre Anämie	↓	↑	↑	↓	↓↓	Makrozyten
Sideroachrestische Anämie	↓	↓	N-↓	N-↑	↓	Normozyten Mikrozyten
Aplastische Anämie	↓	N	N	↓↓	↓	Normozyten
Sichelzellenanämie	↓	N	N-↓	N-↑	↓	Sichelzellen
Sphärozytose	↓	N	N	↑↑	↓	Sphärozyten
Ovalozytose	↓	N	N	↑↑	↓	Ovalozyten
Thalassämie	↓	↓	↓	(↑)	↓	"Targetzellen" Mikrozyten

Hb = Hämoglobin
Hb$_E$ = Färbekoeffizient
MCV = Mittleres korpuskuläres Volumen
↑ = erhöht (≙ beim Hb$_E$: hyperchrom)
↓ = erniedrigt (≙ beim Hb$_E$: hypochrom)
N = Normal

mis verursacht. Fast 90% der Patienten weisen eine **Hepatomegalie** auf, die mit einer nodulären Leberzirrhose mit starker Fibrose und Eisenablagerung einhergeht. Da auch im Myokard Hämosiderin abgelagert wird und dies zu einer nachfolgenden Fibrose und Nekrose führt, kommt es zu einer zunehmenden Herzinsuffizienz mit **Herzrhythmusstörungen.** Ein Drittel der Patienten stirbt an Herzversagen.

Durch eine portale Hypertension kann es sekundär zu einer Splenomegalie kommen. Häufige pathologische Befunde sind außerdem eine Hodenatrophie und ein zirrhotisch verändertes exokrines Pankreas.

Frage 2.84: Lösung A

Die **Osteomyelofibrose** (-sklerose) gehört zum Formenkreis der medullären Hämoblastosen und hierunter zum myeloproliferativen Syndrom. Sie ist charakterisiert durch eine progrediente Knochenmarksverödung infolge Fibrosierung/Sklerosierung und **extramedullärer Hämatopoese.** Trias: Osteofibrose/-sklerose, **Splenomegalie,** unreife Zellen im peripheren Blut.

Klinik
massive Splenomegalie, Anämie, leichte Leukozytose
Röntgen
Wattestruktur und verdickte Knochenbälkchen der zentralen Knochen (Becken)
Prognose
Verlauf über Jahre, der Tod erfolgt aufgrund der unterdrückten Blutzellbildung oder eines Myeloblastenschubs.

Frage 2.85: Lösung B

Zu (1)
Bei der **chronischen myeloischen Leukämie** steht der Milztumor im Vordergrund der klinischen Befunde. Gleichzeitig besteht eine Hepatomegalie. Beide sind auf die myeloische Metaplasie der fetalen Blutbildungsorgane (Milz und Leber) zurückzuführen.
Zu (2)
Die Erkrankung der Erythrozyten mit Abnormität hinsichtlich Form, Größe oder Deformierbarkeit führt zu deren splenalen Elimination.
Bei der **Kugelzellanämie** findet sich im Regelfall eine Milzvergrößerung aufgrund des verstärkten Abbaus deformierter Erythrozyten.
Bei der **Sichelzellanämie** besteht die Milzvergrößerung in der Regel nur bei kleinen Kindern, da in späteren Jahren rezidivierende Milzinfarkte zur Autosplenektomie führen. Die Milzvergrößerung bei Erwachsenen mit Sichelzellanämie deutet auf einen doppelt heterozygoten Zustand hin.

Zu (3)
Nur in seltenen Fällen findet sich eine leichte Splenomegalie bei der schweren Eisen- und Vitamin-B_{12}-Mangelanämie.
Zu (4)
Die **paroxysmal nächtliche Hämoglobinurie** zählt ebenso wie die **hereditäre Sphärozytose** zu den hämolytischen Anämien. Die Anämie ist jedoch nur mäßiggradig ausgeprägt, tritt periodisch auf und führt daher nicht zu einer ausgeprägten Milzvergrößerung.
● Paroxysmale nächtliche Hämoglobinurie
Ursache
Ein nicht-kongenitaler Defekt der Zellmembran führt zur vorwiegend im Schlaf auftretenden intravasalen Hämolyse mit Hämoglobinurie.
Folgen
● Anämie
● Häufige Thrombosen (Freisetzung einer thrombokinaseähnlichen Substanz aus den Erythrozyten)
Therapie
Die nächtliche Hämolyse ist nicht zu beeinflussen; Man gibt Antikoagulanzien zur Thromboseprophylaxe. Vgl. Tabelle 2.17.
● Kongenitale Sphärozytose
Autosomal dominanter Erbgang.
Noch nicht genau bekannte Defekte im Membranstoffwechsel der Erythrozyten führen zur Bildung der charakteristischen Kugelzellen (Sphärozyten).
Die Sphärozyten haben eine verminderte osmotische Resistenz und eine verkürzte Lebenszeit. Beim Durchtritt durch die Milz brauchen die Kugelzellen mehr Zeit, was zunächst zu einer metabolischen Schädigung und schließlich zur Lyse der Zellen führt. Dieser Vorgang ist Ursache der immer bestehenden Splenomegalie.
Therapie der Wahl ist die Splenektomie. Damit wird eine normale Lebensdauer der Sphärozyten erzielt und die Anämie bildet sich zurück.
Die häufig beobachtete Cholelithiasis ist durch das in großen Mengen anfallende (indirekte) Bilirubin bedingt. Übersteigt seine Konzentration in der Galle eine kritische Grenze, kommt es zur Ausfällung und Konkrementbildung.

Frage 2.86: Lösung D

Zu (A) und (B)

Tabelle 2.17. Durchschnittliche Größe der Milz bei hämatologischen Erkrankungen (nach Lichtman) (aus Heilmann, 1981)

Vergrößerung	Erkrankung
Stark	Morbus Gaucher
	Chronische Myelose
	Osteomyelofibrose
Mäßig	Chronische Lymphadenose
	Chronische Myelose
	Haarzellenleukämie
	Thalassämie
	Akute Leukämien
	Hämolytische Anämien
	Morbus Hodgkin
	Infektiöse Mononukleose
	Non-Hodgkin-Lymphome
	Polycythaemia vera
	Primäre Thrombozytose
	Thrombotisch-thrombozytopenische Purpura
Leicht	Megaloblastäre Anämie
	Plasmozytom
	Präleukämie

Zu (C)
Akute und subakute Infektionen im Rahmen einer schweren Allgemeinerkrankung rufen häufig eine Splenomegalie hervor. Bei längerem Verfall findet sich meist eine große, weiche (septische) Milz, die nicht einfach zu palpieren ist.
Zu (D)
Die **eitrige Peritonitis** löst das Bild eines akuten Abdomens aus. Die Befunde sind Pulsanstieg, Blutdruckabfall, Oligurie, Singultus, Brechreiz, Schonatmung, rascher Kräfteverfall und erst später Fieber. Bereits anfänglich nachweisbar sind Meteorismus und Bauchdeckenspannung. Eine Milzschellung ist nicht obligat, kann jedoch bei länger dauernden Infektionen der Bauchhöhle gelegentlich auftreten.
Zu (E)
Eine kongestive Splenomegalie findet sich häufig bei portaler Hypertension. Auch ein extrahepatischer Pfortader- oder Milzvenenverschluß führt durch Rückstau des venösen Blutes in die Milz zur Vergrößerung dieses Organs.

Frage 2.87: Lösung C

Zu (A)
Bei der chronischen myeloischen Leukämie steht der Milztumor im Vordergrund der klinischen Befunde. Gleichzeitig besteht eine Hepatomegalie. Beide sind auf die myeloische Metaplasie der fetalen Blutbildungsorgane (Milz und Leber) zurückzuführen.
Zu (B)
Bei der chronischen lymphatischen Leukämie sind Leber und Milz oft vergrößert, allerdings nicht so ausgeprägt, wie es bei der chronischen myeloischen Leukämie der Fall ist.
Zu (C)
Die Werlhof-Krankheit (= **I**diopathische **t**hrombozytopenische **P**urpura [ITP], M. maculosus Werlhofi) ist eine erworbene hämorrhagische Diathese mit petechialen Blutungen. Ursache sind Thrombozytenantikörper (Ätiologie ungeklärt), über die die Thrombozyten zu Komplexen gebunden und der Blutgerinnung entzogen werden (verkürzte Zirkulation). Durch vermehrte Plättchenfaktorbildung im Knochenmark kann die Thrombozytopenie für längere Zeit inapparent bleiben. So gibt es denn akute und chronische, in Schüben verlaufende Formen.
1. Akute Form: beginnt im Kindesalter,
2. chron. Form: beginnt in der Pubertät oder Menopause mit rezidivierendem Verlauf über Jahrzehnte.

Frauen sind 2–3mal häufiger betroffen als Männer.
7,5% der Fälle zeigen eine Thrombozytopenie, bei Werten unter 30000 meist Blutungen.
Nur **10% der Fälle** zeigen eine **mäßige Splenomegalie.**
Die Megakaryozyten sind im Knochenmark meist erhöht.
Die Autoantikörper sind plazentagängig, so daß selbst bei splenektomierten Müttern ohne Thrombozytopenie thrombozytopenische Kinder geboren werden.
Häufige Todesursache ist Blutung ins Gehirn und in die Meningen.
Zu (D)
Da bei der Osteomyelosklerose die Blutbildung im Knochenmark nicht mehr möglich ist, übernehmen extramedulläre Zentren die Blutbildung. Die Milz ist daher vergrößert.
Zu (E)
Bei der Milzvenenthrombose kommt es zum Bild eines akuten Abdomen mit Splenomegalie und septischen Temperaturen.

Frage 2.88: Lösung B

Zu (1) und (2)
Nach der Geburt ist die Hauptaufgabe der Milz eine Filterfunktion für gealterte oder pathologisch veränderte Blutzellelemente. Demzufolge findet man nach der **Milzexstirpation** vorübergehend erhöhte Thrombozytenwerte. Dagegen ist eine Thrombozytopenie als Leitsymptom des Hypersplenismus bei gleichzeitig bestehender Milzvergrößerung anzutreffen.

Zu (3) und (4)
Chromatinreste, die als Jolly-Körperchen bezeichnet werden, treten regelmäßig bei Zustand nach Milzexstirpation auf. Ferner können Schießscheibenzellen im peripheren Blutbild nachweisbar sein.

Frage 2.89: Lösung C

Das Hyperspleniesyndrom bezeichnet die isolierte oder kombinierte Verminderung von Erythrozyten, Leukozyten oder Thrombozyten im Blut bei gleichzeitiger Splenomegalie und normaler oder gesteigerter Hämatopoese.
Ursache der Milzvergrößerung können Speicherkrankheiten, Neoplasien, isolierte Milzerkrankungen, Kollagenosen, Lebererkrankungen (insbesondere bei portaler Hypertension), rheumatische Erkrankungen sowie Infektionskrankheiten sein.
Das Ausmaß der Zellsequestration korreliert dabei grob mit der Größe der Milz.

Leitsymptome des primären Hypersplenismus sind
- Splenomegalie
- Anämie, Leukopenie bzw. Thrombozytopenie in jeder Kombination
- Hyperplasie der hämatopoetischen Vorstufen im Knochenmark

Typischerweise bilden sich die Veränderungen nach Splenektomie zurück.

Frage 2.90: Lösung A

Die **Purpura Schoenlein Henoch** ist eine akut entzündlich-allergische Vaskulitis im Bereich der Haut, des Gastrointestinaltraktes, der Gelenke und der Nieren. Pathogenetisch werden allergische Reaktionen auf Infekte, Nahrungsmittel, Arzneimittel u.ä. diskutiert. Die Hypothese der Immunkomplexgenese stützt sich auf den Nachweis von IgA und Komplement C_3 und C_5 in der Kapillarwand.
Die Erkrankung befällt vornehmlich Kinder zwischen dem 2. und 7. Lebensjahr mit Bevorzugung des männlichen Geschlechts.
Typisch ist die Trias: **Hautveränderungen, Koliken** und **Arthralgie.**
Im Rahmen der Arteriolitis und Kapillaritis treten konfluierende Hautblutungen auf. Als Hauptkomplikation kann die Beteiligung der Nieren im Sinne einer fokalen oder diffusen Glomerulonephritis mit Hämaturie und Proteinurie gelten. Auch gastrointestinale Blutungen, die mit Meläna einhergehen, sind beschrieben. Im Rahmen einer allergischen Vaskulitis sind häufig entzündliche Läsionen wie Erythem und Urticaria (flüchtige Ödeme) nachzuweisen, die die Differentialdiagnose gegenüber der thrombopenischen Purpura ermöglichen.

Zu (A)
Mit Hilfe der **Blutungszeit** wird die Fähigkeit der Thrombozyten überprüft, einen Thrombus zu bilden. Die **Blutungszeit ist verlängert, wenn die Thrombozytenzahl unter 100 000/mm³** abfällt. Eine Verlängerung der Blutungszeit wird auch bei angeborenen Vasopathien beobachtet. Bei der anaphylaktoiden Purpura fehlen jedoch diese typischen Laborparameter gänzlich!

Frage 2.91: Lösung D

Unter dem Begriff megaloblastärer Anämie faßt man Störungen der Erythropoese zusammen, die mit einer megaloblastären Transformation des Knochenmarks einhergehen. Es resultiert eine makrozytäre normo- oder hyperchrome Anämie.

Ursachen
- Vitamin-B_{12}-Mangel
- Folsäuremangel

Sowohl Vitamin B_{12} als auch Folsäure wirken auf die Synthese von Desoxyribonukleinsäuren, d.h. beide Substanzen haben Einfluß auf die erythropoetische Proliferationsrate.

Mangel an diesen Substanzen führt zu einer verzögerten Zellteilung, ohne Beeinflussung des Zellwachstums. Dies erklärt den für diese Anämie typischen Befund der Riesenzellen (Megaloblasten).

Vitamin-B_{12}-Mangel findet man bei
- Mangelernährung
- Malabsorptionssyndrome (M. Crohn, Sprue)
- Selten: Befall mit Fischbandwurm (erhöhter Verlust)
- Mangel an „Intrinsicfactor"

Vorbedingung für die Resorption von Vitamin B_{12} im terminalen Ileum ist die Anwesenheit eines von den Parietalzellen des Magens gebildeten Glykoproteids (= Intrinsic factor). Bei chronisch-atrophischer Gastritis oder nach Magenresektionen fällt die Funktion der Parietalzellen aus, und es wird kein Intrinsicfactor mehr gebildet.

Klassisches Beispiel des Vitamin-B_{12}-Mangels: Anaemia perniciosa.

Ursache der perniziösen Anämie ist eine atrophische Gastritis mit pentagastrinrefraktärer Anazidität, hervorgerufen durch Autoantikörper gegen Parietalzellen und Intrinsic factor.

Die Diagnose wird mit dem Schilling-Test gestellt.

Folsäuremangel
Er tritt auf bei
- Ungenügender Zufuhr infolge Fehlernährung (meist Alkoholiker)
- Resorptionsstörungen im Dünndarm
- Erhöhtem Verbrauch (Schwangerschaft)
- Therapie mit Folsäureantagonisten (Methotrexat)

Zu (D)
Vitamin-B_6-Mangel verursacht Neuritiden, tonisch-klonische Krämpfe, Schleimhaut- und Hautsymptome (Juckreiz, Rötung, Hyperpigmentierung, Schuppung um Augen, Nase, Mund), Glossitis, Stomatitis, Einschränkung der enteralen Eisenresorption evtl. mit Ausbildung einer mikrozytären hypochromen Anämie.

Diagnose
Xanthurensäuretest (Nachweis von Xanthurensäure im Urin).

H 87
Frage 2.92: Lösung D

Ursache der **perniziösen Anämie** ist eine atrophische Gastritis mit Pentagastrin-refraktärer Anazidität, hervorgerufen durch Autoantikörper gegen Parietalzellen und den Intrinsic factor. Die klinischen Befunde umfassen eine Papillenatrophie der Zunge mit Ausbildung der Lackzunge und Zungenbrennen. Da Vitamin B_{12} für den normalen Ersatz von Schleimhautzellen erforderlich ist, resultiert die Zungenschleimhautatrophie **(Hunter-Glossitis)** in Verbindung mit Darmschleimhautatrophie und Durchfällen.

Zu (B)
Die Magenschleimhautatrophie führt zu einer auf jegliche Art stimulierbaren Achlorhydrie.

Zu (C)
Vitamin B_{12} ist in einer noch unbekannten Weise für die Myelinisierung der Markscheiden der Nervenfasern erforderlich. Daher führt sein Ausfall zu degenerativen Veränderungen wie der funikulären Myelose. Gelegentlich können bereits neurologische Störungen des Vitamin-B_{12}-Mangels schon bei noch fehlenden hämatologischen Befunden vorkommen.
Es resultiert eine funikuläre Spinalerkrankung mit Gangunsicherheit, spastischer Parese, psychotischen Störungen und Polyneuropathie.

Zu (D)
Siehe Kommentar zur Frage 2.94.

Zu (E)
Zellteilungs- und Reifungsstörungen äußern sich im Nachweis von Promegaloblasten, Megaloblasten und Riesenstabkernigen im zellreichen Knochenmark. Dabei ist die Erythropoese ineffektiv und geht mit einer niedrigen Retikulozytenzahl im Blut einher. Durch den frühen Untergang von Megaloblasten im Mark und die verkürzte Erythrozytenlebensdauer (Hämolyse) resultiert die anämische Symptomatik.

Frage 2.93: Lösung C

Megaloblastäre Anämien stellen eine Gruppe pathogenetisch unterschiedlicher makrozytärer normo- oder hyperchromer Anämien dar. Der Knochenmarkausstrich zeigt Megaloblasten, Promegaloblasten und Riesenstabkernige. Infolge DNA-Synthesestörung resultiert eine Proliferations- und Reifungsstörung der Hämatopoese, die meistens durch Vitamin-B_{12}- oder Folsäuremangel ausgelöst wird. Neben der Erythropoese sind auch die Granulopoese und Thrombopoese von der Erkrankung betroffen

Ätiologische Bedeutung für den Vitaminmangel haben Resorptionsstörungen, pathologische Darmbesiedlung, Mangelernährung, erhöhter Verbrauch und unzureichende Speicherung der Vitamine in der Leber.

Tabelle 2.18. Häufigkeit wichtiger Symptome bei der perniziösen Anämie (nach Begemann) (aus Heilmann, 1981)

Achylie	95%	Laborbefunde	90%
Gewichtsabnahme	90%	Anämie	
Strohgelbe Haut	90%	(Hb < 10 g/100 ml)	
Nervenbeteiligung	75%	Leukozytopenie	70%
Zungenveränderung	55%	(Leukozyten < 4000/mm^3)	
Pankreasbeteiligung	50%	Thrombozytopenie	55%
Lebersymptome	40%	(Thrombozyten < 100000/mm^3)	
Milzvergrößerung	12%	Blutsenkungsreaktion	60%
		(Senkungsgeschwindigkeit > 50 mm n. W./1 h)	

Zu (A)
Die Colica mucosa bezeichnet die Colitis pseudomembranacea. Die Symptomatik besteht in anfallsweisen Koliken mit Schleimfetzendefäkation.
Da Vitamin B$_{12}$ jedoch im Ileum resorbiert wird, ist eine megaloblastische Anämie hierbei nicht zu erwarten.

Zu (B)
Bei der chronisch-atrophischen Gastritis finden sich entzündliche Rundzellinfiltrationen des Interstitiums der Magenschleimhaut. Folge ist die langsame Zerstörung originären Magengewebes (intestinale Metaplasie), wobei eine Umdifferenzierung ehemals vorhandener Magenschleimhaut in ein Dünndarmäquivalent stattfindet. Es resultiert durch mangelnde Produktion des Intrinsic factors ein Vitamin-B$_{12}$-Mangel mit nachfolgender megaloblastischer Anämie. Der Magensäuremangel ist allerdings Folge des Grundleidens und nicht Ursache der megaloblastären Anämie.

Zu (C)
Nach totaler, seltener auch partieller Gastrektomie fehlt die in den Belegzellen der Magenschleimhaut liegende Produktionsstätte des Intrinsic factors. Die Resorption von Vitamin B$_{12}$ im unteren Dünndarm kann nur dann stattfinden, wenn es mit dem Intrinsic factor eine Bindung eingeht, wodurch es vor der Zersetzung durch Darmbakterien geschützt ist. Ungenügende Bildung des Intrinsic factors führt zur Vitamin-B$_{12}$-Mangelanämie mit megaloblastischer Blutbildung.

Zu (D)
Das Dumpingsyndrom, vom englischen „dump", d. h. hineinplumpsen, hergeleitet, bezeichnet einen Symptomenkomplex gastrointestinaler Beschwerden nach Magenoperationen. In Zusammenhang mit den Mahlzeiten ergibt sich
1. Als Frühsyndrom treten etwa 15 Minuten nach der Mahlzeit Übelkeit, Schweiß, Blässe und Druckgefühl im Oberbauch auf. Ursache ist eine mechanische Überdehnung von Magenrest und Duodenum, mit nachfolgender Flüssigkeitssequestration in den Darm.
2. Das Spätsyndrom tritt 1–4 Stunden nach der Mahlzeit auf und ist durch die rasche Resorption von Kohlenhydraten bedingt. Der reaktive Insulinanstieg führt dabei zur Hypoglykämiesymptomatik.

Zu (E)
Die Therapie einer megaloblastischen Anämie nach Magenresektion besteht in der lebenslangen parenteralen Zufuhr von Vitamin B$_{12}$.
Die **perniziöse Anämie** hat als Ursache eine atrophische Gastritis mit pentagastrinrefraktärer Anazidität (ausgelöst durch eine Autoantikörperbildung gegen Parietalzellen und Intrinsic factor). Es resultiert eine megaloblastäre Anämie aufgrund des Vitamin-B$_{12}$-Mangels (Vitamin B$_{12}$ und Intrinsic factor bilden einen Komplex, der im Ileum resorbiert wird).
Nach erfolgter Therapie mit Hydroxycobalamin (Vitamin-B$_{12}$-Depotform) kann sich wegen des Thrombozytenanstiegs besonders bei alten bettlägerigen Patienten eine Thrombose entwickeln (Thromboseprophylaxe im Rekonvaleszenzstadium!).

H 86
Frage 2.94: Lösung D

Vitamin-B$_{12}$-Mangel kann zur perniziösen Anämie führen, die gekoppelt mit funikulärer Spinalerkrankung und einer Achylie des Magens das Vollbild des Morbus Addison-Biermer ergibt. Die Krankheit beruht auf Fehlen bzw. Mangel an Intrinsic factor.
Zur Abgrenzung gegen die Malabsorption des Vitamin-B$_{12}$-Intrinsic factor-Komplexes im unteren Ileum dient der zweiphasige Schilling-Test.
Prozedere: Nach Blasenentleerung erhält der Patient per os radioaktiv markiertes Vitamin B$_{12}$. Nach 2 Stunden wird **nicht** radioaktiv markiertes Vitamin B$_{12}$ intramuskulär injiziert (= Ausschwemmdosis, wirkt der Bindung des vorher oral verabreichten, markierten Vitamin B$_{12}$ im Blutplasma entgegen). Ab Einnahme der Kapsel wird der 24-Stunden-Urin gesammelt. Anschließend mißt man die Radioaktivität im gesammelten Urin. Normalwert: über 10% der markierten Testdosis.
Bei Vitamin-B$_{12}$-Resorptionsstörung findet man weniger als 10% der markierten Testdosis im Urin.
Ist dies der Fall, wiederholt man den Schilling-Test unter Zugabe von Intrinsic factor. Normalisierung der ausgeschiedenen markierten Testdosis (über 10%) im Urin ist beweisend für Intrinsic-factor-Mangel. Bei Malabsorption ist Phase I und II pathologisch.

Frage 2.95: Lösung A

Bei der **Hämophilie A** handelt es sich um eine plasmatische hämorrhagische Diathese mit X-chromosomal rezessivem Erbgang. Bei 25–35% der Patienten manifestiert sich die Krankheit zum erstenmal. Es besteht also eine erhebliche Neumutationsrate.
Ein Vater mit Hämophilie kann die Bluterkrankheit auf keinen seiner Söhne, aber auf sämtliche Töchter vererben. Diese Konduktorinnen sind heterozygot und übertragen daher auf 50% ihrer Söhne die Krankheit und auf 50% ihrer Töchter die Anlage zur Weitervererbung.
Ursache der Hämophilien sind Defekte des endogenen Gerinnungssystems.
1. Hämophilie A: Faktor VIII-Mangel
2. Hämophilie B: Faktor IX-Mangel, beide mit verlängerter Gerinnungszeit.
3. von Willebrand-Syndrom: Faktor VIII-Mangel und Verminderung der Plättchenadhäsion und verlängerte Blutungszeit.
4. Hämophilie C: Faktor XI-Mangel (= PTA-Mangel)
5. Hagemann-Faktor-Mangel: Faktor XII-Mangel
Erbgänge: 1 und 2: X-chromosomal rezessiv
3: autosomal dominant
4 und 5: autosomal rezessiv
Zu (4)
Ein erniedrigter Fibrinogengehalt tritt bei einem hereditären Mangel an Fibrinogen, der autosomal rezessiv vererbt werden kann, auf. Ein erworbener Mangel an Fibrinogen kann bei Leberaffektionen auftreten.
Zu (5)
Bei der Hämophilie A besteht ein angeborener Mangel an Faktor VIII mit einer verlängerten Gerinnungszeit.
Bei der Hämophilie B besteht eine verminderte Aktivität des Faktor IX. Ihr Erbgang ist ebenfalls X-chromosomal rezessiv.

Frage 2.96: Lösung A

Bei der **Hämophilie A** besteht eine verminderte Aktivität des Faktor VIII.
2/3 der Fälle sind vererbt (positive Familienanamnese), der Rest ist auf Spontanmutationen am X-Chromosom zurückzuführen. Es besteht ein X-chromosomal rezessiver Erbgang.
In aller Regel sind nur Männer von den Krankheitserscheinungen betroffen. Frauen sind Konduktorinnen des mutierten X-Chromosoms.
Klinisch äußert sich eine schwere Hämophilie in großflächigen Blutungen, Muskelblutungen sowie Gelenkeinblutungen mit der Gefahr einer Früharthrose.
Wegen der intakten Plättchenfunktion ist die primäre Blutstillung (= Blutungszeit) normal. Durch den Faktor-VIII-Mangel kommt es zu einer verlängerten Gerinnungszeit (PTZ und PTT verlängert).
Die wesentlich seltenere **Hämophilie B** beruht auf einer verminderten Aktivität von Faktor IX (Christmas-Faktor).
Der Erbgang ist ebenfalls X-chromosomal rezessiv. Weibliche Merkmalsträger erkranken in der Regel nicht, sondern sind Konduktorinnen.
Die klinische Symptomatik ist, je nach Schweregrad der Aktivitätsminderung, der der Hämophilie A ähnlich.
Zu (2)
Der Faktor VIII wird von der Thromboplastinzeit (Quick-Wert) nicht erfaßt. Ein erniedrigter Quick-Wert wird besonders bei der Behandlung mit Vitamin K-Antagonisten erreicht. Die TPZ (Faktoren I, II, V, VII, X) wird auch durch Heparin, Fibrinspaltprodukte und Prothaminsulfat beeinflußt.
Zu (3)
Muskelblutungen treten bevorzugt in jugendlichem Alter als Spontanblutungen auf.
Für Gelenkblutungen gilt:
- Abnehmende Schmerzhaftigkeit bei Rezidiven
- Abnahme von Spontanblutungen im zweiten bis dritten Lebensjahrzehnt

Zu (4)
Petechien und Purpura haben eine vaskuläre oder thrombozytäre Genese.
Zu (5)
Die Gelenkblutungen im Rahmen der Hämophilie A können zu bleibenden Körperbehinderungen führen, da die chronische Reizung der Synovia mit einer schweren, ankolysierenden Arthropathie einhergeht.

Tabelle 2.19. Laboratoriumsuntersuchungen bei rezidivierenden Blutungen

Erkrankungen	Blutungszeit	Prothrombinzeit (PT)	partielle Thromboplastinzeit (PTT)	Thrombinzeit (TT)	Vererbungsmuster	spez. diagnostischer Test
klass. Hämophilie (Hämophilie A)	normal	normal	verlängert	normal	geschlechtsgebunden rezessiv	Faktor-VIII-Aktivität erniedrigt, Faktor-VIII-assoziiertes Antigen normal
Faktor-IX-Mangel (Hämophilie B)	normal	normal	verlängert	normal	geschlechtsgebunden rezessiv	Faktor-IX erniedrigt
von Willebrand-Erkrankung	verlängert	normal	verlängert	normal	autosomal dominant	Faktor-VIII-Aktivität, Faktor-VIII-assoziiertes Antigen und Ristocetin-Cofaktor erniedrigt
Faktor-XI-Mangel	normal	normal	verlängert	normal	autosomal rezessiv	Faktor XI erniedrigt
Faktor-VII-Mangel	normal	verlängert	normal	normal	autosomal rezessiv	Faktor VII erniedrigt
Faktor-X-Mangel	normal	verlängert	verlängert	normal	autosomal rezessiv	Faktor X erniedrigt
Faktor-V-Mangel	normal	verlängert	verlängert	normal	autosomal rezessiv	Faktor V erniedrigt
Prothrombin-Mangel	normal	verlängert	verlängert	normal	autosomal rezessiv	Prothrombin erniedrigt
Afibrinogenämie	normal	verlängert	verlängert	verlängert	autosomal rezessiv	gerinnbares und immunologisch gemessenes Fibrinogen erniedrigt
Dysfibrinogenämie	normal	verlängert	normal oder verlängert	verlängert	autosomal dominant	immunologisch gemessenes Fibrinogen normal
Faktor-XIII-Mangel	normal	normal	normal	normal	autosomal rezessiv	Faktor XIII vermindert
Thrombasthenie	verlängert	normal	normal	normal	autosomal rezessiv	Thrombozytenaggregation: kein Ansprechen auf hohe Konzentrationen von ADP
Thrombozytopathie entweder Freisetzungsdefekt oder fehlende Speicherung von ADP	verlängert	normal	normal	normal	autosomal dominant	Thrombozytenaggregation: gestörte Aggregation mit Kollagen und niedrigen Dosen ADP. Normale Aggregation mit hohen Dosen ADP

3 Atmungsorgane

Frage 3.1: Lösung E

Zu (E)
Das Altersemphysem gilt als nicht obstruktiv und zeigt nur eine geringe Einschränkung der Atemfunktion; es führt nicht zum Cor pulmonale (im Gegensatz zum obstruktiven Lungenemphysem). Das Auftreten von Uhrglasnägeln wird in der vorhandenen Literatur nicht erwähnt.
Zu (A), (B) und (D)
Uhrglasnägel treten auf bei subakuter bakterieller Endokarditis, Fallot-Tetralogie, Bronchiektasen und anderen Erkrankungen der Lunge, des Herzens und des Thorax als Ausdruck einer länger bestehenden Hypoxämie.
Zu (C)
Die hypertrophische Osteoarthropathie wird den paraneoplastischen Syndromen beim Bronchialkarzinom zugerechnet, Uhrglasnägel sind in diesem Zusammenhang ebenfalls vorhanden.

F 85
Frage 3.2: Lösung A

Zu (A)
Die **selektiv-proximale Vagotomie** wird auch als Parietalzellvagotomie bezeichnet. Bei ihr bleiben die Vagusfasern, die zum Antrum und zum Pylorus ziehen, erhalten. Sie dient der Behandlung von chronisch rezidivierenden Ulcera duodeni.
Im Rahmen der operativen Therapie eines chronischen Asthma bronchiale ist die Durchtrennung des Lungenvagusastes möglich. Hierdurch wird eine vertiefte Atmung mit geringerer Neigung zur Spastik erreicht.
Zu (B)
Der **Pleuraerguß** tritt häufig als Begleiterscheinung anderer Erkrankungen auf. In erster Linie ist an eine tuberkulöse Genese zu denken. Die Patienten weisen eine dichte, der Thoraxwand anliegende, nach kranial sich verjüngende, zum Lungengewebe hin konkav begrenzte Verschattung auf. Typisch sind eine Klopfschallverkürzung, der über dem Erguß aufgehobene Stimmfremitus und ein abgeschwächtes bis aufgehobenes Atemgeräusch.
Zu (C)
Bei Läsion des Segments C_4 kommt es zur **Phrenikuslähmung** mit Zwerchfellhochstand und paradoxer Zwerchfellatmung auf der betroffenen Seite. Bei einer doppelseitigen Phrenikusparese besteht die Gefahr einer schweren Ateminsuffizienz. Der Zwerchfellhochstand bedingt ein abgeschwächtes Atemgeräusch.

Zu (D)
Die **Atelektase** bezeichnet einen Zustand verminderten bis fehlenden Luftgehaltes der Lungenalveolen. Es resultiert eine Klopfschallverkürzung mit abgeschwächtem oder bronchialem Atemgeräusch. Gleichzeitig besteht häufig ein Atelektaseknistern, gelegentlich kommt es zur atelektatischen Pneumonie.
Zu (E)
Das **maligne Mesotheliom** tritt diffus und multifokal auf. Es durchwächst die parietale Pleura und geht später auf die viszerale Pleura über. Als Mechanismus der Tumorinduktion ist die Asbestexposition bekannt. Das maligne Mesotheliom ist zu Beginn symptomlos, gelegentlich wird über Schmerzen in der Thoraxregion geklagt. Die ausgedehnte, zumeist hämorrhagische Ergußbildung im Pleurabereich tritt in den Vordergrund der Symptomatik und führt einerseits zur Abschwächung des Atemgeräusches mit gleichzeitiger Klopfschallverkürzung, zum anderen im fortgeschrittenen Stadium zur restriktiven Ventilationsstörung.

Frage 3.3: Lösung B

Zu (1)
Röntgenologisch ist bei der akuten Bronchitis nichts zu sehen. Die vielzitierte „vermehrte Streifenzeichnung" ist als diagnostisches Kriterium kaum verwertbar, da hiermit lediglich normales beschrieben wird. Der Wert einer Röntgenuntersuchung liegt in diesem Fall im Ausschluß einer gewichtigeren Erkrankung.
Zu (2)
Bei der Auskultation werden je nach Krankheitssituation Rasselgeräusche, die fein, mittel- bis grobblasig sein können, sowie über verdichteten Lungenanteilen bronchiales Atemgeräusch auskultiert.
Feinstblasiges Knisterrasseln, das bei einer Infiltration der Lungenbläschen vorliegt, weist auf das Anschoppungsstadium einer Pneumonie hin. Insofern ist der Auskultationsbefund einer banalen Bronchitis auch für das Erkennen möglicher Komplikationen von Bedeutung.
Zu (3)
Über verdichteten Lungenbezirken ist der Perkussionsschall leise, bisweilen gedämpft. Bei einer unkomplizierten Bronchitis ist der Klopfschall allerdings nicht verändert.

Frage 3.4: Lösung C

Zu (C)
Der Tiffeneau-Test dient dem Nachweis von obstruktiven Lungenstörungen. So wird beim Asthma bronchiale die gemessene Ein-Sekunden-Ausatmungskapazität deutlich niedriger, da die schnelle Expiration erschwert ist. Normalerweise beträgt der Wert 70–80% der Ist-Vitalkapazität. Ein Nachteil dieses Tests ist, daß er von der Mitarbeit des Patienten abhängig ist. „Viel blasen → wenig Geld, wenig blasen → viel Geld". Um leichte obstruktive Störungen zu erfassen, muß neben der pro Zeiteinheit strömenden Luftmenge auch der dafür aufzuwendende Druck Berücksichtigung finden.

H 86
Frage 3.5: Lösung D

Die Crepitatio indux bei der Lobärpneumonie ist in der Phase der Anschoppung zu hören (Verklebungen der Alveolen mit Sekret, die erst bei größerer Kraft entfaltet werden). Das Stadium der roten Hepatisation zeigt Dämpfung und Infiltrationszeichen, Crepitatio redux findet sich im Stadium der Lyse.

H 86
Frage 3.6: Lösung C

Giemen, Pfeifen und **Brummen** ist der typische Auskultationsbefund beim **Asthma bronchiale**. Die Geräuschphänomene kommen durch Schwingungen zäher Schleimfäden in den Bronchien zustande.

Frage 3.7: Lösung B

Obstruktive Ventilationsstörungen sind Störungen der Lungenbelüftung infolge einer Erhöhung des endobronchialen Strömungswiderstandes (Resistance). Es resultiert eine pulmonale Partialinsuffizienz durch Ventilations- und daraus resultierender Perfusionsinhomogenität der Lunge. Bei der Obstruktion der Atemwege ist insbesondere die Exspiration beeinträchtigt (exspiratorischer Stridor des Asthmatikers). Weiterhin findet man
- **Einen pathologischen Tiffeneau-Test** (erniedrigte 1-Sekunden-Ausatmungskapazität).
  Der Tiffeneau-Test erfaßt dasjenige Volumen, das innerhalb einer Sekunde forciert ausgeatmet werden kann.
  Normalwert des Lungengesunden: 75% der Vitalkapazität (im höheren Alter etwas weniger).
  Bei obstruktiven Störungen ist infolge der erhöhten Resistance die Exspiration erheblich behindert und damit die 1-s-Ausatmungskapazität erniedrigt.
- **Einen erniedrigten Atemgrenzwert**
  Als Atemgrenzwert bezeichnet man das Atemzeitvolumen bei maximaler, forcierter, willkürlicher Hyperventilation. Bei obstruktiven und restriktiven Lungenerkrankungen ist dieser Wert vermindert. Zur Differenzierung der beiden Störungen bietet sich der Tiffeneau-Test an, der spezifisch obstruktive Ventilationsstörungen anzeigt.
- **Eine Erhöhung der funktionellen Residualkapazität und des Residualvolumens.**
  Infolge beeinträchtigter Exspiration kommt es zur Lungenüberblähung durch die verbleibende Restluft mit Vergrößerung o.g. Volumina.

Differentialdiagnostische Parameter zur Unterscheidung von Obstruktion und Restriktion

	Obstruktion:	Restriktion:
Statische Compliance	n	↓
Vitalkapazität	(n)	↓
Resistance	↑	n
1-Sekunden-Test	↓	n

n = normal, ↑ = erhöht, ↓ = erniedrigt

(A), (C), (D) und (E) sind bei restriktiven Atemwegserkrankungen typisch.

Frage 3.8: Lösung A

Zu (A)
Bronchialatmen ist normalerweise über Trachea und großen Bronchien als hochfrequentes (100–400 Hz), fauchendes Geräusch zu hören. Typischerweise tritt es auch bei der Lobärpneumonie auf. Die guten Schalleitungsbedingungen des verdichteten Lungengewebes lassen dieses Bronchialatmen ohrnah werden. Entzündliche Infiltrationen wie bei der Pneumonie und Tuberkulose, Kompression von Lungenanteilen durch Pleuraergüsse oder Pneumothorax können ebenfalls Anlaß für Bronchialatmen sein, das allerdings durch Pleuraerguß oder Pneumothorax abgeschwächt zu hören ist. Die luftleeren Lungenparenchymabschnitte müßten dabei allerdings relativ nahe der Oberfläche gelegen sein. Liegen sie in der Tiefe, so hört man das hier entstehende Vesikuläratmen und kein Bronchialatmen.
Beim Lungenemphysem ist die Ausdehnungsfähigkeit des Brustkorbs und der Lungen verkleinert, das zu auskultierende Atemgeräusch daher mehr oder weniger leise bzw. abgeschwächt. Es besteht ein verlängertes Exspirium, und häufig sind Geräusche einer Begleitbronchitis zu hören.

Zu (B)
Unter amphorischem Atmen oder Krugatmen, das so ähnlich klingt, als wenn man in einen Krug bläst, versteht man ein tiefes Brausen mit hellen Obertönen. Es findet sich vor allem über großen Hohlräumen in der Lunge, besonders bei glattwandigen tuberkulösen Kavernen. Bei der Perkussion hört man einen metallischen Klopfschall.

Zu (C)
Bei einem Pleuraerguß oder einem Pneumothorax ist das Atemgeräusch abgeschwächt oder gar aufgehoben. Auch bei stärkeren Brustfellverschwartungen, also narbigen Verdickungen nach abgelaufenen Entzündungen ist das Atemgeräusch oft abgeschwächt, weil die Ausdehnungsfähigkeit der Lunge dadurch behindert wird und die Schalleitung abnimmt.

Zu (D)
Crepitatio indux bezeichnet ein Knisterrasseln, das bei pneumonischen Infiltraten in der Phase der Anschoppung oder der beginnenden Lösung des Exsudates klingend sein kann. Die klingende Komponente entsteht durch das infolge Infiltration luftleer gewordene Lungenparenchym, das die Schalleitung der Rasselgeräusche verbessert.

Zu (E)
Feuchte Rasselgeräusche entstehen als grobblasige und mittelblasige Rasselgeräusche in den größeren Bronchien und in mit ihnen in Verbindung stehenden Kavernen. Dabei bewegt der Luftstrom in den Atemwegen, mehr in der Inspiration als in der Expiration, dickflüssige oder zähe Sekretmassen.

Frage 3.9: Lösung C

Ein regionales Ungleichgewicht zwischen Ventilation und Perfusion der Lunge führt hauptsächlich zu einer alveolo-arteriellen O_2-Partialdruckdifferenz. Bei dieser Störung sind die entweder gut ventilierten Alveolen schlecht durchblutet (hoher Ventilations-Perfusions-Quotient) oder schlecht ventilierte Alveolen sind gut durchblutet (kleiner Ventilations-Perfusions-Quotient).
Da die Lungen in Ruhe etwa von 4 l Luft/min ventiliert und von 5 l Blut/min perfundiert werden, beträgt das **Ventilations-Perfusionsverhältnis** im Normalfall **4:5 bzw. 0,8.**

Abnahme des Wertes
- Alveoläre Hypoventilation
- Zunahme der pulmonalen Perfusion
- Summation beider Effekte

Zunahme des Wertes
- Alveoläre Hyperventilation
- Minderperfusion der Lunge
- Summation beider Effekte

Tabelle 3.1. Befunde der körperlichen Untersuchung bei einigen Lungen- und Pleurakrankheiten (aus Fritze, 1983)

Über	Perkussionsschall	Atmungsgeräusch	Rasselgeräusche	Bronchophonie	Stimmfremitus
lufthaltiger Lunge	laut, tief	vesikulär	nicht klingend	normal	normal
verdichteter Lunge	leise, hoch, bisweilen tympanitisch	bronchial	klingend	verstärkt	verstärkt
pleuritischen Exsudaten	absolut gedämpft	abgeschwächt bis aufgehoben	fehlen	abgeschwächt bis aufgehoben	abgeschwächt bis aufgehoben
Pneumothorax	abnorm tief und laut Metallklang	leise amphorisch oder aufgehoben	fehlen oder metallisch	aufgehoben	aufgehoben
großen Kavernen	laut hoch tympanitisch	bronchial amphorisch	metallklingend	verstärkt	verstärkt

H 85
Frage 3.10: Lösung D

Zu (A)
Zu einer verstärkten Bronchophonie kommt es bei Infiltrationen und oberhalb von Pleuraergüssen.
Zu (B)
Ein verlängertes Inspirium tritt z.B. bei der Kußmaul-Atmung im Rahmen eines ketoazidotischen Coma diabeticum auf. Hierbei sind die Atemzüge deutlich vertieft. Bei einer Lungenentzündung beobachtet man häufig eine inspiratorische Dyspnoe, mit verlängerter Einatmungsphase.
Zu (C)
Beidseitige Dämpfung des Klopfschalls tritt z.B. beim Serothorax infolge einer Herz-Niereninsuffizienz auf.
Zu (D)
Giemen, Pfeifen und Brummen sind typische Auskultationsbefunde obstruktiver Atemwegserkrankungen (Asthma bronchiale, chronisch-obstruktive Bronchitis). Diese Atemphänomene entstehen durch den Luftstrom, der die der Bronchialwand anhaftenden Schleimfäden in Schwingungen versetzt.
Zu (E)
Siehe Kommentar zu Frage 3.8, zu (A).

F 88
Frage 3.11: Lösung A

Während die **Hämoptoe** den Auswurf einer größeren Blutmenge bezeichnet, verwendet man den Begriff **Hämoptyse** bei kleineren Blutmengen.
Ursachen
Tumoren, Bronchiektasen, chronische Bronchitis, Lungentuberkulose, Pneumonie, Lungenabszeß, Mitralstenose, Lungenembolie, Verletzungen im Rahmen einer hämorrhagischen Diathese, nach extrem starkem Husten, Bronchuszysten, Pneumokoniosen, Fremdkörperaspiration, Wegener-Granulomatose, Lungenendometriose, Lungengefäßfehlbildungen, Goodpasture-Syndrom, idiopathische Lungenhämosiderose.
Der Häufigkeit nach sind ursächlich meistens maligne Tumoren und Bronchiektasen beteiligt.
Zu (2)
Im Verlauf einer Lungentuberkulose kann es u.a. zur Arrosion von Bronchialarterien kommen.
Bei der **Miliartuberkulose** finden sich multiple, diskrete hirsekorngroße (1–3 mm Durchmesser) messende **Knötchen,** *die* **interstitiell gelegen** und gleichmäßig über die gesamte Lunge verteilt sind. Sie entsteht durch die massive hämatogene Aussaat von Tuberkelbakterien meist in Folge einer verminderten zellulären Immunabwehr. Die Manifestationsform der Tuberkulose kann akut, chronisch oder symptomarm verlaufen.
Die Miliartuberkulose führt demnach nicht zur Hämoptoe!

Diese Frage wurde nur von 38% der Prüfungskandidaten richtig beantwortet. 58% entschieden sich für die Lösungsmöglichkeit (D).
Die Entscheidungsfindung wurde durch Aufführung dieser Sonderform der Tuberkulose, die als einzige nicht zur Hämoptoe führt, erheblich erschwert. Nur bei genauer Kenntnis des Krankheitsbildes bzw. der interstitiellen Lage der Milien, war diese Frage richtig zu beantworten.

F 87
Frage 3.12: Lösung B

Das **Mittellappensyndrom** kommt fast immer durch Atelektasen, seltener durch Schrumpfung des Mittellappens zustande.
Neben Lymphknotenschwellungen und Bronchitis deformans kann auch die kavernenbildende Tuberkulose ebenso wie das Bronchialkarzinom ursächlich sein.
Die Patieten weisen subfebrile Temperaturen, hartnäckigen Husten über mehrere Monate auf.

Zu (B)
Bei der Miliartuberkulose bestehen hirsekorngroße Knötchen, die interstitiell gelegen und gleichmäßig über die gesamte Lunge verteilt sind. Demzufolge resultiert auch kein Mittellappensyndrom.
Zu (D)
Bei 75–90% der Sarkoidosepatienten findet sich eine bilaterale Hilusvergrößerung, die in Folge des stumpfen Abgangswinkels und engen Durchmessers des Mittellappenbronchus zu dessen Kollaps führen kann.

Frage 3.13: Lösung D

Zu (2), (4) und (5)
Röntgenbild wie Anamnese sprechen für Bronchiektasen. Diese treten im Rahmen des Kartarger Syndrom (Bronchiektasen, situs inversus, chronische Sinusitis) oder einer Mukoviszidose auf. Die Mukoviszidose wird autosomalrezessiv vererbt, die mukösen Drüsen verstopfen durch zähes Sekret, und es können folgende Symptome auftreten: Mekoniumileus, Rektumprolaps, Maldigestion und Malabsorption. Die Bronchiektasen führen zu entsprechenden Atemfunktionsstörungen sowie zu „maulvollen Expektorationen".
Der Sterkorallieus tritt bei Verlegung des Darmlumens durch unverdaute Nahrungsbestandteile auf.
Zu (1)
Der Röntgenbefund beim Asthma bronchiale ist im Sinne eines vermehrten Luftgehaltes mit Zwerchfelltiefstand verändert. Untypisch sind allerdings die in Abb. 9 erkennbaren Schattenbildungen. Dieser Befund paßt auch nicht zu der jahrelangen Anamnese mit Bronchiopneumonien. Eine Auskultation würde den Ausschluß eines Asthma bronchiale schnell ermöglichen.
Zu (3)
Das Krupp-Syndrom ist charakterisiert durch heiseren, bellenden Husten, Fieber und lebensbedrohlicher Atemnot. Ursache sind Entzündung und Schwellung der Kehlkopfschleimhaut und Stimmbänder mit starker Verschleimung der Trachea. Es ist heute in der Regel auf schädigende Umwelteinflüsse (inhalative Noxen) zurückzuführen.

Frage 3.14: Lösung E

Bei der vorwiegend pulmonalen Verlaufsform der Mukoviszidose, die zumeist kombiniert mit intestinalen Erscheinungen verläuft, besteht eine schleimbedingte Bronchialobstruktion. Typischerweise zeigt das Röntgenbild ein Emphysem mit disseminierten bronchopneumonischen und atelektatischen Herden. Im späteren Krankheitsstadium weisen die Patienten eine Faßform des Thorax, Uhrglasnägel und Trommelschlegelfinger bei gelegentlich bestehender Zyanose auf.
Gleichzeitig bestehen chronische Verdauungsbeschwerden, da die Verdauungsfermente vor allem des Pankreas infolge Verlegung der Ausführungsgänge und fibröser Umwandlung des Drüsenparenchyms verlegt sind. Es kann daher zu häufigen übelriechenden Stuhlentleerungen kommen. Typischerweise findet sich im Schweißtest, der z. Zt. zuverlässigsten Methode der Erkennung einer zystischen Fibrose, eine Erhöhung des Natriums über 60 mval. In 80–90% der Fälle wird eine herabgesetzte Aktivität der Verdauungsfermente im Duodenalsaft gefunden.

Frage 3.15: Lösung B

Der Röntgenbefund zeigt tiefgestellte Zwerchfellgrenzflächen, wie sie typischerweise bei einem Emphysem auftreten. In den parakardialen Unterfeldern sind längliche, streifig-doppelkonturierte Aufhellungen sichtbar. Ferner lassen sich bronchopneumonische Infiltrationen über der gesamten Lunge nachweisen.

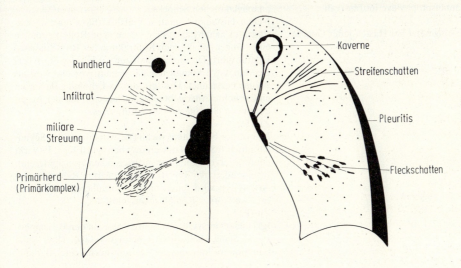

Abb. 3.1. Die röntgenographischen Erscheinungsbilder der Lungentuberkulose (aus Primer, Pulmonologie in der Praxis, edition medizin).

Zu (A)
Das typische allergische Asthma beginnt im jugendlichen Alter. Es kommt zur paroxysmalen Atemnot mit pfeifenden Atemgeräuschen und zähem Sputum. Die Symptome können für Stunden bis wenige Tage andauern. Bei erschwerter Atmung ist üblicherweise die Exspiration verlängert. Im Röntgenbild fehlt in jugendlichen Stadien üblicherweise das Emphysem, die periphere Lungengefäßstruktur ist normal.

Zu (C)
Siehe Abb. 3.1.

Zu (D)
Bei den solitären oder multiplen Zysten der Lunge handelt es sich um Fehlbildungen des Bronchialbaums. Frühzeitig treten Krankheitserscheinungen durch häufige Entzündungen auf. Röntgenologisch sind solitäre Zysten meist an ihrem Flüssigkeitsspiegel erkennbar.

Frage 3.16: Lösung B

Wichtigste Behandlung der Bronchiektasen besteht in der täglichen Lagerungsdrainage, der „Bronchialtoilette in Knie-Ellenbogen-Lage", in der das Sekret die beste Möglichkeit hat, in die Trachea abzufließen. Nur bei Exazerbationen sollten Antibiotika angewandt werden. Segmentresektion stellt eine weitere Behandlungsmöglichkeit dar.

Zu (1)
Diese 3 Medikamente werden beim Asthmaanfall eingesetzt.

Zu (2)
Dient der Asthmaanfallsprophylaxe im Intervall.

Zu (4)
Antitussiva werden eingesetzt bei Husten jeder Genese.

Frage 3.17: Lösung C

Zu (A)
IgA wird durch Drüsen (z. B. Tränen, Bronchien, Galle) sezerniert und verhindert das Eindringen von Antigenen durch die Schleimhäute des Respirations-, Gastrointestinal-, Genital- und Harntraktes. Seine Halbwertszeit beträgt 6 Tage.

Zu (B)
IgM ist der bei der Primärantwort zunächst wichtigste Antikörper. IgM findet sich sowohl im Serum als auch an der Oberfläche von B-Lymphozyten.
Seine Halbwertszeit beträgt 5 Tage. Es wirkt opsonisierend, komplementfixierend und agglutinierend.

Zu (C)
IgE (= Reagin) bewirkt die Ausschüttung von Histamin und anderen Substanzen aus den Mastzellen und basophilen Granulozyten. Insbesondere der Typ I der allergischen Reaktion basiert auf einer gesteigerten Produktion von IgE-Antikörpern als Antwort auf einen Kontakt mit Pollen, Hausstaub, Medikamenten usw. Die nachfolgende Histaminausschüttung führt zu lokaler oder genereller Vasodilatation, zu lokalen oder generalisierten Ödemen und, wenn das Antigen in die Luftwege gelangt, zur Kontraktion der Bronchialmuskulatur. Klinische Folgen sind, je nach Lokalisation, Rötung und Schwellung der Haut (Urtikaria), Schwellung der Nasenschleimhaut mit verstärkter Schleimproduktion (Heuschnupfen), Verengung der Bronchien durch Kontraktion der Muskulatur und Schwellungen der Bronchialschleimhaut mit gleichfalls gesteigerter Schleimproduktion (Bronchialasthma). Gefürchtete Komplikation einer generalisierten Vasodilatation ist der massive Blutdruckabfall mit Entwicklung eines anaphylaktischen Schocks.
Neben Histamin kommt der SRSA (Slow-reacting-substance of anaphylaxis) eine wesentliche Rolle zu, die zu einer länger anhaltenden Kontraktion der Bronchialmuskulatur führt. Die Bereitschaft zur Ausbildung der Allergie vom Typ I kommt familiär gehäuft vor und wird als Atopie bezeichnet. Das IgE, dessen Erhöhung im Serum eine erhöhte Allergiebereitschaft anzeigt, hat bei Atopikern etwa das 10fache des Normwertes.

Zu (D)
IgG ist der bei weitem wichtigste Antikörper der Sekundärantwort. Seine Halbwertszeit beträgt 20 Tage. Es wirkt neutralisierend, komplementfixierend und präzipitierend. Insbesondere der Typ III der verzögerten Reaktion vom Arthus-Typ wird durch im Blut zirkulierende Antigen-IgG-Antikörper-Komplexe ausgelöst.

Zu (E)
IgD bildet einen Oberflächenrezeptor auf den B-Lymphozyten. Seine Halbwertszeit beträgt 3 Tage. Über seine Funktion im Immunsystem besteht noch keine Klarheit.

Frage 3.18: Lösung D

Zu (1)
Wiederholte Injektionen des Antigens in kleinen, sich steigernden Dosen ⇒ Bildung blockierender Ak der Klasse IgG mit abschwächender Wirkung auf die asthmaauslösende Ag-Ak-Reaktion.
Zu (2)
Allergenkarenz ist häufig nicht möglich, da die allergisierenden Stoffe ubiquitär vorkommen.
Zu (3)
Zentrale atmungsstimulierende Medikamente sind kontraindiziert, da sie einen Asthmaanfall provozieren können. Ziel jeder Therapie muß das Beseitigen des Bronchospasmus sein.
Zu (4)
Glukokortikoide sollten nur im schweren Status asthmaticus eingesetzt werden (Nebenwirkungen), hier sind sie Mittel der Wahl.
Zu (5)
Dinatrium-cromoglycat hemmt bei prophylaktischer Gabe die Freisetzung von Histamin aus den Mastzellen. Cromoglicinsäure wird prophylaktisch inhaliert bei allergischem Asthma und Schnupfen. Sie wirkt über eine Stabilisierung der Mastzellmembran.
β_2-Sympathomimetika (Fenorutol, Terbutalin, Salbutamol) sind pharmakodynamische Antagonisten der glattmuskulär-kontrahierenden Mediatorsubstanzen und von Acetylcholin an der Bronchialmuskulatur. Sie bewirken eine Bronchospasmolyse, zeigen aber auch eine kardiostimulierende Wirkung. Theophyllin wirkt ebenfalls bronchospasmolytisch und verhindert die Freisetzung der Mediatorsubstanzen durch Hemmung der Mastzelldegranulation. Atropin wirkt auch bronchospasmolytisch, sollte jedoch nicht verwendet werden, da es die Abhustbarkeit des Schleims hemmt (Förderung der Dyskrinie).

Frage 3.19: Lösung E

Zu (1) und (2)
Allergene sind Eiweißkörper oder an Eiweiß gebundene Nichtproteine von Hapten- bzw. Haptidcharakter, die als Antigene bei Kontakt mit dem Organismus zur Sensibilisierung mit Antikörperbildung führen. Man kennt Inhalations-, Nahrungsmittel-, Arzneimittel-, Haut-, Injektions-, Invasions-, Depot- und bakterielle Antigene.
Zu (3) und (4)
Zellgebundene (zytophile, zelluläre) Antikörper sind spezielle Immunglobuline, die sich an bestimmte Zellen anheften können. Diese Zellen sind dadurch imstande, Antigene spezifisch zu absorbieren. Solche zytophilen Antikörper, die sich an Mastzellen heften, kennt man bei der Anaphylaxie. Die Mastzelle degranuliert nach Adsorption des Antigens und setzt aktive Stoffe wie Histamin, Serotonin (Mediatorsubstanzen) frei, die zu einer Kontraktion glatter Muskelfasern führen (z.B. Bronchialmuskulatur). Ferner kennt bzw. diskutiert man die Existenz spezieller Muskelzell-, Gefäßwandzell- usw. -zytophiler Antikörper. Makrophagen-zytophile-Ak fördern z.B. die Phagozytose von Bakterien und Erythrozyten.
Zu (5)
Bei freien Antikörpern handelt es sich um Proteine, die in der β- und γ-Globulinfraktion des Serums vorkommen. Die Synthese dieser Immunglobuline findet in den Zellen des lymphoretikulären Systems statt, in denen die genetische Information zur Bildung der verschiedenen Aminosäuresequenzen innerhalb der H- und L-Ketten vorliegt. Wir kennen: IgA, IgD, IgE, IgG und IgM.

Tabelle 3.2. Häufige Inhalationsallergene (aus Primer, 1981)

Menschenhaar	→	Friseure u. ä.
Tierhaare (versch. Haus- und Wildtiere)	→	Landwirte, Förster, Tierhalter u. ä.
Vogelfedern	→	Geflügelzüchter, Personal in Bettenfabriken u. ä.
Schlangengift	→	Zoowärter u. ä.
Insektenstaub und -gift	→	Imker, Bäcker, Müller u. ä.
Baumwolle	→	Weber, Näherinnen u. ä.
Getreidestaub	→	Müller, Landwirte u. ä.
Mehlarten	→	Bäcker u. ä.
Holzarten (einheimische und exotische)	→	Tischler, Waldarbeiter u. ä.
Pollen	→	Gärtner, Floristinnen u. ä.
Pilzsporen	→	Landwirte, Müller u. ä.
Kosmetika, Duftstoffe	→	Friseure, Kosmetikerinnen u. ä.
Proteasen	→	Wäscherinnen u. ä.
Epoxydharze	→	Chemiearbeiter, Spritzlackierer u. ä.

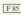

Frage 3.20: Lösung D

Bei der **Farmerlunge** entwickelt sich bei Personen, die mit feuchtem Heu oder Stroh umgehen, eine Allergie gegen die thermophilen Aktinomyzeten. Es besteht eine im peripheren Teil des bronchopulmonalen Systems ausgelöste Immunreaktion, wobei die im Serum zirkulierenden und präzipitierenden Antikörper der Klasse IgG und IgM mit dem eingeatmeten Allergen reagieren.
Es handelt sich demnach um eine Immunreaktion vom Typ III (Arthus-Phänomen). Erst nach 4–8 h führt die Antigeninhalation bei sensibilisierten Personen zur klinischen Symptomatik. Wiederholt sich dieser induzierte Entzündungsvorgang, wird das Alveolargewebe fibrotisch umgewandelt, und es kann ein Übergang von der Alveolitis zur Fibrose resultieren.

Frage 3.21: Lösung B

Nach der Reizantwort des Organismus werden 4 verschiedene Allergietypen unterschieden:

Tabelle 3.3. Allergietypen

Typ	Reaktionsname	Reaktionszeit	Immunreaktion	Beispiele klinischer Manifestation
Typ I	Allergie vom Soforttyp (vom IgE-Typ)	Sofortreaktion (Sekunden bis Minuten)	IgE (IgG)	anaphylaktische Reaktion allergisches Asthma bronchiale Heuschnupfen Urtikaria/Ödem Pruritus akute Magen-Darm-Reaktion
Typ II	Cytotoxische Reaktion	Unterschiedlich	IgG IgM	Autoimmunerkrankungen hämolytische Anämie allergische Thrombozytopenie
Typ III	Arthusreaktion Allergie vom verzögerten Typ Immunkomplexreaktion	6–8 Stunden	IgG (IgM)	Exogen-allergische Alveolitis Serumkrankheit
Typ IV	Reaktion vom Tuberkulintyp	12–48 Stunden	Sensibilisierte T-Lymphocyten	Tuberkulinreaktion Nahrungsmittelallergie Typ IV Kontaktallergien (-ekzeme)

Zu (1)
Bei der **Farmerlunge,** einer exogen-allergischen Alveolitis, führt die wiederholte Inhalation von Antigenen durch präzipitierende Antikörper vom Typ IgG zu einer gewebelokalisierten Immunreaktion. Etwa 5–10 Stunden nach der Inhalation organischer Partikel (Champignonzüchterlunge, Sägearbeiterlunge, Vogelzüchterlunge) beginnt die Erkrankung mit **Atemnot, Dyspnoe, Zyanose** und **Fieber.** Husten und Auswurf fehlen dabei meistens. Pathologisch findet man ein Ödem und zelluläre Infiltrate der Alveolen und des Intestitiums.
Es resultiert eine restriktive Ventilationsstörung mit feinblasigen Rasselgeräuschen und spontaner Rückbildung bei fehlender Antigenexposition.
Zu (2) und (3)
Das **Bronchialasthma** und der **Heuschnupfen** gehören zum Reaktionstyp I, der dadurch gekennzeichnet ist, daß der Patient auf die Antigenexposition sofort mit typischen Symptomen antwortet. Nach Sensibilisierung des Organismus durch eine Antigen-Antikörper-Reaktion wird vermehrt spezifisches IgE gebildet und an spezifischen Rezeptoren der Zellmembran von Mastzellen und basophilen Granulozyten gebunden. Dieses spezifische IgE an der Mastzelloberfläche ist verantwortlich für die allergische Sofortreaktion.
Zu (4)
Die **Tuberkulinreaktion** stellt den Prototyp der Allergie vom Spät-Typ (Typ IV) dar. Die Ablesung des Tine-Tests erfolgt zwischen dem 3. und 7. Tag. Der Test gilt als positiv, wenn sich an einer von vier Einstichstellen eine entzündliche Papel ausgebildet hat. Dabei spricht eine stark positive Tuberkulinreaktion für eine akute TBC-Erkrankung.

F 88
Frage 3.22: Lösung C

Siehe Kommentare zur „Farmerlunge" der beiden vorhergehenden Fragen.

H 87
Frage 3.23: Lösung C

Physikalisch und chemisch toxisch wirkende Inhalationsnoxen können die Atemwege in Abhängigkeit von der Partikelgröße und Konzentration schädigen. Dabei können unterschwellige Dosierungen bei chronischer Exposition zur Entstehung einer chronischen Bronchitis führen.
Hierfür **verantwortliche Substanzen** sind:
Schwefeldioxid (SO_2), Ozon (O_3), Kohlenwasserstoffe (C_nH_{2n+2}), Osmiumtetroxidinhalation, Platinsalzinhalation, Vanadiumpentoxidinhalation, Zink- und Kupferinhalation sowie die in der Frage aufgeführten Nitrosegase (N_2O, N_2O_3, N_2O_4). Die Intoxikationen mit Nitrosegasen ist aus chemischen Fabriken und bei Sprengungen mit Dynamit in geschlossenen Räumen (Tunnel) bekannt. Etwa 3 bis 24 Stunden nach der Reizgasexposition kann es zum Lungenödem kommen. Demgegenüber führt die chronische Exposition mit geringeren Schadstoffkonzentrationen zur chronisch-toxischen Bronchitis.

Frage 3.24: Lösung C

Pathophysiologie der chronischen Bronchitis
1. Lähmung, später Zerstörung des Flimmerepithels,
2. Hypertrophie der Schleimdrüsen mit vermehrter Schleimsekretion, Plattenepithelmetaplasie, entzündliche (lympho-plasmozytäre) Infiltrationen,
3. narbige Atrophie der Bronchialschleimhaut mit Bronchuskollaps bei Exspiration mit resultierender Obstruktion und Ventilationsstörung,
4. Entwicklung eines obstruktiven Emphysems mit Alveolarüberdehnung, Alveolendestruktion und Kapillarschwund.
5. Daraus resultiert schließlich die pulmonale Hypertonie und das Cor pulmonale.

Zu (4)
Dem Mittellappensyndrom liegt eine spezifische oder unspezifische Lymphknotenentzündung zugrunde mit zunehmender Einengung des Mittellappenbronchus, die schließlich zum Verschluß führt.
Therapie: Lobektomie.

Frage 3.25: Lösung C

Zu (1)
Ist üblich, aber mittlerweile umstritten. Keime, die physiologischerweise der Mundflora zugehören (Staph. albus, Strept. viridans, Neisseria catarrhalis), wirken in den tieferen Luftwegen pathogen. Die Sputumdiagnostik unterscheidet hier nicht nach der Lokalisation. Die Resistenzbestimmung via Antibiogramm sollte vor jeder antibiotischen Therapie durchgeführt werden.
Zu (2)
Die zytologische Untersuchung des Sputums nach malignen Zellen dient vor allem der Bronchialkarzinomdiagnostik; Klassifizierung nach Papanicolaou in 5 Stadien.
Zu (3)
Beim exogen-allergischen Asthma sind vermehrt eosinophile Granulozyten, die Charcot-Leyden-Kristalle und die Curschmann-Spiralen nachweisbar, Herzfehlerzellen (Makrophagen mit Hämosidereinlagerung) finden sich bei chronischen Stauungslungen im Sputum.
Zu (4)
Die Mononukleose wird mit der Paul-Bunnell-Reaktion aus dem Blut diagnostiziert. Nach dem 7. Krankheitstag kommt es zu einem Anstieg der Antikörper, die man mit diesem Test erfaßt. In etwa 70% aller Fälle können auf diese Weise heterophile Hammelblutagglutinine im Serum von Mononukleosepatienten nachgewiesen werden.
Zu (5)
Anreicherung des Sputums mit Brufasol, Antiformin, Sputosol und Färbung nach Ziehl-Neelsen bzw. mit fluoreszierendem Farbstoff. Bessere Methode ist Anlegen einer Kultur auf festen oder flüssigen Nährböden bzw. Überimpfung auf Meerschweinchen.

F 88
Frage 3.26: Lösung D

F 88
Frage 3.27: Lösung C

Gemeinsamer Kommentar
Stridor bezeichnet ein in- bzw. exspiratorisches, pfeifendes Atemgeräusch, das inspiratorisch v.a. bei Stenosen der Trachea und des Larynx, exspiratorisch beim Asthma bronchiale auftreten kann.
Für die **Bronchialobstruktion** ist jedoch die Trias: Giemen, Pfeifen und Brummen der typischste Auskulationsbefund.

H 87
Frage 3.28: Lösung E

Laut Siegenthaler, Innere Medizin, sind die häufigsten Erreger der bakteriellen Bronchitis, die etwa 10–20% aller Atemwegsinfekte verursachen:
● Pneumokokken
● Haemophilus influenzae
● Branhamaella chatarrhalis
● Staphylokokkus aureus
Da Pneumokokken und Haemophilus influenzae auch zur Mundflora gehören, stellt der Nachweis dieser Keime im Sputum allein noch keine Behandlungsindikation dar. Erst beim Auftreten entsprechender Symptome vor allem nach vorangegangener Schädigung des Bronchialbaumes z.B. durch Virusinfektionen ist eine entsprechende Therapie indiziert.

H 87
Frage 3.29: Lösung A

Während klanglose feuchte Rasselgeräusche zusammen mit Vesikuläratmung bei Lungenprozessen ohne Infiltration auskultierbar sind, lassen sich klingende feuchte Rasselgeräusche zusammen mit bronchialem Atemgeräusch bei pneumonischer Infiltration auskultieren.
Die Klangeigenschaften entstehen, wenn die Leitfähigkeit für hohe Frequenzen durch Infiltration des Gewebes verbessert wird. Typisch für den Auskulationsbefund der akuten Bronchitis sind trockene Rasselgeräusche, da die Exsudation in das Bronchiallumen erfolgt.
Atelektasenbildung führt eher zur Abschwächung des Atemgeräuschs in der betroffenen Region.

Zu (B)
Feinblasige ohrnahe Rasselgeräusche entstehen z.B. beim Lungenödem.
Ohrnah klingende Rasselgeräusche finden sich z.B. bei der Pneumonie.
Zu (C), (D) und (E)
Siehe Kommentare zu den Fragen 3.5 und 3.8.

Frage 3.30: Lösung C

Nach Definition der WHO ist die Diagnose einer chronischen Bronchitis zu stellen, wenn Husten und Auswurf in zwei aufeinanderfolgenden Jahren während wenigstens dreier Monate an den meisten Tagen bestanden hat.

Frage 3.31: Lösung E

Die Lobärpneumonie bezeichnet die Entzündung eines ganzen Lungenlappens, oder großer Teile davon. Warum dabei nur ein Lungenlappen – und gerade dieser – befallen wird, ist derzeit noch unklar.

Zu (E)
Der Anteil an Pneumonien im stationären Krankengut deutscher Kliniken liegt bei 4–6%. Die durch Pneumokokken verursachte Lobärpneumonie zeigt keine altersmäßige Bevorzugung. Dagegen sind Pneumonien durch Grunderkrankungen wie Grippe, Leptospirosen, Viren, Mykoplasmen und Pilze Ursache für mehr als zwei Drittel der Todesfälle im Rahmen einer Krankenhausbehandlung älterer Menschen.

Zu (B)
Man unterscheidet vier Stadien:
1. Anschoppung = Einwanderung von Erythrozyten und Leukozyten in das Alveolargebiet mit Verdrängung der Luft.
2. Rote Hepatisation = Autolyse von Erythrozyten mit Auftreten von typischem rostbraunem Sputum.
3. Graue Hepatisation = Überwiegen von Leukozyten.
4. Lösung = Verflüssigung des Alveolarinhaltes und Aushusten des Sekretes.

Zu (C)
Am häufigsten ist die durch Pneumokokken verursachte Pneumonie. Heutzutage nimmt jedoch der Anteil an Staphylokokkenpneumonien zu.
Bei der klassischen Pneumokokkenpneumonie ist die Therapie der Wahl immer noch das Penicillin. Unbekannte Erreger versucht man durch eine Kombinationstherapie mit Ampicillin, Flucloxacillin und Gentamycin i.v. zu erreichen.

Zu (D)
Bakterielle Pneumonien führen fast immer zu einer Begleitpleuritis, die oft kurzdauernd ist. Die Patienten klagen dabei häufig über atemabhängigen Schmerz. Auch gänzlich symptomlose Verläufe sind möglich. Bei Vermehrung von Bakterien im Rahmen einer Ergußbildung entwickelt sich ein Empyem. Typischerweise kommt es dabei zu einem septischen Fieberverlauf.

Frage 3.32: Lösung E

Zu (1)
Crepitatio indux: zu hören in der Anschoppungsphase
Crepitatio redux: zu hören im Stadium der Lyse.
Zu (2)
Feuchte Rasselgeräusche entstehen durch Ansammlung von dünnflüssigem Sekret interbronchial, man unterteilt sie in klingende und nichtklingende RGs. Erstere sind immer dann hörbar, wenn infiltriertes bis zur Lungenoberfläche reichendes Gewebe zwischen Bronchus und Thoraxwand liegt.
Zu (3)
Wie in (2), die infiltrierte Gewebsfläche ist jedoch größer.
Zu (4)
Der Stimmfremitus, der an der normalen Lunge nur bei tiefen Frequenzen nachweisbar ist, verstärkt sich insofern, als das verdichtete Lungengewebe einen höheren Eigenton hat und er über Infiltrationen auch bei höheren Frequenzen auftritt.
Zu (5)
Über Infiltrationen ist die Flüstersprache lauter und schärfer zu hören.

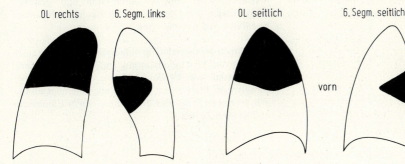

Abb. 3.2. Röntgenographischer Aspekt einer OL-Pneumonie rechts und einer Pneumonie im 6. Segment links (aus Primer)

Frage 3.33: Lösung C

Zu (1), (2) und (4)
Die **Lobärpneumonie** gehört pathologisch-anatomisch neben der lobulären (Herd-)Pneumonie zu den alveolären Pneumonien.
Erreger sind Typ 1 und 2-**Pneumokokken,** die heute recht selten geworden sind.
Klinik
Schüttelfrost, **hohes Fieber,** Husten, Atemnot, Seitenstechen (Begleitpleuritis), rotbraunes Sputum, Herpes labialis als Ausdruck der allgemeinen Resistenzschwäche, BSG-Beschleunigung, Linksverschiebung im Blutbild. Die Perkussion ergibt eine Dämpfung über dem befallenen Gebiet. Bei der Auskultation kann man Bronchialatmen über ausgedehnten Verdichtungsherden des Lungenparenchyms hören. Im Anschoppungsstadium der Pneumonie hört man Knistern, Rasseln (Crepitatio indux) und im späteren Stadium der Lungenentzündung Crepitatio redux. Daneben sind klingende Rasselgeräusche, verstärkter Stimmfremitus und verstärkte Bronchophonie festzustellen.
Zu (3)
Giemen und Brummen sind auskultatorische Phänomene der obstruktiven Atemwegserkrankung (siehe dort).

Frage 3.34: Lösung B

Zu (1), (2) und (3)
Symptome der Bronchopneumonie
Hohes Fieber und Schüttelfrost (Kontinua über eine Woche), Atemnot, Husten, Seitenstechen durch Begleitpleuritis. Ab 2. Tag rostbraunes Sputum, BSG-Beschleunigung, Leukozytose, Linksverschiebung, Lymphopenie, Eosinopenie, toxische Granulation.
Auskultation: feinblasige bis grobblasige RGs.
Röntgen: scharf begrenzt, flächige Verschattung.
Zu (4)
Seit alters her werden von der Hämoptoe die Hämoptysen unterschieden. Während unter ersterem Begriff das „**Bluthusten",** die Expektoration reinen Blutes in mehr oder minder großen Mengen verstanden wird, sind unter dem Namen Hämoptysen geringere Blutbeimengungen zusammengefaßt, die faserig dem Sputum beigemengt sind oder dieses blutig anfärben.

Hämoptysen sind gar kein seltenes Ereignis und werden bei einer ganzen Reihe von Lungenkrankheiten angetroffen. Fast regelmäßig werden sie im Verlauf von entzündlichen Tracheopathien beobachtet und sind hier fast pathognomonisch. Dies gilt in geringerem Maße auch für Bronchiektasen, die realtiv häufig als Blutungsquelle in Frage kommen. Weiterhin werden Hämoptysen bei Viruspneumonien, bei bakteriellen Pneumonien, bei Abszessen, beim Lungeninfarkt, Reizgasinhalationen, Tumoren u. a. m. gesehen. Hämoptysen sind uncharakteristisch, sie deuten in ihrer Art nicht auf ein bestimmtes Krankheitsbild hin. Abzugrenzen sind sie von Zahnfleischblutungen und Blutungen aus dem Nasen-Rachen-Raum. Auf eine derartige Lokalisation deuten Speichelbeimengungen hin oder sie ist durch den Augenschein zu identifizieren (aus Primer, 1981).
Zu (5)
Zur Stauungslunge kommt es durch venöse Hyperämie und Druckerhöhung im Lungenkreislauf beim Versagen des linken Herzens z.B. bei Mitralklappenfehler.
Pathologisch-anatomisch findet sich eine pralle Füllung der Blutkapillaren mit Blutaustritt und Hämosiderinablagerungen.

F 85
Frage 3.35: Lösung C

Von einer **Bronchiolitis obliterans** spricht man, wenn es zur Obliteration vieler Bronchiolen im Rahmen einer Bronchiolitis kommt.

Zu (1)
Betroffen sind in erster Linie Kleinkinder, Säuglinge und alte Patienten.
Zu (2)
Die Bronchiolitis obliterans tritt gehäuft nach RS-Virusinfektionen auf. Der serologische Antikörpernachweis ist in etwa 30% positiv.
Zu (3)
Bei der Bronchiolitis obliterans bildet sich ein Granulationsgewebe, das das Lumen der Bronchien und Bronchiolen vollständig ausfüllen kann. Er entsteht bei der Resorption nekrotischen Gewebes durch Granulationsgewebe. Hierin finden sich Fibroblasten mit Bindegewebsfasern, Kapillaren und Lymphozyten.
Zu (4)
Im Rahmen der Bronchiolitis obliterans kommt es zu einer obstruktiven Ventilationsstörung mit meist respiratorischer Partial- oder Globalinsuffizienz. Insbesondere bei chronischem Verlauf leiden nahezu alle Patienten zusätzlich an einer chronischen Bronchitis, einem Emphysem und an Atelektasen.

Zu (5)
Im Rahmen der oft anzutreffenden chronischen Bronchitis bei chronischer Bronchiolitis ist in der Regel kein Übergang in eine Septikopyämie zu erwarten.
Zu (6)
Die Bronchiolitis obliterans ist keine Präkanzerose. Die Patienten sind eher durch die Schwere der obstruktiven Ventilationsstörung und die nachfolgend resultierende respiratorische Insuffizienz gefährdet.

H 87
Frage 3.36: Lösung B

Zu (1)
Pleuraschwarten treten als Pleuritisresiduen vor allem nach einer Lungentuberkulose auf. Bei längerem Bestehen kann es durch die nachfolgenden Schrumpfungsvorgänge bereits äußerlich zu Seitendifferenzen am knöchernen Thorax mit nachhinkender Atmung auf der betroffenen Seite kommen. Dies gilt insbesondere für sogenannte Mantelschwarten, die die Lunge ganz umfassen können. Röntgenologisch unterscheiden sich solche Schwarten kaum von Ergüssen. Die Dekortikation ist dann indiziert, wenn ein eitriger Resterguß innerhalb des Schwartenbereiches nachgewiesen wird.
Zu (2)
Das Pleuramesotheliom kann seinen Ausgang sowohl von der viszeralen als auch von der parietalen Pleura nehmen. Männer werden dabei etwa doppelt so oft befallen wie Frauen. Der Häufigkeitsgipfel liegt im 5. Lebensjahrzehnt. Insbesondere Arbeiter aus Asbestwerken erkranken signifikant häufiger als die übrige Bevölkerung. Eine Häufung bei Tuberkulosepatienten ist allerdings nicht festzustellen.
Symptomatik: Thoraxschmerzen, Hustenreiz und Atemnot, wobei Schrumpfungsvorgänge die Atembreite einschränken können. Im Röntgenbild können Zeichen der Rippendestruktion zu finden sein.
Diagnostik: Zur sicheren Diagnose wird eine Pleurabiopsie, oder im Falle eines Pleuraergusses, der Nachweis von Tumorzellen im Punktat angestrebt. Die Therapie besteht in der Instillation von Zytostatika und hat nur palliativen Wert.
Zu (3)
Im Rahmen einer Lungentuberkulose kann es zur Streuung von Erregern in das Perikard kommen. Es resultiert dann eine hämorrhagische, serofibrinöse Perikarditis.
Zu (4)
Bei der Darmtuberkulose fehlt die Lungenbeteiligung fast nie. Schon bei geringstem Verdacht ist eine umfangreiche Tuberkulosediagnostik erforderlich. Die Darmtuberkulose ist fast immer unmittelbar auf den Bereich der Bauhin-Klappe beschränkt und kann zu Stenosen im Zäkumbereich und terminalen Ileum führen. Histologisch findet man epitheloidzellige Granulome und Langhans-Riesenzellen, die auch beim Morbus Crohn auftreten können.

Zu (5)
Ein Befall der Bauchspeicheldrüse ist nach Infektion mit viralen Erregern möglich (z. B.: Mumps), ist jedoch im Rahmen einer Lungentuberkulose nicht zu erwarten.
Zu (6)
Die sekundär erworbene Amyloidose tritt bei chronischen Infekten (Tuberkulose: 50%, Osteomyelitis: 12%) auf. Dabei kommt es zur Störung des Immunsystems mit einer Bildung von leichten Ketten der Antikörper, die extrazellulär zu Fibrillen polymerisieren.

Frage 3.37: Lösung C

Zu (A), (B) und (D)
Die Silikose zählt zu den gefährlichsten Stauberkrankungen und bedingt etwa 65% der entschädigungspflichtigen Berufserkrankungen. Voraussetzung ist die Inhalation von freier Kieselsäure (SiO_2), die eine fibroplastische Wirkung auf das Gewebe mit silikotischer Knötchenbildung besitzt (innen Bindegewebe und außen Granulationsgewebe mit Staubzellen, Tbc: innen Granulationsgewebe und außen Bindegewebe). Hinweise sind anfänglich Symptome einer obstruktiven Lungenerkrankung, Belastungsdyspnoe, später aschgraues bis tiefschwarzes Sputum, Aufpropfung einer Pneumonie, Tuberkulose und ein Cor pulmonale (narbige Veröung von Lungengewebe und Gefäßveröung und kompensatorisches Emphysem).
Die Schwere der röntgenologischen Zeichen (3-Stadieneinteilung
1. maschenförmige Lungenzeichnung, Rundflecken,
2. Hilusvergrößerung, Schneegestöberlunge,
3. homogene Verschattung, Regenstraßen an der Lungenbasis, basales Emphysem

korreliert nicht mit dem Auskultationsbefund.
Zu (C)
Bei allen Formen der Silikose kann es auch zur nachfolgenden Tuberkuloseinfektion kommen. Diese Zusatztuberkulose neigt dann zur raschen Progredienz. Zur Anerkennung der Silikotuberkulose als Berufskrankheit wird der Nachweis der Aktivität der Tuberkulose gefordert. Dieser Nachweis ist dann leicht erbracht, wenn Tuberkulosebakterien gefunden werden, also eine offene Tuberkulose bestätigt wird. Die zweite Möglichkeit besteht in einer Röntgenuntersuchung.

Zu (E)
Diagnose

Die Differenzierung silikotischer und tuberkulöser Herdbildungen ist problematisch. Selbst Zerfallshöhlen sind nicht von vornherein als tuberkulöse Kavernen anzusehen, auch die Silikose hinterläßt Einschmelzungen. Verdächtig ist das Auftreten von **weichen Herden** außerhalb der Schwielengebiete oder in den von der Silikose verschonten Spitzen. Tuberkulöse Herdsetzungen zeigen im Vergleich zu silikotischen Veränderungen einen schnelleren Gestaltwandel. Auch die zirrhotische Umwandlung tuberkulöser Herde geschieht rascher als bei der Silikose und manifestiert sich topisch regelloser. Schließlich sei darauf hingewiesen, daß in den frühen Stadien der Silikose sich röntgenographisch zuerst eine netzförmige Gerüstverdichtung darbietet, die mit einer Einlagerung von Knötchen einhergeht. Die Tuberkulose beginnt stets mit Fleckschatten, die erst später von Streifenschatten gefolgt werden.

Frage 3.38: Lösung E

Als Tuberkulose bezeichnet man die durch Tuberkelbakterien hervorgerufene Infektions- und Konsumptionskrankheit mit Ausbildung von Tuberkeln (gefäßlose Granulationsgeschwulst aus Langhans-Riesenzellen, Epitheloidzellen mit Lymphozytenwall und Neigung zu käsiger Umwandlung). Man teilt in 3 Stadien ein:
1. Primärstadium: mit Primärkomplex, Primär-, Hilusdrüsen-Tbc,
2. Subprimäres = Stadium der meist hämatogenen Generalisation mit: Miliar-Tbc, Pleuritis exsudativa, tuberkulöse Meningitis. Oft mit dem Primärstadium verbunden.
3. Postprimäres = Stadium der isolierten Organ-Tbc (Lunge, Urogenitaltrakt, Knochen u.a.). Entsteht meist endogen über Reaktivierung alter Herde, selten durch Super- bzw. Reinfektion von außen.

Frage 3.39: Lösung D

Zu (1)
Die Blutgasanalyse (arteriell) dient der Beurteilung der Effektivität der Ventilation und des Gasaustauschs. Sie kann nur aufzeigen, wie groß die Funktionseinbuße der Lunge durch das Infiltrat ist, dient aber nicht der Differentialdiagnostik entzündlicher Lungenkrankheiten.
Zu (2)
Die mikroskopische Untersuchung des Sputums (an 3 aufeinander folgenden Tagen) kann nach Anreicherung, Ziehl-Neelsen oder Fluoreszensfärbung den Nachweis säurefester Stäbchen erbringen, die aber noch keinen Beweis für Tbc darstellen (andere säurefeste Stäbchen sind schwer zu unterscheiden).
Zu (3)
Blutkulturen sind bei einer septischen Ausschwemmung von Bakterien in die Blutbahn wichtigstes diagnostisches Hilfsmittel. So ist z.B. die Blutkultur zum Nachweis von S. typhi üblich. Eine septische Verlaufsform ist bei der bakteriellen Pneumonie nur bei extrem geschwächter Abwehrlage zu erwarten. Daher wird man bei der Diagnostik dieser Erkrankung in der Regel auf eine Blutkultur verzichten.
Zu (4)
Der empfindlichste Test ist der intrakutane Test nach Mendel-Mantoux, der bei positivem Ausfall (Infiltration mit einem Durchmesser ab 10 mm) die durchgemachte Erstinfektion beweist. Er kann jedoch negativ ausfallen bei frischer Erkrankung (– 8. Wo.), verringerter Resistenz, Steroidtherapie, zusätzlichen Erkrankungen wie lymphoretikuläre-, M. Boeck, gravierende Grippe, Masern.
Zu (5)
Die Sputumkultur dient der Erreger- und Resistenzbestimmung. Bei positivem Ausfall gilt sie für eine Tbc beweisend, bei bakterieller Pneumonie gibt sie ebenfalls Hinweise auf Erregertypus und zu verwendende Antibiotika.

Frage 3.40: Lösung E

Zu (A)
Die Kavernenliquidation ist Voraussetzung einer erfolgreichen Therapie der Tuberkulose. Für den Fall des Mißlingens wurde eine Reihe aktiver und operativer Verfahren entwickelt, wie z. B. der intrapleurale Pneumothorax und die Kavernenplombierung. Übrig geblieben ist von diesen chirurgischen Verfahren praktisch nur noch die Resektionsbehandlung, die je nach Befundausdehnung von der Keilexzision bis zur Pneumonektomie reicht. Als Indikation gelten vor allem therapieresistente Kavernen und zerfallende Tuberkulome. Die Operation wird selbstverständlich unter dem Schutz von Tuberkulostatika durchgeführt.

Zu (B) und (E)
Die heute gängige Dreifachtherapie mit Antituberkulotika besteht aus:
1. Isoniazid (= INH, 5 mg/kg KG/Tag) plus
2. Rifampicin (= RMP, 10 mg/kg KG/Tag) plus
3. Ethambutol (= EMB, 25 mg/kg KG/Tag) oder
4. Streptomycin (= SM, 15 mg/kg KG/Tag, maximal 1 g, da größere Nebenwirkung).

Die Therapie wird 18 Monate durchgeführt (Kurzzeitbehandlung über 12 bzw. 9 Monate ist unter bestimmten Bedingungen möglich) wie folgt: Die ersten 3–6 Monate INH, RMP, EMB und/oder SM (Dreifachkombination), dann INH und RMP für die restliche Zeit (Zweifachkombination).

Zu (C)
Indikationen für eine Kortikosteroidmedikation während einer Lungentuberkulose bestehen bei der Miliartuberkulose, der tuberkulösen Meningitis, der Pleuritis exsudativa und schweren toxischen und auch frischen exsudativen Formen (Primer, 1981). Dabei ist eine gleichzeitige optimale tuberkulostatische Therapie zwingend erforderlich. Man beginnt mit der resistenzgerechten tuberkulostatischen Behandlung und appliziert 40 mg Prednisolon-Äquivalent, was in 3–4tägigen Abständen um jeweils 5 mg abgebaut wird. Sind auf diese Weise 20 mg Tagesdosis erreicht, so bleibt man für etwa 4 Wochen bei dieser Dosis, um danach in der anfänglichen Weise endgültig abzubauen.

Zu (D)
Thorakoplastik = Verkleinerung des thorakalen Raums durch Rippenresektion und Mobilisierung der Thoraxwand;

Indikation
Pleuraresthöhle nach ausgedehnter Lungenresektion und schrumpfende Prozesse mit Verziehung des Mediastinums (Zustand nach alter Tbc, Pneumonektomie).

Frage 3.41: Lösung B

Ein **Pleuraerguß** kann als Folge eines entzündlichen oder tumorösen Geschehens – Pleuritis exsudativa – oder kardialer Stauung im Brustfellraum entstehen. Entzündliche Exsudate haben wegen ihres größeren Eiweißgehaltes ein spezifisches Gewicht über 1015 und enthalten in der Regel reichlich weiße Blutkörperchen, Pleuratranssudate haben ein niedriges spezifisches Gewicht und sind in der Regel relativ zellarm. Bei nicht zu kleinem Pleuraerguß – Ergüsse von weniger als 400 ccm sind bei der körperlichen Untersuchung kaum nachweisbar – schleppt die befallene Brustkorbseite bei der Atmung nach und kann bei großen Ergüssen sogar erweitert sein. Perkutorisch ist über Pleuraergüssen eine massive Dämpfung nachzuweisen, die nach oben eine zur hinteren Axillarlinie von vorn ansteigende und nach hinten wieder abfallende Begrenzungslinie nachweisen läßt – Damoiseau-Ellis-Linie. Bei sehr großen Ergüssen, die bis in die Brustkorbspitze hineinragen, ist diese Linie natürlich nicht festzustellen. Palpatorisch ist der Stimmfremitus über Pleuraergüssen abgeschwächt oder gar aufgehoben. Auskultatorisch ist das Atemgeräusch abgeschwächt bis aufgehoben. Es kann vesikulär sein, wenn der Luftgehalt der Lungen erhalten geblieben ist, es kann bronchial klingen, wenn die Lunge durch Infiltration oder durch Kompression luftleer ist. An der Grenze eines Pleuraergusses zum Lungengewebe hört man oft in umschriebenem Bezirk bronchiales oder verschärftes Atemgeräusch, weil in diesen Abschnitten das Lungengewebe durch den Erguß komprimiert wird (Kompressionsatmen).

Frage 3.42: Lösung B

Ein Pleuratranssudat entsteht durch Übertritt von Plasma in den Pleuraspalt ohne entzündliche Genese. Als Ursache kommt eine Stauung infolge Herzinsuffizienz in Betracht.

Zu (1)
Die Flüssigkeitsansammlung zwischen Lungengewebe und Thoraxwand führt zur Abschwächung des Atemgeräuschs.
Zu (2)
Ein sonorer Klopfschall wird beim Emphysem und beim Pneumothorax gefunden.
Beim Pleuratranssudat ist der Klopfschall gedämpft.
Zu (3)
Ein bronchiales Atemgeräusch tritt bei Infiltration der Lunge auf. Physiologisch ist es über der Trachea auskultierbar.
Zu (4)
Der Stimmfremitus bezeichnet tastbare Schwingungen der Thoraxwand bei der Lautbildung. Er ist beim Pleuraerguß oder beim Pneumothorax abgeschwächt, weil die durch Lautbildung entstandenen Luftschwingungen nur vermindert auf die Thoraxwand übertragen werden.
Zu (5)
Giemen und Brummen treten bei obstruktiven Atemwegserkrankungen auf.
Anmerkung
Der physikalische Untersuchungsbefund von Pleuratranssudat und -exsudat ist identisch.
Stichworte zum Pleuraerguß sind Ellis-Damoiseau-Linie = Ansteigen der Dämpfung nach lateral; Grocco-Rauchfuss-Dreieck = dreieckiger Dämpfungsbezirk auf der gesunden Seite basal bei großen Ergüssen.

Frage 3.43: Lösung A

Bei Patienten unter 30 Jahren dominiert die spezifische (tuberkulöse) Pleuritis (2/3 der Fälle).
Inzidenz bei älteren Patienten: Herzinsuffizienz (43,5%), Pneumonie (19,2%), maligne Tumoren (17,4%), Tuberkulose (8,8%). (Sammelstatistik nach Kuntz)

Frage 3.44: Lösung D

Unter einem Exsudat versteht man den Austritt von Zellen und Flüssigkeit aus dem Gefäßsystem. Meist ist die Ursache ein entzündliches Geschehen.
Ein Transsudat dagegen ist ein nichtentzündlicher Erguß. Entzündungen (A) und (C) aber auch bösartige Tumoren (B) und (E), die ja von entzündlichen Begleitreaktionen umgeben sein können, bedingen die Exsudatbildung.
Dagegen führt die kardiale Insuffizienz zur Bildung eines Transsudates – das bedeutet, es tritt aufgrund der Stauung Plasmaflüssigkeit ohne Eiweißbestandteile in den Pleuraraum über.
Zusammenfassung
Pleuraexsudat: spez. Gewicht größer 1015, Eiweiß größer 3 g%. Kommt vor bei Pneumonie, Infarkt, Tuberkulose, Pilzinfektionen, Pleuritis, M. Hodgkin, Lungeninfarkt, Empyem, Tumor inkl. Pleuramesotheliom, Verletzung, hämorrhagischer Diathese.
Pleuratranssudat: spez. Gewicht kleiner 1018, Eiweiß kleiner 3,0 g%. Kommt vor bei Linksherzinsuffizienz, Leberzirrhose, Nephritis, Myxödem, Meigs-Syndrom (= benigner Ovarialtumor, Aszites, Hydrothorax).

Frage 3.45: Lösung B

Das Syndrom der Schocklunge (Adult Respiratory Distress Syndrome, ARDS) stellt die häufigste Todesursache von Patienten dar, die ein Schockgeschehen aus primär nicht pulmonaler Ursache überlebt haben. Das **Stadium I** (Latenzstadium) umfaßt den Zeitraum von einigen Stunden bis zu 3 Tagen. In dieser Phase kommt es zur Ausbildung des **interstitiellen Ödems.** Die arterielle Blutgasanalyse weist zu diesem Zeitpunkt eine leichtgradige Hypoxämie und respiratorische Alkalose auf.
Im **Stadium II** findet man bei der Blutgasanalyse eine **zunehmende Hypoxämie** sowie pulmonale **Sequestration von Thrombozyten** und **Leukozyten.** Die Stadien I und II gelten noch als reversibel.
Etwa 1 Woche nach Beginn des schockauslösenden Ereignisses führt eine Fehlregeneration der Alveolenwand zur zunehmenden Fibroblastenaktivierung mit Fibrosierung der Lunge. Dieses Stadium ist durch eine ausgeprägte arterielle Hypoxämie sowie respiratorische und metabolische Azidose gekennzeichnet.

Zu (1)
Die Compliance ist ein wichtiger Parameter in der Lungenfunktionsdiagnostik. Sie erfaßt sämtliche elastische Komponenten der Lunge (elastische Parenchymfasern, Oberflächenspannung) und ist definiert als die Änderung des Lungenvolumens $\triangle V$, die bei einer Änderung des für die Dehnung maßgeblichen Druckes auftritt.

$$C = -\frac{\triangle V}{\triangle P} \quad \text{Volumen-Druck-Quotient}$$

Krankheiten, die mit einer pathologischen Compliance einhergehen, werden unter dem Begriff „restriktive Ventilationsstörungen" zusammengefaßt.
Durch den vermehrten intrapulmonalen Wassergehalt nimmt beim ARDS die Ausdehnungsfähigkeit der Lunge ab. Es resultiert eine verminderte Lungen-Compliance.
Zu (3)
Der arterielle pCO_2 kann durch die kompensatorisch gesteigerte Atemfrequenz gleich bleiben oder sogar abnehmen.
Zu (4)
Das Röntgenbild zeigt ein **milchiges, retikuläres Ödem** mit zum Teil konfluierenden Infiltrationen.
Zu (5)
Die pulmonale Sequestration von Thrombozyten und Leukozyten führt im peripheren Blutbild zur Leuko- und Thrombopenie. Da es sich um ein akutes Ereignis handelt, ist im Frühstadium des ARDS keine Polyglobulie zu erwarten.

Therapie
Über eine kontrollierte PEEP-Beatmung, eine Normalisierung des Wasserhaushaltes sowie Infektionsbehandlung läßt sich eine Besserung des Zustandsbildes erzielen. Die Letalität der Erkrankten ist jedoch sehr hoch.

Frage 3.46: Lösung B

Unter dem Lungenödem versteht man ein meist akutes, in manchen Fällen aber auch subakutes oder chronisches Krankheitsbild, das meist mit einer Vermehrung seröser Flüssigkeit in den Alveolen und im interstitiellen Lungengewebe einhergeht.

Ursachen
- Kardial
  - Aortenstenose, Aorteninsuffizienz
  - Mitralstenose
  - Herzinfarkt
  - Herzrhythmusstörungen
  - (Links-)Herzinsuffizienz
- Extrakardial
  - Erniedrigter kolloidosmotischer Druck des Blutes (Niereninsuffizienz, Urämie, Leberzirrhose, Verbrennungen)
  - Erniedrigter Alveolardruck
  - Allergisch-toxische Permeabilitätssteigerung der Lungenkapillaren (Reizgase, Heroinintoxikation)
  - Infektiöse Lungenerkrankungen (Pneumonie)
  - Zentrales Lungenödem (Hirntumoren, infektiöse Enzephalitiden)

Pathogenetisch wesentliche Faktoren, die meist kombiniert zum Lungenödem führen, sind
- Kolloidosmotischer Druck des Blutes ↓
- Hydrostatischer Druck in den Alveolarkapillaren ↑
- Permeabilität der Kapillarwände ↑
- Pulmonaler Lymphabfluß ↓

Zu (3)
Der pulmonale Hochdruck ist durch Druckanstieg in den Lungenarterien infolge Engerstellung der Lungengefäße bedingt. Das rechte Herz muß sein Blutvolumen gegen die enggestellten Gefäße und gegen den erhöhten Druck auswerfen. Ein Lungenödem ist dabei nicht zu erwarten.
Zu (4)
Beim Emphysem kommt es zur Rarefizierung von Lungengefäßen. Eine Verminderung der Gefäßstrecke ist allerdings alleine noch kein pathogenetischer Faktor zur Entstehung eines Lungenödems.
Zu (5)
Das Schädel-Hirn-Trauma führt zu einer Störung des Vasomotorenzentrums, und es kommt nachfolgend zu einer Permeabilitätsänderung der Kapillarwände.

Frage 3.47: Lösung E

Bei diesem Krankheitsbild ist die Ödemflüssigkeit ausschließlich im Interstitium der Lunge gelagert. Da das Ödem nur im Interstitium gelagert ist, fehlt jeglicher Auskultationsbefund. Der Zustand ist nur durch ein Röntgenbild zu verifizieren. Es zeigt diffuse, von den Hili ausgehende Verschattungen der Lunge.

F 88
Frage 3.48: Lösung C

Das Lungenödem bezeichnet die Vermehrung des Flüssigkeitsgehaltes der Lunge.
Ein Ziel der **Therapie des akuten Lungenödems** ist
1. **Beseitigung der Hypoxie**
   Besteht eine schwere Ateminsuffizienz, kann es notwendig werden zu intubieren und eine maschinelle Beatmung mit einem positiven endexpiratorischen Druck (PEEP) einzusetzen. Hierdurch können die atelektatischen und flüssigkeitsgefüllten Alveolen wieder beatmet werden und für einen besseren Gasaustausch sorgen.
2. **Senkung des pulmonal-venösen Drucks** durch Gabe von Diuretika
   Hierbei sollte Furosemid i.v. appliziert werden, das noch vor seiner diuretischen Wirkung eine sofortige Venodilatation bewirkt. Durch die Reduzierung der Vorlast reduziert sich auch der myokardiale Sauerstoffverbrauch.

Sedierung des Patienten durch Gabe von Valium oder Morphin (2 mg i. v.) wenn der systolische Blutdruck höher als 70 mmHg ist.
Da im Rahmen eines Lungenödems eine Hyperkapnie mit Azidose besteht, ist die Gabe eines „ansäuernden Diuretikums" absolut kontraindiziert!

Zu (1) und (2)
Zur Absenkung des hydrostatischen Drucks in der Lunge wird eine sitzende Lagerung des Patienten mit tiefhängenden Beinen angestrebt.
Ein unblutiger Aderlaß z. B. mit Blutdruckmanschetten oder durch Abbinden der Extremitäten mit einer Festigkeit, die oberhalb des venösen Druckes liegt, ist ebenfalls als erste Hilfe-Maßnahme indiziert. Dabei müssen die Stauungen etwa alle 10 Minuten rundum gelöst werden.
Auch ein blutiger Aderlaß von 300–400 ml ist als Sofortmaßnahme wertvoll!
Insbesondere diese Möglichkeit haben 24% der Prüfungskandidaten nicht erkannt und daher die Lösungsmöglichkeit (B) angegeben.

Frage 3.49: Lösung E

Zu (2), (3) und (4)
Die **Sarkoidose** (M. Boeck) ist eine Allgemeinerkrankung mit an der Lunge gesetzmäßigem Stadienablauf. Histologisch ist sie gekennzeichnet durch das Bild der epitheloidzelligen Granulomatose.
Nach der Häufigkeit befällt sie Lunge, Lymphknoten, Leber, Haut, Augen, Herz, Nieren, Gastrointestinaltrakt, ZNS, endokrine Drüsen; häufigste Hautmanifestation ist das Erythema nodosum.
Löfgren-Syndrom: bihiläre Lymphknotenschwellung bei Sarkoidose, Erythema nodosum und Polyarthritis; vorwiegend jüngere Frauen befallen.
Heerfordt-Syndrom: Iridozyklitis, Parotitis, Fazialisparese.
M. Jüngling: Hyperkalzämie und Ostitis cystoides multiplex
Stadieneinteilung
I polyzyklisch begrenzte, doppelseitige Hiluslymphome, kein Lungenbefall
II retikuläre Form, miliare, einzelherdige hämatogene Aussaat, kleinfleckige, größere Herde.
III a) Konglomeratform
    b) Fibrose
Bei Stadium I ist die Lungenfunktionsprüfung normal, II und besonders III zeigen Diffusionsstörung. Entwicklung zum Cor pulmonale.

Zu (1)
Im Stadium III der Sarkoidose kommt es zu irreparablen Lungenfibrosen. Röntgenologisch sind ausgedehnte Narbenfelder, Schwielenbildungen, Schrumpfungen aber auch Hohlraumbildungen bis zur Wabenlunge festzustellen. Die Fibrose nimmt ihren Ausgang von vernarbenden Granulomen (Sandritter).

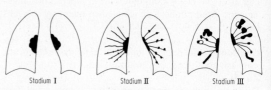

Abb. 3.3. Stadien I–III der Sarkoidose im schematischen Röntgenbild (aus Primer)

Frage 3.50: Lösung C

Die **Sarkoidose** ist eine granulomatöse Systemerkrankung unbekannter Ätiologie.
Nur das akute Stadium macht Symptome wie Fieber, Abgeschlagenheit, Krankheitsgefühl, Gelenkschmerzen und ein Erythema nodosum.
Etwa die Hälfte der Fälle beginnt primär chronisch.

Zu (1) und (2)
Die Krankheit wird meist zufällig entdeckt, zum Teil tritt sie klinisch niemals in Erscheinung.
Erst im Stadium III kommt es zu irreparablen Lungenfibrosen. Dieses Stadium wird jedoch nur in Einzelfällen erreicht.
Zu (3)
Die Therapie der Sarkoidose beginnt erst bei klinischen Symptomen mit 40–60 mg Prednisolonäquivalenten für 2–4 Wochen und reduziert sich dann bis zu einer Erhaltungsdosis von etwa 10 mg/die. Bei der Sarkoidose im Stadium II wird Prednisolon vor allem bei Lungenfunktionsstörungen eingesetzt. Die Sarkoidose im Stadium III ist therapieresistent.
Zu (4)
Die Silikotuberkulose ist eine Form der Lungentuberkulose bei vorbestehender Silikose. Die Sarkoidose hat damit nichts zu tun.
Zu (5)
Am häufigsten betroffen sind:
● Lunge und intrathorakale Lymphknoten, extrathorakale Lymphknoten
● Bronchialschleimhaut
● Leber, Milz
● Haut, Knochen, Skelett, Muskulatur
● Augen
Sind bestimmte Organe befallen, können organspezifische Symptome bereits im Stadium I der Erkrankung auftreten.

Frage 3.51: Lösung D

Zu (1)
Die Tuberkulinreizschwelle ist um so stärker herabgesetzt, je klassischer die **Sarkoidose** in ihrer Gesamtausprägung ist. Sie kann allerdings im akuten Stadium sogar heraufgesetzt sein.

Zu (2)
In etwa der Hälfte der Fälle führt die primär chronische Sarkoidose kaum zu Beschwerden. Zumeist wird sie im Rahmen einer Röntgenuntersuchung erstmalig entdeckt.

Zu (3)
Die erkrankten Lymphknoten sind stets beidseitig beteiligt. **Einseitige Lymphknotenvergrößerung spricht gegen eine Sarkoidose.** Erst nach längerem Verlauf weist nur ein sehr geringer Prozentsatz der Sarkoidoseerkrankten eierschalenartig beschriebene Verkalkungen der Mediastinallymphome auf.

Zu (4)
Das **Erythema nodosum** (hellrote, später bläulichlivide, druckschmerzhafte Knoten an der Streckseite der Unterschenkel) kann im akuten Stadium der Sarkoidose auftreten.
Es ist jedoch keine Indikation zur Gabe von Glukokortikoiden.
Absolute Indikation für die Kortikosteroidtherapie der Sarkoidose
- Bedrohliche Lokalisation an Augen, Herzmuskel und Nervensystem
- Progrediente Lymphknoten- und Lungenherde
- Hyperkalziämie

Zu (5)
Siehe Kommentar zu Frage 3.50.

Frage 3.52: Lösung C

Die intrathorakalen Sarkoidoseveränderungen beginnen gesetzmäßig mit einer Vergrößerung der mediastinalen Lymphknoten, wobei in erster Linie Hiluslymphknoten befallen werden. Diese Lymphknotenschwellung charakterisiert das Stadium I. Stets sind beide Seiten gleich beteiligt. Eine einseitige Lymphknotenvergrößerung spricht gegen Sarkoidose. Siehe auch Kommentar zu Frage 3.50.

Frage 3.53: Lösung E

Zu (1), (2) und (3)
Als Bronchiektasen definiert man irreversibel permanent erweiterte Bronchien. Betroffen sind meist die Segment- und Subsegmentbronchien mit Bevorzugung der Unterlappen. Die Mikroskopie zeigt Entzündung, Muskularis- und Elastikazerstörung, Epithelatrophie und Plattenepithelmetaplasie. Angeborene Bronchiektasen sind äußerst selten, die sekundär erworbenen unterscheidet man in **poststenotische** (Stenose als Folge eines Fremdkörpers, einer lokalen Entzündung bzw. Narbe, eines endo- oder exobronchialen Tumors) Bronchiektasen und in **entzündliche** Bronchiektasen (meist Tuberkulose). Im Rahmen der Lungenerkrankung mit folgender Hypoxämie sieht man Trommelschlegelfinger, Uhrglasnägel evtl. auch Zyanose. Metastatische Absiedelungen des entzündlichen, putriden Materials sind mögliche Komplikationen.

Zu (4)
Die Amyloidose schließt sich an schwere Ernährungsstörungen, Tuberkulose oder chronische Eiterungen (Bronchiektasen) und dergleichen an. Als sekundäre Amyloidose befällt sie vorwiegend Milz, Leber und Nieren. Diagnostisch fällt eine Dysproteinämie mit unterschiedlichen Globulinfraktionen auf. Cholesterin- und Lipidwerte sind erhöht.

Therapie der Bronchiektasen
An therapeutischen Maßnahmen steht an erster Stelle die Sekreteliminierung, da Sekret als Nährboden für Bakterien und Bronchialinfekte dient. Bestehende Infekte müssen antibiotisch bekämpft werden (z.B. Ampicillin). Ist hierdurch kein entscheidender Erfolg zu erreichen, so ist eine Resektionsbehandlung in Erwägung zu ziehen. Ihr geht eine bronchographische Untersuchung mit Darstellung des gesamten Bronchialsystems beider Seiten voraus.

Frage 3.54: Lösung D

Bronchiektasen führen als solche noch nicht zu gravierenden Symptomen. Krankheitszeichen treten erst als Folge von Sekretstau und konsekutiven Infekten auf. Regelmäßig lassen sich Husten, der bei trockenen Bronchiektasen unproduktiv ist, bei Sekretabsonderung jedoch zu reichlichem Sputum mit „maulvoller Expektoration" führt, finden. Pathognomonisch ist auch das Expektorat, das in der **unteren Schicht eitrig**, in der **Mitte serös** und **oben schaumig** ist.
Hämoptysen sind auf destruktive Vorgänge zurückzuführen. Sie sind oft das einzige Symptom der Bronchiektasen. Der Arzt sollte daher gezielt nach Blutbeimengungen oder Blutfäserchen im Sputum fragen.

Zu (1) und (5)
Die häufigsten Symptome der Bronchiektasen sind oft rezidivierende Bronchialinfekte. Dabei kann es auch zur metastatischen Absiedelung des entzündlichen, putriden Materials kommen. Pleuraempyem sowie extrapulmonale Abszeßbildung und der Nachweis einer Amyloidose bei lange bestehenden Eiterungen sind mögliche Komplikationen. Im Rahmen einer **respiratorischen Insuffizienz** können Trommelschlegelfinger, Uhrglasnägel und eine Zyanose auftreten.

Zu (2)
Unter dem Lungenödem versteht man ein meist akutes, in manchen Fällen aber auch subakutes oder chronisches Krankheitsbild, das meist mit einer Vermehrung seröser Flüssigkeit in den Alveolen und im interstitiellen Lungengewebe einhergeht.
Ursachen
- Kardial
  - Aortenstenose, Aorteninsuffizienz
  - Leichte Mitralstenose; die schwere Form neigt zur Wandverdickung der Pulmonalgefäße mit erhöhter Drucktoleranz
  - Herzinfarkt
  - Herzrhythmusstörungen
  - (Links-)Herzinsuffizienz (→ Transsudation von Plasmaflüssigkeit in die Alveolen und das Interstitium)
- Extrakardial
  - Erniedrigter kolloidosmotischer Druck des Blutes (Niereninsuffizienz, Urämie, Leberzirrhose, Verbrennungen)
  - Erniedrigter Alveolardruck
  - Allergisch-toxische Permeabilitätssteigerung der Lungenkapillaren (Reizgase, Heroinintoxikation, Alkylphosphatester)
  - Infektiöse Lungenerkrankungen (Pneumonie)
  - Zentrales Lungenödem (Hirntumoren, infektiöse Enzephalitiden)
  - Schädel-Hirn-Trauma (→ Vasomotorenzentrum gestört → Kapillarpermeabilität ↑)

Pathogenetisch wesentliche Faktoren, die meist kombiniert zum Lungenödem führen, sind
- Kolloidosmotischer Druck des Blutes ↓
- Hydrostatischer Druck in den Alveolarkapillaren ↑
- Permeabilität der Kapillarwände ↑
- Pulmonaler Lymphabfluß ↓

Der hydrostatische Druck beträgt beim Gesunden ungefähr 8 mm Hg. Bei einem Rückstau von Blut in den Lungenkreislauf kann der hydrostatische Druck den kolloidosmotischen Druck (Norm: 25 mm Hg) überschreiten, und es kommt zur Transsudation von Flüssigkeit, zunächst ins Interstitium.
Kompensatorisch steigt der Lymphabfluß in diesen Bereichen an. Übersteigt die interstitielle Transsudation die Lymphabflußkapazität, bildet sich mit der Zeit ein massives interstitielles Ödem aus (→ Steigerung des Lungengewebsdruckes) mit Übertritt von Flüssigkeit in den Alveolarraum (→ auskultatorisch Rasselgeräusche).
Der erhöhte Lungengewebsdruck komprimiert die kleinen Lungengefäße und Bronchiolen und beeinträchtigt dadurch Ventilation und Perfusion. Gleichzeitig wird die Compliance in den betroffenen Bezirken herabgesetzt, was zur weiteren Verschlechterung der Ventilation beiträgt.
In den hypoventilierten Lungenabschnitten erfolgt über den Euler-Liljestrand-Mechanismus eine Vasokonstriktion der Lungenarterien, wodurch das Blut in noch intakte Lungenanteile umgeleitet wird. Bei chronischer Minderperfusion ist die Produktion des die Oberflächenspannung reduzierenden Surfactant beeinträchtigt, was ebenfalls zur Verschlechterung der Ventilation beiträgt.

Frage 3.55: Lösung C

Die **Lungenbiopsie** dient der diagnostischen Abklärung von Lungenerkrankungen unterschiedlicher Genese. Die feingewebliche histologische Untersuchung des gewonnenen Biopsiematerials kann Aufschluß über die zugrundeliegende Erkrankung geben.
Technik: Bildwandlerkontrolle, Spezialkanüle, Kopftieflagerung zur Vermeidung einer Luftembolie; Komplikation: Hämatopneumothorax.
Die **Farmerlunge** (Drescherlunge) ist die häufigste Manifestationsform der allergischen Alveolitis, die sich durch wiederholte Inhalation von Staub aus schimmligem Heu oder Getreide entwickelt.
Wärme begünstigt das Wachstum von thermophilen Thermoactinomyces, deren Sporen die, die Farmerlunge auslösenden Antigene vom Typ IgG besitzen (FLH = farmers lung-hay). Bei 80% findet sich ein positiver **Präzipitationstest** mit FLH-Antigenen.
Klinik
Stunden nach Exposition: Beginn mit Dyspnoe, Zyanose, (Fieber), feinblasige RGs, Remission innerhalb von zwei Wochen.

Frage 3.56: Lösung E

Bei der Lungenfibrose findet man eine Vermehrung neugebildeten Bindegewebes im Lungengewebe.

Zu (1)
Ionisierende Strahlen sind wohl die häufigste Ursache der Lungenfibrose. Entsprechend dem therapeutischen Bestrahlungsfeld breitet sich die Lungenfibrose aus und kann zur respiratorischen Insuffizienz führen. Die Diagnose erfolgt durch Kontrolle der Lungenfunktionsparameter, die Therapie besteht in einer Steroidmedikation.
Zu (2) und (5)
Bakterien, Mykoplasmen, Rickettsien, Viren, Pilze und Parasiten können zur Lungenfibrose führen. Gehäuft tritt die Lungenfibrose nach Virus- und Klebsiellenpneumonien auf. Auch der Befall mit Askariden und Schistosomiasis kann eine Lungenfibrose auslösen.
Zu (3)
An erster Stelle stehen Zytostatika (Busulphan, Bleomycin, Methotrexat), Nitrofurantoin, Goldpräparate und Methysergid. Das als Spritzmittel in Rebbergen verwandte Paraquat dient der tierexperimentellen Erzeugung von Modell-Lungenfibrosen.
Zu (4)
Insbesondere anorganische Stäube, wie Siliziumoxid und Asbeststaub, führen bei massiver Exposition zur rasch fortschreitenden Lungenfibrose. Auch Talkum, Hartmetallstäube und Bauxit können zur Lungenfibrose führen, die allerdings bald nach dem Expositionsstop ihre Progredienz verliert.

H 85
Frage 3.57: Lösung C

Zahlreiche ätiologische Faktoren (insbesondere auch Medikamente) können zur interstitiellen Lungenfibrose führen.
Initial findet man ein hämorrhagisches Lungenödem mit nachfolgender Zunahme mononukleärer Zellen. Im Verlauf der Erkrankung fibrosieren die Alveolarwände gefolgt von einer Obliteration der Alveolarräume mit Rarifizierung des Kapillarbettes. Schrumpfungsvorgänge des Bindegewebes können zur Hohlraumbildung führen. Typischerweise tritt eine restriktive Ventilationsstörung auf, die mit einer Verminderung der Diffusionskapazität einhergeht. In den betroffenen Bezirken wird das Blut unzureichend arterialisiert, weil der Gasaustausch durch Einschränkung der alveolokapillären Oberfläche und Verkürzung der Kontaktzeit zwischen Erythrozyten und Alveolargasen eingeschränkt ist.
Da CO_2 gegenüber O_2 etwa 25mal leichter diffundibel ist, resultiert keine Hyperkapnie. Es kommt zur respiratorischen Partialinsuffizienz ($pO_2 \downarrow$, pCO_2 o. B. oder erniedrigt).

Die beschriebenen Gefäßveränderungen (Gefäßrarifizierung) erhöhen den Widerstand im kleinen Kreislauf mit Ausbildung einer sekundären pulmonalen Hypertonie, die eine Hypertrophie und eine Dilatation des rechten Ventrikels zur Folge hat (Cor pulmonale).
Zu (4)
Unter einer **Amyloidose** versteht man die extrazelluläre Ablagerung von fibrillären Proteinen im Körper. Diese Amyloidablagerungen sind nicht Folgezustand eines einzelnen Krankheitsprozesses, sondern Formen unterschiedlicher Krankheitskomplexe.
Gemeinsam mit der interstitiellen Lungenfibrose kann die mittlere Überlebenszeit der Patienten mit 2–5 Jahren angegeben werden. Die Todesursache bei der Amyloidose ist jedoch nicht ein pulmonales Versagen, sondern die schwere Niereninsuffizienz sowie Herzrhythmusstörungen infolge Myokardbeteiligung.

Frage 3.58: Lösung E

Lungenfibrosen sind restriktive Ventilationsstörungen. Daraus ergeben sich die typischen Befunde.

Zu (1)
Die Dehnbarkeit des Lungengewebes ist durch Fibrosierung herabgesetzt, die Compliance ist vermindert.
Zu (2)
Ein vergrößertes intrathorakales Gasvolumen findet sich beim Emphysem. Demgegenüber ist das intrathorakale Gasvolumen bei einer Lungenfibrose, infolge herabgesetzter Dehnbarkeit des Lungengewebes vermindert.
Zu (3)
Rarefizierung des Gefäßbetts, Verdickung der Alveolarmembranen mit Diffusionsstörung und Lungenrestriktion mit Verminderung der Gasaustauschfläche führen zur arteriellen Hypoxämie.
Zu (4) und (5)
Verminderte Vitalkapazität und verkleinertes intrathorakales Gasvolumen sind Ausdruck der unter (1) und (3) genannten Prozesse.

Frage 3.59: Lösung D

Zu (1)
Bei der **Asbestose** lassen sich Asbestkörperchen in der Lunge, nicht jedoch im Urin, nachweisen.
Zu (2)
Bei der **Silikose** führt die massive Exposition von Arbeitern im Kohlenbergbau mit SiO_2 zu einer rasch progredienten Lungenfibrose. Sie tritt gehäuft mit einer Lungentuberkulose vergesellschaftet auf (5).
Zu (3)
Sowohl die Asbestose als auch die Silikose gehen mit der Entwicklung einer diffusen Lungenfibrose einher. Bei einer weniger starken Exposition kommt es zur langsam progredienten respiratorischen Insuffizienz.
Zu (4)
Bei der Asbestose steigt das Risiko, an einem Bronchialkarzinom oder Mesotheliom zu erkranken.
Zu (6)
Im Rahmen von Lungenparenchymerkrankungen vom Typ der **Alveolitiden** und **Lungenfibrosen** kann es zur Hypertrophie und später auch zur Dilatation des rechten Ventrikels aufgrund der länger bestehenden Druckbelastung kommen. Die Widerstandserhöhung im Pulmonalkreislauf entsteht durch Verengung des Gefäßquerschnitts durch Vasokonstriktion oder Vasokompression.

Frage 3.60: Lösung A

Siehe Kommentar zu Frage 3.63.

Frage 3.61: Lösung C

Die Prognose des **Bronchialkarzinoms** ist mit 5% der 5-Jahres-Überlebensrate schlecht. Die Frühdiagnose ist im Hinblick auf die Prognose entscheidend.
Die Therapie des kleinzelligen Karzinoms mit **Zytostatika** ist die Methode der Wahl.
Hier ist eine primäre Resektionsbehandlung eher als Ausnahme anzusehen, da die Frühmetastasierung dieser Tumorform derartige Aktivitäten von vornherein zum Scheitern verurteilt. Die Strahlenempfindlichkeit des kleinzelligen Bronchialkarzinoms ist relativ hoch. Da jedoch nicht alle festzustellenden Metastasen mittels Radiatio eliminiert werden können, ist eine Verlängerung der Lebenserwartung kaum zu erreichen.
Da das kleinzellige Bronchialkarzinom innerhalb weniger Monate unbehandelt zum Tode führt, ist der Erfolg der Chemotherapie bereits darin zu sehen, daß die Lebenserwartung der Patienten um mehrere Monate angehoben werden kann.

Frage 3.62: Lösung D

Die **Zytostatikatherapie** ist beim **kleinzelligen** Bronchuskarzinom mit Remissionsraten von 60–80% erfolgreich, allerdings sind die Remissionsraten auf 4–6 Monate begrenzt, danach zeigt der Tumor häufig Resistenz gegen weitere zytostatische Therapie.
Die **Strahlentherapie** (Megavoltbestrahlung, Dosierung: 50–60 Gy) hat meist palliativen Charakter, da selten alle Fernmetastasen erreicht werden.
Von allen Karzinomen ist das Bronchialkarzinom der häufigste Tumor, beim Mann steht er an erster Stelle der Krebstodes- und Krankheitsfälle, Relation Männer/Frauen von früher = 12-9/1, hat sich heute zu „Gunsten" der Frauen verschoben. Erkrankungsgipfel zwischen dem 5. und 7. Lebensjahrzehnt.
Pathologisch grenzt man das periphere (meist Lungenrundherd) vom zentralen (im Bereich der großen Bronchien gelegen) ab.
Histologische Unterscheidung: differenzierte Karzinome wie verhornende Plattenepithelkarzinome (40% der Fälle) und nicht verhornende (10% der Fälle) und in undifferenzierte Karzinome wie kleinzellige und polymorphzellige Karzinome (30–40% der Fälle) (Vosschulte).

Frage 3.63: Lösung E

Die langjährige Raucheranamnese muß an ein Bronchialkarzinom denken lassen. Thoraxröntgenaufnahmen **in zwei Ebenen** sind obligat. Die Bronchoskopie sollte hier als diagnostisch wertvolle Methode (und sei es zur Ausschlußdiagnostik) eingesetzt werden.
Für die chronische Bronchitis typisch sind Husten und Auswurf in zwei aufeinanderfolgenden Jahren während wenigstens dreier Monate an den meisten Tagen (WHO-Definition).
Übersichtsaufnahmen in 2 Ebenen dienen dem Nachweis retrokardialer Herde. Sollte es sich als notwendig erweisen, so muß auch durchleuchtet werden (Zwerchfellbeweglichkeit!) oder es müssen Schichtaufnahmen angefertigt werden, mit denen besonders zentrale Karzinome eventuell erfaßt werden können.

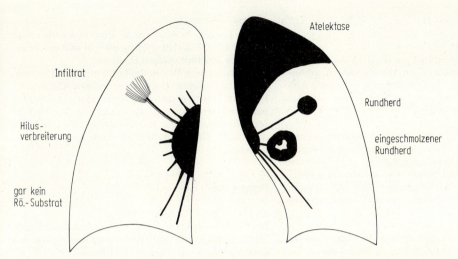

Abb. 3.4. Diverse röntgenographische Erscheinungsformen des Bronchialkarzinoms (aus Primer)

● Das Bronchialkarzinom vermag röntgenmorphologisch praktisch jedes andere Krankheitsbild nachzuahmen oder vorzutäuschen. Das bedeutet, daß die verschiedenartigsten Bilder gesehen werden, angefangen vom kleinen oder größeren peripheren Rundherd, über die Segment- oder Lappenatelektase bis zur Kavernenbildung.

Hinzu kommt, daß fatalerweise trotz bereits fortgeschrittener, inoperabler Erkrankung das zentrale Karzinom öfter überhaupt kein Röntgensubstrat liefert. Daher ist es nützlich, sich folgende Regel zu eigen zu machen.

Jedes pathologische Röntgenbild kann einem Bronchialkarzinom entsprechen und ist solange dafür anzusehen, bis der zweifelsfreie Beweis des Gegenteils erbracht ist (aus Primer, 1981).

Frage 3.64: Lösung D

Zu (D)

Ausgedehnte Studien haben den Zusammenhang zwischen dem Auftreten eines Bronchialkarzinoms und inhalativem Rauchen deutlich nachgewiesen. Allerdings deckt sich das Erkrankungsverhältnis von 10 bzw. 7:1 von Männern zu Frauen nicht mit den Rauchgewohnheiten der Geschlechter. Der individuelle krebsauslösende Faktor oder seine Kofaktoren sind daher noch nicht zweifelsfrei bestimmbar. Dennoch sterben Raucher 10mal häufiger an Bronchialkarzinomen als Nichtraucher! Für diesen Zusammenhang spricht auch die Tatsache, daß das Risiko eines Rauchers, an einem Bronchialkarzinom zu erkranken, nach der Aufgabe des Rauchens ständig fällt und nach etwa 10 Jahren auf die Chance eines Nichtrauchers zurückgeht.

Bei der chronischen Bronchitis findet sich in einem ungewöhnlich hohen Prozentsatz das Auftreten von Plattenepithelmetaplasien, die als Präkanzerosen anzusehen sind. Hierbei muß allerdings berücksichtigt werden, daß der Risikofaktor „Rauchen" bei beiden Kollektiven gleichermaßen vorhanden ist.

In Stadt- und Industriegebieten ist eine statistisch signifikante Häufung von Bronchialkarzinomen nachzuweisen. Ursächlich hierfür wird die Luftverschmutzung angesehen.

Auch berufliche Noxen, in erster Linie Asbest, können zum Bronchialkarzinom führen. Daher ist das Bronchialkarzinom in einer Kombination mit der Asbestose in die Liste der Berufskrankheiten aufgenommen worden. Daneben führen radioaktive Substanzen z.B. im Uranbergbau, Asphalt-, Metall- und Kohlenstäube zu einer Häufung dieses Krankheitsbildes bei exponierten Personen.

Frage 3.65: Lösung D

Zu (A)
Die Anthrakose bezeichnet die durch Ablagerung fein verteilten Kohlenstaubs in den Alveolärwänden, perivaskulären Räumen und Lymphgefäßen resultierende Kohlenstaublunge. Bei der schweren Form kommt es zu bindegewebigen Indurationen.

Zu (B)
Die Silikose bezeichnet eine Staublungenerkrankung nach Einatmen kieselsäurehaltigen Staubes. Sie ist als Berufskrankheit anerkannt und durch Reizhusten, Dyspnoe und Thoraxschmerzen gekennzeichnet. Es können größere, eventuell tumoröse Verschattungen, aber auch Schrumpfungen mit Schwielenbildung und Begleitemphysem auftreten.

Zu (C)
Bei der Lungentuberkulose kann es zur Bildung von Tuberkulomen, das sind Rundherde aus tuberkulösem Gewebe mit starker Neigung zur Einschmelzung und Vergrößerung, kommen.

Zu (D)
Maligne Pleuramesotheliome nehmen ihren Ausgang sowohl von der viszeralen als auch von der parietalen Pleura. Arbeiter in Asbestwerken erkranken signifikant häufiger als die übrige Bevölkerung. Dabei werden Männer doppelt so oft befallen wie Frauen.
Die malignen Pleuramesotheliome bilden schalenförmige, große Geschwülste, die per continuitatem auf Rippen, Lunge und Zwerchfell übergehen, ebenso erfolgt eine lymphogene und hämatogene Metastasierung.

Frage 3.66: Lösung A

Zu (A)
Der Pancoast-Tumor (sulcus-superior-Tumor) ist ein Tumor der oberen Lungenfurche. Mikroskopisch kann man das Plattenepithel-, das Adeno- und den kleinzelligen Tumor differenzieren.
Symptome
Zerstörungen der 1.–3. Rippe, Schultergürtelschmerzen, Lähmungen der Hand mit Muskelatrophie, Horner-Symptomkomplex.

Zu (B)
Das Aortenbogenaneurysma führt zum Druck auf benachbarte Organe (Ösophagus, Trachea, N. recurrens).

Zu (C)
Die Osteomyelitis acuta ist eine bakterielle abszendierende Infektion von Knochen durch hämatogene Streuung von Eitererregern (Staph. aureus). Besonders die Metaphysen der langen Röhrenknochen sind von dieser Erkrankung betroffen.

Zu (D)
Bei der Lungentuberkulose ist das Rippenfell mitbeteiligt. Es kommt zur Schwielenbildung oder zu wäßrigen, eitrigen, zum Teil auch blutigen Ergüssen.
Auf hämatogenem Weg ist das Entstehen einer Knochentuberkulose möglich. Bei der tuberkulösen Allgemeinerkrankung kommt es dabei zur Ansiedlung von Tuberkelbazillen im Knochenmark. Bevorzugt betroffen sind die Metaphysen der langen Röhrenknochen, die Diaphysen der kurzen Röhrenknochen, Wirbelkörper und platte Knochen.

Frage 3.67: Lösung E

Zu (1)
Bei Blutbeimengungen, blutigem Pleuraexsudat, Horner-Syndrom, Interkostalneuralgien, Phrenikuslähmung, Rekurrensparese ist die Operabilität fraglich.

Zu (2) und (3)
Das Bronchialkarzinom kann alle Arten der Lungenverschattung nachahmen.

Zu (4) und (5)
Larvierte Pneumonien, trockener Reizhusten, Asthma und Bronchitis sind bei über 40jährigen suspekt auf Karzinom.

F 86
Frage 3.68: Lösung C

Zu (A)
Bei Pneumothorax kommt es zur Verlagerung des Mediastinums zur gesunden Seite, da der innerthorakale Druck dort negativ ist.

Zu (B)
Ein ausgedehnter Pleuraerguß führt zur Verlagerung des Mediastinums zur gesunden Seite.

Zu (C)
Luftleeres Lungengewebe ohne entzündliche Veränderung (= Atelektase) ist keine primäre Erkrankung, sondern Folge
1. meist eines Bronchialverschlusses (Resorptionsatelektase),
2. Kompression von Lungengewebe durch raumbeengende Prozesse (Kompressionsatelektase).

Röntgenologische Zeichen
direkte = Verlagerung der interlobulären Fissuren und lokale Verschattung;
indirekte = Verlagerung des Mediastinums inkl. Trachea, Elevation des Zwerchfells, kompensatorische Überblähung, Hilusverlagerung, intercostaler Abstand verringert, inspiratorisch Ansaugung des Mediastinums beim Durchleuchten (Holzknecht-Symptom).

Zu (D)
Die Miliartuberkulose bezeichnet eine diffuse Ausbreitung von Tuberkelbakterien im Rahmen einer tuberkulösen Sepsis. In beiden Lungen finden sich zahlreiche hirsekorngroße spezifische Infiltrate. Hierbei erfolgt keine Verlagerung des Mediastinums.
Zu (E)
Bei der akuten Lobärpneumonie ist in der Regel nur **ein** Lungenlappen massiv entzündlich infiltriert. Dieser Lappen kann sich durch die entzündlichen Infiltrate etwas vergrößern, so daß es in seltenen Fällen zu einer leichten Verlagerung des Mediastinums zur gesunden Seite hin kommen kann.

Frage 3.69: Lösung C

Pneumothorax
Klinische Symptome
- Stechender Schmerz auf der betroffenen Seite
- Dyspnoe
- Fehlendes Atemgeräusch auf der betroffenen Seite
- Bei Belastung → Zyanose

Die kollabierte Lunge hat den Kontakt zur Thoraxwand verloren und kann den Exkursionsbewegungen des Thorax nicht mehr folgen. Dies führt zur Störung des Gasaustausches auf der betroffenen Seite. Unter Ruhebedingungen kann der nicht betroffene Lungenflügel eine ausreichende Arterialisierung des Blutes gewährleisten. Bei geringer körperlicher Belastung (vermehrter O_2-Bedarf, erhöhter CO_2-Anfall) tritt jedoch relativ schnell eine Zyanose als Zeichen der Dekompensation auf.
Bei der Inspiration entsteht auf der gesunden Seite ein Unterdruck. Gleichzeitig dringt Atemluft von außen in den offenen Interpleuralspalt (dabei wird das Mediastinum zur gesunden Seite gezogen).

Bei der Exspiration kehren sich diese Vorgänge um. Durch den Defekt in der Thoraxwand tritt die Luft wieder nach außen; infolge Retraktion des intakten Lungenflügels wird das Mediastinum zur kranken Seite hin verschoben.
Folge
Lungenkollaps auf der verletzten Seite, Verlagerung des Mediastinum mit Kompression der kontralateralen Lunge und Pendelluftbewegungen führen zur pulmokardialen Insuffizienz.
Klinik
Dyspnoe, Zyanose, akute venöse Einflußstauung (der entstehende Überdruck komprimiert auch die herznahen Gefäße und den rechten Vorhof = extraperikardiale Herztamponade), sinkender systolischer Blutdruck bei sistierendem diastolischen Blutdruck.
Spannungspneumothorax
Der Spannungspneumothorax (Ventilpneumothorax) ist eine Sonderform des offenen Pneumothorax. Aufgrund eines Ventilmechanismus, bei dem inspiratorisch Außenluft in die Pleurahöhle eindringt, exspiratorisch diese jedoch nicht verlassen kann, entsteht ein Überdruck in der Pleurahöhle der verletzten Seite.
Therapeutisch muß beim Spannungspneumothorax sofort von ventral im 2.–3. ICR medioklavikulär eine großkalibrige Kanüle eingestochen werden (→ hörbares Entweichen der Luft!).

Frage 3.70: Lösung B

Zu (1) und (3)
Zeichen eines Pneumothorax sind:
Inspektion
Verstrichene, erweiterte Interkostalräume auf der erkrankten Seite.
Palpation
Abgeschwächter bzw. aufgehobener Stimmfremitus.

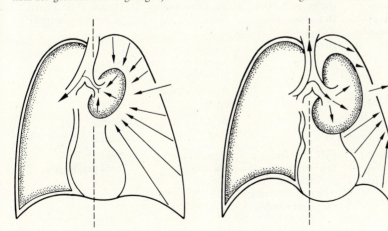

Abb. 3.5. Mediastinalflattern und Pendelluft beim offenen Pneumothorax

Perkussion
Hypersonorer, lauter Klopfschall mit tympanitischem Beiklang.
Auskultation
Aufgehobenes oder stark abgeschwächtes Atemgeräusch.
Zu (2)
Dämpfung bei Infiltrationen, Fibrosen, Pleuraschwarte, Ergußbildung.
Zu (4)
Verschärftes Atmen tritt bei Infiltrationen auf.
Zu (5)
Giemen, Pfeifen und Brummen ist der typische Auskultationsbefund beim Asthma bronchiale. Die Geräuschphänomene kommen durch Schwingungen zäher Schleimfäden in den Bronchien zustande.

Frage 3.71: Lösung B

Zu (A)
Etwa 50% der Lungenembolien führen zum Lungeninfarkt. Dieser entsteht durch plötzliche Verlegung von Segmentarterien und führt in der Regel nicht zum Tode.
Zu (B)
Embolien mit peripheren Blutgerinnseln treten am häufigsten auf. Andere Embolieformen sind seltener.
Die Luftembolie tritt meist als Folge von ärztlichen Maßnahmen, unter der Geburt oder infolge schweren Traumas auf. Dabei werden etwa 50–80 ml Luft als tödliche Menge angesehen. Auch nach technischen Defekten an Dialyseapparaten (undichtes Schlauchsystem) sind Luftembolien aufgetreten.
Zu (C), (D) und (E)
Hauptkomplikationen sind
1. akutes Cor pulmonale durch Widerstandserhöhung im kleinen Kreislauf,
2. reflektorischer Vagusschock in der Peripherie,
3. fast immer ist eine Pleuritis vorhanden, Infarktpneumonie und Abszeßbildung sind weitere Komplikationen.

Tabelle 3.4. Schweregradeinteilung, klinische Symptomatik und Therapie der Lungenembolie (n. Heinrich u. Klinik)

Diagnose	Fulminante (akut tödliche) Lungenembolie	Massive Lungenembolie	Submassive Lungenembolie	Kleine oder multiple rezidivierende Mikroembolien
Stadium	IV	III	II	I
Pathologisch-anatomisch	Verlegung Pulmonalarterienstamm	Verlegung eines Pulmonalarterienastes oder mehrerer Lappenarterien	Verlegung von Segmentarterien	Verlegung peripherer Äste
Klinik	Plötzliches Auftreten von Schock, Tachypnoe, Tachykardie, Dyspnoe, Zyanose, Galopprhythmus, Bewußtlosigkeit, Kreislaufstillstand, Exitus letalis	Plötzliches Auftreten von Dys-, Tachypnoe, Zyanose, Brustschmerz, Galopprhythmus, Schock, Bewußtlosigkeit, Tachykardie, Kreislaufstillstand	Plötzliches Auftreten von Dyspnoe, Tachypnoe, Brustschmerz, Tachykardie, Unwohlsein, Fieber	Uncharakteristisch oder plötzliches Auftreten von mäßiger Dyspnoe, Tachypnoe, Brustschmerz, Husten, Hämoptysen, Fieber, Pleuraerguß
Systemarterieller Druck (mm Hg)	Stark erniedrigt	Erniedrigt	Normal bis leicht erniedrigt	Normal
Pulmonalarterieller Druck (mm Hg)	30	30	Normal bis leicht erhöht	Normal
p_aO_2 (mm Hg)	50	65	80	Normal
p_aCO_2 (mm Hg)	30	30	35	Normal
Therapie	Evtl. Reanimation Notembolektomie oder Thrombolyse	Evtl. Reanimation Selektive Pulmonalisangiographie, Pulmonale Embolektomie oder Thrombolyse	Heparin oder Thrombolysetherapie	Heparin Antikoagulanzientherapie

Die Infarktpneumonie ist bedeutsam für die Prognose der Lungenembolie. Ungefähr 50% der Lungenembolien führen zum Lungeninfarkt. Aus einer solchen Lungeninfarzierung entsteht dann in etwa 15% der Fälle durch bakterielle Besiedlung die Infarktpneumonie.

Frage 3.72: Lösung D

Zu (A)
Beim Asthmaanfall wäre auskultatorisch Giemen und Brummen zu hören. Außerdem bezieht sich die Atemnot vorwiegend auf das Exspirium: „Die Patienten bekommen die Luft zwar rein, kriegen sie jedoch nicht wieder raus."
Zu (B)
Insbesondere bei der Linksherzinsuffizienz kommt es zu Orthopnoe, Belastungsdyspnoe, Zyanose und im Falle der Dekompensation zum Lungenödem.
In diesem Fall würde man über der Lunge Rasselgeräusche hören.
Zu (C)
Insgesamt über 20% der Herzinfarkte verlaufen als stummer Myokardinfarkt. Solche Herzinfarkte treten vermehrt bei Diabetikern und bei chronisch-progredienter allgemeiner Arteriosklerose auf. Möglicherweise setzt der chronische Sauerstoffmangel die Toleranzschwelle der sensiblen Nervenendigungen herauf. Dies könnte auch das gehäufte Auftreten stummer Infarkte bei Herzinsuffizienzpatienten erklären. Insbesondere bei gleichzeitig vorhandener Zerebralsklerose ist die Schmerzverarbeitung gestört.
Allerdings haben diese Patienten, da der Myokardinfarkt stumm verläuft, keine Atemnot bzw. Lippenzyanose.
Zu (D)
Nur 50% aller Lungenembolien führen zum Lungeninfarkt (= sekundäre Parenchymreaktion). Bei kleinen Lungenembolien und suffizientem linken Herzen ist eine Zirkulation über die Aa. bronchiales möglich.
Lokalisation: typischerweise rechter Unterlappen.
Ätiologie: postoperativ, nach längerer Inaktivierung, postpartal, Ovulationshemmer, Malignome (bes. Pankreas-Ca), Rechtsherzinsuffizienz, Varikosis, Adipositas, Infektionskrankheiten.
Klinik: Man unterscheidet 3 Typen:
● Respiratorischer Typ mit Zyanose, Atemnot, evtl. Lungenödem;
● Anginöser Typ mit Brustbeklemmung;
● Kardiovaskulärer Typ mit Blutdruckabfall, ZVD-Erhöhung, Pulmonalisdruckerhöhung, Tachykardie, Kollaps.
Prozentuale Häufigkeit der Symptome in %: Dyspnoe 80, Brustschmerz 70, Beklemmung 60, Husten 55, blutiger Auswurf 35, Schweißausbruch 25, Kollaps 15.

Zu (E)
Klinische Symptome
● Stechender Schmerz auf der betroffenen Seite
● Dyspnoe
● Fehlendes Atemgeräusch auf der betroffenen Seite
● Bei Belastung Zyanose
Der Spontanpneumothorax kann auskultatorisch bzw. röntgenologisch diagnostiziert werden. Über der kollabierten Lunge fehlt in der Regel jedes Atemgeräusch.

H 87
Frage 3.73: Lösung E

Symptome und Befunde bei der Lungenembolie
● Tachykardie
● Tachypnoe, Dyspnoe
● Thoraxschmerz, Pleuraschmerz
● Husten, Hämoptoe
● Schweißausbruch, Angst
● Eintrübung des Sensoriums
● Zyanose
● Gestaute Halsvenen
● Akzentuierter P_2, 4. (3.) Herzton
● Pleurareiben, Rasselgeräusche
● Ergußzeichen
● Ödeme, Leberstauung, Leberpuls
EKG
● T-Inversion (negativ in III, aVF)
● ST-Senkung (-Hebung)
● $S_I Q_{III}$-Typ, inkompletter/kompletter Rechsschenkelblock
● Extrasystolien und P pulmonale
Laborbefunde
● LDH ↑, Enzyme der akuten Leberstauung ↑ (GPT, GOT, Gamma GT)
● Serumbilirubin ↑
Blutgase
● pO_2 vermindert, pCO_2 vermindert, pH ↑ (respiratorische Alkalose)

Hinweise für einen Lungeninfarkt geben Pleuraschmerzen, Pleurareiben, Ergußzeichen, Husten und Hämoptoe. Röntgenologisch ist ein reflektorischer Zwerchfellhochstand der erkrankten Seite sowie eine keilförmig fleckige Verschattung im infarzierten Bereich nachweisbar. Ebenso wie plattenförmige Atelektasen in den Unterfeldern.
Zu (3)
Hämoptysen treten vermutlich als Folge einer erhöhten Kapillarpermeabilität bei gleichzeitig erhöhtem Gefäßdruck auf.

Zu (4)

Insbesondere die **massive Lungenembolie** entwickelt sich schlagartig unter den Zeichen des Kreislaufschocks mit blasser Zyanose und Schweißausbruch sowie beschleunigter Atem- und Pulsfrequenz. Da der pulmonal-arterielle Druck ansteigt, resultiert eine konsekutive Rechtsherzbelastung mit Verminderung der linksventrikulären Füllung durch Verminderung des Herzzeitvolumens. Hierdurch nehmen die Koronargefäßdurchblutung (Angina-pectoris-Beschwerden) und die Hirnperfusion (Unruhe, Angst, Verwirrtheit) ab.

Bei der **Pathogenese** der Lungenembolie spielt die Zunahme des Atemwegswiderstandes durch Konstriktion der glatten Muskulatur – vermittelt durch alveoläre Hypokapnie und Mediatorfreisetzung aus Thrombozytenaggregaten – eine entscheidende Rolle. Daneben besteht eine Reizung alveolärer J-Rezeptoren (juxtakapilläre Rezeptoren) oder parasympathischer Iritantrezeptoren.

Daher können auch relativ kleine Embolien bereits schwere Allgemeinsymptome hervorrufen.

Frage 3.74: Lösung D

Zu (A) und (B)
Beides sind typische Befunde beim Lungenemphysem, aber nicht die Ursache für das Cor pulmonale.

Zu (D)
Im Zuge der Progredienz von Atemwegserkrankungen kommt es in den Spätstadien fast stets zur Ausbildung eines chronischen Cor pulmonale.
Unter einem chronischen Cor pulmonale versteht man eine Hypertrophie und Dilatation des rechten Ventrikels als Folge von Erkrankungen, durch welche die Funktion oder Struktur der Lungen beeinflußt wird bzw. solche, die zu morphologischen und anhaltenden funktionellen Veränderungen in der Lungenstrombahn führen (WHO).
Fibrosen, Pneumokoniosen, Tuberkulose und Embolien, allen voran aber das Lungenemphysem können zu einem chronischen Cor pulmonale führen.
Die alveoläre Hypoventilation mit konsekutiver Hypoxämie ist ursächlich an der Drucksteigerung im Lungenkreislauf beteiligt. Im Rahmen der Globalinsuffizienz steigt der intravasale Druck weiter an. Zunächst ist die Erhöhung des Pulmonalgefäßwiderstandes noch reversibel. Bei längerem Bestehen treten jedoch organische Veränderungen in Form von Wandverdickungen und Verschluß von Kapillaren und Arteriolen mit konsekutiver Rarefizierung des Gefäßbettes auf.

Zu (E)
Beim Emphysem kommt es zum Lungengefäßverlust, nicht aber zu entzündlichen Veränderungen der Gefäße.

Frage 3.75: Lösung A

Sämtliche Prozesse mit primärer Widerstandserhöhung im kleinen Kreislauf führen zu einer Druckbelastung des rechten Herzens und damit zum Cor pulmonale.

Zu (1)
Linksherzinsuffizienz kann **sekundär** über Lungenrückstauung zur Rechtsherzinsuffizienz führen. Pathogenetisch entspricht das nicht der Definition des Cor pulmonale.

Zu (2)
Euler-Liljestrand-Mechanismus: Bei Obstruktion eines Bronchus mit folgender alveolären Hypoxie und CO_2-Anstieg wird unmittelbar darauf die Durchblutung des betroffenen Lungengewebes gedrosselt.

Zu (3) und (4)
Myokardhypoxie mit folgendem Herzinfarkt sind Ausdruck ungenügender Nutrition aufgrund einer Koronarinsuffizienz.

Zu (5)
Hauptursachen, die zum chronischen Cor pulmonale führen, sind:
1. Engerstellung der Lungenarteriolen infolge chronischer Hypoxämie und Hyperkapnie bei chronischer Bronchitis.
2. Mechanische Kompression der Lungenkapillaren bei Bronchialobstruktion.
3. Irreversible Einschränkung der Lungenstrombahn bei Lungenemphysem.

Frage 3.76: Lösung E

Unter einem chronischen Cor pulmonale versteht man eine Hypertrophie und Dilatation des rechten Ventrikels als Folge von Erkrankungen, durch die die Funktion oder Struktur der Lungen beeinflußt wird bzw. solche, die zu morphologischen und anhaltenden funktionellen Veränderungen in der Lungenstrohmbahn führen (WHO).
Sämtliche Prozesse mit Widerstandserhöhung (primärer, nicht sekundärer wie Shuntvitien und Linksherzvitien) im kleinen Kreislauf führen zu einer Druckbelastung des rechten Herzens und damit zum Syndrom des Cor pulmonale. Sowohl Lungenerkrankungen parenchymatöser Natur wie Restriktionen (Fibrosen, Tbc), Obstruktionen (Asthma bronchiale, chronische asthmoide Bronchitis, obstruktives Emphysem) als auch vaskulärer Art wie rezidivierende Mikroembolien, primäre Pulmonalsklerose, Angiitiden oder Einnahme von Appetitzüglern führen zum Cor pulmonale, ebenso extrapulmonale Faktoren wie Adipositas, Thoraxdeformitäten oder Pleuraschwarte.

F 85
Frage 3.77: Lösung E

Unter **Ateminsuffizienz** versteht man eine ungenügende Gasaustauschleistung der Lunge.

Zu (E)
Herzfehler mit Rechts-links-Shunt sind z.B. die Fallot-Tetralogie und die Transposition der großen Gefäße. Infolge schlechter Arterialisierung des Blutes durch Umgehung der Lunge kommt es zu:
- Zentraler Zyanose
- Trommelschlegelfingern
- Symptomatischer Polyglobulie
- Wachstumsstörungen

Zu (A)
Eine schwere **Pneumonie** kann bei septischem Charakter und Abszeßbildung bzw. Ausbildung einer Lungengangrän zur Ateminsuffizienz führen.

Zu (B)
Unter dem **Lungenödem** versteht man ein meist akutes, in manchen Fällen aber auch subakutes oder chronisches Krankheitsbild, das meist mit einer Vermehrung seröser Flüssigkeit in den Alveolen und im interstitiellen Lungengewebe einhergeht.
Pathogenetisch wesentliche Faktoren, die meist kombiniert zum Lungenödem führen, sind:
- Kolloidosmotischer Druck des Blutes ↓
- Hydrostatischer Druck in den Alveolarkapillaren ↑
- Permeabilität der Kapillarwände ↑
- Pulmonaler Lymphabfluß ↓

Der hydrostatische Druck beträgt beim Gesunden ungefähr 8 mm Hg. Bei einem Rückstau von Blut in den Lungenkreislauf kann der hydrostatische Druck den kolloidosmotischen Druck (Norm: 25 mm Hg) überschreiten, und es kommt zur Transsudation von Flüssigkeit, zunächst ins Interstitium.
Kompensatorisch steigt der Lymphabfluß in diesen Bereichen an. Übersteigt die interstitielle Transsudation die Lymphabflußkapazität, bildet sich mit der Zeit ein massives interstitielles Ödem aus (→ Steigerung des Lungengewebsdruckes) mit Übertritt von Flüssigkeit in den Alveolarraum (→ auskultatorisch Rasselgeräusche).
Der erhöhte Lungengewebsdruck komprimiert die kleinen Lungengefäße und Bronchiolen und beeinträchtigt damit Ventilation und Perfusion. Gleichzeitig wird die Compliance in den betroffenen Bezirken herabgesetzt, was zur weiteren Verschlechterung der Ventilation beiträgt.
In den hypoventilierten Lungenabschnitten erfolgt über den **Euler-Liljestrand-Mechanismus** eine Vasokonstriktion der Lungenarterien, wodurch das Blut in noch intakte Lungenanteile umgeleitet wird. Bei chronischer Minderperfusion ist die Produktion des die Oberflächenspannung reduzierenden Surfactant beeinträchtigt, was ebenfalls zur Verschlechterung der Ventilation beiträgt.

Zu (C)
Die **Polyneuritis** ist eine entzündliche Erkrankung, die sowohl periphere als auch Hirnnerven betreffen kann. Hiervon kann auch der N. phrenicus betroffen sein.

Zu (D)
Spätstadien von Lungenfibrosen gehen meist mit einer Ateminsuffizienz einher.

H 86
Frage 3.78: Lösung B

Frage 3.79: Lösung B

Gemeinsamer Kommentar

Unter Globalinsuffizienz versteht man: **Hypoxämie** (Verminderung des O_2-Partialdrucks) verbunden mit **Hyperkapnie** (Erhöhung des CO_2-Partialdrucks bedingt durch CO_2-Retention) im arteriellen Blut.
Die hiervon zu unterscheidende Partialinsuffizienz ist allein durch eine Hypoxämie gekennzeichnet.
Diese beiden sogenannten respiratorischen Insuffizienzen können bei Lungenerkrankungen zum einen, aber auch bei extrapulmonalen Ursachen auftreten, wie z.B.: Obstruktion der oberen Luftwege (Ödem, Fremdkörper), Störungen im ZNS (Narkotika, Barbiturate), Thorax- und Pleuraerkrankungen (Rippenfrakturen, Pneumothorax, Pleuraerguß) und Erkrankungen im Bereich des Rückenmarks (z.B. Poliomyelitis). Ferner sind zu erwähnen neuromuskuläre Störungen (Tetanus, Botulismus, Kurare, Strychnin, Anticholinesterasegifte) und ausgeprägte Adipositas (Pickwick-Syndrom).
Merke: bei Globalinsuffizienz keine O_2-Gabe ohne kontrollierte Beatmung mit einem Respiratorgerät, da bei einer Globalinsuffizienz u.U. allein der Atemantrieb durch O_2-Mangel noch wirksam ist, während der durch Hyperkapnie (größer 60 mm Hg) gesteuerte Antrieb bereits ausgefallen ist.

Frage 3.80: Lösung B

Zu (A)
Bei Membranverdickungen (Lungenödem) oder im Rahmen von Lungenfibrosen nimmt die Diffusionskapazität ab, weil der Gasaustausch durch Einschränkung der alveolokapillären Oberfläche und Verkürzung der Kontaktzeit zwischen Erythrozyten und Alveolargasen eingeschränkt ist. Es resultiert eine respiratorische Partialinsuffizienz mit Abfall des pO_2 bei normalem oder erniedrigtem pCO_2.
Zu (B)
Da bei einer Obstruktion der Atemwege neben der Inspiration vor allem die Exspiration beeinträchtigt ist, kommt es zur Lungenüberblähung und alveolären Gasaustauschstörungen. Es resultiert eine pulmonale Partialinsuffizienz durch Ventilations- und Perfusionsinhomogenität der Lunge. Zudem werden Lungenabschnitte, die hinter den obstruktiv veränderten Bronchien liegen, nur schlecht belüftet.
Ursachen der obstruktiven Bronchitis sind:
Alterationen von Bronchialmukosa, -epithel, -muskulatur (Hyperplasie und Hypertrophie); vermehrte Schleimproduktion; verminderte Auflösung von Mukopolysacchariden und -proteinen durch Mangel an Lysozym und Laktoferin sowie vermehrte Proteaseaktivität durch α_1-Antitrypsin-Mangel mit erhöhter Aggressivität des Bronchialsekrets. Diese Faktoren erhöhen den Strömungswiderstand in den Bronchialwegen.
Zu (C)
Bei der chronisch-obstruktiven Bronchitis führt der Euler-Liljestrand-Reflex zu einer Gefäßengstellung in den schlecht ventilierten Gebieten. Die daraus resultierende Verminderung der Perfusion ist also nicht Ursache, sondern Folge der schlechten Ventilation.
Zu (D)
Ein vermindertes Herzzeitvolumen kann über eine Abnahme der Lungendurchblutung zur erniedrigten Sauerstoffsättigung des Blutes führen.

F 87
Frage 3.81: Lösung A

Das **exogen-allergische Asthma bronchiale** kann nicht nur durch typische Allergene (zumeist Glykoproteinstruktur), sondern auch durch chemische Reizstoffe und physikalische Noxen zustande kommen.
Neben Tabakrauch und Autoabgasen ist eine vorübergehende Steigerung der Hyperreaktivität z. B. als Folge von Ozoneinwirkung, Isozyanatinhalation und anderer chemisch wirksamer Stoffe nachzuweisen. Auch Medikamente können wie z. B. Analgetika Asthmaanfälle auslösen. Es genügt bereits die orale Applikation einer allergen wirksamen Substanz, um eine entsprechende Bronchialsymptomatik auszulösen!
Insbesondere bei der gutachterlichen Beurteilung des toxischen Asthma bronchiale ist ein Ausschluß des Überwiegens außerberuflicher Noxen, wie z. B. starkes Zigarettenrauchen erforderlich.

F 87
Frage 3.82: Lösung C

Die Letalität hospitalisierter Patienten mit akutem Asthma beträgt etwa 1,3%. Die Lebensbedrohlichkeit eines Anfalles ist z. B. an starker Einziehung der Interkostalmuskulatur, geringer oder nahezu keiner Inspiration und zunehmender Desorientierung des Patienten erkennbar. In diesen Fällen ist eine sofortige assistierte Beatmung mit der Gesichtsmaske, gefolgt von der Trachealintubation und einer kontrollierten oder assistierten maschinellen Beatmung notwendig.

Zu (A)
Die asthmatische Dyspnoe betrifft in erster Linie die Exspiration. Bereits vor vollständiger Beendigung der Exspiration fällt die Inspiration ein.
Dies hat zur Folge, daß sich eine progrediente Lungenblähung entwickelt.
Zu (D)
Beim Asthmaanfall besteht ein funktionelles Emphysem.
Zu (B)
Halsvenen und Zungenvenen sind prall gefüllt. Im EKG können Zeichen der Rechtsherzbelastung bei gleichzeitiger Tachykardie bestehen. Ursächlich ist eine durch den Euler-Liljestrand-Reflex vermittelte Gefäßengstellung in den minderperfundierten Lungengebieten. Dabei steigt der Druck im kleinen Kreislauf an, und es resultiert eine Rechtsherzbelastung mit nachfolgender Rechtsherzinsuffizienz.

Zu (C)
Untersucht man die Blutgase, findet man eine Hypoxämie und Hypokapnie (Hyperventilation). Bei Zunahme der Obstruktion kann sich der pCO_2 vorübergehend normalisieren, um anschließend weiter anzusteigen.
Beim persistierenden Status asthmatikus findet sich eine **respiratorische Azidose,** da zu wenig CO_2 abgeatmet wird. Demzufolge nehmen der pCO_2 und die H_2CO_3-Konzentration im Blut zu.
Diese Antwort gilt jedoch für den länger anhaltenden Status asthmatikus als Folge der Erschöpfung der Atemmuskulatur. Infolge Tachypnoe kann man bei Asthmatikern auch eine massive respiratorische Alkalose im Blut vorfinden. Da diese Frage jedoch nicht auf den frühen Status asthmatikus abzielt, wird die Antwort (C) als falsch gewertet.
Zu (E)
Die charakteristsichen trockenen Rasselgeräuschen (Giemen) können im hochakuten Status asthmatikus fehlen, wenn infolge massiver Überblähung der Lunge nur ein vermindertes oder fehlendes Atemgeräusch (stille Lunge) auskultierbar ist!
Anmerkung
Obgleich die Definition des Status asthmatikus keineswegs klar ist, hat der Verfasser dieser Frage sich offenbar an die Definition von Hadorn (1963) gehalten, wonach ein länger als 24 Stunden anhaltender schwerer adrenalin- und theophyllinrefraktärer Asthmaanfall als Status asthmatikus einzustufen ist.

F 87
Frage 3.83: Lösung B

Bekannt sind eine zirkadiane Variabilität der Atemstoßwerte und die nächtliche bzw. frühmorgendliche Dyspnoe als Kardinalsymptom des **Asthma bronchiale.**
Ursächlich hierfür sind vermutlich vagale Einflußfaktoren, da der **Nervus vagus** in den späten Nachtstunden dominiert. Vagale (parasympathische) Phasen (cholinerg) stimulieren die Drüsensekretion und Kontraktion der Bronchialmuskulatur und bewirken eine Dilatation der Gefäße. Ebenso ist an eine **zirkadiane Rhythmik der Immunantwort** bzw. Mediatorenfreisetzung zu denken.
Unter der Annahme einer wesentlichen Rolle reflektorischer, vagal vermittelter Reflexe wurden immer wieder Versuche unternommen, chirurgische Eingriffe am afferenten bzw. efferenten vegetativen Nervensystem durchzuführen. Die bekanntesten Verfahren sind thorakoskopische Vago- und Sympathikotomie, die Durchtrennung des N. laryngicus cranialis und die Resektion des Glomus caroticum.
Keines dieser Verfahren hat eine sichere Erfolgsquote. Insbesondere konnte klinisch und experimentell nachgewiesen werden, daß trotz der „Denervation" der Lunge sowohl mit Allergenen als auch mit Azetylcholin unverändert eine Atemwegsobstruktion auslösbar bleibt.

H 86
Frage 3.84: Lösung C

Zu (2)
Der Reaktionstyp I ist dadurch gekennzeichnet, daß der Patient auf die Antigenexposition sofort mit typischen Asthmasymptomen antwortet. Dazu gehört das exogenallergische (atopische) Asthma bronchiale, worunter die genetisch determinierte Fähigkeit zur Bildung von IgE-Antikörpern zu verstehen ist.
IgE (= Reagin) bewirkt die Ausschüttung von Histamin und anderen Substanzen aus den Mastzellen und basophilen Granulozyten. Insbesondere der Typ I der allergischen Reaktion basiert auf einer gesteigerten Produktion von IgE-Antikörpern als Antwort auf einen Kontakt mit Pollen, Hausstaub, Medikamenten usw. Die nachfolgende Histaminausschüttung führt zu lokaler oder genereller Vasodilatation, zu lokalen oder generalisierten Ödemen und, wenn das Antigen in die Luftwege gelangt, zur Kontraktion der Bronchialmuskulatur. Klinische Folgen sind, je nach Lokalisation, Rötung und Schwellung der Haut (Urtikaria), Schwellung der Nasenschleimhaut mit verstärkter Schleimproduktion (Heuschnupfen), Verengung der Bronchien durch Kontraktion der Muskulatur und Schwellung der Bronchialschleimhaut mit gleichfalls gesteigerter Schleimproduktion (Bronchialasthma). Gefürchtete Komplikation einer generalisierten Vasodilatation ist der massive Blutdruckabfall mit Entwicklung eines anaphylaktischen Schocks.
Neben Histamin kommt der SRSA (Slow-reacting-substance of anaphylaxis) eine wesentliche Rolle zu, die zu einer länger anhaltenden Kontraktion der Bronchialmuskulatur führt. Die Bereitschaft zur Ausbildung der Allergie vom Typ I kommt familiär gehäuft vor und wird als Atopie bezeichnet. Das IgE, dessen Erhöhung im Serum eine erhöhte Allergiebereitschaft anzeigt, hat bei Atopikern etwa das 10fache des Normwertes.
Zu (1)
Typ-III-Allergien umfassen die sogenannten Immunkomplexerkrankungen. Unterschiedliche Antigene (Medikamente, Bakterien, Viren, Tumorzellen) bilden mit den entsprechenden Antikörpern zirkulierende Immunkomplexe und werden an den Basalmembranen von Blutgefäßen und Glomeruli abgelagert. Das Krankheitsbild dieser Patienten ist vor allem durch Arthralgien, Hautveränderungen und Glomerulonephritiden gekennzeichnet. Bei der Farmerlunge, einer exogen allergischen Alveolitis, führt die wiederholte Inhalation von Antigenen durch präzipitierende Antikörper vom Typ IgG zur gewebelokalisierten Immunreaktion. Ursächlich sind organische Partikel, die per Inhalationen in die Lunge gelangen. Weitere Beispiele sind die Champignonzüchterlunge, Sägearbeiterlunge, Vogelzüchterlunge und das Montagsfieber.

Die Erkrankung beginnt akut einige Stunden nach der Exposition mit Atemnot, Dyspnoe, Zyanose und Fieber. Dabei fehlen Husten und Auswurf meistens.
Pathologisch handelt es sich um ein Ödem, zelluläre Infiltrate der Alveolen und des Interstitiums. Es resultiert eine restriktive Ventilationsstörung mit feinblasigen Rasselgeräuschen und spontaner Rückbildung bei fehlender Antigenexposition.

Zu (5)
Beim **Asthmaanfall** besteht ein funktionelles Emphysem. Nach langjährigem Verlauf entsteht ein obstruktives Emphysem, bei dem es zur Alveolarüberdehnung, Destruktion der Alveolen und Kapillarschwund kommt.

Frage 3.85: Lösung E

Zu (A)
Das Asthma bronchiale ist durch anfallsweise Atemnot charakterisiert. Bei dem durch Atemnot ohnehin verängstigten Kranken wird die psychische Erregung durch die meistens gleichzeitig vorhandene Tachykardie noch weiter gesteigert. Rechtzeitig applizierte β_2-Sympathomimetika, die zur Bronchodilatation eingesetzt werden, begünstigen zudem die hohe Herzfrequenz.

Zu (B)
Die asthmatische Dyspnoe betrifft in erster Linie die Exspiration. Bereits vor vollständiger Beendigung der Exspiration fällt das Inspirium ein. Dies hat zur Folge, daß sich eine progrediente Lungenblähung entwickelt (Volumen pulmonum auctum). Die Patienten klagen über ein thorakales Engegefühl, das sich zusätzlich noch durch quälende Hustenanfälle verstärkt. Unter derartigen Hustenattacken wird der Kranke meist zyanotisch, Hals- und Zungenvenen sind prall gefüllt. Die Haut fühlt sich feucht an. In schweren Fällen ist mit einem beachtlichen Flüssigkeitsverlust zu rechnen.

Zu (C)
Giemen und Brummen sind typische Auskultationsbefunde einer obstruktiven Bronchialerkrankung. Oft gesellt sich auch ein Pfeifen dazu. Perkutorisch besteht ein hypersonorer Klopfschall.

Zu (D)
„Die Luft kriege ich schon rein, aber sie geht nicht wieder heraus!" ist eine oft von Asthmatikern zu hörende Aussage. Dies hat zur Folge, daß sich eine progrediente Lungenblähung entwickelt. Ursache ist die Bronchokonstriktion.

Zu (E)
Die respiratorische Arrhythmie, darunter versteht man eine Pulsbeschleunigung bei tiefer Einatmung und nachfolgender Verlangsamung des Pulsschlages beim Ausatmen, ist oft bei vegetativ-nervöser Labilität anzutreffen. Sie ist bei Jugendlichen so häufig, daß man von einem physiologischen Befund sprechen kann.

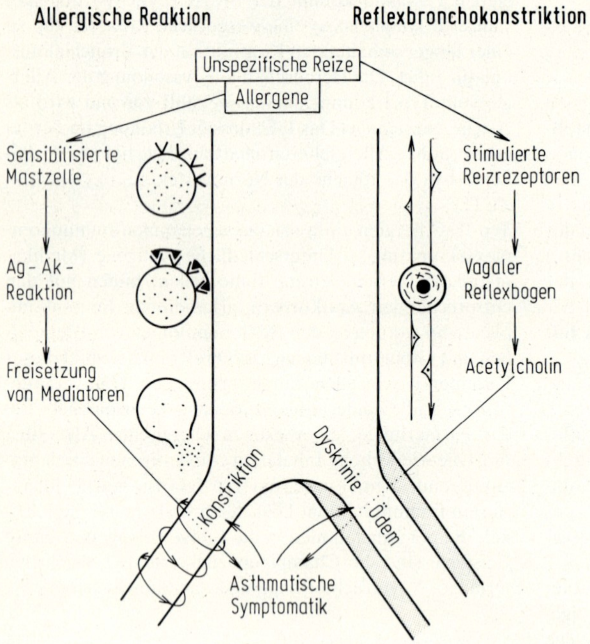

Abb. 3.6. Ablauf der allergischen Reaktion und der Reflexbronchokonstriktion (aus Primer)

Frage 3.86: Lösung B

Beim akuten Asthmaanfall liegt ein funktionelles Emphysem vor.
Klinik: Orthopnoe, interkostale Einziehungen, trockene RGs, hypersonorer Klopfschall (Volumen pulmonum auctum) aufgrund gefesselter Luft, Zwerchfelltiefstand, zähes und glasiges Sputum. Bei der Lungenfunktionsprüfung finden sich erhöhte Resistance und Verschiebung der respiratorischen Mittellage zum Inspirium hin.

Frage 3.87: Lösung D

Die obstruktive chronische Bronchitis ist nach langjährigem Verlauf gekennzeichnet durch ein obstruktives Emphysem, bei dem es zu Alveolarüberdehnung, **Destruktion der Alveolen** und Kapillarschwund kommt. Das Endstadium ist charakterisiert durch eine pulmonale Hypertonie und Cor pulmonale.

Zu (A)
Das Überdehnungsemphysem ist durch eine Lungenblähung ohne Destruktion des Lungenparenchyms bei funktionell erhöhtem Luftgehalt durch akute Exspirationsbehinderung (Bolustod, Ertrinkungstod) gekennzeichnet.
Zu (C)
Das interstitielle Emphysem entsteht durch Eintritt von Luft in das interstitielle Bindegewebe durch innere Lungenverletzungen. Pathogenetisch kommen Traumen, Pneumonien im Kindesalter und Überdruckbeatmung in Betracht.
Zu (E)
Das Narbenemphysem ist Folge verschiedener entzündlicher Prozesse im Lungengewebe, die mit herdförmiger Narbenbildung ausheilen. Pathogenetisch kommen Tuberkulose, Silikose, Asbestose und Staublungen anderer Art in Betracht.

Frage 3.88: Lösung E

Zu (A)
Die Atemwegsobstruktion ist eine Erkrankung der Bronchien. Eine Atemzentrumsstörung führt
1. Zur alveolären Hyperventilation (direkte Stimulation durch lokale Prozesse oder über das Blut durch Pharmaka und bei Coma hepaticum);
2. Zur alveolären Hypoventilation (Globalinsuffizienz) durch Lähmung des Atemzentrums (Opiate).
Zu (B)
Eine Zunahme der Atemarbeit ist Folge der Atemwegsobstruktion, nicht aber Ursache einer pulmonalen Partialinsuffizienz. Gesteigerte Atemarbeit ist Ausdruck eines Mißverhältnisses zwischen normalem Gaswechsel und der Leistung der Atemmuskulatur und wird subjektiv als Dyspnoe empfunden.
Zu (C)
Die chronische Atemwegsobstruktion führt zu emphysematischen Umwandlung der Lunge. Dabei steigt der Druck im kleinen Kreislauf an, und es resultiert eine Rechtsherzbelastung mit nachfolgender Rechtsherzinsuffizienz. Stauung vor dem linken Herzen bei Linksherzinsuffizienz führt durch Erhöhung des hydrostatischen Kapillardruckes zum Flüssigkeitsaustritt aus den Lungenkapillaren in die Alveolen. Es resultiert ein Lungenödem mit starker Dyspnoe.
Zu (D)
Die Diffusionsstörung (bedingt durch restriktive Lungenprozesse oder Schichtdickenzunahme der alveolären kapillären Membran) führt zur pulmonalen Hypertonie. Sekundäre obstruktive Veränderungen sind möglich.
Zu (E)
Die Atemwegsobstruktion führt im Anfangsstadium zur Ventilationsstörung. Über den Euler-Liljestrand-Reflex werden die minder belüfteten Lungenabschnitte zugleich auch weniger durchblutet. Es resultiert also eine Störung, die sowohl die Ventilation als auch die Perfusion betrifft. Die Partialinsuffizienz ist Folge der ungleichmäßigen Alveolenventilierung und -perfusion.
Ursachen:
Unterschiedliche Strömungswiderstände in den Atemwegen durch Obstruktion, verschiedene Dehnbarkeit des Thorax und des Lungenparenchyms.
Definition:
Die isolierte Hypoxämie (pO_2 erniedrigt) wird als respiratorische Partialinsuffizienz bezeichnet, während die Erhöhung des pCO_2 bei gleichzeitiger Hypoxämie (pO_2 erniedrigt) als respiratorische Globalinsuffizienz bezeichnet wird.

F 87
Frage 3.89: Lösung B

Eine obstruktive Ventilationsstörung ist durch eine normale Vitalkapazität bei gleichzeitig verminderter relativer Sekundenkapazität gekennzeichnet.

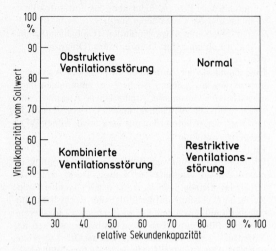

Abb. 3.7. Differentialdiagnose der Ventilationsstörung aus relativer Sekundenkapazität und Vitalkapazität (aus Primer)

Frage 3.90: Lösung C

Die langsame Exspiration bei halbgeschlossenen Lippen erhöht den intrabronchialen Druck und verzögert den Bronchiolenkollaps. Weitere atemgymnastische Übungen zielen auf Stärkung der Bauchmuskulatur und des Zwerchfells hin.

Frage 3.91: Lösung E

Man spricht von chronischer Bronchitis, wenn Husten und Auswurf während 3 Monaten pro Jahr in den vergangenen 2 Jahren bestanden. Allerdings darf die Bronchitis nicht Begleiterscheinung einer anderen Erkrankung sein. Als ursächlich gelten: starker Zigarettenkonsum, Staubexposition über längere Zeit usw.
Der Auswurf ist je nach Erreger schleimig, auch eitrig. Öfter auftretende Blutbeimengungen machen eine weiterführende Diagnostik notwendig. Als Ursache kommen in Frage: Verletzungen des Nasen-Rachen-Raumes, Tuberkulose, ein Malignom im Bereich der Lunge und der Trachea.

Frage 3.92: Lösung D

Während die chronische Bronchitis durch einen langsamen progredienten Verlauf mit stetiger Zunahme der Atemnot gekennzeichnet ist, das Emphysem meistens sekundär entsteht und als hervorstechendes Symptom die Arbeitsdyspnoe bietet, ist für das Asthma bronchiale die **anfallsweise Atemnot** charakteristisch.
Dieses Krankheitsbild ist schon seit Jahrtausenden bekannt. Hippokrates gab ihm den Namen „Asthma", worunter auch er schon eine anfallsweise auftretende Atemnot bei Zeiten völliger Beschwerdefreiheit verstand.
Das Asthma bronchiale allgemeingültig zu definieren, ist bis heute nicht gelungen. Das funktionelle Geschehen steht im Vordergrund, hyperergische Reaktionen des bronchomotorischen Apparates bei individuell herabgesetzter Reizschwelle sind bedeutungsvoll, psychologische Aspekte sind nicht auszuschließen. Damit besteht die Berechtigung, von einem asthmatischen Syndrom zu sprechen. Davon abgrenzen kann man jene Zustände anfallsweiser Atemnot, die durch nachgewiesene **Allergene** ausgelöst werden: das allergische Asthma bronchiale. Dabei ist es durchaus möglich, daß unter den asthmatischen Syndromen allergeninduzierte Asthmatiker sind, weil wir die auslösende Noxe heute noch nicht als Allergen erkannt haben könnten (aus Primer, 1981).

Frage 3.93: Lösung A

Dieses Emphysem ist durch eine Erhöhung des Residualvolumens bzw. intrathorakalen Gasvolumens, durch irreversible Zerstörung bzw. Erweiterung mit Elastizitätsverlust bei erhöhter kinetischer Texturbelastung der Alveolarstrukturen sowie durch Einengung bzw. Rarefizierung des Gefäßbettes charakterisiert. Hiermit sind alle klinischen Symptome erklärbar.
● Eines der wichtigsten und augenfälligsten Anzeichen beim Emphysem ist die **Dauerdyspnoe,** die sich anfangs als Belastungsdyspnoe, zu späteren Zeiten bereits als Ruhedyspnoe manifestiert. Als Ursache hierfür ist eine Bronchialobstruktion verantwortlich, die jedoch im Gegensatz zu bronchitischen Erscheinungsbildern auf der Instabilität der kleinen Bronchien und Bronchiolen sowie des Lungengerüstes beruht. Hierin liegt auch die Erklärung, daß ab einem bestimmten Grad der Atemanstrengung keine Verbesserung der Ventilation erreicht wird, diese im Gegenteil eher noch vermindert wird. Äußeres Anzeichen ist die Tatsache, daß es Emphysematikern schwerfällt, eine Kerze auszublasen.

- Weiterhin läßt bereits die Inspektion einige Charakteristika erkennen, so z. B. den **faßförmigen oder glockenförmigen Thorax, weitere Interkostalräume, horizontal verlaufende hintere Rippenanteile.** Da der ohnehin durch die geblähte Lunge nahezu in Inspirationsstellung gehaltene Thorax keiner größeren Atemexkursionen mehr fähig ist, ist eine offensichtliche Mitbeteiligung der Atemhilfsmuskulatur erkennbar. Auch sogenannte **Emphysemkissen** (Aus- bzw. Überfüllung der Supraklavikulargruben) gehören zu diesem Zustandsbild.
- Bei der Perkussion ist **hypersonorer Klopfschall** bzw. **Schachtelton** zu hören, die Herzdämpfungsfigur ist wegen der Überlagerung durch Lungengewebe verkleinert. Die Auskultation läßt leises **Vesikuläratmen** vernehmen, wobei Giemen und Brummen, abhängig vom Obstruktionsgrad, keine Seltenheit sind. Diese Nebengeräusche setzen, entsprechend dem Bronchiolenkollaps, typischerweise erst einige Zeit nach Beginn der Exspirationsphase ein.
- Läßt man einen Emphysematiker schnell ein- und ausatmen, so kann man zusehen, wie sich das **Thoraxvolumen** merklich **vergrößert.** Auch dies ist eine Folge des exspiratorischen Bronchiolenkollaps, wodurch immer mehr Luft in den Lungen verbleibt. Es ist das Syndrom des „air trapping", das Symptom der „gefangenen Luft" (aus Primer, 1981).

Frage 3.94: Lösung D

Im wesentlichen sind vier Mechanismen für eine Erhöhung des endobronchialen Strömungswiderstandes verantwortlich
1. Schleimhautschwellung auf dem Boden einer entzündlichen ödematösen Mukosa
2. Mukoziliarinsuffizienz
3. Bronchialmuskelkontraktion durch Freisetzung von Spasmogenen
4. Bronchiolenkollaps infolge Elastizitätsverlust des Lungengewebes

Während die beiden ersten Symptome vornehmlich dem bronchitischen System eigen sind, ist das dritte am ehesten für die asthmatischen, das vierte für die emphysematischen Syndrome charakteristisch.
Fließende Übergänge und das Nebeneinander mehrerer Pathomechanismen sind die Regel.
Zu (4)
Die Hypoxie tritt als Folge der Atemwegsobstruktion auf und ist nicht deren Ursache.

Frage 3.95: Lösung C

Zu (1)
Bei einer chronischen obstruktiven Bronchitis kommt es zur Störung der Lungenbelüftung infolge Erhöhung des endobronchialen Strömungswiderstandes (Resistance). Da bei einer Obstruktion der Atemwege neben der Inspiration vor allem die Exspiration beeinträchtigt ist, kommt es zur Lungenüberblähung und alveolären Gasaustauschstörungen. Es resultiert eine pulmonale Partialinsuffizienz durch Ventilations- und daraus resultierender Perfusionsinhomogenität der Lunge.
Zu (2)
Giemen, Pfeifen und Brummen sind durch Schleimfäden und -auflagerungen im Bronchiallumen und an der Bronchialwand, die durch den Luftstrom in Schwingungen versetzt werden, bedingt.
Zu (3)
Hinweisend auf Bronchialkarzinom, Tbc, Lungenembolie.
Zu (4)
Aufgrund eines erhöhten Vagotonus nachts kommt es zur Engstellung der Bronchien mit Dyspnoe.
Zu (5)
Die Linksherzinsuffizienz führt zu einem Blutrückstau in die Lunge mit nachfolgendem Lungenödem als Komplikation.

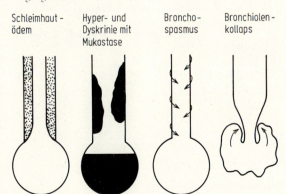

Abb. 3.8. Ursachen der Bronchialobstruktion (aus Primer)

Frage 3.96: Lösung B

Zu (1)
Die statische Compliance mißt die Dehnbarkeit der Lunge und des Thorax, ist also Maß für die **Steifheit des Gewebes**. Die Quotientbildung aus Volumenänderung der Lunge (Messung: Spirometer) pro Einheit der pulmonalen Druckdifferenz (Messung: Ösophagusdruck zum Beginn und Ende der Inspiration) ergibt in der grafischen Darstellung eine Gerade mit einem Anstieg von normalerweise 70–80 Grad. Bei Lungenrestriktion, z. B. Fibrosen, verläuft der Anstieg flacher.
Zu (2)
Durch in den Alveolen gefesselte Luft entsteht hypersonorer Klopfschall.
Zu (3)
Definition des Lungenemphysems (WHO): Irreversible Erweiterung der alveolären Lufträume distal der Bronchioli terminales.
Zu (4)
Es besteht eine intraalveoläre und keine interstitielle Luftansammlung!
Zur interstitiellen Luftansammlung in der Lunge kann es durch schwere Thoraxtraumen kommen.
Zu (5)
Die Veränderungen beim Lungenemphysem sind irreversibel! Reversibel ist das Volumen pulmonum auctum.

Frage 3.97: Lösung E

Zu (1)
Folge der chronischen Bronchitis sind obstruktives Lungenemphysem und Cor pulmonale.
Zu (4)
Die irreversible Reduktion der Lungenstrombahn beim Lungenemphysem führt zu einem chronischen Druckanstieg in den Gefäßen des Lungenkreislaufs mit einer Belastung des rechten Herzens und Entwicklung eines Cor pulmonale.
Zu (2)
Der Faßthorax ist Ausdruck tiefstehender, abgeflachter Zwerchfelle und verbreiterter Interkostalräume, bedingt durch das Lungenemphysem.
Zu (3)
Durch Ruptur einer Emphysemblase kann es zu einem Pneumothorax kommen. Die überdehnten Alveolarwände sind besonders dünnwandig, was bei intrathorakaler Drucksteigerung (Husten, Pressen) zur Ruptur der Emphysemblase führen kann.

H 85
Frage 3.98: Lösung D

Zu (1)
Die **Farmerlunge,** eine exogen-allergische Alveolitis (Immunreaktion vom Typ III), kann durch Ausbildung einer interstitiellen Lungenfibrose zur restriktiven Ventilationsstörung führen.
Zu (2)
Im Stadium III der **Sarkoidose** kommt es zu irreparablen Lungenfibrosen.
Stadieneinteilung:
I   Polyzyklisch begrenzte, doppelseitige Hiluslymphome, kein Lungenbefall
II Retikuläre Form, miliare, einzelherdige hämatogene Aussaat, kleinfleckige, größere Herde
III a) Konglomeratform
    b) Fibrose
Bei Stadium I ist die Lungenfunktionsprüfung normal, II und besonders III zeigen Diffusionsstörung. Entwicklung zum Cor pulmonale. Siehe Kommentar zu Frage 3.49.
Zu (3)
Der **tuberkulöse Primärkomplex** (Lungenprimärherd + Lymphangitis + Beteiligung eines regionären Hiluslymphknotens) heilt in der Regel komplikationslos aus.
Die dabei resultierende örtlich begrenzte Verkalkung des Lungenparenchyms zieht keine funktionelle Beeinträchtigung nach sich.
Zu (4)
Die **Lymphangiosis carcinomatosa** ist die netzartige Aussaat eines malignen Prozesses im Bereich lungennaher Lymphgefäße. Hierbei treten häufig hämorrhagische Exsudationen auf. Dabei kann sowohl der Befall der Lunge als auch die Ergußbildung Ursache für die verminderte Lungendehnbarkeit sein.
Alle Erkrankungen, bei denen die Ausdehnungsfähigkeit der Lunge eingeschränkt ist, werden als restriktive Ventilationsstörungen bezeichnet.
Verminderte Lungendehnbarkeit
● Lungenfibrosen
  – Silikose, Asbestose, Berylliose
  – Interstitielle, plasmazelluläre Pneumonie
  – Medikamentös induzierte Formen (z. B. Myleran, Busulfan)
  – Nach exogener, allergischer Alveolitis (z. B. Farmerlunge)

- Zirrhotische Lungentuberkulose
- Mukoviszidose
- Strahlenfibrose
- Sarkoidose
- Kollagenosen (Sklerodermie)
- Lungenresektion
- Atelektasen
- Lungentumoren
- Pneumothorax
- Pleuraerkrankungen (Erguß, Adhäsionen)
- Lymphangiosis carcionomatosa

Verminderte Thoraxdehnbarkeit
- Thoraxversteifung (M. Bechterew, Kyphoskoliose)
- Thoraxtrauma

Verminderte Zwerchfellaktion
- Adipositas permagna
- Phrenikusparese
- Poliomyelitis
- Aszites

Bei der Lungenfunktionsprüfung sind verändert
- Compliance vermindert
- Totalkapazität vermindert
- Vitalkapazität vermindert

Der Tiffeneau-Test (1-s-Ausatmungskapazität) und die Resistance liegen im Normbereich.

Patienten mit restriktiven Ventilationsstörungen müssen bei der Inspiration vermehrt Atemarbeit leisten. Das Atemminutenvolumen in Ruhe ist meistens normal; bei körperlicher Belastung kann es in Abhängigkeit vom Schweregrad der Restriktion zur massiven Dyspnoe kommen.

4 Verdauungsorgane

Frage 4.1: Lösung E

Das **Ösophaguskarzinom** kann röntgenologisch gut dargestellt werden. Hier sieht man ein stenosierendes Ösophaguskarzinom mit Wandstarre, unregelmäßigen Füllungsdefekten und Ulzerationen. Gesichert wird die Diagnose mit Hilfe der Endoskopie sowie der Biopsie und Zytologie.

Frage 4.2: Lösung E
Frage 4.3: Lösung C
Frage 4.4: Lösung B

Gemeinsamer Kommentar

Ösophaguskarzinome sind vorwiegend **Plattenepithelkarzinome** und haben eine relativ schlechte Prognose, die aus der raschen Ausbreitung des Tumors resultiert.

Die drei „physiologischen Engen" stellen die typische Lokalisation des Ösophaguskarzinoms dar, ca. **40% in Höhe der Bifurkation**, ca. **40% über der Kardia** und zu etwa **15% nahe dem Ösophaguseingang**. Geschlechtsverhältnis Mann/Frau = 7:1.

Ätiologisch kommen folgende Faktoren in Betracht:
- Nikotin, Alkohol
- Aufnahme heißer Getränke und Speisen
- Zustand nach **Laugenverätzungen** mit Strikturen
- Achalasie
- Stadtleben
- **Plummer-Vinson-Syndrom** (sideropenische Dysphagie) – Eisenmangelanämie und Ösophaguseinengungen vor allem bei älteren Frauen
- **Barrett-Ösophagus** (Zylinderzellmetaplasie im Bereich des unteren Ösophagus als Entzündungsfolge)

Das erste und auch häufigste Symptom stellt die **Dysphagie** dar. Der Patient kann in der Regel die Lokalisation der Beschwerden genau angeben. Weitere Symptome sind:
- Retrosternale Schmerzen
- Regurgitation
- Erbrechen mit Gewichtsabnahme
- Husten, Heiserkeit (infolge Parese des N. laryngeus recurrens bei Karzinom im zervikalen Bereich)
- Blutung
- Lymphknotenvergrößerung des Halses

Bei Auftreten dieser Beschwerden ist generell an ein fortgeschrittenes Tumorwachstum zu denken. Die Prognose ist entsprechend ungünstig: 1% der Fälle hat eine Lebenserwartung von 5 Jahren bei einer mittleren Überlebenszeit von 4–5 Monaten nach Diagnosestellung.

Zu 4.2 (E)
Traktionsdivertikel gehen nicht mit einem gesteigerten Karzinomrisiko einher.

Frage 4.5: Lösung B

Die **Achalasie** (syn. Kardiospasmus, idiopathischer Megaösophagus, Aperistalsis) stellt eine neuromuskuläre Erkrankung dar, wobei die cholinergische Koordination und Innervation gestört sind. 3 Formen der Achalasie werden entsprechend der manometrischen Untersuchungsergebnisse unterschieden:

- **Hypermotile Form:** Hierbei wird die klinische Symptomatik vor allem durch den erhöhte Ruhedruck im unteren Ösophagussegment verursacht. Die schluckreflektorische Erschlaffung des unteren Ösophagussegmentes ist unvollständig, jedoch noch erhalten.
- **Hypomotile Form:** Sie stellt die **häufigste Form** dar. Der manometrisch gemessene Druck im unteren Ösophagussegment ist regelrecht oder gering erhöht. Der motorische Ablauf im Ösophagus ist hypoton und segmental. Beim Schluckakt ist die Erschlaffung unvollständig, häufig zu früh und der Residualdruck erhöht.
- **Amotile Form:** Bei der manometrischen Messung ist eine Peristaltik meist nicht nachweisbar. Lediglich im oralen Anteil mit quergestreifter Muskulatur kann diese verifiziert werden. Der Ruhedruck im unteren Ösophagussegment ist meist normal, teilweise sogar niedrig. Eine schluckreflektorische Erschlaffung fehlt. Röntgenologisch im Breischluck stellt sich oft eine stark dilatierte Speiseröhre dar, die bis an die laterale rechte Thoraxwand reichen kann.

Pathogenese

Das untere Ösophagussegment ist verengt, wobei eine Sklerose mit Muskelatrophie nachweisbar ist. Daneben zeigen sich Infiltrate und Rarefizierungen im Bereich des **Auerbach-Plexus.** Hierbei sind die Ganglienzellen vermindert oder der Plexus myentericus fehlt gänzlich.

Häufigkeit

Männer und Frauen sind etwa gleichhäufig betroffen. Es läßt sich in der Regel keine familiäre Gehäuftheit nachweisen. Inzidenz: 1–2/100000.

Symptomatik

- Dysphagie, besonders fester Nahrungsbestandteile (Fleisch, Äpfel etc.) sowie kalter Getränke
- Blutung aus dem Ösophagus (2,5% der Fälle)
- evtl. Gewichtsreduktion

Diagnostik

- Röntgenologische Untersuchung: Hierbei kommt typischerweise die Speiseröhrendilatation sowie die fehlende oder mangelhafte Speiseröhrenperistaltik zur Darstellung. Daneben fällt die charakteristische trichterförmige Verengung im Bereich des gastroösophagealen Überganges auf.
- Endoskopische Untersuchung: Diese sollte unbedingt zum Ausschluß eines Tumors durchgeführt werden.
- Manometrische Untersuchung: Mit Hilfe dieser Untersuchung kann die Diagnose gesichert werden.

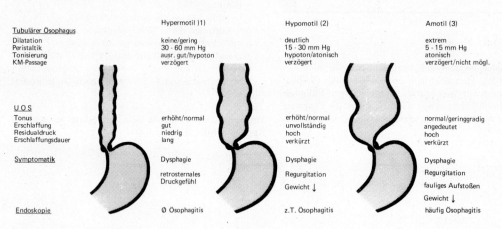

	Hypermotil (1)	Hypomotil (2)	Amotil (3)
Tubulärer Ösophagus			
Dilatation	keine/gering	deutlich	extrem
Peristaltik	30 - 60 mm Hg	15 - 30 mm Hg	5 - 15 mm Hg
Tonisierung	ausr. gut/hypoton	hypoton/atonisch	atonisch
KM-Passage	verzögert	verzögert	verzögert/nicht mögl.
UOS			
Tonus	erhöht/normal	erhöht/normal	normal/geringgradig angedeutet
Erschlaffung	gut	unvollständig	hoch
Residualdruck	niedrig	hoch	hoch
Erschlaffungsdauer	lang	verkürzt	verkürzt
Symptomatik	Dysphagie	Dysphagie	Dysphagie
	retrosternales Druckgefühl	Regurgitation	Regurgitation
		Gewicht ↓	fauliges Aufstoßen
			Gewicht ↓
Endoskopie	Ø Ösophagitis	z.T. Ösophagitis	häufig Ösophagitis

Abb. 4.1. Halbschematische Darstellung der 3 Formen der Achalasie mit manometrischen, radiologischen, klinischen und endoskopischen Unterscheidungskriterien (aus Wienbeck, Therapie der Motilitätsstörungen, edition medizin)

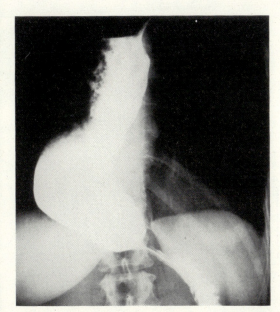

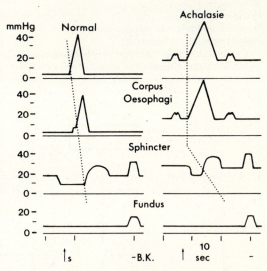

Abb. 4.2. Gastroösophageale Übergangsregion bei Achalasie mit siphonartiger Dilatation des tubulären Ösophagus (aus Wienbeck)

Abb. 4.3. Schematische Darstellung der typischen manometrischen Charakteristika der Achalasie im Vergleich zu einem normalen Ösophagus. Die beiden oberen Druckregistrierungen stammen aus dem Speiseröhrenkörper, die dritte von oben aus dem unteren Ösophagussphinkter und die unterste aus dem Magenfundus. Der Beginn eines Schluckakts ist mit einem Pfeil (s) gekennzeichnet, eine Erhöhung des Bauchinnendrucks durch Bauchkompression als B.K. (aus Wienbeck)

Therapie
Prinzipiell sind folgende therapeutische Wege denkbar:
- Medikamentöse Behandlung
- Dilatation des entsprechenden Ösophagusanteils
- Extraluminale Myotomie des terminalen Ösophagus

Folgendes Flußdiagramm (n. Wienbeck u.a.) stellt ein mögliches Therapiekonzept dar.

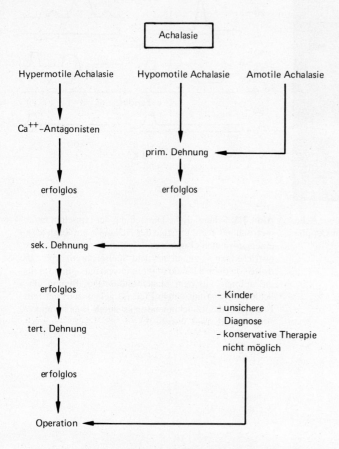

Abb. 4.4. Therapiekonzept einer Achalasie (aus Wienbeck)

Daneben sind auch Nitroglyzerin und Isosorbiddinitrat wirksam, die jedoch nur eine kurze Kardiaöffnung auslösen. Glukagon senkt vorübergehend den Sphinktertonus. Psychotherapie ist ohne Erfolg.

F 88
Frage 4.6: Lösung D

Eine **Dysphagie** kann folgende Ursachen haben:

Mechanische Ursachen
- Ösophagustumoren (z. B. Ösophaguskarzinom)
- Prozesse des Mediastinums (z. B. Aortenaneurysma, Dysphagia, lusoria, Struma nodosa)
- Zenker-Divertikel

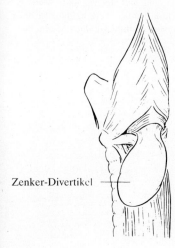

Abb. 4.5. Zenker-Divertikel (aus Wienbeck)

- Peptische Stenosen (z. B. Refluxösophagitis, Verätzungen von Laugen und Säuren, Sklerodermie, Pemphigus vulgaris, Epidermiolysis bullosa hereditaria)
- Membranen und Ringe

Neuromuskuläre Ursachen
- Achalasie (vgl. Kommentar zu Frage 4.5)
- Diffuser Ösophagusspasmus: Die Ursache dieser Erkrankung ist ungeklärt. Im Gegensatz zur Achalasie sind die Auerbach-Ganglien nicht vermindert.

Ursachen aufgrund von Schleimhautläsionen (Odynophagie)
- Ösophagusulkus (z. B. medikamentös bedingt durch Tetrazykline, Anticholinergika)
- Ösophagitis (z. B. AIDS)

F 88
Frage 4.7: Lösung B
Frage 4.8: Lösung E
H 87
Frage 4.9: Lösung E

Gemeinsamer Kommentar

Die **Refluxösophagitis** wird erst dann zu einem klinisch relevanten Vorgang, wenn Ereignisse hinzukommen, die zu einer Insuffizienz des unteren Ösophagussphinkters führen.
Hiatushernien sind die häufigsten Ursachen für eine gestörte Sphinkterfunktion.
Inwieweit ein Reflux zu einer morphologischen Veränderung führt, hängt von verschiedenen Faktoren, z. B. der Quantität und Qualität des Refluxes, einer gestörten Selbstreinigung sowie vom Mangel an defensiven Faktoren ab.
Krankheitsbild
Beginn meist uncharakteristisch mit
- Druckgefühl im Epigastrium
- Schmerzen im Epigastrium
- Sodbrennen, Brennen, Engegefühl, Krämpfen

Diagnostik
Endoskopische Untersuchungen unterteilen die Refluxösophagitis in 3 Formen:
- Zeichen florider Entzündung
- Erosionen und Nekrosen
- Stenosen mit z. T. oberflächlichen Defekten

Therapeutische Maßnahmen
Allgemein
- Meiden von säurestimulierenden Genußmitteln (Alkohol, Nikotin, Coffein)
- Gewichtsabnahme bei Adipositas
- Schlafen mit erhöhtem Oberkörper
- Häufige kleine Mahlzeiten
- Meiden enger Kleidungsstücke
- Stuhlnormalisierung

Medikamentös
- Antazida
- Metoclopramid
- H_2-Rezeptor-Antagonisten bei ausgeprägter Ösophagitis
- Bei der Refluxösophagitis als Begleiterkrankung – Behandlung der zugrundeliegenden Ursache (z. B. Gabe von Milch und rohen Eiern bei Säureverätzungen oder verdünnter Essigsäure oder Zitronensaft bei Laugenverätzungen)

Chirurgisch
- Fundoplikatio bei Kardiainsuffizienz, wenn konservative Maßnahmen unzureichend sind
- Hohe Vagotomie bei intrathorakaler Säureproduktion zusätzlich zu sekretionshemmenden Medikamenten

Frage 4.10: Lösung E

Zu (A)
Bei der **perniziösen Anämie** mit chronisch-atrophischer Gastritis besteht eine histaminrefraktäre Anazidität und eine wahrscheinlich durch Autoantikörper ausgelöste Atrophie der Schleimhaut im Korpus-Fundus-Bereich des Magens mit verminderter oder sistierender Intrinsic-factor-Produktion. Magenkarzinome treten gehäuft auf.

Zu (B)
Magenpolypen sind oftmals Zufallsbefunde bei röntgenologischen oder gastroskopischen Untersuchungen. Gestielte Fibroadenome können entarten. Als Peutz-Jeghers-Syndrom wird die Kombination intestinaler Polyposis und Pigmentation der Schleimhaut bezeichnet.

Zu (C)
Bei der **gigantischen Faltenhyperplasie** (Ménétrier-Krankheit) findet man einen zystenartigen Umbau der verdickten Mukosa. Es besteht die Neigung zur malignen Entartung.

Zu (D)
Nach einer **Billroth-II-Operation** werden häufig nach mehr als 15 Jahren Anastomosenkarzinome beobachtet. Eine Neigung zur Entartung von Magendivertikeln ist nicht bekannt.

Frage 4.11: Lösung E

Die Klinik der **Lungenfibrose** ist gekennzeichnet durch progressive Dyspnoe mit Hyperventilation bei einem zyanotischen Patienten ohne Zeichen einer Herzinsuffizienz oder Atemwegsobstruktion. Weitere Charakteristika sind Trommelschlegelfinger und auskultatorisch diffuses Knisterrasseln.

Röntgenologisch steht eine milchige Trübung der Lungenfelder, besonders im Bereich der Untergeschosse, verstärkte Streifenzeichnung und Hochstand der Zwerchfelle im Vordergrund. Innerhalb der verschatteten Bezirke sind miliare Tüpfelung und multiple rundliche Aufhellungen zu finden.

Gebräuchliche gastroenterologische Klassifikationen

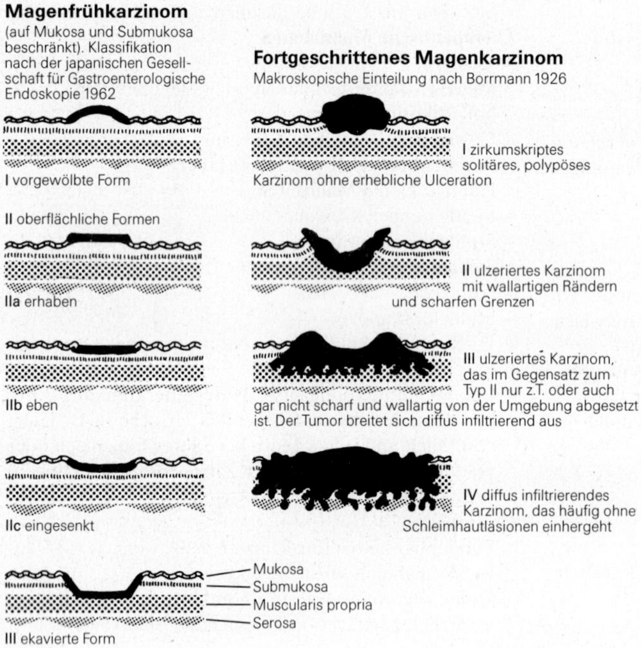

Magenfrühkarzinom
(auf Mukosa und Submukosa beschränkt). Klassifikation nach der japanischen Gesellschaft für Gastroenterologische Endoskopie 1962

I vorgewölbte Form

II oberflächliche Formen

IIa erhaben

IIb eben

IIc eingesenkt

III ekavierte Form

— Mukosa
— Submukosa
— Muscularis propria
— Serosa

Fortgeschrittenes Magenkarzinom
Makroskopische Einteilung nach Borrmann 1926

I zirkumskriptes solitäres, polypöses Karzinom ohne erhebliche Ulceration

II ulzeriertes Karzinom mit wallartigen Rändern und scharfen Grenzen

III ulzeriertes Karzinom, das im Gegensatz zum Typ II nur z.T. oder auch gar nicht scharf und wallartig von der Umgebung abgesetzt ist. Der Tumor breitet sich diffus infiltrierend aus

IV diffus infiltrierendes Karzinom, das häufig ohne Schleimhautläsionen einhergeht

Abb. 4.6. Gastroenterologische Tumoren (aus Droste/v. Planta, Memorix, edition medizin)

F 87
Frage 4.12: Lösung B

Die **chronische Gastritis** ist eine morphologische Diagnose. Folgende histologische Formen können unterschieden werden:

Oberflächengastritis
Hierbei kann man in der Lamina propria mucosae infiltrierende Lymphozyten, Plasmazellen, Leukozyten und eosinophile Leukozyten finden. Entsprechend ihres Schweregrades wird eine Klassifikation in leichte, ausgeprägte und schwere Oberflächengastritis vorgenommen.

Chronisch-atrophische Gastritis
Die chronisch-atrophische Gastritis ist charakterisiert durch das Verschwinden der Haupt-, Parietal- und Belegzellen der Korpusschleimhaut. Daneben kann es zu einer Umwandlung der Drüsen in mukoide Drüsen kommen (Umbaugastritis), wobei die Dicke der Schleimhaut abnimmt.
Außerdem findet sich eine Metaplasie, wobei im Drüsenepithel Becherzellen und Paneth-Zellen sowie bürstentragende Zellen im Bereich der Leistenspitzen nachgewiesen werden können. Krypten- und Zottenareale überwiegen. Dabei kommt es zu einer Funktionsumstellung, indem die Sekretion durch Resorption ersetzt wird.

Zu (B)
Die **Extrauteringravidität** geht häufig mit Blutungen einher. Die Schmerzen sind häufig einseitig im Unterbauch lokalisiert und können bis in die Schultern ausstrahlen. Beim Tubarabort sind die Schmerzen schleichend, bei der akuten Tubarruptur bestehen akute Schmerzen.
Zu (A)
Bei der akuten **Appendizitis** besteht im Vergleich zum geschilderten Fall ein Druckschmerz im Bereich des Abdomens, häufig am McBurney-Punkt, ein Loslaßschmerz, Abwehrspannung. Außerdem findet sich oft eine Leukozytose.
Zu (C)
Morbus Crohn beginnt beim Jugendlichen typischerweise mit krampfartigen intermittierenden Schmerzen im rechten Unterbauch und Durchfall. Daneben imponieren Gewichtsverlust, Müdigkeit, Abgeschlagenheit, Appetitlosigkeit und Fieber. Die BSG ist erhöht, die Leukozyten bei leichter Anämie vermehrt.
Zu (D)
Bei der **akuten Pankreatitis** ist der abdominelle Schmerz das Hauptsymptom. Daneben imponieren Übelkeit, Erbrechen, Meteorismus, Subileus, Fieber, Abwehrspannung. In einigen Fällen treten auch Schock, Ikterus und Aszites auf.

H 87
Frage 4.13: Lösung E

Die geschilderte Erkrankung entspricht mit ihren Symptomen am ehesten einer **Gastroenteritis** vermutlich viraler Genese. Die Erkrankung tritt häufig sporadisch und endemisch auf.
Oft sind Erreger Rotaviren, seltener sind ECHO-, Coxsackie-, Adeno- und Astroviren.

Symptome
Es besteht eine kurze Inkubationszeit von 1–2, maximal 4 Tagen, wobei es plötzlich zu
– Übelkeit,
– Schwindel, Erbrechen,
– abdominelle Koliken,
– wäßrige Durchfälle,
– Kopfschmerzen und
– Myalgien kommt.
Daneben imponieren machmal Fieber (50–60%).
Auch Respirationstrakt und Zentralnervensystem können betroffen sein (vor allem bei Rotaviren).
Der Verlauf reicht von spontaner Heilung nach 2–3 Tagen bis zu Todesfällen, die meist als Folge einer Dehydratation und Hypernatriämie auftreten.
Eine spezifische Therapie ist in der Regel nicht notwendig. Vor allem bei Säuglingen und Kleinkindern ist auf ausreichende Flüssigkeits- und Elektrolytzufuhr zu achten.

F 82
Frage 4.14: Lösung C
H 87
Frage 4.15: Lösung E
Frage 4.16: Lösung E

Gemeinsamer Kommentar

Das Ulcus ventriculi (et duodeni) ist definiert als umschriebener Schleimhautdefekt mit Zerstörung der Muscularis mucosae.
Es zeigt größtenteils norm- bis anazide Säureverhältnisse im Gegensatz zum Ulcus duodeni mit Hyperazidität.
In 10–15% der Fälle sieht man eine maligne Entartung, deshalb ist eine Gastroskopie mit Biopsie unbedingt erforderlich!
Häufig sind Blutungen aus peptischen Ulzera (meist Ulcus duodeni). Beim Zollinger-Ellison-Syndrom (= Nicht-Betazellpankreasinseltumor = Gastrinom mit übermäßiger Gastrinsekretion und vermehrter Magensäurebildung) findet man Ulzera bis zu 30% an untypischer Stelle wie Ösophagus, postbulbär, jejunal.
Das häufigste Symptom des Magenulkus ist ein scharf umschriebener Schmerz, meist in der Medianlinie (zuweilen auch links davon) des Epigastriums gelegen, palpatorisch auf Fingerkuppengröße beschränkt. Fast nie besteht Übelkeit, Erbrechen mit Druckgefühl kommt allenfalls bei stenosierenden Prozessen (Magenulkusstenose z.B.) vor.
In 80% der Fälle Lokalisation des Magenulkus an der **kleinen Kurvatur,** insbesondere **Antrum** und Angulus.
Selten sind Ulzera an der großen Kurvatur und dort immer verdächtig auf Magenkarzinom.
Zu den akuten Komplikationen des Ulcus ventriculi gehören:
– Blutung mit Hämatemesis und Meläna
– Perforation mit Schocksymptomatik
Spätkomplikationen sind:
– Narbige Stenosen
– Sanduhrmagen
– Penetration in benachbarte Organe
– Entartung (Magenkarzinom)

Frage 4.17: Lösung D

Kaffeesatzartiges Erbrechen tritt vor allem bei Ulcus duodeni, Ulcus ventriculi, erosiver Gastritis, Ösophagusvarizen und Mallory-Weiss-Syndrom auf. Die angegebenen Erkrankungen machen 90% der Fälle aus. Ferner zu erwähnen sind: Magenkarzinom, Ösophagitis und Ulcus pepticum jejuni. Vgl. auch Kommentar zu Frage 4.21.

Zu (5)
Achylie: Fehlen der gesamten Sekretbildung im Magen, Anazidität, Achlorhydrie.

Frage 4.18: Lösung E

Zu (2)
Flüssigkeitsverlust durch Erbrechen und mangelnde Einfuhr.
Zu (3) und (4)
Adynamie und Benommenheit durch Exsikkose und Hypokaliämie.
Zu (5)
Flache Atmung ist typisch bei Alkalosen (respiratorische Kompensierung: vermindertes Abrauchen von CO_2)
Zu (1)
Typisch bei Azidosen (z.B. Coma diabeticum). Tagelanges Erbrechen führt zur metabolischen Alkalose durch Verlust an Magensäure, Cl^-, K^+.

Frage 4.19: Lösung D

Zu (1) und (2)
Erhöhter BZ ist nicht typisch, der BZ ist normal bis erniedrigt. Serum-Bilirubin ist im Normbereich!
Zu (3)
Der Serumharnstoff ist erhöht durch Katabolismus.
Zu (4)
Standardbikarbonat erhöht und Basenüberschuß stark positiv deuten auf metabolische Entstehung der Alkalose hin.
Zu (5)
Hypokaliämie durch Erbrechen und mangelnde Zufuhr bedingt.

Frage 4.20: Lösung C

Zu (1)
Die Magensonde dient der bilanzierten Ernährung mit Sondenkost.
Zu (2)
Natriumbikarbonatinfusion wäre falsch, da Bicarbonat erhöht.
Zu (3)
Für die Infusion eines Lipidinsulingemisches ist keine Indikation vorhanden, es kann zur Mastkur verwandt werden (depotfettbildende Wirkung des Insulins).
Zu (4)
Volumenauffüllung zwecks Rehydratation (ZVD-Kontrolle!).
Weitere Maßnahme nach (1) und (4) wäre Ausgleich des K^+- und Cl^--Defizits.

Frage 4.21: Lösung B

Nach Palmer et al. setzen sich die Ursachen für eine massive obere gastrointestinale Blutung wie folgt zusammen:

Ulcus duodeni	27%
Ulcus ventriculi	12%
Ösophagusvarizen	20%
erosive Gastritis	12%
erosive Ösophagitis	7%
Mallory-Weiß-Syndrom	5%
Anastomosenulkus	3%
Magenkarzinom	1%
andere Ulzera	4%
ohne Diagnose	9%

Frage 4.22: Lösung A

Zu (A)
Sekretin hemmt die Magensäureproduktion (ebenso wie Pankreozymin-Cholezystokinin) und steigert die Elektrolyt-, Bikarbonat- und Wassersekretion des Pankreas.
Zu (B)
Histamin wird vorwiegend in den Mastzellen der Mukosa gespeichert. Durch entsprechende Einflüsse (z. B. allergische Reaktionen) kann Histamin freigesetzt werden und gelangt zu den spezifischen Rezeptoren der Belegzellen (H_2-Rezeptoren), wodurch die Produktion von HCl in Gang kommt.
Zu (C)
Die **Gastrinfreisetzung** erfolgt
1. im Antrum durch Nahrungskontakt, gelangt auf dem Blutweg zu höheren Magenabschnitten und bewirkt dort HCl-Sekretion.
2. psychisch-nerval über N. vagus durch Azetylcholinfreisetzung ⇒ Gastrin ⇒ HCl-Produktion.

Zu (D)
Eine Hypogklykämie durch **Insulin** führt zu einer verstärkten Aktivität des N. vagus, der wiederum eine verstärkte Säuresekretion hervorruft. **Atropin** wirkt dementsprechend hemmend auf die Belegzellen.
Zu (E)
Methylxanthine, vor allem Koffein, führen schon bei peroraler Aufnahme zur gesteigerten Magensaftsekretion.

Frage 4.23: Lösung C

Das **Mallory-Weiß-Syndrom** ist in etwa 5 bis 8% der Fälle Ursache einer akuten Blutung, oft mit Hämatemesis im Anschluß an intensives Husten oder Erbrechen. Häufig wird es bei Alkoholikern beobachtet.
Es besteht in der Regel eine ösophagogastrische Hiatushernie. Makroskopisch sind längs verlaufende Einrisse der Mukosa und Submukosa im Kardiagebiet in einer Ausdehnung von 2–5 cm erkennbar. Die proximale Begrenzung liegt bei 3 cm distal der Ösophagus-Magen-Schleimhautgrenze und greift nicht auf den Ösophagus über. Meist liegt der Riß dorsal.
Die Diagnose erfolgt ösophagoskopisch, selten radiologisch. Therapie mit Eiswasserspülung. In etwa 20% der Fälle muß der Riß operativ verschlossen werden.

Frage 4.24: Lösung E

Unter **Dumpingsyndrom** versteht man einen Zustand, der bei Magenoperierten nach Einnahme bestimmter Speisen auftritt.
Darmsymptome: Blähung, Völlegefühl, Nausea, Hyperperistaltik, Diarrhö.
Vasomotorische Symptome: Schwäche, Schwindel, Schweißausbruch.
Spätdumping: (etwa 2 Stunden postprandial)
Durch die verkürzte Passage- und Resorptionszeit erfolgt überreaktive Insulinsekretion mit reaktiver Hypoglykämie. Blutzuckerabfälle von über 60 mg% sind möglich.
Frühdumping: (1/2–1 Std. postprandial)
Nach kohlenhydratreicher Kost erfolgt Blutüberfüllung des Splanchnikusgebietes mit symptomatischer Hypotonie.
Auftreten vorwiegend nach Billroth-II-Resektion. Gelegentlich muß bei ausgeprägter Dumpingsymptomatik eine Billroth-II-Resektion in eine Billroth-I-Resektion umgewandelt werden.
Zu (C) und (D)
Diät sollte in mehreren kleineren Mahlzeiten mit geringerem Kohlenhydratanteil bestehen. Antazida bei Ulkuserkrankten mit hohem Säureanteil.
Zu (E)
Bleiben die Beschwerden auch nach entsprechender diätetischer und medikamentöser Therapie bestehen, muß eine Umwandlung in eine Billroth-I-Resektion erwogen werden, da hierbei der Übertritt von Speisen aus dem Magen in das Jejunum nicht so sturzartig erfolgt. Bei der Billroth-I-Operation ist zwischen Magen und Jejunum noch das Duodenum zwischengeschaltet und dient als Reservoir.

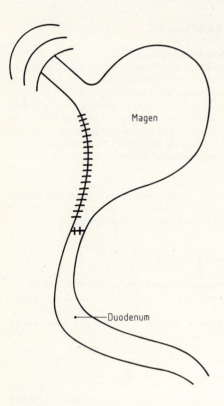

Abb. 4.7. Schematische Darstellung einer Billroth-I-Resektion

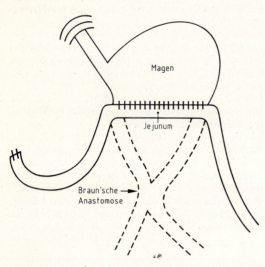

Abb. 4.8. Schematische Darstellung einer Billroth-II-Resektion

Frage 4.25: Lösung D

Zu (2) und (5)
Bei Verätzungen mit **Laugen** (Kolliquationsnekrose = tiefe, einschmelzende Nekrose) oder Säuren (Koagulationsnekrose = weniger tiefe, verschorfende Nekrose) ist eine Magenspülung ohne endotracheale Intubation streng kontraindiziert, da die Gefahr der Aspiration mit folgender Pneumonie bzw. akutem Lungenversagen besteht. Die Laugenverätzung manifestiert sich vorwiegend im Ösophagus, die **Säureverätzung** in der kleinen Magenkurvatur. Systemisch machen **beide** eine metabolische **Azidose!**
Zu (3)
Bewußtlose Patienten sind vor der Magenspülung zu intubieren, Gefahr der Aspiration.

F 85
Frage 4.26: Lösung B
Frage 4.27: Lösung A
F 82
Frage 4.28: Lösung E
H 81
Frage 4.29: Lösung D

Gemeinsamer Kommentar

Das **Ulcus duodeni** auslösende Faktoren sind:
Zu (2)
Medikamente: Salizylate, Kortison und ACTH, Phenylbutazon, Indometacin, Zytostatika, Nikotin, Alkohol, Koffein.
Zu (3) und (4)
Als **Streßulkus** (Ausschüttung von ACTH und Kortison) nach Unfällen mit Polytraumatisierung, Operationen, Verbrennungen, psychischen Konfliktsituationen.
Begleiterkrankung bei: Leberzirrhose und portokavalem Shunt, chronischer Verschlußikterus und primär biliärer Zirrhose, chronische Pankreatitis, Polycythämia vera, Zollinger-Ellison-Syndrom, Hyperparathyreodismus, Lungenemphysem, PcP u.a.
Mit Hilfe der fraktionierten **Magensaftanalyse** kann die Säuresekretion gemessen werden. Die überwiegende Mehrzahl der Ulcus-duodeni-Patienten weist dabei eine Hyperchlorhydrie auf (Basalsekretion über 5 mmol HCl/h; stimulierte Sekretion über 35 mmol HCl/h), die Magensäuresekretion kann jedoch auch im unteren Normbereich liegen.
Ein Ulcus duodeni entartet nach Siegenthaler et al. fast nie, in 0,035% der Fälle liegt einem Duodenalulkus ein maligner Prozeß (ein in das Duodenum eingebrochenes Pankreaskarzinom, ein malignes Lymphom oder Schleimhautmetastasen) zugrunde. Beim Magenulkus dagegen muß mit einer Entartung in 1–2% der Fälle gerechnet werden.

Die **Ulkusblutung** zeigt sich durch Hämatemesis oder Meläna und kommt bei Magen- und Duodenalulzera etwa gleich häufig vor. Die Letalität ist abhängig von der Blutungsintensität und liegt bei 5–20%.
H_2-Rezeptorenantagonisten wirken durch Hemmung der Histaminrezeptoren an der Parietalschleimhaut inhibitorisch auf die Säureproduktion. In einer Dosierung von 5×200 mg Cimetidin wird die Abheilung des Ulkus beschleunigt, durch eine Erhaltungsdosis von 400 mg wird Ulkusrezidiven vorgebeugt. Ranitidin ist ebenfalls ein H_2-Rezeptorenantagonist. Daneben wird Sucralfat, ein alkalisches Aluminiumsucrosesulfat, zur Rezidivprophylaxe eingesetzt.
Beim **Zollinger-Ellison-Syndrom** findet man extrem hohe, basale Säurewerte mit dadurch bedingten Ulcera duodeni.
Akute Komplikationen des Ulcus duodeni sind:
– Blutung (Hämatemesis und Meläna) und Schockgefahr
– Perforation
Zu den **Spätkomplikationen** gehören:
– Magenausgangsstenose durch narbige Veränderungen in Pylorusnähe
– Penetration des Ulkus in Nachbarorgane
Zu 4.28 (A) und (C)
Typisch bei Anorexia nervosa.
Zu (B)
Ulkuskranke sind meist asthenisch.
Zu 4.29 (1) und (5)
Treffen nicht zu. **Acetyldigoxin** hat sein Resorptionsmaximum bei pH (Magen) 2–4; Duodenalulzera entstehen durch Hyperazidität des Magensaftes.

[F 82]
Frage 4.30: Lösung C

Die **chronisch-atrophische Gastritis** zeigt:
Zu (A)
Ein erhöhtes Karzinomrisiko des Magens.
Zu (B)
In 10–20% der Fälle 7-S-Autoantikörper gegen Belegzellen und
Zu (D)
teilweise auch Autoantikörper gegen Intrinsic factor mit Entwicklung einer B_{12}-Mangelanämie (perniziöse Anämie).
Zu (E)
Die **MAO** (maximal acid output), das ist die Säuremenge nach maximaler Stimulation mit Pentagastrin (der Nachweis erfolgt aus der fraktionierten Magensaftanalyse), ist bei atrophischer Gastritis geringer als 5 mval/Stunde.
Die **atrophische Gastritis** geht mit einer Sub- bis Anazidität einher.
Zu (C)
Das Auftreten eines Ulcus duodeni ist daher unwahrscheinlich.

[F 81]
Frage 4.31: Lösung C
[F 82]
Frage 4.32: Lösung B
[H 86]
Frage 4.33: Lösung D
[H 86]
Frage 4.34: Lösung E
[F 88]
Frage 4.35: Lösung C
[F 87]
Frage 4.36: Lösung A
[F 86]
Frage 4.37: Lösung E

Gemeinsamer Kommentar

Als Ursachen einer **Leberzirrhose** kommen folgende auslösende Erkrankungen in Betracht:

Biliäre Ursache:	Sekundär biliäre Zirrhose, Mukoviszidose, Gallengangsstenosen, Strikturen
Toxische Ursache:	Alkohol, Medikamente (Isoniazid, Methotrexat, Methyldopa)
Vaskuläre Ursache:	Budd-Chiari-Syndrom, kardiale Zirrhose
Infektiöse Ursache:	Hepatitis B, Non A-/Non B-Hepatitis
Autoimmune Ursache:	Autoimmune chronisch aktive Hepatitis, primär biliäre Zirrhose
Metabolische Ursache:	Morbus Wilson (kongenitale Kupferspeicherkrankheit), Hämochromatose, Galaktosämie, Glykogenose Typ IV, α-Antitrypsinmangel (α_1-Antitrypsin ist ein Glykoprotein, ein Trypsininhibitor, der 80–90% des α_1-Globulins im Serum ausmacht. Bei einem Gehalt von weniger als 10% entsteht eine Leberzirrhose und/oder ein Emphysem und eine cholestatische Hepatitis.

Die Leberzirrhose wird in der BRD am häufigsten durch Alkoholabusus hervorgerufen, in etwa 40–50% aller Fälle. Als zweithäufigste Ursache kommt die posthepatische Leberzirrhose bei HBsAg- positiver oder Non-A-Non B chronisch aktiver Hepatitis in Betracht (in etwa 20–30% der Fälle).
Der durchschnittliche Alkoholverbrauch beträgt in der BRD ca. 11–12 Liter pro Jahr. Das Vorkommen einer Leberschädigung ist abhängig von der Dauer des Alkoholgenusses und der zugeführten Menge.

Das **Leberzirrhoserisiko** ist **erhöht** bei einer täglich zugeführten Alkoholmenge von
● 60 g beim Mann
● 20 g bei der Frau

Ein **sehr hohes Leberzirrhoserisiko** liegt bei einem Alkoholgenuß von **mehr als 180 g pro Tag** über mehrere Jahre vor. Vermutlich spielen jedoch noch andere Faktoren bei der Entstehung einer alkoholbedingten Leberzirrhose eine Rolle, da nicht alle Patienten mit einem solch hohen Alkoholabusus erkranken.

Die **primär biliäre Leberzirrhose** stellt das Endstadium einer chronischen, nicht-eitrigen destruierenden Cholangitis dar und ist ein eigenständiges Krankheitsbild mit typischer Morphologie und Immunserologie.

Die Ätiologie der Erkrankung ist unklar, möglicherweise handelt es sich um eine Autoimmunkrankheit. Primär sind **Frauen** im Alter von **50–60 Jahren** betroffen, das Geschlechtsverhältnis beträgt 10:1.

Typische Symptome: Allgemeinbeschwerden, dyspeptische Zeichen, Juckreiz, Ikterus, Stuhlentfärbung, Milz- und Lebervergrößerung. Ösophagusvarizen und Aszites sind Spätsymptome.

Laborparameter: Erhöhung der cholestasetypischen Enzyme (alkalische Phosphatase, γ-GT, 5-Nucleotidase), erhöhter Kupfergehalt, Elevation der Phospholipide und des Gesamtcholesterins, insbesondere das sog. Lipoprotein X (LPX) ist regelmäßig nachweisbar. γ-Globulin und IgM-Fraktion sind regelmäßig erhöht. Serologischer Nachweis von **AMA (antimitochondrialer Antikörper)** im Serum (in 90% der Fälle).

Die vermutliche Autoimmungenese der Erkrankung erklärt die Assoziation folgender Krankheitsbilder:

- **Sicca- und Sjögren-Syndrom**
  - Autoimmunthyreoditis
- **Immunkomplexkapillaritis**
  - Renal tubuläre Azidose
  - Rheumatoide Arthritis
- **Interstitielle Lungenfibrose**
  - Sklerodermie
  - Polymyositis
  - CRST-Syndrom (Calcinosis cutis, Raynaudsche Gangrän, Sklerodermie, Teleangiektasien)

Stoffwechselstörung der Aminosäuren bei fortgeschrittener Leberzirrhose

Die Leber synthetisiert alle nicht essentiellen Aminosäuren. Daneben erfolgt auch der Abbau der aromatischen Aminosäuren (z.B. Tyrosin, Phenylalanin) ausschließlich in der Leber. Die verzweigtkettigen Aminosäuren dagegen werden in der Muskulatur abgebaut. Beim Abbau der Aminosäuren in der Leber wird Ammonium frei, das durch Überführung in Harnstoff entgiftet und renal ausgeschieden wird. Übrig bleibt das C-Skelett der Aminosäuren, das in Glukose und Ketokörper transformiert wird.

Folgende 3 Formen der Aminosäurestoffwechselstörung werden unterschieden:

- Durch den verminderten Abbau der **aromatischen Aminosäuren** kommt es zu einem konsekutiven Anstieg der Plasmakonzentration.
- Es entstehen auf Alternativwegen atypische Metaboliten (z.B. aus Histidin vasoaktive Imidazolderivate oder aus Methionin Mercaptan).
- Die **verzweigtkettigen Aminosäuren** nehmen ab, da sie vermehrt in der Muskulatur abgebaut werden. Dieser Mechanismus ist wahrscheinlich durch Hyperinsulinismus bedingt, denn Insulin wird bei der Leberzirrhose nur unzureichend abgebaut.

Therapie der Leberzirrhose

Eine kausale Therapie der Leberzirrhose ist nicht bekannt. **Steroide** sind kontraindiziert.

Zur symptomatischen Behandlung kommen in Frage:

- Gabe von Penicillamin zur Senkung des Kupfergehaltes der Leber
- Cholestyraminapplikation zur Besserung des Juckreizes (durch Bindung von Gallensäure im Darm wird der enterohepatische Kreislauf unterbrochen)
- Substitution der Vitamine A, D, E und K und Calzium
- ggf. Alkoholabstinenz
- Aderlaßbehandlung bei Hämochromatose
- Therapie des Aszites (Diuretikagabe, Punktion)
- Behandlung der Ösophagusvarizenblutung (vgl. Kommentar zu Frage 4.39)
- ggf. chirurgische Therapie (z.B. Lebertransplantation)

Prognose

Die Prognose ist schlecht.

Die Dreijahresüberlebensquote bei Leberzirrhosen alkoholischer Genese beträgt ca. 42%, bei nichtalkoholischer Genese 34%, bei dekompensierter Leberzirrhose 24% (Zahlen nach Siegenthaler, Innere Medizin). 2/3 aller Patienten mit Leberzirrhose sterben an einer Enzephalopathie.

Zu 4.37 (E)

Im Gegensatz zur primär biliären Leberzirrhose entwickelt sich die **sekundär biliäre Zirrhose** als Folge eines extrahepatischen mechanischen Gallengangverschlusses und/oder einer chronisch eitrigen Cholangitis, wenn die Behinderung des Gallenganges durch Gallenstein, Tumor oder Striktur nicht innerhalb eines bestimmten Zeitraumes beseitigt wird (3–6 Monate).

Frage 4.38: Lösung D

Durch Einwirkung von Darmbakterien (Urease) auf stickstoffhaltigen Darminhalt (Proteine) wird **Ammoniak** gebildet.

Ammoniakelimination durch:
a) **Laktulose:** Laktulose gelangt unverdaut in den Dickdarm. Hier wird es durch zuckerspaltende Bakterien zu Milchsäure und kleinen Mengen Essig- bzw. Ameisensäure gespalten. Durch Dissoziation fällt bei einer Ansäuerung des Darminhalts die NH_3-Konzentration bei simultanem Anstieg von NH_4^+.
b) **Darmsterilisation:** Mithilfe nicht resorbierbarer Antibiotika wie Neomycin oder Paromomycin wird eine Erniedrigung des Ammoniakspiegels im Blut erreicht.

Weitere therapeutische Maßnahmen bei Leberkoma:
– Eiweißrestriktion
– Bilanzierung des Salz-Wasser- und Säure-Basen-Haushaltes

[H 86]
Frage 4.39: Lösung D
Frage 4.40: Lösung C
Frage 4.41: Lösung E

Gemeinsamer Kommentar

All die Erkrankungen können Ösophagusvarizen auslösen, die eine portale Hypertension verursachen.

Dazu werden unterschieden:
A) **Prähepatischer Block:** z.B. Pfortaderthrombose, Lymphgranulom
B) **Intrahepatischer Block:**
 ● **präsinusoidal:** z.B. Leberfibrose, Schistosomiasis
 ● **postsinusoidal** z.B. Leberzirrhose
C) **Posthepatischer Block.** z.B. Budd-Chiari-Syndrom (Verschluß der größeren Lebervenenäste, Rechtsherzinsuffizienz, Pericarditis constrictiva)

Zu 4.40 (1)
Die Vena portae steht in Verbindung mit dem **Ösophagusvenengeflecht** durch die Vena gastrica dextra. Ist der Blutdurchfluß durch die Leber nicht gewährleistet, staut sich das Blut zurück bis in die Ösophagusvenen. Daraus entstehen Varizen, die erodieren können und bei geringen Anlässen aufbrechen und zu lebensgefährlichen Blutverlusten führen können.
Zu (2)
Durch den Rückstau des Blutes in der Vena portae wird Flüssigkeit in die freie Bauchhöhle gepreßt, die zu **Aszites** führt.
Zu (3)
Spider Nävi sind als Folge einer Leberzirrhose, jedoch nicht des Pfortaderhochdruckes anzusehen. Dies sind Gefäßsternchen mit zentral pulsierender Arteriole. Häufig kommen diese Erscheinungen im Kragenausschnitt sowie am Gesicht, Hals, Schulter und Rücken vor.
Zu (4)
Durch den **Pfortaderhochdruck** staut sich das Blut auch in der Milzvene, wodurch es zur **Splenomegalie** kommt.

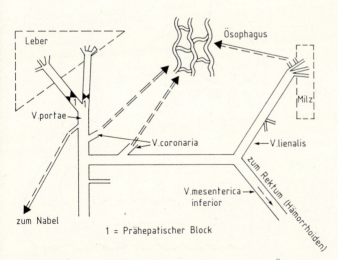

Abb. 4.9. Schematische Darstellung der Entstehung von Ösophagusvarizen

Zu (5)

Der Blutabfluß der **Unterschenkelvenen** erfolgt über die V. iliaca externa und über die V. iliaca communis in die V. cava inf. in den rechten Vorhof und wird durch einen Pfortaderhochdruck nicht betroffen.

Zu 4.41

Das röntgenologische Bild zeigt die typischen länglichen Füllungsdefekte, die sich vor allem suprakardial gut darstellen und für **Ösophagusvarizen** sprechen.

Zu (A)

Das **Ösophaguskarzinom** stellt sich röntgenologisch als Wandstarre und Konturunregelmäßigkeit mit unregelmäßigen Füllungsdefekten dar.

Zu (B)

Die **Ösophagitis** kann meist nur endoskopisch bzw. durch Probeexzision nachgewiesen werden.

Zu (C)

Ösophagitis durch Laugenverätzung ist durch hochgradige Strikturen gekennzeichnet, wobei die physiologischen Engen besonders betroffen sind.

Frage 4.42: Lösung C

Die **Leberblindpunktion** hat ihr Indikationsgebiet bei folgenden Lebererkrankungen:
– Fettleber
– Akute Hepatitis
– Funktionelle Hyperbilirubinämie
– Zur Aktivitätskontrolle laparoskopisch gesicherter chronischer Hepatitiden und Leberzirrhosen

Kontraindikationen sind:
– Hämorrhagische Diathesen jeglicher Art
– Quick-Wert unter 50%
– Cholangitis
– V. a. Metastasenleber
– Verschlußikterus
– Peritonitis
– Hämangiome
– Zysten im Bereich der Leber (z. B. Echinokokkuszysten)

Das Komplikationsrisiko beträgt bei regelrechter Anwendung 0,05%, das Letalitätsrisiko 0,02%.

Frage 4.43: Lösung C

Eine **reduzierte Eiweißzufuhr** ist unbedingt bei Leberzirrhose mit Enzephalopathie induziert, da als Ursache die Bildung von Ammoniak, pathologischen Aminosäurestoffwechselprodukten und falschen Neurotransmittern in Frage kommt.

Ammoniak entsteht unter bakterieller Einwirkung (Ureasen) aus eiweißhaltigen Substanzen (Nahrungseiweiß, Blut) vorwiegend im **Kolon.**

Ammoniak und auch andere Substanzen wie Amine und Phenole werden durch die geschädigte Leber nicht mehr entgiftet und gelangen unter Umgehung der Leber über den großen Kreislauf in das Gehirn (portokavale Enzephalopathie).

Die schädigende Wirkung des Ammoniaks liegt wahrscheinlich in einer Interferenz mit dem Gehirnstoffwechsel begründet.

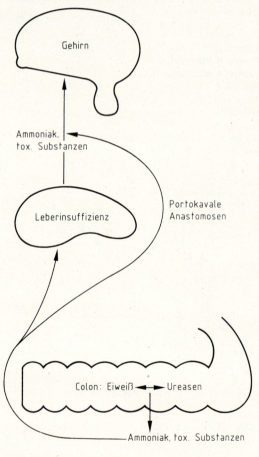

Abb. 4.10. Ammoniakbildung und Angriffsort

2 Mechanismen werden diskutiert:
- entweder eine vermehrte Bildung des Ammoniaks an Glutaminsäure
- oder eine reduktive Aminierung der α-Ketoglutarsäure.

Beide Reaktionen führen zu einer vermehrten Glutaminproduktion.
Der pathologische Wert für Ammoniak liegt bei über 80 µg/100 ml (47µmol/l).

Empfehlung bei leichter hepatischer Enzephalopathie
- Begrenzte Eiweißzufuhr ca. 20–40 gr/die, daneben Gabe von Neomycin, Lactulose und Laxanzien (vgl. auch Kommentar zu Frage 4.38)

Empfehlung bei schwerer hepatischer Enzephalopathie
- Totale Eiweißkarenz, daneben Neomycin, Lactulose, Laxanzien, parenterale Ernährung, Kalorien- und Elektrolytsubstitution.

Außerdem kommen folgende Therapiemöglichkeiten ggf. in Frage:
- Steroidtherapie
- Bromocriptin
- L-Dopa
- Kolonbypass
- Applikation spezieller Aminosäurelösungen
- Lebertransplantation

Frage 4.44: Lösung D
H 87
Frage 4.45: Lösung C
Frage 4.46: Lösung D
H 86
Frage 4.47: Lösung B
F 86
Frage 4.48: Lösung A

Gemeinsamer Kommentar

Das **primäre Leberkarzinom** entsteht meist in Leberzirrhosen. Ca. 4–10% der an Leberzirrhose Erkrankten entwickeln ein Leberkarzinom.
Man unterscheidet das Leberzellkarzinom (Hepatom) in zwei Formen:
1. Multilokuläre (bei 80% vorher bestehende Zirrhose)
2. Monolokuläre (bei 20% vorher bestehende Zirrhose) (nach Hegglin).

Häufigkeit
In unseren Breiten relativ selten mit einer Inzidenz von 2:100000. In Mittelmeerländern und Afrika sowie in Ostasien bedeutend häufiger mit ca. 20:100000. Mann/Frau = 3:1. Manifestationsalter meist zwischen 50 und 70 Jahren. In Afrika nicht selten schon mit 30 und 40 Jahren.

Ätiologie
- Leberzirrhoseerkrankte
- HBsAG-Positive (ca. 25% der Pat. mit Leberkarzinom sind HBsAg-positiv – Gesamtbevölkerung etwa 0,1%)
- Pflanzenalkaloide, Mykotoxine (Aflatoxine)

Befunde
- Lebervergrößerung, druckschmerzhaft
- Aszites, Ikterus

Metastasierung erfolgt frühzeitig lymphogen und hämatogen. Die Tumoren neigen zum Einbruch in Pfortader- und Lebervenenäste, die meist beträchtlich erweitert sind. Bevorzugte Metastasierung in das Skelettsystem und in die Lungen. Mikroskopisch weist das Leberzellkarzinom einen trabekulären, azinären oder anaplastischen Bau auf.

Diagnostik
Die Bestimmung des α-**Fetoproteins**, eines karzinofetalen Antigens ist von Bedeutung, da es in ca. 75–80% der Fälle erhöht ist. (Hodentumoren embryonaler Herkunft in 80% der Fälle erhöht).
- Sonographie
- Computertomographie
- Angiographie
- Laparoskopie

Therapie
- Zytostatische Therapie
- Ligatur der A. hepatica
- Evtl. Lebertransplantation

Prognose
Schlecht, mittlere Überlebensrate ca. 6 Monate.

Zu 4.44 und 4.45
Das **Gallengangskarzinom** (Cholangiom) unterscheidet sich in der Symptomatik unwesentlich vom Hepatom, jedoch liegt **keine Zirrhose** vor.
Bei fortgeschrittenen Zirrhosen erkennt man bereits makroskopisch auf der blutarmen Schnittfläche ein graurotes Bindegewebsnetz, das regelmäßige Leberparenchymbezirke in Form runder oder ovoider Körner abgrenzt, die sogenannten **Pseudoacini** (-lobuli), stecknadelkopf- bis erbsgroß.
Mikroskopisch erkennt man neben der Abschnürung von kleinen Gallengängen an anderer Stelle **Gallengangswucherungen** (Cholangiolen), aus duktulären Zellen aufgebaute Zwischen- oder Schaltstücke der Gallengänge.
Zu 4.46 (D)
Tritt auf bei Hepatitis B, hat entscheidende Bedeutung bei der Übertragung z. B. gelegentlich bei chronischer Hepatitis und gestörter Immunabwehr.

Frage 4.49: Lösung C

Die **akute Leberdystrophie** (fulminante Hepatitis, akute Lebernekrose) kommt als Folgekomplikation der Hepatitis vor und hat eine schlechte Prognose.
Klinik: intensiver Ikterus, **Lebergröße und Leberkonsistenz vermindert,** Foetor hepaticus, Abdomen schwillt an, evtl. Aszites, kolikartige Leibschmerzen, Blutdruck und Harnausscheidung vermindert, Somnolenz, Temperaturerhöhung, Übelkeit und Erbrechen.
Bei fulminantem Verlauf der Lebernekrose kann ein Mangel an Cholesterinester, des Blutzuckers und der Transaminasen im Serum festgestellt werden.
Im Blutbild deutliche Leukozytose.

Frage 4.50: Lösung E
Frage 4.51: Lösung E

Gemeinsamer Kommentar

Die Übertragung der **Hepatitis A** erfolgt vorwiegend durch Schmutz- und Schmierinfektion; dokumentiert sind epidemische Infektionen durch Kontamination von Nahrungsmitteln und Wasser; Inkubationszeit 14–45 Tage.
Die **Hepatitis B**-Infektion erfolgt vorwiegend parenteral (Blut und Blutbestandteile), die Inkubationszeit beträgt 30–180 Tage.
Die klinische Symptomatik ist bei beiden Hepatiden gleich (abgesehen von der Länge des Prodromalstadiums: Tage bei der Hepatitis A, Wochen bei der Hepatitis B).
Zu den Prodromi der **akuten Hepatitis** gehören
- **Gastrointestinale Symptome:**
  Übelkeit, Inappetenz, Obstipation, Diarrhöe, Leibschmerzen
- **Allgemeine Symptome:**
  Kopfschmerzen, Müdigkeit, katarrhalische Symptome der oberen Luftwege
- Arthralgien, bes. bei Hepatitis B in den frühen Morgenstunden

Die Letalität ist jeweils abhängig vom Lebensalter, dem Ernährungszustand, generell haben Hepatiden nach Bluttransfusionen eine höhere **Letalität** (Hepatitis B). Nach Hepatitis A besteht eine lebenslange Immunität (in 2% der Fälle rezidivierend), kein Übergang in ein chronisches Stadium. Die Hepatitis B zeigt bei **0,5–1%** der Fälle Übergang in Zirrhose, bis zu 4% der Fälle gehen in die chronische Verlaufsform über.

Tabelle 4.1. Hepatitis-A-Marker (aus Memorix)

HAV	Hepatitis-A-Virus	Im Stuhl schon vor Krankheitsbeginn (Bestimmung selten notwendig)
HAV-Ag	Hepatitis-A-Virus-Antigen	
Anti-HAV	Antikörper gegen HAV	
IgM	Anti-HAV-IgM	Schon bei ersten klinischen Symptomen (Ikterus) Zeichen für Akutphase
IgG	Anti-HAV-IgG	Sehr hohe und lang andauernde Titer, Anstieg 4–6 Wochen nach Krankheitsbeginn, bleiben meist lebenslang, Zeichen für abgelaufene Hepatitis A und Immunität
	Statt Anti-HAV-IgG oft auch Gesamt-Anti-HAV (IgG + IgM) nachgewiesen	

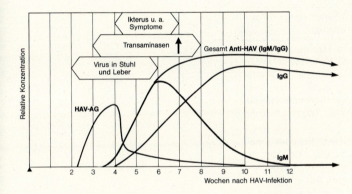

Abb. 4.11. Serologischer Verlauf einer HAV-Infektion (aus Memorix)

Therapie der Hepatitis A
1. Bettruhe für 4–5 Wochen (bessere Leberdurchblutung im Liegen).
2. Leberschonkost in den ersten 10 Tagen (Kohlenhydrate, **kein** Eiweiß). Die fettfreie Gallenschonkost ist **nicht** indiziert.
3. Medikamente: Vitamin-B-Komplex
   Möglichst keine Fruktose, Barbiturate, Sedativa, Immunsuppressiva, Zytostatika, Östrogene, Phenylbutazone, Cumarine, kein Alkohol.

[H 81]
Frage 4.52: Lösung E
[H 81]
Frage 4.53: Lösung B
[F 81]
Frage 4.54: Lösung D

Gemeinsamer Kommentar

Anti-HB$_s$ (Serum) ist in fast allen Körperflüssigkeiten (Speichel, Galle, Sperma, Urin) zu finden. Die Übertragung erfolgt in der Regel parenteral, ist jedoch durch Küssen, Geschlechtsverkehr und fäkal-oral sicher nicht selten. Es wurde ein hoher Anteil der HB$_s$-Antigenität bei Homosexuellen festgestellt.

Zur Trennung von der Hepatitis A ist der Nachweis des HB$_s$-Antigens von großer Bedeutung. Das HB$_s$-Antigen kann bereits in der Inkubationszeit (Inkubationszeit Hepatitis B = 50–240 Tage), im Mittel ab dem 4. Monat, und wenige Tage bis zu 12 Wochen nach Beginn der Krankheit im Blut nachweisbar sein.

Zur Zeit gibt es keine spezifische Therapie der akuten Virushepatitis B.

1. **Bettruhe** bis zur Normalisierung subjektiver Beschwerden (etwa 6 Wochen) und Besserung der Laborwerte: GOT, GPT, GLDH, Bilirubin, evtl. HB$_s$-Antigen und HB$_e$-Antigen (Persistenz der Infektiosität).
2. **Diät** ist Wunschkost außer Fette in erhitzter Form.
3. **Medikamente** sind roborierende (stärkende) Therapie z.B. Multivitaminpräparate v.a. Vitamin-B-K Komplex, evtl. Sedativa, Glukose- und Elektrolytlösungen bei Erbrechen.
4. Nur **bei kompliziertem Verlauf** für einige Tage Gabe von Glukokortikoiden mit hoher Anfangsdosis (40–50 mg Prednisolon oral) und schneller Dosisreduzierung. Indikation: Lebernekrosen (GLDH-Bestimmung im Serum!), prä- und komatöse Zustände.
Risiko: die Rate für Übergang in die chronische persistierende Verlaufsform ist gesteigert.

Etwa 5–12% der akuten Virushepatitis gehen in die benigne chronisch-persistierende Hepatitis über.

Tabelle 4.2. Hepatitis-B-Marker (aus Memorix)

HBV	Hepatitis-B-Virus	In Blut und Serum nachweisbar (selten notwendig)
HB$_s$-Ag	Hepatitis-B-surface-Antigen (früher: „Australia-Antigen") (surface: Oberfläche)	Schon ca. 14 Tage vor klinischer Symptomatik nachweisbar, in der Regel 6 Wochen nach Erkrankung nicht mehr vorhanden, wenn länger als 6 Monate: chronische Hepatitis, Träger oft symptomfrei
Anti-HB$_s$	Antikörper gegen Hepatitis-B-surface-Antigen	Zeigen reaktive Immunität an, treten relativ spät (4–5 Monate nach Erkrankungsbeginn) bei Rekonvaleszenten auf
HB$_c$Ag	Hepatitis-B-core-Antigen (core: Kern)	An die Leberzelle gebunden (Leberbiopsie), nicht im Blut nachweisbar
Anti-HB$_c$	Antikörper gegen Hepatitis-B-core-Antigen	Sehr empfindlicher Marker für abgelaufene oder bestehende Hepatitis B, Träger von Anti-HB$_c$ ohne Anti-HB$_s$ sind potentiell infektiös. Anti-HB ohne HB$_s$Ag und Anti-HB$_s$ kann frische Hepatitis B anzeigen
HB$_e$Ag	Hepatitis-B-e-Antigen e = Virus-core-Bestandteile	Spricht für Anwesenheit von Dane-Partikeln im Blut, bester Indikator für Infektiösität, bei Persistenz Zeichen der chronischen Hepatitis
Anti-HB$_e$	Antikörper gegen Hepatitis-B-e-Antigen	Wenn vorhanden, Patient wahrscheinlich nicht mehr infektiös

Tabelle 4.3. Klinische Verwendung von Hepatitis-B-Markern (aus Memorix)

Diagnose	
HB_sAg	Zur Identifizierung von akuten Hepatitis-Erkrankungen, bei denen der HB_sAG-Spiegel nicht mehr nachweisbar ist.
Anti-HB_c IgM	
Anti-HB_c	Zur Identifizierung des „stillen" Hepatitis-Trägers, wobei die HB_sAG-Spiegel unterhalb der nachweisbaren Grenze bleiben.
Infektionsstatus	
HB_sAg	Feststellen des Infektionsgrades und mögliche Besserung des Patienten.
HB_eAg	
Anti-HB_e	
Immunstatus	
Anti-HB_s	Kontrolle der Rekonvaleszenz.
Anti-HB_c	

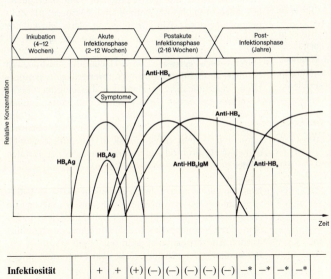

Abb. 4.12. Serologischer Verlauf einer HB-Infektion (aus Memorix)

* immun

[F 86]
Frage 4.55: Lösung B
[F 85]
Frage 4.56: Lösung C

Gemeinsamer Kommentar

Die **chronisch persistierende Hepatitis** kann aus einer Hepatitis B oder einer Hepatitis Non-A-Non-B hervorgehen. Bei der durch das Hepatitis-B-Virus induzierten Form ist HBs-Ag und Anti-HBc nachweisbar.
Die Beschwerden sind uncharakteristisch:
- Verminderte Leistungsfähigkeit
- Uncharakteristische Oberbauchbeschwerden
- Müdigkeit und Inappatenz

Meist ist eine gering vergrößerte Leber nachweisbar, die Milz ist in der Regel nicht tastbar. Die Lebertransaminasen sind mäßig erhöht, alkalische Phosphatase und Gamma-GT sind im Normbereich.
Die Diagnose läßt sich durch Laparoskopie oder Leberpunktion sichern. Histologisch kann eine mononukleäre Zellinfiltration der Portalfelder bei erhaltener Läppchenstruktur nachgewiesen werden.
Die Prognose der chronisch persistierenden Hepatitis ist in der Regel gut. Eine Heilung der Erkrankung ist nach mehreren Jahren zu erwarten. Aufgrund der guten Prognose wird auf jegliche Form der Therapie verzichtet. Nur bei wenigen Patienten wird ein Übergang in die chronisch aktive Form der Hepatitis beobachtet.
Zu 4.56 (3)
Mottenfraßnekrosen im Grenzbereich der Portalfelder (Piece-meal-Nekrosen) sind histologische Merkmale der chronisch aktiven Hepatitis.

[F 82]
Frage 4.57: Lösung E
Frage 4.58: Lösung D
[H 85]
Frage 4.59: Lösung D
Frage 4.60: Lösung A
Frage 4.61: Lösung D
[F 86]
Frage 4.62: Lösung D

Gemeinsamer Kommentar

Als **chronische Hepatitis** wird die Leberstörung bezeichnet, bei der 6 Monate nach Überstehen der akuten Hepatitis noch klinische Symptome nachweisbar sind und bioptische Befunde Veränderungen im Sinne einer chronischen Hepatitis aufzeigen.
Die chronische Hepatitis wird in chronisch-persisitierende und chronisch-aktive Hepatitis unterteilt.

Die **chronisch-aktive Hepatitis** wird in folgende Formen separiert:
1. Nach Virus B oder Virus Non-A/Non-B
2. Immungenetische Hepatitis mit Nachweis von Autoimmunphänomenen
    - Mittlerweile konnten zwei Antigene beschrieben werden:
        - LSP = leberspezifisches Protein
        - LMA = Lebermembranantigen
    Daneben werden der antinukleäre Faktor (ANF), das LE-Phänomen, Antikörper gegen glatte Muskulatur (SMA), sowie mitochondriale Antikörper (AMA) in wechselnder Häufigkeit vorgefunden.
3. Nach Arzneimitteln wie z. B. Oxyphenylisatin, Methyldopa, INH, auch nach Alkohol und bei **Wilsonscher Krankheit,** sowie bei α-Antitrypsinmangel wurde die chronisch-aktive Hepatitis beobachtet.

Die laborchemischen Untersuchungen ergeben eine Bilirubinerhöhung bis zu 10 mg%, Transminasenerhöhung bis zu 300 U/l und eine erhebliche Vermehrung des Gammaglobulins, wobei die IgG-Fraktion der Immunglobuline besonders vermehrt ist. Antinukleäre Faktoren, LE-Zellphänomene sowie Antikörper gegen glatte Muskulatur und antimitochondriale Antikörper werden in abwechselnder Häufigkeit gefunden.
Die chronisch aggressive (aktive) Hepatitis ist **histologisch** definiert durch Infiltration und Verbreiterung der periportalen Felder, die die Grenzlamellen überschreitet und die Azini mit einbezieht. Dort kommt es zu Mottenfraßnekrosen und Gallengangsproliferation, sowie zu einer bindegewebigen Faservermehrung. Die chronisch persistierende und die unspezifische reaktive Hepatitis zeigen lediglich die Infiltration und Verbreiterung der periportalen Felder.

Therapie
Nur eine autoimmun bedingte **chronische aktive Hepatitis** wird immunsuppressiv in einer Kombination von Kortison (Prednisolon) und Azathioprin behandelt. Diese therapeutischen Maßnahmen sollten 2 Jahre lang durchgeführt werden. Die Prognose ist dann relativ gut.
Bei anderen Hepatitisformen besteht keine einheitliche Therapiekonzeption.
Eine spezielle Diät ist nicht erforderlich. Hinsichtlich der Gabe von Immunsuppressiva bestehen kontroverse Meinungen. Ein Therapieversuch mit Interferon scheint gerechtfertigt zu sein. Inwieweit sich die Kombination von Immunstimulanzien mit antiviralen Substanzen günstig auf den Krankheitsverlauf auswirkt, muß die Zukunft erbringen.
Die **Prognose** der HBsAg- und HBeAg-positiven, chronisch aktiven Hepatitis kann noch nicht eindeutig festgelegt werden, die vorliegenden Beobachtungszeiträume von Spontanverläufen zeigen jedoch, daß immerhin bis zu 10% der Fälle eine Leberzirrhose innerhalb kürzester Zeit ohne erkennbare Ursache entwickeln. Der größere Teil verläuft ohne wesentliche Progredienz.

[F 82]
Frage 4.63: Lösung C
Frage 4.64: Lösung E
[F 85]
Frage 4.65: Lösung D

Gemeinsamer Kommentar

Die **Alkoholhepatitis** ist defininiert als alkoholbedingte Leberschädigung, die ikterisch oder antikterisch verlaufen kann und histologisch durch hyaline, zentrale Sklerose, Leberzellschädigung (Mallory-Bodies, Nekrosen) und Zellinfiltrationen gekennzeichnet ist.
Typische Symptome sind:
- Oberbauchbeschwerden
- Übelkeit, Erbrechen
- Anorexie
- Hautzeichen (Gefäßspinnen, Weißfleckung, Palmarerythem, Dupuytren-Kontraktur)
- Parotisschwellung
- Fingertremor
- Verstärktes Schwitzen

Labor
In schweren Fällen sind häufig erhöhte Temperaturen und Leukozytose vorhanden.
Leitenzym der alkoholinduzierten Leberschädigung (sowohl Fettleber als auch Alkoholhepatitis) ist die **γ-GT**. Bei Alkoholhepatitis findet sich eine Erhöhung auf etwa 200 U/l (Norm: m = 6–28 U/l, w = 4–18 U/l).
Die **GLDH** ist leicht über die Norm erhöht (bei nekrotisierender Verlaufsform stärkerer Anstieg der GLDH, denn es ist ein nur in den Mitochondrien enthaltenes Enzym).

Die **GOT-Werte** liegen um etwa das 1,5fache höher als die **GPT-Werte**.
Bei Hepatitiden findet man eine Erhöhung des **Serumeisens** in Verbindung mit einer erniedrigten Eisenbindungskapazität.
Die **TPZ (Quick)** ist verlängert als Ausdruck einer verminderten Leberfunktion.
Die transitorische Trias Hyperlipoproteinämie, hämolytische Anämie und Hyperbilirubinämie kennzeichnen das **Zieve-Syndrom.**

Frage 4.66: Lösung C

Die **Fettleber** gehört zu den häufigsten Urachen einer Lebervergrößerung. Sie ist grundsätzlich rückbildungsfähig und führt zu unbestimmten Symptomen wie Druck- und Völlegefühl, im rechten Oberbauch, Übelkeit, verminderte Leistungsfähigkeit und Blähungen.
Als **Ursachen** kommen in Frage (nach Häufigkeit geordnet):
- Chronischer Alkoholismus
- Diabetes mellitus
- Fehlernährung im Sinne einer Unter- oder Überernährung
- Intoxikationen
- Infektionen, besonders des Darmes
- Chronische konsumierende Erkrankungen wie z.B. Dünndarm- oder Dickdarmerkrankungen

Die Diagnose erfolgt sonographisch oder histologisch mit Hilfe der Biopsie.

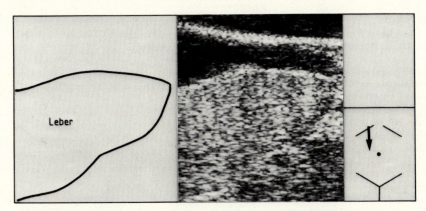

Abb. 4.13. Ausgeprägte Fettleber: Die Leber ist vergrößert, die Ventralkontur gewölbt, die Spitze abgerundet, verplumpt, die Dorsalkontur ebenfalls konvex. Die Leber ist gut abgrenzbar gegen Fettlamellen, die bei Atembewegungen mit Sicherheit der Bauchdecke zuzuordnen sind. Gegen kaudal und dorsal fällt die Abgrenzung etwas schwerer. Das Binnenreflexmuster ist vergröbert, verdichtet, die groben Einzelreflexe scheinen zu zerfließen. Es handelte sich um die Leber einer adipösen Diabetikerin (aus H. und A. Weiss, Ultraschallatlas, edition medizin)

Frage 4.67: Lösung B

Zu (1) und (3)
Leberzellschädigung bzw. -nekrosen sind klinisch-chemisch zu erfassen durch Bestimmung der GPT (in hoher Konzentration im Zytoplasma von Leberzellen enthalten, geringere Aktivitäten in Niere, Herz- und Skelettmuskulatur) und der GLDH (in hoher Konzentration in den Mitochondrien von Leberzellen enthalten, geringere Aktivitäten in Niere, Hirn und Lunge). Insbesondere Leberzellnekrosen führen zu einem starken Anstieg der GLDH.
Zu (2)
Die Bestimmung der **Gammaglobuline** (Immunglobuline sind darin enthalten) dient nicht als spezifische Meßgröße für Lebererkrankungen. Bei Lebererkrankungen mit mesenchymaler Reaktion (wie bei Leberzirrhose und chronisch aggressiver Hepatitis) findet sich eine Erhöhung der Gammaglobuline.
Zu (4)
Der **antinukleäre Faktor** findet sich bei Lupus erythematodes disseminatus (99%), Sklerodermie (30%), selten bei Dermatomyositis und Panarteriitis nodosa.
Zu (5)
Die quantitative **Immunglobulinbestimmung** (IgA, IgG, IgM) wird neuerdings in der Leberdiagnostik eingesetzt, allerdings nur als ergänzende Maßnahme. Die chronisch aggressive Hepatitis zeigt vermehrt IgG und IgM, die primär biliäre Zirrhose vermehrt IgM, die alkoholische Zirrhose vermehrt IgA.

F 82
Frage 4.68: Lösung A

Der **Koller-Test** dient der Abgrenzung zwischen Malabsorption (z.B. Verschlußikterus) und schwerer hepatozellulärer Schädigung (Hepatitis, Leberzirrhose, Fettleber).
Vitamin K ist zur Prothrombinsynthese unentbehrlich. Die Vitamin-K-Resorption wiederum ist bei insuffizienter Fettresorption vermindert. Bei Verschlußikterus kommt es zum Vitamin-K-Mangel, da aus intrahepatischer und extrahepatischer Ursache die Fettresorption gestört ist. Die Messung der Prothrombinkonzentration (nach Quick) erfolgt vor und nach Vitamin-K-Gabe (Konakion® i.v. bzw. i.m.).
Bei Malabsorption erfolgt Anstieg bzw. Normalisierung des Quick-Wertes innerhalb von 12–24 Stunden, bei hepatozellulären Defekten kommt es zu keiner Reaktion.

H 81
Frage 4.69: Lösung D

Zu (1)
Die γ-Globuline sind eine Syntheseleistung des RES, bei entzündlichen Prozessen sind sie erhöht im Serum.
Zu (2)
Die **GOT** ist nicht leberspezifisch, sie ist im Serum erhöht bei: Erkrankungen der Leber, des Herzmuskels, Läsionen der Skelettmuskulatur, Myopathien.
Zu (3)
Die Cholinesterase ist kein einheitliches Enzym. Nachgewiesen sind bisher 2 spezifische Azetylcholinesterasen sowie 11 unspezifische Enzyme: Pseudocholinesterase: für Diagnostik und Verlaufsbeobachtung von Lebererkrankungen und der Syntheseleistung der Leber. Sie ist vermindert bei ausgedehnten, längerbestehenden Schädigungen des Leberparenchyms.
Zu (4)
Das Eisen im Serum ist nicht leberspezifisch.
Zu (5)
Der **Quick-Wert (TPZ)** kann für die Syntheseleistung der Leber herangezogen werden (nicht jedoch unter Cumarintherapie, Vitamin-K-Mangel bzw. -malabsorption, Mangel an Faktor II, VII, IX, X).

Frage 4.70: Lösung A

70–90% der Patienten mit Gallenblasenkarzinom haben zugleich Gallensteine, etwa 2–3% aller Steinträger entwickeln ein Gallenblasenkarzinom, meist ein szirrhöses Adenom des Gallenblasenhalses oder -fundus.

Zu (B)
Folge einer Bakterienbesiedlung ist eine Cholezystitis (akute-, → chronisch rezidivierende Cholezystitis, Porzellan-, → Schrumpfgallenblase).
Zu (C)
Als Frühsymptome zeigt das Gallenblasenkarzinom uncharakteristische Symptome wie bei Cholezystitis.
Zu (D)
Häufung im späteren Alter.
Zu (E)
Frauen: Männer = 3:1 (nach Hegglin).

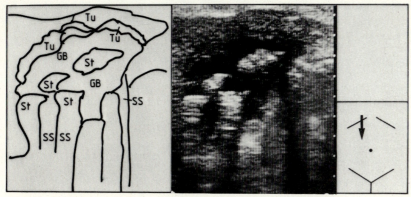

Abb. 4.14. Gallenblasenkarzinom bei Cholezystolithiasis: Die Gallenblasenwandverdikkung ist hier asymmetrisch. Sie erreicht eine Dicke von über 1 cm und überragt prominent den Leberrand. Obwohl die differentialdiagnostische Unterscheidung von einer chronischen Cholezystitis auch hier schwerfallen wird, weisen doch die umschriebene Wandverdickung und die Protuberanz auf das Vorliegen eines Gallenblasenkarzinoms hin (aus Weiss)

Frage 4.71: Lösung C
F 81
Frage 4.72: Lösung C
F 81
Frage 4.73: Lösung C
H 87
Frage 4.74: Lösung E

Gemeinsamer Kommentar

Cholelithiasis
Häufigkeit
Cholelithiasis ist in 80–90% die Ursache kolikartiger Oberbauchbeschwerden. Davon sind 50% der Patienten asymptomatisch.
Häufigkeitsgipfel:
Frauen 50.–60. Lebensjahr
Männer 65.–70. Lebensjahr
Häufigkeitsverteilung: Mann:Frau 1:2 bis 1:5.
Pathophysiologie
Die von der Leber sezernierte Galle setzt sich aus folgenden Bestandteilen zusammen:
Cholesterin, Lezithin, Gallensalzen u. a. Diese Substanzen sind schwer wasserlöslich und stellen als Agglomerate Mizellen mit einem lipophilen Kern und einer hydrophilen Oberfläche dar. Zur Bildung der Mizellen ist ein bestimmtes Mischungsverhältnis notwendig, das nur geringe Abweichungen zuläßt. Steht das Mischungsverhältnis in starkem Ungleichgewicht, kommt es zu lithogener Galle.

$$\text{Lithogener Index} = \frac{\text{Cholesterin}}{\text{Gallensalze} + \text{Phospholipoide}}$$

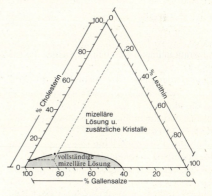

Abb. 4.15. Löslichkeitsdiagramm der hauptsächlichen Gallenkomponenten nach Admirand und Small (aus Memorix)

Risikogruppen für Cholelithiasis
– Infektion und Entzündung
– Vagotomie/Magenresektion
– Übergewicht
– Morbus Crohn
– Leberzirrhose, Hepatitis, hämolytische Anämie, Diabetes mellitus, Immundefektsyndrom, Pankreatitis, Ovulationshemmer, Schwangerschaft, Clofibrat, Hyperparathyreoidismus
Diagnostik
– Sonographie: mittlere Treffsicherheit ca. 95–97%

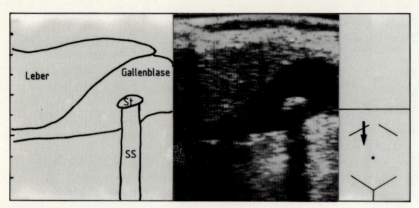

Abb. 4.16. Cholezystolithiasis mit flottierendem Stein (Layering): Dieses kugelige Konkrement mit kräftiger Reflexibilität und dorsaler Schallverstärkung treibt mitten im Gallenblasenlumen. Wenn die Gallensteine entweder lufthaltig sind, oder wenn das spezifische Gewicht der Gallenflüssigkeit bei eingedickter Galle das der Steine erreicht, treiben die Steine in der Flüssigkeit.
Durch Einfingerpalpation lassen sich diese Steine in der Gallenblase „umherwirbeln".
Gallensteine sind sonographisch mit großer Sicherheit zu diagnostizieren. Nach eigenen Erfahrungen sind sie in 95,5% der Fälle (171 von 176 Patienten) zu erfassen (aus Weiss)

- Abdomenleeraufnahme: Kalkhaltige Steine? Porzellangallenblase?
- Orale Cholezystographie: Treffsicherheit 80–90%, nicht bei Choledocholithiasis, indiziert bei unklarem Sonographiebefund.
- Intravenöse Cholangiographie: Darstellung der Gallenwege.
  Bei Bilirubinwerten > 3 mg% kann eine Langzeit-Infusionscholangiographie durchgeführt werden.
- ERCP (endoskopische retrograde Cholangiopankreatographie)
  Darstellung der Gallen- und Pankreasgänge durch Kontrastmittelfüllung, retrograde Sondierung des Ductus choledochus und der Vater-Papille vom Duodenum aus.
- PTC (perkutane transhepatische Cholangiographie)
- Labor: Bei Cholelithiasis oft normale Laborwerte.
  Bei Cholezystitis Senkungsbeschleunigung, Leukozytose, Erhöhung der Cholestaseparameter γ-GT, Bilirubin, alkalische Phosphatase)

Steinformen
- 80% Cholesterinsteine
- 6% Pigmentsteine
- der Rest Mischsteine

Komplikationen
- Gallensteinkolik
- Zystikusverschluß, Choledochusstein, Cholangitis, Pankreatitis, Ikterus, Perforation, Ileus, Fisteln, biliäre Zirrhose
- akute und chronische Cholezystitis, Gallenblasenhydrops, Schrumpfgallenblase, Empyem, Gangrän, Leberabszeß, Sepsis, Perforation, Fistelbildung (z.B. biliodigestive Fistel), subphrenischer Abszeß
- Karzinom

Therapie
- **konservative** Therapie: Nahrungskarenz, Wärmeanwendung, Spasmolytika, evtl. Antibiotika (meist E. coli), Choleretika zur Stuhlregulierung (Glauber-, Bittersalz), Gallensalze (Ursodesoxycholsäure bei Fehlen von Gallengangssteinen, röntgenologischem Hinweis von Cholesterinsteinen, intaktem enterohepatischen Kreislauf, fehlender Lebererkrankung).
- **operative** Therapie: z.B. Cholezystektomie

Zu 4.71
Die fehlende Darstellung der Gallenblase (= **negatives Cholezystogramm**) bei „positivem Cholangiogramm" (kontrastreiche Gallengänge) findet sich bei Zystikusverschlußstein, Schrumpfgallenblase und Porzellangallenblase, ferner bei chronischer Cholezystitis (die Gallenblasenschleimhaut kann das Kontrastmittel nicht konzentrieren), Leberinsuffizienz, Serumbilirubin > 2 mg%.

(A)
Bei antibiotikaresistenter Cholezystitis ist die Cholezystektomie indiziert.
(B)
Beim Gallensteinileus (= Penetration eines Gallensteins ins Duodenum, Abwandern ins Ileum, dort Auslösen eines Dünndarmverschlusses **und** Penetration in das Colon transversum) ist die Laparotomie indiziert.
(D)
Auf der Abdomenleeraufnahme sind nur die kalkhaltigen Steine erkennbar.
(E)
Gallenwegskonkremente können lange symptomlos bleiben; Ikterus resultiert erst bei (sub-)totalem Verschluß des Choledochus bedingt durch Bilirubinämie.

Zu 4.72
(A)
Bilirubinerhöhung fördert die Gefahr einer **Bilirubinsteinbildung (Pigmentsteine)**.
(B)
Gallensäure fördert die Löslichkeit z.B. von Cholesterin.
(D)
Cholestyramin (Quantalan®) gehört zu den Lipidsenkern und senkt die enterale Resorption von Cholesterin. Anwendung außerdem bei Hyperbilirubinämie mit partiellem Gallengangsverschluß und chologener Diarrhoe.
(E)
Der Cholesterinspiegel ist bei **Hyperthyreose** erniedrigt, bei Hypothyreose erhöht.

Zu 4.73
(4)
Dient zur Abgrenzung zwischen Malbsorption (z.B. Verschlußikterus) und schwerer hepatozellulärer Schädigung (Hepatitis, Leberzirrhose). Durchführung des Koller-Tests d.h. Messen der Prothrombinkonzentration im Serum nach Quick vor und nach Vitamin-K-Gabe (Konaktion i.v. bzw. i.m.). Bei Malabsorption Anstieg bzw. Normalisierung innerhalb 12–24 Std., bei hepatozellulären Defekten ohne Effekt.

H 86
Frage 4.75: Lösung D

Die **akute intermittierende Porphyrie** ist eine autosomal dominant vererbbare Erkrankung und führt zu einem partiellen Enzymblock in der Hämsynthese. Auslöser sind insbesondere Barbiturate und Hormone.
Inzidenz: in Mitteleuropa 1:10000 bis 1:50000. Verhältnis Frau/Mann 3–4:1. Die Erkrankung tritt meist ab dem 20. Lebensjahr ein.
Pathophysiologie
Der primäre Defekt beruht in einer **Aktivitätsminderung der Uroporphyrinogen-I-Synthetase**. Mittels negativer Rückkopplung wird sekundär die δ-Aminolävulinatsynthetase in ihrer Aktivität gesteigert, woraufhin δ-Aminolävulinat und Porphobilinogen vermehrt im Urin erscheinen.
Klinik
Die klinischen Symptome der akuten intermittierenden Porphyrie sind vielfältig
● Führende Symptomatik: gastrointestinale Beschwerden – Abdominalkoliken, Erbrechen, Obstipation, selten Durchfälle, Meteorismus
● Neurologische Symptome: motorische und sensible periphere Neuropathien, Neuritis nervi optici u.a.
● Psychiatrische Symptome: Verwirrtheitszustände, hysteriforme und psychasthenische Beschwerden, Delirium, Koma
● Kardiovaskuläre Symptome: Tachykardie, Neigung zur Hypertonie
● Weitere Symptome: rötlicher, beim Stehenlassen **nachdunkelnder Urin**
Laborbefunde
(Nachweis vermehrter Porphobilinogene im Harn)
● Hoesch-Test: 2 Tropfen frischen Urins in 2–3 ml Ehrlich-Aldehydreagens ergibt **rosa-violette** Färbung.
● Watson-Schwartz-Test: hierbei können mit Chloroform die Kondensationsprodukte der Gallenfarbstoffe ausgeschüttet werden (nicht dagegen Porphobilinogen).
Weitere Befunde
● BSG und Transaminasen leicht erhöht
● Cholesterin, Östrogene, Androsteron erhöht, Natrium im Serum erniedrigt
Auslösende Mechanismen für eine akute intermittierende Porphyrie
● Alle Formen von Streß
● Porphyrinogene Stoffe (z.B.: Alkohol, Schwermetalle, Sexualhormone), zahlreiche Medikamente (z.B. Barbiturate, Pyrazolone, Sulfonamide, Halothan)
● Sonderform: ovulozyklisch prämenstruell ausgelöste Attacken bei Frauen

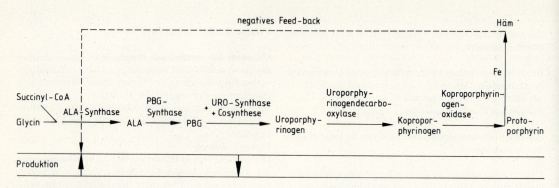

ALA = δ-Aminolävulinsäure
PBG = Porphobilinogen
URO = Uroporphyrinogen

Abb. 4.17. Schematische Darstellung des Enzymdefekts bei intermittierender Porphyrie

Therapie
- Absetzen der Noxe
- Evtl. Intensivstation
- Forcierte Diurese
- Hochdosierte Glukosezufuhr mit 500 g/die, woraufhin die ALA- und BG-Ausscheidung im Harn zurückgeht
- Gabe von Hämatin, worunter sich eine Besserung durch Hemmung der ALA-Synthase erzielen läßt
- Bei Tachykardie: β-Blocker, bei Obstipation: Neostigmin

Prophylaxe
- Meiden von Medikamenten und Alkohol
- Verbot von Besonnung
- Aufklärung des Patienten und Porphyrieausweis über potentielle Noxen mitgeben
- Familienuntersuchung

F 86
Frage 4.76: Lösung B

Nach der Marseiller Definition aus dem Jahre 1962 wird die Pankreatitis nach klinischen Gesichtspunkten wie folgt eingeteilt:

1. Akute Pankreatitis
2. Rezidivierende akute Pankreatitis
3. Chronisch-rezidivierende Pankreatitis
4. Chronische Pankreatitis.

Diagnostik
- **Labordiagnostik:** Als wichtigste Parameter gelten die **Lipase** und **Amylase,** die im Serum und Urin erhöht sind. Hierbei muß jedoch berücksichtigt werden, daß eine Amylaseerhöhung bei der akuten Pankreatitis ausbleiben kann. Es muß zudem berücksichtigt werden, daß keine direkte Korrelation zwischen der Höhe des Enzymspiegels und dem Krankheitsverlauf besteht.

Als empfindlichste Parameter gelten die Lipase und das Trypsin im Serum.
Als unspezifische Laborparameterveränderungen bei akuter Pankreatitis sind anzusehen:
1. Leukozytose, Blutzuckererhöhung, Erhöhung der harnpflichtigen Substanzen wie Hb, Hk, Serumlipide, Bilirubin, alkalische Phosphatase, Transaminasen und LDH
2. Metabolische Alkalose
3. Gerinnungsparameterveränderungen
4. Pathologischer Urinstatus
- **Sonographie:** Hierbei können Größe und Struktur des Organs, sowie Abszeßhöhlen und Pseudozysten dargestellt werden.

- **Abdomenübersicht:** Pankreasverkalkung, Subphrenische Luftsichel (Perforation).

Bei der Diagnostik der **chronischen Pankreatitis** werden Funktionsprüfungen zur Abschätzung der exokrinen Funktionen durchgeführt (Sekretinpankreozymintest, Pankreolauryltest, Trypsinbestimmung im Blut, Fettbestimmung im Stuhl).

Therapie
Die **konservative** Behandlung ist die Therapie der Wahl!

- **Akute Pankreatitis**
1. Schockbehandlung
2. 0-Diät
3. Antibiotische Therapie (gallengängige Chemotherapeutika wie z.B. Doxycyclin und Ampicillin)
4. Ruhigstellung der Pankreassekretion (Absaugen des Magensaftes, evtl. zusätzlich Calcitonin)
5. Evtl. analgetische Therapie
6. Chirurgische Intervention bei schwersten Verläufen (nekrotisierende Pankreatitis), Abszedierung, Pseudozysten

- **Chronische Pankreatitis**
1. Absolute Alkoholkarenz sowie Meiden koffeinhaltiger Genußmittel, daneben häufige kleine Mahlzeiten einhalten. Bei Auftreten einer Steatorrhö Ersatz des Nahrungsfettes durch mittelkettige Triglyzeride und Lipasesubstitution.
2. Antibiotische Therapie zur Behandlung entzündlicher Attacken
3. Analgetika (keine Morphine)
4. Enzymsubstitution bei exokriner Pankreasinsuffizienz
5. Chirurgische Intervention bei Gallenwegserkrankungen, Pseudozysten und Verdacht auf Karzinom

Frage 4.77: Lösung C
Frage 4.78: Lösung C
[F 86]
[H 86]
Frage 4.79: Lösung A
[F 81]
[F 85]
Frage 4.80: Lösung E

Gemeinsamer Kommentar
Bei Patienten mit **chronischer Pankreatitis** muß die exkretorische Kapazität um mindestens 90% verringert sein, um eine Steatorrhö oder Kreatorrhö auszulösen. Sie ist meist erst in der Spätphase der Erkrankung nachweisbar.
Von Ammann (1980) werden aufgrund des Verlaufes 3 Stadien der **chronischen Pankreatitis** unterschieden:
1. **Frühstadium**
Pankreatitisschübe bei noch normaler exokriner Pankreasfunktion. Reversible Insuffizienz.
2. **Initialstadium**
Zunehmende Insuffizienz der exokrinen Pankreasfunktion und latenter Diabetes.
3. **Spätstadium**
Exkretorische und digestive Insuffizienz, keine Schmerzschübe mehr, Diabetes mellitus.
Ursachen der **chronischen Pankreatitis** sind
Alkoholabusus (60%), idiopathisch (30%), seltenere Ursachen sind Pankreasgangobstruktion, Hyperparathyreoidismus, Hyperlipämie und Trauma.
Die häufigste Ursache der **akuten Pankreatitis** ist die Cholelithiasis (70%).
Zur differentialdiagnostischen Abgrenzung der chronischen Pankreatitis kommen folgende Untersuchungen in Betracht:
– Sekretinpankreozymintest
Der **Sekretinpankreozymintest** prüft die exogene Funktion des Pankreas: fraktionierte Duodenalsaftuntersuchung mit getrennter Aspiration von Magen- und Duodenalsaft vor und nach Stimulation mit:
a) Pankreozymin = Stimulation der Enzymsekretion und
b) Sekretin = Stimulation der Wasser- und Bicarbonatsekretion.
Sind beide nach Stimulation erniedrigt, besteht exokrine Pankreasinsuffizienz oder Pankreaskopfkarzinom.
– ERCP (endoskopische retrograde Pankreasgangdarstellung)
– Selektive angiographische Darstellung
– Sonographie
– Computertomographie
– Hypotone Duodenographie: Prozedere erfolgt über i.v. Injektion eines Spasmolytikums (z.B. Buscopan®), dann Kontrastmittelgabe durch eine Duodenalsonde und Beurteilung der Duodenalwand und -weite.

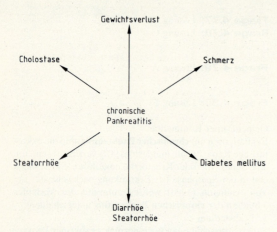

Abb. 4.18. Symptomenkomplex bei chronischer Pankreatitis

Zu 4.78
(C)
Die **perniziöse Anämie** gehört zum Formenkreis der megaloblastären Anämien mit Vitamin-B_{12}-Mangel, bedingt durch Mangel an Intrinsic factor. Ausgelöst wird sie durch eine Autoantikörperbildung gegen Parietalzellen und Intrinsic factor.
Komplikationen bei **chronischer Pankreatitis:** Pankreaspseudozysten, Diabetes mellitus, Steatorrhö, Erhöhung der Amylase und Lipase, Pankreasstenose, Milzvenenthrombose, Abszeßbildung, Gallengangsabflußstörung.

Zu 4.79
(A)
Im Unterschied zur akuten Pankreatitis dominiert in der Ätiologie der Erkrankung bei chronischer Pankreatitis der **Alkoholkonsum.** Schon relativ geringe Mengen (20 g) über mehrere Jahre regelmäßig eingenommen begünstigen den Verlauf. Als weitere ursächliche Faktoren sind genetische Disposition, Stoffwechselstörungen (z. B. Hyperparathyreoidismus, Hyperlipoproteinämie), Obstruktion, Cholezystitis, autosomal dominante Erbleiden und Systemerkrankungen (z. B. Lupus erythematodes, Panarteriitis nodosa) zu nennen.

(B)
Um die Diagnose einer kalzifizierenden chronischen Pankreatitis zu bestätigen, sind Abdomenleeraufnahme oder Pankreaszielaufnahmen ausreichend, sofern nicht der Verdacht eines Pankreaskarzinoms besteht.
Die kalzifizierende Form der chronischen Pankreatitis gilt als Hauptform der chronischen Pankreatitis. Die Kalzifizierung entsteht durch Ausfällung von Proteinen in den Lumina der Azini und des Gangsystems. Durch eine Verminderung des sog. **Steinproteins,** das eine hohe Affinität zu Ca^{2+} besitzt und für dessen Löslichkeit sorgt, kommt es zur Ausfällung von Ca^{2+}.
Der röntgenologische Nachweis kann entsprechend dem Stadium der Erkrankung (kalzifizierende P.) im Spätstadium bei fast allen Patienten geführt werden.
(D)
Im Frühstadium der **chronischen Pankreatitis** ist die exokrine Pankreasstörung voll reversibel. Im Initialstadium treten dauerhafte Störungen auf.
(E)
Die **Oberbauchsonographie** ist von den bildgebenden Verfahren die wichtigste Screening-Methode, wobei die hohe Trefferquote neben der Erkennung von Komplikationen bei beliebig wiederholbarer, unschädlicher Untersuchungsmöglichkeit imponieren. Die 100%ige Differenzierung zum Pankreaskarzinom ist sonographisch nicht möglich (Trefferquote der Oberbauchsonographie ca. 60–80%). Die diagnostischen Verfahren können durch Computertomographie sowie endoskopische Methoden erweitert werden. Vergleiche auch Kommentar zu Frage 4.76.

Frage 4.81: Lösung E

Pathogenetisch steht bei der **akuten Pankreatitis** die Autolyse im Vordergrund. Welche Pankreasenzyme diese Autolyse hervorrufen, ist ungeklärt.
Pankreatitisauslösende Faktoren können sein:
Zu (A)
Metabolisch: Hyperlipidämie
Zu (B)
Infektiös: Mumps, Hepatitis, Salmonellose
Zu (C)
Metabolisch: Hyperparathyreoidismus (HPT)
Zu (D)
Biliär: Chole(docho)lithiasis
Weitere: Trauma (abdominal), Gravidität, Alkohol, fettreiche Mahlzeit, Papillenobstruktion, Medikamente (Zytostatika, Antikonzeptiva, Steroide, Sulfonamide, Diuretika)
Komplikationen der **akuten Pankreatitis** sind:
Kreislaufschock mit akutem Nierenversagen bedingt durch
a) Aszitesbildung = Plasmaverlust,
b) aus dem nekrotisierenden Pankreasgewebe wird Kallikrein freigesetzt, das Kinine (Bradykinin, Kallidin) aktiviert ⇒ Gefäßdilatation ⇒ Schock,
c) massive Magen-Darmblutung durch nekrotisierende Zerstörung von Blutgefäßen.
Außerdem Pankreasabszesse und -sequester.
Zu (E)
Die **akute intermittierende Porphyrie** ist nicht auslösend für eine Pankreatitis, geht aber mit Abdominalschmerzen einher.

Frage 4.82: Lösung B

Frage 4.83: Lösung B

Gemeinsamer Kommentar

Das Auftreten eines **Pankreaskarzinoms** nimmt zu. Der Häufigkeitsgipfel liegt zwischen dem 60. und 80. Lebensjahr, Verhältnis Mann:Frau 6:4.
Symptome
– Schmerz im Oberbauch, Müdigkeit, Schwäche, Dyspepsie
– Inappetenz
– Gewichtsabnahme
Verschlußikterus durch Kompression des Gallengangs gelegentlich mit palpabler Gallenblase bei Lokalisation im Kopfbereich und Pruritus.
Daneben treten eine Lebervergrößerung bei Metastasierung oder Cholestase auf, eine Vergrößerung der Milz bei Milzvenenthrombose, Verschluß der A. lienalis durch Tumorausbreitung, systolisches Geräusch im linken Oberbauch.
Laborchemisch können Anämie, Cholestase, Pankreasinsuffizienz und diabetische Stoffwechsellage auftreten, wenngleich diese Symptome natürlich nicht beweisend sind. Als Ausdruck der Cholestase sind alkalische Phosphatase und γ-GT erhöht.
Auffallend häufig tritt als Prodromalstadium eine psychische Alteration, vor allem depressive Verstimmungen auf.
Diagnostik
Mit der **hypotonen Duodenographie** können Pankreaskopftumoren erkannt werden, die das Duodenum komprimieren.
Mit der **selektiven Darstellung** der A. coeliaca lassen sich Pankreastumoren als Aussparungen oder besonders vaskularisierte Gebiete erfassen.
Mit der **ERCP** können Informationen über Stenosen, Verschlüsse der Deformierungen des Pankreasganges gewonnen werden.
Sonographisch und computertomographisch lassen sich hochwertige Aussagen über die Beschaffenheit des Pankreas machen. In einer vergleichenden Untersuchung konnte festgestellt werden, daß die Sonographie der bedeutend teureren CT gleichwertig ist.
Zu 4.83 (B)
Die **Thrombangiitis obliterans** (Morbus Bürger) betrifft bevorzugt junge Männer, die einen starken Nikotinabusus betreiben. Bei dieser Erkrankung sind die distalen Arterien selektiv betroffen. Vermutlich liegt ein autoimmunes Geschehen zugrunde.

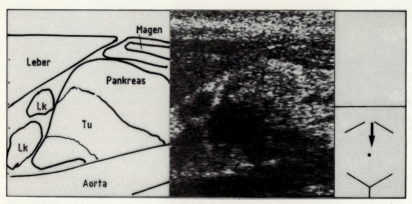

Abb. 4.19. Pankreaskorpuskarzinom mit Lymphknotenmetastasierung: Unregelmäßiger, reflexarmer, strahlig auslaufender Pankreaskorpustumor mit mehreren reflexarmen Arealen in der Umgebung, die Lymphknotenmetastasen entsprechen.
Die Lymphknotenmetastasen treten relativ früh auf, wenn der Tumor die Organgrenzen des Pankreas noch nicht überschritten hat und dadurch selbst schwer abgrenzbar ist. Auch Lebermetastasen sind in diesem Stadium bereits beschrieben worden (aus Weiss)

Frage 4.84: Lösung A

Die konservative Behandlung der **exokrinen Pankreasinsuffizienz** beinhaltet folgende Punkte
- Absolute Alkoholabstinenz
- Hochkalorische, protein- und kohlenhydratreiche, **fettarme** Diät in kleinen Mahlzeiten; bei schwerer Steatorrhö mit Gewichtsabnahme sollte das Nahrungsfett durch ein Präparat aus mittelkettigen Triglyceriden ersetzt werden, da diese lipaseunabhängig verstoffwechselt werden.
- Bei Diabetes zusätzliche Insulinmedikation
- Pankreasenzympräparate bei Steatorrhö mit Gewichtsabnahme in Verbindung mit Alkalien, da sie nur im alkalischen Milieu wirksam werden
- Analgetika

Frage 4.85: Lösung E

Das **Inselzelladenom** ist ein meist benignes Adenom der insulinbildenden B-Zellen des Pankreas. 25% der Patienten haben **Adipositas** und zeigen Neigung zu Süßigkeiten und Zuckerwasser.
Diagnostik: Nüchternblutzucker (50 mg%), Fasten-, Leucin-, Tolbutamidtest, Plasmainsulinbestimmung, C-Peptidbestimmung, Messung der β-Zellfunktion, Arteriografie, Insulinbestimmung aus verschiedenen Abschnitten der A. pancreatica.
Insulin fördert die **Speicherung von freien Fettsäuren** in Form von Triglyzeriden (Depotfett), erhöht die Glukosepermeabilität der Zellen (bes. Herzmuskel, Skelettmuskel, Fettgewebe, **nicht** der Gehirnzellen) und steigert den Glykogenaufbau in der Leber.

Frage 4.86: Lösung D

Die **Röntgen-Kontrastdarstellungen** des Darmkanals zeigen eine Duodenalkompression des unteren Duodenums. Deutlich erscheint der Ring, in dem ein Gang verläuft. Aufgrund der Anamnese ist am ehesten an ein **Pankreas anulare** zu denken, wenngleich die Erkrankung eine seltene Mißbildung darstellt.
Die Symptomatik ist geprägt von der Duodenalstenose oder Pankreatitis.
Therapeutisch kommt die chirurgische Intervention in Form einer Duodenojejunostomie in Betracht.

Frage 4.87: Lösung B

Die **zystische Pankreasfibrose** tritt im Rahmen der **Mukoviszidose** auf. Es ist die häufigste (1:1500 bis 1:2000) autosomal rezessiv vererbte, schwere Stoffwechselstörung, die sich bereits im Säuglings- und Kleinkindesalter manifestiert.
Kennzeichnend ist das **hochviskose eiweißreiche Sekret** der mukösen Drüsen, die schwere **Veränderungen an der Lunge** (Emphysembronchitis, Bronchiektasen) und am **Pankreas** (zystische Fibrose) hinterlassen.
Gastrointestinale Komplikationen sind
● Mechanischer Ileus
● Volvulus
● Maldigestion
● Sekundäre Malabsorption
● Im späteren Verlauf cholestatische Leberzirrhose aufgrund veränderter Gallensekretion
Häufigste Todesursache sind jedoch Lungenveränderungen.

Frage 4.88: Lösung D

Die Symptome bei **mechanischem Dünndarmileus** sind abhängig von der Lokalisation. Beim hochgelegenen Ileus treten frühzeitiges Erbrechen mit großem Flüssigkeits- und Chlorverlust auf mit Folge eines protrahierten initialen **Verschlußschocks**. Beim tiefen Dünndarmileus sind diese Symptome verspätet und abgeschwächt.
Die Röntgenleeraufnahme des Abdomens im Stehen zeigt typische Gas- und Flüssigkeitsspiegel, deren Anordnung der Verschlußhöhe im Dünndarm entspricht. Im Gegensatz hierzu sieht man beim paralytischen Ileus eine Erweiterung des gesamten Intestinaltrakts mit zahlreichen Spiegeln (das gleiche Bild auch in der späten Phase des mechanischen Dünndarmileus mit Übergang in den sekundären paralytischen Ileus) mit „Totenstille" in der Auskultation. In der frühen Phase des mechanischen Dünndarmileus läßt sich dagegen lebhafte Peristaltik mit hochfrequenten, klingenden Darmgeräuschen nachweisen.

Frage 4.89: Lösung E

Relativ häufige Ursache für eine **Duodenalkompression** des unteren Duodenum ist die arteriomesenteriale Duodenalkompression (> 50%), bei der die Pars inferior des Duodenum durch die von der Aorta abdominalis und der A. mesenterica superior gebildete Gefäßzwinge komprimiert wird.
Differentialdiagnostisch kommen folgende Erkrankungen in Betracht:
● Pankreaskopfkarzinom
● Pankreaskopfpankreatitis
● Pankreas anulare (ringförmige Bauchspeicheldrüse, die das absteigende Duodenum meist unter gleichzeitiger Einengung umgreift – seltene Mißbildung)
● Ulcera duodeni
● Vergrößerung der retroperitonealen Lymphknoten durch Metastasen und Lymphogranulomatose
● Pankreaszysten
● Aneurysma der Aorta ascendens
● Duodenalkarzinom
● Cholezystitis
● Als Folge der Vagotomie
● Porphyrie
● Sklerodermie und Dermatomyositis
● Aganglionäres Segment (Megaduodenum)

Frage 4.90: Lösung B

Zu (1)
90% der Gallensäuren werden im Ileum resorbiert (spezielles Transportsystem),
Zu (3)
ebenso Vitamin-B_{12}-Intrinsic factor-Komplex (aktiver Transport).
Zu (2)
Fettlösliche Vitamine sind an die Fettresorption gebunden (Mizellen ⇒ Enterozyten ⇒ Chylomikronen), beginnt im Duodenum, hauptsächlich im Jejunum.
Zu (4)
In konjugierter Form Resorption im Jejunum.
Zu (5)
Eisenresorption im Duodenum und oberen Jejunum (aktiver Transport).

Frage 4.91: Lösung E

Eine funikuläre Spinalerkrankung mit Paresen und Ataxien kommt als Folge eines Vitamin-B_{12}-Mangels vor.
Der **Schilling-Test** gehört zu den indirekten Methoden zum Nachweis eines Malabsorptionssyndroms.
Ist die Resorption von Vitamin B_{12} gestört, findet man im 24 Stunden-Urin weniger als 10% der markierten Testdosis wieder.
Zur Abgrenzung von Intrinsic-factor-Mangel (bei Zustand nach Gastrektomie, atrophischer Gastritis, perniziöser Anämie) und Malabsorption wiederholt man den ersten Teil des Testes unter Zugabe von Intrinsic factor. Es erfolgt eine Normalisierung bei Intrinsic-factor-Mangel, bei **Malabsorption** verbleibt weiterhin eine unter 10% verminderte Testdosis im Urin. In diesem Fall ist die Störung im **Dünndarm** zu suchen:
– Bei Verlust der Ileumschleimhaut nach Dünndarmresektion
– Zerstörung der Ileumschleimhaut durch Entzündung
– Umgehung der Ileumschleimhaut bei Enteroanastomose.
Voraussetzung ist natürlich, daß kein Urinsammelfehler vorliegt, die Ausschwemminjektion nicht vergessen wurde und eine evtl. Niereninsuffizienz berücksichtigt wurde.

[H 86]
Frage 4.92: Lösung B

Als Untersuchungsmethoden für die Diagnostik eines **Malabsorptionssyndroms** haben sich folgende Verfahren bewährt:
1. Direkter biochemischer Nachweis durch quantitative Bestimmung der **Stuhlfettmenge.** Bei Gesunden werden 7 g/die bei einer Fettaufnahme von 50–300 g nicht überschritten.
2. **Xylosetest**
3. **Schilling-Test** (Vitamin-B_{12}-Resorptionstest)
4. **Karotinspiegel im Serum:** als Parameter für eine ausreichende Resorption fettlöslicher Vitamine. Karotinwerte unter 25 µg/100 ml sind verdächtig, unter 5 µg beweisend für eine Steatorrhö.
5. **Glykocholat-Atemtest:** zum Nachweis einer bakteriellen Dekonjugation von Gallensäuren (infolge von Bakterienbesiedlung des Dünndarms meist beim Vorliegen von Blindsäcken oder eines Kurzschlusses zwischen oberem Verdauungstrakt oder gestörter Gallensäurerückresorption im erkrankten oder resezierten terminalem Ileum).
6. **H_2-Atemtest:** Zum Nachweis einer Kohlenhydratmalabsorption.
7. **Röntgenuntersuchung:** zur Klärung von Fisteln, Blindsäcken und Duodenalveränderungen bei Pankreaserkrankungen.
8. **Dünndarmbiopsie:** zur histologischen Klärung (Zottenatrophie?) bei Verdacht auf Dünndarmerkrankungen mit Schleimhautveränderungen (z.B. Sprue, Amyloidose, M. Crohn, M. Whipple, intestinale Lymphangiektasie).

Vergleiche auch Kommentar zu Frage 4.93.

[F 86]
Frage 4.93: Lösung B

Die Malassimilationssyndrome lassen sich in ein **Maldigestions- und Malabsorptionssyndrom** unterteilen.
Unter **Maldigestion** versteht man eine **Störung der intraluminalen Verdauung,** als **Malbsorption** wird der **gestörte Mukosatransport im Bereich des Dünndarms** bezeichnet. Die Differenzierung der beiden Snydrome kann durch Nachweis einer verminderten Konzentration von Gallensäuren und Pankreasenzymen erfolgen und der daraus resultierenden Besserung der Verdauungsinsuffizienz durch Substitution der entsprechenden Komponenten bei Maldigestion. Bei Malabsorption bleibt der Erfolg aus.
Folgende Ursachen sind für eine **Malabsorption** bekannt:
1. **Enzymdefekte**
    ● **Primärer Disaccharidasemangel** wie z.B. Laktose-, Saccharose-, Isomaltoseintoleranz), **sekundärer Laktasemangel,** primäre Glukose-Galaktose-Malabsorption, Abetalipoproteinämie, Zystinurie, Hartnup-Syndrom (Resorptionsdefekt neutraler Aminosäuren)
2. **Minderung der Resorptionsfläche**
    ● Mukosaschädigung entzündlicher oder sonstiger Genese: **Zöliakie** (Glutenintoleranz), tropische Sprue, Amyloidose, Sklerodermie, Parasiteninfiltration der Mukosa, generalisierte Mastozytose, Antibiotika- oder Zytostatikatherapie, Strahlenenteritis, Ileitis regionalis.
    ● Durch mechanische Einflüsse: Resektion von Darmanteilen, Fistel zwischen oberen und unteren Darmanteilen.

Zu (3)
Oxyuriasis ist die intestinale Infektion des Menschen durch **Madenwürmer.** Oxyuren penetrieren nicht die Darmschleimhaut, so daß eine Malabsorption nicht auftritt. Hauptsymptom ist der nächtliche Pruritus, daneben treten abdominelle Schmerzen, Enuresis, Gewichtsverluste und Entwicklungsstörungen auf.
Vergleiche auch Kommentar zu Frage 4.92.

[F 85]
Frage 4.94: Lösung B
[F 85]
Frage 4.95: Lösung D

Gemeinsamer Kommentar

Die **Maldigestion** ist Ausdruck einer gestörten Enzym- oder Gallensekretion. Diese beruht auf einer ungenügenden Hydrolyse von Kohlenhydraten, Eiweißen und Fetten in niedermolekulare Spaltprodukte bzw. fehlender Emulgierung der Fette.
Ursächlich sind:
- Gastrische Störungen (z. B. nach Billroth-II-Resektion)
- Pankreatische Störungen (z. B. **zystische Fibrose**, chronische Pankreatitis)
- Störungen der Gallensäurensekretion (z. B. Erkrankung des Ileum)
- Hepatobiliäre Störungen (z. B. Cholestase)

Zu Malabsorption vgl. Kommentar zu Frage 4.93.

Frage 4.96: Lösung D

Ein **erworbener Laktasemangel** beim Erwachsenen kann als Restdefekt einer kongenitalen Erkrankung oder als Folge einer vorausgegangenen Erkrankung der Darmmukosa (z. B. Colitis ulcerosa, Sprue, Gastroenteritis, Hepatitis) gewertet werden.
Bei Verdacht eines Laktasemangels läßt sich in der Praxis recht einfach eine Laktoseintoleranz erfassen. Ein Blutglukoseanstieg gegenüber dem Nüchternglukosewert von weniger als 20% ist beweisend für das Vorliegen eines Laktasemangels. Um eine seltene Resorptionsstörung für Monosaccharide auszuschließen kann am nächsten Tag der Test mit Glukose und Galaktose angeschlossen werden.
Ist der Quotient

$$\frac{\text{Blutzuckeranstieg (mg\%) nach Laktose}}{\text{Blutzuckeranstieg (mg\%) nach Glukose und Galaktose}} < 0,4$$

dann liegt eine Laktoseintoleranz vor.

Alle anderen genannten Untersuchungen sind Sekundärmaßnahmen.

Frage 4.97: Lösung E
Frage 4.98: Lösung A
[H 87]
Frage 4.99: Lösung E
[F 88]
Frage 4.100: Lösung C

Gemeinsamer Kommentar

Die **einheimische Sprue** ist eine Erkrankung des Erwachsenenalters und entspricht der Zöliakie des Säuglings. Charakteristikum ist die gluteninduzierte Enteropathie. Als Folge kommt es zu einer Zottenatrophie mit entsprechender enteritischer Symptomatik.
Proteine, Eisen, Elektrolyte und Lipide sind im Serum vermindert.
Im weiteren Verlauf der Erkrankung treten **Mangelsymptome** auf:
- Erhöhte neuromuskuläre Erregbarkeit (Karpopedalspasmen)
- Osteroporose und Osteomalazie mit Knochenschmerzen
- Zungenbrennen
- Parästhesien
- Hautpigmentationen
- Haut- und Schleimhautblutungen
- Ödeme bei Proteinmalabsorption.
- Großvolumige Stühle mit **Steatorrhö** von über 7 g/die durch verminderte Resorption der Fette
- Anämie
- Auch die **Hypokalzämie** ist eine Folge verminderter Resorption von Ca^{++} und Vitamin D. Zudem ist die Aufnahme von Vitamin A, E und K eingeschränkt
- D-Xylose wird im Harn vermindert ausgeschieden

Zur **Therapie** sollte konsequent eine glutenfreie Kost eingehalten werden: Mehl und andere aus **Weizen, Roggen, Hafer** und **Gerste** bestehende Nahrungsmittel sollten gemieden und durch Reis, Mais, Sojabohnen und Kartoffeln ersetzt werden.
Zu 4.97 (E)
Cholesteatome sind Zeichen einer Hyperlipidämie.
Zu 4.99 (E)
Fistelbildungen sind nicht charakteristisch für die einheimische Sprue. Sie kommen z. B. beim M. Crohn vor.

H 86
Frage 4.101: Lösung C
Frage 4.102: Lösung E

Gemeinsamer Kommentar

Als häufigste Ursache des **Aszites** sind **Malignome** und **Zirrhosen** anzusehen.
Es werden je nach Zusammensetzung der Aszitesflüssigkeit unterschieden:
- **Transsudate** (serös, spez. Gewicht 1,005–1,015, Eiweißgehalt < 3,0 g/dl)
- **Exsudate** (spez. Gewicht > 1,016 Eiweißgehalt > 3 g/dl)
- **Chylöser Aszites** (bei behindertem Abfluß des Chylus durch den Ductus thoracicus).

Differentaldiagnostik des Aszites
1. Venöse Stauung
   - Pfortaderhochdruck
     a) prähepatisch: z. B. Pfortaderthrombose
     b) intrahepatisch: Zirrhose
     c) posthepatisch: Thrombosen, Tumoren, **Budd Chiari-Syndrom** (Endophlebitis hepatica obliterans)
   - Stauungsinsuffizienz (z. B. **Pericarditis constrictiva**, Rechtsherzinsuffizienz)
2. Behinderung des Abflusses von Chylus (s. o.)
3. Peritonealkarzinose
4. **Hämoperitoneum** (nach Trauma)
5. **Meigs-Syndrom** (Ovarialfibrom, Hydrothorax und Aszites)
6. **Biliäre Peritonitis:** (Gallendurchtritt in das Peritoneum)
7. **Hypoproteinämie:** (z. B. nephrotisches Syndrom)
8. **Pankreatogener Aszites:** (bei Pankreatitis oder Pseudozyste)
9. **Entzündungen des Peritoneums:**
   - Bakteriell eitrig
   - Tuberkulose

Tabelle 4.4. Differentialdiagnostik des Aszitespunktats (aus Memorix)

Normwerte	Eiweißkonzentration		Spezifisches Gewicht	Leukozyten/ mm^3	Erythrozyten	Verhältnis Eiweiß: Aszites/ Serum > 0,5	LDH ↑ (Lactatdehydrogenase)	Sonstiges
	< 30 g/l Transsudat	>30 g/l Exsudat						
Zirrhose, portale Hypertonie	+++	+	< 1016	< 250	–	–	–	–
Neoplasma, Karzinomatose	+	+++	> 1016	Unterschiedlich, teilweise erhöht	(+)	+	+	Zytologie
Bakterieller Infekt	+	Wenn purulent +++	Wenn purulent > 1016	> 500, polymorphkernig	–	–	+	Gram-Färbung Kultur
Tuberkulöse Peritonitis	+	+++	Unterschiedlich, zum Teil > 1016	> 1000, über 70% Lymphozyten	Gelegentlich	+	+	Direktpräparat Kultur
Kardiale Stauung (konstriktive Perikarditis, Rechtsherzinsuffizienz)	+++	+(+)	Unterschiedlich, zum Teil < 1016	Unterschiedlich, < 1000	Gelegentlich			
Pankreatogen (Pankreatitis, Pseudozyste)	+	+++	Unterschiedlich, oft > 1016	Unterschiedlich	Gelegentlich	+	+	Amylase ↑
Nephrotisches Syndrom	++++		< 1016	< 250	–	–		Albumin ↓ Lipide ↑
Lymphabflußbehinderung (chylöser Aszites)	+	+++	> 1016	< 500		+	–	Triglyzeride > 400/100 ml

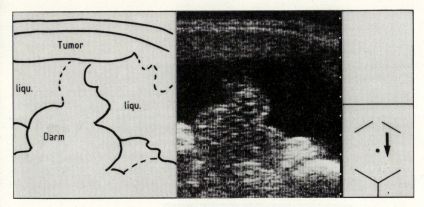

Abb. 4.20. Maligner Aszites bei einem Rektumkarzinom mit Peritonealkarzinose: Das Peritoneum parietale ist gleichmäßig verdickt, der kotgefüllte Darm über eine breite Bride mit der ventralen Darmwand verklebt, der Aszites gekammert, in große, reflexlose, scheinbar unzusammenhängende Räume unterteilt.
Umschrieben gefangener Aszites kann schwer von Zysten einerseits und flüssigkeitsgefüllten Darmschlingen andererseits unterschieden werden. Die Zysten weisen jedoch eine glatte, durch eine Zystenwand markierte Begrenzung auf. Flüssigkeit innerhalb des Darms ist durch Umlagerung und Einfingerpalpation beweglich (aus Weiss)

Frage 4.103: Lösung B

Zu den **lipidsenkenden Medikamenten** gehören:
1. Clofibratanaloga und synthetische Substanzen:
   – Bezafibrat (Cedur®)
   – Etofibrat (Lipo-Merz®)
   – Nicotinsäure (Niconacid®)
     (bei Hyperlipidämie Typ 2b, 3, 4 und 5)
2. Natürlich vorkommende Stoffe:
   – Heparine
     (bei der Akutbehandlung von Hyperlipidämien, vor allem Typ 1)
   – Carnitin
   – β-Sitosterin
     (bei Hyperlipidämie Typ 2a)
3. Harze und Gallensäuren:
   – Colestyramin (Quantalan®)
   – Colestipol (Colestid Granulat®)
   – Chenodesoxycholsäure (Chenofalk®)
     (bei Hyperlipidämie Typ 2a)
4. Probucol (bei Hyperlipidämie Typ 2a)
5. Dextrothyroxin-Na (Eulipos) (bei Hyperlipidämie Typ 2)

Zu (B)
Hydrochlorothiazid ist ein Diuretikum.
Nebenwirkungen: Hypercholesterinämie und -triglyzeridämie

Tabelle 4.5. Hyperlipidämieformen

Typ	Lipoproteinveränderung	Symptomatik	Arteriosklerose-risiko
1	Chylomikronen ↑ Triglyceride ↑	Xanthome, Hepatosplenomegalie →	0
2a	LDL ↑ Cholesterin ↑		+++
2b	LDL ↑ VLDL ↑ Cholesterin ↑ Triglyceride ↑		+++
3	VLDL ↑ Cholesterin ↑ Triglyceride ↑		++
4	VLDL ↑ Triglyceride ↑	oft Übergewicht	++
5	VLDL ↑ Chylomikronen ↑		0

|H 86|
Frage 4.104: Lösung C

Die aberrierende rechte A. subclavia mit Ursprung aus der Aorta descendens **(A. lusoria)** macht in seltenen Fällen das Beschwerdebild einer Dysphagie und kann zur Kompression der Trachea mit rezidivierenden Bronchitiden führen.
Gestützt wird die Diagnose mittels Ösophagogramm und Angiogramm. In der Regel sind die Verlaufsanomalien des Aortenbogens jedoch harmlos und ohne hämodynamische Bedeutung.

|H 81|
Frage 4.105: Lösung D
Frage 4.106: Lösung A

Gemeinsamer Kommentar

Die **Divertikulose** wird bei über 50jährigen in 20 bis 50% der Fälle gefunden. Meist macht sie kaum Beschwerden. Typisch sind veränderte Stuhlgewohnheiten im Sinne von häufigen morgendlichen Stuhlentleerungen.
Zu Komplikationen kann es kommen, wenn aufgrund der langen Verweildauer des Stuhls im Darm eine bakterielle Durchwanderung erfolgt und Entzündungen entstehen – **Peridivertikulitis.**

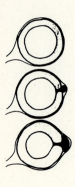
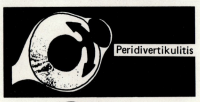
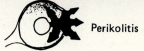

Abb. 4.21. Klinisch-morphologische Stadieneinteilung der Divertikelkrankheit des Kolons (aus Wienbeck)

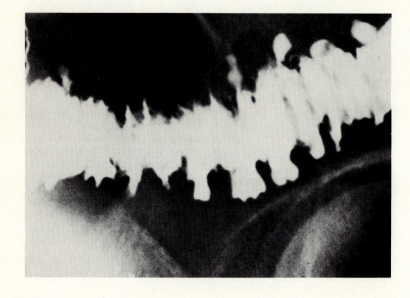

Abb. 4.22. Peridivertikulitis – durch Spasmolytika nicht mehr lösbarer „état d'accordéon" (aus Wienbeck)

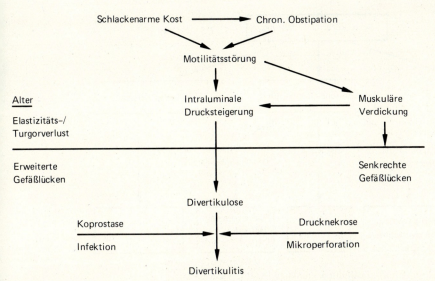

Abb. 4.23. Ätiopathogenese der Divertikelkrankheit des Dickdarms (aus Wienbeck)

Der **Pathomechanismus** ist folgender:
Rohfasermangel ⇒ ↑ Muskeltonus der Längsmuskulatur (besonders Sigma) ⇒ Verkürzung des Darms ⇒ einstülpende Faltenbildung der Kolonmukosa und verdickte Darmmuskulatur ⇒ Lumeneinengung und Taschenbildung ⇒ Durchtrittstellen von Nerven und Gefäßen bieten den geringsten Widerstand ⇒ Divertikelbildung.
2/3 der Divertikel liegen im Sigma.
Bei „einfacher" Divertikulose besteht die **Behandlung** in einer Stuhlregulierung mit schlackenreicher, zellulosearmer, nicht blähender Kost, wie z.B. Leinsamen und Kleie.
Eine antibiotische Therapie wird bei entzündlichen Prozessen notwendig. Treten weitere Komplikationen, wie z.B. Perforation, Blutungen oder Fistelbildung auf, ist eine chirurgische Intervention nicht zu umgehen.

Frage 4.107: Lösung B

Zu (3)
Obstipationen und Blähungen sind unspezifische, inkonstante Symptome bei **thyreopriver Hypothyreose**.
Häufige Symptome sind: Kälteempfindlichkeit, trockene, kühle Haut, meist verdickt und gelblich, Hypotrichose, periorbitale Schwellung, Müdigkeit und schnelle Ermüdbarkeit, später Entwicklung eines Myxödems. Ferner Gewichtszunahme, tiefe, rauhe Stimme, Vergrößerung der Zunge, Hypakusis, Bradykardie, Perikarderguß, bei Frauen Meno- oder Metrorrhagie.
Zu (4)
Die klinischen Symptome bei **Hyperparathyreoidismus** (primär und sekundär) im Sinne eines Hyperkalzämiesyndroms sind: Muskelschwäche und -hypotonie (auch der Darmmuskulatur), Obstipation, Anorexie, Polydipsie, Polyurie, Hyposthenurie, Nausea und Erbrechen, Verwirrtheit, Delir, Koma, QT-Verkürzung im EKG.
Ferner: Hypertonie, Nephrolithiasis, Nephrokalzinose, Niereninsuffizienz, Verkalkungen in der Media der Arterien, Konjunktiven, Kornea, Knochenveränderungen wie Osteoporose, Zysten, subperiostale Resorption, Kortikalisaufsplitterung, Osteoklastome.
Zu (1), (2) und (5)
Hypoparathyreodismus und Hyperthyreosen neigen zu Diarrhö.

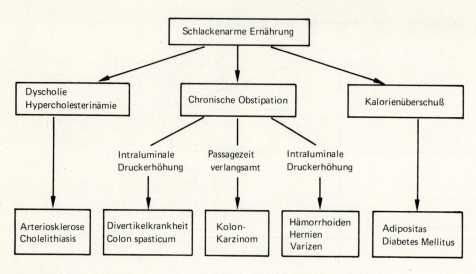

Abb. 4.24. Chronische Obstipation – Zivilisationskrankheiten (aus Wienbeck)

F 81
Frage 4.108: Lösung C
F 82
Frage 4.109: Lösung D
F 87
Frage 4.110: Lösung C
H 87
Frage 4.111: Lösung C

Gemeinsamer Kommentar

Das irritable Kolon ist eine funktionelle Störung des Dickdarms (auch colica mucosa genannt)
Die Diagnose ist eine Ausschlußdiagnose organischer Erkrankungen.
Meist ist eine psychodynamische Konfliktsituation vorhanden: das Gefühl, zu einer Leistung verpflichtet zu sein, die der Kranke eigentlich ablehnt, die Diarrhö als infantile Methode der Konfliktlösung. Über exzessive Reizung parasympathischer Bahnen mit vermehrter Darmperistaltik ist die Symptomatik erklärbar.
Es liegt eine Kolonhypermotilität mit spastischer Drucksteigerung intraluminal vor.
Klinik: Krampfartige Leibschmerzen besonders in der Sigmaregion, Obstipation mit Schleimabgang, bei jungen Patienten gekoppelt mit morgendlichen Durchfällen.
Häufigste funktionelle Störung des Dickdarms, ohne Organläsion (in gastroenterologischen Ambulanzen kann das Krankheitsbild bei 40–70% der Patienten nachgewiesen werden).

Therapie: Stuhlregulierung, schlackenreiche Kost, Sedierung, Anticholinergika, Imodium®, Silikonentschäumer. Oft ist jedoch eine psychologische Beratung und Aufklärung sinnvoller.
Die häufigste Störung im Bereich des Oberbauches ist der **Reizmagen**.
Charakteristisch ist die gesteigerte motorische und sekretorische Aktivität, woraufhin folgende Symptome resultieren:
– Epigastrische Schmerzen
– Inappetenz
– Nausea
– Gehäuftes Erbrechen
In der Regel wird eine Verstärkung der Beschwerden nach Nahrungsaufnahme beobachtet. Es besteht keine Periodizität oder Tagesrhythmus im Gegensatz zum Ulkus.
Zu (4)
Eine **Psychoanalyse** kommt bei den funktionellen gastroenterologischen Krankheitsbildern nicht in Betracht, da der Bezug zur Kindheit und der daraus entstehenden Dynamik fehlt.

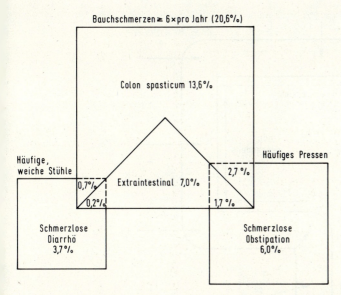

Abb. 4.25. Funktionelle gastrointestinale Störungen der Normalbevölkerung (aus Wienbeck)

Frage 4.112: Lösung E
Frage 4.113: Lösung B
Frage 4.114: Lösung D
Frage 4.115: Lösung E
Frage 4.116: Lösung C
Frage 4.117: Lösung B

Gemeinsamer Kommentar

Das **Dickdarmkarzinom** rangiert in der BRD nach dem Bronchialkarzinom an zweiter Stelle. Eine dreimalig negative Blutuntersuchung auf okkultes Blut im Stuhl ist keine ausreichende Ausschlußdiagnostik, weitergehende diagnostische Methoden sind erforderlich wie Sonographie, Kolon-Kontrast-Röntgen, Koloskopie, Rektoskopie mit Biopsie aus verdächtigen Bezirken, Computertomographie.
Lokalisation: Zökum 5%, Colon ascendens 5%, linke Flexur 3,5%, Colon descendens 7,5%, Sigmoid und Rektum 70% (abgeändert nach Gross-Schölmerich).
Hinweisende Symptome in der Frühphase des **Kolonkarzinoms** sind allenfalls der Nachweis von okkultem oder sichtbarem Blut im Stuhl und die Änderung der Stuhlgewohnheiten. Nicht selten machen erst die hämatogen gesetzten Metastasen in Lunge und Leber Beschwerden. Spätere Symptome sind: paradoxe Durchfälle, Gewichtsverlust, Tumoranämie, akute Blutungen, Penetration des Tumors durch die Darmwand mit Peritonitis.
Das Karzinomrisiko bei Colitis ulcerosa ist bei chronischen Fällen 10%, nach 10–20 Jahren Krankheitsdauer 20–40% (nach Vossschulte).

Einteilung des Rektumskarzinoms nach **Dukes:**
A = Schleimhautgeschwür, noch nicht in die Darmwand eingebrochen.
B = Tumor in oder durch die Darmwand gewuchert.
C_1 = Tumor mit Metastasen in den regionären Lymphknoten.
C_2 = Fernmetastasen.
Dazu nach der **UICC** Union internationale contre le cancer) drei histopathologische Grade:
G1 = Adenokarzinom hochdifferenziert
G2 = Adenokarzinom, mit mäßiger Differenzierung
G3 = Anaplastisches Karzinom.
Zu 4.114 (D)
Schleimig-blutige Durchfälle im Wechsel mit Obstipation sind bei dem Alter verdächtig auf ein **Dickdarmkarzinom.** Die leicht erhöhten Transaminasen sind Ausdruck eines durch Metastasen geschädigten Leberparenchyms, die BSG-Erhöhung Zeichen der allgemeinen Entzündung. Das Leberszintigramm zeigt Aussparungen. Nicht speichernde Bezirke (Aufhellungen) sind verdächtig auf Metastasen bzw. primäres Leberzellkarzinom, Abszesse und Echinokokkuszysten.
Zu 4.115
Je näher das **Rektumkarzinom** dem Anus gelegen ist, um so schlechter ist die Prognose!
Bei tiefsitzendem Karzinom (4–8 cm) existieren drei Metastasenstraßen; Fossa ischiorectalis, Spatium pelvis subperitoneale, Cavum pelvis peritoneale (= Wachstum per continuitatem).

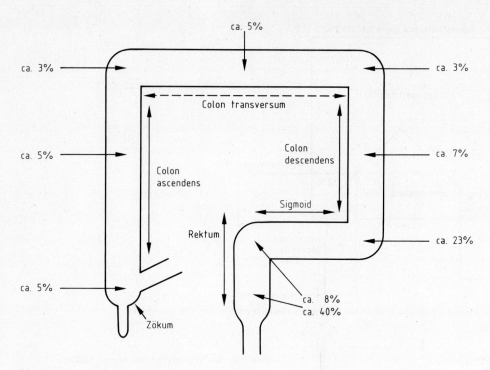

Abb. 4.26. Lokalisationshäufigkeit der Kolonkarzinome

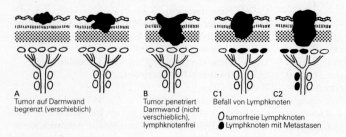

Abb. 4.27. Kolorektales Karzinom, Klassifikation nach Dukes 1935 (aus Memorix)

Die hämatogene Metastasierung der anusnahen, im distalen Drittel gelegenen Rektumkarzinome erfolgt über den Plexus venosus rectalis. Von hier existieren **zwei** Abflußwege.
1. Über die Vene iliaca interna in die untere Hohlvene (Vena cava inferior), Herz, Lunge.
2. Über die Vena mesenterica inferior in die Pfortader, Leber. Die Metastasierung in die Lunge soll häufiger sein.

Zu 4.116 (C)
Rektoskopischer Befund eines **stenosierenden Rektumkarzinoms**: polypoides oder blumenkohlartiges Karzinom, das in das Darmlumen hineinwächst. Die ulzerative Form zeigt einen unregelmäßig aufgeworfenen Rand und schon im Frühstadium ein krater- oder schüsselförmiges Zentrum.

Zu 4.117 (1)
Biopsie zur histologischen Absicherung.

Zu (2)
Leberszintigramm mit der Frage nach bereits vorhandenen Lebermetastasen.

Zu (3)
Die Amöbenruhr kann zu einer ulzerösen Kolitis führen.

Zu (4)
BSG ist nicht spezifisch, sie ist erhöht als generelles Entzündungszeichen.

Zu (5)
Darstellung des Kolons und der Magen-Darm-Passage mit Frage nach weiteren karzinomverdächtigen Regionen.

F 87
Frage 4.118: Lösung D
Frage 4.119: Lösung A

Gemeinsamer Kommentar

Kolonpolypen sind definiert als gestielte oder breitbasige Vorwölbungen der Dickdarmschleimhaut.
Sie werden klassifiziert in:
1. **Neoplastische Polypen = Adenome:** Familiäre Adenomatosis coli (autosomal dominant vererblich), Gardner-Syndrom, Turcot-Syndrom. Es besteht eine sehr hohe Entartungstendenz.
 Histologie: tubuläres Adenom, villöses Adenom, tubulovillöses Adenom.
2. **Hamartomatöse Polypen:** Juvenile Polyposis, Peutz-Jeghers-Syndrom. Nur selten kommt es zu einer malignen Entartung. Lokalisation: Kolon und Dünndarm.
3. **Unklassifizierbare Polypen:** Hyperplastische Polyposis, Lokalisation: Kolon. Keine Entartungstendenz.
4. **Entzündliche Pseudopolypen:** Bei Colitis ulcerosa, Cronkhite-Canada-Syndrom. Keine Entartungstendenz. Lokalisation: Kolon, Dünndarm, Magen.

Symptome
Okkultes Blut im Stuhl, Obstipation, evtl. Ileus bei großen Polypen. Bei Polyposis adenomatosis coli und villösen Polypen häufig Verlust von Schleim und Flüssigkeit sowie Elektrolyten. Ansonsten eher Zufallsbefund.

Kolonpolypen kommen bei 2–15% der Erwachsenenbevölkerung vor. Hauptmanifestationsalter der solitären und multiplen Adenome liegt im 5. Jahrzehnt, vor dem 3. Jahrzehnt handelt es sich um juvenile Polypen, familiäre Adenomatose, Pseudopolypen bei Colitis ulcerosa oder um Polypen beim Peutz-Jeghers-Syndrom.
Die am häufigsten vorkommenden Polypen sind die neoplastischen Polypen, wobei die tubuläre Form dominiert. Villöse Adenome mit einer Karzinomhäufigkeit von 30–60% sind immer breitbasig mit rasenartig angeordneten Zotten an der Oberfläche.

Lokalisation
60–70% im Rektum, Sigmoid und Colon descendens, 10% Colon ascendens, 15–20% Colon transversum.

Therapie
Koloskopische oder operative Entfernung aller Polypen über 1 cm Durchmesser. Die meisten Polypen können mit einer Diathermieschlinge abgetragen werden. Breitbasige Polypen (z. B. villöse Adenome) werden operativ entfernt.
Bei der familiären Adenomatosis coli wird meist nach dem 20. Lebensjahr eine totale Kolektomie durchgeführt, wobei in der Regel ein Ileostoma angelegt wird. Alternativ kann bei zuverlässigen Patienten, die sich einer regelmäßigen Untersuchung unterziehen eine Ileorektostomie erfolgen. Nach dem 4. Lebensjahrzehnt muß bei unbehandelter familiärer Kolonpolyposis mit 100%iger Entartung gerechnet werden.
Zu 4.118 (D)
Die Doppelkontrastdarstellung spricht am ehesten für einen großen gestielten Polypen.

H 87
Frage 4.120: Lösung D

Die **diffuse Peritonitis** zeigt sich charakteristischerweise mit stark druckempfindlichem, aufgeblähtem Abdomen, das schon bei geringer Berührung druckschmerzhaft ist. Daneben imponieren ein ausgeprägter Entlastungsschmerz, oberflächliche Atmung, angezogene Beine, regelmäßig erhöhte Temperatur und hoher Leukozytose.
Häufigste **Ursache** ist die Perforation eines Duodenal- oder Magenulkus.
Seltener sind:
– Darmperforationen bei ulzerösen Prozessen (Typhus, Tuberkulose, Karzinom, Appendizitis) und Ileus
– Primär bakterielle Ursachen (Chlamydien, Pneumokokken, Tuberkulose)
– Dekompensierte Leberzirrhose und Pankreatitis
– Perihepatitis acuta gonorrhoica
– Cholezystitis
– Chemische Peritonitis nach Austritt von Galle in das Peritoneum (nach Biopsie bei Verschlußikterus, nach Perforation der Gallenblase, nach Bariumaustritt in die Bauchhöhle)
– Ruptur einer Ovarialzyste
– Intraperitoneale Blutungen (z. B. Gefäßruptur, Hepatom, extrauterine Gravidität)
– Familiäres Mittelmeerfieber (familiäre, paroxysmale Serositis, periodisches Fieber).

Frage 4.121: Lösung B
F 86
Frage 4.122: Lösung C
H 86
Frage 4.123: Lösung C
F 82
Frage 4.124: Lösung A
F 87
Frage 4.125: Lösung A
F 88
Frage 4.126: Lösung B
H 87
Frage 4.127: Lösung B

Gemeinsamer Kommentar

Morbus Crohn ist eine Erkrankung, die weltweit verbreitet ist und ihren Häufigkeitsspiegel zwischen dem 15. und 35. Lebensjahr hat. Der Vererbungsmodus ist unbekannt, eine familiäre Häufigkeit wird beobachtet.
Sichere ätiologische Faktoren gibt es nicht. Es werden jedoch Mikroorganismen als auch immunologische Faktoren diskutiert. Auch Ernährungsfaktoren und psychosomatische Faktoren scheinen eine Rolle zu spielen.
Pathologie
Die Erkrankung zeigt einen segmentalen Befall, kann jedoch grundsätzlich alle Abschnitte des Gastrointestinaltraktes einbeziehen.
Grundsätzlich sind alle Wandschichten des entsprechenden Segmentes betroffen.
Aufgrund der transmuralen Entzündung kommt es zur Fibrosierung und lederartigen Verdickung der Darmwand mit segmentalen Strikturen und Obstruktionen. Anfänglich bilden sich im Bereich der Schleimhaut kleine aphtoide Ulzera, die sich im weiteren Verlauf zu Schleimhautdefekten mit sog. „Pflastersteinrelief" oder landkartenartigem Aussehen entwickeln. Die regionalen Lymphknoten sind vergrößert.

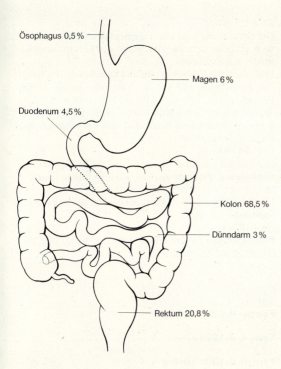

Abb. 4.28. Häufigkeit des Befalls bei M. Crohn, bezogen auf den Verdauungstrakt

Mikroskopische Untersuchung

Alle Wandschichten sind entzündlich verändert und zeigen
- Infiltrationen von Lymphozyten und Plasmazellen
- **Nicht verkäsende,** meist in der Submukosa lokalisierte Epithelzellgranulome mit mehrkernigen Langhans-Riesenzellen

Charakteristisch für den **M. Crohn** sind über mehrere Wochen anhaltende krampfartige Unterbauchbeschwerden mit schleimig-wäßrigen Durchfällen. Je stärker der Dickdarm beteiligt ist, desto intensiver äußern sich die Durchfälle.
Ist lediglich der Dünndarm betroffen, kann der intakte Dickdarm mitunter den erhöhten Wasser- und Elektrolytanfall kompensieren. In diesen Fällen werden Beschwerden als viszerale Dünndarmschmerzen im Oberbauch, bei peritonealer Beteiligung im rechten Unterbauch verspürt, so daß oft die Diagnose chronische Appendizitis lautet.

Zumeist kann bei einem länger dauernden **M. Crohn** eine hypo- oder hyperchrome Anämie nachgewiesen werden, die entweder durch Blutverluste (Eisenmangel) oder einen Vit-B_{12}- bzw. Folsäuremangel bedingt ist. Bei der letzteren Ursache liegt eine **megaloblastäre Anämie** vor. Auch Eisenverwertungsstörungen (sideroachrestische Anämie) können der Blutarmut bei M. Crohn zugrunde liegen, die als Folge der Malabsorption auftritt. Hierbei geht die Anämie mit pathologischen Sideroblasten im Knochenmark einher. Pathologische Sideroblasten sind kernhaltige Erythrozyten, die viel Eisen (Hämosiderin) enthalten, das in den Mitochondrien lokalisiert ist. Der genaue Pathomechanismus der sideroachrestischen Anämie ist noch nicht bekannt.
Verläuft eine Enterocolitis regionalis symptomarm, kann ein folgender Darmverschluß zu Beschwerden führen, die von einer akuten Appendizitis nur schwer zu unterscheiden sind.

Komplikationen

Häufigste Komplikationen sind Darm- und Analfisteln an der Körperoberfläche, aber auch Fistelung in benachbarte Organe und Stenosierung mit Subileus. Das Entartungsrisiko ist äußerst klein.

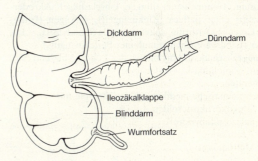

Abb. 4.29. Normale Verhältnisse im Bereich der Übergangsregion Dünn-/Dickdarm (nach H. Jenss und F. Hartmann, 1986)

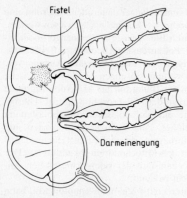

Abb. 4.30. Verengung der letzten Dünndarmschlinge, Verklebung einer Dünndarmschlinge mit dem aufsteigenden Schenkel des Dickdarms und Ausbildung einer „inneren Fistel" (nach H. Jenss und F. Hartmann, 1986)

Extraintestinale Manifestationen: – Haut (Erythema nodosum, Trommelschlegelfinger, Uhrglasnägel, Akrodermatitis enteropathica [Zinkmangel]), – Augen (Iritis), – Gelenke (Arthritis, ankylosierende Spondylitis), – Leber (Leberparenchymgranulome, Pericholangitis)
Langzeitschäden: Amyloidose der Leber, Milz und Nieren; Cholelithiasis, Oxalatsteine.
Therapie
Symptomatische medikamentöse Therapie mit
– Glukokortikosteroiden
– Salazosulfapyridin
– Azathioprin
– Metronidazol
Operative Therapie bei
– Ileus
– Komplikationen mit Beteiligung des Urogenitaltraktes
– therapieresistenten Abszessen und Fisteln
– Versagen der symptomatischen Therapie
Nach operativen Eingriffen besteht keine Sicherheit für eine Heilung, die Rezidivrate liegt hoch (innerhalb von 10 Jahren über 50%).
Zu 4.122 (C)
Die **Panmyelophthise** (aplastische Anämie, Panzytopenie, Panmyelopathie) stellt sich als Knochenmarkinsuffizienz mit Ersatz des blutbildenden Markes durch Fettmark und peripherer Panzytopenie dar.
Die ätiologische Einteilung erfolgt in eine **idiopathische** und eine **sekundäre** Form. Die idiopathische Form kann konstitutionell oder erworben sein.

Zu 4.123 (C)
Die Erkrankung zeigt einen segmentalen Befall, kann jedoch grundsätzlich alle Abschnitte des Gastrointestinaltraktes mit einbeziehen.
Inwieweit eine Fehlresorption und Diarrhö eintritt, hängt von Ausdehnung und Sitz der Entzündungen ab. Durch Entzündung des terminalen Ileums kommt es zur Störung des enterohepatischen Kreislaufs der Gallensäuren. Diese gelangen vermehrt ins Kolon und stören die Wasser- und Elektrolytresorption.
(A) und (B)
Nicht selten kommt es zu einer Folsäure **Vit-B_{12}-Resorptionsstörung,** die dann zu einer Anämie führen kann.
(D)
Eine Malabsorption von kurzkettigen Fettsäuren kann zur **Steatorrhö** führen.
Zu 4.127 (4)
Pseudopolypen im Kolon sind Befunde, die für eine Colitis ulcerosa sprechen.

H 81
H 85
Frage 4.128: Lösung E
H 87
Frage 4.129: Lösung A
F 87
Frage 4.130: Lösung A
H 85
Frage 4.131: Lösung A

Gemeinsamer Kommentar

Die **Colitis ulcerosa** ist eine meist chronisch, in Schüben verlaufende entzündliche Erkrankung des Kolons. Die Ursache ist nicht geklärt.
Die entzündlichen Veränderungen sind im Gegensatz zum Morbus Crohn auf die Schleimhäute beschränkt.
Karzinomrisiko: in chronischen Fällen 10%, nach 10–20 Jahren Krankheitsdauer 20–40%.
Hauptmanifestationsalter ist zwischen dem 20. und 40. Lebensjahr. Die Diagnose wird endoskopisch und histologisch gesichert
– Steter Befall des Rektums mit Betonung des distalen Segmentes
– Schleimhautödem
– Hyperämie, Pseudopolypen, Oberfläche granulär verändert
– Diffuse Blutung
– Vermehrte Lädierbarkeit
– Multiple Ulzerationen ohne genaue Abgrenzbarkeit
– Kryptenabszesse, oberflächliche Mikroulzerationen mit akutem, entzündlichem Exsudat. Keine Granulome!

Symptomatik
Leitsymptom: blutig-eitrige Durchfälle mit progredientem Verlauf, wobei zuletzt reine Blutstühle abgesetzt werden. Daneben abdominelle Schmerzen, Fieber, Übelkeit, Erbrechen, Gewichtsverlust.
Komplikationen (Zahlen nach Siegenthaler, Innere Medizin)
- toxisches Megakolon (2–10%)
- massive Blutung (3%)
- Perforation (selten)
- Pseudopolyposis (15–30%)
- Stenosebildung (relativ selten)
- Karzinomrisiko erhöht (s. o.)
- Perianale Fisteln (selten)
- Perianale Abszesse (3–4%)
- anorektale und innere Fisteln (selten)

Extraintestinale Manifestationen
Haut: Erythema nodosum, Pyoderma gangraeonosum
Augen: Iritis, Episkleritis, Uveitis
Gelenke: Arthritis, Sakroiliitis (HLAB 27 erhöht)
Leber: Chronische Hepatitis, Pericholangitis, Cholelithiasis.

Therapie
Die Heilung einer **Colitis ulcerosa** mit medikamentösen Mitteln ist nicht möglich, vielmehr geht es darum, eine möglichst lange beschwerdefreie bzw. beschwerdearme Krankheitsphase zu erreichen.
Die **Therapie** mit Medikamenten variiert entsprechend dem Stadium der Colitis ulcerosa
1. **Akutes Stadium**
   - **Schwerer entzündlicher Schub:**
     - Prednison parenteral bzw. rektal
     - Evtl. Tetrazykline oral oder parenteral
   - **Mittelschwerer bzw. leichter Schub:**
     - Prednison p. o. und Prednison rektal
     - Evtl. Azulfidin p. o. oder als Klysma
2. **Langzeitbehandlung**
   - Azulfidine p. o. (Salazosulfapyridin)

Bei auf den Enddarm beschränkter Colitis ulcerosa werden seit kurzer Zeit Aminosalicylsäure-Supp. angewandt.

Operationsindikationen ergeben sich bei folgenden Problemen:
A) **Absolute Indikation:**
   - Perforationen mit oder ohne toxischem Megakolon
   - Massive unstillbare Blutung
   - Karzinom

B) **Relative Operationsindikation** (Kolektomie):
   - Systemische kolitische Begleiterscheinungen können medikamentös nicht beherrscht werden
   - Kolitisch bedingte Blut-, Eiweiß- und Elektrolytverluste, die medikamentös nicht beherrschbar sind
   - Karzinomprophylaxe bei totaler Kolitis, mehr als 10 Jahre andauernd und vor dem 20. Lebensjahr beginnend

Die totale Entfernung des Dickdarms führt zur Heilung.

Zu 4.128 (1)
Es besteht die Gefahr der **Perforation** mit Austritt in die freie Bauchhöhle, Peritonealreizung und Schocksymptomatik. Bei der Doppelkontrasttechnik (Kontrastmittel und Luftinsufflination) besteht die Gefahr der Luftembolie über die Darmvenen. Man verwendet bei Verdacht auf florides Stadium allenfalls wasserlösliche Kontrastmittel (Gastrografin), die unter mäßigem Druck appliziert werden. Bei Perforation sind diese resorbierbar und liefern nicht obige Symptomatik.

Zu 4.131 (A)
Penicillamin kommt bei der Behandlung der Colitis ulcerosa nicht zum Einsatz, wird jedoch z. B. bei Krankheiten des rheumatischen Formenkreises angewandt.
Vergleiche auch Kommentar zu Frage 4.121 folgende.

Frage 4.132: Lösung B

Die Morbiditätsrate des **Magenkarzinoms** ist insgesamt rückläufig, in der BRD steht es nach Bronchial- und kolorektalem Karzinom an dritter Stelle der Karzinome.
Die Häufigkeit des Mammakarzinoms zeigt eine leicht ansteigende Tendenz und ist der häufigste Organkrebs der Frau (nach Heberer et al.)

Frage 4.133: Lösung D

Die **Whipple-Erkrankung** ist eine Dünndarmkrankheit, die durch folgende **Symptome** charakterisiert ist:
- Arthralgien
- Bauchschmerzen
- Durchfall, Fieber
- Gewichtsverlust infolge von Malabsorption
- Lymphknotenvergrößerung, Hautpigmentierung, neurologische Störungen

Bei der Erkrankung handelt es sich um eine **seltene** Erkrankung, wobei Männer bevorzugt betroffen sind.
Wahrscheinliche Ursache sind noch nicht näher definierte Mikroorganismen. Voraussetzung ist eine Störung der zellvermittelten zellulären Immunabwehr mit Makrophagendefekten.

Pathologie
Mikroskopisch gelingt der Nachweis von stäbchenförmigen, grampositiven baziliformen Mikroorganismen im Epithel und an den Makrophagen der Lamina propria. Aus dem dünndarmbioptischen Material kann man in der Mukosa Makrophagen mit zytoplasmatischen Einschlüssen finden, die sich mit PAS (Perjod-Schiffsäure) rot anfärben lassen. Die Partikel finden sich in Lymphknoten, Leber und Milz.

Therapie
Eine Besserung der klinischen Symptomatik wird durch Gabe von Tetracyclinen oder Ampicillin über ein Jahr erreicht. Kortikoide führen zu keiner Heilung.

Frage 4.134: Lösung B

Die **pseudomembranöse Enterokolitis** imponiert klinisch als schwere Erkrankung des Dünn- und Dickdarms. Leibschmerzen, Meteorismus und blutige Durchfälle treten auf. Gefahr droht durch Flüssigkeits- und Elektrolytverluste.
Meist sind **ältere Patienten** betroffen, die eine Operation durchgemacht haben und daneben herz- oder niereninsuffizient sind. Die Ätiologie der Erkrankung ist nicht geklärt. Als mögliche Erreger kommen **Clostridiae difficiles** in Frage. Mehrere Faktoren begünstigen die pseudomembranöse Enterokolitis, wie z.B. Ischämie und Superinfektion mit pathogenen Keimen oder Pilzen in der Folge einer **antibiotischen Therapie.** Als Mittel der Wahl gilt die Anwendung von Vancomycin.

Zu (1)
Ältere Menschen sind in der Regel von der **pseudomembranösen Enterokolitis betroffen.**
Zu (3)
Die **Hypogammaglobulinämie** scheint bei der Genese der Erkrankung **keine** signifikante Rolle zu spielen.

Frage 4.135: Lösung A

Die gefährlichste Folge **akuter schwerer Durchfälle** stellt der Wasser- und Elektrolytverlust dar. Diese können zu Herzversagen (z.B. Kammerflimmern durch Hypokaliämie) und Niereninsuffizienz führen.
Parenterale Substitution ist deshalb oft unerläßlich.

Frage 4.136: Lösung D
Frage 4.137 Lösung D

Gemeinsamer Kommentar

Als **Analfissur** wird ein Einriß oder Geschwürbildung der Haut im Afterbereich verstanden.
Wegen der guten Nervenversorgung in der Analregion sind die Fissuren sehr schmerzhaft, besonders bei der Defäkation. Im Toilettenpapier sind oftmals Blutspuren zu erkennen.
Therapie durch gute Stuhlregulierung und anästhesierende Salbe, um einen reflektorischen Sphinkterspasmus zu verhindern. In hartnäckigen Fällen operative Intervention durch Sphinkterdehnung und Entfernung der Geschwürherde.

5 Endokrine Organe, Stoffwechsel und Ernährung

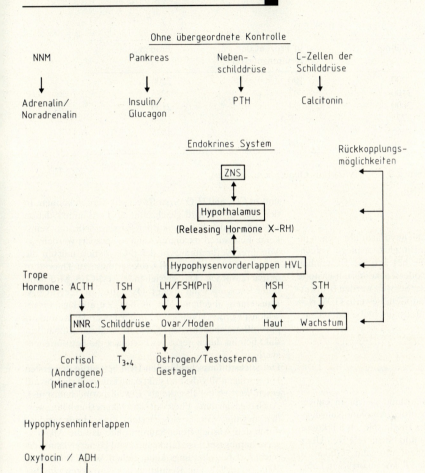

Abb. 5.1. Die endokrinen Drüsen und ihre Hormone

Frage 5.1: Lösung D

Kalorienbedarf

Tabelle 5.1. Kalorienbedarf
Referenzperson: 25 Jahre, leichte Tätigkeit (= 100%)

Alter	Männer	In Prozent der Referenzperson	Frauen
20–30	3200	100	2300
30–40	3100	97	2225
40–50	3000	94	2160
50–60	2775	85,6	1990
60–70	2565	79	1825
+70	2110	69	1585

Die Ernährung im Alter. Internist 3, 156 (1962) (aus Oberdisse u. Jahnke)

Frage 5.2: Lösung C

Beim Diabetiker muß die Kohlenhydratzufuhr wegen ihrer direkten Wirkung auf den Blutglukosespiegel berechnet werden. Als Rechengröße hat sich die Broteinheit (BE), die 12 g Kohlenhydrate oder Zuckeraustauschstoffe bezeichnet, eingebürgert. In der Schweiz werden Brotwerte, Obstwerte, Milchwerte und Gemüsewerte (1 Wert = 10 g KH) über Kohlenhydrataustauschtabellen rechnerisch erfaßt.

Frage 5.3: Lösung C

Der Stoffwechsel im Hungerzustand gleicht in einigen Punkten dem bei Diabetes mellitus. Absolute Nahrungskarenz führt zu einem Absinken des Insulinspiegels mit konsekutiv mäßiger Hyperglykämie und einem relativen Übergewicht diabetischer Hormone (Adrenalin, Glukagon, Glukokortikoide). Solange die Glykogenvorräte in Leber und Nieren ausreichen, wird dem Gehirn Glukose auf dem Weg der Glykogenolyse und Glukoneogenese zugeführt. Muskelglykogen dient nur der muskeleigenen Energiegewinnung, da dem Muskelgewebe die Glukose-6-Phosphatase fehlt.
Sind diese Reserven erschöpft, tritt die Wirkung von Glukagon, Adrenalin, Noradrenalin und Kortikoiden in den Vordergrund. Diese diabetogenen Hormone führen zu einer gesteigerten Glukoneogenese aus Aminosäuren (Proteinkatabolismus) und zur verstärkten Lipolyse. Über Aktivierung der Fettgewebslipasen werden die Depottriglyzeride des Fettgewebes (etwa 150 g/die) gespalten, was zu einem Anstieg des Glyzerin- und Blutfettsäurespiegels führt. Der oxydative Abbau von Fettsäuren bei relativem Kohlenhydratmangel führt zu Bildung von Ketonkörpern, die jedoch von der Muskulatur (auch Herzmuskel) und – bei längerem Fasten – auch vom Nervensystem utilisiert und zu CO_2 und H_2O verstoffwechselt werden können. In der Muskulatur wird gleichzeitig die Fettsäureoxidation forciert, wodurch Ketonkörper für das ZNS, das selbst keine Fettsäuren oxidieren kann, eingespart werden.
Vor ihrer Verbrennung in der β-Oxidation müssen die Fettsäuren durch die Acyl-CoA-Synthese zu Thioestern aktiviert werden. Das entstehende Acyl-CoA wird dann unter Energiegewinn in der β-Oxidation zu Acetyl-CoA-Bausteinen abgebaut, die in den Zitratzyklus eingeschleust werden können oder in der Leber der Ketonkörpersynthese dienen. Acyl-CoA als Triglyzeridabbauprodukt hemmt durch negatives Feedback die Fettsäureneusynthese.
Die Stickstoffausscheidung im Urin beträgt in den ersten Hungertagen 50 g/die und sinkt dann kontinuierlich bis auf einen Wert von ~ 10 g/die ab (Eiweißsparmechanismus). Auch die Kalzium-, Phosphat- und Magnesiumbilanz werden negativ. Gleichzeitig besteht eine Hungerazidose durch den Anstieg freier Säuren, ohne daß die Alkalireserve herabgesetzt ist. Glukosurie und Hyperglykämie erreichen dabei allerdings keine hohen Werte (höchstens 200–250 mg%). Die Reduktion des Körpergewichts beträgt nach einer Woche etwa 13% und nach etwa 30 Tagen bis zu 21% des Ausgangsgewichtes.

Tabelle 5.2. Konzentration von Energieträgern im menschlichen Blutplasma (nach Prof. Fischer, Erlangen)

	„Mahlzeit"	„Hunger" 12 h	„Fasten" > 72 h
	mM	mM	mM
Glukose	6.7	4.4	3.6
Ketonkörper	< 0.01	0.03	7.5
Fettsäuren	0.3	0.6	1.5
Glyzerin	0.05	0.1	0.1
Alanin	0.4	0.4	0.1
Insulin μU/ml	> 100	15	7
Glukagon pg/ml	< 100	120	180

Zu (B)
Bei **Abmagerungskuren** besteht ein erhöhtes Risiko für **Gichtanfälle,** weil die resultierende Hungerazidose zu einer eingeschränkten renalen Harnsäure-Clearance führt.

Zu (C)
Die Kreatinin-Synthese und die Kreatinin-Clearance sind direkt proportional zur Muskelmasse und abhängig von Belastungen. Kreatinin wird glomerulär filtriert und beim Gesunden weder tubulär sezerniert, noch rückresorbiert. Einen erhöhten Kreatininspiegel im Serum findet man bei chronischen Nierenleiden, wenn 60% der Nierenfunktion eingeschränkt ist, aber auch bei akutem Muskelzerfall nach Quetschungen, Verbrennungen und bei Zuständen, die mit einer Hypovolämie einhergehen.

Während fleischreiche Kost zu erhöhten Kreatininwerten führen kann, ist bei Nahrungsentzug keine Veränderung eines normalen Kreatininwertes zu erwarten!

Frage 5.4: Lösung A

Zu (A)
Die Katabolie macht sich vor allem am Körpereiweiß bemerkbar. Dabei führen diabetogene Hormone, vor allem Glukokortikosteroide, zu einer gesteigerten Glukoneogenese aus Aminosäuren. Gleichzeitig ist auch die Lipolyse vermehrt.

Die Stickstoffausscheidung im Urin beträgt in den ersten Hungertagen rund 50 g/die und sinkt dann kontinuierlich auf einen Wert von 10 g/die ab. Der Eiweißsparmechanismus gewährleistet den Rest des Energiebedarfs über den Abbau von Triglyzeriddepots. Im Verlauf der Behandlung einer Adipositas durch „0-Diät" kommt es also zu einer Verminderung der Stickstoffausscheidung im Urin!

Zu (B)
Die bestehende Hungerazidose führt zu einer funktionellen Einschränkung der renalen Harnsäure-Clearance. Zur Prophylaxe eines Gichtanfalls bei einer latenten Gicht sollte deshalb Allopurinol verordnet werden.

Zu (C)
Bei Aktivierung der Fettgewebslipasen werden die Depottriglyzeride des Fettgewebes gespalten, was zu einem Anstieg des Glyzerin- und Blutfettsäurespiegels führt.

Zu (D)
Der oxidative Abbau von Fettsäuren bei relativem Kohlenhydratmangel führt zur Bildung von Ketonkörpern, die von der Muskulatur und – bei längerem Fasten – auch vom Nervensystem utilisiert werden können.

Zu (E)
Durch den Albuminmangel im Plasma kommt es zur Abnahme des onkotischen Drucks mit nachfolgender Stimulation des Renin-Angiotensin-Systems. Daher resultiert eine Natriumretention. Allerdings tritt vor dem Tod durch Verhungern infolge schwerer Durchfälle ein akuter Natriummangel auf.

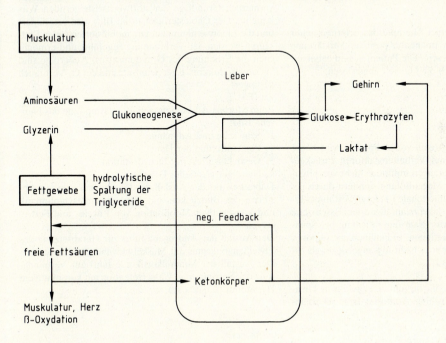

Abb. 5.2. Stoffwechsel im Hungerzustand

Frage 5.5: Lösung B

Zu (B)
Das in der Anfangsphase ausgeprägte Hungergefühl, das Nichteinhalten der Reduktionskost und die schleppende Gewichtsabnahme führen zu depressiven Verstimmungen, die in manchen Fällen psychotherapeutisch behandelt werden müssen. Zudem findet man bei Fettsüchtigen signifikant mehr Züge der Depression, die Beschäftigung mit dem eigenen Körper und Abwehrtendenzen.

Zu (A)
Bei der Fastenkur oder 0-Diät nimmt der Patient zunächst rasch, dann immer langsamer ab. Hierfür sind die Umstellung des Energiestoffwechsels im Körper sowie der anfängliche Wasserverlust verantwortlich.
Die Stickstoffausscheidung im Urin beträgt in den ersten Hungertagen 10–12 g/die und sinkt dann kontinuierlich bis auf einen Wert von 3 g/die ab. Auch die Kalzium-, Phosphat- und Magnesiumbilanz werden negativ. Gleichzeitig besteht eine Hungerazidose durch den Anstieg freier Säuren, ohne daß die Alkalireserve herabgesetzt ist. Die Reduktion des Körpergewichts beträgt nach einer Woche etwa 13% und nach etwa 30 Tagen bis zu 21% des Ausgangsgewichtes.

Zu (C)
Im Idealfall hält der Patient seine Erhaltungsdiät ein. Die realen Langzeitergebnisse sind allerdings sehr schlecht, da die Patienten die alten Eßgewohnheiten meist wieder übernehmen.

Zu (D)
Daher muß das Ziel einer Therapie das Erlernen neuer Eßgewohnheiten mit permanenter positiver Verstärkung der Gewichtsreduktion sein. Die Patienten sind dabei auf die Anerkennung durch die Umwelt angewiesen.

Frage 5.6: Lösung E

Zu (A)
Familiär gehäuftes Auftreten von Adipositas wird heute weniger auf Erb- als auf Verhaltensfaktoren zurückgeführt. Dabei wird das Hungerempfinden nicht von physischen Stimuli, wie der Magenfüllung, sondern durch gewohnheitsmäßige und emotionale Faktoren bestimmt. Typischerweise kommt es dabei zu anfallsweisem Essen ohne Sättigung und vermehrter Nahrungsaufnahme bei Spannungs- und Konfliktsituationen. In Familien mit adipösen Patienten gilt ein vermehrtes Nahrungsangebot oft als zusätzlicher Liebesbeweis.

Zu (B)
In weniger als 2% der Fälle besteht eine endokrine Ursache, z. B. ein Morbus Cushing. Adipositas ist meist ernährungsbedingt!

Zu (C)
„Von nichts kommt nichts"!

Zu (D)
Die Adipösen dissimulieren eher:
„Ich esse wirklich nicht viel".

Frage 5.7: Lösung C

Zu (A)
Bei der Anorexia nervosa (Pubertätsmagersucht) kommt es infolge Ablehnung der weiblichen Rolle zur krankhaften Nahrungsverweigerung. Einzelheiten dazu, siehe Kommentare zu Kap. 10.

Zu (B)
Die Gewichtsabnahme beim unbehandelten juvenilen Diabetes mellitus hat folgende Gründe:
Die Glukose wird nur ungenügend in die Körperzellen transportiert (Energiemangel).
Der hohe Glukosegehalt des Blutes bedingt eine osmotische Diurese. Es resultiert eine Polyurie mit nachfolgender Hypovolämie.

Zu (C)
Beim Sheehan Syndrom kommt es, wie beim Panhypopituitarismus **selten** zur Kachexie. Diese entsteht dann infolge einer Mischform aus Myxödem- und Addisonkachexie.
Insbesondere bei der Hypothyreose ist der Grundumsatz erniedrigt. Das Serumcholesterin ist infolge verminderter Utilisation von Lipoproteinen auf über 300 mg% erhöht. Es resultiert daher eine Gewichtszunahme.

Zu (D)
Bei der Hyperthyreose besteht ein erhöhter Grundumsatz mit kataboler Stoffwechsellage. Unter dem Einfluß von T_3 und T_4 vermehren sich die Cristae der Mitochondrien, was vermutlich Grundlage der stoffwechselsteigernden Wirkung ist. Der Cholesteringehalt im Blut wird vermindert und die Lipolyse nimmt zu. Die mobilisierten freien Fettsäuren werden der Verbrennung zugeführt und ermöglichen die Erhöhung des Grundumsatzes. Außerdem sind Wärmeproduktion, Energieumsatz und der O_2-Verbrauch gesteigert.

Zu (E)
Beim Morbus Addison prägen 4 Leitsymptome das klinische Bild:
1. Schwäche und Adynamie
2. Pigmentierung der Haut
3. Gewichtsverlust mit Dehydratation
4. Niedriger arterieller Druck

Dabei bewirkt der Ausfall der Glukokortikoide ein Absinken des Blutzuckers mit Hypoglykämiesymptomatik und konsekutiver Mobilisation von Eiweiß- und Fettreserven.
Der Ausfall der Androgene führt zur Herabsetzung des Eiweißanabolismus mit Muskelschwund und Impotenz.
Der Ausfall der Mineralkortikoide führt zur Verminderung der Natrium- und Wasserretention mit konsekutivem Hypotonus (Exsikkose).

Frage 5.8: Lösung D

Die Harnsäuresekretion kann infolge Nierenschadens oder unter der Therapie mit Saluretika vom Benzothiadiazintyp gehemmt sein. Bei einer vorbestehenden Gicht (hier: seit 7 Jahren) ist allerdings die Schädigung der Niere im Rahmen einer primären Gicht wahrscheinlicher. Die Gichtniere ist eine Kombination von vaskulären (Glomerulosklerose führt zu Glomerulaveränderungen), und interstitiell entzündlichen Infiltraten, die in Zusammenhang mit der Uratsteinbildung auftreten. Gleichzeitig besteht eine Pyelonephritis. Es resultieren die entsprechenden klinischen Symptome: Hypertonie, Nierenkoliken und in späteren Stadien Niereninsuffizienz.

F 86
Frage 5.9: Lösung E

Innereien sind purinhaltiger als Fleisch.
Ölsardinen sind purinhaltiger als z.B. Forelle.
Teigwaren, Gemüse und Obst sind purinarm.
Milchprodukte sind purinfrei.
Die Diättherapie hat angesichts der effektiven Pharmakotherapie an Bedeutung verloren. Anzustreben ist eine Verminderung der Purinzufuhr durch Begrenzung der Zufuhr von Fleischprodukten und Meiden nukleinsäurereicher Innereien (Niere, Leber, Bries). Das Körpergewicht sollte normalisiert werden. Zur Verhütung funktioneller Ausscheidungsstörungen für Harnsäure sind Fasten, ebenso wie fettreiche Mahlzeiten und Alkoholexzesse zu vermeiden.
Zu (C)
Alkohol hemmt den Laktatumsatz in der Leber. Die daraus resultierende Laktatazidose führt ebenso wie eine Ketoazidose zur funktionellen Hemmung der Harnsäureausscheidung und kann somit **Gichtanfälle** auslösen.

Frage 5.10: Lösung C

Der erste Gichtanfall betrifft typischerweise ein einzelnes Gelenk, vorzugsweise das Großzehengrundgelenk, später auch andere Gelenke. Die Anamnese (Nierenkolik) trifft auf jeden 2. Gichtkranken zu, Urate lagern sich infolge verminderter Ausscheidungsfähigkeit oder erhöhter Bildung nicht nur in der Niere, sondern auch in den Gelenken ab ($\Rightarrow$ Rö: zystische Knochentophi).
Kalziumpyrophosphat als Ausdruck abgelaufener Gelenkentzündungen bei älteren Patienten führt zu gichtähnlichen Attacken (Pseudogicht).
Die BSG ist unspezifisch, wäre auch bei PcP oder akutem rheumatischen Fieber beschleunigt.
Harnsäure i. S. normal:
♂ < 7 mg%
♀ < 6 mg%

H 85
Frage 5.11: Lösung A

Gichtsymptome werden als sekundäre Gicht bei vermehrtem Zelluntergang infolge hämolytischer Krankheiten, Polyzythämie und Leukämie sowie unter Zytostatikatherapie beobachtet. Auch kann die renale Harnsäuresekretion infolge Nierenschadens oder unter der Therapie mit Saluretika vom Benzothiadiazintyp gehemmt sein. Exzessiver Alkoholabusus kann über die entstehende Laktazidose ebenfalls die renale Harnsäureexkretion behindern und zur Entstehung einer sekundären Hyperurikämie führen.

Frage 5.12: Lösung A

Zu (A)
Eine Hepatomegalie infolge Glykogenspeicherung tritt z.B. bei der Glykogenose vom Typ I auf.
Bei dieser autosomal rezessiven Erkrankung ist die Aktivität der Glukose-6-Phosphatase in Leber und Niere vermindert. Überschüssiges Glukose-6-Phosphat wird in Form von Glykogen in Leber und Niere gespeichert. Andere Glykogenosen mit Hepatomegalie sind die vom Typ III, IV, VI.
Zu (B), (C), (D) und (E)
Diese Krankheit, eine Cholesterinlipoidose, ist gekennzeichnet durch Cholesterinspeicherung in Geweben $\Rightarrow$ Knochendefekte („Landkartenschädel"). Lipogranulome im Bereich des Schädels führen im Bereich der HHL zur verminderten ADH-Ausschüttung $\Rightarrow$ Diabetes insipidus, evtl. zum Panhypopituitarismus, zum Chiasma-Syndrom und zum Exophthalmus. Im viszeralen Bereich kommt es zur Hepatosplenomegalie. Kinder sind häufiger, Erwachsene kaum von dieser Krankheit betroffen.

Frage 5.13: Lösung D

Zu (A)
Rheumaknoten sind extraartikulär, bevorzugt an den Streckseiten der Gelenke und nicht am Ohr zu finden. Sie treten bei etwa 20% der an PcP Erkrankten auf. Histologisch handelt es sich um eine fibrinoide Nekrose, die von Granulationsgewebe umgeben ist.

Zu (B)
Fibrome sind gutartige Bindegewebsneubildungen, die meistens bräunlich mit rauher Oberfläche, am ganzen Körper auftreten können.

Zu (C)
Xanthelasmen sind Cholesterinablagerungen, die bevorzugt im Bereich der Augenlider auftreten.

Zu (D)
Gichttophi bevorzugen den Sitz in Oberflächen mit sauren Mukopolysacchariden, vorwiegend an den Akren: Finger, Ohrränder usw.

Zu (E)
Basaliome bevorzugen lichtexponierte Stellen und sind daher besonders häufig im Gesicht anzutreffen. Sie wachsen langsam infiltrativ, sind höckrig und von Teleangiektasien durchzogen.

Frage 5.14: Lösung B

Zu (2) und (3)
Sekundäre Hyperlipoproteinämien (auf dem Boden einer Grundkrankheit)
- Hypothyreose durch herabgesetzten Triglyzeridabbau bei herabgesetzter Lipolyseaktivität
- Nephrotisches Syndrom: Beim Nephrotischen Syndrom reagiert die Leber auf den starken Eiweißverlust mit einer vermehrten Proteinsynthese. Die Konzentration der Lipoproteine nimmt daher zu. Gleichzeitig ist die Triglyzeridsynthese gesteigert und es kommt zu einem Anstieg der prä-β- und β-Lipoproteine im Blut. Darüber hinaus könnte der renale Verlust von Lipoproteinlipasen den peripheren Abbau von Lipoproteinen verzögern. Folge ist Hyperlipoproteinämie und damit Hyperlipidämie.

Zu (4)
Zur Pathogenese sekundärer Hyperlipoproteinämien:
Alkoholismus
Alkoholkonsum fördert die Fettsäuresynthese im Darmepithel und in der Leber. Hinzu kommt noch eine im Fettgewebe gesteigerte Lipolyse sowie eine Hemmung der Lipoproteinlipase. Dies führt zu einer Vermehrung der Chylomikronen und prä-β-Lipoproteine. Vom Zieve-Syndrom spricht man, wenn Hyperlipidämie, hämolytische Anämie und Ikterus kombiniert auftreten.
Lebererkrankungen
Mangel an hepatischen Lipasen führt zur vermehrten Bindung von Triglyzeriden an LDL, so daß eine atypische triglyzeridreiche LDL-Fraktion entsteht. Ferner ist die α-Lipoproteinsynthese vermindert, was sich in der Elektrophorese zeigt.
Pankreatitis
Bei der Pankreatitis treten abnorme Lipoproteinkomplexe auf, die lipaseresistent sind. Es besteht eine Vermehrung von prä-β- und/oder Chylomikronen. Die Pathogenese ist bisher ungeklärt.
Diabetes mellitus
Die diabetische Ketoazidose führt zu einer Aktivitätsminderung von Lipoproteinlipasen mit konsekutiver Einschränkung der Triglyzeridverwertung. Beim Diabetes mellitus fehlt zudem die antipolytische Wirkung des Insulins. Daher ist die Lipolyse gesteigert, und es kommt zu einem vermehrten Anfall von freien Fettsäuren, die in der Leber eine vermehrte Triglyzeridsynthese induzieren. Demzufolge findet man in der Elektrophorese eine Verbreiterung der Chylomikronen- und prä-β-Lipoproteinbande.
Hyperalimentation
Durch lipidreiche Nahrung entsteht eine Chylomikronämie.
Überschüssige Kohlenhydrate werden als Depotfett gespeichert. Die Verwertung der Nahrungslipide ist verlangsamt. Es resultiert ein Anstieg der prä-β-Lipoproteine.

Lipoproteinmuster α Prä-β β Chylomikronen (Start)						
Typ	normal	I	IIa	IIb	III	IV	V
Synonyma		fettinduzierte Hypertriglyzeridämie. Hyperchylomikronämie	Hypercholesterinämie	gemischte Hyperlipidämie	»broad-β-disease«	endogene Hypertriglyzeridämie	endogen-exogene Hypertriglyzeridämie
Klinik							
Vorkommen		sehr selten	etwa 10%	etwa 15%	< 5%	etwa 70%	< 5%
Xanthome		eruptiv	tendinös, tuberös +++	tendinös, tuberös +++	plan, tuberoeruptiv +++	tuberoeruptiv ++	tuberoeruptiv +?
Arteriosklerose		–	+++	+++	+++	++	↑
Labor							
Serum		milchig	klar	klar bis trüb	klar bis trüb	klar bis milchig	trüb bis milchig
Triglyzeride		↑	normal	↑	↑	↑	↑
Cholesterin		normal	↑	↑	↑	normal oder ↑	normal oder ↑
Triglyzeride/Cholesterin		> 8	< 2	~1	1–2	1–5	> 5
Lipoproteinlipase		↓	normal	normal	normal	normal	normal oder ↓
Glukosetoleranz		normal	normal	häufig ↓	häufig ↓	häufig ↓	häufig ↓
Therapie: Diät		extrem fettarm	fettmodifiziert cholesterinarm	fettmodifiziert cholesterin- und kalorienarm	kalorien- und cholesterinarm fettmodifiziert Zucker ↓	kalorien- und cholesterinarm fettmodifiziert Zucker ↓	kalorien- und fettarm Zucker ↓
Medikamente			Cholestyramin Nikotinsäure D-Thyroxin Sitosterin	Nikotinsäure Clofibrat D-Thyroxin Sitosterin	Clofibrat Nikotinsäure	Clofibrat Nikotinsäure	Clofibrat Nikotinsäure

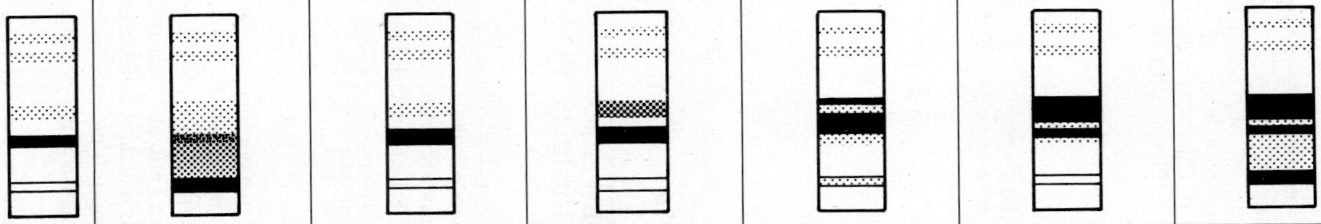

Abb. 5.3. Primäre Hyperlipoproteinämien (nach Frederickson u. Mitarb., aus Mörl 1983)

F 85
Frage 5.15: Lösung E

Symptomatik primärer und sekundärer Hyperlipoproteinämien
Primäre Hyperlipoproteinämie
Arcus lipoides corneae, fish eye, Xanthelasmen, tuberöse Xanthome an Ellbogen und Knie,
Achillessehnenxanthome,
eruptive Xanthome am Stamm und an den Oberschenkeln,
Narben nach operativer Xanthom- oder Lipom-Entfernung,
Gefäßstatus: Stenosegeräusche, fehlende Pulse
Sekundäre Hyperlipoproteinämie
Struma, Adipositas,
Lebervergrößerung,
Diabetes mellitus,
Nierenerkrankung, Ödeme,
Gichttophi

Zu (C)
Insbesondere bei der Hyperlipoproteinämie vom Typ II ist die Cholesterinkonzentration im Blut erhöht. Bei der Hyperlipoproteinämie vom Typ III sind sowohl die Triglyzeride als auch das Cholesterin erhöht. Beim Typ I, IV und V sind hauptsächlich nur die Triglyzeridwerte erhöht.
Zu (D)
Bei einigen Hyperlipoproteinämien konnten vermehrt Pankreatitiden festgestellt werden. Der genaue Pathomechanismus hierfür ist allerdings nicht bekannt. Dagegen kann eine Pankreatitis Ursache für die sekundären Hyperlipoproteinämien vom Typ I, IV, V sein.
Zu (E)
Die Steatorrhö (Fettstuhl) bezeichnet eine Stuhlfettausscheidung von über 7 g/24 h. Die mit der Nahrung aufgenommenen Fette werden vorwiegend im Dünndarm unter der Wirkung lipidspaltender Enzyme des Pankreas sowie des Dünndarmsekrets aufgespalten.
Die Spaltprodukte der Lipide gehen mit konjugierten Gallensäuren eine Komplexbildung ein (Mizellenbildung), die ihre Resorption in wasserlöslicher Form ermöglicht.
Mögliche **Ursachen** einer Steatorrhö sind
- Pankreasinsuffizienz, Pankreatektomie (Wegfall lipidspaltender Enzyme)
- Mangel an konjugierten Gallensäuren (bei Cholestase, Dekonjugation der Gallensäuren durch pathologische Darmflora, Resorptionsstörungen von Gallensäuren im Ileum).

Der Ausfall lipidspaltender Enzyme und die fehlende Mizellenbildung bei Gallensäuremangel bewirken o. g. Fettstühle.
Sekundär bilden sich Symptome einer Hypovitaminose sämtlicher fettlöslicher Vitamine (A, D, E, K) aus.
Im Darm komnt es zur „Kalkseifenbildung" durch Fettsäuren, die die Kalziumresorption stören.

Verringerter Gallensalzgehalt
im Dünndarm
↓
Mangelnde Emulgierung der
Nahrungsfette
↓
Steatorrhö ⇒ Diarrhö, Unterernährung, Plasma-Protein ↓
↓
Mangelnde Absorption von:

Vitamin A → Nachtblindheit, Hautschäden
Kalzium und Vitamin D → Osteomalazie, Kyphose, Frakturen, Demineralisation
Vitamin K → Petechien, Prothrombinzeit ↑
Vitamin E → Fertilitätsstörungen möglich

Abb. 5.4. Steatorrhö

Frage 5.16: Lösung B

Tabelle 5.3. Diätetische Behandlung von Hyperlipoproteinämien

LDL ↑ (Typ II A, II B) (Cholesterin)	VLDL ↑ (Typ II B, III, IV, V) (Triglyzerid)
1. Gesättigte Fettsäuren ↓	1. Gewichtsabnahme
2. Mehrfach ungesättigte Fettsäuren ↑	2. Kein Alkohol
3. Nahrungscholesterin ↓	3. Gesättigte Fettsäuren ↓ Mehrfach ungesättigte Fettsäuren ↑
	4. Zucker ↓

Folgende Diätvorschriften zur Senkung der Plasmacholesterinwerte sind zu empfehlen (aus Mörl, 1984):
- Kalorienverringerung bei Adipositas
- Reduktion der Zufuhr gesättigter Fette auf etwa 10% des energetischen Nahrungswerts und der Cholesterinaufnahme auf weniger als 300 mg pro die, bei einem Verhältnis von 0,75 zwischen mehrfach ungesättigten zu gesättigten Fettsäuren.
- Erhöhte Zufuhr von Nahrungsmitteln, die reich an gelatinierenden Faserstoffen, wie z. B. Pektinen sind
- Ein erhöhter Proteinanteil pflanzlicher Herkunft

Frage 5.17: Lösung D

Bei der familiären Hypercholesterinämie vom Typ II senkt die Zufuhr ungesättigter Fettsäuren die Blutcholesterinwerte. Auch ist hier die medikamentöse Therapie erfolgversprechend. Die Jodzahl (IZ) ist ein Maß für den ungesättigten Charakter von Fetten (je höher, desto ungesättigter), z.B.:

	IZ
Kokosfett	8–10
Butter, Milch, Käse	26–45
Schweineschmalz	46–60
Olivenöl	74–94 (Christen, p. 359)
Sonnenblumenöl	100

Frage 5.18: Lösung B

Zu (A)
Sie wird autosomal dominant vererbt und kommt daher familiär gehäuft vor.
Zu (B)
Durch die Zufuhr ungesättigter Fettsäuren soll die Ausscheidung von Cholesterin gefördert werden. Der Patient soll daher möglichst tierische (gesättigte) Fette vermeiden, und durch Pflanzenfette ersetzen. Zusätzlich ist eine medikamentöse Therapie z.B. mit Nikotinsäure erforderlich.
Zu (C)
Xanthome sind große, Lipide speichernde Geschwulste, praktisch in der ganzen Haut vorkommend, während
Zu (E)
Xanthelasmen Cholesterinablagerungen, meist an den Augenlidern, sind.
Zu (D)
Durch die Arteriosklerose kann es bereits bei jugendlichen Fettstoffwechselkranken zu Symptomen der koronaren Herzkrankheit kommen.

Frage 5.19: Lösung B

Wichtigste therapeutische Maßnahme beim Diabetes mellitus im Erwachsenenalter ist die Normalisierung des Körpergewichtes. Ferner muß die Beseitigung von Fettstoffwechselstörungen und die Behandlung endokriner Erkrankungen, die mit Vermehrung kontrainsulinärer Hormone einhergehen, angestrebt werden.
Der Altersdiabetes vom Typ II bezeichnet den nicht insulinabhängigen Diabetes mellitus vom Erwachsenentyp, der vorwiegend höhere Lebensalter betrifft. Seine Manifestation verläuft oft verzögert und unbemerkt, Immunphänomene fehlen, und es besteht häufig eine Fettsucht. Der Stoffwechsel ist insgesamt stabil, und es besteht oft eine Neigung zur Dyslipoproteinämie.

Der Diabetes vom Erwachsenentyp zeichnet sich durch eine Insulinresistenz aus, wobei Sulfonylharnstoffe im Gegensatz zum juvenilen Diabetestyp wirksam sind. Eine Insulintherapie zu Beginn der Erkrankung ist nicht erforderlich. Die Stoffwechsellage ist zunächst durch eine Kalorienreduktion günstig zu beeinflussen.
Orale Antidiabetika vom Sulfonylharnstofftyp wie Glibenclamid sind als Behandlungsversuch nur bei Typ-II-Diabetikern gerechtfertigt! Diese Behandlung sollte aber erst begonnen werden, wenn erwiesen ist, daß die Diät allein nicht zur Kompensation der diabetischen Stoffwechsellage ausreicht.
Sulfonylharnstoffe erhöhen die Empfindlichkeit der β-Zellen gegenüber physiologischen Stimulatoren der Insulinsekretion und steigern die Insulinbindung der Peripherie.
Biguanide sind nur beim Altersdiabetes indiziert, wenn andere Therapieformen (Sulfonylharnstoffe) nicht möglich sind. Sie bewirken keine Insulinabgabe durch die β-Zellen des Pankreas wie die Sulfonylharnstoffverbindungen. Es wird also zusätzliches Insulin benötigt.

Frage 5.20: Lösung E

Die Insulinallergie ist zu unterscheiden von der Insulinresistenz! Während die Insulinallergie nichts mit zirkulierenden AK der Gruppe IgG/IgM zu tun hat, treten diese bei der **Insulinresistenz** auf und führen dazu, daß Insulin an diese AK gebunden wird und sich mithin seine HWZ verlängert. Solche Patienten benötigen 200 IE/die. In diesen Fällen sollte man mit den am wenigsten antigenen Insulinen (Monocomponenten, fast 100% rein, d.h. ohne Proinsulin) behandeln. Neuentdeckte, insulinpflichtige Diabetiker werden dieser Therapie sofort zugeführt, damit die Resistenz erst gar nicht entsteht. Die Insulinallergie dagegen gibt sich bei 95% der Patienten spontan (Labhart, p. 751). Der Rest kann desensibilisiert werden.

Frage 5.21: Lösung A

Beim **Diabetes mellitus Typ I** besteht ein Mangel an Insulin durch eine schubweise entzündliche Reaktion des Inselgewebes (Insulitis). Für diese immunologische Reaktion werden Merkmale des 6. Chromosoms verantwortlich gemacht. Die Insulitis kann aber auch durch Viren ausgelöst werden. In diesem Fall führt die Stimulation von insulinproduzierenden B-Zellen der Langerhans-Inseln durch Sulfonylharnstoffderivate nicht zum Erfolg, da die Insulinbildung gestört ist.
Beim **Diabetes mellitus Typ II**, einem nicht insulinbedürftigen Diabetes vom Erwachsenen-Typ, kann durch die Gabe von Sulfonylharnstoffderivaten die Insulinsekretion stimuliert werden.

Frage 5.22: Lösung E

Die Behandlung eines juvenilen, insulinpflichtigen Diabetikers unterscheidet sich von der Therapie eines Altersdiabetikers. Die Diät eines juvenilen Diabetikers muß dessen normales Wachstum und Entwicklung ermöglichen und sich nach dem Insulinspiegel richten.
Die tägliche Kalorienmenge muß errechnet werden. Mittels Austauschtabellen können Kohlenhydrate, Fette und Eiweiße in BE, kcal umgerechnet werden. Die Aufteilung der Mahlzeiten erfolgt in 1. und 2. Frühstück, Mittag- und Abendessen und eine Spätmahlzeit.
Die Urinzuckerkonzentration sollte 1 Std. postprandial 5% der KH-Aufnahme betragen.
Körperliche Betätigung ermöglicht bessere Glukose- und Fettutilisation und spart mithin Insulin.
Beim Altersdiabetes steht die Reduktionskost im Vordergrund.

Frage 5.23: Lösung A

Zu (A)
Da der juvenile Diabetes während einer Infektionskrankheit (Streß) entgleist, treten seine Symptome oft erst im Anschluß daran in Erscheinung. In seltenen Fällen kann auch ein Virusbefall des Pankreas zum Diabetes mellitus führen. Ursachen der Hypovolämie beim Diabetes mellitus.

Zu (B)
Der Diabetes insipidus ist eine relativ seltene Erkrankung.
Man unterscheidet:
1. **Hypothalamisch-hypophysäre Form** mit **ADH-Mangel**
   Ursachen: idiopathisch (häufig), traumatisch sowie Tumoren der Sellaregion.
2. **Nephrogene Form (ADH-refraktär)**
   Ursachen: angeborener Defekt (führt bei Kindern unter zwei Jahren zur Diarrhö) oder erworben durch bestimmte Nephropathien wie die interstitielle Nephritis.

Differentialdiagnose
Beim Carter-Robbins-Test wird dem Patienten eine Stunde nach Wasserbelastung hypertone NaCl-Lösung infundiert. Der Anstieg der Plasmaosmolalität (auch Durst) stimuliert normalerweise die **ADH**-Sekretion und führt zum Absinken des Urinvolumens. Besteht ein Diabetes insipidus, bleibt die Urinkonzentration aus. Gibt man nun **ADH** i.m., führt dies beim zentralen Diabetes insipidus zur Normalisierung (Abnahme) des Urinvolumens, während beim renalen Diabetes insipidus das Urinvolumen und die Konzentrierung des Harns weiterhin unverändert bleiben.
Ferner ist eine **ADH**-Bestimmung im Plasma durch einen Radioimmunassay möglich.

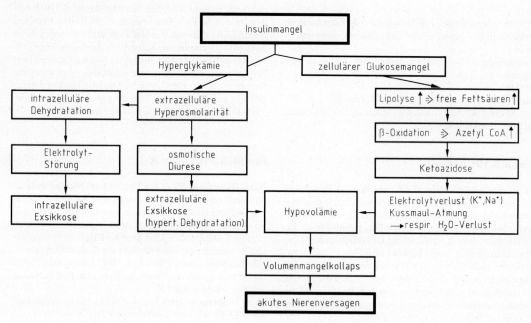

Abb. 5.5. Hypovolämie bei dekompensiertem Diabetes mellitus

Labor
Hypernatriämie mit Hyperosmolalität des Serums und der Extrazellulärflüssigkeit.
Anmerkung:
Durst ist ein wichtiges Symptom des chronischen Alkoholismus. Äthylalkohol wirkt auf die **ADH**-Sekretion inhibitorisch. Je mehr Alkohol zugeführt wird, desto größer wird daher auch der Durst.
Zu (C)
Im Rahmen eines paraneoplastischen Syndroms kann es beim Bronchialkarzinom zu erhöhten ACTH-Spiegeln im Blut kommen, die dann zu einem Cushing-Syndrom führen. Das Cushing-Syndrom ist bereits äußerlich an der bestehenden Stammfettsucht und dem Vollmondgesicht der Patienten erkennbar!
Die Frage spielt auf die diabetogene Wirkung des ACTH an.
Zu (D)
Beim Epithelkörperchenadenom kommt es zur Hyperkalzämie infolge vermehrter Parathormonproduktion. Es resultieren Kalziumablagerungen in Cornea, Synovia und Pankreasgängen. Die Patienten neigen zur Nierensteinbildung und Nephrokalzinose. Vom Hyperkalzämiesyndrom spricht man, wenn die Hyperkalzämie zu Verwirrtheit, Somnolenz, Koma, Polyurie, Polydipsie und Obstipation führt. Die Patienten sind in diesem Fall durch das Auftreten von Herzrhythmusstörungen akut gefährdet.
Zu (E)
Wäre in der Anamnese von einer eitrigen Angina die Rede gewesen, könnte man die Symptome auf ein nephrotisches Syndrom bei akuter Glomerulonephritis zurückführen. Grippale Infekte sind allerdings durch Viren bedingt.

F 85
Frage 5.24: Lösung E

Zu (1), (2) und (3)
Die chronische Pankreatitis, Pankreatektomie, das Pankreaskarzinom und die traumatische Pankreaszerstörung führen ebenso wie die Hämochromatose zum Pankreasmangeldiabetes. Bei der Hämochromatose findet eine vermehrte Eisenspeicherung überwiegend in den parenchymatösen Zellen von Leber, Pankreas, Herz und endokrinen Organen statt. Die klassische Symptomentrias besteht in Hautpigmentation, Diabetes mellitus und Hepatomegalie (Bronzediabetes).
Zu (4)
Der Steroiddiabetes tritt bei etwa 20% der Patienten, die sich einer Steroiddauertherapie unterziehen müssen, auf. Dabei werden genetische Faktoren, die zu einer reduzierten Regulationsfähigkeit des Inselapparats des Pankreas führen, als Ursache vermutet.

F 88
Frage 5.25: Lösung B

Das Schicksal des Diabetikers wird durch das Ausmaß seiner Gefäßschäden bestimmt. Im Rahmen des diabetischen Spätsyndroms treten Makroangiopathie, Mikroangiopathie, diabetische Katarakt sowie Polyneuropathie auf.
Die **Makroangiopathie** mit Akkumulation von Lipiden in den Gefäßwänden führt im Sinne einer Früharteriosklerose zur Hypertonie, Angina pectoris, peripheren Durchblutungsstörungen und zerebralen Insulten. Die sekundäre Hyperlipoproteinämie wird ihrerseits durch die bei Insulinmangel vermehrte Aktivität der Fettgewebslipoproteinlipase sowie eine exzessive Fettsäuremobilisation verursacht.
Die diabetesspezifische **Mikroangiopathie** mit Verdickung der kapillären Basalmembranen wird in 4 typische Krankheitsbilder eingeteilt: **Retinopathie, Glomerulosklerose, Gangrän** und **Neuropathie**.
Retinopathie
Frühzeichen des diabetischen Kapillarschadens am Augenhintergrund sind Schlängelungen kleiner Arterien sowie typische Mikroaneurysmen. Im weiteren Verlauf der Retinopathie treten intraretinale Blutungen, Lipidablagerungen, Degenerationsherde sowie Gefäßproliferationen auf. Das Endstadium einer diabetischen Retinopathie bezeichnet man als Retinopathia proliferans, bei der auch der Glaskörper von den Gefäßproliferationen betroffen ist. Dabei entwickelt sich ein Sekundärglaukom und durch Blutungen in den Glaskörper nimmt das Sehvermögen bis zur Blindheit ab. Prinzipiell ist die diabetische Retinopathie ein progredientes Leiden, das bei etwa 3% der Diabetiker zur Erblindung führt.
Zu (B)
In der Frage ist das „typische" diabetische Spätsyndrom angesprochen. Hierzu gehört die **diabetische Nephropathie,** nicht aber das akute Nierenversagen, da dieses einen akut eintretenden reversiblen Ausfall der Nierenfunktion bezeichnet.
Diabetische Nephropathie
Als diabetische Nephropathie werden sowohl die noduläre Glomerulosklerose (Kimmelstiel-Wilson) als auch die Arterio-Arteriosklerose der Niere bezeichnet. Diesen Erkrankungen geht in der Regel eine Diabetesdauer von 10–15 Jahren voraus. Als Folge einer diabetischen Nierenschädigung kommt es zur Albuminurie, Ödembildung sowie renaler Hypertonie. Die diabetische Nephropathie bestimmt die Prognose des juvenilen Diabetes und ist zugleich dessen häufigste Todesursache. Rein statistisch ist allerdings die Pyelonephritis infolge vermehrter Infektanfälligkeit die häufigste Nierenerkrankung des Diabetikers.

Zu (C)
Neuropathie
Die diabetische Neuropathie betrifft sowohl das autonome als auch das zentrale Nervensystem. Im Gegensatz zu anderen Erscheinungen der diabetischen Mikroangiopathie setzt sie keinen langdauernden Diabetes voraus. Eine akut auftretende Form der Neuropathie tritt bei schlecht eingestelltem Diabetes mellitus auf. Die chronische Polyneuropathie ist auch bei guter Stoffwechselführung nicht zu umgehen. Sie beruht vermutlich auf einer Anreicherung von Sorbit und Fruktose in den Schwann-Zellen und Axonen. Hierdurch entstehen osmotische Schäden, die zu einer Herabsetzung der Nervenleitungsgeschwindigkeit führen.
Das klinische Bild wird von distal betonten Parästhesien, abgeschwächten Eigenreflexen, evtl. Areflexie und bisweilen auch starken Schmerzen (Burning-feet-Syndrom) bestimmt. In schweren Fällen fehlen der ASR und der BSR, und es kommt zu Blasenstörungen, Impotenz und Verlust der Schweißsekretion.

Diabetische Katarakt
Der diabetischen Katarakt liegt eine Störung der Osmoregulation der Augenlinse zugrunde. Durch Einlagerung von Sorbit und Fruktose kommt es zu hydropischer Schwellung, Elektrolytverschiebungen und Zusammenbruch des Zellstoffwechsels. Es resultiert eine Quellung und Trübung der Linsenfasern.
Weitere Schäden des diabetischen Spätsyndroms sind eine vermehrte Infektanfälligkeit (→ Pyelonephritiden) und die Ausbildung einer Fettleber.

Zu (D)
Typischerweise tritt das Ulkus bei einer diabetischen Makroangiopathie am lateralen Fußrand auf. Beim postthrombotischen Syndrom treten Ulzerationen eher an der Knöchelinnenseite auf!
Das Ulkus beruht auf atherosklerotischen Veränderungen der Gefäße, die bei Diabetikern bedeutend früher einsetzen als beim Gesunden.

Zu (E)
Die Blasenentleerungsstörungen treten im Rahmen der diabetischen Neuropathie auf.

Frage 5.26: Lösung A

Siehe Kommentar zu Frage 5.2.

Frage 5.27: Lösung D

Die Diabetikerkost unterscheidet sich von der Kost des Gesunden dadurch, daß man sie in ihrem Protein-, Kohlenhydrat- und Fettgehalt festlegt und den Rübenzucker (Saccharose) durch Fruktose, Ersatzzucker oder synthetische Süßstoffe ersetzt. Dabei können die Kohlenhydratträger nach Maßgabe und Menge der Verträglichkeit ihre Kohlenhydrate untereinander austauschen.
Bei einem übergewichtigen Diabetiker kann die Stoffwechselsituation bereits durch Erreichen des Normalgewichtes mittels Reduktionskost normalisiert werden.
Bei der 50jährigen Patientin, die ihr Idealgewicht um ca. 25 kg überschritten hat, besteht ein Diabetes mellitus vom Typ IIb, dem eine relative Insulinresistenz zugrundeliegt und die auf die Reduktion eines übermäßigen Körpergewichtes sehr gut anspricht.
Adipositas führt zu einem erhöhten Insulinbedarf, der mit Überstimulation der β-Zellen einhergeht und nach deren Erschöpfung zu einem absoluten Insulinmangel führen kann. Man vermutet dabei Störungen der Insulinrezeptoren an den Fettzellen als Ursache. Gleichzeitig wirken hohe Insulinspiegel lipidanabol und fördern die Bildung freier Fettsäuren und Fette. Die Insulinempfindlichkeit peripherer Gewebe wird durch die insulinantagonistische Wirkung freier Fettsäuren weiter herabgesetzt.
Die Gabe von Sulfonylharnstoffderivaten, die die Insulinsekretion stimulieren, ist bei den Patienten indiziert, die eine mangelnde Kooperationsbereitschaft bzgl. Gewichtsreduktion oder ein mangelndes Ansprechen hierauf zeigen.

Frage 5.28: Lösung C

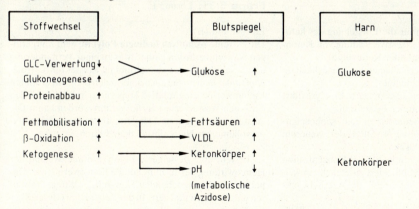

Abb. 5.6. Stoffwechsellage und Blutspiegelveränderung bei Diabetes mellitus (nach Prof. Fischer, Erlangen)

Zu (C)
Insulinmangel-Diabetes
Bei **Diabetes mellitus** ist die Konzentration der freien Fettsäuren im Serum erhöht. Häufig sind auch die übrigen Lipidfraktionen vermehrt. Ursächlich kommt das Fehlen des antilipolytischen Hormons Insulin in Betracht sowie ein bestehender Substratmangel für die Triglyzeridsynthese im Fettgewebe mit Kumulation freier Fettsäuren im Blut.

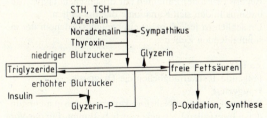

Abb 5.7. Fettsäuremobilisation

Zu (E)
Die Nierenschwelle für Glukose liegt bei 160 mg/ml, bei höheren Werten kommt es zur Glukosurie.

Frage 5.29: Lösung C

Zu (C)
Das hyperosmolare diabetische Koma unterscheidet sich vom ketoazidotischen durch das Fehlen der Azidose. Es tritt hauptsächlich bei mit Thiaziden eingestellten Diabetikern auf und besteht in einer hyperosmolaren Dehydratation bei Hyperglykämie.
Zu (A)
Volumenmangelschock.
Zu (B)
Beim ketoazidotischen Koma.
Zu (C)
Sulfonylharnstoff gibt man bei angenommener Restfunktion der Inselzellen oral. Bei parenteraler Gabe stellten sich tierexperimentell rapide Blutzuckersenkungen ein.
Zu (E)
Probatorisch bei Hyperkaliämie, um K^+ in die Zelle zu drängen.
Weitere verschiedene Indikationen in der parenteralen Ernährung.
Ziel der Behandlung des diabetischen Koma ist
– Wasserverluste auszugleichen,
– Insulin zuzuführen,
– den Elektrolythaushalt zu normalisieren.
Wegen der zum Teil erheblichen Dehydratation (im Mittel 5–6 Liter) muß mit der sofortigen Flüssigkeitssubstitution begonnen werden. Hierzu eignen sich hypotone bis isotone Natriumchloridlösungen, z.B. 0,5–0,6%ige Kochsalzlösung, oder Fruktoselösungen. Im Vergleich zum ketoazidotischen Koma sind oft nur geringe Insulinmengen erforderlich. Zu Beginn werden 60–80 IE Altinsulin je zur Hälfte s.c. und i.v. verabreicht. Die weitere Dosierung richtet sich nach dem jeweiligen Blutzuckerwert.

Frage 5.30: Lösung B

Wesentliche Voraussetzung für die Entstehung des **ketoazidotischen Komas** ist die exzessive Bildung von Ketonkörpern mit daraus resultierender Ketonämie.
Folgende pathologische Mechanismen sind ursächlich an der **Ketonkörpersynthese** beteiligt:
1. Die durch den Insulinmangel gesteigerte Lipolyse führt zum vermehrten Anfall freier Fettsäuren.
2. Ein verminderter Glukoseumsatz im Pentosephosphatzyklus führt zum Mangel an NADPH, der wiederum die Fettsäuresynthese blockiert.
3. Die aus 1. und 2. resultierende erhöhte Konzentration freier Azyl-Verbindungen blockiert zusätzlich ein weiteres Enzym der Fettsäuresynthese, die Azethyl-CoA-Karboxylase.
4. Da es an Glukose als Energielieferanten intrazellulär mangelt (es besteht zwar eine Hyperglykämie, die Glukosepermeation in die Zellen ist jedoch gestört), werden freie Fettsäuren über die β-Oxydation zu Azetyl-CoA-Verbindungen abgebaut.
5. Das in großen Mengen anfallende Azetyl-CoA kann wegen eines relativen Mangels an Oxalacetat nicht vollständig in den Zitratzyklus zur Energiegewinnung eingeschleust werden.
6. In der Folge wird Azetyl-CoA über alternative Stoffwechselwege zur Ketonkörper- und Cholesterinbiosynthese verwendet (Ketonämie, Hyperlipoproteinämie, Hypercholesterinämie).

Die Ketonkörper Azetessigsäure und β-Hydroxybuttersäure beanspruchen durch Abgabe von H^+-Ionen die Alkalireserven des Körpers. Es kommt daher zur metabolischen (Keto-)Azidose mit negativem Basenexzeß.

Folgen
- Massiver korrespondierender Elektrolytverlust (Na^+, K^+) → Hypokaliämie, Exsikkose
  Anmerkung: Bei massiver Exsikkose kann initial auch eine relative Hyperkaliämie auftreten.
- Kussmaul-Atmung (Versuch einer respiratorischen Kompensation der metabolischen Azidose) mit hohen respiratorischen H_2O-Verlusten.

Der Wasserverlust durch die zusätzlich bestehende osmotische Diurese kann bei schweren Formen bis zu 6 l/die betragen. Dadurch kommt es zur Hypovolämie, Kreislaufzentralisierung und Gefahr des Nierenversagens.

Die **Therapie** des ketoazidotischen Komas konzentriert sich auf folgende Gesichtspunkte:
- Insulinersatz
- Beseitigung der Hypovolämie
- Ausgleich der Elektrolytverluste
- Beseitigung der Ketoazidose

Frage 5.31: Lösung E

Zu (A) und (B)
Die extreme **osmotisch bedingte Polyurie** geht mit geringen Natriumverlusten einher, was zu einer Verminderung des Gesamtbestandes an Natrium im Körper führt. Trotzdem findet man im Serum bei normalen bis leicht erhöhten Kaliumwerten eine relative Hypernatriämie, die auf den extremen Wasserverlust zurückgeführt werden kann. Die entstehende hypertone Dehydratation kann infolge Hypervolämie zur Niereninsuffizienz führen.

Zu (C)
Es besteht eine gesteigerte Lipolyse durch Wegfall der Hemmwirkung des Insulins auf die Fettgewebslipase. Dabei werden die entstehenden Triglyzeride als freie Fettsäuren und Glyzerin utilisiert. In der Leber kann Glyzerin zur Gluconeogenese bzw. Triglyzeridsynthese verwendet werden.

Zu (D)
Siehe Abb. 5.5. auf Seite 358.

Zu (E)
Mehr als 50% der juvenilen Diabetiker haben im Anfangsstadium der Erkrankung erhebliche Gewichtsverluste.

Frage 5.32: Lösung A

Bei etwa 10% der Patienten mir organischem Hyperinsulinismus finden sich Karzinome der Betazellen!
Ursächlich ist jedoch meist ein benignes Adenom der insulinbildenden Zellen.

Zu (B)
Folgende Tests ermöglichen die Diagnose:
Hungertest
Während eintägiger Nahrungskarenz werden in mehrstündigen Intervallen Blutzuckerwerte bestimmt. Für das Vorliegen eines organischen Hyperinsulinismus spricht ein Absinken des Blutzuckers unter 45 mg % sowie das Auftreten hypoglykämischer Symptome und deren Ansprechen auf intravenöse Glukosezufuhr.
Tolbutamid-Test
Tolbutamid und ketoplastische Aminosäuren wie Leuzin lassen beim Insulinom den Plasmainsulinspiegel rasch ansteigen und führen zu ausgeprägter Hypoglykämie.
Insulin-RIA
Zur Insulinbestimmung stehen radioimmunologische Tests zur Verfügung.

Zu (C)
Charakteristischerweise treten die Symptome im nüchternen Zustand auf. Typisch sind dabei Schwächegefühl, Kopfschmerzen, Sehstörungen, Konzentrationsschwäche und andere Symptome der Neuroglukopenie. Viele Patienten erhöhen ihre Energieaufnahme durch kohlenhydratreiche Nahrung (→ Adipositas).
Zu (D)
Der Nachweis erhöhter Spiegel von Insulin bei niedriger Blutglukose erlaubt bereits die Verdachtsdiagnose.
Zu (E)
Die diätetische Prophylaxe und die medikamentöse Therapie sind zur Überbrückung bis zur Operation sowie bei inoperablen Tumoren vorbehalten. Zur intermittierenden Behandlung werden Diazoxid (200–500 mg/d) und Diphenylhydantoin (600–800 mg/d) eingesetzt. Die Anwendung von Glukokortikoiden ist durch die meist erforderliche hohe Dosierung limitiert.

Frage 5.33: Lösung E

Inselzelltumoren
Tumoren insulinbildender Zellen führen zu einer Steigerung der basalen Insulinausschüttung. Bei hohem Nüchterninsulinspiegel treten spontane Hypoglykämien mit Heißhunger und Schweißausbrüchen auf. Im Verlauf der Krankheit haben die hypoglykämischen Anfälle die Neigung, an Schwere und Häufigkeit zuzunehmen. Ursächlich liegt meist ein benignes Adenom der insulinbildenden β-Zellen (**Insulinom**) zugrunde. Solche Adenome sind auch bei der Operation nur mühsam aufzufinden, da sie in 75% der Fälle nur 1–3 cm Durchmesser erreichen.

Therapie
Die hypoklykämischen Anfälle können mit Diazoxiden und Wachstumshormonen verhindert werden, was in der Diagnosestellung berücksichtigt werden kann.
Durch den bei spontanen Hypoglykämien auftretenden Heißhunger ist bei etwa 1/4 der Fälle eine Adipositas feststellbar, die durch die antilipolytische Wirkung des Insulins zusätzlich gefördert wird. Vorbehandlung mittels Reduktionskost löst erneut hypoglykämische Symptome aus.
Zu (A) und (B)
Hypoglykämien können sich durch Bewußtseinsstörungen, epileptische Anfälle, Schwitzen und zentralmotorische Symptome bemerkbar machen. Bei der idiopathischen Hypoglykämie im Säuglingsalter treten Krämpfe, Apathie und myoklonische Zuckungen auf.
Zu (C)
Die häufig über mehrere Jahre verlaufende Anamnese der Patienten mit Inselzelltumoren ist typischerweise durch die Angabe von Schwächegefühl und Kopfschmerzen sowie Konzentrationsschwäche im Rahmen der Neuroglukopenie gekennzeichnet. Seltener werden die Symptome der adrenergen Gegenregulation (Tachykardie und Schweißausbruch) beschrieben.

Zu (E)
Anfälle arterieller Hypotonie, die etwa 30 min. nach der Mahlzeit auftreten, sind typisch für das postalimentäre Frühdumpingsyndrom. Das Syndrom tritt meist einige Wochen nach der Magenteilresektion auf und entspricht einem Volumenmangelschock, da infolge Magensturzentleerung der Darm überdehnt wird und eine Volumensequestration bewirkt.
Beim postalimentären Spätdumpingsyndrom führt eine zu rasche Kohlenhydratresorption zur übersteigerten Insulinsekretion. Man spricht auch vom alimentär angeregten Hyperinsulinismus. Etwa 1–2 Stunden nach der Mahlzeit treten die typischen Zeichen einer Hypoglykämie mit Kollapsneigung und Schweißausbruch auf.
Unter Hypoglykämie versteht man die Verminderung des Blutzuckerspiegels unter 60 mg%. Sie ist Ausdruck eines Mißverhältnisses zwischen Glukoseverwertung und -angebot.
Pathogenetisch teilt man die Hypoglykämien nach dem Zeitpunkt ihres Auftretens in **Nüchtern-** bzw. **Arbeitshypoglykämien und reaktive Hypoglykämien** ein. Weiterhin unterscheidet man Hypoglykämien infolge einer Insulinüberproduktion und solche extrainsulinärer Ursachen.
Der Zellstoffwechsel des zentralen Nervensystems reagiert auf Hypoglykämie besonders empfindlich, da Glukose der Hauptenergielieferant ist. Durch Sympathikusreiz wird vermehrt Adrenalin ausgeschüttet, was sich in Blässe, Schwitzen, Zittern, Herzklopfen, Reizbarkeit und Heißhunger äußert. Als Extremzustand einer Hypoglykämie gilt das Coma hypoglycaemicum.
Das **Coma hypoglycaemicum** tritt vorwiegend bei Diabetikern auf, deren Insulindosis zu hoch eingestellt ist. Auch eine zu rasche Injektion von Insulin sowie die Einnahme oraler Antidiabetika können hypoglykämische Reaktionen bis hin zum Koma bewirken. Dabei haben hypoglykämisches und diabetisches Koma nur den Bewußtseinsverlust (evtl. auch die Glukosurie) gemeinsam. Beim Coma hypoglycämicum fehlen die ketoazidotische Hyperpnoe, der Azetongeruch und der Babinsky-Reflex. Auch werden typische Hyperglykämiezeichen wie Exsikkose und kühle, blasse Haut vermißt. Beim Vorliegen eines hypoglykämischen Komas führt die Zufuhr von 20–40 ml einer 40%igen Glukoselösung zur raschen Besserung, während das diabetische Koma unbeeinflußt bleibt.
Die Spontanhypoglykämie jüngerer Frauen tritt oft bei labilen Individuen auf. Dabei treten vegetativ-sympathische Symptome in den Vordergrund des Krankheitsgeschehens. Bewußtseinstrübung und Reizerscheinungen des ZNS werden nicht beobachtet. Während im Hungertest kein signifikantes Absinken des Blutzuckers erfolgt, führen kohlenhydratreiche Mahlzeiten sowie einfache Glukosebelastung innerhalb kurzer Zeit zu reproduzierbaren hypoglykämischen Phasen. Zwei Stunden nach Belastung der β-Zellen kann der Blutzuckerwert unter 60 mg% absinken. Man erklärt dies durch übermäßige Insulinausschüttung bei Nahrungszufuhr, der eine Hyperaktivität des Nervus vagus oder Übererregbarkeit der β-Zellen zugrunde liegt.

[F 86]
Frage 5.34: Lösung D

Die Ursachen der **Insulinresistenz** sind vielfältig. Im Rahmen einer Ketoazidose ist sie nur von kurzer Dauer. Die Resistenz durch insulinbindende Antikörper ist heute selten geworden. Jedoch sind scheinbare Insulinresistenzen infolge lokalen Abbaus des Hormons an der Injektionsstelle bekannt geworden.
Die Anamnese des Patienten sowie Manifestationsalter und Symptomatik sprechen für einen **Typ I Diabetes mellitus.** Histologisch findet man zu Beginn der Erkrankung eine entzündliche Reaktion des Inselgewebes, die gezielt die insulinproduzierenden B-Zellen der Langerhans-Inseln zerstört. Nach schubweisem Verlauf kommt die Insulinproduktion teilweise oder vollständig zum Erliegen.

[F 85]
Frage 5.35: Lösung E

Da sich die **diabetische Stoffwechsellage** in der **Schwangerschaft** verändert, muß in den ersten 2–3 Monaten der Gravidität die exakte Neueinstellung des Diabetes vorgenommen werden. Sie sollte unter stationären Bedingungen stattfinden.

Zu (1)
Während der ersten 3 Monate der Schwangerschaft treten oft Hypoglykämien auf, da der Insulinbedarf vermindert ist. Während der ersten 3 Monate kann die Hypoglykämie zu Mißbildungen des Kindes führen.
Daher ist die Injektion eines ultralang wirkenden Insulinpräparates bei einem zuvor gut eingestellten Diabetes in der Schwangerschaft nicht empfehlenswert.
Zu (2)
Da die Patientinnen während der ersten Monate der Schwangerschaft häufig zu Erbrechen neigen, ist eine engmaschige Kontrolle des Blutzuckerwertes anzustreben. Die Patientinnen sollen daher die Blutzuckerselbstüberwachung erlernen.
Zu (3) und (4)
Im ersten Trimenon ist der Blutzuckersollwert zwischen 120–160 mg/dl. Im zweiten Trimenon soll der Blutzuckerwert zwischen 100 und 150 mg/dl betragen. Erst im dritten Trimenon sind die Blutzuckersollwerte auf 80–120 mg/dl einzustellen. Hierbei ist der Insulinbedarf bis auf 100% erhöht.
Zu (5)
Besonders in den ersten zwei bis drei Monaten der Schwangerschaft ist die Neueinstellung des Diabetes mittels Diät und Insulin nötig. Die angegebene Maßnahme ist daher sinnvoll.

[H 85]
Frage 5.36: Lösung D

Als Ursache hierfür kommen Tumoren der Sellaregion und Schädel-Hirn-Traumata in Betracht. Dabei kann bereits ein Commotio oder Contusio cerebri einen transitorischen Diabetes insipidus auslösen.

Zu (D)
Eine Fraktur der Schädelbasis ist demnach nicht unbedingte Krankheitsvoraussetzung.
Zu (C)
Eine akute Nebennierenrindeninsuffizienz kann auftreten, wenn eine unfallbedingte Schädigung des Hypophysenvorderlappens vorliegt. Im Hypophysenhinterlappen wird das Nonapeptid Vasopressin (ADH) gespeichert, nachdem es zuvor im Ncl. supraopticus des Hypothalamus synthetisiert wurde. Über Neurosekretion gelangt es im Tractus supraoptico-hypophysealis zum Hypophysenhinterlappen, aus dem es direkt ins Blut sezerniert wird.
Vasopressin (ADH) erhöht die Membranpermeabilität der distalen Tubuli für Wasser und fördert die Wasserrückresorption in der Niere.

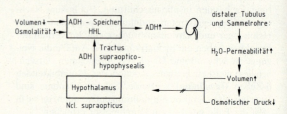

Abb. 5.8. ADH-Ausschüttung

Frage 5.37: Lösung E

Ein Patient mit klinisch manifestem Diabetes mellitus weist permanent erhöhte Blutzuckerwerte bei der Nüchternblutabnahme auf. In diesem Fall erübrigt sich eine weitere Funktionsdiagnostik. Liegt der Blutzuckerwert an einzelnen Meßtagen im Normbereich und der Glukosetoleranztest weist pathologische Werte auf, so liegt ein subklinischer Diabetes mellitus vor. Ein **latenter Diabetes mellitus** wird durch den **pathologischen Cortisolglukosetoleranztest** definiert. Der **potentielle Diabetes mellitus** hat einen normalen Glukosetoleranztest, ist aber durch die **Familienanamnese** belastet.

Diagnostik des Diabetes mellitus
Nüchternblutzucker (NBZ): Beim Gesunden zwischen 60–100 mg%; Werte zwischen 100–129 mg% sind grenzwertig; ein NBZ über 130 wird als pathologisch gewertet. Der postprandiale Blutzuckerwert liegt beim Gesunden unter 160 mg%.
Urinzucker: Die physiologische Glukosurie liegt bei ca. 20 mg%, Werte darüber sind pathologisch. Glukose im 24-Stunden-Sammelurin: Alle Werte über 500 mg/24 Std. sind pathologisch!
Oraler Glukosetoleranztest: Dem Patienten werden 100 g Glukose nach der Nüchternblutzuckerbestimmung oral zugeführt. BZ-Werte nach 2 Stunden von über 150 mg% sind als diabetisch einzustufen.
Tolbutamid-Test: Der Test basiert auf einer Steigerung der Insulininkretion nach Stimulation der Betazellen durch das Harnstoffderivat Tolbutamid. Nach Abnahme des Nüchtern-BZ-Wertes wird dem Patienten 1 Ampulle Tolbutamid i. v. injiziert. Beim Gesunden muß der Ausgangswert nach 30 min. um 25% erniedrigt sein.
Kortisonglukosetoleranztest: Bei latentem Insulinmangel führt die Belastung mit dem Insulinantagonisten Kortison zur Hyperglykämie. Der Patient erhält 8 1/2 Stunden und 2 Stunden vor dem oralen Glukosetoleranztest 20 mg Prednisolon. Als pathologisch sind zwei Stunden nach der Glukosezufuhr Blutzuckerwerte über 150 mg% einzustufen.

Frage 5.38: Lösung C

Zu (1)
Bei der **psychogenen Polydipsie** ist der Durst primär und die Polyurie die Folge. Es handelt sich hierbei um eine psychogene Störung bei neurotischen Menschen. Die Patienten trinken überwiegend Wasser tagsüber und zeigen eine Inkonstanz des Durstes im Krankheitsverlauf.
Zu (2)
Diabetes insipidus centralis: hypothalamisch-hypophysäre Form bei Mangel an Vasopressin, das einen antidiuretischen Effekt auf die Niere ausübt – Folge: Polyurie.
Diabetes insipidus renalis: fehlendes Ansprechen der distalen Nephronabschnitte auf normal gebildetes Vasopressin – Folge: Polyurie.
Zu (3)
Die Durchblutung der Niere unterliegt der Autoregulation, d. h. daß die Nierendurchblutung und die Filtratmenge bei einem arteriellen Blutdruck zwischen 90 und 190 praktisch konstant bleibt.
Zu (4)
Beim **Diabetes mellitus** kommt es zu einer Polyurie infolge osmotischer Diurese.
Zu (5)
Bei einer **Leberzirrhose** mit Eiweißmangelsyndrom kommt es zu einer Verminderung des kolloidosmotischen Druckes. Dies hat einen Aszites, Pleuraerguß und periphere Ödeme zur Folge. Durch Verminderung des effektiven Blutvolumens kommt es zum sekundären Hyperaldosteronismus und vermehrter tubulärer Natriumrückresorption und entsprechender Wasserdiffusion.

Frage 5.39: Lösung C

Das **Sheehan-Syndrom** tritt (sehr selten) im Anschluß an komplizierte Geburten mit schwerem Blutverlust auf. Ursächlich werden Ischämien und Mikrothrombosierung des Hypophysenvorderlappens angenommen, die zu Hypophysennekrose mit mehr oder weniger stark ausgeprägtem Bild des Panhypopituitarismus führen. Die peripheren Organe atrophieren infolge des Ausfalls der tropen Hormone. Man sieht die Trias: Blässe, Ausdruckslosigkeit, fehlende Sekundärbehaarung.

Zu (C)
Bei einem STH-produzierenden HVL-Tumor kommt es im Erwachsenenalter zur Akromegalie.
Zu (D)
Bei Zerstörung des Hypophysenhinterlappens kommt es durch Ausfall des dort gespeicherten ADH zum Diabetes insipidus.

Zu (E)
Trotz Substitution der fehlenden NNR-Hormone kommt es nach 10% aller Adrenalektomien (Gross, p. 753) zum kompensatorischen Wachstum eines chromophoben HVL-Tumors = Nelson-Tumor.
Frühsymptome der Hypophysenvorderlappeninsuffizienz sind bei der Frau Oligo- bzw. Amenorrhö und beim Mann Libido- und Potenzstörungen.
Die langsam einsetzende **Hypothyreose** führt zur pathologischen Kälteintoleranz, Müdigkeit, Obstipation, Hypothermie und allgemeiner Verlangsamung.
Die **sekundäre NNR-Insuffizienz** führt zu Adynamie und Kollapsneigung. Durch ACTH- und MSH-Mangel entwickelt sich eine blasse, alabasterfarbene Haut. Zum **hypophysären Koma** kommt es erst durch zusätzliche Faktoren wie Infekte, schwere Traumen oder Operationen. Im Vordergrund stehen dann Hypothermie, Bradykardie und Hypoventilation sowie tiefe Bewußtlosigkeit.
Zu (D)
Bei der **HVL-Insuffizienz** macht sich ein Mineralkortikoidmangel erst im späten Stadium bemerkbar, da die Aldosteronsekretion auch noch über das Renin-Angiotensin-System der Niere gesteuert wird.
Zu (B)
ADH wird im Hypophysen**hinter**lappen gespeichert!
Zu (A)
Der **Morbus Addison** bezeichnet die primäre Form der Nebennierenrindeninsuffizienz. Die im Rahmen eines **Sheehan-Syndroms** auftretende sekundäre Nebennierenrindeninsuffizienz wird jedoch nicht als Morbus Addison bezeichnet.
Bei der HVL-Insuffizienz (M. Simmonds, Hypopituitarismus) fallen die Hormone in folgender Reihenfolge aus:
1. Gonadotropine (LH/FSH/Prl wirken auf Ovar bzw. Testes) → Amenorrhö
2. TSH (stimuliert T_3- und T_4-Produktion) → Hypothyreose
3. ACTH (stimuliert Cortison bzw. Aldosteron z.T.) → NNR-Insuffizienz.

So steht bei der Frau zunächst die Amenorrhö im Vordergrund.
Zu (E)
Je nach Ausprägung der Erkrankung können Patienten mit unbehandeltem Hypopituitarismus länger als 10 Jahre überleben. Unter optimaler Substitutionstherapie ist die Lebenserwartung dieser Patienten nicht eingeschränkt.

Frage 5.40: Lösung D

Zu (A)
Begleitsymptome der Akromegalie sind die typischen Vergrößerungen und Vergröberungen des Gesichtsschädels und der Akren. Im Rahmen der Erkrankung zeigen die Wirbelkörper eine quadratische Form und bei weiterer Progredienz einen vergrößerten Sagittaldurchmesser mit zusätzlichen spondylotischen Veränderungen. Gleichzeitig findet sich eine Kyphose bzw. Kyphoskoliose der BWS mit kompensatorischer Lordose der LWS. Durch Nervenkompressionen im Bereich der geschädigten Wirbelsäule kommt es daher zu Wirbelsäulenschmerzen.
Zu (B)
Die Gelenkschmerzen treten vorwiegend infolge ödematöser Schwellung der Synovia und als Folge des gleichzeitig gesteigerten periostalen appositionellen Knochenwachstums auf.
Zu (C)
Der knöcherne Schädel ist insgesamt vergrößert, Supraorbitalwülste und Jochbögen sind stark prominent, der vergrößerte Unterkiefer führt zur Prognathie. Diese Veränderungen am Gesichtsschädel sind neben der perineuralen Bindegewebsproliferation als pathogenetischer Teilfaktor für Kopfschmerzen zu werten.
Zu (D)
Die zur Zellmineralisierung der Knochen erforderlichen Elektrolyte werden durch vermehrte renale Resorption im Körper zurückgehalten. Insbesondere der Phosphatspiegel im Serum nimmt daher zu.
Zu (E)
Durch die Steigerung des enchondralen sowie des periostalen appositionellen Knochenwachstums treten Schmerzen in den langen Röhrenknochen auf. Zusätzlich führt eine endo- und perineurale Bindegewebsproliferation zur Nervenreizung.

Frage 5.41: Lösung B

Zu (A) und (B)
Zur Akromegalie kommt es durch vermehrte Ausschüttung von Wachstumshormonen (STH) aus eosinophilen HVL-Tumoren. Kriterium einer erfolgreichen OP ist die STH-Suppression im oralen Glukosetoleranztest (Insulinantagonismus von STH).
Allerdings sollte es postoperativ nicht zu weiteren Ausfällen kommen. Hier besteht bereits ein Panhypopituitarismus ⇒ HVL-Insuffizienz.
Hier bestehen: Ausfall der TSH-Produktion (T_4-Norm: 65–155 nmol oder 5–12 µg/ml), durch GnRH nicht mehr stimulierbare Gonadotropine (FSH/LH), sowie sekundäre NNR-Insuffizienz durch kompletten ACTH-Mangel.
Zu (C)
Infolge eines eosinophilen Hypophysenvorderlappenadenoms kann es zur Ausbildung eines hypogonadotropen Hypogonadismus kommen. Dabei sind die Gonadotropine vermindert, was mit einem peripheren Ausfall der Sexualhormone (z. B. Testosteron) einhergeht. Im Erwachsenenalter resultiert eine Rückbildung der sekundären Geschlechtsmerkmale, Abnahme der Muskelmasse und Feminisierung bei männlichem Körperbau. Um diesem Eunuchoidismus vorzubeugen, ist daher die Substitution von Sexualhormonen angebracht.
Zu (D) und (E)
Eine Substitution der entsprechenden peripheren Hormone ist daher in diesem Fall erforderlich.

Man unterscheidet den
- **Normogonadotropen Hypogonadismus,** der bei Kastration, Orchitis, Trauma und Kryptorchismus infolge gestörter Leydigzellfunktion auftritt (→ Testosteron erniedrigt; Gonadotropine: normal).
- **Hypergonadotropen Hypogonadismus,** der beim Klinefelter-Syndrom auftritt. Hier besteht ein niedriger Testosteronspiegel bei gleichzeitig erhöhtem Gonadotropinspiegel.
- **Hypogonadotropen Hypogonadismus,** der bei Hypothalamus- bzw. Hypophysenschaden auftritt (Gonadotropine erniedrigt, → Testosteron erniedrigt).

Eunuchoidismus infolge Testosteronmangel
- (Präpuberal) führt zu Hochwuchs, Minderentwicklung der Muskulatur, fehlendem Stimmbruch und unterentwickelten sekundären Geschlechtsmerkmalen. Auch fehlt der typische Wachstumsschub in der Pubertät.
- (Im Erwachsenenalter) führt zur Rückbildung der sekundären Geschlechtsmerkmale, Gynäkomastie, Feminisierung bei männlichem Körperbau, Abnahme der Muskelmasse, Verminderung der Fruktose- und Zitratkonzentration im Spermatoplasma und Störung der Spermatogenese.

In Notzeiten kann die Gonadotropinsekretion eingeschränkt sein, was dann zu einer Atrophie der Keimdrüsen mit deren Folgen (A), (B), (C) und (E) führt.
Zu (D)
Der eunuchoidale Hochwuchs spricht jedoch für eine Störung vor Beginn der Pubertät (z. B. Klinefelter-Syndrom, hypogonadotroper Hypogonadismus).

Frage 5.42: Lösung D

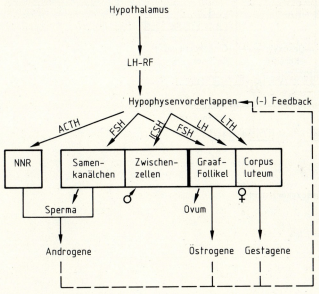

LTH: Das luteotrope Hormon entsteht auch noch im HHL und in der Plazenta

Abb. 5.9. Gonadotrope Hormone

F 85
Frage 5.43: Lösung B

Die **testikuläre Feminisierung** (Karyotyp: XY) führt zum Bild des **Pseudohermaphroditismus masculinus**. Phänotypisch sieht man eine Frau mit normaler Brustentwicklung, normalen äußeren Genitalien, aber spärlicher Schambehaarung (→ „hairless women"). Die Vagina ist unterschiedlich lang, der Uterus fehlt, die Testes liegen im Abdomen, der Leiste oder den Labien.
Trotz ausreichender Androgenspiegel bleibt infolge Rezeptordefekts an den Erfolgsorganen die maskulinisierende Wirkung der Androgene bei den genotypisch männlichen Individuen aus.

F 85
Frage 5.44: Lösung D

Enzymdefekte der **3-β-Dehydrogenase** und der **21-β-Hydroxylase** führen zum **adrenogenitalen Syndrom** (AGS) mit Salzverlust. Ein Defekt der **11-β-Hydroxylase** bedingt AGS mit Hypertonie infolge Anhäufung vasoaktiver Metabolite wie Desoxykortisol und Desoxykortison. Die resultierende Nebennierenrindeninsuffizienz führt zur vermehrten ACTH-Ausschüttung mit konsekutiver NNR-Hyperplasie. Diese und die Anhäufung von Kortisol- und Aldosteronvorstufen bewirken eine Überproduktion von Androgenen. Beim Knaben führt die vermehrte Androgenproduktion zur isosexuellen, beim Mädchen zur intersexuellen Störung.
Beim Mädchen findet sich: Pseudohermaphroditismus femininus mit Klitorishypertrophie, primärer Amenorrhö, Virilisierung und fehlender Thelarche.
Beim Knaben findet sich: Pseudopubertas praecox, da trotz ausgeprägter sekundärer Geschlechtsmerkmale ein Hypogonadismus durch Hemmung der Gonadotropinkretion besteht (Testosteron → negatives Feedback).
Zu (A)
Eine echte **Pubertas praecox** bezeichnet die vor dem 6. bzw. bei Jungen vor dem 8. Lebensjahr einsetzende Pubertät.
Die echte hypothalamische Pubertas praecox ist die häufigste Form, vor allem bei Mädchen. Weitere Ursachen können das Albright-Syndrom, Hypothyreose und gonadotropinproduzierende Tumoren (Chorionepitheliom, Teratome, Hepatome) sein.
Zu (C)
Als **hypergonadotroper Hypogonadismus** wird eine durch eine Hodenerkrankung bzw. Fehlbildung bedingte Störung der Geschlechtsentwicklung verstanden, die mit erhöhten Serumgonadotropinen einhergeht. Typische Beispiele sind das Klinefelter-Syndrom und der doppelseitige Kryptorchismus.

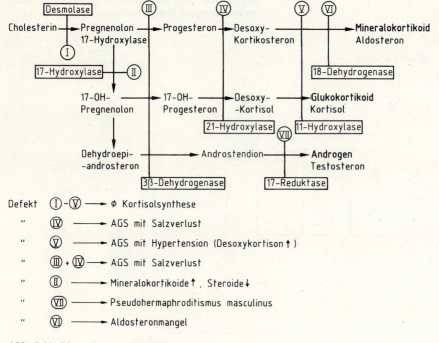

Abb. 5.10. Biosynthese der NNR-Hormone

F 85
Frage 5.45: Lösung C

Findet die Befruchtung einer Gamete nach der Non-disjunction des Chromosomenpaares XX in der Reifeteilung statt, resultiert der Karyotyp 47, XXY und seine Mosaikformen.
Es resultiert ein Hypogonadismus vom früh-späteunuchoiden Typ mit fakultativer Gynäkomastie und fakultativem Intelligenzdefekt.
Das FSH im Serum ist erhöht, das Testosteron im Plasma unter dem Normbereich. Meist ist auch das LH ebenso wie das Plasmaöstradiol erhöht.
Im Röntgen findet man meist ein regelrechtes Knochenalter, die Hodenbiopsie weist eine hochgradige Tubulussklerose aus.

Frage 5.46: Lösung C

Die **akute intermittierende Porphyrie** ist eine schwere, teilweise lebensbedrohliche Erkrankung, deren primärer Enzymdefekt eine **Verminderung der Uroporphyrinogen-I-Synthetase** ist. Es resultiert ein partieller Enzymblock in der Hämsynthese. Dadurch nimmt die allosterische Endproduktion des Häms auf das Enzym Deltaaminolävulinsäuresynthetase ab. Die daraus resultierende Aktivitätszunahme der Deltaaminolävulinsäuresynthetase führt zur vermehrten Bildung von Deltaaminolävulinsäure und Prophobilinogen.
Pophyrinogene und andere Metaboliten führen zur Entstehung der klinischen Symptome.
Trias der akuten intermittierenden Porphyrie:
– anfallsweise Abdominalkoliken mit **Obstipation**
– Polyneuropathie, evtl. psychiatrisches Krankheitsbild
– roter Urin (wobei der auch bei der kongenitalen erythropoetischen Porphyrie auftritt, wie auch bei hämolytischen Krisen).

Da sich keine präformierten Porphyrine in der Haut ansammeln, resultiert auch keine Photosensibilität. Sämtliche anderen Formen der Porphyrine (hepatische und erythropoetische) lösen dagegen alle eine Photosensibilisierung aus. Dabei wirken bestimmte Metabolite, die in oxidiertem Zustand Licht im UVA- und sichtbaren Bereich absorbieren, phototoxisch, sobald sie in ausreichender Konzentration in der Haut vorliegen. Insbesondere die dabei auftretende Peroxidbildung kann zur Schädigung von Zellmembranen und Zellorganellen führen.

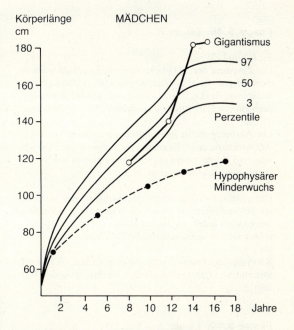

Abb. 5.11. Längenwachstum bei einer Patientin mit Gigantismus (0–0) und einer Patientin mit hypothalamo-hypophysärem Minderwuchs. Die Patientin mit Gigantismus wuchs bis zum 12. Lebensjahr unterhalb der 25. Perzentile, um dann plötzlich aus der Kurve auszubrechen. Mit dem 14. Lebensjahr lag ihre Körpergröße oberhalb der 97. Perzentile. Dieser Verlauf ist typisch für eine zwischen dem 12. und 14. Lebensjahr manifest werdende Wachstumshormonmehrsekretion. Die Patientin mit hypothalamo-hypophysärem Minderwuchs liegt während der gesamten Wachstumsphase unterhalb der 3. Perzentile.

Frage 5.47: Lösung E

Entsprechend der Größenentwicklungstabellen von v. Harnack befindet sich die Patientin auf der 3. Perzentile, d. h. 97% aller gleichaltrigen Mädchen sind größer als sie. Bei einem radiologischen Knochenalter von 17 Jahren sind jedoch die wesentlichen Epiphysen mit den Diaphysen vereinigt (als letztes mit 18 Jahren Humeruskopf). Medizinische Intervention entsprechend der Grundlage des Minderwuchses (hypothyreoter oder hypophysärer Zwergwuchs, Pubertas praecox bei adrenogenitalem Syndrom) hätte schon viel früher, sofort nach Entdeckung der Grundkrankheit zu erfolgen, um auch weitere Folgeschäden abzuwenden.
Therapie mit Wachstumshormonen (STH) ist nur vor Erreichen des Knochenalters von 13 (Mädchen) bzw. 15 Jahren (Jungen) wirksam.

Frage 5.48: Lösung E

Zu (1) und (2)
Die Zunahme der STH-Sekretion führt zu Bindegewebsvermehrung mit Vergrößerung des Unterkiefers (1), der Stirnhöhle, des Lig. Carpi transversale mit Medianuskompression (→ Karpaltunnel-Syndrom).
Zu (3)
Die Akromegalie ist meist durch ein eosinophiles HVL-Adenom verursacht. Es kommt zur suprasellären Ausbreitung und Kompression des Chiasma opticum mit Sehstörungen und Kopfschmerzen.
Zu (4)
Der genaue pathogenetische Mechanismus der vermehrten Schweißsekretion ist derzeit noch unklar. Allerdings führen auch andere endokrine Störungen (z. B. Hyperthyreose) zur vermehrten Schweißproduktion.
Zu (5)
Knorpelproliferation führt zu degenerativen Gelenkveränderungen (z.B. appositionelles Wachstum an den Wirbeln).

Frage 5.49: Lösung A

Laut Siegenthaler, Innere Medizin, manifestiert sich bei etwa 10–15% der akromegalen Patienten ein manifester Diabetes mellitus. Bei etwa 60–70% der Patienten ist eine pathologische Glukosetoleranz nachzuweisen.
Ursächlich ist die insulinantagonistische Wirkung von STH, die zu einer Verminderung der Glukoseutilisation in den Zellen führt. Man vermutet allerdings, daß nur solche Akromegalen, die auch potentielle Diabetiker sind, im Verlauf ihrer Erkrankung einen manifesten Diabetes mellitus ausbilden.

Zu (B)
Unter der STH-Wirkung kann es im Rahmen der Akromegalie zur allgemeinen Vergrößerung innerer Organe kommen. Diese Viszeromegalie kann zu Angina-pectoris-Anfällen durch Überschreiten des kritischen Herzgewichts führen.
Zu (C)
Schwere Gelenkveränderungen führen zu frühen Abnutzungserscheinungen. Daher finden sich bei akromegalen Patienten oft schwere Arthrosen.
Zu (D)
Vor Abschluß des Längenwachstums führt der Einfluß STH-produzierender eosinophiler Adenome zum hypophysären Gigantismus (Größe: 2 m). Dagegen kommt es im Erwachsenenalter zur Viszero- und Akromegalie.
Zu (E)
Die Patienten haben erhöhte STH-Spiegel, die bei Glukosebelastungstests nicht supprimierbar sind. Zusätzlich sind Insulinhypoglykämie- und TRH-Tests im Rahmen der Diagnostik möglich.

Frage 5.50: Lösung E

Zu (1)
ACTH führt bei intakter Nebennierenrinde zu einem Anstieg der Kortisolmetabolite, da es die Ausschüttung und Mehrbildung der Kortikosteroide bedingt. Dies gilt auch für den sekundären M. Cushing mit NNR-Hyperplasie. Beim primären Cushing-Syndrom (NNR-Tumor) gibt es in 50% der Fälle keinen oder aber normalen Anstieg des Kortisols.
Zu (2)
Mit Hilfe des Lysin-Vasopressin-Tests (synthet. Oktapeptid mir CRF-ähnlicher Wirkung) kann zwischen primärem und sekundärem Cushing unterschieden werden: Beim autonomen NNR-Tumor bleibt im Gegensatz zum sekundären M. Cushing ein Anstieg von Kortisol im Plasma aus.

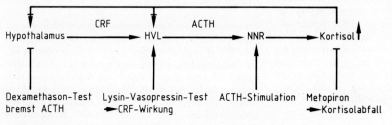

Abb. 5.12. Hypothalamischer Regelkreis

Zu (3)
Metopiron hemmt die 11-β-Hydroxylase und blockiert dadurch die Kortisolsynthese. Die ACTH-Ausschüttung wird durch Rückkopplung verstärkt. Da die Kortisolvorstufe nicht weiter umgewandelt wird, häuft sich 11-Desoxykortisol im Blut an und wird als 17-Hydroxykortisol im Urin ausgeschieden.

Zu (4)
Der Insulinhypoglykämietest entspricht einer Streßreaktion und dient der Diagnose einer kortikalhypothalamisch bedingten Insuffizienz der NNR. Die durch Insulin verursachte Hypoglykämie führt beim Gesunden zur vermehrten ACTH- und Kortisolfreisetzung. Ein Ausbleiben dieser Reaktion macht die oben genannten Untersuchungen erforderlich.

Frage 5.51: Lösung E

Zu (A), (B) und (D)
Das Kraniopharyngeom tritt bevorzugt im Jugendalter auf. Es handelt sich um einen zystischen, endokrin inaktiven Tumor, der entweder extrasellär liegen kann (hierbei besteht die Gefahr der Verlegung des III. Ventrikels), oder intrasellär, dies erklärt (A), (B) und (D).

Zu (C) und (E)
Die Bildung und Sekretion von Neurohormonen ist je nach Ausbreitung verständlicherweise gestört, so daß z. B. STH ausfällt ($\Rightarrow$ verminderter Körperwuchs), ADH ($\Rightarrow$ Diabetes insipidus) oder die Gonadotropine ($\Rightarrow$ Hypogonadismus).

Frage 5.52: Lösung B

Zu (1)
Unter hochdosierter Kortikoidtherapie wird die endogene ACTH-Sekretion erheblich eingeschränkt oder sistiert sogar. So verwandelt sich der iatrogene Cushing nach plötzlichem Absetzen der Medikation in einen M. Addison. Beim Ausschleichen dagegen nehmen die entsprechenden endokrinen Organe ihre Produktion und Sekretion wieder auf.

Zu (2) und (3)
Zu klinischen Symptomen kommt es erst bei Funktionsausfällen des HVL von 80%, und dann in folgender Reihenfolge:
- Gonadotropine (LH-FSH-Prl, wirken auf Ovar/Testes) $\Rightarrow$ Amenorrhö, Impotenz
- TSH (stimuliert T_3- und T_4-Produktion) $\Rightarrow$ Hypothyreose
- ACTH stimuliert Kortison und z.T. Aldosteron $\Rightarrow$ NNR-Insuffizienz.

Zu (4)
Klassifikation der HVL-Adenome
- Endokrin aktive: eosinophile $\Rightarrow$ Akromegalie (STH)
- Gemischtzellige: ACTH produzierende $\Rightarrow$ Cushingsyndrom
- Basophile: Prolaktinome
- Endokrin inaktive, chromophobe (z. B. Kraniopharyngeom). Durch ihr verdrängendes Wachstum führen sie zur HVL-Insuffizienz.

Frage 5.53: Lösung C

Zu (A)
Frühsymptome der chronischen HVL-Insuffizienz sind bei der Frau Oligo- bzw. Amenorrhö und beim Mann Libido- und Potenzstörungen. Sie treten schon bei leichter Kompression des Hypophysenvorderlappens oder seiner blutführenden Gefäße auf.

Zu (B)
Infolge ACTH-/MSH-Mangels entwickelt sich eine fahle, alabasterfarbene Blässe der Haut.

Zu (C)
Typischerweise besteht bei den Patienten eine Neigung zur Hypotonie, die auf die sekundäre NNR-Insuffizienz mit Ausfall der Mineralkortikosteroide zurückzuführen ist.

Zu (D)
Im Rahmen des TSH-Mangels besteht eine sekundäre Hypothyreose, die mit erhöhter Kälteempfindlichkeit und Obstipation einhergeht. Die Patienten sind allgemein verlangsamt, haben eine charakteristisch monoton heisere Stimme und eine niedrige Körpertemperatur.

Zu (E)
Das Nachlassen der Muskelkraft wird einerseits durch den Ausfall der Androgene (Herabsetzung des Eiweißanabolismus mit Muskelschwund), zum anderen durch den Ausfall der Glukokortikoide, der zum Absinken des Blutzuckers mit konsekutiver Mobilisation von Eiweiß- und Fettreserven führt, erklärt.

[H 85]
Frage 5.54: Lösung A

Kraniopharyngeome können durch Schädigung des Hypothalamus oder des Hypophysenstiels zu einer Abnahme des Prolaktin-inhibiting-factors (PIF) führen. Beim Ausfall von PIF herrscht der Einfluß von Prolaktin im Organismus vor, so daß es zur Hyperprolaktinämie kommt.

Hyperprolaktinämiesyndrom
(Forbes-Allbright-Syndrom)
Die adenomatöse Entartung laktotroper Zellen des Hypophysenvorderlappens kann zur gesteigerten Prolaktinsekretion führen. Bei Frauen kommt es zur persistierenden Amenorrhö bei gleichzeitig bestehender Galaktorrhö. Die Hyperprolaktinämie führt dabei zur verminderten Sekretion von **LH** und **FSH,** einer verminderten Reaktionsfähigkeit des Ovar gegenüber **LH** und **FSH** sowie zu einer Stimulation der Milchdrüsenfunktion. Da nicht nur die Ovulation, sondern auch die Follikelreifung gehemmt wird, sinkt der Östrogenspiegel im Blut ab. Als Folge treten negativer Gestagentest und Sterilität auf.
Bei Männern kommt es zum Libido- und Potenzverlust, der gelegentlich mit Galaktorrhö vergesellschaftet sein kann.
Da Prolaktin insulinantagonistische Wirkung aufweist, kommt es bei beiden Geschlechtern unter Hyperprolaktinämie zur diabetischen Stoffwechsellage.

[F 85]
Frage 5.55: Lösung B

Der **Hypopituitarismus** ist klinisch durch Adynamie, Verlangsamung, Ausfall der Sekundärbehaarung und Hautblässe charakterisiert.

Bei HVL-Insuff. (M. Simmonds, Hypopituitarismus) fallen die Hormone in folgender Reihenfolge aus:
1. Gonadotropine (LH/FSH/Prl wirken auf Ovar bzw. Testes) $\Rightarrow$ Amenorrhö
2. TSH (stimuliert T_3- und T_4-Produktion) $\Rightarrow$ Hypothyreose
3. ACTH (stimuliert Cortison bzw. Aldosteron z. T.) $\Rightarrow$ NNR-Insuffizienz.

So steht bei der Frau zunächst die Amenorrhö im Vordergrund.

Zu (A)
Osteoporotische Fischwirbel treten als Folge der bei fortgeschrittener **Osteoporose** gestörten Knochenstatik auf. Es besteht eine negative Bilanz von Neubildung und Resorption der Knochenmasse und deren Verminderung pro Volumeneinheit.

Man unterscheidet die altersbedingte Involutionsosteoporose von den Osteoporosen bei Hyperkortisolismus und Steroidtherapie, beim Hypogonadismus und bei der Hyperthyreose. Daneben treten Osteoporosen beim Plasmozytom, dem M. Waldenström, beim Hyperparathyreoidismus, bei Malabsorptionssyndromen und als idiopathische Osteoporose auf.
Zu (B)
Bei der chronischen **Hypophysenvorderlappeninsuffizienz** treten als Frühsymptome beim Mann Libido- und Potenzstörungen und bei der Frau Oligo- bzw. Amenorrhö auf. Dabei führt der Gonadotropinmangel zum hypogonadotropen Hypogonadismus. Hierbei sind die Gonadotropine und das Testosteron vermindert.
Zu (C)
Durch den Ausfall von ACTH resultiert eine sekundäre NNR-Insuffizienz, die mit Adynamie und Kollapsneigung einhergeht.
Zu (D)
Durch den Ausfall diabetogener Hormone wie ACTH (Kortisol) und STH besteht eine Neigung zur Hypoglykämie, die im Insulinhypoglykämietest verifiziert werden kann.
Zu (E)
Ein Diabetes insipidus ist Symptom einer Hypophysenhinterlappeninsuffizienz.

Frage 5.56: Lösung B

Zu (B)
Bei der ossären Form des primären Hyperparathyreoidismus finden sich schwere generalisierte Knochenatrophie, Osteoklastome und Knochenzysten.
Zu (A)
Beim chromophoben Adenom des HVL kommt es zum (Pan-)Hypopituitarismus. Der HVL hat keinen Einfluß auf den Ca^{++}-Stoffwechsel.
Zu (C)
Der M. Cushing hat durch katabole Stoffwechsellage eine **Osteoporose** zur Folge.
Zu (D)
Selten beobachtet man beim Addison Verkalkungen der Nebennieren oder Knorpel, die durch fehlende hypokalzämische Cortisolwirkung erklärt werden können.
Zu (E)
Skelettveränderungen finden sich lediglich bei der kindlichen Hypothyreose. Die Osteoblastenaktivität ist vermindert, die Knochenentwicklung daher verzögert.

Frage 5.57: Lösung B

Kongenital versprengtes Schilddrüsengewebe kann an den verschiedensten Stellen des Körpers angetroffen werden. Am häufigsten findet sich jedoch die **Struma lingualis** (Zungengrundstruma). Andere Lokalisationen sind das Mediastinum, der Thorax, das Ovar und die Trachea. Dieses Schilddrüsengewebe wird oftmals erst nach Strumaresektionen anhand einer Schwellung und die damit verbundenen Beschwerden entdeckt.

Frage 5.58: Lösung B

Thioharnstoffe verhindern die Jodierung von Tyrosin in der Schilddrüse durch Hemmung der Peroxidase.
Sie dürfen Schwangeren nicht gegeben werden, da sie die Plazenta passieren können und vor allem im letzten Trimenon einen Kretinismus des Feten hervorrufen.
Nebenwirkungen: Aufgrund der geringeren Schilddrüsenhormonproduktion kommt es zu erhöhter Ausschüttung von thyreotropem Hormon und dadurch zu einer Vergrößerung der Schilddrüse. Gleichzeitige Gabe von Schilddrüsenhormonen kann die Kropfbildung verhindern. Sie verbessert auch den durch Thioharnstoffe provozierten Exophthalmus.
In 5% der Fälle tritt Agranulozytose auf. Ihr Auftreten scheint eine Funktion der Therapiedauer zu sein. Pathogenetisch liegt eine Hemmung der DNS-Synthese zugrunde. In 3% der Fälle ist mit Hautausschlägen zu rechnen.

Frage 5.59: Lösung C

Durch die Betastrahlung des Isotops [131] J werden selektiv besonders aktive Thyreozyten zerstört. Nachteil dieser Therapie ist die lange Dauer bis zur vollen Remission, die oft erst nach 3–18 Monaten eintritt. Vorteil ist das Vermeiden operativer Fehlermöglichkeiten.

Zu (A) und (B)
Schwangerschaft und nicht abgeschlossene körperliche Reife sind absolute Kontraindikationen für die Radiojodtherapie.
Zu (D) und (E)
Jeder szintigraphisch kalte Knoten gilt als malignomverdächtig! Hier wird die totale Thyreoidektomie angestrebt.

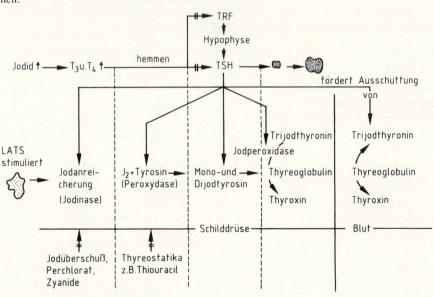

Abb. 5.13. Schilddrüsenkreislauf

Frage 5.60: Lösung C

Zu (1)
Eine isolierte T_3-Hyperthyreose ist selten, bei ihr ist neben dem T_4 auch das PBI (protein bound iodine) im Normbereich. Hier weist man die Zunahme der T_3-Konzentration am zuverlässigsten im T_3-RIA nach.
Zu (2)
Nur das freie, nicht an Eiweiß gebundene Hormon dringt in die Körperzellen und wirkt. Das Verhältnis von freiem zu gebundenen Schilddrüsenhormonen beträgt 1:1000. Besteht ein erniedrigter Gehalt an Thyroxin-bindenden Globulin im Serum, so liegt mehr freies Thyroxin als gebundenes Thyroxin im Serum vor. In diesem Fall ist eine Hyperthyreose möglich.
Zu (3)
Der T_3 In-vitro-Test weist lediglich die Menge des ungesättigten TBG (thyroxin-binding globuline) nach. Ist er erniedrigt, liegt eine **Hypo**thyreose vor.
Zu (4)
Bei Schwangerschaft sind die Transportproteine vermehrt, was sich im RIA wie eine **Hypo**thyreose auswirkt.
Zu (5)
Eine isolierte T_3-Hyperthyreose kann bei einem dekompensierten autonomen Adenom auftreten. In diesen Fällen kann bei isolierter T_3-Produktion der T_4-Gehalt des Serums normal bleiben.

Frage 5.61: Lösung A

Zu (A)
Zunächst wird man beim alleinigen Befund eines Knotens in der Schilddrüsenregion die In-vitro-Bestimmung von Schilddrüsenhormonen (T_3, T_4) durchführen. Verschiedene Verfahren sind hierzu möglich.
Durch die Szintigraphie kann die Qualität des Knotens bestimmt werden. Reichert der Knoten ^{131}J an, handelt es sich um einen heißen Knoten (autonomes Schilddrüsenadenom). Findet dagegen keine Anreicherung im Knotenbereich statt, spricht man von einem kalten Knoten, der sehr karzinomverdächtig ist und mittels Feinnadelpunktion zytologisch abgeklärt werden muß.
Zu (B)
Der Radiojodtest dient heute vorwiegend als Berechnungsgrundlage vor einer geplanten Radiojodtherapie. Nach oraler Gabe von 25 µCi ^{131}J wird nach 2, 24 und 48 h die Radioaktivität über der Schilddrüse gemessen. Hieraus ergibt sich eine typische Speicherkurve, aus der die Dosierung von Radiojod zur Therapie errechnet werden kann.
Zu (C) und (D)
Bei den bioptischen Methoden dominiert heute die Feinnadelpunktion, die anhand des Tastbefundes und der Szintigraphie gezielt durchgeführt werden kann.

Indikation: Alle einknotigen Strumen (autonome Adenome nur in Ausnahmefällen). Jeder kalte Knoten, Diagnostik der chronischen, subakuten und akuten Thyreoiditis und Verdacht oder Ausschluß der Struma maligna. Dabei ist die zytologische Differenzierung zwischen Adenom und Karzinom mit follikulärer Struktur schwierig, so daß hier eine histologische Klärung angestrebt werden muß. Der Radiojodtest wird wegen der geringen Treffsicherheit heute kaum noch zur Schilddrüsendiagnostik angewendet. Bei erhöhten T_3- und T_4-Werten ist die ^{131}J-Aufnahme in die Schilddrüse supprimiert.

H 87
Frage 5.62: Lösung D

Die hier geschilderte Symptomatik entspricht einer Hyperthyreose, die durch ein dekompensiertes autonomes Adenom bedingt sein kann. Hierfür spricht, daß sich der heiße Knoten (autonomes Schilddrüsenadenom) deutlich vom übrigen Schilddrüsengewebe darstellen läßt.
Die übersteuerte, empfindlichkeitsmodulierte Technetiumszintigraphie dient nun der Darstellung des Restgewebes. Mittels Sonographie lassen sich knotige bzw. zystische Veränderungen im Organgewebe darstellen. Eine Aussage zur Stoffwechselaktivität ist hiermit jedoch nicht möglich.
Zu (3)
Durch die Kombination von Szintigraphie und Sonographie gelingt es, sowohl eine Aussage über die Stoffwechselaktivität des Knotens als auch über die Größe und Lage der Veränderung zu gewinnen. Hierdurch wird auch der Einfluß von Dicken-abhängigen Impulsratenunterschieden weitgehend ausgeschlossen.
Zu (4)
Der Radiojodtest wird wegen der geringen Treffsicherheit heute kaum noch zur Schilddrüsendiagnostik angewendet. Insbesondere bei Zuständen mit erhöhten T_3- und T_4-Werten ist die ^{131}J-Aufnahme in die Schilddrüse supprimiert.

Frage 5.63: Lösung E

Das Schilddrüsenszintigramm erlaubt die Diagnose von Funktionsstörungen. Anhand des Speicherungsmusters lassen sich heiße, warme und kalte Knoten differenzieren, wobei ein kalter Knoten den Tumorverdacht näher legt als ein warmer Knoten. Jedoch ist die Feinnadelbiopsie mit zytologischer Untersuchung die einzig zuverlässige Methode der Schilddrüsenkarzinomdiagnostik.
Daß ein autonomes Adenom unabhängig vom TSH Schilddrüsenhormone sezerniert, läßt sich beweisen, indem man mittels T_3-Gabe TSH supprimiert und trotzdem szintigrafisch eine Speicherung des a. A. sieht.

Frage 5.64: Lösung E

Bei der Schilddrüsenszintigrafie mit J^{131} oder Tc^{99m} werden diese Substanzen nur vom funktionell aktiven (Drüsen-) Parenchym gespeichert.
- Ein heißer Knoten macht das gesamte speichernde Drüsengewebe aus: Verdacht auf dekompensiertes autonomes Adenom (1)
- Ein warmer Knoten zeigt eine vermehrte Jodansammlung in einem Bereich aus: Verdacht auf kompensiertes autonomes Adenom (2)
- Ein kalter Knoten speichert überhaupt kein Jod und kann den Verdacht auf eine Zyste, Thyreoditis oder Karzinom lenken (3).

Zu (3) und (4)
Das Schilddrüsenszintigramm erlaubt Aussagen über Form, Größe und Lage der Schilddrüse. Gleichzeitig kann es zur Suche von ektopem Schilddrüsengewebe herangezogen werden, da auch hier eine Isotopenanreicherung erfolgt.
Auch bei einer sichtbaren blanden Struma ist es zum Ausschluß dystrophen Schilddrüsengewebes indiziert.

Frage 5.65: Lösung D

Bei der primär gestörten Schilddrüsenfunktion (**primäre Hypothyreose**) ist der **TSH-Spiegel im Serum erhöht**. Ursachen der primären Hypothyreose sind die Strumektomie, Radiojodresektion, die ektope Schilddrüse oder Zustand nach Strumitis.
Bei dieser Aussage ist auf das „sog." zu achten!
Neben der **idiopathischen angeborenen Hypothyreose,** die mit einer Häufigkeit von 1 auf 3000 Geburten auftritt, gibt es die **Erwachsenenhypothyreose,** die bei geriatrischen Patienten eine Häufigkeit von etwa 1% haben soll. In diesen Fällen lassen sich oft positive Antikörper gegen mikrosomale thyreoidale Antigene finden, was möglicherweise auf abgelaufene Thyreoiditiden hinweisen kann.

Frage 5.66: Lösung B

Zu (B)
T_3 und T_4 werden im Kolloid der Schilddrüse gespeichert. TSH fördert die Aufnahme von Jod in die Thyreozyten, den Einbau des Jods in die Aminosäure Tyrosin, die Kopplung der Jodtyrosine zu den Schilddrüsenhormonen sowie deren Abgabe ans Blut. Ohne TSH nimmt der Schilddrüsenstoffwechsel um 80–90% ab.
Die Konzentration der freien, nicht eiweißgebundenen Schilddrüsenhormone beeinflußt wiederum die TSH-Ausschüttung.
Siehe auch Abb. 5.13. im Kommentar zur Frage 5.58.

Frage 5.67: Lösung C

Kalte Knoten stellen sich im Schilddrüsenszintigramm nicht speichernd dar. Die Malignomhäufigkeit dieses Befundes liegt zwischen 5–25%. Daher muß durch eine Feinnadelpunktion geklärt werden, ob regressive Veränderungen oder ein Malignom vorliegt.

Zu (C)
Die Kombination eines kalten Knotens mit einem autonomen Adenom dürfte äußerst selten sein!
Bösartige Schilddrüsentumoren
Bösartige Schilddrüsentumoren (Struma maligna) treten etwa mit einer Häufigkeit von 20 Fällen pro 1 Million Einwohner auf. Der Altersgipfel liegt um die 50 Jahre, Frauen sind 3mal häufiger betroffen. Die Karzinome der Schilddrüse werden histologisch eingeteilt in:
1. **Papilläres Karzinom:**
   etwa 50% der Schilddrüsentumoren; das „gutartigste" Karzinom der Schilddrüse, weil sehr langsames Wachstum und hauptsächlich lymphogene Metastasierung vorliegt.
2. **Follikuläres Karzinom:**
   etwa in 25% der Fälle; früher hämatogene Metastasierung in Knochen, Lunge und Leber.
3. **Medulläres Karzinom:**
   von den C-Zellen ausgehend; oft mit einem Phäochromozytom kombiniert.
4. **Anaplastisches Karzinom:**
   das bösartigste Karzinom mit extrem schnellem Wachstum; bei Diagnosestellung meist schon inoperabel. Häufig läßt sich als 1. Symptom ein derber Knoten in der Schilddrüse tasten, der an Größe rasch zunimmt. Heiserkeit (Recurrensparese), Schluckbeschwerden und Venenstauung sind späte Zeichen. Unverschieblichkeit beim Schluckakt läßt auf eine Infiltration der Nachbargewebe schließen. Das gleiche gilt für die Horner-Trias.

Durch eine Feinnadelpunktion des tastbaren Knotens kann zytologisch zwischen nodulärer Struma und Karzinom unterschieden werden und somit die Operationsplanung festgelegt werden.
Ist der Tumor noch resezierbar, wird eine totale Entfernung der Schilddrüse (Thyreoidektomie) vorgenommen. Bei lokalem Lymphknotenbefall wird eine „Neckdissection" durchgeführt. Mit Radiojod können jodspeichernde Tumoren behandelt werden. Da Fernmetastasen vermehrt Radiojod speichern, wenn alles Schilddrüsengewebe entfernt ist, wird immer eine totale Thyreoidektomie angestrebt.

Frage 5.68: Lösung C

Kalte Knoten im Schilddrüsenszintigramm deuten auf Malignität. Sie speichern wesentlich weniger Jod als das gesunde Gewebe, jedoch sind auch sie am Jodumsatz beteiligt.
Ähnlich verhält es sich mit den Metastasen, deren Suche vor Thyreoidektomie meist erfolglos ist, da sie in Gegenwart funktionstüchtigen Schilddrüsengewebes ebensowenig speichern wie der kalte Knoten selber. Erst nach Entfernung allen funktionstüchtigen Gewebes gelingt es, jodspeichernde Metastasen nachzuweisen.
Schilddrüsenmalignome sind relativ selten und machen etwa 1,6% aller Malignome aus. Bei der Struma nodosa, also einer Knotenstruma, die oft nur einen tastbaren Knoten aufweist, ist der szintigraphisch kalte Knoten kein häufiger Befund.
Dagegen entartet die Struma multinodosa oft. Die Angaben in der Literatur schwanken zwischen 12 und mehr als 30%.

Frage 5.69: Lösung E

Einziger Bildungsort des Kalzitonins sind die C-Zellen der Schilddrüse.
Das medulläre C-Zellkarzinom (5% der Schilddrüsenkarzinome, Jores, p. 132) ist ein kalzitoninproduzierender Tumor. Der sinkende Kalzitoninspiegel gilt daher als Nachweis erfolgreicher Thyreoidektomie.

Frage 5.70: Lösung D

Einteilung der Schilddrüsenmalignome
● Karzinome
● Thyreozytenkarzinome
● Differenzierte (papillär, follikulär)
● Undifferenzierte
● C-Zellkarzinom
● Plattenepithelkarzinom
● Sarkome
● Nicht klassifizierte Malignome

Frauen erkranken am Schilddrüsenkarzinom dreimal häufiger als Männer. Dabei sind zwei Drittel aller Schilddrüsenmalignome differenzierte Karzinome, insbesondere papilläre Karzinome. Das follikuläre Karzinom tritt überwiegend im 4.–6. Lebensjahrzehnt auf und zeichnet sich durch invasives Wachstum bei früh einsetzender hämatogener Metastasierung in Lungen und Knochen aus.

Zu (B)
Für das medulläre C-Zellkarzinom ist die Produktion von Kalzitonin typisch.
Zu (D)
Die differenzierten Schilddrüsenkarzinome (papilläre und follikuläre Tumoren) sind hinsichtlich ihres histologischen Aufbaus und der Funktion dem normalen Schilddrüsenparenchym sehr ähnlich. Da sie zumeist asymptomatisch bleiben, werden sie oft nur zufällig vom Patienten oder dem untersuchenden Arzt entdeckt. Da follikuläre Karzinome schon früh hämatogene Metastasen streuen, werden sie meist erst bei der Primärtumorsuche erkannt.

Frage 5.71: Lösung A

Das papilläre Schilddrüsenkarzinom tritt vorzugsweise bei Jugendlichen auf. Es ist durch ein langsames Wachstum, lymphogene Metastasierung innerhalb der Schilddrüse und im Spätstadium durch hämatogene Metastasierung in Lunge und Knochen gekennzeichnet. Daher hat dieses differenzierte Karzinom der Schilddrüse nach der Thyreoidektomie mit anschließender ^{131}Jodtherapie die beste Prognose, sofern noch keine hämatogene Streuung vorliegt.
Beim autonomen Adenom der Schilddrüse sezernieren einige Schilddrüsenfollikel autonom Schilddrüsenhormone. Es besteht nahezu keine Entartungstendenz.

[F 85]
Frage 5.72: Lösung A

Zu (A)
Durch die Substitutionstherapie mit Schilddrüsenhormonen wird die TSH-Produktion gesenkt, um den Wachstumsstimulus für die Anpassungshyperplasie zu nehmen. Sowohl Trijodthyronin als auch Thyroxin können dabei Verwendung finden. Dem Rezidiv einer Struma wird hierdurch entgegengewirkt.

Zu (B)
Bei der **Rezidivstruma** beträgt der Karzinomanteil 12%. Schilddrüsenmalignome sind schnell wachsende Knoten, die als asymmetrische Schilddrüsenvergrößerungen und wenig verschiebliche, derbe, indolente Strumaknoten imponieren.
Grundsätzlich ist die operative Behandlung mit kompletter Entfernung der Lymphknotenmetastasen anzustreben. Wenn postoperativ jodspeicherndes Schilddrüsengewebe nachzuweisen ist, besteht die Indikation zur Radiojodtherapie.
Schilddrüsenhormone sind immer indiziert, um das TSH als Mediator der Tumorentstehung auszuschalten. Daneben können auch Zytostatika bei metastasierenden, nicht jodspeichernden Schilddrüsenmalignomen eingesetzt werden.

Zu (C)
Bei einer unzuverlässigen Tabletteneinnahme von Schilddrüsenhormonen kommt es zu einer Erhöhung des Serum-TSH mit nachfolgender Strumabildung.

Zu (D)
Auch eine nicht ausreichende Suppression der TSH-Werte nach dem therapeutischen Einsatz von Schilddrüsenhormonen kann zur Bildung einer Struma nodosa führen.

Zu (E)
Die **Struma lymphomatosa Hashimoto** entspricht einer Autoimmunthyreoiditis. Antigene des retikuloendothelialen Systems, aber auch die Schilddrüse selbst induzieren die spezifische Antikörperproduktion.
Eine Rezidivprophylaxe mit Schilddrüsenhormonen ist in diesem Fall ohne Effekt.

Frage 5.73: Lösung E

Die endokrine Ophthalmopathie
Hyperthyreosen können häufig von einer endokrinen Ophthalmopathie begleitet sein, die allerdings auch bei eu- und hypothyreotischer Stoffwechsellage auftreten kann. Ursächlich wird eine Autoimmunerkrankung angenommen. Die Einlagerung von Mukopolysacchariden in die Augenanhangsgebilde führt zur **Protrusio bulbi** mit Lidödem und Augenmuskelparesen. Auch dem **prätibialen Ödem** bei Hyperthyreose liegen Mukopolysaccharideinlagerungen zugrunde. Eine Beteiligung von Antikörpern gegen Thyreoglobulin, das sich bevorzugt an orbitanahen Strukturen anlagert, wird angenommen.
Auch ein einseitiger Exophthalmus schließt eine endokrine Ophthalmopathie keineswegs aus!

Zu (D)
Beim autonomen Adenom der Schilddrüse tritt die endokrine Ophthalmopathie nicht auf.

Zu (E)
Die endokrine Ophthalmopathie kann bereits zu Beginn der Hyperthyreose vorhanden sein oder sich in ihrem Verlauf manifestieren (70%).

[H 85]
Frage 5.74: Lösung E

Zu (A), (B) und (D)
Zu **Hyperthyreosen** siehe Kommentar zu Frage 5.73.
Zusätzlich findet sich das Phänomen nach Mobius (Konvergenzschwäche), Graefe (das Oberlid folgt nicht der Blickwendung nach unten) und Stellwag (seltener Lidschlag).

Zu (C)
Morbus Basedow bezeichnet Hyperthyreosen mit der Trias: **Struma, Tachykardie** und **Exophthalmus.** Der Erkrankung liegen humorale Immunglobuline (TSI = thyreoideastimulierende Immunglobuline) zugrunde, die Antikörpereigenschaften gegen die TSH-Rezeptoren aufweisen. Ihre intrinsische Aktivität am Rezeptor scheint die Stimulation des Schilddrüsengewebes zu bewirken (Thyreoglobulin erhöht) und aufgrund der langen Wirkungsdauer zur Hyperthyreose-Symptomatik zu führen.

Autonomes Adenom
Dem „heißen Knoten" liegt ein autonom produzierendes Adenom der Schilddrüse zugrunde. Unabhängig von TSH oder TSI werden große Mengen Thyroxin sezerniert. Bei starker Aktivität wird die TSH-Ausschüttung supprimiert. Im Gegensatz zum Morbus Basedow bestehen **keine Augensymptome.**
Während beim Morbus Basedow die Radiojodaufnahme in der gesamten Schilddrüse gesteigert ist, findet man beim autonomen Adenom solitär speichernde Knoten.

Frage 5.75: Lösung B

Zu (1)
Die Tachyarrhythmie ist eine absolute Arrhythmie vom schnellen Typ. Sie betrifft in erster Linie das vorgeschädigte Myokard des älteren Patienten. Bei der Hyperthyreose kommt es dagegen meist zur Sinustachykardie.
Zu (3)
Das über der Struma auskultierbare Schwirren ist auf eine vermehrte Durchblutung der Schilddrüse infolge Steigerung des Grundumsatzes bei hyperthyreoter Stoffwechsellage zurückzuführen. Beim autonomen Adenom kann das Schwirren über dem Knoten vermehrt sein, während es bei einer diffusen Hyperthyreose über der gesamten Schilddrüse vermehrt erscheint.
Zu (4)
Jede Hyperthyreose geht mit einer vermehrten Wärmeproduktion im Rahmen der Steigerung des Grundumsatzes einher. Der Cholesteringehalt im Blut wird vermindert und die Lipolyse gefördert. Die mobilisierten freien Fettsäuren werden der Verbrennung zugeführt und ermöglichen den hohen Grundumsatz. Außerdem ist der Sauerstoffverbrauch gesteigert, und es besteht eine katabole Stoffwechsellage. Die Empfindlichkeit für Adrenalin ist erhöht, was zur gesteigerten Glykogenolyse in der Leber führt und eine Tachykardie zur Folge hat. Die motorische Unruhe ist Folge des gesteigerten Grundumsatzes.
Zu (5)
Siehe Kommentar zu Frage 5.73.
Nebenbemerkung: Myxödeme kommen auch bei der Hypothyreose vor.

Frage 5.76: Lösung D

Zu (1)
Die hier aufgezeigten Symptome sind typisch für einen Morbus Basedow. Unter Chemosis versteht man ein Ödem der Konjunktiva. Zusätzlich findet sich das Lidphänomen nach Möbius (Konvergenzschwäche), Graefe (das Oberlid folgt nicht der Blickwendung nach unten) und Stellwag (seltener Lidschlag).
Zu (2)
Bei hyperthyreoter Struma ist die Schilddrüse häufig verstärkt durchblutet. Diese verstärkte Durchblutung ist, mit dem Pulsschlag synchron, auskultatorisch als niederfrequentes Geräusch zu hören. Der Auskultationsbefund oder tastbares Schwirren über der Schilddrüse sind Hinweise auf eine gesteigerte Schilddrüsenfunktion.
Zu (3)
Siehe Kommentar zu Frage 5.74.
Zu (4)
Die peripher erhöhten Hormonwerte führen über eine Rückkoppelungshemmung des HVL zu der Verminderung des TSH-Spiegels.

Frage 5.77: Lösung B

Kardinalsymptome der endokrinen Ophthalmopathie:
– Protrusio bulbi
– Lidödeme
– Augenmuskelparesen
Diese Phänomene stehen allerdings in keinem Zusammenhang zur Schilddrüsenfunktion und können daher auch einseitig, einzeln vorkommen und der Hyperthyreose vorangehen. Gleichwohl sind sie in vielen Fällen trotz erfolgreicher Hyperthyreosebehandlung vorhanden.
Die endokrine Ophthalmopathie unterscheidet eine Basedow-Hyperthyreose vom autonomen Adenom.
Therapeutisch ist die Anwendung von Kortikosteroiden in manchen Fällen erfolgreich. Je nach Schweregrad gibt man über etwa 14 Tage 50 bis 100 mg Prednison bzw. ein Äquivalent. Diese Dosis wird dann über 6 bis 8 Wochen schrittweise reduziert bis zur Cushing-Schwelle (etwa 8 mg Prednison).

Frage 5.78: Lösung E

Die blande (euthyreote) Struma führt zu den unter (A) bis (D) genannten, durch Verdrängung oder Kompression hervorgerufenen Erscheinungen.
Differentialdiagnostisch sind Medialstinaltumoren und Aortenaneurysma abzugrenzen.
Zu (E)
Ösophagusdivertikel sind Schleimhautausstülpungen durch vorhandene Muskellücken (falsches Divertikel) bzw. Ausstülpung aller Wandschichten (echtes, Traktionsdivertikel).
Klinik: Regurgitieren von Speiseresten, nicht magensäureangereichert.

Frage 5.79: Lösung D

Mehr als 90% aller Schilddrüsenerkrankungen sind euthyreote Strumen. Es besteht eine tastbare und zumeist auch sichtbare Vergrößerung der Schilddrüse bei normaler Hormonproduktion (→ Euthyreose). Sind mehr als 10% der Bevölkerung eines Gebietes betroffen, spricht man vom endemischen Kropf. Ursächlich ist zunächst ein hormonelles Defizit in der Peripherie, das durch exogenen Jodmangel, strumigene Substanzen wie Thioglykoside (Kohlarten) oder Jodverwertungsstörung bedingt sein kann. Dies führt zum kompensatorischen Anstieg der **TSH**-Produktion mit konsekutiver knotiger Hyperplasie. Die hyperplastische Schilddrüse gleicht den Hormonmangel aus und wahrt die Euthyreose.

Therapie
Jodsalz dient der Prophylaxe, eine Dauermedikation mit Schilddrüsenhormonen (hemmt TRH/TSH) ist jedoch lebenslang erforderlich, unabhängig davon, ob eine Strumaresektion durchgeführt wurde.
Euthyreote Kröpfe müssen bei Übergröße wegen ihrer mechanischen Druck- und Verdrängungserscheinung operiert werden. Solche sind die Kompression der Luftröhre mit Säbelscheidentrachea und die Tracheomalazie. Eine Kontraindikation für den operativen Eingriff ist die jugendliche Struma. Hierbei wartet man bis zum 25. Lebensjahr ab, bis sich der Hormonbedarf normalisiert hat. Keine Indikationen sind ferner die kosmetisch störende Struma und die Jodfehlverwertungsstruma ohne Atembehinderung.

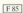
Frage 5.80: Lösung B

Siehe auch Kommentar zu Frage 5.75. Ursache der **perniziösen Anämie** ist eine atrophische Gastritis mit pentagastrinrefraktärer Anazidität, hervorgerufen durch Autoantikörper gegen Parietalzellen und Intrinsic factor.
Daher sind sowohl der Morbus Basedow als auch die antikörperpositive atrophische Gastritis (→ perniziöse Anämie) genetisch determinierte Autoimmunerkrankungen.

Frage 5.81: Lösung B

Zu (1)
Das **autonome Adenom** tritt in endemischen Strumagebieten häufiger auf als in Gebieten mit ausreichender Jodversorgung.
Zu (2)
Kompressionserscheinungen der Trachea zwingen zur Operation oder Radiojodresektion. Es resultiert eine Störung der Lungenbelüftung mit der Folge der Erhöhung des bronchialen Strömungswiderstandes, also eine obstruktive Ventilationsstörung.
Zunächst besteht nur eine Verdrängung der Trachea ohne Einengung, später treten Kompressionserscheinungen auf, und schließlich kommt es zum Bild der Tracheomalazie (Luftröhrenerweichung) durch eine Nekrose der Trachealknorpel.
Zu (3) und (5)
Jeder szintigraphisch **kalte Knoten** mit verminderter oder fehlender Nuklidspeicherung gilt als malignomverdächtig. In diesem Fall hat eine Zytodiagnostik mittels Feinnadelpunktion stattzufinden. Ein kalter Knoten im Schilddrüsenszintigramm kann allerdings auch durch regressive Veränderungen des Schilddrüsenparenchyms hervorgerufen werden oder das Residuum einer abgelaufenen fokalen Thyreoiditis sein.

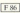
Frage 5.82: Lösung E

Mehrknotige Strumae entwickeln sich durch regressive Veränderungen aus diffusen Strumae. Ursache ist zunächst ein hormonelles Defizit in der Peripherie, das durch exogenen Jodmangel, strumigene Substanzen wie Thioglykoside oder Jodverwertungsstörungen bedingt sein kann. Es resultiert ein kompensatorischer Anstieg der TSH-Produktion mit konsekutiver knotiger Hyperplasie.
Die hyperplastische Schilddrüse gleicht den Hormonmangel aus und wahrt die Euthyreose. Die **Struma nodosa** kann mit allen der hier aufgeführten Schilddrüsenerkrankungen vergesellschaftet sein.

Zu (1)
Sind mehr als 10% der Bevölkerung eines Gebietes von einer euthyreoten Struma betroffen, spricht man vom **endemischen Kropf.**
Zu (2)
Autonomes Adenom
Dem „heißen Knoten" liegt ein autonom produzierendes Adenom der Schilddrüse zugrunde. Unabhängig von TSH oder TSI werden große Mengen Thyroxin sezerniert. Bei starker Aktivität wird die TSH-Ausschüttung supprimiert. Im Gegensatz zum Morbus Basedow bestehen **keine Augensymptome**.

Während beim Morbus Basedow die Radiojodaufnahme in der gesamten Schilddrüse gesteigert ist, findet man beim autonomen Adenom solitär speichernde Knoten.

Zu (3)
Der **Morbus Basedow** ist eine Autoimmunerkrankung, die im typischen Fall mit endokrinen Augensymptomen und diffuser Struma einhergeht. In etwa 5% der Fälle ist er mit einer Struma nodosa vergesellschaftet.

Zu (4)
Unter der **Rezidivstruma** versteht man nachgewachsenes Schilddrüsengewebe nach Schilddrüsenteilresektionen.

Zu (5)
Die **subakute Thyreoditis** ist meist infektiöser Genese. Sie heilt fast immer ohne Funktionsverluste ab und kann phasenhaft kurzdauernde Hyperthyreosezeichen bieten.
Insbesondere bei solitären Knoten in der Schilddrüse sollte an das **Schilddrüsenmalignom** gedacht werden!

[H 85]
Frage 5.83: Lösung D

Bei der **Myasthenia gravis** finden sich Antikörper gegen Acetylcholinrezeptoren.
Beim **Morbus Basedow** sind Antikörper gegen TSH-Rezeptoren nachzuweisen.
1. Aussage: Das autonome Adenom und die Myasthenia gravis sind zwei voneinander völlig unabhängige Erkrankungen. Unter einem dekompensierten Adenom der Schilddrüse versteht man eine szintigraphische Definition, nach der sich das restliche Schilddrüsengewebe um das Adenom erst nach Stimulation durch TSH darstellt. Damit wird keine Aussage über den Funktionszustand gemacht.
Die Myasthenia gravis tritt oft bei Patienten mit Erkrankungen des Thymus (Thymusaplasie oder Thymome) auf.

[H 85]
Frage 5.84: Lösung D

Zu (2) und (5)
Hyperthyreose-Symptomatik
- Achillessehnenreflexzeit verkürzt
- Psychosomatische Unruhe mit Tremor und Nervosität
- Tachykardie, Extrasystolen
- Gewichtsabnahme mit Hypoglykämien
- Wärmeintoleranz mit feucht-warmer Haut
- Diarrhöen
- Adynamie mit Schwäche der Oberschenkelmuskulatur
- Gelegentliche endokrine Ophthalmopathie
- Prätibiales Ödem
- Verstärkter Haarausfall

Hypothyreose-Symptomatik
- Langsame, rauhe Sprache, bedingt durch Schleimhautschwellungen
- Antriebsverarmung, Verlangsamung
- Erhöhte Kälteempfindlichkeit
- Trockene, teigige Haut und Gewichtszunahme ($\rightarrow$ Myxödem), Lymphödeme
- Myxödemherz: Bradykardie, Kardiomegalie, digitalisrefraktäre Herzinsuffizienz
- Achillessehnenreflexzeit verlängert
- Serumcholesterin auf über 300 mg% erhöht ($\rightarrow$ verminderte Utilisation von Lipoproteinen)

Das **Myxödemkoma** geht mit Hypoventilation und Hypothermie einher und führt zu einer CO_2-Narkose. Die dem Myxödem zugrundeliegende Schwellung wird durch Einlagerung von sauren Mukopolysacchariden und Wasser ins subkutane Bindegewebe bewirkt.

[F 87]
Frage 5.85: Lösung E

Die jodinduzierte Hyperthyreose als Folge einer Jodexposition bei Patienten mit Hyperthyreose ist besonders im mittleren und höheren Lebensalter anzutreffen. Beim autonomen Adenom, das öfter bei älteren Menschen auftritt, kann durch Jodzufuhr eine hyperthyreote Stoffwechsellage induziert werden.
Ältere Patienten mit Hyperthyreose weisen seltener einen Exophthalmus, eine Struma und Zeichen der Nervosität auf. Dagegen finden sich oft Kreislaufsymptome und Anorexie als erste Krankheitssymptome.
Demgegenüber weisen jüngere Patienten nur selten Kreislaufsymptome und Anorexie auf.

[F 88]
Frage 5.86: Lösung A

Da bei mehr als 50% der Patienten mit gesichertem M. Basedow die endokrine Ophthalmopathie und das zirkumscripte Myxödem fehlen, bleibt die schwirrende Struma als starkes Indiz für eine Immunthyreopathie.

Zu (2)
Die Diagnose des autonomen Adenoms ist nur szintigraphisch zu stellen. Dieses Krankheitsbild verläuft im allgemeinen milder als die Hyperthyreose vom Typ Morbus Basedow.

Zu (3)
Die Struma maligna führt allenfalls im Spätstadium zu tastbaren harten knotigen Veränderungen mit rascher Wachstumstendenz und Fixation der über dem Knoten liegenden Haut.

Frage 5.87: Lösung C

Zu (1)
Der Myxödempatient hat eine rauhe, heisere Stimme wegen der Schleimhautschwellung.
Zu (2)
Der Addisonpatient ist schwach und ermüdbar, hat also keinesfalls eine kräftige, laute Stimme. Durch den bestehenden relativen Androgenmangel kann die Stimme des Mannes höher klingen.
Zu (3)
Testosteron und anabole Steroide führen relativ schnell zu Virilisierungserscheinungen bei der Frau: Akne, vermehrter Wuchs der Sekundärbehaarung, Glatzenbildung, Klitorishypertrophie und Zyklusstörungen.
Zu (4)
Die thyreotoxische Krise kann sich u. a. durch myasthenische Zeichen wie Schluck- und Sprechstörungen ankündigen.
Zu (5)
Phonasthenie tritt im Rahmen des Hyperkalzämiesyndroms auf. Ferner resultieren Kalziumablagerungen in Cornea, Synovia (→ Kalziumsynovitis) und Pankreasgängen (→ Pankreatitis durch kalziumbedingte Obstruktion).
Von einem **Hyperkalzämiesyndrom** spricht man, wenn die Hyperkalzämie mit bestimmten klinischen Symptomen einhergeht:
- Tachykardie, Rhythmusstörungen, Herzstillstand
- Verwirrtheit, Unruhe, Somnolenz, Koma
- Polyurie, Polydipsie, Obstipation

Frage 5.88: Lösung C

Zu (1)
Hypertrichose hat keinen Krankheitswert.
Zu (2)
Hirsutismus ist eines der Leitsymptome des PCO-Syndroms (polyzystische Ovarien, früher: Stein-Leventhal Sdr.) mit nachweisbar vermehrten Androgenmetaboliten.
Zu (3)
Virilismus läßt an einen androgenproduzierenden Tumor denken.
Zu (4)
Bei der Hyperthyreose ist das Haar meist fein und glänzend, Haarausfall ist häufig, dagegen Glatzenbildung selten.
Zu (5)
Anabole Steroide haben androgene Partialwirkung, weshalb es zu Virilisierungserscheinungen kommt.

Frage 5.89: Lösung E

Zu (1)
Der Radiojodzweiphasentest wird wegen seiner geringen Treffsicherheit kaum noch angewendet. Das Verfahren macht keine Aussagen über Hormonkonzentrationen, ist störanfällig und führt zu einer hohen Strahlenbelastung.
Indikationen:
- Radiojodtherapie zur Feststellung der ^{131}J-Dosis
- Hyperthyreosis factitia
- Suppressionstest bei der endokrinen Ophthalmopathie

Zu (2)
Der T_3-In-vitro-Test ist eine indirekte Nachweismethode des ungesättigten TBG. Bei einer Hypothyreose ist die Anzahl der freien Bindungsstellen der Transportproteine erhöht, so daß der T_3-Bindungsindex größer wird.
Beim klinischen Verdacht auf Hypothyreose bestimmt man im RIA T_4 (Gesamtthyroxin), fT_4 (freies Thyroxin) und TBG. 99% der Schilddrüsenhormone sind an TBG gebunden (Jores, p. 44). Ist die TBG-Menge vermehrt oder vermindert, führt dies zu erhöhten oder erniedrigten T_{3+4}-Werten, so daß die alleinige Bestimmung von T_4 bzw. fT_4 nicht ausreicht.
Zu (3)
Die Röntgenuntersuchung der Trachea gehört zur präoperativen Diagnostik vor Schilddrüseneingriffen. Bei einer mäßigen Schilddrüsenvergrößerung im Rahmen einer Hypothyreose, die medikamentöser Behandlung bedarf, ist sie nicht indiziert.
Zu (4)
Die Bestimmung der Schilddrüsenantikörper ist sinnvoll, da z.B. die Hashimotothyreoiditis zur hyperthyreoten Stoffwechselentgleisung führen kann. Es handelt sich dabei um eine Autoimmunthyreoiditis mit nachweisbaren Schilddrüsenantikörpern.
Zu (5)
Das klinische Bild spricht für eine Hypothyreose.
- Bei erhöhtem TSH liegt eine primäre, thyreoprive Hypothyreose vor,
- bei erniedrigtem TSH-Spiegel handelt es sich um eine sekundäre, zentral bedingte Hypothyreose.

Frage 5.90: Lösung E

Die Patientin kennen wir bereits aus der Frage 5.89, dort hatten wir den Verdacht auf Hypothyreose geäußert. Diese Verdachtsdiagnose bestätigen:
Zu (1)
Das vermindert speichernde Szintigramm, eine Untersuchung, die nur bei Hypothyreosen **mit Strumen** erforderlich ist, um evtl. Fragen nach der Ätiologie zu klären (Hashimoto-Thyreoiditis, kongenitale Struma, medikamentös induziert?)
Zu (3)
Die erhöhte basale TSH-Sekretion als zuverlässigsten Hinweis auf eine Hypothyreose.
Zu (4)
Beide erhöhte AK-Titer, die für eine Hashimoto-Thyreoiditis beweisend sind.
Zu (5)
Der erniedrigte Hb, da etwa 1/3 aller Hypothyreoten eine Anämie haben.
Zu (2)
Freies Thyroxin fT_4 ist die Menge stoffwechselaktiven Thyroxins, das nicht proteingebunden ist. Es gilt daher als direktes Maß für die Schilddrüsenaktivität, so daß sein Wert bei Hypothyreose vermindert, bei Hyperthyreose dagegen erhöht wäre.

Frage 5.91: Lösung B

Siehe Kommentar zu Frage 5.84.

Frage 5.92: Lösung C

Alle beschriebenen Symptome sind typisch für die infektiös verursachte de Quervain-Thyreoiditis mit Ausnahme der erhöhten Thyreoglobulin-AK-Titer, die die Hashimoto-Thyreoiditis kennzeichnen.
Die de Quervain-Thyreoiditis tritt im Anschluß an Infektionen der oberen Luftwege auf, ältere Frauen sind häufiger betroffen. Sie führt selten zur Hypothyreose, rezidiviert aber gerne und spricht gut auf Antibiotika und Antiphlogistika an. Histologisch finden sich epitheliale Riesenzellen, die der Erkrankung auch den Namen „Riesenzellthyreoiditis" einbrachten.
Die chronisch lymphomatöse Hashimoto-Thyreoiditis ist wahrscheinlich immunologisch bedingt. Hier ist die Hormonsynthese beeinträchtigt, die entstehende Hypothyreose muß substituiert werden, auch Glukokortikoide bzw. chirurgische Resektion sind indiziert. Der Thyreoglobulinantikörpertiter ist erhöht.

Frage 5.93: Lösung A

Von der hypertrophischen Struma lymphomatosa Hashimoto ist das weibliche Geschlecht 10–40mal häufiger betroffen als das männliche. Sie wird, wie auch der M. Basedow, durch zelluläre Immunprozesse ausgelöst und führt schließlich zur narbigen Zerstörung der gesamten Schilddrüse.
Dadurch ist die thyreoidale Hormonsynthese beeinträchtigt und es kommt zur **Hypothyreose.** Das immunpathologische Geschehen wird mit Glukokortikoiden behandelt, die hypothyreote Stoffwechsellage erfordert Substitution von Schilddrüsenhormonen.
Zur diagnostischen Abklärung ist allein die Feinnadelbiopsie geeignet.

Frage 5.94: Lösung C

Die **subakute Thyreoiditis de Quervain** ist vermutlich viral induziert und klinisch durch eine relativ rasch entstehende schmerzhafte multinodöse Struma mit oft schweren Krankheitszeichen gekennzeichnet. Dabei kann die Blutsenkung erheblich beschleunigt sein, die α_2-Globuline sind in der Elektrophorese erhöht. Es besteht jedoch in der Regel keine wesentliche Leukozytose.
Im Schilddrüsenszintigramm findet sich eine herabgesetzte bis fehlende Impulsanreicherung.
Charakteristisch für die subakute Thyreoiditis ist ein erhöhtes Gesamt-T_4 bei verminderter ^{131}J-Aufnahme und fehlenden bis nur geringgradig erhöhten Schilddrüsenantikörpern.
Der Krankheitsverlauf kann sich zwischen 1–3 Monaten, bei Rezidiven bis zu einem Jahr erstrecken. Dabei sind jedoch hochfieberhafte Zustände nicht zu erwarten.

Frage 5.95: Lösung C

Zu (A)
Die Pathogenese der Magen- und Duodenalulzera beim primären Hyperparathyreoidismus ist noch nicht geklärt. Wahrscheinlich ist die direkte Wirkung PTH auf die Magenschleimhaut daran ursächlich beteiligt. Da Kalzium membranstabilisierend wirkt, erschwert es die Magenmotilität. Ein gedehnter Magen, der sich nicht entleert, stimuliert die Gastrinsekretion im Antrumbereich. Dies fördert die Säuresekretion der Belegzellen.
Zu (B)
Im Rahmen der massiven Erhöhung des Serumkalziums können arteriosklerotische Wandveränderungen der Gefäße begünstigt werden.
Zu (C)
Urolithiasis ist häufig das erste bemerkte Symptom eines Hyperparathyreoidismus.
Zu (D)
Häufiger als der primäre Hyperparathyreoidismus sind die sekundären Formen. Ursächlich kommen Vitamin-D-Mangel und chronische Niereninsuffizienz in Betracht, die eine reaktive Steigerung der Parathormonsynthese nach sich ziehen.
Zu (E)
Ein langandauernder Hyperparathyreoidismus führt durch die gesteigerte Osteoklastenaktivität zu Abbauprozessen am Knochen.

Frage 5.96: Lösung C

Der relativ seltene Hypoparathyreoidismus tritt postoperativ nach Strumektomien auf, bei denen entweder eine Traumatisierung der Epithelkörperchen mit konsekutiver Störung der Blutversorgung stattgefunden hat, oder in deren Verlauf die Epithelkörperchen mitentfernt wurden.

Zu (A)
Der ursächliche Mechanismus der Kataraktbildung beim Hypoparathyreoidismus ist noch unbekannt.
Zu (B)
Bleuler beschrieb das endokrine Psychosyndrom mit Wesens- und Triebveränderungen. Es ist für endokrine Erkrankungen postuliert.
Zu (C)
Ohne die Gegenwart von Parathormon ist der Serumkalziumspiegel niedrig. Es besteht eine Hypokalzämie. Parathormon erhöht den Serumkalziumspiegel durch:
- Mobilisierung des Kalziums aus dem Knochen
- Erhöhung der tubulären Kalziumrückresorption
- Erhöhung der intestinalen Kalziumresorption

Zu (D)
Die Patienten weisen eine trockene Haut auf, die zu Ekzembildung und Pilzbefall neigt. Als häufigster Pilz wird dabei der Candida albicans, eine Moniliaart angetroffen.
Zu (E)
Die Ursache für die bestehenden Weichteilverkalkungen ist noch ungeklärt. Typischerweise finden sich Kalkherde im Bereich der Stammganglien und der Augenlinse.

Frage 5.97: Lösung B

Zu (A)
Ca^{++} wirkt membranstabilisierend, bei Anstieg der Konzentration tritt neuromuskuläre Untererregbarkeit auf.
Zu (B) siehe Abb. 5.14.

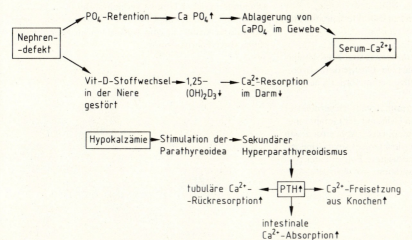

Abb. 5.14. Hypokalzämie bei chronischer Niereninsuffizienz

Ist das Nierenparenchym infolge chronischer Nierenerkrankung stark geschädigt, wird dort die eigentliche Wirkform des Vitamin D, das 1,25-Dihydroxycholekalziferol vermindert gebildet und die renale Kalziumresorption nimmt ab. Zusätzlich ist die renale Phosphat-Clearance vermindert, was über Aufrechterhalten des Löslichkeitsproduktes (Ca · PO$_4$) zur weiteren Verminderung des Serumkalziumwertes führt. Es resultiert ein sekundärer Hyperparathyreoidismus mit Mobilisation von Kalzium aus dem Knochen und Demineralisierung des Skelettsystems.

Zu (C)
Durch Kalziumgabe kann man bei normaler Sekretion von PTH einen Abfall der Phosphat-Clearance um 45% erreichen. Beim primären Hyperparathyreoidismus sinkt die Phosphat-Clearance auf 35% (Jores, S. 109).

Zu (D)
Der sekundäre Hyperparathyreoidismus (Niereninsuffizienz, Vitamin-D-Mangel) geht mit einer Hyperplasie der Nebenschilddrüse einher, da über eine reaktive Steigerung der Parathormonsynthese die Normalisierung des Kalziumspiegels im Blut erreicht werden soll.

Zu (E)
Wirkungen von Vitamin D
- Förderung der intestinalen Kalziumresorption:
  Vitamin D induziert in den Mukosazellen des Darms die Synthese eines Carrierproteins, das den aktiven Kalziumtransport aus dem Intestinum fördert.
- Direkte Wirkung auf den Knochenstoffwechsel mit Förderung des Knochenwachstums und der Mineralisation.
- Steigerung der renalen tubulären Rückresorption von Kalzium.

Insgesamt wirkt Vitamin D ähnlich dem Parathormon einem Absinken des Serumkalziums entgegen. Dabei ist zu beachten, daß Parathormon und Vitamin D ihre Wirkungen an den einzelnen Zielorganen nicht unabhängig voneinander entfalten, sondern sich synergistisch im Sinne eines „permissiven Einflusses" ergänzen und erst dadurch die volle Wirksamkeit erreicht wird.

Ein Mangel an Vitamin D führt zu charakteristischen Störungen des Kalzium- und Phosphathaushalts.

Vitamin-D-Überdosierung
Zeichen der Vitamin-D-Überdosierung sind Kopfschmerzen, Appetitlosigkeit, hartnäckige Obstipation, Erbrechen, Muskelhypotonie und allgemeiner körperlicher Verfall.
Es kommt zum Anstieg des Serumkalziums, zu vermehrter Ausscheidung von Kalzium im Urin, mit der Gefahr einer Nephrolithiasis und Kalziumnephrose. Ablagerung von Kalzium in Blutgefäßen (Arteriosklerose) sowie eine generalisierte Osteosklerose sind weitere Folgen einer persistierenden Vitamin-D-Intoxikation.

Beim primären Hyperparathyreoidismus liegt die Ursache der Mehrsekretion von Parathormonen in den Epithelkörperchen selbst:
- Solitäre oder multiple Adenome der Schilddrüse
- Hyperplasie der Epithelkörperchen
- Selten: Karzinome der Epithelkörperchen

Folgen
- Massive Erhöhung des Serumkalziums
- Phosphaturie
  Überschreitet das Löslichkeitsprodukt Ca^{2+} · PO$_4^{2-}$ im Urin sein Maximum, kommt es zur Bildung von Nierensteinen und durch Kalkablagerungen im Nierenpapillenbereich zur Nephrokalzinose.
- Demineralisation und Osteoporose durch verstärkte Osteoklastenaktivität
- Reaktive Erhöhung der alkalischen Phosphatase
- Magen- und Duodenalulzera (20% der Fälle, durch PTH-Wirkung auf die Magensekretion)

Merke: Stein-, Bein-, Magenpein!

Von einer hyperkalzämischen Krise spricht man, wenn die Hyperkalzämie mit bestimmten klinischen Symptomen einhergeht
- Tachykardie, Rhythmusstörungen, Herzstillstand
- Verwirrtheit, Unruhe, Somnolenz, Koma
- Polyurie, Polydipsie, Obstipation

Frage 5.98: Lösung B

Als primärer Hyperparathyreoidismus wird eine Überfunktion der Nebenschilddrüse bezeichnet, ohne daß ein physiologischer Sekretionsstimulus vorhanden ist. Morphologisch liegen solitäre Adenome, multiple Adenome oder eine diffuse Hyperplasie aller Nebenschilddrüsen, in seltenen Fällen auch ein Nebenschilddrüsenkarzinom vor. Infolge vermehrter Parathormonsekretion besteht eine Hyperkalzämie.
Die Rückresorption von PO$_4^{2-}$ sinkt, die Kalziumausscheidung mit dem Urin ist vermehrt. Bei etwa 50% der Patienten resultiert eine CaPO$_4$-Steinbildung. Seltener ist die diffuse Ausfällung von Kalksalzen im Nierenparenchym, die Nephrokalzinose.

(1)
Die Tubuli werden derart geschädigt, daß eine Konzentration des Urins nicht mehr möglich ist. Es resultiert eine Polyurie, die mit einer Polydipsie verbunden ist.
Zu (2)
Die Erhöhung des Kalziumspiegels im Blut geht mit Muskelschwäche einher, da Kalzium auf die neuromuskuläre Erregbarkeit dämpfend wirkt.
Zu (3)
Akroparästhesien treten z. B. beim Hyperventilationssyndrom oder Kalziummangel infolge Hypoparathyreoidismus auf.
Zu (5)
Zum anfallsartigen Heißhunger kann es aus verschiedenen Gründen kommen. Bei Patienten mit einem Ulcus duodeni, Patientinnen mit einer Anorexia nervosa, aber auch Zuständen mit Hypoglykämie (Insulinom), können Heißhungerperioden auftreten. Ebenso führt der Examensstreß durch das Überwiegen diabetogener Hormone wie Adrenalin zum Auftreten von Hunger.

Frage 5.99: Lösung A

Ein schon sehr früh zu Beginn der Niereninsuffizienz nachweisbarer Abfall des ionisierten Serumkalziums stimuliert die Nebenschilddrüse (sekundärer oder renaler Hyperparathyreoidismus). Dieser ist entscheidend für die Entwicklung und den Verlauf der renalen Osteopathie. Ziel der konservativen Therapie ist es, die Hyperphosphatämie und die Hypokalzämie so lange wie möglich hinauszuzögern. Im Frühstadium der chronischen Niereninsuffizienz kann das Serumphosphat durch diätetische und medikamentöse Maßnahmen normal gehalten werden.
Durch Kombination von Kalzium und Vitamin D versucht man, eine Normokalzämie zu erreichen.
Renale Osteopathie bei Niereninsuffizienz:
Glomerulusfiltrat ↓ → Phosphat-Clearance ↓ ⇒ Phosphatstau und Senkung des Kalziumspiegels
Störung der 1,25-Dihydroxycholekalziferol-Produktion der Niere → endogener Vitamin-D-Mangel → Kalziumresorption aus dem Darm nimmt ab.

Zu (C)
Im Rahmen der renalen Osteopathie treten Knochenschmerzen besonders im Bereich der Rippen, im Lendenwirbelbereich und in den Hüftgelenken auf. Es kommt zu Spontanfrakturen, die bei Frakturierung von Rippen zu hämorrhagischen Pleuraergüssen führen. Typisch im Röntgenbefund sind die Looser-Umbauzonen im Bereich der Scham- und Sitzbeinäste sowie Osteolysen im Bereich der Phalangen.
Folge des gestörten Kalzium-Phosphat-Stoffwechsels sind auch Weichteilverkalkungen und metastatische Kalzifizierung an den Gelenken. Auch innere Organe ebenso wie arterielle Gefäße können betroffen sein.

Zu (D)
Im Stadium der kompensierten Retention sind sowohl der Serumkreatininwert als auch der Harnstoffwert stets erhöht. Klinische Zeichen können ganz fehlen oder sind nur diskret vorhanden. Gelegentlich können allerdings schon frühzeitig typische Zeichen der Urämie in Erscheinung treten. Bei einem weiteren Anstieg der harnpflichtigen Substanzen (Serumkreatinin 8–12 mg/100 ml) nehmen die klinischen Symptome zu.
Zu (E)
In der Haut abgelagerte Retentionsstoffe und mikrokristalline Kalziumeinlagerungen führen zum ubiquitären und therapieresistenten Juckreiz (Pruritus). Kratzspuren am ganzen Körper lassen sich bei diesen Patienten nachweisen.

Frage 5.100: Lösung D

Zu (1)
PTH führt zur Freisetzung von Kalzium und Phosphat aus dem Skelett ins Blut. Unter dem Einfluß von Parathormon wird Phosphat durch Hemmung der tubulären Rückresorption vermehrt ausgeschieden, so daß es zur Hyperkalzämie und Hypophosphatämie kommt.
Zu (2)
Die Förderung der enteralen Kalziumresorption durch Parathormon ist, lt. Buddecke, nicht so ausgeprägt, wie die kalziumfreisetzende Wirkung an Knochen und an der Niere. In jedem Fall ist sie nur unter permissivem Einfluß von Vitamin D möglich.
Zu (3)
Vitamin-D-Mangel hat eine reduzierte enterale Kalziumresorption zur Folge. Die dadurch entstehende Hypokalzämie bedingt einen sekundären Hyperparathyreoidismus. Selbst hohe Parathormonblutspiegel können jedoch die Hypokalzämie ohne den Einfluß von Vitamin D nicht beseitigen.
Zu (4)
Beim Gesunden führt eine Hyperkalzämie zur Ausschüttung von Kalzitonin, das als PTH-Antagonist den Kalziumabbau am Knochen bremst.

Frage 5.101: Lösung D

Bei dieser Patientin sind im Rahmen der Strumaresektion offenbar die Epithelkörperchen mitentfernt worden. In solchen Fällen muß das fehlende Kalzium durch orale Zufuhr ersetzt werden.

Zu (B)
Die Gabe von Phosphatbindern erhöht die enterale Resorptionsrate von Kalzium.

Zu (C)
Durch Therapie mit Vitamin-D-Präparaten werden sowohl die enterale als auch die renale Kalziumresorption gefördert.

Zu (D)
Die Plastikbeutelrückatmung im tetanischen Anfall dient nur der Behandlung der Hyperventilationstetanie. Hierbei muß die zur Alkalose führende vermehrte Abatmung von CO_2 gestoppt werden.

Zu (E)
Nach einer Strumaresektion ist die Strumarezidivprophylaxe mit Schilddrüsenhormonen angebracht, da diese Patienten zu einer Rezidivstruma neigen.

F 88
Frage 5.102: Lösung B

Zu (C)
Im Gegensatz zum Morbus Addison finden sich beim Conn-Syndrom tetanische Symptome als Folge der zunehmenden Hypokaliämie.

Zu (A)
Im Rahmen einer **akuten Pankreatitis** können in seltenen Fällen die Erscheinungen einer hypokalzämischen Tetanie beobachtet werden. Dies ist insbesondere bei einer schweren hämorrhagischen Pankreatitis der Fall. Ursache ist die Freisetzung pankreatischer lipolytischer Enzyme in die Bauchhöhle mit Fettnekrosen und Kalziumablagerungen.

Zu (B)
Beim **Hypoparathyreoidismus** kann es bei schweren Verlaufsformen in Folge Kalziummangels zur gesteigerten neuromuskulären Erregbarkeit kommen.

Zu (D)
Siehe Kommentare zu den Fragen 10.44ff.

Zu (E)
AT 10 (Dihydrotachysterol) wird zur Behandlung der Nebenschilddrüsenunterfunktion eingesetzt. Es hebt den Serumkalziumspiegel an und wird zur Behandlung der Tetanie eingesetzt.

H 87
Frage 5.103: Lösung D

Zu (A)
Schwere Verlaufsformen der akuten Pankreatitis führen zu einer Hypokalzämie, die als Folge der Freisetzung pankreatischer lipolytischer Enzyme in die Bauchhöhle mit Fettnekrosen und Kalziumablagerungen einhergeht.

Zu (B)
Durch die PTH-Wirkung auf die Magensekretion kommt es bei 20% der Fälle zu Magen- und Duodenalulzera.

Zu (C)
Von einer hyperkalzämischen Krise spricht man, wenn die Hyperkalzämie mit bestimmten klinischen Symptomen einhergeht:
- Tachykardie, Rhythmusstörungen, Herzstillstand
- Verwirrtheit, Unruhe, Somnolenz, Koma
- Polyurie, Polydipsie, Obstipation.

Zu (D)
Es besteht eine Phosphaturie, die beim Überschreiten des Löslichkeitsproduktes Ca^{2+}; PO_4^{2-} im Urin zur Bildung von Nierensteinen und infolge Kalkablagerungen im Nierenpapillenbereich zur Nephrokalzinose führt.

Zu (E)
Die **Osteodystrophia fibrosa cystica generalisata** wird durch vermehrte Parathormonproduktion verursacht. Als radiologische Veränderungen treten diffuse Demineralisation, superiostale Resorption (vor allem an der Radialseite der Mittelphalangen) sowie Verlust der Lamina dura der Zähne im Vordergrund der Symptomatik. Das Schädeldach kann mottenfraßartige Auflockerungen zeigen. Im fortgeschrittenen Stadium lassen sich multiple Kortikaliszysten der Röhrenknochen nachweisen.

Tabelle 5.4. Leitsymptome zur Einleitung der Diagnostik bei Patienten mit primärem Hyperparathyreoidismus

Nephrolithiasis, Nephrokalzinose	30%
Beschwerden des Gastrointestinaltraktes (Übelkeit, Erbrechen, peptische Ulzera, Gallensteine, Pankreatitis)	27%
Beschwerden am Bewegungsapparat (lokale und diffuse Knochenschmerzen, Frakturen)	18%
Funktionelle Beschwerden infolge der Hyperkalzämie (Polyurie-Polydipsie, Psychosyndrom, hyperkalzämische Krise mit Somnolenz/Koma)	21%
Zufallsbefund einer Hyperkalzämie	4%
	100%

Frage 5.104: Lösung E

Zu (1) und (3)
Siehe Kommentar zu Frage 5.97.
Die renale Osteopathie geht mit Müdigkeit, Durst und Poly-/Oligurie einher. Gliederschmerzen treten dabei nur gelegentlich auf.
Zu (2)
Durch den Mangel an Vitamin-D-Hormon kommt es zur Abnahme der Kalziumabsorption über den Darm.
Zu (4)
Gleichzeitig besteht beim sekundären Hyperparathyreoidismus eine Zunahme des Phosphatspiegels im Blut, während beim primären Hyperparathyreoidismus teilweise erniedrigte Phosphatspiegel im Serum gefunden werden.

Frage 5.105: Lösung D

Zu (1)
Glukokortikoide hemmen die Gewebeproliferation des Epithels. Die Haut ist daher atrophisch und vulnerabel, und es kommt zur Ausbildung von Striae distensae, besonders im Bereich der Axillen und des Abdomens.
Zu (2)
Die Hemmung der Gewebeproliferation betrifft auch das Gefäßsystem. Multiple Hämatome, Petechien und Ekchymosen resultieren aus der vermehrten Brüchigkeit der Gefäße.
Zu (3)
Bei weiblichen Patienten kommt es oft zu Menstruationsstörungen und zur Ausbildung von Hirsutismus und Akne. Diese Symptome erklären sich zum Teil aus der erhöhten Sekretion adrenaler Androgene, können aber auch Folge einer Inhibierung der hypophysären Freisetzung von Gonadotropinen infolge pathologisch gesteigerter Kortisolsekretion sein.

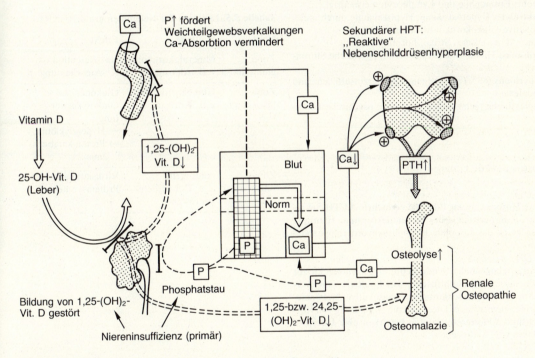

Abb. 5.15. Pathomechanismus der Entstehung der renalen Osteopathie

Zu (4)
Kortikosteroide wirken lipolytisch. Es kommt daher beim Hyperkortisolismus zum Umbau von körpereigenen Fettdepots mit typischer Fettverteilung und Hypercholesterinämie. Die Patienten haben ein Vollmondgesicht, einen Stiernacken und Stammfettsucht.
Zu (5)
Die Beschwerden der **Struma nodosa** sind lokaler Art und beschränken sich auf Verdrängungserscheinungen der oberen Luftwege.
Stoffwechselwirkungen des Hyperkortisolismus
Kohlenhydratstoffwechsel: diabetogene Stoffwechsellage durch Stimulierung der Glukoneogenese, Hemmung der Glukoseverwertung (→ Steroiddiabetes).
Eiweißstoffwechsel: Adynamie, Antikörpersynthese ↓, Muskelschwund, Osteoporose infolge gesteigerter Glukoneogenese (→ Eiweißkatabolismus).
Fettstoffwechsel: Vollmondgesicht, Stiernacken, Stammfettsucht und Hypercholesterinämie durch Umbau von körpereigenen Fettdepots.
Hämatopoese: Leukozyten, Thrombozyten, Erythrozyten erhöht; Eosinophile und Lymphozyten erniedrigt.
Elektrolyte: Hypernatriämie, Hypokaliämie durch mineraloaktive Glukokortikoidwirkung.
Haut: Akne, Ulzera, Striae, Furunkulose.
Virilismus: Hirsutismus, Amenorrhö, psychische Störungen.
Hypertonus (85%) mit Neigung zur Herzinsuffizienz und Apoplexie.
Depressionen, gelegentlich Euphorie, psychische Labilität.

[F 86]
Frage 5.106: Lösung C

Zu (A)
Beim **Morbus Cushing** führt die **vermehrte ACTH-Sekretion** zur **Hypertrophie der Nebennierenrinde.** Häufigste Ursache ist das basophile Hypophysenvorderlappenadenom.
Zu (B)
Beim **adrenogenitalen Syndrom** führen Enzymdefekte zur Nebennierenrindeninsuffizienz. Es resultiert eine vermehrte ACTH-Ausschüttung mit konsekutiver Nebennierenrindenhyperplasie. Diese und die Anhäufung von Kortisol- und Aldosteronvorstufen bewirken eine Überproduktion von Androgenen.
Zu (C)
Das **Nierenzellkarzinom** (Hypernephrom) weist gelbes Tumorgewebe auf, das eine große Ähnlichkeit mit dem Nebennierenrindengewebe hat. Dies führte zur Annahme, der Tumor entstehe aus versprengten Nebennierenresten, was ihm später die Bezeichnung hypernephroides Karzinom bzw. Hypernephrom gab.

Beim paranoeplastischen Syndrom kommt es zur **Produktion hormonähnlicher Substanzen,** wobei Parathormon zur Hyperkalzämie, Glukokortikoide zum Cushing-Syndrom, Prolaktin zur Galaktorrhö und Renin zur Hypertonie führen können. Da der Tumor selbst Glukokortikoide produziert, findet keine Stimulation der Nebennierenrinde statt.
Zu (D)
Auch das **kleinzellige Bronchialkarzinom** führt häufig zu paraneoplastischen Syndromen, die durch die ektope Sekretion von Polypeptidhormonen (z.B. ACTH, ADH, HCG, FSH, MSH) zustande kommen.
Die NNR-Hyperplasie resultiert aus der ektopen Produktion von ACTH.
Zu (E)
Die Steuerung der Aldosteronproduktion erfolgt direkt über ACTH und indirekt über die Stimulation von Chemo-, Volumen- und Barorezeptoren. Im Rahmen eines primären Hyperaldosteronismus kann sich eine essentielle Hypertonie ausbilden, die in der Regel gutartig verläuft.

Tabelle 5.5. Funktion der Nebennierenrinde (NNR)

NNR	Synthese	Effekt
Zona glomerulosa	Mineralokortikoide z.B. Aldosteron	Na^+-Retention K^+-Ausscheidung ↑
Zona fasciculata	Glukokortikoide z.B. Kortisol	Glukoneogenese ↑ Glukoseverwertung ↓ → Hyperglykämie → Proteinkatabolismus
Zona reticularis	Androgene z.B. Dehydroepiandrosteron	Virilisierung Proteinsynthese ↑

Frage 5.107: Lösung A

Zu (C)
Dem zentralen, sekundären Cushing-Syndrom liegt eine gesteigerte CRF-Produktion (Corticotropin releasing factor) aus dem Hypothalamus oder eine vermehrte ACTH-Produktion (HVL) zugrunde.

Zu (A)
Die Aldosteronsekretion wird reguliert durch Renin-Angiotensin, durch die Natriumbilanz und z. T. auch durch ACTH. ACTH-Ausfall bringt Aldosteron zum Absinken auf die Hälfte. Daher wird klar, daß Mineralokortikoide für die ACTH-CRH Suppression weitgehend ungeeignet sind.

Zu (B)
Die durch Insulingabe entstehende Hypoglykämie (= Streß) führt bei intakter Hypophyse zur Gegenregulation durch ACTH/STH-Sekretion.

Zu (D)
ACTH und Kortisolsekretion folgen einem Tagesrhythmus: das Maximum ist gegen 6 Uhr, das Minimum gegen 24 Uhr.
Ist der Regelkreis gestört, z. B. durch Tumor oder Medikamente, ist damit auch die zirkadiane Rhythmik aufgehoben.

Zu (E)
Die NNR-Hyperplasie besteht beim primären wie beim sekundären M. Cushing.

Frage 5.108: Lösung E

Zu (A)
Zentraler Cushing, bedingt durch ein basophiles oder gemischtzelliges ACTH-produzierendes HVL-Adenom, führt zur bilateralen NNR-Hyperplasie. Adenome der NNR würden eine Atrophie der kontralateralen NNR, oder, bei ektop gelegenem Adenom, beider NNR verursachen.

Zu (B)
Bei weiblichen Patienten kommt es gehäuft zum Auftreten von Menstruationsstörungen sowie zur Ausbildung eines Hirsutismus. Dies wird z. T. durch eine erhöhte Sekretion adrenaler Androgene, zum anderen durch eine Inhibierung der hypophysären Freisetzung von Gonadotropinen infolge pathologisch gesteigerter Kortisolkonzentration erklärt.

Zu (C)
Die arterielle Hypertonie ist eine häufige Begleiterscheinung des Cushing-Syndroms. Als Ursache der Hypertonie werden eine erhöhte Produktion von Mineralkortikoiden, Veränderungen im Renin-Angiotensin-System oder eine glukokortikoidinduzierte Steigerung der Gefäßreagibilität auf zirkulierende Katecholamine diskutiert.

Zu (D)
Dexamethasonhemmtest
Nach Zufuhr von Dexamethason wird die Hypophyse durch Feedback gehemmt, die ACTH-Ausschüttung und die Kortisolproduktion sistieren. Dexamethason ist ein synthetisches Steroidhormon mit einer gegenüber Kortisol dreißigfach höheren Aktivität.
Bei einem durch ein autonomes Adenom verursachten Cushing-Syndrom ist ACTH bereits zuvor supprimiert, und es erfolgt keine Feedback-Hemmung durch Dexamethason.
Beim sekundären M. Cushing mit NNR-Hyperplasie ist eine Hemmung nur nach großen Mengen Dexamethason nachweisbar.
Demzufolge kann durch diesen Test die Funktionstüchtigkeit des Systems Hypothalamus-Hypophyse-NNR überprüft werden.

Zu (E)
Die ACTH-Spiegel sind bei einem zentralen Cushing-Syndrom erhöht. Ursache kann dabei sowohl ein Hypophysenvorderlappenadenom als auch eine pathologisch gesteigerte ACTH- und/oder CRF-Sekretion sein.

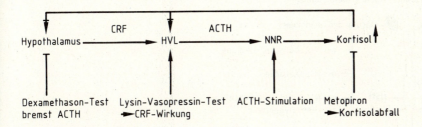

Abb. 5.16. Differentialdiagnose des Cushing-Syndroms

Frage 5.109: Lösung E

Zu (1) und (2)
Nach Bleuler gibt es ein endokrines Psychosyndrom, das mit Depression und Suizidalität einhergeht.
Zu (3)
Kortisol steigert die Gluconeogenese, was zu einer verminderten peripheren Utilisation von Kohlenhydraten führt. Es besteht ein Eiweißkatabolismus, der mit Muskelschwund und Osteoporose einhergeht. Dabei führt die Osteoporose im Bereich der LWS zu Kreuzschmerzen.
Zu (4)
Durch Stimulierung der Gluconeogenese besteht eine diabetogene Stoffwechsellage mit Hemmung der peripheren Glukoseverwertung (Steroiddiabetes).
Zu (5)
Weiterhin treten morphologische Veränderungen an den Gefäßen auf, die bereits nach Mikrotraumen zu Sugillationen führen.

Frage 5.110: Lösung C

Zu (A)
Die Kortisolkonzentration im Blut folgt einem Tag-Nacht-Rhythmus, wobei die Morgenwerte gegen 7 Uhr doppelt so hoch sind wie die Abendwerte. Dieser physiologische Rhythmus ist bei einem kortisolbildenden Nebennierenrindenadenom aufgehoben.
Zu (B)
Beim **Insulin-Hypoglykämie-Test** wird eine Streßsituation durch Hypoglykämie ausgelöst. Es resultiert eine ACTH- und Kortisolfreisetzung. Bleibt die Streßreaktion aus, muß die Störung im Bereich Cortex-Hypothalamus-Hypophyse-NNR lokalisiert sein.

Zu (C)
Der Lysin-Vasopressin-Test
Lysin-Vasopressin ist ein synthetisches Oktapeptid mit CRF-Wirkung (CRF = Corticotropin releasing factor). Es führt beim Gesunden durch Hypophysenstimulation zu erhöhter ACTH-Abgabe mit konsekutiver Kortisolausschüttung. Dies ist auch bei der sekundären Nebennierenrindeninsuffizienz der Fall. Beim autonomen Adenom der NNR bleibt ein Anstieg des Plasmakortisols aus (= primärer Cushing).
Zu (D)
Siehe Kommentar und Abb. zu Frage 5.108 (D).
Zu (E)
Bei weiblichen Patienten kommt es gehäuft zu Menstruationsstörungen sowie zur Ausbildung von Hirsutismus und Akne. Zum Teil wird dies durch die erhöhte Sekretion von adrenalen Androgenen erklärt, andererseits wird eine Inhibition der hypophysären Freisetzung von Gonadotropinen infolge pathologisch gesteigerter Kortisolsekretion angenommen.

Frage 5.111: Lösung A

Zu (A)
Der primäre Hyperaldosteronismus (Conn-Syndrom) entsteht durch Aldosteron produzierende NNR-Adenome, selten durch Malignome.
Wirkung des Aldosterons:
- Na^+-Rückresorption steigt, die K^+-, H^+- oder NH_4^+-Ausscheidung im distalen Tubulus nimmt zu.
- Mg^{2+}-Ausscheidung nimmt ebenfalls zu.

Klinik des Hyperaldosteronismus
- Hypernatriämie, hypokaliämische Alkalose mit Parästhesien; Hypomagnesiämie durch erhöhte Mg^{2+}-Ausscheidung.
- Hypertonie mit vermindertem Reninspiegel.

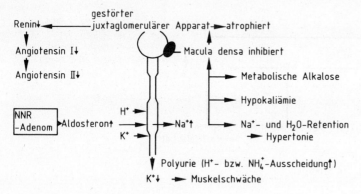

Abb. 5.17. Zur Pathogenese des Conn-Syndroms

Zu (B)
Cushing-Syndrom
Primäre Form durch: NNR-Adenom (meist Erwachsene) oder -Karzinom (meist Kinder).
ACTH ist infolge autonomer Kortikosteroidproduktion stets supprimiert.
Sekundäre Form durch
- Ektopische ACTH-Produktion (Bronchial-Ca),
- (M. Cushing): Hypothalamische Fehlsteuerung mit CRF-Vermehrung bzw. ACTH-Anstieg.
- Iatrogen bei Therapie mit Glukokortikoiden. ACTH ist hierbei supprimiert.
- Mangel an Transkortin führt zum relativen Hyperkortisolismus, da kortisolbindendes Eiweiß fehlt.

Frage 5.112: Lösung E

Nebenwirkungen von Glukokortikoiden
1. Osteoporose durch katabole Wirkung (Störung der Knochenmatrix) sowie Vit.-D-Antagonismus.
2. Durch Supprimierung der CRH-ACTH-Sekretion kommt es zur sekundären NNR-Insuffizienz und Atrophie des nicht-tumorös veränderten Nebennierenrindengewebes. Die zirkadiane ACTH-Rhythmik ist aufgehoben.
3. Steroiddiabetes durch Anstieg der Glukoneogenese bei peripherer Störung der Glukoseutilisation.
4. Anstieg der HCl-Sekretion bei gleichzeitig verminderter Magenschleimproduktion → Ulzeration.

Frage 5.113: Lösung A

Zu (A)
Kortikosteroide wirken lipolytisch. Es kommt daher beim Hyperkortisolismus zum Umbau von körpereigenen Fettdepots mit typischer Fettverteilung und Hypercholesterinämie. Die Patienten haben ein Vollmondgesicht, einen Stiernacken und Stammfettsucht.
Zu (B)
Die Haut ist atrophisch und vulnerabel, und es kommt zur Ausbildung von Striae distensae besonders um die Axillen und im Bereich des Abdomens.
Zu (C)
Typischerweise weisen die Patienten dünne Extremitäten auf, da Kortikosteroide eiweißkatabol wirken und einen Muskelschwund begünstigen.
Zu (D)
Zu multiplen Hämatomen in der Haut kommt es durch vermehrte Brüchigkeit der Gefäße.

Zu (E)
Bei weiblichen Patienten kommt es oft zu Menstruationsstörungen und zur Ausbildung von Hirsutismus und Akne. Diese Symptome erklären sich zum Teil aus der erhöhten Sekretion adrenaler Androgene, können aber auch Folge einer Inhibierung der hypophysären Freisetzung von Gonadotropinen infolge pathologisch gesteigerter Kortisolsekretion sein.

Frage 5.114: Lösung B

Exogener Cushing
Iatrogen bedingt durch Zufuhr von Kortikoiden.
Endogener Cushing
Zentraler bzw. hypothalamischer Cushing entsteht durch vermehrte **CRH**-Sekretion bzw. **ACTH**-Bildung in den basophilen Zellen des HVL (– 75% aller endogenen Cushing-Fälle).
Nur zu 0,1% verursachen autonome **ACTH**-sezernierende Adenome des HVL einen Cushing, zu 7% ektop ACTH-produzierende paraneoplastische Tumoren (z. B. Karzinoide). Periphere Nebennierenrindentumoren liegen in 20% der Fälle zugrunde.
In all diesen Fällen ist das Serumkortisol erhöht, der Tagesrhythmus (morgens hoch, nachts tief) der Ausschüttung aufgehoben.

Frage 5.115: Lösung D

Zu (1) und (3)
Typischerweise haben Patienten mit Cushing-Syndrom dünne Extremitäten, da Kortikosteroide eiweißkatabol wirken und einen Muskelschwund begünstigen. Die Steroidmyopathie kann so hochgradig sein, daß die Patienten sich nicht mehr aus der Hocke erheben oder die Treppe hochsteigen können.
Zu (2)
Unter der Wirkung von Kortikoiden besteht ein Eiweißkatabolismus, der mit Muskelschwund und Osteoporose einhergeht. Dabei führt die Osteoporose im Bereich der Lendenwirbelsäule zu Kreuzschmerzen. Die Osteoporose kann dabei so schwerwiegend sein, daß die Patienten in kurzer Zeit mehrere Zentimeter an Körpergröße einbüßen. Bei Kindern geht das Cushing-Syndrom mit einem kompletten Wachstumsstillstand einher!
Zu (4)
Die Haut ist atrophisch und vulnerabel. Infolge vermehrter Brüchigkeit der Gefäße können Sugillationen bereits nach Mikrotraumen entstehen.

Tabelle 5.6. Häufigkeit der Symptome des Cushing-Syndroms bei Klinikeinweisung

	Häufigkeit (%)
Mondgesicht	92
Hypertension	88
Adipositas	86
Virilismus	84
Diabetes mellitus	84
Plethora	78
Amenorrhö	72
Blutungsneigung	68
Knöchelödeme	66
Asthenie	58
Osteoporose	56
Striae rubrae distensae	50
Patholog. Frakturen	40
Psychosyndrom	40
Teleangiektasien	36
Büffelnacken	34

F 87
Frage 5.116: Lösung A

Zu (A)
Die Kortisolkonzentration im Blut folgt einem Tag-Nacht-Rhythmus, wobei die Morgenwerte gegen 7 Uhr doppelt so hoch sind wie die Abendwerte. Dieser physiologische Rhythmus ist bei einem kortisolbildenden Nebennierenrindenadenom aufgehoben.
Beim Cushing-Syndrom infolge autonomen Nebennierenrindentumors ist der ACTH-Spiegel im Blut erheblich erniedrigt und die bestehende Cortisolhypersekretion läßt sich niemals mit Dexamethason supprimieren.

Frage 5.117: Lösung C

Bei mehr als 80% der Patienten mit zentralem Cushing-Syndrom findet sich bei der mikrochirurgischen Hypophysenexploration ein Adenom. Insbesondere die Tatsache, daß nach selektiver Entfernung des ACTH-produzierenden Tumors oft ein vorübergehender ACTH-Mangel vorliegt, spricht für die autonome ACTH-Sekretion des Tumors, die zur Suppression der übrigen ACTH-Zellen führt.

Tabelle 5.7. Funktionstests in der Diagnose der wichtigsten Störungen der ACTH-Sekretion. ↗ oder ↙: normale Reaktion von ACTH und/oder Kortisol, (↗): verminderte Reaktion ↗↗: übermäßige Reaktion, 0: keine Reaktion

	Plasma-kortisol	Plasma-ACTH	Dexa-methason-hemmtest 2 mg	8 mg	LVP Test	Meto-piron-test	Insulin-hypo-glykämie-test	ACTH-Test	CRF Test
Hypothalamo-hypophysäres Cushing-Syndrom			0	↙	↗-↗↗	↗-↗↗	0	↗↗	↗↗
Cushing-Syndrom bei autonomen Nebennieren-rindentumor	Erhöht	Erniedrigt	0	0	0	0	0	0 (↗)	0
Ektopes ACTH-Syndrom	Erhöht	Stark erhöht	0	0	0	0	0	↗↗	0
Primäre NNR-Insuff.	Erniedrigt	Stark erhöht	–	–	↗	–	–	0	↗
Hypophysäre NNR-Insuff.	Erniedrigt	Erniedrigt	–	–	0	–	–	0–(↗)	0
Hypothalamische NNR-Insuff.	Erniedrigt	Erniedrigt	–	–	↗	–	–	0–(↗)	0–(↗)

Frage 5.118: Lösung B

Der primäre Hyperaldosteronismus ist bedingt durch ein aldosteronproduzierendes NNR-Adenom bei normaler Plasmareninaktivität (die ist beim sek. Hyperaldosteronismus erhöht). Die Patienten zeigen hypertone RR-Werte aufgrund der Na-Retention, Hypokaliämie bei Kaliurie und eine metabolische Alkalose. Nur selten kommt es hier zu Ödemen, so widersprüchlich es aufgrund der Na$^+$-Retention klingt. Ödeme entstehen dagegen beim sekundären Hyperaldosteronismus z.B. infolge Herzinsuffizienz oder nephrotischem Syndrom. Zur Pathogenese des Conn-Syndroms siehe Abb. 5.17.

F 88
Frage 5.119: Lösung C

Die häufigste Ursache des primären Aldosteronismus ist das solitäre Nebennierenadenom. Dabei schwanken die Häufigkeitsangaben zwischen 60 und 70%. Die übrigen Patienten mit primärem Aldosteronismus haben eine bilaterale noduläre Hyperplasie der Nebennierenrinde. Dabei ist das Ausmaß der Hypokaliämie, der Erhöhung des Aldosterons und der Suppression des Renins bei diesen Patienten oft geringer ausgeprägt als bei Adenompatienten.

Eine Abgrenzung beider Ursachen ist wichtig, da das chirurgische Vorgehen nur im Fall des Adenoms indiziert ist. Bei der Nebennierenrindenhyperplasie steht dagegen die Aldosteronantagonistenverabreichung im Vordergrund der therapeutischen Bemühungen.

Zu (B)
Ein niedriger Reninbasalwert und fehlende Stimulierbarkeit der Plasmareninaktivität finden sich beim primären Aldosteronismus sowie bei 25% der Patienten mit essentieller Hypertonie. Deswegen ist der alleinige Test für die Diagnose des primären Aldosteronismus ungeeignet.

Zu (A)
Die Prävalenz des primären Aldosteronismus als Hochdruckursache in der Bevölkerung beträgt nicht mehr als 0,3%.

Zu (B)
In der Regel sind die Nebennierentumoren beim primären Aldosteronismus kleiner als beim Phäochromozytom oder beim Cushing-Syndrom.
Deshalb sind sie auch mit den Methoden der Computertomographie nicht immer darstellbar.

Frage 5.120: Lösung A

Siehe Kommentar zu Frage 5.111.

Frage 5.121: Lösung D

Die **Addisonkrise** tritt auf, wenn mindestens 9/10 der Nebennierenrinde zerstört sind. Sie ist gekennzeichnet durch Hypoglykämie bei Ausfall der Glukokortikoide, begleitet von Schwäche, Benommenheit bis hin zum Koma, weiterhin durch

– Hyperkaliämie und Hyponatriämie bei Ausfall des Aldosterons; der Na^+-Verlust führt zur Dehydratation und Exsikkose mit Gewichtsabnahme und Hypotonie
– Erbrechen und Abdominalschmerz wahrscheinlich durch vermehrte NaCl-Sekretion in das Darmlumen
– Muskelschwäche und Paresen aufgrund von Elektrolytstörungen bzw. Hypoglykämie
– Pigmentzunahme durch Zunahme der Melaninproduktion, die durch ACTH gesteuert wird (MSH beim Menschen nicht gesichert). Das Hypophysenhormon wird reaktiv durch den Ausfall der peripheren NNR-Hormone stimuliert.

Zu (3)
Beim Conn-Syndrom, dem primären Hyperaldosteronismus.

Zu (4)
Entspräche dem ketoazidotischen Coma diabeticum.

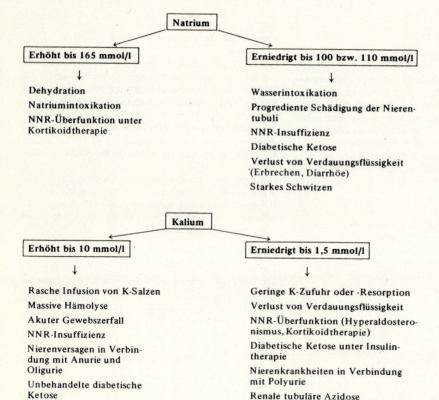

Natrium

Erhöht bis 165 mmol/l
↓
Dehydration
Natriumintoxikation
NNR-Überfunktion unter Kortikoidtherapie

Erniedrigt bis 100 bzw. 110 mmol/l
↓
Wasserintoxikation
Progrediente Schädigung der Nierentubuli
NNR-Insuffizienz
Diabetische Ketose
Verlust von Verdauungsflüssigkeit (Erbrechen, Diarrhöe)
Starkes Schwitzen

Kalium

Erhöht bis 10 mmol/l
↓
Rasche Infusion von K-Salzen
Massive Hämolyse
Akuter Gewebszerfall
NNR-Insuffizienz
Nierenversagen in Verbindung mit Anurie und Oligurie
Unbehandelte diabetische Ketose

Erniedrigt bis 1,5 mmol/l
↓
Geringe K-Zufuhr oder -Resorption
Verlust von Verdauungsflüssigkeit
NNR-Überfunktion (Hyperaldosteronismus, Kortikoidtherapie)
Diabetische Ketose unter Insulintherapie
Nierenkrankheiten in Verbindung mit Polyurie
Renale tubuläre Azidose

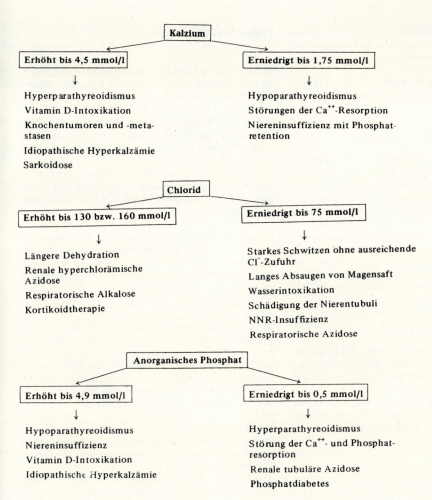

Abb. 5.18. Klinisch beobachtbare Grenzbereiche im Serum

[H 85]
Frage 5.122: Lösung B

Auswirkungen der Nebennierenrindeninsuffizienz
Bei Insuffizienz der gesamten NNR kommt es zu einem Mangel an Glukokortikoiden, Mineralkortikoiden und NNR-Androgenen. Es gibt Formen ohne Symptomatik bis hin zur Addison-Krise mit Exsikkose, Blutdruckabfall, Schock, Pseudoperitonitis, Hypoglykämie, Erbrechen und Koma.

Vier Leitsymptome prägen das klinische Bild:
1. Schwäche und Adynamie (99%)
2. Pigmentierung der Haut (98%) und Schleimhäute
3. Gewichtsverlust (97%) mit Dehydratation
4. Niedriger arterieller Druck unter 110/70 (87%)

Typisch sind ferner: Hypoglykämie, Erbrechen, Abdominalschmerz und ein Na^+/K^+-Quotient, der weniger als 30 beträgt.

Die Patienten können meist allein mit Aldosteron am Leben erhalten werden, volle Leistungsfähigkeit wird allerdings erst nach Glukokortikoidtherapie erreicht.
Dabei bewirkt der **Ausfall der Glukokortikoide** ein Absinken des Blutzuckers mit Hypoglykämiesymptomatik und konsekutiver Mobilisation von Eiweiß- und Fettreserven (Ketoazidose), was zur Adynamie und Muskelschwäche führt. Über hypophysäre Rückkopplung sind ACTH und MSH erhöht, was eine starke Pigmentierung von Haut und Schleimhäuten (Bronzehaut) auslöst.
Ausfall der Mineralokortikoide → Verminderung der Natrium- und Wasserretention → Plasmavolumen ↓ (Exsikkose), mit konsekutivem Hypotonus, Hyponatriämie und Hypochlorämie, die mit hyperkaliämischer Azidose einhergeht.
Ausfall der Androgene → Herabsetzung des Eiweißanabolismus mit Muskelschwund sowie Impotenz, Amenorrhö und geringer Ausprägung sekundärer Geschlechtsmerkmale.

Trotz erheblicher Dehydratation weisen die Patienten kaum ein Durstgefühl auf, da sie durch die Hyponatriämie bei herabgesetzter Serumosmolalität „Salzhunger" verspüren.
Die Metaboliten der NNR-Hormone, z. B. die 17-Hydroxykortikosteroide, sind vermindert nachweisbar.

Frage 5.123: Lösung B

Aldosteron wird in der Zona glomerulosa der Nebennierenrinde produziert. Es führt im Körper zur Natriumretention und Kaliummehrausscheidung.
Bei einer Nebennierenrindeninsuffizienz (M. Addison) fallen neben den Glukokortikoiden und Androgenen auch die Mineralokortikoide aus. Es resultiert daher eine Verminderung der Natrium- und Wasserretention mit konsekutivem Hypotonus, Hyponatriämie und Hypochlorämie. Das Plasmavolumen ist vermindert, und es besteht eine hyperkaliämische Azidose. Typischerweise zeigen die Patienten infolge NaCl-Verlusts einen Salzhunger.

Frage 5.124: Lösung C

Da Glukokortikoide die Glukoneogenese der Leber fördern, resultiert bei Kortisolmangel eine Abnahme der Glukoseverwertung in der Peripherie. Ein Ausfall der Glukokortikoide führt daher zum Absinken des Blutzuckers mit Hypoglykämiesymptomatik und konsekutiver Mobilisation von Eiweiß- und Fettreserven (Ketoazidose), was zur Adynamie und Muskelschwäche führt.

Frage 5.125: Lösung D

Durch den Ausfall der Glukokortikoide kommt es über hypophysäre Rückkoppelung zur vermehrten Ausschüttung von ACTH und MSH. Die Hyperpigmentation entsteht durch die vermehrte MSH-Produktion und zählt zu den Leitsymptomen des primären M. Addison.

Zu (A)
Vitiligo kann bei B_{12}-Mangel oder infolge Pigmentverschiebungen zu 6% auch bei M. Addison auftreten (Siegenthaler, 16.4).
Zu (E)
Durch Ausfall der Androgene, die von der Frau nur in der NNR gebildet werden, kommt es zum Verlust der Sekundärbehaarung.

Frage 5.126: Lösung A

Zu (3)
Neben einem Mangel an Glukokortikoiden und Nebennierenrindenandrogenen kommt es beim M. Addison auch zu einem Ausfall der Mineralkortikoide. Der Aldosteronmangel bedingt eine Verminderung der Natrium- und Wasserresorption mit konsekutivem Hypotonus, Hyponatriämie und Hypochlorämie. Das Plasmavolumen nimmt ab, und es besteht eine hyperkaliämische Azidose.
Zu (1)
Bei der malignen Hypertonie werden stets exzessiv erhöhte Renin-, Angiotensin- und Aldosteronspiegel im Serum sowie Zeichen der hämolytischen Mikroangiopathie angetroffen.
Zu (2)
Beim nephrotischen Syndrom wird das Renin-Angiotensin-Aldosteron-System durch einen Abfall der Nierendurchblutung aktiviert. Dieser ist auf die bestehende Hypoproteinämie bei gleichzeitiger Abnahme des Plasmavolumens zurückzuführen. Siehe hierzu Abbildung 5.20 „Ödempathogenese".
Zu (4)
Im Rahmen der Leberzirrhose kommt es infolge Leberparenchymschadens zur Verminderung der Albuminsynthese und infolge degenerativer Umbauvorgänge des Gefäßbettes zum Anstieg des Kapillardrucks. Die daraus resultierende Verminderung des zirkulierenden Blutvolumens aktiviert das Renin-Angiotensin-System mit nachfolgend vermehrter Aldosteronproduktion.
Zu (5)
Jede Zunahme der interstitiellen Flüssigkeit ist nur auf Kosten des Plasmavolumens möglich. Die Verminderung des Plasmavolumens führt zu einer Abnahme der Nierendurchblutung mit konsekutiv verminderter Natrium- und Wasserausscheidung. Gleichzeitig nimmt auch die Sekretion von Aldosteron zu, was die Mehrresorption von Wasser und Natrium weiter fördert. Das verminderte Plasmavolumen stimuliert Dehnungsrezeptoren im linken Vorhof. Über nervale Leitung zum Hypothalamus wird dort die Ausschüttung von ADH aktiviert. Somit findet auch eine gesteigerte Resorption von Wasser im distalen Tubulus und den Sammelrohren statt. Außerdem besteht infolge verminderten Plasmavolumens subjektives Durstempfinden, was die Wasserretention weiter verstärkt.

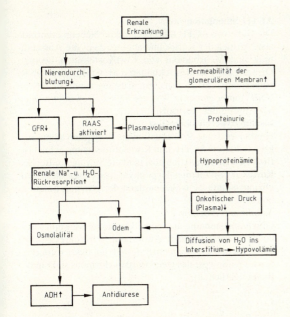

Abb. 5.19. Nephrotisches Syndrom: Ödempathogenese

Frage 5.127: Lösung E

Ätiologie des M. Addison nach der Häufigkeit
- Immunadrenalitis, 60%
- Tbc, 30%
- Metastatische Absiedlungen und Hämorrhagien, 10%
  (Gross, p. 758).

Zu (1)
Adrenal bedingter Kortisolmangel bei AGS
Es fehlen Enzyme für den normalen Hormonablauf in der NNR aufgrund eines genetischen Defektes. Statt des Kortisols werden andere Hormone mit androgener Wirkung gebildet, die bei Mädchen zu Virilisierungserscheinungen, bei Jungen zur Pubertas praecox führen. Das infolge des Kortisolmangels vermehrt produzierte ACTH führt zur NNR-Hyperplasie, und steigert somit noch den Bau „falscher" Hormone.

Frage 5.128: Lösung D

Die sekundäre Nebennierenrindeninsuffizienz entsteht durch den Ausfall der ACTH-Sekretion. Dabei führt der Ausfall der Hypophysenvorderlappensekretion zu endokrinologischen Unterfunktionssyndromen von Schilddrüse und Genitalorganen. Körperliche Schwäche, Gewichtsverlust und arterielle Hypotonie sind geringer ausgeprägt als bei der primären Nebennierenrindeninsuffizienz, da eine Basalsekretion der Nebennieren besteht. Zudem fehlt die für die primäre Nebennierenrindeninsuffizienz typische Hyperpigmentation.

Frage 5.129: Lösung B

Bei der hypophysär bedingten Nebennierenrindeninsuffizienz ist eine Stimulation der Nebennierenrinde durch ACTH möglich. Der Kortisolspiegel ist zwischen 8 und 9 Uhr erniedrigt, zu einem Zeitpunkt also, an dem er normalerweise doppelt so hoch, wie am Abend sein müßte. Die Stimulation der Hypophyse durch Corticotropinreleasing-factor kann bei einem hypophysären Defekt nicht zur ACTH-Ausschüttung führen.
Lysin-Vasopressin ist ein synthetisches Octapeptid mit CRF-Wirkung. Es führt beim Gesunden durch Hypophysenstimulation zum erhöhten ACTH-Output mit konsekutiver Kortisolausschüttung. Bei einem Defekt der Hypophyse fehlt allerdings das Ansprechen auf den Corticotropin-releasing-factor.

Frage 5.130: Lösung A

Bei der adrenalbedingten Nebennierenrindeninsuffizienz ist der physiologische Tag-Nacht-Rhythmus der Kortisolsekretion nicht mehr vorhanden, da die Nebennierenrinde auf die ACTH-Stimulation nicht mehr anspricht. Der Defekt liegt auf der Ebene des Erfolgsorgans.

Frage 5.131: Lösung C

Bei der hypothalamisch bedingten Nebennierenrindeninsuffizienz fällt die Stimulation der Hypophyse durch den Corticotropin-releasing-factor aus. Es resultieren verminderte ACTH- und Kortisolspiegel im Blut, die allerdings durch den Corticotropin-releasing-factor bzw. Lysin-Vasopressin stimulierbar sind.
Lysin-Vasopressin ist ein synthetisches Octapeptid mit CRF-Wirkung!

Diagnostik der Nebennierenrindeninsuffizienz
Um zwischen primärer und sekundärer Nebennierenrindeninsuffizienz zu unterscheiden, bedient man sich des Feedback-Mechanismus.

Dexamethason-Hemmtest
Nach Zufuhr von Dexamethason wird die Hypophyse durch Feedback gehemmt, der ACTH-Output und die Kortisolproduktion sistieren. Dexamethason ist ein synthetisches Steroidhormon mit einer gegenüber Kortisol dreißigfach erhöhten Aktivität.
Bei einem durch ein autonomes Adenom verursachten Cushing-Syndrom ist ACTH bereits zuvor supprimiert, und es erfolgt keine Feedback-Hemmung durch Dexamethason.
Beim sekundären M. Cushing mit NNR-Hyperplasie ist eine Hemmung nur nach großen Mengen Dexamethason nachweisbar.
Demzufolge kann durch diesen Test die Funktionstüchtigkeit des Systems Hypothalamus-Hypophyse-NNR überprüft werden.

Lysin-Vasopressin-Test
Vasopressin ist ein synthetisches Oktapeptid mit CRF-Wirkung. Es führt beim Gesunden durch Hypophysenstimulation zum erhöhten ACTH-Output mit konsekutiver Kortisolausschüttung. Dies ist auch bei der sekundären Nebennierenrindeninsuffizienz der Fall. Beim autonomen Adenom der NNR bleibt ein Anstieg des Plasmakortisols aus (= primärer Cushing).

Metopiron-Test
Metopiron blockiert die Kortisolbiosynthese durch Hemmung der 11-β-Hydroxylase. Daraus resultiert via Kortisolabfall eine Stimulation des HVL (Feedback), und ACTH wird vermehrt ausgeschüttet. Bei der sekundären Nebennierenrindeninsuffizienz mit NNR-Hyperplasie kommt es zum Anstieg der Kortisolvorstufen (11-Desoxykortisol) im Plasma, beim primären Cushing-Syndrom bleibt diese aus. Somit wird auch hier via Feedback die Hypothalamus-Hyophysen-Achse überprüft.

ACTH-Stimulationstest
Die Gabe von ACTH führt bei intakter Nebennierenrinde zum Anstieg der Kortisolmetabolite, da es die Ausschüttung und Mehrbildung von Kortikosteroiden bedingt. Dies gilt auch für den sekundären M. Cushing mit NNR-Hyperplasie. Beim primären Cushing-Syndrom infolge NNR-Tumor gibt es in 50% der Fälle keinen oder normalen Anstieg des Kortisols.

Insulin-Hyperglykämie-Test
Hierbei wird eine Streßsituation durch Hypoglykämie ausgelöst, die von ACTH- und Kortisolfreisetzung gefolgt ist. Bleibt die Streßreaktion aus, muß die Störung im Bereich Kortex-Hypothalamus-Hypophyse-NNR lokalisiert sein. Obengenannte Tests dienen dann der genauen Lokalisation.

Autonomes Adenom
Durch ungehemmte autonome Hormonproduktion suprimieren Adenome das funktionsfähige Drüsenrestgewebe durch Feedback-Hemmung des Hypophysenvorderlappens. Der Spiegel des glandotropen Hormons sinkt in der Regel deutlich ab.

Frage 5.132: Lösung D

Die Diagnostik der **primären Nebennierenrindeninsuffizienz** wird durch den Nachweis **stark erniedrigter Kortisolkonzentration im Plasma vor und nach einer intravenösen Belastung mit ACTH** (50 IE über 4 Stunden) gesichert. Wegen des möglichen Auftretens einer Nebennierenrindenkrise unter ACTH empfiehlt sich die vorherige Gabe von Dexamethason.

Frage 5.133: Lösung B

Lysin/Vasopressin ist ein synthetisches Octapeptid mit CRF-Wirkung. Es führt beim Gesunden durch **Hypophysenstimulation** zur vermehrten ACTH-Ausschüttung mit konsekutiver Kortisolfreisetzung. Dies ist auch bei der sekundären Nebennierenrindeninsuffizienz der Fall.

|H 86|
Frage 5.134: Lösung C

Mit dem Insulin-Hypoglykämie-Test wird eine Streßsituation durch Hypoglykämie ausgelöst, die von einer ACTH- und Kortisolfreisetzung gefolgt ist.
Bleibt die Streßreaktion aus, muß die Störung im Bereich Cortex-Hypothalamus-Hypophyse-NNR lokalisiert sein. Siehe auch Abb. 5.12. auf Seite 370

|H 85|
Frage 5.135: Lösung C

Das Phäochromozytom ist ein meist (90%) benigner Tumor mit Lokalisation im Nebennierenmark (90%) oder in den lumbalen oder thorakalen Geflechten des Sympathikus. Das adrenale Phäochromozytom produziert überwiegend Adrenalin, das extraadrenale zum größten Teil Noradrenalin.

Kreislaufwirkungen
- **Hypertonie** vorwiegend durch α-Rezeptorstimulation, die sowohl paroxysmal als auch dauernd sein kann
- Es resultieren: Herzinsuffizienz, Niereninsuffizienz und Proteinurie.

Stoffwechseleffekte
- **Hyperglykämie und Glukosurie** aufgrund der glykogenolytischen Wirkung des Adrenalins mit gesteigerter Lipolyse und Anstieg freier Fettsäuren im Blut
- **Hypermetabolismus** mit Gewichtsverlust
- **Blasse Haut** und Leukozytose

Zu (4)
Der diagnostische Wert der Adrenalin- und Noradrenalinbestimmung im 24-Stunden-Urin wird unterschiedlich eingeschätzt.
Die **Gesamtmetanephrine** sind bei mehr als 95% der Patienten mit Phäochromozytom im Urin erhöht. Zur genauen Lokalisierung des Krankheitsprozesses kann man heute die retrograde Aortographie bzw. Nebennierenphlebographie sowie die selektive Katecholaminbestimmung im Blut der Vena cava und der Nebennierenvenen vornehmen. Insbesondere bei der abdominellen Aortographie besteht die Gefahr des Auslösens einer hypertensiven Krise. Daher empfiehlt sich die Vorbehandlung der Patienten mit alpha-adrenergen Rezeptorenblockern.
Plasmakatecholaminbestimmungen im Anschluß an einen Provokationstest (Glukagon 0,1–1,0 mg intravenös) oder im Anschluß an eine Krisensymptomatik dienen dem allgemeinen Nachweis erhöhter Plasma-Katecholamine.

|H 86|
Frage 5.136: Lösung A

Die früher üblichen Blutdrucktests (Lysintest mit Regitin und Provokationstest mit Glukagon) sind in der Diagnostik des **Phäochromocytoms** weitgehend verlassen worden und durch die spezifischen hormonellen Untersuchungsmethoden verdrängt. Die höchste Treffsicherheit scheint dabei die Bestimmung der Gesamtmetanephrine (Metanephrin + Normetanephrin) erreicht zu haben, die bei mehr als 95% der Patienten mit Phäochromocytom erhöht sind. Die Vanillinmandelsäure liegt dagegen bei 1/3 bis 1/4 der Patienten im Normbereich.

Tabelle 5.8. Wirkung von Adrenalin auf Kohlenhydrat- und Fettstoffwechsel

Hormon	Glukose			Glykogen	Fett
	Glykolyse	Glukoneogenese	Utilisation	Produktion ⇆	Abbau
Adrenalin	+	+	+	→	→
Kortisol	−	+	−	←	→
Insulin	+	−	+	←	←
Glukagon	−	+	−	→	→

Frage 5.137: Lösung D

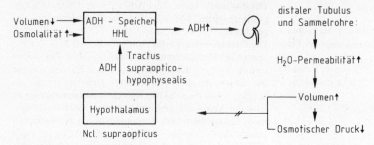

Abb. 5.20. ADH-Ausschüttung

Der symptomatische zentrale Diabetes insipidus ist bedingt durch Läsionen im Bereich des HHL mit nachfolgendem ADH-Mangel. In 50% der Fälle ist die Ursache des Diabetes insipidus anatomisch faßbar (z.B. beim Hand-Schüller-Christian Syndrom).
Bis auf (C) treffen die richtigen Antwortmöglichkeiten aber auch auf den renalen Diabetes insipidus zu, der aufgrund ADH-refraktärer Tubuli besteht. Im Durstversuch durstet der Patient mindestens 6 Stunden, jede Stunde wird spezifisches Gewicht und Osmolalität im Urin gemessen. Beim Diabetes insipidus kommt es dabei zur Exsikkose mit Bluteindickung etc., ohne daß jedoch das typischerweise erniedrigte spezifische Gewicht oder die Osmolalität sich normalisieren, oder wie beim Gesunden zunehmen würde. Das spez. Gewicht beträgt beim Diabetes insipidus zwischen 1005 und 1008. Werte darüber schließen diese Erkrankung aus.

Frage 5.138: Lösung D

Man unterscheidet
Zentralen Diabetes insipidus (→ ADH-Mangel)
- Symptomatisch, d.h. durch bekannte Läsionen im Hypothalamus-HHL-Bereich wie z.B. Tumoren, Schädel-Hirn-Trauma, Z.n. neurochirurgischen Eingriffen, Entzündungen, Sheehan Syndrom
  - Idiopathisch, d.h. ohne bekannte Ursache
  - **Renalen** Diabetes insipidus (→ ADH-refraktär)
  - Angeboren: x-chromosomal rezessive ADH-Resistenz
  - Erworben: degenerative und entzündliche Nierenerkrankungen (Zystennieren, Sjörgren Syndrom usw.).

Differentialdiagnose
Beim **Carter-Robbins-Test** wird dem Patienten eine Stunde nach Wasserbelastung hypertone NaCl-Lösung infundiert. Der Anstieg der Plasmaosmolalität (auch Durst) stimuliert normalerweise die **ADH**-Sekretion und führt zum Absinken des Urinvolumens. Besteht ein Diabetes insipidus, bleibt die Urinkonzentrierung aus. Gibt man nun **ADH** i.m., führt dies beim zentralen Diabetes insipidus zur Normalisierung (Abnahme) des Urinvolumens, während beim renalen Diabetes insipidus das Urinvolumen und die Konzentrierung des Harns weiterhin unverändert bleiben.
Ferner ist eine **ADH**-Bestimmung im Plasma durch einen Radioimmunassay möglich.
Labor
Hypernatriämie mit Hyperosmolarität des Serums und der EZF.
Siehe auch Kommentar zu Frage 5.23.

Frage 5.139: Lösung B

Zu (1) und (4)
Vasopressin (ADH) wird im Hypophysenhinterlappen gespeichert, nachdem es zuvor im Ncl. supraopticus des Hypothalamus synthetisiert wurde. Über Neurosekretion gelangt es im Tractus supraoptico-hypophysealis zum Hypophysenhinterlappen, aus dem es direkt ins Blut sezerniert werden kann.
Zu (5)
Neben dem zentralen Diabetes insipidus gibt es die nephrogene Form mit fehlendem Ansprechen des distalen Tubulus auf ADH. Ursächlich sind angeborene Defekte oder bestimmte Nephropathien, wie die interstitielle Nephritis.
Zu (2) und (3)
Beide Störungen betreffen äußere Hirnteile, so daß eine Schädigung der Hypothalamus-Hypophysen-Achse nicht unmittelbar zu erwarten ist.

F 86
Frage 5.140: Lösung C

Zu (1)
Patienten mit einem **Diabetes insipidus neurohumoralis** leiden unter zwanghaftem Durst. Dieser ist differentialdiagnostisch von der psychogenen Polydipsie abzugrenzen.
Zu (2)
Der ADH-Mangel läßt sich durch Gabe eines Vasopressinanalogons ausgleichen. Anschließend ist mit einer Abnahme der Harnmenge/Stunde zu rechnen.
Zu (3)
Der Ausfall der ADH-Wirkung führt zur **astenurischen Polyurie.** Dabei ist die Fähigkeit zur Harnkonzentrierung vollkommen aufgehoben.
Zur Proteinämie kommt es bei Paraproteinämien und parenchymalen Nierenerkrankungen. Insbesondere das nephrotische Syndrom führt zu erheblichen Proteinverlusten. Man unterscheidet dabei die **glomeruläre Proteinurie,** bei der bevorzugt Serumproteine mit einem Molekulargewicht über 65000 ausgeschieden werden, von der **tubulären Proteinurie,** die aufgrund einer unzureichenden Rückresorption im Tubulus zu einer vermehrten Ausscheidung niedermolekularer Proteine führt.
Zu (4)
Die Polyurie von 6–12 l, in Einzelfällen auch bis 25 l in 24 Stunden führt in kurzer Zeit zur Dehydratation des extra- und intrazellulären Flüssigkeitsraums.
Dabei kann die zunächst hypotone Dehydratation in eine hypertone Dehydratation mit stark erhöhtem Serumnatrium und entsprechender Hyperosmolarität des Serums übergehen, wenn die Patienten keine Flüssigkeit zugeführt bekommen.

F 86
Frage 5.141: Lösung D

Ein Anstieg der Urinosmolalität nach i.m. Injektion von ADH spricht für einen **Diabetes insipidus centralis,** da in diesem Fall die distalen Tubuli auf das exogen zugeführte Vasopressin ansprechen.
Bei der **primär psychogenen Polydipsie** (Dipsomanie) ist eine funktionelle Hemmung der ADH-Sekretion die Ursache der Polyurie. Daher kann exogen zugeführtes ADH die renale Wasserrückresorption sowie die Urinosmolalität steigern.

H 87
Frage 5.142: Lösung B

Siehe Kommentare zu den Fragen 5.138 und 5.139.

Frage 5.143: Lösung D

Die Gynäkomastie, d. h. die weibliche Brust beim Mann ist ein Symptom verschiedener Grundkrankheiten, sie entsteht:

Zu (1)
Bei der Leberzirrhose führen verschiedene Mechanismen zur Gynäkomastie. Östrogene, Androgene und Kortikosteroide werden in der Leber an Glukuronsäure oder Sulfat gekoppelt. Auch bei relativ schwerer Leberzellschädigung bleibt die Umwandlung der Steroidhormone zu wasserlöslichen Produkten, die renal eliminiert werden können, oft noch intakt. Eine Ursache für die beim Zirrhotiker anzutreffende Gynäkomastie und Hodenatrophie ist die **verminderte Synthese von Testosteron.** Insbesondere bei der durch Alkoholabusus verursachten Leberzirrhose ist die Gonadotropin-(ICSH)-Bindung an testikuläre Zellen beeinträchtigt. Gleichzeitig nimmt die mitochondriale Aktivität der Hodenzellen durch den toxischen Effekt des Alkohols ab.
Zum anderen neigen Zirrhosepatienten oft zu erhöhten Östrogenspiegeln, die auf die Induktion von Aromatasen in der Peripherie (Leber, Muskel) zurückgeführt werden können. Hierdurch werden Androgenpräkursoren vermehrt zu Östrogen umgewandelt.
Zu (2)
Beim M. Addison führt die Insuffizienz der Nebennierenrinde zu einem Ausfall der Androgene (Zona reticularis). Es resultiert eine Herabsetzung des Eiweißanabolismus mit Muskelschwund sowie Impotenz, Amenorrhö und geringe Ausprägung sekundärer Geschlechtsmerkmale.
Zu (3)
Entwicklung von Brust und weiblichem Behaarungstyp durch mangelnde Testosteronproduktion aufgrund des Chromosomendefekts XXY.
Zu (4)
Das Chorionkarzinom ist ein Teratom des Hodens, das Hormone wie HCG (pos. Schwangerschaftstest), Östrogene und Progesteron produzieren kann.

Frage 5.144: Lösung E

Der primäre männliche Hypogonadismus (z. B. bei Klinefelter, XXY) ist durch Hypergonadotropinurie gekennzeichnet. Beim primären Hypogonadismus bleibt die Pubertät aus. Es resultieren:
– Verzögerte Skelettreifung durch fehlenden Epiphysenfugenschluß ⇒ eunuchoidaler Hochwuchs
– Kindliche Größe von Testes und Skrotum infolge Testosterondefizits
– Feines, dichtes Haupthaar, später keine Glatzenbildung, dagegen fehlen sekundäre Geschlechtsmerkmale wie Behaarung
– Spontanes Klagen über Verlust der Libido setzt ein vorheriges Vorhandensein derselben voraus, z.B. Z.n. Kastration nach abgeschlossener Geschlechtsreife.

6 Niere und ableitende Harnwege

Frage 6.1: Lösung B
[H 81]
Frage 6.2: Lösung C
[F 85]
Frage 6.3: Lösung E
[H 87]
Frage 6.4: Lösung B
[H 85]
Frage 6.5: Lösung B

Gemeinsamer Kommentar

Beim **Goodpasture-Syndrom** handelt es sich um eine Autoimmunerkrankung unbekannter Genese. In neueren Veröffentlichungen wurde ein Defekt der zellulären Immunität diskutiert. Klinisch imponieren Hämoptysen, die zu hochgradiger Eisenmangelanämie führen. Röntgenologisch sind schmetterlingsförmige, von den Hili ausgehende Verschattungen nachzuweisen. Die Mehrzahl der Patienten weist einen pathologischen Urinbefund (Proteinurie, Hämaturie) auf. In einigen Fällen imponieren lediglich Hämoptysen ohne klinisch nachweisbare Nierenfunktionsstörung. Hier zeigt die **Immunfluoreszenz** an den lichtoptisch kaum auffälligen Glomerula Ablagerungen von Antibasalmembranantikörpern. Auch entlang der alveolären Basalmembran können lineare IgG-Ablagerungen demonstriert werden.

Im Gegensatz zur Immunkomplexnephritis werden bei der **Antibasalmembranephritis** die spezifischen Antikörper direkt an die entsprechenden Antigene der glomerulären Basalmembran gebunden. Diese imponieren immunhistologisch als lineare Ablagerungen entlang der Kapillarschlingenwände. Daraus resultiert schließlich eine Proliferation der glomerulären Zellwände und eine Zerstörung der Kapillarwände. Außerdem kommt es zu einer extrakapillären Proliferation von Zellen der Bowman-Kapsel, die halbmondförmig die Kapillarschlingen umgeben.

Die Antibasalmembranephritis ist mit 5% aller vorkommenden Glomerulonephritiden relativ selten und gehört in erster Linie zum Krankheitsbild des **Goodpasture-Syndroms** und einigen Fällen der **rapid-progressiven Glomerulonephritis.** Dieser Krankheitstyp verläuft häufig rasch progressiv und kann innerhalb kurzer Zeit zum Tode führen.

Als therapeutische Maßnahmen kommen Plasmapherese, Immunsuppression (Cyclophosphamid, Methylprednisolon) und in schwer verlaufenden Fällen Nierentransplantationen und bilaterale Nephrektomie in Betracht.

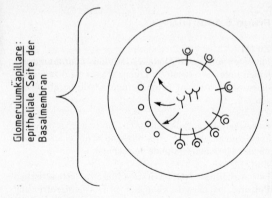

Y = Anti-GBM-Antikörper

o = GBM-Antigen

Abb. 6.1. Schematische Darstellung der **Antibasalmembrannephritis.** Antiglomeruläre Basalmembranantikörper sind linear an den entsprechenden Antigenen der Basalmembran angelagert

Zu 6.5 (1)
Die Ablagerungen von **Immunkomplexen** im Bereich der Basalmembran gehört zum Krankheitsbild der Antigen-Antikörper-Komplement-Komplex-Nephritis.
Als Antigene kommen Streptokokken-Antigene, Hepatitis-AG, Malaria-AG und DNS in Frage.
Zu (5)
Der **Komplementtiter** liegt bei der **Antibasalmembran-Nephritis** (Komplementfraktion C_3 und andere Serumkomplementfraktionen) im Normbereich.
Zu (6)
Tubulusepithelnekrosen sind ein histologisches Merkmal z. B. der interstitiellen Nephritis.

Frage 6.6: Lösung B

Zu (1)
Die **minimal change Glomerulopathie** kommt fast nur bei Kindern und Jugendlichen vor. Hierbei sind die Membranveränderungen lediglich elektronenmikroskopisch sichtbar, die Mesangiumverbreiterung nur angedeutet und die Zellproliferation äußerst diskret. Je diskreter die anatomischen Veränderungen, desto besser die Prognose. Mit 50–70% Spontanremissionen ist zu rechnen.
Zu (2)
Die **diabetische Glomerulosklerose** ist Teil einer generalisierten Mikroangiopathie. Das Ausmaß der Niereninsuffizienz nimmt meist rasch zu, so daß schon früh eine Dialyse notwendig ist.
Zu (3)
Die **akute Poststreptokokkenglomerulonephritis** beruht wahrscheinlich auf einer inversen anaphylaktischen Reaktion gegen nephritigene Streptokokken. Die Erkrankung heilt meist vollkommen aus.
Zu (4)
Diese Form der **Glomerulonephritis** hat eine schlechte Prognose. Oft mündet sie in ein nephrotisches Syndrom mit zusätzlichen Symptomen wie Hämaturie und einer Hypertonie. Die Nierenfunktion nimmt dann rasch ab.
Zu (5)
Im **eklamptischen Anfall** können unter anderem kapilläre Blutungen und Thrombosen in parenchymatösen Organen, Gefäßen und Schleimhäuten ausgedehnte Nekrosen hervorrufen. Diese führen oft zum irreversiblen Kreislaufversagen. Eine Nierenrindennekrose hat ein sukzessives Nierenversagen zur Folge.

Frage 6.7: Lösung D

Die **rapid progressive Glomerulonephritis** befällt bevorzugt Männer im 2. bis 4. Lebensjahrzehnt und schreitet innerhalb von Wochen bis Monaten zur Niereninsuffizienz fort.
Symptome wie Ödeme, Luftnot, hypertone Krisen, Herzinsuffizienz, starke Proteinurie (bis 30 g pro Tag), Hämaturie, Azotämie, intrarenale Verbrauchskoagulopathie mit thrombozytopenischer Purpura kennzeichnen die Erkrankung.
Das histologische Präparat ist nicht einheitlich. Einerseits findet man extrakapilläre Proliferationen mit **Halbmondbildungen,** andererseits eine nekrotisierende intrakapilläre Entzündung.
Röntgenologisch und sonographisch imponieren **große Nieren.**

Frage 6.8: Lösung E

Die selektiv mikromolekular-tubuläre Proteinurie überschreitet selten 1 g/die, das Molekulargewicht liegt in der Regel unter 67000. Sie kommt bei den kongenital tubulären Störungen sowie bei interstitiellen Nephritiden und toxischen Tubulusschäden vor. Bei der **rapid-progressiv verlaufenden Glomerulonephritis** treten starke Proteinurien mit Eiweißverlusten bis zu 30 g/die auf, Proteinausscheidungen von weniger als 5 g/die schließen jedoch eine rapid-progressive Form nicht aus.

Zu (B)
Oligurie bzw. Anurie sind im Endstadium der rapid-progressiven Glomerulonephritis mit terminaler Niereninsuffizienz möglich.
Zu (C)
Anamnestisch können in einem hohen Prozentsatz Infektionen mit beta-hämolysierenden Streptokokken nachgewiesen werden. In etwa 50–60% der Fälle ist der Antistreptolysiniter positiv und erhöht.
Zu (D)
Der Nachweis von Escherichia coli im Harn kann auf eine aszendierende Infektion hindeuten, wie sie bei Niereninsuffizienz häufig ist.

Frage 6.9: Lösung C

Die **akute Poststreptokokkenglomerulonephritis** ist eine allergisch bedingte Nachkrankheit – zumeist Folge einer Angina tonsillaris durch Streptokokken der Gruppe A hervorgerufen.
Vermutlich beruht die akute Poststreptokokkenglomerulonephritis auf einer inversen anaphylaktischen Reaktion gegen hämolytische A-Streptokokken.
Die Symptome der Nephritis entwickeln sich erst nach 2 Wochen (Antikörperbildung im Organismus). Typisch sind:
– Proteinurie > 5 g/die
– Erythrozyturie
– Hypertonie
– Morgendliche Lidödeme
In der Regel heilt die Erkrankung vollkommen aus. Rezidive sind selten. Prophylaktisch werden Penizilline nach Streptokokkeninfekten gegeben.

Frage 6.10: Lösung A

Von besonderer Bedeutung beim **Lupus erythematodes** ist die Nierenbeteiligung. Sie kommt als akute wie auch als chronische Glomerulonephritis in allen Übergangsstadien vor. Ein nephrotisches Syndrom ist häufig und oft kommt es zur globalen Niereninsuffizienz.

Frage 6.11: Lösung D

Die charakteristische renale Erkrankung beim Diabetes mellitus ist **die noduläre Glomerulosklerose (Kimmelstiel-Wilson-Typ).** Diese entspricht einer Hyalinose des Vas afferens und der Schlingenkapillaren.
Es kommt zur Proteinurie, Ödemen, Blutdrucksteigerung, Zylindrurie, Isosthenurie, Retention harnpflichtiger Substanzen (Azotämie) und zur diabetischen Retinopathie mit Sehstörungen.
Eine Hyperkalziurie wird nicht beobachtet.

Frage 6.12: Lösung D

Bei Patienten mit suffizienter Harnkonzentrierung sind die harnpflichtigen Substanzen im Serum bei Urinvolumina von mehr als 2 l/die in der Regel nicht erhöht. Liegen jedoch Konzentrierdefekte vor, wie z. B. im **polyurischen Stadium bei akuter Niereninsuffizienz,** können die harnpflichtigen Substanzen im Serum erhöht sein.

Die glomeruläre Filtrationsrate

$$= \frac{\text{Inulinkonzentration im Urin (mg\%)}}{\text{Inulinkonzentration im Plasma (mg\%)}}$$

x   Harnvolumen/min (ml/min)

ist entscheidend für die Ausscheidung harnpflichtiger Substanzen. Eine Einschränkung der GFR führt zu einer Retention. Zuerst ist diese Retention bei Stoffen zu beobachten, die nicht tubulär resorbiert werden. Hierzu gehören Kreatinin und Harnstoff.

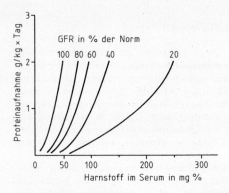

Abb. 6.2. Harnstoffkonzentration im Serum bei unterschiedlicher GFR und in Abhängigkeit der täglichen Proteinaufnahme (nach Siegenthaler, Klinische Pathophysiologie)

Frage 6.13–6.24: Gemeinsamer Kommentar

Als Ursachen des **akuten Nierenversagens** werden prärenale, intrarenale und postrenale Faktoren unterschieden.

1. **Prärenal**
   80% aller Fälle
   – Schock
   – Hypovolämie
   – Hämolyse (Transfusionszwischenfall)
   – Exsikkose (Erbrechen, Durchfall)
   – Myolyse (Muskelquetschung)
   – Endogene Intoxikation (Peritonitis, Ileus, Diabetes mellitus)
2. **Intrarenal**
   – Glomerulonephritis
   – Nierenarterienverschluß
   – Exogene Intoxikation (Pilze, Quecksilber, Tetrachlorkohlenstoff)
   – Morbus Weil
3. **Postrenal**
   – Abflußbehinderung (Tumor, Steine, Koagel, Strikturen, Prostatahypertrophie)
   – Blasenatonie (MS, Querschittssyndrom, Neurolues)

Das **akute Nierenversagen** kann in 4 Stadien eingeteilt werden.
1. **Nierenschädigung**
2. **Oligurie – Anurie**
   Hauptgefahren: – Hyperkaliämie, metabolische Azidose, Urämie, – Überwässerung mit Lungen- und Hirnödem.

3. **Polyurie**
Bedingt durch ADH-Refraktärität der distalen Tubuli und der Sammelrohre. Mit Konzentrationsunfähigkeit der Nieren und täglicher Urinausscheidung von mehreren Litern.
4. **Restitution**
Herstellung der Leistungsfähigkeit der Nieren nach etwa einem halben Jahr.

Die Hauptgefahren im **an- oder oligurischen Stadium** eines **akuten Nierenversagens** sind:
– Hyperkaliämie
– Metabolische Azidose
– Urämie
– Überwässerung

Deshalb ist in erster Linie auf einen Ausgleich der Flüssigkeitsbilanz zu achten, damit eine Überwässerung des Organismus verhindert wird. Hierzu wird ein Flüssigkeitsdefizit von 400–500 ml/die durch Perspiratio insensibilis zugrunde gelegt. Eventuelle Flüssigkeitsverluste (Erbrechen, Durchfälle) werden zusätzlich ersetzt. Kontrollparameter ist das Gewicht, wobei eine Gewichtsabnahme von 0,5 kg/die erwünscht ist.
Bei der Ernährung ist auf streng eiweiß-, kalium- und natriumarme Mischkost zu achten. In erster Linie werden Kohlenhydrate und Fette verabreicht.
Das **polyurische Stadium** des **akuten Nierenversagens** schließt sich in der Regel der oligurischen bzw. anurischen Phase an.
Die Hauptgefahren der Polyurie (> 2000 ml Urin/die) liegen im Verlust von:
– Wasser
– Kalium
– Natrium

Im polyurischen Stadium ist die Niere unfähig, den Harn zu konzentrieren, weil die Tubulusfunktion sich später erholt als die Glomerulusfunktion.

F 87
Frage 6.14: Lösung E

Zu (A)
Hungern, Dursten und Durchbrechen der Anurie durch Wasserstöße gelten als kontraindizierte Maßnahmen.
Zu (B)
Entwässerungsmaßnahmen wie z. B. Apfel-Reis-Diät sind ebenfalls kontraindiziert.
Zu (C)
Es wird eine kalorienreiche Kost empfohlen wegen des Katabolismus.
Zu (D)
Die Flüssigkeitszufuhr ist wie oben angegeben limitiert.

Frage 6.15: Lösung E

Zu (3)
Der normale **zentralvenöse Druck** beträgt 2–6 cm H_2O. Er ist bei Wassermangel im extrazellulären Raum erniedrigt, bei Hypervolämie erhöht. Er ist ein wichtiger Parameter bei der Bestimmung der Flüssigkeitszufuhr im an- oder oligurischen Stadium.
Zu (4)
Für die tägliche Flüssigkeitszufuhr bei An- oder Oligurie gilt: 400–500 ml plus die Wasserverluste des Vortages (Urin, Durchfälle, Erbrechen).
Zu (5)
Der **röntgenologische Lungenbefund** gibt Aufschluß über evtl. Stauungszeichen oder Ergüsse der Lunge, die durch eine evtl. Überwässerung bedingt sein können oder Zeichen einer Linksherzinsuffizienz sind.
Als weiterer wichtiger Parameter könnte hier noch die tägliche Kontrolle des Körpergewichtes genannt werden. Durstempfinden und trockene Zunge können nur einen groben Anhalt über den Wasserhaushalt des Patienten geben.

Frage 6.18: Lösung B

Häufig wird eine an- oder oligurische Phase vom Patienten oder dem medizinischen Personal nicht bemerkt, die eine sukzessive Überwässerung zur Folge hat. Durch Hypervolämie kommt es zur Flüssigkeitseinlagerung in den Lungen (**interstitielles und alveoläres Lungenödem**) und Gehirn (Hirnödem).
Ein hypervolämisch bedingter **Hypertonus** geht den Erscheinungen meist voraus.
Als gefährlichste Komplikation ist die Hyperkaliämie (Herzstillstand) anzusehen. Azidose und Azotämie bewirken schwere intestinale Störungen. Ödemen wird durch **die verminderte Proteinkonzentration** im Serum ebenfalls Vorschub geleistet.
Der **onkotische Druck** dient der Aufrechterhaltung zwischen intravasalem und interstitiellem Raum und wird durch den osmotischen Druck der Eiweißkörper gewährleistet. Er beträgt 34 cm H_2O und wirkt dem hydrostatischen Druck im Kapillargebiet und dem Gewebsinnendruck entgegen. Bei Hypervolämie überwiegt der hydrostatische Druck und der plasmaonkotische Druck sinkt.

[H 81]
Frage 6.20: Lösung D

Zu (1)
Das **akute Nierenversagen** ist meist als Komplikation eines extrarenalen Grundleidens aufzufassen. 80–90% der Fälle sind zirkulatorisch-ischämischer Genese – Schockniere, 10–15% sind auf Nephrotoxine zurückzuführen, überwiegend Medikamente (nach Lawin, Praxis der Intensivbehandlung).
Zu (2)
Das **akute Nierenversagen** als Folge einer akuten renalen Parenchymschädigung ist in der Regel zu 95% reversibel (nach Lawin, Praxis der Intensivbehandlung).
Zu (3)
Wie schon in (1) erwähnt, ist das akute Nierenversagen häufig Komplikation einer extrarenalen Grunderkrankung.
Zu (4)
Während des oligurischen Stadiums sind die Patienten durch Hyperkaliämie, Überwässerung und urämische Intoxikation innerhalb von Stunden bis wenigen Tagen stark gefährdet. Am gefährlichsten ist die Hyperkaliämie zu bewerten. Kaliumwerte höher als 6 mval/l verursachen kardiotoxische Störungen, bei Werten von 9 mval/l ist mit letalem Ausgang zu rechnen.
Zu (5)
Eine sorgfältige Bilanzierung ist unerläßlich. Es besteht die Gefahr der Überwässerung und der Hyperkaliämie.

[H 87]
Frage 6.21: Lösung D

Wie bereits im Text vermerkt sind Patienten in der an- bzw. oligurischen Phase des **akuten Nierenversagens** vor allem gefährdet durch
– Hyperkaliämie,
– Urikämie,
– Azidose und Überwässerung.
Die Analysedaten zeigen, daß sich 57% der Studenten für Lösung (D) entschieden, immerhin 39% bevorzugten Lösung (E).
Tatsächlich kann es, wenngleich auch selten in der an- oder oligurischen Phase des akuten Nierenversagens zu einer **Hyperkalzämie** kommen (bei Rhabdomyolyse), wobei Kalzium aus dem Muskel freigesetzt wird. Allerdings bedeutet dies wohl nach IMPP keine besondere Gefährdung.

[F 88]
Frage 6.22: Lösung A
[F 88]
Frage 6.23: Lösung C
[F 88]
Frage 6.24: Lösung D

Während die Fragen 6.22 und 6.24 von 79% bzw. 78% der Studenten richtig beantwortet wurden, machte Frage 6.23 doch vielen Kommilitonen Schwierigkeiten. Hier entschieden sich 38% für Antwort (C) und 49% für Lösung (D).
Aus der Aufgabenstellung geht hervor, daß ein junger Patient mit malignem Lymphom 4 Tage nach zytostatischer Therapie eine Oligurie mit stark erhöhten Retentionswerten und pathologischem Harn zeigt. Aufgrund des vermehrten Zellunterganges nach zytostatischer Therapie kommt es durch gesteigerten Nukleinsäureumsatz und damit verbundenem gesteigerten Purinabbau zur Erhöhung des Harnsäurespiegels. Bei dem Patienten hat die Hyperurikämie offensichtlich zu einer Verstopfung der Nierenkanälchen durch ausfallende Harnkristalle geführt (Harnsäurenephropathie) und so das akute Nierenversagen hervorgerufen. Wegen der Gefahr der Harnsäurenephropathie wird deshalb empfohlen reichlich zu trinken, um die Harnsäurekonzentration im Urin zu mindern. Daneben ist die Gabe von Allopurinol indiziert. Therapeutisch steht die Dialyse im Vordergrund, die schon bei 5–8 mg/dl Kreatinin im Serum zum Einsatz kommt. Daneben ist eine bilanzierte Flüssigkeitszufuhr und die Anhebung des Urin-pH z. B. mittels Natriumbikarbonat wichtig.

Frage 6.25: Lösung B

Wenn das Glomerulumfiltrat unter 30% der Norm absinkt, ist eine sich entwickelnde Anämie die Regel.
Ursachen sind:
1. Gesteigerte Hämolyse durch gestörten Erythrozytenstoffwechsel und Retention toxischer Substanzen im Plasma.
2. Erythropoetinmangel.
3. Toxische Knochenmarksschädigung durch retinierte harnpflichtige Substanzen.
Außerdem können eine Entzündung, Eisenmangel oder Blutverluste die Anämie noch verstärken.

Frage 6.26: Lösung A

Eine der gefährlichsten Komplikationen bei der fortgeschrittenen **Niereninsuffizienz** ist die Hyperkaliämie. Die Gabe eines kaliumsparenden Diuretikums wie z. B. Spironolacton kann dann fatale Folgen haben (Kammerflimmern, diastolischer Herzstillstand). Spironolacton ist ein Aldosteronantagonist und konkurriert mit Aldosteron um die Rezeptoren der distalen Tubuluszellen und hebt dadurch deren Wirkung auf. Spironolacton steigert die Natriumausscheidung und senkt die Kaliumelimination. Spironolacton sollte nur eingesetzt werden, wenn ein Hyperaldosteronismus besteht (z. B. bei Leberzirrhose).

Frage 6.27: Lösung C

Bei der **chronischen Niereninsuffizienz** ist ein Phosphatanstieg im Serum erst zu beobachten, wenn das Glomerulusfiltrat unter ein Drittel der Norm absinkt (Phosphatstau). Folge ist, da das Serumkalzium konstant bleibt, ein erhöhtes Kalzium-Phosphat-Produkt mit konsekutivem Hyperparathyreoidismus.
(Normwerte: Kalzium 2,04–2,59 mmol/l
anorg. Phosphat: 0,81–1,62 mmol/l)
Meist kommt es jedoch mit zunehmender GFR-Reduktion zu einer Hyperkalzämie mit Stimulation der Nebenschilddrüse. Dies führt zu einer ossären Kalziummobilisation und zu einer Osteodystrophia fibrosa.
Zu (A)
Typische Laborwertveränderungen bei **Urogenitaltuberkulose** sind Mikrohämaturie, Leukozyturie. Bei fortgeschrittener Nierentuberkulose kann es zur Einschränkung der Nierenfunktion kommen.
Zu (B)
Für das **Zollinger-Ellison-Syndrom** spricht eine Hypokalzämie.
Zu (D)
Bei der **diabetischen Ketoazidose** ist der Blutzucker, Harnzucker, Keton, Azeton erhöht, Kalium, Chlor, Natrium erniedrigt. Kalzium und Phosphat wird nicht beeinträchtigt.
Zu (E)
Bei der **parathyreopriven Tetanie** finden sich eine Hypokalzämie und ein Anstieg des anorganischen Phosphats.

F 82
Frage 6.28: Lösung C

Bei der **Niereninsuffizienz im fortgeschrittenen Stadium** stehen die Störungen des Wasser- und Elektrolythaushaltes im Vordergrund. Es besteht eine Hypokalzämie (Vit.-D-Stoffwechselstörung, verminderte Kalziumresorption aus dem Darm, verminderte Kalziumfreisetzung aus dem Knochen), eine Hyperphosphatämie (sek. Hyperparathyreoidismus), eine Hyponaträmie und eine leichte Hyperkaliämie. Außerdem dominiert eine ausgeprägte Azidose, die eine Herabsetzung des Standardbikarbonats zur Folge hat.
(Normwerte: Serumbikarbonat 24–28 mmol/l, Serum-Kalzium 2,0–2,4 mmol/l, Serumphosphor 0,8–1,6 mmol/l)

Zu (A)
Das Gesamteiweiß im Serum ist meist vermindert, jedoch nimmt die Azotämie trotz diätetischer Maßnahmen wegen der endogenen Stickstofffreisetzung zu.
Die Serumosmolalität ist herabgesetzt und es besteht eine Hyponaträmie. (Normwerte: Gesamteiweiß 6,5 g/l, Serumosmolalität 280–300 mosmol/kg, Serumnatrium 135–150 mmol/l).
Zu (B)
Der Harnstoffwert liegt in der fortgeschrittenen Niereninsuffizienz bei 75–120 mg/100 ml, der Kreatininwert liegt bei 5,0 bis 12,0 mg/100 ml.
Zu (D)
SGOT, SGPT und die Serum-Amylase bewegen sich im Normbereich. Die Werte sprechen nicht für eine Niereninsuffizienz.
Zu (E)
Patienten im fortgeschrittenen Stadium der chronischen Niereninsuffizienz weisen eine verminderte Glukosetoleranz auf. Die Insulintoleranz ist erhöht und es entsteht ein Pseudodiabetes mellitus. Im fortgeschrittenen Stadium entwickelt sich eine leichte Hyperkaliämie und eine Hyponatriämie. (Normwerte: Blutzucker 3,8–5,5 mmol/l, Serumkalium 3,5–5,5 mmol/l, Serumnatrium 135–150 mmol/l).

[F 85]
Frage 6.29: Lösung D
[H 87]
Frage 6.30: Lösung A

Gemeinsamer Kommentar

Die **glomeruläre Filtrationsrate** ist entscheidend für die Exkretion harnpflichtiger Substanzen. Bei einer Einschränkung wird zuerst eine Retention der Stoffe beobachtet, die nicht tubulär sezerniert werden (Kreatinin, Harnstoff).
Bei Niereninsuffizienz scheidet der Patient trotz reduzierter glomerulärer Filtrationsrate (GFR) das nutritiv zugeführte **Kochsalz** vollständig aus, die Funktionsreserve ist jedoch gering. Entsprechend führt die vermehrte Gabe zu Ödemen.
Schon in frühen Stadien der chronischen Niereninsuffizienz ist die maximale **Konzentration** des Endharns (z.B. Volhard-Konzentrationsversuch) eingeschränkt. Allerdings kommen Störungen der maximalen Harnverdünnung bei Patienten mit Schrumpfnieren erst im späten Stadium vor.
Oft erst im späten Verlauf der Niereninsuffizienz bei einem Glomerulumfiltrat von < 10 ml/min treten sog. Azidifikationszeichen auf. Dagegen führt eine chronische Niereninsuffizienz bereits früh zu einer verminderten **Ammoniumausscheidung.** Ursächlich dafür ist wahrscheinlich die Tatsache, daß die Zahl der noch vitalen Nephrone nicht ausreicht, um die normale totale Produktion von Ammoniak aufrechtzuerhalten, die zur ausreichenden Ausscheidung von sauren Valenzen in Form von Ammoniumsalzen erforderlich ist.
Renale Hypertonieformen lassen sich in renal-parenchymatöse (am häufigsten chronische Glomerulonephritis und chronische Pyelonephritis) und renovaskuläre (ein- oder doppelseitige Einengung der Nierenarterien) einteilen. Dabei muß das Auftreten einer Hypertonie nicht unbedingt mit einer wesentlichen Einschränkung der Nierenfunktion einhergehen, und umgekehrt muß eine chronische Niereninsuffizienz nicht eine arterielle Hypertonie zur Folge haben. Die Ursache einer renal-parenchymatösen Hypertonie beruht auf einer Hypervolämie durch renale Natrium- und Wasserretention (in 90% der Fälle). In etwa 10% wird eine vermehrte renale Reninsekretion für die Hypertonie verantwortlich gemacht.
Frage 6.30 machte den meisten Studenten keine Schwierigkeiten. 56% gaben die richtige Lösung an, 18% entschieden sich für (E), 17% für (B).

[F 85]
Frage 6.31: Lösung D

Die Störung des Konzentrationsvermögens **(Hyposthenurie)** besteht in einer gegenüber der Norm herabgesetzten Variabilität der Harnkonzentration zwischen maximaler und minimaler Harnosmolalität (Normwerte: max. spez. Gewicht < 1,025, max. Harnosmolalität < 850 mOsm (mmol)/kg H_2O). Bei **Asthenurie** ist es unmöglich, den Harn nennenswert über die minimale Harnkonzentration bei Wasserdiurese zu konzentrieren.
Der **Diabetes insipidus** ist definiert als Asthenurie durch fehlende ADH-Effizienz mit konsekutiver Polyurie und Polydipsie. Die renale Form resultiert aus der Refraktärität des distalen Nephrons gegenüber ADH, beim zentralen Diabetes insipidus handelt es sich um eine defekte Bildung, Speicherung oder Abgabe des ADH aus dem hypothalamisch-neurohypophysären System.

Durch folgende Faktoren kann es zu einer gestörten Harnkonzentrierung kommen:
● Unterernährung
● Hyperkalzämie (z.B. durch **Sarkoidose**)
● Hypokaliämie
● Hydratisierung
● Osmotische Diurese
● Hypothermie
● Hypoxie
● Abflußstörungen (z.B. **Hyperurikämie**)
● Thyroxin, Adrenalin, Prostaglandin, **Lithium** (kann zur Polyurie durch Hemmung der Vasopressinwirkung führen)
● Fieber
● Schwere Arbeit
● Senkung der GFR um 2/3 (Senkung der GFR um 1/3 führt zur Zunahme der Konzentrationsfähigkeit)

Zudem wird eine Abnahme der Konzentrierfähigkeit der Niere bei Blutdrucksteigerung und Zunahme der Nierengesamtdurchblutung, der Nierenmarkdurchblutung und des intrarenalen Drucks beobachtet.
Zu (3)
Durch **Solitärzysten** wird die Konzentrierfähigkeit nicht beeinträchtigt.

Frage 6.32: Lösung C

Zum **sekundären renalen Hyperparathyreoidismus** (HPT) kommt es bei Niereninsuffizienz, die zu einem Anstieg des Harnstoffs, des Kreatinins und des anorganischen Phosphors im Serum führt. Zudem kommt es zu einer Hypokalzämie, die ihre Ursache in einer mangelhaften Bildung von 1,25-Cholecalciferol mit folgender verminderter intestinaler Kalziumresorption hat.
Daraus resultiert eine vermehrte Parathormontätigkeit, die zu einem verstärkten Knochenabbau im Sinne einer Osteomalazie führt.
Dementsprechend lassen sich folgende biochemische Befunde nachweisen:
– Hypokalzämie
– Erhöhung der alkalischen Phosphatase
– Erhöhung der Serumphosphorwerte

Frage 6.33: Lösung C
Frage 6.34: Lösung E
Frage 6.35: Lösung C
Frage 6.36: Lösung D
Frage 6.37: Lösung B
Frage 6.38: Lösung B
Frage 6.39: Lösung D

Gemeinsamer Kommentar

Das **nephrotische Syndrom** ist ein Symptomenkomplex, der durch primäre und sekundäre Nierenkrankheiten sowie allgemeine Noxen, die die Nieren mitbeeinträchtigen, verursacht wird.
Die typischen Kennzeichen eines nephrotischen Syndroms sind
– Proteinurie (> 5 g/24 h)
– Hyperlipämie und Lipidurie
– Ödeme
– Dys- und Hypoproteinämie (Serumalbumine $< 2,5$ g%)

Besonders betroffen sind die Albumine und γ-Globuline, während α_1, α_2 und β-Globuline noch relativ hohe Werte aufzeigen. Folge der enormen Proteinurie sind Ödeme im Bereich der Augenlider, der unteren Extremitäten, Höhlenergüsse, Anasarka, Aszites, Penis- und Skrotalödeme.

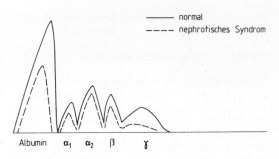

Abb. 6.3. Elektrophoresediagramm

Im Urin findet man außer den Eiweißkörpern noch hyaline Zylinder, die auch physiologischerweise in geringerer Menge auftreten, granulierte Zylinder, Epithelzylinder und doppelbrechende Substanzen (Malteser Kreuze), die durch ausgeschiedenes Cholesterin hervorgerufen werden.
Nach der Häufigkeit sind folgende Ursachen für das nephrotische Syndrom zu nennen (nach Sarre und Mitarb.)

1. **Chron. Glomerulonephritis**
   ohne Hypertonie   34,8%
   mit Hypertonie   25,5%
2. Lipoidnephrose   11,2%
3. Amyloidose   9,4%
4. **Diabetes**   4,4%
5. Perakute Glomerulonephritis   3,1%
6. Schwangerschaft   3,7%
7. Akute Glomerulonephritis   2,0%
8. Sonstige Ursachen (**Lupus erythematodes,** Myelom, Intoxikation usw.) 6,9%

Therapeutische Maßnahmen beim nephrotischen Syndrom sind:
● Kochsalzrestriktion (unter 3 g/die)
● Reichliche Eiweißzufuhr (120 g/die)
● Diuretikagabe
● Evtl. Antikoagulanzienprophylaxe wegen Gefahr der Thrombembolie
● Kortikosteroide bei glomerulären Minimalveränderungen

Prognose und Verlauf des **nephrotischen Syndroms** sind je nach Ursache ganz verschieden zu beurteilen.
Vier Typen werden unterschieden (n. Hornbostel u. a.):
Typ 1: Ausheilung nach einem einzigen Schub (vor allem Kinder betroffen)
Typ 2: Rezidivneigung mit vollständigen Remissionen
Typ 3: Eingeschränkte Nierenfunktion trotz partieller oder kompletter Remission
Typ 4: Rasche Progredienz des nephrotischen Syndroms mit schlechter Prognose

Nach Hornbostel u. a. können beim nephrotischen Syndrom des Erwachsenen 1/3 gebessert und 1% geheilt werden. Bei einem weiteren Drittel der Patienten ist das nephrotische Syndrom nicht zu beeinflussen, 4% verschlechtern sich und 30% sterben.

Das nephrotische Syndrom aufgrund einer Minimalläsionenglomerulopathie kommt typischerweise bei Kindern vor und spricht gut auf eine Kortikosteroidtherapie an. Die Spontanremissionsrate beträgt 50–70%.

Zu 6.35

In 75% der Fälle sind Glomerulonephritiden die Ursache des nephrotischen Syndroms. Bei allen Patienten mit nephrotischem Syndrom kann eine erhöhte Durchlässigkeit der Glomerulusmembran für Eiweiß als Ursache nachgewiesen werden.

Renal-tubuläre und glomeruläre Proteinurien lassen sich mit Hilfe der Disc-Elektrophorese bedingt unterscheiden. So wird eine tubuläre Proteinurie, wie sie z.B. bei der angeborenen Tubulopathie gefunden wird, durch eine verringerte tubuläre Rückresorption der glomerulär filtrierten Proteinmenge erklärt.

Schwere Proteinurien von mehr als 4 g/die sprechen mehr für eine glomeruläre Ursache, geringere Proteinurien von weniger als 0,5 g/die sind eher für eine Proteinurie tubulären Ursprungs typisch.

Frage 6.38 machte den Examenskandidaten wenig Probleme, sie wurde von 87% richtig gelöst.

Frage 6.39 war dagegen für viele Studenten schwieriger; 49% entschieden sich für (A), 47% für (D).

Frage 6.40: Lösung A
Frage 6.41: Lösung C

Gemeinsamer Kommentar

Bei der **Hämodialyse und der Peritonealdialyse** findet ein Massentransport aus dem Blut des Patienten in die Dialysierflüssigkeit statt.
Dabei sind folgende Kräfte wichtig:
1. Der osmotische Druck
2. Die Filtration
3. Die selektive Diffusion

Als Membran dient bei der Hämodialyse eine Cuprophanmembran in Form des Plattendialysators, des Spulendialysators oder seit neuem in Form der Kapillarniere. Bei der Peritonealdialyse dient das Peritoneum als Membran zwischen Blut- und Dialysateinheit.

Um eine effektive Hämodialyse zu gewährleisten, ist ein minimaler Blutfluß von 150–200 ml/min notwendig. Als Gefäßzugangstechniken haben sich der Scribner-Shunt und die Cimino-Brescia-Fistel bewährt. Beim Scribner-Shunt wird eine Arterie mit einer benachbarten Vene (meist A. radialis und V. cephalica) durch einen Teflonschlauch mit Brückenöffnung verbunden. Beim Cimino-Brescia-Shunt wird eine Arterie mit einer benachbarten Vene direkt anastomosiert.

Sämtliche Verfahren der extrakorporalen Hämodialyse benötigen eine Heparinisierung wegen der Gefahr der Thrombosierung. Deshalb ist die Hämodialyse streng kontraindiziert bei massiven Blutungen, frischen kraniellen Hämorrhagien, der hereditären Pseudohämophilie sowie bei Heparinallergie.

In solchen Fällen wird das intrakorporale Verfahren der Peritonealdialyse angewandt.

Zu 6.41 (1)

Die Indikation zur **Peritoneal- bzw. Hämodialyse** besteht bei:
1. Akutem Nierenversagen und Niereninsuffizienz
2. Exogenen Vergiftungen mit dialysierbaren Substanzen
3. Endogenen Krankheitsbildern (z.B. Hyperurikämie)
4. Elektrolytstörungen lebensbedrohlicher Art (z.B. Hyperkaliämie)
5. Urämischen Zuständen
6. Therapiefraktären Ödemen (n. Lawin, Praxis der Intensivbehandlung)

Zu (2)

Komplikationen bei der Peritonealdialyse sind: Schockzustände, transabdominale Verletzungen, Infektionen (Peritonitis), Proteinverluste, Herzrhythmusstörungen, Hyperglykämie, metabolische Alkalose.

Zu (3)

Eine Leichennierentransplantation (Allotransplantat) ist grundsätzlich möglich. Sie ist noch heute die sinnvollste Maßnahme zur weitgehenden Rehabilitation chronisch niereninsuffizienter Patienten. Voraussetzung für eine Transplantation ist die Übereinstimmung der Blutgruppen und möglichst auch der Leukozytenantigene. Die immunologische Abwehrreaktion wird mit Immunsuppresiva (Kortikoide, Azathioprin) bekämpft, jedoch ist die Komplikationsrate hoch.

Zu (4)

Grundsätzlich besteht die Möglichkeit der Heimdialyse. Dafür muß der Patient und ein Angehöriger entsprechend trainiert werden.

Zu (5)

Als Spendernieren kommen Verwandtennieren und Leichennieren insbesondere von Hirntoten in Frage. Bewiesen ist, daß die Transplantationsüberlebenszeit bei Geschwistern mit HLA-Identität zu Geschwistern mit nicht-HLA-Identität verlängert ist. Jedoch ist auch hier mit einer Abstoßreaktion zu rechnen.

Frage 6.42: Lösung C
[F 85]
Frage 6.43: Lösung D

Gemeinsamer Kommentar

Ein chronischer Mißbrauch **phenazetin**haltiger Analgetika führt zur Phenazetinnephropahtie mit Urämie und terminaler Niereninsuffizienz. Ca. 20% aller Dialysepatienten in der Bundesrepublik sind wegen einer Phenazetinniere in Behandlung. Inzwischen werden auch andere Mischanalgetika (Paracetamol + Azetylsalizylsäure) für die Nephropathie verantwortlich gemacht.
Frühzeitig treten Papillennekrosen auf, die in einer Hämaturie, Kolikschmerzen und Kelchdeformierungen im Ausscheidungsurogramm ihr klinisches Korrelat finden. Im weiteren Verlauf können aufgrund von Markfibrosen und Tubulusatrophien Störungen tubulärer Transportvorgänge nachgewiesen
– Natriumverluste
– **Hyposthenurie**
– **Metabolische Azidose**
Eine **Anämie** kann als Folge der Hämaturie und der Minderproduktion von Erythropoetin in der Niere angesehen werden.
Von Bedeutung ist auch die signifikant höhere Inzidenz von Urethralkarzinomen bei Phenazetinabusus, wofür die onkogene Potenz der Phenazetinmetaboliten verantwortlich gemacht wird.

Frage 6.44: Lösung C

Das hohe Alter des Patienten, das Gefühl der vollen Blase und das Unvermögen Urin lassen zu können, muß an eine **obstruktive Uropathie** denken lassen. Hier steht insbesondere eine Vergrößerung der Prostata im Vordergrund (Prostatahyperplasie, Prostatakarzinom). Eine Obstruktion durch Koagel ist jedoch auch denkbar.

Zu (A)
Nierensteinkolik verursacht wehenartige Schmerzen zur Harnröhre ziehend.
Zu (B)
Hauptsymptom des Hypernephroms ist die massive Hämaturie.
Zu (D)
Die Parasystolie hat keine starken hämodynamischen Auswirkungen, so daß die Niere davon kaum beeinflußt wird.
Zu (E)
Hauptsymptome der akuten Glomerulonephritis sind Blutdrucksteigerung, Hämaturie, Proteinurie und Ödeme.

Frage 6.45: Lösung B

Der Verdacht der **obstruktiven Uropathie** kann erhärtet werden, indem man die prall gefüllte Harnblase über der Symphyse perkutiert. Alle anderen angegebenen diagnostischen Maßnahmen kommen für den angegebenen Fall nicht in Frage.

[H 81]
Frage 6.46: Lösung B

Der **primäre Hyperparathyreoidismus** ist eine endokrinologische Erkrankung mit vermehrter Produktion von Parathormon. Ursache ist eine hyperplastische oder adenomatöse Parathyreoidea. Da Parathormon die Osteoklastenstätigkeit am Knochen steigert, ist eine Hyperkalzämie und Hyperkalziurie die Folge. Es entstehen so Kalziumphosphatsteine mit konsekutiver Entwicklung einer Nephrokalzinose. Diese können zu bakterieller Superinfektion führen.

[H 81]
Frage 6.47: Lösung D

Typische Urinsedimentbefunde bei der **akuten Glomerulonephritis** sind:
1. Erythrozyten und/oder Leukozyten und/oder Zylinder (hyaline, graunulierte Leuko- und Erythrozytenzylinder)
2. Fibrinspaltprodukte
3. doppelbrechende Substanzen
Der Harn zeigt außerdem eine Proteinurie.

[H 81]
Frage 6.48: Lösung D

Die **metastatische Nephrokalzinose** kann folgende Ursachen haben:

Zu (A)
Plasmozytom: Durch Skelettbefall entsteht eine diffuse Osteoporose und osteolytische Herde verschiedener Größe. Folge ist eine Hyperkalzämie mit Entwicklung einer Nephrokalzinose.
Zu (B)
Knochen- und Knochenmarksmetastasen: Hier sind Metastasen osteolytischer Natur angesprochen. Die Zerstörung des Knochens und Freisetzung von Kalzium kann eine Nephrokalzinose bewirken.
Zu (C)
Hyperparathyreoidismus: Zugrunde liegt eine vermehrte Produktion von Parathormon, das den Knochenabbau stimuliert und den Knochenanbau hemmt. Folge ist eine Hyperkalzämie und Nephrokalzinose.
Zu (E)
Vitamin-D-Überdosierung: Hierbei kommt es zu einer verstärkten Kalziumabsorption aus dem Darm und einer Hyperkalzämie. Folge kann eine Nephrokalzinose sein.
Zu (D)
Systemische Sklerodermie: Es handelt sich um eine generalisierte Erkrankung des kollagenen Bindegewebes.
Im übrigen kommen für eine Nephrokalzinose noch folgende Ursachen in Betracht
– Sarkoidose
– Hyperthyreose
– M. Addison
– Maligne Lymphome
– Milch-Alkali-Syndrom
– Burnet-Syndrom (Vergiftung durch längere Zufuhr von Milch oder Alkalien)
– Inaktivitätsosteoporose
– Thiazide
– Generalisierte Periostitis
– Hypophosphatämie
– „Hartwassersyndrom" bei Hämodialyse (= ungenügender Kalziumentzug bei der Spüllösungsaufbereitung).
– Renal-tubuläre Azidose

Frage 6.49: Lösung A

Der **primäre Hyperparathyreoidismus,** der in 80% der Fälle durch ein solitäres Adenom verursacht wird, kann sich in einer Nierenmanifestation (80%), Knochenmanifestation (20%), Magen-Darm-Ulzera (20%), akuter Pankreatitis (5%) und einem Hyperkalzämiesyndrom ausdrücken. Zumeist werden die Fälle mit primärem Hyperparathyreoidismus durch Nierensteine entdeckt. Besonders schlecht ist die Prognose für Patienten mit Nephrokalzinose, da sie zur Niereninsuffizienz führt.
Sekundärer Hyperparathyreoidismus: Eine primär renale oder enterale Störung verursacht ein Absinken des Serumkalziums, wodurch es zur kompensatorischen Hyperplasie der Epithelkörperchen kommt.
Tertiärer Hyperparathyreoidismus: Ein sekundärer Hyperparathyreoidismus führt zu einer autonomen Überfunktion der Epithelkörperchen.
Quartärer Hyperparathyreoidismus: Als Folge eines primären Hyperparathyreoidismus kommt es zur Niereninsuffizienz und die dadurch bedingte Hypokalzämie führt zu einer Stimulation der restlichen Epithelkörperchen in Form einer Hyperplasie oder in Form eines Adenoms – **quintärer Hyperparathyreoidismus.**

Frage 6.50: Lösung C

Die komplette **Anurie** kann eine
– prärenale Ursache (z. B. Hypovolämie)
– intrarenale Ursache (z. B. Parenchymschäden)
– postrenale Ursache (z. B. Harnsteine, Prostatahypertrophie)
haben.
Bei einer einseitigen Uretersteinkolik ist die Funktion der gegenseitigen Niere in der Regel nicht beeinträchtigt.

Frage 6.51: Lösung C

Primärer Hyperparathyreoidismus und **renal-tubuläre Azidose** führen zu einer Hyperkalzurie und können Ursache für Kalziumsteine sein.

Zu (1)
Beim **primären Hyperparathyreoidismus** liegt eine vermehrte Produktion von Parathormon vor, die aufgrund der Aktivierung der Osteoklasten durch das Hormon eine Hyperkalzurie und Hyperkalzämie zur Folge hat.
Zu (2)
Die **renal-tubuläre Azidose** ist charakterisiert durch eine Hyperchlorämie, Hyperkaliämie und Hyperkalzurie. Die Hypokalzämie führt zu einem sekundären Hyperparathyreoidismus. Neben Nephrolithiasis und Nephrokalzinose kann es zu vermindertem Wachstum und Spontanfrakturen kommen.
Zu (4)
Die **Hyperventilationstetanie** ist eine Erkrankung funktioneller Ursache. Sie führt zu einer respiratorischen Alkalose. Der Serumkalziumspiegel ist normal.

Frage 6.52: Lösung A

Siehe Kommentar zu Frage 6.48. Diese Frage wurde von 89% aller Examenskandidaten richtig beantwortet.

Frage 6.53: Lösung D

Die **renal-tubuläre Azidose** führt zu einem sekundären Hyperparathyreoidismus, wobei es zu Nephrolithiasis und Nephrokalzinose kommt.
Typisch für die distale renal-tubuläre Azidose ist die Unfähigkeit der Sammelrohre einen normalen H-Ionengradienten aufzubauen. Infolgedessen bleibt der Urin-pH auch unter Säurebelastung bei 6,0. Hierbei entwickelt sich ein Rückgang der NH_4^+-Ausscheidung mit verminderter H^+-Ionenelimination und HCO_3^--Regeneration, die zur metabolischen Azidose führen. Siehe auch Kommentar zu Frage 6.51.

Frage 6.54: Lösung A

Frage 6.55: Lösung E

Frage 6.56: Lösung D

Gemeinsamer Kommentar

Als Ursache der **chronischen Pyelonephritis** kommt ein **chronisch-bakterieller Infekt** der Niere in Frage.

Folgende Faktoren begünstigen die Entstehung einer chronischen Pyelonephritis:
- Obstruktion (Prostataerkrankungen, Nephrolithiasis, Tumoren, Urethrastrikturen, Urethralklappe)
- Analgetikaabusus, Kortikosteroidlangzeittherapie
- Stoffwechselstörungen (Gicht, Diabetes mellitus, Nephrolithiasis, Hypokaliämie)
- Lage- und Formanomalien der Nieren und ableitenden Harnwege
- Iatrogen bedingte Ursachen (z.B. Katheterisierung)
- Gravidität, Querschnittslähmung
- Vesikoureteraler Reflux (vor allem Kindesalter)

Zu 6.54
Das dargestellte Ausscheidungsurogramm stellt eine **pyelonephritische Schrumpfniere** rechts dar mit deutlicher Destruktion mehrerer Nierenkelche, Asymmetrie der Nierengröße und unregelmäßiger Kontur einiger Kelchhälse.

Frage 6.57: Lösung D

Die Normalwerte für Harnstoff im Serum sind abhängig von der **Proteinzufuhr**.

Proteinaufnahme/kg Körpergewicht	Harnstoff mg/100 ml	mmol/l
0,5 g	18,3	3,0
1,5 g	38,6	6,44
2,5 g	45,5	7,60

Aber auch bei **starkem Katabolismus** sowie bei **Fieber** und **Gewebsnekrosen** ist der Harnstoffwert stark ausgeprägt.
Der Verdacht eines akuten Nierenversagens nach Magenresektion kann aufgrund der angegebenen Daten – Urinausscheidung (in 15–20% der Fälle geht die Erkrankung mit unverminderter Diurese einher) und Angabe des Harnstoffwertes – nicht gesichert werden. Der Harnstoffparameter steigt in der Regel um 60 mg/100 ml pro Tag an. Zusätzlich ist von den laborchemischen Parametern der Kaliumwert und der Kreatininwert zu fordern. Beim akuten Nierenversagen besteht eine Azidose mit Hyperkaliämie, insbesondere bei Hämo- und Myolyse.

Frage 6.58: Lösung B

Das **Radioisotopennephrogramm** unterliegt im Gegensatz zur Röntgenuntersuchung einer geringeren Strahlenbelastung und kann bei Kontrastmittelallergien angewendet werden. Dagegen hat die Szintigraphie den Nachteil des wesentlich schlechteren Auflösungsvermögens.
Mit Hilfe des Radioisotopennephrogramms kann die Ausscheidungsfunktion der Niere geprüft, sowie Größe, Form und auch morphologische Veränderungen nachgewiesen werden.
Bei folgenden Untersuchungen sollte der Szintigraphie der Vorzug (gegenüber der Röntgenmethode) gegeben werden:
– Kontrastmittelallergie
– Seitengetrennte Funktionsdiagnostik (Clearance)
– Nachweis einer Abflußstörung bei Ren mobilis durch Isotopennephrogramm im Liegen und Sitzen
– Verlaufskontrolle bei Abflußbehinderungen (z.B. Nephrolithiasis, Z.n. plastischen Operationen)
– Nachweis einer Durchblutung bei anurischen transplantierten Nieren.

F 81
Frage 6.59: Lösung D

Zu (1)
Typische Nierenerkrankung beim **Diabetes mellitus** ist die noduläre Form der **Glomerulosklerose.** Charakteristische Symptome sind Proteinurie, Ödeme, nephrotisches Syndrom und Urämie.
Häufig geht der Glomerulosklerose eine interstitielle Nephritis im Sinne der Pyelonephritis voraus.
Zu (2)
Die **Gicht** manifestiert sich an der Niere in Form interstitieller und tubulärer Harnsäureausfällungen. Die Symptome sind dann eine vermehrte Ausscheidung von Erys und Leukos, eine geringgradige Proteinurie, Konkrementbildung, Entwicklung eines Hochdrucks, Pyelonephritis und eine zunehmende Funktionseinschränkung der Niere.
Zu (3)
Beim **multiplen Myelom** stehen oft Symptome der Niere im Vordergrund. Zum Nierenversagen kommt es, wenn sich plasmazelluläre Infiltrate in der Nierenrinde ablagern. Die terminale Urämie ist meist auf tubuläre Schäden zurückzuführen.
Zu (4)
Bei der **Arthrosis deformans** tritt eine Nierenbeteiligung in direkten Zusammenhang nicht auf.
Zu (5)
Beim **Lupus erythematodes** tritt meist eine Nierenerkrankung in Form einer akuten bis chronischen Glomerulonephritis auf. Häufig beobachtet man ein nephrotisches Syndrom, Hypertonie, Hämaturie, Pyelonephritis bis hin zur unbeeinflußbaren Niereninsuffizienz.

H 81
Frage 6.60: Lösung A

F 88
Frage 6.61: Lösung D

Gemeinsamer Kommentar

Die **EPH-Gestose** ist eine häufige und schwere Komplikation während der Schwangerschaft. Sie tritt überwiegend nach der 24. Schwangerschaftswoche auf und erfordert wegen der Schwere der Erkrankung eine stationäre Behandlung.
Drei Kardinalsymptome sind
– Ödeme (E)
– Proteinurie (P)
– Hypertonie (H)
Diagnostische Maßnahmen zur Erkennung von Ödemen sind vor allem die genaue Gewichtskontrolle.
Für die Hypertonie sprechen systolische Werte über 140 mmHg und diastolische Werte über 100 mmHg.
Die Proteinurie wird am besten mit dem **Urinstatus** festgestellt. Hierbei können sich Eiweißverluste von über 20–30 g/Tag ergeben. Ursache ist eine gesteigerte Permeabilität der Glomeruluskapillaren.
Oftmals ist eine akute Pyelonephritis Auslöser einer EPH-Gestose.
Treten die Symptome einer EPH-Gestose ohne vorbestehende Nieren- oder Hochdruckkrankheit gegen Ende der Schwangerschaft auf, ist die Prognose in der Regel günstig, wobei es im allgemeinen zu einer vollkommenen Reversibilität kommt.
Bei dieser Frage wählten 99% aller Studenten Lösung (D).

[H 81]
Frage 6.62: Lösung D
Frage 6.63: Lösung B
Frage 6.64: Lösung A
[H 87]
Frage 6.65: Lösung B

Gemeinsamer Kommentar

Die **Zystenleber,** oft mit **Zystennieren** kombiniert, verursacht eine schmerzlose Hepatomegalie. Der Urinbefund ist wenig ausgeprägt. Auffällig ist die Konzentrationsschwäche der Niere. Die Patienten klagen häufig über Durst, Polydipsie und Polyurie. Der Blutdruck kann normal bis stark erhöht sein.
Die Leberwerte entsprechen der Norm.
Zystennieren bzw. Zystenleber machen sich erst im frühen Erwachsenenalter bemerkbar und führen meist im 5. oder 6. Lebensjahrzehnt zu einer terminalen Niereninsuffizienz.
Die Krankheit wird dominant vererbt.
Zu 6.62
Oft ist die polyzystische Nierendegeneration kombiniert mit Leberzysten, Pankreaszysten und Lungenzysten. Eine Amniozentese bringt keine Aufschlüsse, eine eugenische Beratung ist notwendig.
Zu 6.63 (A)
Echinokokkuszysten entwickeln sich in absteigender Reihenfolge in Leber, Lunge, Milz, Muskeln, Niere, Gehirn und anderen Organen. Die Diagnose läßt sich durch Röntgenuntersuchung und Szintigraphie sichern. Beweisend sind ein positiver Hauttest und der Ausfall der Hämagglutination.
Zu (C)
Bei **Lebermetastasen** sind besonders eine hohe alkalische Phosphatase und eine Bromsulphthaleinretention verdächtig. Die Transaminasen sind oft geringgradig erhöht. Bei massiver Metastasierung ist ein Ikterus typisch.
Zu (D)
Wenn eine schwere Leberfunktionsstörung eingetreten ist, führt eine sekundäre Nierenfunktionsstörung zum **hepatorenalen** Syndrom. Ursachen sind Leberzirrhose, Virushepatitis, Operationen und Intoxikationen. Die Leber- und Nierenfunktionstests fallen entsprechend pathologisch aus.
Zu (E)
Leberadenome bei Einnahme von Kontrazeptiva gehen nicht mit vergrößerten Nieren einher.

Zu 6.64
Als weitere diagnostische Maßnahme bei **Zystenleber** bzw. **Zystennieren** ist das i.v. Pyelogramm geeignet. Charakteristischerweise zeigt es eine Vergrößerung der Nierenschatten, polyzyklische Nierenkontur und eine Verbreiterung des Nierenparenchyms. Die Kelche sind verdrängt und deformiert, die Kelchhälse ausgezogen. Manchmal zeigen sich Zysten in Form von kreisrunden Impressionen im Nierenbecken.

Frage 6.66: Lösung B

Die endogene **Kreatinin-Clearance** eignet sich zur Bestimmung der glomerulären Filtrationsrate. Voraussetzung ist, daß die Substanz glomerulär filtriert, jedoch weder tubulär rückresorbiert noch tubulär sezerniert wird.
Im Gegensatz zu Inulin wird Kreatinin bei höheren Plasmakonzentrationen auch tubulär sezerniert. Die Kreatinin-Clearance liegt dadurch etwas höher als die Inulin-Clearance. In der Praxis ist die Kreatininmethode vollkommen ausreichend und hat gegenüber der Inulin-Clearance den Vorteil, daß sie ohne Infusion körperfremder Substanzen auskommt, keine Katheterisierung notwendig ist und nicht so aufwendig ist. Nach der Clearanceformel errechnet sich die Rate aus:

$$C = \frac{U \times V}{P} = \text{gereinigte Plasmamenge oder Clearance}$$

$$= \frac{\text{Urinkonzentration} \times \text{Urinvolumen}}{\text{Plasmakonzentration}}$$

Frage 6.67: Lösung C

Am häufigsten verursachen **Escherichia coli** und **Enterokokken** Infektionen der Niere und ableitenden Harnwege. Infektionswege sind hämatogen, aszendierend und lymphogen möglich. Prädisponierend für diese Infekte sind Schwangerschaft, Geschlechtsdisposition (Frauen wegen der Kürze der Harnröhre), Unterkühlung, Senknieren, Mißbildungen.

[F 81]
Frage 6.68: Lösung D

Keimzahlen unter 10^4/ml Nativurin werden nicht therapeutisch angegangen. Liegen die Keimzahlen zwischen 10^4 bis 10^5/ml Nativurin, sollten entsprechende Kontrollen veranlaßt werden.
Sind die Keimzahlen größer als 10^5/ml Nativurin, so ist eine entsprechende Therapie zu veranlassen.

[H 81]
Frage 6.69: Lösung C
[H 87]
Frage 6.70: Lösung B

Gemeinsamer Kommentar

Bei der **psychogenen Polydipsie** ist der Durst primär und die Polyurie die Folge. Es handelt sich hierbei um eine psychogene Störung bei neurotischen Menschen. Die Patienten trinken überwiegend Wasser tagsüber und zeigen eine Inkonstanz des Durstes im Krankheitsverlauf.
Der **Diabetes insipidus centralis** ist eine hypothalamisch-hypophysäre Form bei Mangel an Vasopressin, das einen antidiuretischen Effekt auf die Niere ausübt – Folge: Polyurie
Der **Diabetes insipidus renalis** zeigt fehlendes Ansprechen der distalen Nephronabschnitte auf normal gebildetes Vasopressin – Folge: Polyurie.
Beim **Diabetes mellitus** kommt es zu einer Polyurie infolge osmotischer Diurese.
Zu 6.69 (3)
Die Durchblutung der Niere unterliegt der Autoregulation, d. h. daß die Nierendurchblutung und die Filtratmenge bei einem arteriellen Blutdruck zwischen 90 und 190 praktisch konstant bleibt.
Zu 6.69 (5)
Bei einer **Leberzirrhose** mit Eiweißmangelsyndrom kommt es zu einer Verminderung des kolloidosmotischen Druckes. Dies hat einen Aszites, Pleuraerguß und periphere Ödeme zur Folge. Durch Verminderung des effektiven Blutvolumens kommt es zum sekundären Hyperaldosteronismus mit vermehrter tubulärer Natriumrückresorption und entsprechender Wasserdiffusion.
Weitere Ursachen für eine Polyurie und Polydipsie sind
– hyperkalzämische Nephropathien
– chronisch-urämisches Nierenleiden
– Spätphasen nach akutem Nierenversagen
– Therapie mit Diuretika und Mannitol.

Frage 6.71: Lösung A
[H 87]
Frage 6.72: Lösung E

Gemeinsamer Kommentar

Die **benigne Nephrosklerose** (Arteriosklerose) kommt bei 80–90% aller primären Hypertonien vor. Die Gefäßveränderungen können zur wichtigsten Ursache des Bluthochdrucks werden, so daß bei einer primären Hypertonie von einer Renalisierung des Hochdrucks gesprochen werden kann.
Im Urinsediment findet man eine Proteinurie sowie hyalinisierte und granulierte Zylinder.

Bei **Harnleitersteinen** können in der Regel Makrohämaturien nachgewiesen werden. Häufigste Frühkomplikation stellt die Infektion des gestauten Urins dar.
Bei der **Glomerulonephritis** beobachtet man Erythrozyturie, Proteinurie, Erythrozytenzylinder sowie hyaline und granulierte Zylinder. Auch Makrohämaturien können auftreten.
Typische Symptome der **akuten Zystitis** sind Pollakisurie, Nykturie, Dysurie, imperativer Harndrang sowie terminale Hämaturie mit suprapubischen Schmerzen. Im Urinsediment finden sich noch Leukozyturie, Mikrohämaturie und Bakteriurie. Auch Makrohämaturien können beobachtet werden.
Charakteristika des **hypernephroiden Nierenkarzinoms** sind nach Gross/Schölmerich:

Schmerzen	48% der Fälle
Hämaturie	40% der Fälle
Tastbare Resistenz	39% der Fälle
Gewichtsabnahme	37% der Fälle
Hochdruck	22% der Fälle
Fieber	19% der Fälle
Trias: Schmerz / Resistenz / Hämaturie	11% der Fälle
Keine Symptome	5% der Fälle

Daneben kann eine **Makrohämaturie** auch auftreten bei **Papillennekrosen** (z. B. bei Analgetikanephropathie), bei **Urotuberkulose** und bei **Zystennieren** (häufig massive Hämaturien. Außerdem wird eine Hämaturie bei hämorrhagischen Diathesen, Antikoagulanzientherapie, Prostataleiden, Infekten mit Fieberreaktion und vaskulären Erkrankungen sowie nach sportlicher Tätigkeit beobachtet.

Tabelle 6.1. Experimentelle Zustände und deren Auswirkungen auf Renin, Aldosteron und Blutdruck (nach Gross u. a.)

Zustand	Renin (peripheres Blut)	Renin (Nierenvenenblut)		Blutdruck	Aldosteron
		li	re		
1. Norm	=	=	=	=	=
2. Konstriktion einer Niere (re)	↑	↓	↑	↑	↑
3. Natriumentzug	↑	↑	↑	= oder ↓	↑
4. Natriumbelastung	↓	↓	↓	= oder ↑	↓
5. Unilaterale Nephrektomie (re)	=	=	⁄	=	=
6. Konstriktion einer Nierenarterie (re) und kontralaterale Nephrektomie	=	⁄	=	↑	=

Legende: ↑ = erhöht, ↓ = erniedrigt, = = normal, re = rechts, li = links

F 86
Frage 6.73: Lösung B

Zur Sicherung der Hochdruckwirksamkeit einer **Nierenarterienstenose** sollen nach Siegenthaler (Innere Medizin) folgende Kriterien erfüllt sein:
1. **Saralasin-Test:** Hierbei wird durch Infusion von Angiotensin-II-Antagonisten (1-Sarala-Angiotensin II) die pressorische Angiotensin-II-Wirkung kompetitiv gehemmt und der Blutdruck gesenkt. Als signifikant gilt ein Abfall des Mitteldrucks um 8%.
2. **Hoher Nierenvenenreninquotient:** Hierbei wird der Nierenvenenreninquotient zwischen stenosierter und nicht stenosierter Niere errechnet. Bedingt wird die unterschiedliche Reninkonzentration durch eine unterschiedliche **Reninsekretion** beider Nieren und durch eine unterschiedliche **Plasmadurchströmung**. Die Wahrscheinlichkeit der Hochdruckwirksamkeit einer Nierenarterienstenose ist um so größer, je höher der Nierenreninquotient ist. Quotienten oberhalb von 2 zugunsten der stenosierten Seite zeigen praktisch immer eine Hochdruckwirksamkeit an, bei 1,5 bis 2,0 ist in den meisten Fällen eine renovaskuläre Hypertonie anzunehmen, fraglich sind die Fälle mit einem Quotienten von 1,5–2,0.
3. Supprimierte Reninkonzentration der kontralateralen Niere.
4. **Jod-Hippuran-Clearance** der nicht betroffenen Niere noch normal oder nur minimal eingeschränkt:
Mit dieser Isotopenuntersuchungsmethode läßt sich eine einseitige renale Minderdurchblutung nachweisen. Dieses Verfahren ist wegen der geringeren Strahlenbelastbarkeit dem intravenösen Pyelogramm vorzuziehen, zudem entsprechen die falsch-positiven und falsch-negativen Befunde denen des intravenösen Pyelogramms.
Mit Hilfe der **Renovasographie** kann der morphologische Beweis für die Nierenarterienstenose erbracht werden. Allerdings kann mit dieser Methode nicht der Stenosegrad oder die Ausprägung der Kollateralisierung bestimmt werden.

Erklärung zur 2. Aussage:
Die **Natriumkonzentration** im Urin der betroffenen Niere ist niedriger, weil eine erhöhte Wasserresorption bei kleinerer Filtratmenge resultiert, die durch eine vergrößerte Rückresorption von Natrium bedingt ist.

Frage 6.74: Lösung D

Aufgrund der reduzierten glomerulären Filtrationsrate scheidet eine Niere mit **Nierenarterienstenose** das Kontrastmittel verzögert aus. Dazu wird das Kontrastmittel so schnell wie möglich injiziert und danach in den ersten 5 Minuten 5 verschiedene Aufnahmen gemacht. Als früheste Erscheinungszeit ist die Kontrastmittelausscheidung in den Kelchen definiert, die nach 2–3 Minuten zu beobachten ist.

Zu (A) und (B)
Bei einer Niere mit Nierenarterienstenose erfolgt eine erhöhte Wasserrückresorption bei kleinerer Filtratmenge, die durch eine vergrößerte Rückresorption von Natrium bedingt ist.
Zu (C)
Eine Seitendifferenz von 1,0 cm (bei kleinerer Niere mit Nierenarterienstenose) wird als deutlicher Hinweis auf das Vorliegen einer Nierenarterienstenose angesehen.
Zu (E)
In ca. 10–20% der Fälle kann mit einem erhöhten Serumreninspiegel gerechnet werden.

Frage 6.75: Lösung B

Aldosteron bewirkt an der Niere (im distalen Tubulus) eine Natriumrückresorption und Wasserretention. Kommt es zu einem **Aldosteronmangel** (z. B. M. Addison), so führt dies zu einer Natrium- und Wasserverarmung des Organismus und einer Kaliumvergiftung. Dadurch, daß der Körper mehr Salz als Wasser verliert, wird der EZR verkleinert, die Osmolarität erniedrigt und es kommt zu einer Flüssigkeitsverschiebung in den IZR (hypotone Dehydratation).

F 86
Frage 6.76: Lösung E

Eine Einschränkung der Konzentrationsfähigkeit der Niere (Hyposthenurie) wird als gegenüber der Norm herabgesetzte Variabilität der Harnkonzentration zwischen maximaler und minimaler Harnosmolalität definiert.

Folgende Ursachen kommen in Frage:
1. **Harnabflußbehinderung**
- Fehlbildungen (z. B. Ureterstenosen durch aberrierendes Gefäß, Hufeisenniere)
- Entzündungen (z. B. Urethrastrikturen, fibröse Prostatitis)
- Fremdkörper (Urolithiasis) und Tumoren (z. B. Blasenkarzinom)
- Neurologische Erkrankungen (z. B. Bandscheibenvorfall).
2. **Hyperkalzämie**
Pathophysiologisch steht bei dieser Erkrankung eine Störung der Chlorid-Transportmechanismen im Vordergrund, die sich im aufsteigenden Schenkel der Henle-Schleife auswirkt. Daneben kommt als Ursache auch ein vermindertes Ansprechen der Sammelrohre auf das antidiuretische Hormon (ADH) in Betracht. Bei Chronifizierung können sich Konkremente bilden, die die Störung verstärken.
3. **Markschwammniere**
Hierbei handelt es sich um eine angeborene oder frühkindlich erworbene zystische Ektasie der Sammelrohre, die zu Verkalkungen, Steinbildung und sekundären Infektionen führen kann.
4. **Maligne Nephroangiosklerose**
In der Folge einer malignen oder akzelerierten Hypertonie.
5. **Niereninsuffizienz**

6. **Akutes Nierenversagen**
Beim akuten Nierenversagen kann es über das funktionelle und organische zum polyurischen Stadium in der Erholungsphase kommen, wobei große Mengen Urin mit verminderter Konzentrationsleistung ausgeschieden werden.
7. **Sichelzellanämie**
Bei der Sichelzellanämie handelt es sich um eine homozygot vererbbare Erkrankung, bei der an der β-Kette des Hämoglobins in Stellung 6 Glutamin durch Valin ersetzt ist. Kapillär treten Thromben mit lokalen Gefäßverschlüssen auf. Daraus resultieren Nieren-, Milz- und Lungeninfarkte sowie Thrombosen in abdominellen und zerebralen Gefäßen. Als Komplikation ist die aplastische Krise gefürchtet.
8. **Hypokaliämie** (z. B. bei chronischem Laxanzienabusus)
Bereits frühzeitig tritt bei einem **Kaliummangel** die Abnahme der Konzentrationsfähigkeit der Niere auf. Ursächlich steht sowohl die Beeinträchtigung des Natriumtransportes im aufsteigenden Teil der Henle-Schleife, sowie die ADH-Refraktion mit allmählich verminderter Wasserpermeabilität im Bereich des distalen Nephrons im Vordergrund.

H 81
Frage 6.77: Lösung D

Azotämie wird die permanente Erhöhung harnpflichtiger Substanzen im Blut genannt. Ursache kann sein z. B.:
- Niereninsuffizienz
- Hepatorenales Syndrom
- Autointoxikation
- Hypochlorämie

Die anderen genannten Definitionen betreffen
(A) Hyposthenurie
(B) Azidose
(C) Ammoniakämie
(E) Hyperurikämie

F 88
Frage 6.78: Lösung A

Die **Hypovolämie** ist eine Ursache für die Retention harnpflichtiger Substanzen aufgrund des eingeschränkten Glomerulusfiltrates.
Andere Ursachen sind:
– Blutdruckabfall (z. B. Schock)
– Herzinsuffizienz
– Abflußhindernisse (z. B. Konkremente, Tumorkompression)
– Akutes Nierenversagen

Neben den genannten funktionellen Ursachen tragen strukturelle Läsionen zu einer Minderung des Glomerulusfiltrates bei. Diese sind charakterisiert durch eine Einschränkung der Filtrationsfläche (entzündliche Nierenveränderungen), durch eine Abnahme der Permeabilität und durch eine Reduktion der glomerulären Durchblutung.
Diese Frage wurde von 44% der Studenten gelöst, 33% entschieden sich für Antwort (D).

F 88
Frage 6.79: Lösung E

F 87
Frage 6.80: Lösung D

Gemeinsamer Kommentar

Das **Nierenzellkarzinom** entwickelt sich histologisch aus Tubulusepithelzellen. Das Hypernephrom ist stark vaskularisiert, wobei die Tendenz zu zentralen verkalkenden Nekrosen besteht. Tumorzapfen in der Nierenvene können in die kontralaterale Niere und aszendierend in den rechten Vorhof wachsen.
Der **Tumor metastasiert** vorwiegend in die Lunge (50–60%), das Skelett (30–40%), die Leber (30%) und das Gehirn (15%). Daneben werden die regionalen Lymphknoten zu über 30% betroffen.
Klinik
Die klassischen Symptome
– Makrohämaturie
– Flankenschmerz
– palpabler Abdominaltumor deuten bereits ein fortgeschrittenes Tumorwachstum mit Einbruch in die Nierenkapsel an.
Eine Varikozele links zeigt sich bei Männern, wenn ein Verschluß der V. cava inferior vorliegt.
Unspezifische Symptome sind:
– Intermittierendes Fieber
– BSG-Erhöhung
– Gewichtsverlust
– Leistungsabfall
– Anämie, seltener Polyglobulie (Ausdruck einer pathologischen Erythropoetinbildung in den Tumorzellen).

Außerdem können
– Hyperkalzämie (Parathormon)
– Cushing-Syndrom (Glukokortikoide)
– Galaktorrhö (Prolaktin)
– Hypertonie (Renin)
durch vermehrte Produktion der in Klammern benannten Hormone auftreten.
Das **Stauffer-Syndrom** umfaßt folgende Symptome
– Hepatosplenomegalie
– Erhöhung der alkalischen Phosphatase
– Erhöhung der α_2-Globuline
– Verminderung des Serumalbumins
– Verlängerung der Prothrombinzeit
– Pathologische Bromsulfthaleinretention
– Pathologischer Thymol-Trübungstest. Dieses reversible Leberdysfunktionssyndrom kann bei Nierenzellkarzinom in manchen Fällen beobachtet werden.

Diagnostik
– Sonographie (kann jedoch nicht zwischen benignen und malignen Tumoren differenzieren)
– Röntgenübersichtsaufnahme (Verkalkungen)
– i. v. Ausscheidungsurogramm
– Computertomogramm
– Nierenangiographie (Gefäßneubildungen, -verlagerungen)
(über den Angiographiekatheter kann auch eine Embolisation der Tumorgefäße durchgeführt werden, um eine Metastasierung zu verhindern).

Therapie
Nephrektomie bei einseitigem Karzinom ohne Metastasierung kombiniert mit Vor- und Nachbestrahlung. Evtl. auch Teilresektion bei nur einer Niere. In Einzelfällen kann bei hormonabhängigen Tumoren auch die Gabe von Testeron oder Gestagen versucht werden.

7 Bewegungsapparat

Frage 7.1–7.29: Gemeinsamer Kommentar

Die **rheumatoide Arthritis** ist als chronisch abakterielle Entzündung anzusehen, die verschiedene Extremitätengelenke befallen kann und oft schubweise oder progredient schwere Gelenkzerstörungen und damit hochgradige Behinderungen verursacht.
Ätiologie und Pathogenese sind bisher noch unklar. Infektionserreger wurden bisher nicht nachgewiesen. Primäre Störungen endokriner Drüsen kommen nicht in Frage.
Von der Autoimmunpathologie her besteht die Hypothese, daß autodestruktive Immunreaktionen in Gang gesetzt werden. Eine genetisch bedingte Disposition scheint dabei eine Rolle zu spielen.
Epidemiologische Untersuchungen zeigen auf, daß die rheumatoide Arthritis bei allen Völkern vorkommt, sie jedoch in den gemäßigten Zonen häufiger anzutreffen ist als in den Tropen. Frauen sind stets häufiger betroffen als Männer (3:1).
Folgende Kriterien sind von der **American Rheumatism Association** für die Diagnose der **chronischen Polyarthritis** in aufsteigender Wahrscheinlichkeit entwickelt worden:
1. Morgensteifigkeit
2. Bewegungsschmerz oder Druckdolenz in mindestens einem Gelenk
3. Schwellung in mindestens einem Gelenk
4. Schwellung in mindestens einem weiteren Gelenk
5. Symmetrische Schwellung von Gelenken mit gleichzeitiger Beteiligung der gleichen Gelenke auf beiden Körperseiten. Endgelenkbeteiligung, auch wenn symmetrisch, genügt bei diesem Kriterium nicht.
6. Subkutane Knötchen über knöchernen Vorsprüngen, auf der Streckseite oder juxtaartikulär
7. Typische Röntgenveränderungen für eine chronische Polyarthritis (mindestens Osteoporose)
8. Nachweis des Rheumafaktors
9. Pathologisches Muzinpräzipitat der Synovialflüssigkeit
10. Charakteristische histologische Veränderungen der Tunica synovialis mit drei oder mehr der folgenden Befunde:
    - Villöse Hypertrophie
    - Proliferation der oberflächlichen Synovialiszellen
    - Ausgesprochene Infiltration mit chronischen Entzündungszellen (Lymphozyten, Plasmazellen) mit einer Tendenz zur Bildung von lymphoiden Knötchen
    - Ablagerungen kompakten Fibrins an der Oberfläche oder interstitiell
    - Herde von Zellnekrosen
11. Charakteristische histologische Veränderungen im Knoten mit granulomatösen Herden mit zentralen Zonen von Zellnekrosen.

Bewegungskriterien
Mögliche chronische Polyarthritis: 2 der Symptome von 1.–6. sind nachweisbar.
Wahrscheinliche chronische Polyarthritis: wenn 3 der o. g. Symptome nachweisbar sind.
Eindeutige chronische Polyarthritis: wenn 5 der o. g. Symptome nachweisbar sind.
Klassische chronische Polyarthritis: wenn > 6 der o. g. Symptome nachweisbar sind.
Folgende Symptome gehen über Jahre als Prodromalstadium der **chronischen Polyarthritis** voraus (nach Gross/Schölmerich):
- Körperliche Abgeschlagenheit (ca. 44%)
- Rasche intellektuelle Ermüdbarkeit (ca. 43%)
- Gewichtsabnahme (ca. 31%)
- Subfebrile Temperaturen (23%)
- Vermehrte Schweißneigung (54%)
- Parästhesien (74%)
- Durchblutungsstörungen einzelner Finger (30%)
- Schmerzhafte Empfindungen im kalten Wasser (44%)
- Spannungsgefühl (77%)
- Morgendliche Steifheit der Finger (79%)
- Zunehmende Unbeholfenheit (70%)
- Akrozyanose (21,5%)
- Heiserkeit (5,7%)

Daneben treten Pigmentverschiebungen der Haut an Stirn und Händen auf, glanzlose Haare, rissige Nägel, plötzlich auftretende Ergüsse an großen Gelenken (intermittierender Hydrarthrose) und in regelmäßigen Abständen vorwiegend an kleinen Gelenken in wechselnder Lokalisation auftretende Gelenkergüsse (Rheumatismus palindromicus), Tendovaginitis, Bursitis und Hygrome sowie Karpaltunnelsyndrom durch Kompression des N. medianus.

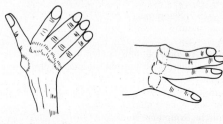

ulnare Deviation   Bajonettstellung der Finger

Abb. 7.1. Fingerfehlstellung bei rheumatoider Arthritis

Folgende **Laborbefunde** sprechen für eine chronische Polyarthritis:
1. Stark beschleunigte BSG
2. Erhöhung des α-Globulins bei der Serumelektrophorese im aktiven Stadium
3. Leukozytose im akuten Schub
4. Positives CRP (C-reaktives Protein) im aktiven Stadium
5. γ-Globulinerhöhung im chronischen Stadium
6. Mäßige normochrome Anämie
7. Erniedrigung des Serumeisenspiegels
8. Nachweis von positiven Rheumafaktoren bei 70–90% der Fälle

Zu Beginn der chronischen Polyarthritis der kleinen Gelenke sind folgende **röntgenologische Veränderungen** nur in etwa 10% der Fälle sichtbar:
– Verschmälerung der Gelenkspalten
– Gelenknahe Osteoporose
– Beginnende Unschärfe an den Gelenkflächen.

Betroffen sind vor allem Handwurzel- und Fingergrundgelenke. Veränderungen im Spätstadium sind:
– Subchondrale Zystenbildung
– Knorpelschwund
– Wie ausgestanzt wirkende Knorpeldefekte (Usuren)
– Knochenzerstörung (Erosionen der Knorpel-Knochengrenze)
– Exostosen
– Knöcherne Ankylose

Viszerale und extraartikuläre Erscheinungen der **chronischen Polyarthritis** sind an folgenden Organen lokalisiert:
– Herz (rheumatoide Myokarditis)
– Gefäße (Arteriitiden)
– Nervensystem (Parästhesien, Neuropathien)
– Skelettmuskulatur (Muskelatrophie)
– Lunge (Caplan-Syndrom)
– Leber und Niere (interstitielle Entzündungen, Amyloidose)
– Auge (Keratokonjunktivitis, rheumatische Episkleritis Skleromalacia perforans)
– Lymphknotenschwellung

Zur **Behandlung** der rheumatoiden Arthritis bietet sich die medikamentöse, psychische, chirurgische und physikalische Therapie je nach Stadium der Erkrankung an.

Die physikalische Therapie wird in jedem Stadium angewandt. Möglichst früh wird versucht, die Erhaltung bzw. Wiederherstellung der Gelenkfunktion zu erreichen. Dazu dient die **Bewegungstherapie.**

Sie wird unterstützt durch **Massagen,** die die Durchblutung fördern und die Muskulatur lockern.

Hypertherme Anwendungen bei chronischer Polyarthritis, wie Wickel und Packungen, aber auch Kurz- und Mikrowellen können bei geringer Krankheitsaktivität durch die Durchblutungsförderung den Schmerz günstig beeinflussen.

Bei einem akuten Schub der Erkrankung sind Wärmeanwendungen kontraindiziert.

Kryotherapie kommt bei starker entzündlicher Aktivität zum Einsatz. Die **Balneotherapie** ist bei geringer Aktivität des Prozesses indiziert.

Gold ebenso wie Cholorquin und D-Penicillamin sind Bestandteile der Basistherapie zur Behandlung entzündlicher Gelenkerkrankungen. Der Wirkungsmechanismus ist noch nicht endgültig geklärt. Die Hauptwirkung scheint in einer Beeinflussung der mononukleären Phagozytenfunktion begründet zu sein.

Mit einem Behandlungserfolg ist erst nach Wochen bis Monaten zu rechnen.

Das **Indikationsgebiet** umfaßt entzündliche Gelenkerkrankungen wie
– chronische Polyarthritis und juvenile Polyarthritis.
– M. Reiter (chronische Form), Psoriasisarthropathien und mit Einschränkung die Spondylarthritis ankylopoetica (M. Bechterew) bei Vorliegen peripherer Gelenkbeteiligung.

Kontraindikationen stellen folgende Erkrankungen dar:
– Ausgebrannte Form einer chronischen Polyarthritis ohne Entzündungszeichen
– Spondylarthritiden ohne periphere Gelenkbeteiligung und Sjögren-Syndrom
– Kollagenosen wie systemischer Lupus erythematodes, Sklerodermie, Polymyositis, Dermatomyositis und verschiedene Arteriitiden (z.B. Panarteriitis nodosa)
– Nebenerkrankungen wie Blutungsneigung, akute und chronische Leberschäden, Nierenschäden, Tbc, dekompensierte Herzinsuffizienz, maligne Tumoren, Kachexie, Anämie, Thrombo- und Leukozytopenie
– Gravidität

Gold ist das wirksamste Langzeittherapeutikum (60–70% Erfolge). Leber-, Nieren- und Blutschäden können auftreten, daneben Stomatitis und Dermatitis. Dimercaprol dient als Antidot.

Ebenso erfolgversprechend, aber mit stärkeren Nebenwirkungen behaftet, ist das **D-Penicillamin.** Es können Exantheme, Proteinurie, Nephrose, Leuko- und Thrombopenie auftreten.

Als weiteres Basistherapeutikum gilt Cloroquin. Die Wirkung ist noch ungeklärt.

Salizylpräparate, Pyrazolone, Glukokortikoide und Indometazin werden zur symptomatischen Therapie rheumatischer Erkrankungen eingesetzt.

Frage 7.4: Lösung B

Die **Polyarthrose** der Finger ist die häufigste primäre Arthrose und befällt
- Fingerendgelenke (Heberden-Arthrose)
- Fingermittelgelenke (Bouchard-Knoten)
- Daumensattelgelenke (Rhizarthrose)

Heberden-Arthrosen kommen bei mindestens 30% aller Frauen über 50 Jahren vor. Dominanter Erbgang ist bei den Frauen anzunehmen.

Frage 7.6: Lösung B

Bei der **Spondylitis ankylosans** können folgende extraartikuläre Erscheinungen auftreten:
- Iritis bei ca. 20% der Fälle die bis zur Erblindung führen kann
- Herzschädigung mit Überleitungsstörungen
- Urogenitalinfektionen (Prostatitis)
- Nierenamyloidose (selten)

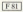
Frage 7.8: Lösung E

Nur das **rheumatische Fieber** (Streptokokkenrheumatismus) zeigt einen hohen Antistreptolysintiter. Ein hoher Antistreptolysintiter zeigt eine Infektion mit β-hämolysierenden Streptokokken der Gruppe A an. Der Antistreptolysintiter ist bei der rheumatoiden Arthritis nur ausnahmsweise leicht erhöht.

Während der ursächliche Zusammenhang einer vorausgehenden Infektion des Rachenraumes mit β-hämolysierenden Streptokokken der Gruppe A bei rheumatischen Fieber als gesichert gilt, nimmt man bei der rheumatoiden Arthritis an, daß die Schädigung gewisser Bindegewebe durch Infekte (Viren? Mykoplasmen?) und andere äußere Faktoren bei einer genetisch bedingten Disposition Autoimmunreaktionen gegen veränderte körpereigene Antigene hervorruft.

Frage 7.10: Lösung D

Rheumfaktoren werden bei der chronischen Polyarthritis in 70–90% der Fälle vorgefunden. Als prognostisch ungünstiges Zeichen gilt ein stark positiver Ausfall bereits bei Beginn der Erkrankung. Hochpositive Rheumafaktortests sind bei Fällen mit Beteiligung innerer Organe auf dem Boden einer generalisierten Vaskulitis gegeben.

Zu (A)
Der Rheumafaktortest fällt in der Regel beim Streptokokkenrheumatismus negativ aus.
Zu (B)
Der Rheumafaktortest ist negativ bei der Polymyalgia rheumatica.
Zu (C)
Rheumafaktor negativ und die Laborbefunde meist im Normbereich bei der Arthrose.

Frage 7.11: Lösung E

Morgensteifigkeit und **symmetrische Schwellungen** gehören zu den diagnostischen Kriterien für die primär-chronische Polyarthritis der American Rheumatism Association.

Die jugendliche Form der rheumatoiden Arthritis verläuft oftmals atypisch: Splenomegalie, **Lymphknotenschwellung,** Uveitis, Sakroiliitis, Leukozytose und Karditis entsprechen dem **Still-Syndrom.**

Treten entsprechende Symptome beim Erwachsenen auf, spricht man vom **Felty-Syndrom.**

Häufig ist die **Halswirbelsäule** in den destruierenden Prozeß mit einbezogen. Es entstehen Entzündungen mit Lockerung der Intervertebralgelenke und Wirbelluxation, die zu starken Nackenschmerzen führen können.

Tendovaginitis, Bursitis und Hygrome gehören zum Prodromalstadium der rheumatoiden Arthritis.

Das Caplan-Syndrom, das bei Grubenarbeitern vorkommt, beschreibt eine chronische Polyarthritis mit Rundherdform der Silikose der **Lungen.** Auch **Pleuritiden** mit Ergußbildung sind beobachtet worden.

Eine Beteiligung der Arterien führt zur Arteriitiden und Arterienverschlüssen, die sich mit schweren Durchblutungsstörungen der Haut und neurologischen Symptomen äußern.

[F 85]
Frage 7.12: Lösung C

Die Röntgenaufnahme zeigt das Bild des Spätstadiums einer destruierenden **rheumatoiden Arthritis** mit Dislokation, Osteolyse und Ankylose.
Im einzelnen sind folgende radiologische Merkmale erkennbar:
- Paraartikuläre Demineralisierung
- Destruierende Karpitis
- Erosionen
- Gelenkspaltverschmälerung und Subluxation

Zu (A)
Röntgenologisches Korrelat der **Hyperurikämie** sind ausgeprägte Gichttophi der Grundgelenke mit Zerstörung des gelenknahen Knochens durch Harnsäurekristalle.
Zu (B)
Bei der **Hämochromatose** ist in etwa 25–50% mit einer Gelenkbeteiligung in Form einer Chondrokalzinose zu rechnen.
Zu (D)
Die röntgenologischen Symptome der **Arthrose** sind:
- Höhenminderung des Gelenkspaltes
- Subchondrale Spongiosasklerose
- Osteophytäre Knochenneubildung am Gelenkrand (Heberden – Bouchard – Rhiz – Arthrose)

[F 86]
Frage 7.14: Lösung C

Für die Frühphase der **rheumatoiden Arthritis** ist eine entzündliche Handschwellung auf dem Boden einer **Sehnenscheidenentzündung** der langen Fingerstrecker (Tendosynoviitis) im Bereich des Lig. carpi transversum, oder bedingt durch eine Synoviitis der Handwurzel (Karpitis) besonders typisch.
(DD: Ganglion, Sehnenscheidenhygrom). Bei Ausbreitung der Synoviitis kann sich durch Kompression des N. medianus ein **Karpaltunnelsyndrom** entwickeln. Auch im Bereich der unteren Extremität können Sehnenscheidenentzündungen (z.B. Peronäussehnenscheiden) auftreten.

Zu (1)
Die **akute Iritis** hat diagnostische Bedeutung bei der ankylosierenden Spondylitis.
Zu (2)
Eine **chronische Tonsillitis** wird häufig anamnestisch beim rheumatischen Fieber angegeben.

[H 86]
Frage 7.18: Lösung A

Röntgenologische Auffälligkeiten bei der Finger-Polyarthrose sind:
- Höhenminderung des Gelenkspaltes
- Vermehrte subchondrale Spongiosasklerose
- Osteophytäre Knochenneubildung am Gelenkrand

Zu (B)
Akroosteolysen und **zystoide Knochentophi** sprechen für eine **Osteodystrophia fibrosa generalisata.**
Zu (D)
Mutilierende Osteolysen und **diaphysäre Periostossifikationen** könnten für die **Ostitis deformans Paget** sprechen.
Zu (E)
Der röntgenologische Nachweis von Looser-Umbauzonen wird als Beweis für die **Osteomalazie** gewertet.

Frage 7.20: Lösung C

Hauptaugenmerk bei der rheumatoiden Arthritis ist auf die Verhütung von Fehlstellungen und Kontrakturen und die Erhaltung, bzw. Besserung der Beweglichkeit zu legen.
Dazu dient in erster Linie die Bewegungstherapie. Rücken und Kniegelenke müssen gestreckt und die Fußgelenke in 90°-Winkelstellung gebracht werden. Zur Verhinderung von Beugekontrakturen der Handgelenke und Finger werden volare Handschienen angelegt. Trotzdem müssen alle Gelenke täglich wiederholt durchbewegt werden. Anfangs kann die Bewegungstherapie passiv, später sollte sie aber möglichst aktiv erfolgen.
Als zusätzliche physikalische Therapie bieten sich die Thermotherapie (z.B. temperaturansteigende warme Teilbäder), Diathermie (Kurzwellen) und Ultraschalltherapie an. Bei der Kurortbehandlung (Balneotherapie) ist zu beachten, daß Solebäder, Kochsalz-Kohlensäurequellen schonender sind als Moor- und Schwefelbäder.
Zur psychischen Unterstützung dient die Beschäftigungstherapie. Die soziale und berufliche Rehabilitation schließt sich an die medizinische Heilbehandlung an.

[F 82]
Frage 7.30: Lösung E
[F 85]
Frage 7.31: Lösung C
[H 85]
Frage 7.32: Lösung D
[F 86]
Frage 7.33: Lösung D
[F 86]
Frage 7.34: Lösung A
[F 82]
[F 88]
Frage 7.35: Lösung D
Frage 7.36: Lösung D
Frage 7.37: Lösung D
[H 85]
Frage 7.38: Lösung C
Frage 7.39: Lösung E

Gemeinsamer Kommentar

Der Morbus Reiter gehört zum rheumatischen Formenkreis mit unklarer Ätiologie.
Synopsis des Reiter-Syndroms
1. **Harnwegsmanifestation:** Urethritis (> 75%) mit Dysurie und Harnröhrenausfluß, nicht selten werden Gonokokken im Rahmen einer Mischinfektion gefunden.
   - Prostatitis (80%)
   - Zystitis
   - Vesikulitis
2. **Haut- und Schleimhautaffektionen**
   - Glans penis (Balanitis)
   - Keratodermia blenorrhagica (9–15%)
   - subungale Keratose
   - Onycholysis
3. **Periphere Arthritis:**
   - asymmetrisch auftretende Arthritis mit Priorität der unteren Extremitäten und Beteiligung des Kreuzdarmbeingelenks
   - HLA-B27-Positivität
4. **Augenbeteiligung:**
   - Konjunktivitis (> 90%)
   - Iridozyklitis
   - Ophthalmitis
   - Keratitis
5. **Herzbeteiligung: (6-7%)**
   - Mesaortitis (AV-Block, Schenkelblock)
   - Aorteninsuffizienz (2%), bei chronischen Fällen durch Dilatation des Klappenringes und Verdickung der Aortenklappensegel
   - Myokarditis.
6. **Viszerale Beteiligung** (selten):
   - Pleuritis sicca und Beteiligung des Nervensystems (Neuropathie, Meningoenzephalitis u.a.)
   - Amyloidose (in einzelnen Fällen).

Die Symptomatik der Reiter-Erkrankung beginnt häufig einige Tage bis Wochen nach einer **urogenitalen Infektion** oder nach einer **Durchfallerkrankung**.
Enthesopathien (Insertionstendinitiden) in Form von Veränderungen an den Insertionsstellen von Sehnen und Bändern können zu einem plantaren Fersensporn (Fibroostitis) und anderweitig lokalisierten Beschwerden (Tuberositas tibiae, Tuber ossis ischii) führen.
In den letzten Jahren wurde eine Reihe von Assoziationen einer Anzahl von Krankheiten und speziellen **HLA-Antigenen** (Human Leucocyte Group A) gefunden. Aufgrund der Korrelation von HLA-Antigenen zu bestimmten Krankheiten läßt sich ein relatives Erkrankungsrisiko errechnen.
Die Häufigkeit von HLA-B27 bei rheumatischen Erkrankungen geht aus folgender Tabelle hervor:

Tabelle 7.1. Häufigkeit der HLA-B27-Antigene bei rheumatischen Erkrankungen

Syndrom	Häufigkeit von HLA-B27 in %
Reiter-Syndrom	75–95
Ankylosierende Spondylitis (Bechterew-Krankheit)	80–100
Psoriasis Arthritis	bis 65
Reaktive Arthritiden	
• Yersinia enterocolitica	60–80
• Salmonellen	60–95
• Shigella flexneri	bis 80
Gesunde Bevölkerung	5–10

Therapie
Die Behandlung erfolgt symptomatisch mit analgetisch-antiphlogistischen Antirheumatika (z.B. Diclofenac, Indometacin). Bezüglich der Urethritis sind Tetrazykline Mittel der Wahl. Die Prognose des M. Reiter ist gut. Zumeist heilt die Erkrankung nach 1 bis 3 Monaten allmählich ab. 10% der Fälle nehmen einen chronischen Verlauf, die meist Träger des HLA-B27 sind. Bei diesen Patienten lassen sich röntgenologisch erosive Gelenkveränderungen im Bereich der Vorfüße teilweise mit reaktiver Periostitis und Sakroiliitis nachweisen. Es werden auch fließende Übergänge in das Krankheitsbild der ankylosierenden Spondylitis beobachtet.

Zu 7.35
Beim **Morbus Reiter** entwickelt sich etwa in der Hälfte der Fälle eine einseitige Iliosakralarthritis. Neben den Gelenken werden auch gelenknahe Gewebe wie Sehnen und Faszien betroffen.
Beim **Morbus Crohn** tritt neben der Darmsymptomatik auch eine Allgemeinsymptomatik in Form von Iliosakralarthritis, Iridozyklitis, Arthritis, Erythema nodosum und Uhrglasnägel auf.
Der **Morbus Bechterew** kommt 10mal häufiger bei Männern vor. Es sind vor allem die Iliosakral-, Intervertebral- und Kostovertebralgelenke betroffen. Seltener sind die Hüft- und Schultergelenke beteiligt.

F 81
Frage 7.40: Lösung C
F 85
Frage 7.41: Lösung A

Gemeinsamer Kommentar

Das **Sjögren-Syndrom (Sicca-Syndrom)** ist gekennzeichnet durch verminderte Speichelsekretion mit entsprechender Trockenheit der Schleimhäute sowie eine Keratoconjunctivitis sicca. Auch andere Drüsen können in Mitleidenschaft gezogen sein. Die Ursache der Erkrankung ist unbekannt. Autoimmunprozesse spielen vermutlich eine entscheidende Rolle.
Extraglanduläre Manifestationen wie interstitielle Nephritis, interstitielle Pneumonie oder Fibrose, Myositis und Lymphadenitis sind beobachtet worden.
Assoziationen mit anderen Autoimmunerkrankungen konnten nachgewiesen werden
● **Rheumatoide Arthritis** (chronische Polyarthritis)
● Lupus erythematodes
● Polymyositis
● Sklerodermie
● Interstitielle Pneumonitis
● Autoimmunhämolytische Anämie
● Primäre biliäre Zirrhose
● Purpura hypergammaglobulinaemica

Zu 7.40 (A)
Die Symptome am Auge werden durch entzündliche Veränderungen der Tränendrüsen bedingt mit einem Versiegen der Sekretion. Die Xerostomie behindert den Kau- und Schluckakt und manchmal auch die Phonation mit nachfolgender Heiserkeit.
Zu (B)
Etwa 90% der Patienten sind Frauen mit einem Durchschnittsalter über 50 Jahre.

Zu (C) und (D)
Typisches Zeichen beim Sjögren-Syndrom, das in etwa 50% der Fälle anzutreffen ist, sind rezidivierende, druckdolente Schwellungen der Speicheldrüsen, besonders der Parotiden. Histologisch lassen sich mononukleäre Infiltrate, Fibrosen und Ektasien der Drüsengänge darstellen mit Atrophie der Talg- und Schweißdrüsen.
Zu (E)
In über 50% der Fälle ist das Sjögren-Syndrom mit der rheumatoiden Arthritis oder einer anderen Kollagenose vergesellschaftet. Außerdem ist ein Auftreten des Sjögren-Syndroms mit Lupus erythematodes, Sklerodermie, Dermatomyositis, Periarteriitis nodosa und akuter Pankreatitis nicht selten.

Frage 7.42: Lösung E
H 86
Frage 7.43: Lösung D
Frage 7.44: Lösung B
H 86
Frage 7.45: Lösung E
F 88
Frage 7.46: Lösung C

Gemeinsamer Kommentar

Der **Lupus erythematodes chronicus** betrifft zu 90% Frauen, allerdings überwiegt jenseits des 60. Lebensjahres das weibliche Geschlecht nur noch im Verhältnis von 2:1.
Folgende klinische Symptome sind charakteristisch für den Lupus erythematodes chronicus.
Der **systemische Lupus erythematodes** gilt als Autoimmunkrankheit und ist mit einer Vielzahl pathologischer Immunphänomene vergesellschaftet.
Als einziges pathognomonisches Kriterium, das für den LE relativ spezifisch ist, gilt der Nachweis von **Autoantikörpern gegen native Desoxyribonukleinsäure.** In ca. 65% der Fälle können diese Antikörper nachgewiesen werden.
Der Nachweis gelingt zum einen mit dem **Farr-Test** oder dem **Fluoreszenztest** unter Verwendung des Hämoflagellaten **Crithidia luciliae,** außerdem können für die Beurteilung der Krankheitsaktivität die Kryoglobuline und zirkulierende Immunkomplexe sowie erniedrigte Komplementspiegel C_3 und C_4 herangezogen werden.
Im folgenden eine Übersicht über die diagnostische Wertigkeit des Nachweises von antinukleären Faktoren (nach Kühn/Lasch, Untersuchungsmethoden und Funktionsprüfungen in der inneren Medizin)

Tabelle 7.2. Symptome (nach C. W. Parker, Clinical Immunology, Saunders, Philadelphia 1980)

Symptome	Häufigkeit in %
● Arthralgien (Arthritis)	95
● Myalgien (Muskelschwäche, Polymyositis)	50
● Hautbeteiligung (Photosensibilität, Ausschläge, Alopezie, Vaskulitis, Raynaud-Syndrom, Teleangiektasien, Ulzerationen, Angioneurotisches Ödem)	80
● Fieber	80
● Leichte Ermüdbarkeit	80
● Pulmonale Manifestationen (Pleuritis, Pleuraerguß, Lupus pneumonitis, interstitielle Fibrose)	60
● Kardiale Manifestationen (Perikarditis, Myokarditis, Endokarditis Libman Sacks, Herzversagen)	50
● Gastrointestinale Manifestationen (Anorexia, Übelkeit, abdominelle Schmerzen, Erbrechen, Aszites, Diarrhö, Hämorrhagien)	45
● Splenomegalie	15
● Hepatomegalie	20
● Sicca-Syndrom	10
● Thrombophlebitis	9
● Hämatologische Veränderungen (Anämie, Leukopenie, Thrombozytopenie, Panzytopenie, generalisierte Lymphadenopathie)	85
● Neuropsychiatrische Manifestationen (Verhaltensstörungen, Anfälle, organisches Hirnsyndrom, andere ZNS-Beteiligungen wie Schlaganfall, Tremor, Chorea, Meningitis, Migräne, Kopfschmerzen)	60
● Renale Manifestationen (fokale Glomerulonephritis, diffuse membranproliferative Form, membranöse Form, nephrotisches Syndrom, Nierenversagen)	55

Therapie des Lupus erythematodes chronicus
- In erster Linie Gabe von Glukokortikoiden, daneben
- Kombination von Azathioprin mit Cyclophosphamid bei progressiven Lupusnephritiden
- Evtl. Plasmaphorese bei progressiven Lupusnephritiden
- **Chloroquine** beim diskoiden Lupus erythematodes
- Bei milden Formen konservative Maßnahmen wie Vermeidung von starkem Sonnenlicht und Streßsituationen, sowie Antikonzeptiva, Vakzinationen und Medikamenten wie Penicillin und Sulfonamiden

Tabelle 7.3. Antinukleäre Faktoren

Antikörper	Häufigkeit bei LE (%)	Nachweismethode	Diagnostische Signifikanz wenn vorhanden	wenn fehlend
Anti-Desoxynukleoprotein	> 95	IFT (homogen)	gering	schließt LE weitgehend aus
Anti-DNS (nativ)	ca. 65	-IFT (Crithidia) -Farr-Test	hoch bei LE	kann fehlen
Anti-nRNP (ribonukleasesensitives Kernantigen)	20–50	IFT (gesprenkelt) KBR	gering	typisch für Sharp-Syndrom
Anti-Sm (Glykoprotein des Kerns)	50–80	IFT (gesprenkelt) KBR	mäßig	gering
Anti-RNS (Nukleolus)	10–20	IFT (nukleolär)	typisch für Sklerodermie	gering

IFT = Immun-Fluoreszenz-Test
KBR = Komplementbindungsreaktion

Zu 7.45 (2)
Der **Rheumafaktor** mit dem Waaler-Rose-Test kann in ca. 50% der LE-Fälle nachgewiesen werden, besitzt jedoch keinerlei Spezifität für die Erkrankung.

Zu 7.46
Nach der ITEM-Analyse wurde diese Frage bundesweit von 66% der Studenten richtig beantwortet, 14% entschieden sich für (E), 10% wählten (B).
Wie aus der o. g. Tabelle der Manifestationen des LE hervorgeht, ist die Polyserositis (Pleuritis, Perikarditis, Endokarditis etc.) ein Hauptsymptom der Erkrankung. Fast alle Organe können betroffen sein. Unter den gastrointestinalen Manifestationen dominieren jedoch nicht die Pankreatitis und Motilitätsstörungen des Ösophagus, sondern eher Hepatomegalie, Aszites und Diarrhö.

Frage 7.47: Lösung C
Frage 7.48: Lösung D
F 81
Frage 7.49: Lösung C
Frage 7.50: Lösung C
Frage 7.51: Lösung E
F 88
Frage 7.52: Lösung B
F 88
Frage 7.53: Lösung C
F 87
Frage 7.54: Lösung D

Gemeinsamer Kommentar

Die folgende Liste von Kriterien zur Diagnosestellung der **Spondylitis ankylosans** wurde nach einem Symposium der UNESCO und der WHO aufgestellt (nach Gross-Schölmerich):
a) Schmerzhaftigkeit und Steifigkeit in der Lendenregion während mehr als 3 Monaten, die im Ruhestadium nicht verschwinden.
b) Schmerzhaftigkeit und Steifigkeit im Brustwirbelsäulenbereich.
c) Eingeschränkte Beweglichkeit im Lendenwirbelsäulenbereich.
d) Eingeschränkte respiratorische Beweglichkeit des Thorax.
e) Beteiligung einer Augenerkrankung im Sinne einer akuten, rezidivierenden Iritis.
f) Röntgenologischer Nachweis bilateral-symmetrischer Veränderungen der Sakroiliakalgelenke im Sinne einer Sakroiliitis.

Die Diagnose wird als sicher angesehen, wenn 4 der klinischen Zeichen a-e oder das Röntgenzeichen f sowie ein klinisches Zeichen nachweisbar sind.

Die Spondylitis ankylosans (Morbus Bechterew) kann in 4 Stadien eingeteilt werden (nach K. Vosschulte et al.):
Stadium 0
Initialstadium ohne sichere Röntgenbefunde
– Wirbelsäulen- oder Hüftschmerz, „Ischiasschmerz", Fersenschmerz, Iritis, Sternumschmerz, rezidivierende Kniegelenksergüsse
Stadium I–IV
Manifeste Spondylitis mit sicheren Röntgenaufnahmen
Stadium I
– Beginnende Versteifung der Wirbelsäule
– Wirbelsäulen- und Rückenschmerzen
– Evtl. **Iritis**
– Beginnende Sakroiliitis im Röntgenbild zu erkennen
Stadium II
– Irreversible Versteifung in einem Abschnitt der Wirbelsäule
– Wirbelsäulen-, Rücken- und Nackenschmerzen
– Evtl. Iritis
– Röntgen: Anulusverknöcherung im LWS oder thorakolumbalen Übergang; Intervertebralgelenkveränderungen; fortschreitende Sakroiliitis
Stadium III
– Fortgeschrittene Versteifung von Wirbelsäule und Thorax (Verknöcherung der Rippenwirbelgelenke – dadurch Einschränkung der Thoraxentfaltung bei tiefer Inspiration)
– Variable Schmerzsyndrome (Iritis, poly- bzw. monoarthritische Symptome der Knie-, Hüft-, Schulter-, Hand- und Fußgelenke; Verknöcherung der Sehnenansätze – Fersenschmerz)
– Röntgen: Anulusverknöcherungen in 2 Hauptabschnitten der Wirbelsäule (meist LWS und BWS). Sakroiliakalankylose. Verknöcherung der Rippenwirbelgelenke. Evtl. auch Intervertebralgelenkverknöcherung
Stadium IV
– Endstadium mit Ankylosierung der gesamten Wirbelsäule und des Thorax, oft Versteifung stammnaher Gelenke
– Röntgen: Bandscheibenrandverknöcherung (fakultativ auch der kleinen Gelenke) in allen Abschnitten der Wirbelsäule. Totale Verknöcherung der Sakroiliakalgelenke

Von der Spondylitis ankylosans sind bevorzugt junge Männer befallen. Das Verhältnis männlich:weiblich beträgt 10:1.

Zu 7.48 (A)
Das **Mennell-Zeichen** (Mennell-Handgriff) dient zum Nachweis einer Bewegungseinschränkung des Iliosakralgelenks.
Zu (B)
Mit dem **Schober-Zeichen** wird die Fähigkeit zur Kyphosierung der Brust- und Lendenwirbelsäule geprüft.
Am stehenden Patienten werden kranial vom Dornfortsatz L5 10 cm abgetragen, beim Bücken verlängert sich normalerweise diese Strecke um ca. 5 cm. Bei der Bechterew-Krankheit wird diese Maßzahl nicht erreicht.
Eine kaudalwärts vom Dornfortsatz C7 über der BWS abgetragene Strecke von 30 cm kann bei einem an Spondylitis ankylosans erkrankten Patienten beim Bücken nicht um 2,5–4 cm verlängert werden.
Zu (C)
Das Knochenszintigramm kommt z. B. bei der Suche nach Knochenmetastasen zum Einsatz.
Zu (E)
Das HLA-B 27 findet sich bei der Spondylitis ankylosans in 90% der Fälle.

Zu 7.53 (C)
Ulnare Deviation der Finger ist ein Symptom bei rheumatoider Arthritis.
Die Frage wurde nach der ITEM-Analyse von 95% der Studenten richtig beantwortet.

[H 81]
Frage 7.55: Lösung D
[F 88]
Frage 7.56: Lösung C

Gemeinsamer Kommentar

Die **Arthritis psoriatica** tritt etwa bei 5% der Patienten mit Psoriasis vulgaris auf.
Typische Symptome sind:
– Häufiger Befall im Strahl mit Entzündung des Basal-, Mittel- und Endgelenkes eines Fingers oder Zehs
– Bevorzugter Bereich der Finger und Füße, meist asymmetrisch
– Häufig gleichzeitiges Bestehen einer Nagelpsoriasis (Ölflecken, Tüpfelnägel, Grübchen, Onycholyse u. a. m.)
– Gelegentlich Symptome wie bei der rheumatoiden Arthritis (symmetrischer Befall, positiver Rheumafaktor, selten Rheumaknoten) oder ankylosierenden Spondylitis mit peripherer Gelenkbeteiligung, HLA B 27, Iritis.
Verlauf
Der Verlauf der Psoriasis-Arthritis ist wechselhaft und kann chronifizieren ähnlich der rheumatoiden Arthritis mit schweren Gelenkveränderungen. Die Gelenkveränderungen können einer Psoriasis vorausgehen.

Röntgendiagnostik
Die röntgenologischen Befunde ähneln weitgehend denen der rheumatoiden Arthritis:
– Gelenkspaltverschmälerungen
– Periostale Reaktionen
– Usuren
– Osteolysen
Unterschiede zur rheumatoiden Arthritis gibt es bzgl. der Lokalisation der Befunde im Bereich der Hände.
Labordiagnostik
In etwa 15–25% der Fälle wird eine Hyperurikämie beobachtet. Die Entzündungsparameter weichen nicht sonderlich von der Norm ab.
Therapie
Diese entspricht den Grundsätzen der Behandlung der rheumatoiden Arthritis. Die Gelenkbeschwerden bessern sich manchmal nach einer Strahlentherapie der Hautfluoreszenzen (PUVA). Vereinzelt wird auch mit immunsuppressiven Mitteln (z. B. Methotrexat) behandelt. Gelegentlich sind Glukokortikoide bei akuten Fällen indiziert.

Zu 7.55
Die in der Abbildung dargestellte Hand entspricht der Diagnose des **Heberden-Knotens** bei Interphalangealarthrose.
Bei der **Arthritis psoriatica** sind im Unterschied zur chronischen Polyarthritis anfangs vor allem einzelne distale Interphalangealgelenke von Fingern und Zehen befallen, dann die großen Extremitätengelenke und manchmal die ganze Wirbelsäule.

Zu 7.56
Nach der ITEM-Analyse wurde diese Frage lediglich von 59% der Studenten richtig gelöst. 19% wählten Antwort (E), 12% Antwort (B) und 8% Antwort (A).
Raynaud-Phänome lassen sich in primäre und sekundäre Formen unterteilen
Primäre Raynaud-Phänomene
Unter diesem sog. vasospastischen Phänomen versteht man rezidivierenden, symmetrische Attacken bläulich oder weißlich verfärbter Finger.
Ursachen sind:
– Kälteexposition
– Emotionen
Meist sind jüngere Frauen betroffen. Häufig sind die Symptome mit Hypotonie und Migräne kombiniert, selten auch mit einer Prinzmetal-Angina.

Sekundäre Raynaud-Phänomene
Ursache sind akrale Arterienverschlüsse oder einer Mikroangiopathie wie z. B. bei:
- Kollagenosen
- Arteriosklerose
- Thrombozytose
- Endangiitis obliterans
- Berufstraumata (z. B. Arbeiter mit Preßlufthammertätigkeit)
- Zytostatika mit Bleomycin
- Kälteagglutinationskrankheit und Kryoglobulinämie
- Exposition von Polyvinylchlorid
- Embolien bei kostoklavikulärem Kompressionssyndrom

[F 82]
Frage 7.57: Lösung C
[F 85]
Frage 7.58: Lösung B
[H 86]
Frage 7.59: Lösung C
Frage 7.60: Lösung E
[F 87]
Frage 7.61: Lösung E
[F 87]
Frage 7.62: Lösung B

Gemeinsamer Kommentar

Die **progressive Sklerodermie** ist eine generalisierte Erkrankung des kollagenen Bindegewebes, die zu einer diffusen Fibrosierung im Bereich der Haut, des Magen-Darm-Trakts, der Lunge, der Niere, der Leber und des Pankreas führen kann. Wird lediglich die Haut befallen, spricht man von einer lokalisierten Form im Gegensatz zur systemischen Ausprägung (Symptome der systematischen Form).
Die **Ursache** der systemischen progressiven Sklerodermie ist nicht bekannt. Da jedoch in Hautbiopsien lymphozytäre Infiltrate und Antikörper gegen Kernantigene und Anti-RNA-Antikörper nachgewiesen werden können, sind Autoimmunmechanismen sehr wahrscheinlich.
Die Erkrankung ist weltweit verbreitet, tritt jedoch selten auf. **Frauen werden häufiger als Männer** betroffen, das Verhältnis liegt bei 4:1. Manifestationsalter ist das 3. bis 5. Lebensjahrzehnt.
Im Bereich des **Magen-Darm-Trakts** kann es zu einer Dysphagie durch Beteiligung des Ösophagus kommen. Anfallsweise auftretende Diarrhöen sowie Obstipation und Malabsorption können zu einem erheblichen Gewichtsverlust führen.
Bei etwa 50% der Erkrankten kann eine **Herzbeteiligung** nachgewiesen werden, durch herdförmigen Schwund der Herzmuskelzellen kann eine Herzmuskelinsuffizienz hervorgerufen werden, weniger häufig wird ein Cor pulmonale beobachtet. Man schätzt, daß etwa 15% der Erkrankten an Herzkomplikationen versterben.

Weitere klinische Symptome sind:
- Raynaud-Syndrom mit Osteolysen der Endphalangen und Ulzerationen der Fingerspitzen
- Mikrostomie
- Hautsymptome (Pigmentierung, Depigmentierung, Anhidrosis, Haarausfall, Teleangiektasien; zunehmende Sklerosierung und Übergreifen auf Bänder, Gelenkkapseln, Sehnen, Skelettmuskulatur und schließlich Einschränkung der Beweglichkeit mit konsekutiver Muskelatrophie)
- Ventilationsstörungen durch Bronchiektasen
- Interstitielle Nephritis, die mit Hypertonie einhergehen kann
- Allgemeine Osteoporose
- Katarakt
- Pathologische Zahnveränderungen

Zu 7.57
Im interstitiellen Teil der **Lunge** kommt es zu einer fibrösen, zirrhotisch schrumpfenden Veränderung, die bis zu einer atypischen Lungenfibrose führen kann. Klinisch auffallend sind eine Dyspnoe und Erscheinungen nach Art der Emphysembronchitis.

Zu 7.59
Folgende histologische Befunde können in der **Niere** nachweisbar sein: glomeruläre Veränderungen mit „wireloops" (drahtschlingenähnliche Veränderungen) oder Erscheinungen, wie sie bei der Panarteriitis nodosa beobachtet werden. Die Interlobulararterien weisen Zellproliferationen und muzinähnliche Einlagerungen in der Intima mit zum Teil völligem Verschleiß der Gefäßlumina auf.
Zu (C)
Traktionsdivertikel stehen nicht im Zusammenhang mit der Sklerodermie.

Zu 7.62
Bei der **Sklerodermie** finden sich antinukleäre Antikörper in etwa 30% der Fälle, Rheumafaktoren in 20–30% und gelegentlich LE-Zellen.
Nach der ITEM-Analyse wurde diese Frage von 71% der Studenten richtig beantwortet, 11% wählten Antwortmöglichkeit (C).
Charakteristische Laborbefunde bei der **Polymyalgia rheumatica** sind jedoch erhöhte BSG und erhöhte α_2-Globuline. Eine erhöhte alkalische Phosphatase läßt sich in 60% der Fälle finden. Muskelenzyme sind im Gegensatz zur Polymyositis nicht erhöht, Autoantikörper sind nicht nachweisbar.
Vgl. auch Kommentar zu Frage 7.63 ff.

[H 81]
Frage 7.63: Lösung B
Frage 7.64: Lösung D
Frage 7.65: Lösung C
[F 86]
Frage 7.66: Lösung D
[F 85]
Frage 7.67: Lösung D
[F 82]
Frage 7.68: Lösung E
Frage 7.69: Lösung D

Gemeinsamer Kommentar

Die **Polymyalgia rheumatica** kann als Ausdruck einer Riesenzellarteriitis aufgefaßt werden.
Typische Befunde sind:
- Schmerzen im Nacken, in den Schultern, im Rücken und seltener im Beckengürtel – Auftreten der Symptome vor allem in der zweiten Nachthälfte und am Morgen
- Allgemeinsymptome (Mattigkeit, Appetitlosigkeit, Gewichtsabnahme, Nachtschweiß und subfebrile Temperaturen)
- Ein- bzw. beidseitige Kopfschmerzen in der Stirn-Schläfen-Region, aber auch im Hinterkopf und selten im ganzen Kopf lokalisiert. Typisch ist eine sich schlängelnde, verdickte, druckempfindliche, pulsationslose, sichtbar hervortretende Temporalarterie (Arteriitis temporalis).

Histologisch handelt es sich bei der Erkrankung um eine **generalisierte Riesenzellarteriitis** mit multiplem Auftreten. Infolgedessen werden bei der Riesenzellarteriitis nicht nur die A. temporalis, sondern auch die Augengefäße befallen, was bis zur Erblindung führen kann. Ferner können die Äste der A. carotis, die Extremitätenarterien, der Truncus brachiocephalicus sowie die A. vertebralis in Mitleidenschaft gezogen werden.
Die Riesenzellarteriitis der Koronargefäße ist ein häufiger Befund bei tödlich endenden Erkrankungen von Polymyalgia arteiitica.
Laborchemisch sind die BSG stark erhöht (oft ist der erste Wert schon dreistellig) und α_2-Globulin-Fraktion vermehrt.
Die **Polymyalgia rheumatica** betrifft fast nur ältere Menschen über 50 Jahren, Frauen sind häufiger betroffen.
Im Gegensatz zur Polymyalgia rheumatica ist bei der Polymyositis die Aktivität der vom Muskel stammenden Enzyme erhöht (CK, SGOT, SGPT, LDH, Aldolasen), der Muskelbiopsiebefund pathologisch und die Potentiale im EMG verringert.
Die Erkrankung hat eine gute Prognose und kann in 1/2 bis 2 Jahren unter Kortikosteroidtherapie abheilen.

Zu 7.63 (A)
Eine stark beschleunigte BSG spricht für eine Polymyalgia rheumatica, allerdings ist die BSG bei der Polymyositis auch mittelmäßig erhöht.
Zu (D)
Bei der Polymyalgia rheumatica läßt sich öfter eine Riesenzellarteriitis der A. temporalis (Horton-Krankheit) nachweisen.
Zu (E)
Während die Muskelbiopsie bei der Polymyositis als wichtiges diagnostisches Kriterium gilt, ist diese bei der Polymyalgia rheumatica normal.

Zu 7.64 (1)
In erster Linie ist der Schulter- und Beckengürtel betroffen.
Zu (5)
Als typisches Entzündungszeichen findet man eine stark beschleunigte BSG.

Zu 7.69 (5)
Eine stark erhöhte CK ist differentialdiagnostisch typisch für eine Polymyositis.

Frage 7.70: Lösung A
Frage 7.71: Lösung C
Frage 7.72: Lösung A

Gemeinsamer Kommentar

Beim **rheumatischen Fieber** werden 3 verschiedene serologische Typen von Antikörpern unterschieden:
1. **Antikörper gegen Streptokokken-Antigene:** wie z. B.
   - Antistreptolysin 0 (Titer von 300 E/ml im Serum gelten als verdächtig, Titer von > 400 E/ml sind sicher pathologisch)
   - Anti-Hyaluronidase (AH)
   - Anti-Streptokinase (ASK)
   - Anti-Streptozym (ASTZ)
   - Anti-Desoxyribonukleotidase B (anti-DNase B)
   - Anti-Nikotinamid-Adenin-Dinukleotidase (anti-NADase)
2. **Autoantikörper:** Sie sind selten und reagieren mit Herzmuskelsarkolemn.
3. **Kreuzreagierende Antikörper:** Sie reagieren außer mit Streptokokken auch noch mit Herzklappenendothelien.

Typisch für den klinischen Verlauf des rheumatischen Fiebers ist ein Anschwellen und Schmerzen der großen Gelenke, hohe Temperaturen und schweres Krankheitsgefühl 10–20 Tage nach Infektion im Nasen-Rachenraum. Die Polyarthritis befällt innerhalb von Stunden oder Tagen sprunghaft verschiedene Gelenke. Karditis, Perikarditis, Myokarditis, Peritonitis, Pneumonie, Erythema anulare, subkutane Rheumaknötchen, Erythema nodosum und Chorea minor können hinzutreten.

Bei den Laborbefunden steht die BSG an erster Stelle. Sie steigt auf Werte bis über 100 mm/1 Std. an. Der Antistreptolysintiter ist in 80% der Fälle erhöht. Rheumatoidfaktoren sind nicht nachweisbar.

Röntgenologisch lassen sich beim rheumatischen Fieber nur Weichteilauftreibungen um die Gelenke erkennen. Diese können jedoch auch fehlen. Knorpelschwund und erosive Knochenzerstörungen treten nicht auf.

Röntgenologisch aufschlußreich ist beim rheumatischen Fieber nur die Beurteilung des Herz- und Lungenbefundes. Eine mäßige Größenzunahme spricht für eine diffuse Myokardbeteiligung. Eine rasch einsetzende Vergrößerung und Verlust der normalen Herzsilhouette ist Zeichen für eine perikarditische Ergußbildung.

An der Lunge können basale Verschattungen auf ein Lungenödem oder eine Pneumonie hindeuten.

Zu 7.70 (1)
Der Rheumafaktor hat mit dem Antistreptolysintiter nichts zu tun. Der Rheumafaktor ist ein Makroglobulin (IgM), dessen Aufgabe darin besteht, mit wahrscheinlich in seiner Struktur verändertem IgG Komplexe zu bilden.

Zu (2)
Die Korrelation ist nicht zwingend. Arthrose und Streptokokkeninfekt sind ebenfalls denkbar.

Zu (4)
Nach Jones ist ein rheumatisches Fieber dann wahrscheinlich, wenn 1 Haupt- und 2 Nebensymptome oder 2 Haupt- und 1 Nebensymptom bestehen.

Hauptsymptome	Nebensymptome
a) Karditis	a) Fieber
b) Polyarthritis	b) Erhöhte BSG
c) Subkutane Knötchen	c) Vorangegangener Streptokokkeninfekt
d) Erythema anulare	d) Rheumatische Anamnese

Zu 7.72 (3)
Die Befundkonstellation spricht für eine rheumatoide Arthritis.

F 86
Frage 7.73: Lösung D

Das Erregerspektrum der **bakteriellen Arthritis** ist altersabhängig.
- 2–15 Jahre: Staphylococcus aureus dominierend, daneben Streptokokken
- 16–50 Jahre: Neisseria gonorrhoeae dominierend
- > 50 Jahre: Staphylococcus aureus dominierend.

Häufigster **Befall** beim Erwachsenen:
- Kniegelenke (50%)
- Hüftgelenke (25%)
- Schultergelenke (15%)
- Ellenbogengelenke (10%)
- Sprung-, Hand- und Sternoklavikulargelenke (5–7%)
- Ileosakralgelenke (2%)

Zur Diagnosestellung ist der bakteriologische Nachweis des Erregers entscheidend. Dazu dient das **Gelenkpunktat**, wobei meist schon mikroskopisch (Grampräparat), teilweise jedoch erst durch Kultur bzw. Tierversuch der Nachweis gelingt. Zudem zeigt die Synovialflüssigkeit
- eine stark **erhöhte Gesamtzellzahl** (> 50000/µl) durch massive Vermehrung der Granulozyten
- eine deutlich **verminderte Glukosekonzentration** des Gelenkergusses
- eine deutliche **Erhöhung des Laktatgehaltes.**

Die **therapeutischen Maßnahmen** müssen sofort eingeleitet werden, da die bakterielle Arthritis immer eine Notsituation darstellt.
- Schon bei Verdachtsdiagnose: **Antibiotikagabe** – orientierend am Alter des Patienten (siehe Erregerspektrum). Eine intraartikuläre Injektion ist kontraindiziert, da die Antibiotika gut synoviagängig sind und bei lokaler Gabe die Gefahr der Reizung (chemische Synoviitis) besteht. Begleitend können zur analgetisch-antiphlogistischen Therapie **Rheumapharmaka** (nichtsteroidal) gegeben werden.
- Im Akutstadium **Kryotherapie** als physikalische Maßnahme zur Behandlung des Entzündungsprozesses.
- **Wiederholte Gelenkpunktionen** zur Entlastung und Entfernung von entzündlichem Exsudat und Erregern. Im Akutstadium auch Gelenkspülungen mit steriler, physiologischer Kochsalzlösung. Die offene **Drainage** sollte bei abgekapselten Ergüssen und schwierigem Gelenkzugang durch Motilitätseinschränkung und Pyarthrose erwogen werden.
- Chirurgisches Vorgehen **(Synovektomie)** ist wegen der schlechten Prognose bei der infektiösen Koxitis im Kindesalter vorgesehen.
- Zur weiteren Behandlung ist zur Vermeidung von Gelenkkontrakturen die tägliche Durchbewegung (mindestens einmal) des betreffenden Gelenkes erforderlich.

Zu (D)
Die **systemische Glukokortiokoidtherapie** ist wegen der Schwächung der Immunabwehr kontraindiziert.

[F 85]
Frage 7.74: Lösung A

Ein Erregernachweis ist bei allen **bakteriellen Arthritiden** durch Gelenkpunktat möglich. Im obligatorischen Gram-Präparat sind etwa 30–50% der Fälle je nach Erreger positiv. Staphylokokken können häufig direkt als grampositive Haufenbakterien diagnostiziert werden, dagegen gehört der Gonokokkennachweis im Direktausstrich zur Seltenheit. Eine kulturelle Untersuchung ist notwendig. Häufige bakterielle Erreger von Arthritiden sind:
- Staphylococcus aureus
- Streptokokken
- Haemophilus influenzae
- Neisseria gonorrhoeae
- Enterobakterien und Pseudomonas aeruginosa

Zu (3)
Die **Arthritis psoriatica** gehört zum rheumatischen Formenkreis und stellt damit eine Autoimmunerkrankung dar, Erreger können nicht nachgewiesen werden.
Zu (4)
Auch die **Sarkoidarthritis** ist eine rheumatische Erkrankung ohne Erregernachweis.

[F 87]
Frage 7.75: Lösung A

Die Symptomatik spricht für eine **Gonokokkeninfektion** mit septisch-metastatischer, eitriger Gelenkaffektion. Mikroskopisch sieht man im gefärbten Ausstrich vorwiegend intrazellulär gelagerte gramnegative Diplokokken. Da das mikroskopische Bild nur einen Hinweis für eine Gonokokkeninfektion darstellt, müssen die Erreger durch selektive Nährböden angereichert werden und durch spezifische Immunfluoreszenzfärbung identifiziert werden. KBR nach etwa 10 Tagen positiv.

Zu (B)
Harnsäurebestimmung im Serum bei Verdacht auf eine Arthritis urica.
Zu (C)
Eine Leukozytose kann bei einer Gonokokkeninfektion fehlen.
Zu (D)
Bei systemischen Infektionen sind Gonokokken in der Synovia des entzündeten Gelenks nachweisbar. Eine Gelenkpunktion ist allerdings mit einem höheren Komplikationsrisiko behaftet als ein Urethralabstrich.
Zu (E)
Untersuchung des Mittelstrahlurins bei Blasen- und Niereninfektionen.

Frage 7.76: Lösung D

Die **Panarteriitis nodosa** ist eine Systemerkrankung aus dem Formenkreis der Kollagenosen mit abakterieller Entzündung der kleinen Arterien und Arteriolen.

Zu (A)
Unter der Beteiligung viszeraler Organe werden die Nieren am häufigsten betroffen (80–90%), es folgen der Magen-Darm-Kanal (etwa 70%) und die Koronararterien (80%). Das ZNS wird mit 20–40% befallen und das periphere Nervensystem mit 60%.
Zu (B)
Die Nierenbeteiligung der Panarteriitis nodosa zeigt sich in Form anämischer Infarkte bis hin zur Schrumpfniere. Es kann in seltenen Fällen zum totalen Nierenversagen mit Anurie kommen.
Zu (C)
Als obligates Symptom der Panarteriitis nodosa gilt die Hypertonie. Eine Einschränkung der Leistungsfähigkeit des Herzens und Blutungen bei Gefäßrupturen können die Folge sein.
Zu (D)
Aseptische Papillennekrosen sind nicht typisch für die Panarteriitis nodosa. Vielmehr dominiert die Entwicklung nach Art einer vaskulären Schrumpfniere. Erst sekundär sind tubuläre Insuffizienzerscheinungen mit Polyurie möglich.
Zu (E)
Man kann histologisch von der Media ausgehende fibrinoide Nekrosen, Leukozyteninfiltrationen und eine schwere Zerstörung der gesamten Arterienwand feststellen.

[F 81]
Frage 7.77: Lösung A
[F 87]
Frage 7.78: Lösung E

Gemeinsamer Kommentar

Die **Spondylosis hyperostotica** ist eine Sonderform des degenerativen Rheumatismus der Wirbelsäule. Sie tritt hauptsächlich im 4.–7. Lebensjahrzehnt auf und tendiert unter zunehmenden Schmerzen vor allem im mittleren Rücken zu einer deutlichen Rückenversteifung, ohne völlige Ankylose.
Die Krankheit ist sehr oft mit Diabetes mellitus (50%) kombiniert.
Röntgenologisch finden sich vor allem an der Brustwirbelsäule gußartig über Vorderflächen von Brustwirbeln und Bandscheibenräumen sich hinziehende Knochenspangen (Osteophyten). An der Halswirbelsäule erscheinen die Spondylophyten seltener. Die Iliosakralgelenke bleiben frei.

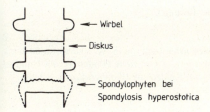

Abb. 7.2. Spondylophytenbildung bei Spondylosis hyperostotica

75% der Examenskandidaten entschieden sich für Antwort (E), 16% wählten (B).

F 87
Frage 7.79: Lösung C

Vgl. Kommentar zu Frage 7.47ff.
Diese Frage wurde gut gelöst. 84% wählten Lösung (C), 14% Lösung (E).

Frage 7.80—7.91:

Gemeinsamer Kommentar

Die **Arthrosis deformans** ist charakterisiert durch einen unphysiologischen Abbau von Gelenkknorpel, der zu einer Bewegungseinschränkung und Schmerzen betroffener Gelenke führt.
Begünstigende Faktoren sind:
- Athletisch-pyknischer Körperbau
- Übergewicht
- Arbeitsüberlastung (z.B. Preßlufthammerschäden von Ellenbogen- und Schultergelenken)
- Sport (z.B. Fußball, Handball)
- Angeborene Anomalien des Skelettsystems (z.B. Luxationen, Genu varum, Rachitis)
- Tabes dorsalis (durch Ausfall der Schmerzwarnung)
- Ernährungsstörungen
- Hämophilie (durch Hämarthrose)
- Stoffwechselkrankheiten (z.B. Diabetes mellitus, Alkaptonurie, Gicht)
- Immobilisation

Pathologisch-anatomisch findet man
- Unregelmäßigkeiten der Gelenkfläche mit Knorpelrissen, -usuren und -defekten sowie eine Demaskierung kollagener Fasern,
- Knochenumbau mit Neubildung von Knochensubstanz (Osteophytose).

Histologisch imponiert eine Veränderung an der Knochenmatrix als auch an den Chondrozyten. Außerdem läßt sich bei der aktivierten Arthrose meist eine mäßig ausgeprägte zelluläre Infiltration des Synovialstromas sowie eine im allgemeinen deutliche Fibrose der Synovialmembran nachweisen.
Typisch für Arthrosen großer Gelenke ist der Anlauf- und Ermüdungsschmerz, der im Ausbreitungsgebiet der sensiblen Innervation des Gelenks empfunden wird. Bei der Koxarthrose wird der Schmerz am Oberschenkel vorn innen, im Gesäß und im Knie empfunden. Bei der Gonarthrose hat der Patient Schmerzen im ganzen Gelenk oder am medialen Gelenkrand. Der Anlaufschmerz wird zum Dauerschmerz und verschwindet erst nach längerer Ruhe wieder.
Im Bereich der Wirbelsäule können degenerative Veränderungen zu Bandscheibenvorfällen mit Wurzelirritationen mit entsprechender Schmerzsymptomatik führen.

Röntgendiagnostik
Typische röntgenologische Befunde sind:
- Gelenkspaltverschmälerung
- Subchondrale Spongiosasklerose
- Osteophytäre Neubildung des Knochens am Gelenkrand
- Spondylophyten

Laborchemisch sind die Entzündungsparameter in der Regel nicht erhöht, ebenso werden auch keine serologischen Befunde erhoben.
Bei der **Polyarthrose** besteht das konservative Behandlungsverfahren in der medikamentösen Gabe von analgetisch-antiphlogistischen nichtsteroidalen Rheumapharmaka. Kortisonpräparate werden wegen der Nebenwirkungen als Dauermedikation abgelehnt. Allerdings wird die lokale Applikationsform im Sinne intraartikulärer Injektionen von Steroiden mit Erfolg eingesetzt. Daneben haben sich Lokalanästhetika bewährt.
Neuere Untersuchungen sehen die intraartikuläre Injektion von Glukokortikoiden nur noch bei der aktivierten Arthrose gegeben, da nachgewiesen wurde, daß durch Kortikoide unter anderem der Mukopolysaccharidstoffwechsel gehemmt wird und eine Kristallsynovitis bis hin zu Knorpel- und Knochennekrosen entstehen kann. Daneben ist das Infektionsrisiko nicht zu unterschätzen.
Als weitere medikamentöse Maßnahme gilt die Verabreichung von Mukopolysaccharidpolyschwefelsäureester, die zu einer Anreicherung der Mukopolysaccharide (Proteoglykane) im Gelenkknorpel führen.
Daneben werden physikalische und in schweren Fällen operative Verfahren angewandt.

Die **Interphalangealarthrose,** die häufig bei einer Polyarthrose auftritt, kann sich an verschiedenen Gelenken der Hand manifestieren:
1. **Heberden-Knötchen:** Sie lassen sich als erbsgroße nur wenig druckdolente, unverschiebliche Knötchen an den seitlichen Partien der distalen Interphalangealgelenke nachweisen.
2. **Bouchard-Knoten:** Dies sind diffuse Gelenkauftreibungen an den Fingermittelgelenken.
3. **Rhizarthrose:** Sie zeichnet sich durch degenerative Veränderungen am Daumenwurzelgelenk aus. Sie tritt meist mit einer Heberden- oder Bouchard-Arthrose auf.

Meist werden Frauen ab dem 50. Lebensjahr betroffen. Im Röntgenbild kann eine Verschmälerung des Gelenkspaltes, Randwülste, Bildung von Detrituszysten und eine Verdichtung der knöchernen Gelenkenden beobachtet werden. Deformationen sind in fortgeschrittenem Stadium sichtbar. Laborwerte sind nicht verändert. Die BSG kann leicht erhöht sein.

H 85
Frage 7.83: Lösung D

Zu (A)
Kortikosteroide finden bei der Behandlung der **rheumatoiden Arthritis** Anwendung, wenn andere, nichtsteroidale Medikamente wie Salicylate, Piroxicam, Indometacin, Diclofenac, Novaminsulfat versagt haben (nach S. Moeschlin).
Zu (B)
Kortikosteroide können bei der **Spondylitis ankylosans** häufig zu Remissionen führen, müssen jedoch als Dauertherapie in einer Erhaltungsdosis weitergegeben werden.
Zu (C)
Beim **rheumatischen Fieber** finden Kortikosteroide dann Anwendung, wenn
● Fälle mit frischer oder früherer Herzbeteiligung,
● Fälle mit weitergehenden Komplikationen (z. B. Chorea),
● Salizylresistente Fälle vorliegen
(nach S. Moeschlin).
Zu (E)
Histologisch liegt bei der **Polymyalgia rheumatica** eine Panarteriitis vor, die hervorragend auf Kortikosteroide anspricht. Mit einer Besserung der Symptomatik kann nach wenigen Tagen gerechnet werden. Eine Erhaltungsdosis sollte über 1–2 Jahre beibehalten werden.

Frage 7.85: Lösung C

Zu (A)
Bei der **Arthritis urica** findet man typischerweise Gichtknoten am Ohr, an der Großzehe (Podagra), am Handgelenk (Chiragra), Kniegelenk (Gonagra), evtl. Schultergelenk (Omagra).
Zu (B)
Rheumaknoten bei der rheumatoiden Arthritis sind vor allem an den Hand-, Fingergrund- und Mittelgelenken zu finden. Große Gelenke sind in der Regel nicht betroffen.
Zu (D)
Bevorzugte Lokalisation der Lipome sind Haut und Sehnen an Ellenbogen, Gesäß, Beinen, Händen.
Zu (E)
Die Ostitis multiplex cystoides Jüngling ist ein Krankheitsbild, das der Sarkoidose zugerechnet wird. Sie ist durch zystische Auftreibungen der kleinen Röhrenknochen (Finger- und Zehenknochen) gekennzeichnet. Typische Laborbefunde sind Hyperkalzämie, Hyperkalziurie und erhöhte BSG.

H 85
Frage 7.86: Lösung E

Bei den abgebildeten Veränderungen im Bereich des Fingerendgelenkes handelt es sich um Heberden-Knötchen, die im Rahmen einer **Polyarthrose** auftreten. Frauen sind bedeutend häufiger betroffen (Frau/Mann 10:1). Eine weitere Diagnostik ist nicht notwendig. Versteifungen und ernsthafte Einschränkungen der Funktion der Extremität sind selten. Entzündungen treten meist nur im Zusammenhang mit Traumen und Überanstrengung auf, erst dann sind lokale Anwendungen mit Antirheumatika (Prednisolon) gerechtfertigt.

H 81
Frage 7.89: Lösung B

Zu (A)
Typisch für die chronische Polyarthritis ist die Morgensteifigkeit, der Bewegungsschmerz oder Druckschmerzhaftigkeit eines Gelenks.
Zu (C)
Zwischen symptomlosen Intervallen treten akute Gichtanfälle auf, die sich auf ein Gelenk beschränken. Typisch sind heftige Schmerzen, intensive entzündliche Reaktion mit Rötung, Schwellung und Hitze.
Zu (D)
Eine akute traumatische Gelenkschädigung zeigt im Gegensatz zur Arthrose Ruheschmerzen bzw. Bewegungsschmerzen.

Frage 7.92: Lösung E
Frage 7.93: Lösung A

Gemeinsamer Kommentar

Absterben, Blau- bzw. Weißwerden der Finger meist unter Kälteeinfluß auftretend, nennt man **Raynaud-Syndrom**. Ursache des **primären Raynaud-Syndroms** sind rein funktionelle Störungen. Vorwiegend betroffen ist das weibliche Geschlecht. Oftmals lassen sich die Symptome bis in die Kindheit zurückverfolgen. Die Prognose ist günstig, da oft spontanes Verschwinden.
Dem **sekundären Raynaud-Syndrom** liegen organische Schäden zugrunde. Eine Vasokonstriktion führt infolge des herabgesetzten intravasalen Druckes distal der Stenose zur akralen Ischämie. Es treten heftige Schmerzattacken auf und im Gegensatz zum primären Raynaud-Syndrom ist die Symptomatik einseitig lokalisiert.
Mehrere Krankheiten können Ursache des sekundären Raynaud-Syndroms sein: Kollagenosen (z. B. Sklerodermie), chronische Polyarthritis, Thrombangitis obliterans, Arteriitis temporalis, Intoxikationen, Stoffwechselstörungen, chronische Vibrationstraumen, Verletzungen und Operationen.
Vgl. auch Kommentar zu Frage 7.56.

Zu 7.92 (1)
Das Sjögren-Syndrom ist durch eine Keratokonjunktivitis sicca und Trockenheit der Mundschleimhaut infolge einer chronischen lymphoidzelligen Entzündung der Tränen- und Speicheldrüsen mit einer rheumatoiden Arthritis charakterisiert.
Zu (5)
Der Zusammenhang des Raynaud-Syndroms mit rheumatischen Erkrankungen wird durch die Tatsache ersichtlich, daß die rheumatoide Arthritis Ursache des sekundären Raynaud-Syndroms sein kann.

Frage 7.94: Lösung A
Frage 7.95: Lösung B
Frage 7.96: Lösung E
Frage 7.97: Lösung C
Frage 7.98: Lösung E

Gemeinsamer Kommentar

Die **Osteomalazie** ist ein Symptom bei verschiedenen Grundkrankheiten bzw. Störungen des Kalziumphosphatstoffwechsels. Zugrunde liegt eine Mineralisationsstörung der neugebildeten Knochenmatrix.
Im Jugend- und Kindesalter bis zum Schluß der Epiphysenfugen wird sie als Rachitis bezeichnet.
Es liegt eine Vermehrung des Osteoids vor. Ursachen sind (nach Gross, Schölmerich, Lehrbuch der Inneren Medizin):
1. Vitamin-D-Mangel (mangelnde orale Zufuhr, mangelnde UV-Strahlung, Malabsorptionssyndrom)
2. Vitamin-D-Stoffwechselstörungen (durch Phenylhydantoin, bei chronischer Niereninsuffizienz)
3. Renal-tubuläre Funktionsstörungen (Phosphatdiabetes, renale tubuläre Azidose)
4. Phosphatasemangel (Mangel an alkalischer Phosphatase)
5. Knochenmatrixstörung (Fibrogenesis imperfecta ossium)
6. Knochenumbaustörungen (passager bei Nebenschilddrüsenresektion und Fluortherapie)

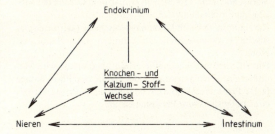

Abb. 7.3. Knochen- und Kalzium-Stoffwechsel in Beziehung zu Endokrinium, Nieren und Intestinum

Histologisch ist eine abnorme Anhäufung von unverkalkter Knochengrundsubstanz (Osteoid) besonders dort zu erkennen, wo eine lebhafte Knochengewebsregeneration existiert (Stellen starker mechanischer Beanspruchung). Das röntgenologische Korrelat bilden band- oder spaltförmige Aufhellungen (Pseudofrakturen oder **Looser-Umbauzonen**). Dadurch kann es zu regelrechten Kontinuitätstrennungen kommen.

Zu 7.94
Die angegebenen Symptome sind typisch bei **Osteomalazie durch Vitamin-D-Mangel**. Diese Krankheit ist recht selten geworden. Sie kommt noch während der Schwangerschaft und in der Stillzeit vor. Jedem Säugling sollte deshalb ab der 2. Lebenswoche täglich 400–1000 IE Vitamin D gegeben werden. Eine zusätzliche UV-Bestrahlung ist in lichtarmen Jahreszeiten indiziert.

Zu (B)
Typisch für den **Morbus Paget** sind kalkarme Umbaufelder, Schädelknochenverdickung, Kortikalisverdickung und zystische Aufhellungen.
Die alkalische Phosphatase ist erhöht.

Zu (C)
Charakteristisch für das generalisierte **Plasmozytom** sind schrotschußähnliche Löcher ohne sklerotischen Saum am Beckenknochen und den Rippen, mottenfraßähnliche Destruktionen am Schädel und eiförmige Defekte im Femur oder Humerus.
Labortypisch sind eine sehr hohe BKS, ein hoher Serumkalziumspiegel und Bence-Jones Proteine im Urin.

Zu (D)
Erst nach einem Verlust von mehr als 30% des Knochenminerals können röntgenologisch erfaßbare Veränderungen festgestellt werden. Typisch sind die Rahmenstruktur der Wirbel und eine Betonung der vertikalen Spongiosabälkchen. Der Schaft der langen Röhrenknochen wirkt „leer".
Die Laborwerte weichen meist nicht von der Norm ab.

Zu (E)
Karzinommetastasen siedeln sich hauptsächlich in der Brust- und Lendenwirbelsäule, im oberen Femur- und Humerusende und im Becken an. Außerdem werden die Rippen häufig befallen.
Karzinommetastasen können osteolytische oder osteoplastische Herde aufweisen. Der Schmerz ist das Hauptsymptom.
Die BKS ist fast regelmäßig erhöht, osteoplastische Metastasen zeigen einen Anstieg der alkalischen Phosphatase (z. B. Prostatakarzinom), ebenfalls beim Prostatakarzinom steigt die saure Phosphatase an.

Zu 7.96
Bei der **Osteodystrophia (Ostitis) deformans Paget** handelt es sich um eine lokalisierte Knochenerkrankung unbekannter Genese mit erhöhtem Knochenumbau.
Tibia, Becken, Kreuzbein, Wirbelkörper und Schädel werden am häufigsten betroffen. Es kommt zu einem erhöhten Umbau, zu einer Osteoporose und im späteren Verlauf zu einer Hyperostose und Osterosklerose durch osteoplastische Knochenneubildung.

Zu 7.97 (2)
Osteomalazie ist eine Erkrankung des Erwachsenenalters, im Kindes- und Jugendalter bis zum Schluß der Epiphysenfugen wird sie **Rachitis** genannt.

Zu (4)
Typisch für die Osteomalazie sind quer zur Längsachse der Knochen bandförmige Aufhellungen = Looser Umbauzonen = unverkalktes Osteoid.

Zu (5)
Die Erkrankung kann in allen Abschnitten des Skeletts auftreten.

Frage 7.99: Lösung E
Frage 7.100: Lösung B
Frage 7.101: Lösung D
F 87
Frage 7.102: Lösung D

Gemeinsamer Kommentar

Die **Osteoporose** ist die häufigste Knochenerkrankung, an der 6% der Gesamtbevölkerung leidet. Frauen sind häufiger als Männer betroffen.
Am häufigsten ist die primäre Form (95%), deren Ursache unbekannt ist. Wahrscheinlich spielt der postmenopausale Östrogenausfall eine Rolle.
Gründe für die sekundäre Osteoporose sind Cushing-Syndrom, Steroidtherapie, rheumatische Erkrankungen, Hyperthyreose, Diabetes mellitus, Malabsorptiondigestion, Laktoseintoleranz.
Pathophysiologisch liegt ein Ungleichgewicht zwischen Knochenan- und abbau vor zugunsten des Knochenabbaus, bzw. zuungunsten des Knochenanbaus.

Klinische Symptome
Schon bei geringer Belastung kommt es zur Knochenbrüchigkeit mit entsprechenden **Frakturen**. Daneben können **Wirbelkörperverformungen** nachgewiesen werden, die zu Wirbelkörpereinbrüchen führen können. Hieraus resultieren die Hyperkyphose (Gibbus-Bildung) und die Hyperlordose mit Größenabnahme.
Schmerzen entstehen häufig durch Nervenkompression und Wirbelkörpereinbrüchen mit subperiostalen und subligamentären Blutungen. Die chronischen Beschwerden haben ihre Ursache in den osteoporotischen Wirbelkörperdeformierungen, was zu lokalen Fehlbelastungen mit muskulärer Dysbalance führt. Auch sekundäre Arthrosen können als Folge der Osteoporose chronische Schmerzen verursachen. Hinzu kommen schmerzhafte Ansatzmyotendinosen.

Röntgendiagnostik
Eine verminderte Schattendichte kann bei einer Entmineralisierung von mehr als 30% festgestellt werden. Im Gegensatz zur Osteomalazie sind die Knochenstrukturen scharf gezeichnet. Oft besteht zwischen den Zwischenwirbelscheiben und der Spongiosa der Wirbelkörper kein Dichteunterschied. Die Brustwirbelsäule ist etwa doppelt so häufig betroffen wie die Lumbalwirbelsäule. Es bilden sich Keil- und Fischwirbel.

Labordiagnostik
Im Gegensatz zur Osteomalazie sind Serumkalzium, Serumphosphat, alkalische Phosphatase und Parathormon im Normbereich.

Therapie
Die analgetische Therapie steht im Vordergrund der Behandlung. Es kommen Antirheumatika, Anabolika, herkömmliche Analgetika und Psychopharmaka zum Einsatz.
Außerdem kommt die Gabe von Östrogenen (postklimakterisch, bei Frauen mit Ovarektomie), Natriumfluorid (fördert den Knochenan- weniger den Knochenabbau), Kalzitonin (hemmt den Knochenabbau und hat analgetische Effekte), Phosphonaten (hemmt den Knochenabbau), Wachstumshormon (stimuliert den Knochenumsatz) und Vitamin D (bei Kombination von Osteomalazie und Osteoporose) zum Einsatz.
Die Osteoporose verläuft schubweise. Nach jahrelangen stabilen Phasen kann es zur erneuten Exazerbation kommen.

Zu 7.99
Als typische Nebenwirkung bei der Therapie mit Kortikoidsteroiden (Hyperkortisonismus) tritt die Osteoporose auf. Der Knochenverlust ist meist rasch progredient durch erhöhte Knochenresorption bei verminderter Knochenneubildung. Die Spongiosa ist dabei hochgradig rarefiziert, und die einzelnen Bälkchen sind sehr dünn.

Zu 7.100
Die **Rachitis** ist eine Störung des Kalziumphosphatstoffwechsels, bei der die Mineralisation der neugebildeten Knochenmatrix (Osteoid) gestört ist. Ursache ist ein Vitamin-D-Mangel im Kindesalter.
Im Erwachsenenalter wird die Erkrankung als Osteomalazie bezeichnet.
Zu (A)
Entspricht der Osteomalazie.
Zu (D)
Pathologisch gesteigerter Knochenumbau unbekannter Genese tritt beim Morbus Paget auf.
Zu (C)
Typische Skelettveränderungen beim primären Hyperparathyreoidismis sind die Ostitis fibrosa generalisata cystica und periosteozytäre Osteolysen.

Zu 7.101 (A)
Bei der **Osteomalazie** wäre ein erniedrigter Kalziumspiegel, erniedrigter anorganischer Phosphorspiegel und eine erhöhte alkalische Phosphatase zu fordern.
Zu (B)
Für M. **Paget** ist eine erhöhte alkalische Phosphatase typisch. Im Röntgenbild sind kalkarme Umbaufelder, Schädelknochenverdickungen, Kortikalisverdickungen und zystische Aufhellungen charakteristisch.
Zu (C)
Für das generalisierte **Plasmozytom** sprechen eine sehr hohe BKS, ein hoher Serumkalziumspiegel und Bence-Jones-Paraproteine im Urin.
Zu (E)
Karzinommetastasen können osteolytische oder osteoplastische Herde aufweisen. Typisch ist eine erhöhte BKS und ein Anstieg der alkalischen Phosphatase.

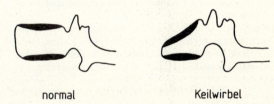

Abb. 7.4. Keilwirbelbildung bei Osteoporose

Frage 7.103: Lösung B
Frage 7.104: Lösung E

Gemeinsamer Kommentar

Ursache eines **primären Hyperparathyreoidismus** ist in 85% der Fälle ein solitäres gutartiges Adenom einer Nebenschilddrüse. Zu 10% kommen diffuse Hyperplasien und zu 5% multiple Adenome und Karzinome vor.
Die Klinik des primären Hyperparathyreoidismus ist geprägt von folgenden Symptomen
1. **Skelettveränderungen stehen bei ca. 15% im Vordergrund:**
   – Diffuse Osteoporose (vermehrte Osteoblastentätigkeit, periosteozytäre Osteolyse bei negativer Knochenbilanz)
   – Zystenbildung (braune Tumoren) bei Bevorzugung der langen Röhrenknochen
   – Subperiostale Resorptionszonen im Bereich der Metacarpalia und der Radialseiten der Phalangen
2. **Nierenbeteiligung bei ca. 50%**
   – Nierensteine
   – Niereninsuffizienz
   – Nephrokalzinose

3. **Hyperkalzämiesyndrom (isoliert in ca. 15%)**
   – Polyurie, Polydipsie
   – Obstipation
   – Bradykardie
   – Verwirrtheit, Bewußtseinstrübung, paranoide Vorstellungen, Depressionen

Zu 7.104
Die röntgenologische Aufnahme der Hand zeigt subperiostale Resorptionen im Bereich der Metacarpalia und der Radialseiten der Phalangen, die für einen **Hyperparathyreoidismus** charakteristisch sind.

H 81
Frage 7.105: Lösung D

Bei der **Toxoplasmose** kommen beim Erwachsenen nach einer Inkubationszeit von einigen Tagen Lymphdrüsenschwellung, Enzephalomeningitiden, Hepatosplenomegalie, Abdominalbeschwerden, Chorioretinitis und Iridozyklitis vor.
Kinder, die mit konnataler Toxoplasmose zur Welt kommen, haben oft eine Enzephalitis, Hydrozephalus, intrazerebrale Verkalkungen und chorioretinitische Narben, Myokarditis und interstitielle Pneumonien kommen vor.

Frage 7.106: Lösung B
Frage 7.107: Lösung E
Frage 7.108: Lösung E

Gemeinsamer Kommentar

Die **Osteodystrophia deformans Paget** kann lokalisiert monostotisch oder polyostotisch vorkommen. Die Erkrankung geht mit einem erhöhten Knochenumbau einher, die Ätiologie ist unklar. Familiäre Häufung wird beschrieben, beide Geschlechter sind betroffen. Becken, Kreuzbein, Tibia, Femur, Wirbelkörper und Schädel sind mit abnehmender Häufigkeit betroffen.
Zu Beginn der Paget-Krankheit steht der lokale Befall des Knochenmarks, wodurch sowohl die **Osteoblasten-** als auch die **Osteoklastentätigkeit** abnorm gesteigert wird und das natürliche Gefüge des Knochengewebes in eine „**Mosaikstruktur**" umgewandelt wird.
Aufgrund des überschießenden osteoplastischen Knochenanbaus sind die befallenen Knochen oftmals verlängert bzw. vergrößert und wegen der unvollständigen Mineralisation leicht verformbar.
In den Markräumen ist eine deutliche **Faservermehrung** zu erkennen. Röntgenologisch imponieren eine örtlich verdichtete und vergröberte Knochenstruktur, **Kortikalisverdickung,** Knochenverformungen („Säbelscheidentibia") und (pathologische) Frakturen.
Beschwerden werden abhängig von der betroffenen Region angegeben.

Die Zunahme des Kopfumfanges bei dem Patienten ist durch die Vermehrung des osteoiden Gewebes auf der endostalen Oberfläche des Schädels zu erklären. Oft kommt es durch den Befall der Schädelbasis durch Druck auf einzelne Hirnnerven zu neurologischen Störungen (Sehstörungen, Schwerhörigkeit).

Zu 7.107 (A)
Ein **Hydrozephalus** mit Zunahme des Kopfumfanges ist eigentlich nur bei Babys und Kindern bis zum 10. Lebensjahr denkbar, ab dem 10. Lebensjahr ist eine Drucksprengung der Schädelnähte kaum noch möglich.
Zu (B)
Beim **Plasmozytom** liegen osteolytische Defekte des Schädels („Landkartenschädel") und des Skeletts vor. Es kommt nicht zu einer Zunahme des Kopfumfangs.
Zu (C)
Vermehrung des Osteoids bei der **Osteomalazie** wird vor allem dort beobachtet, wo eine lebhafte Knochenregeneration existiert (Stellen starker mechanischer Beanspruchung). Looser Umbauzonen sind beweisend. Zunahme des Kopfumfanges wird nicht beobachtet.
Zu (D)
Typischer Skelettbefund beim **primären Hyperparathyreoidismus** ist die Ostitits fibrosa generalisata cystica in Form von „braunen Tumoren" mit bevorzugter Lokalisation der langen Röhrenknochen. Der Schädel zeigt oft eine fleckige Atrophie.
Eine Schädelvergrößerung wird nicht beschrieben.

Frage 7.109: Lösung E

Das **Klippel-Trénaunay-** und das **Sturge-Weber-Syndrom** sowie die Angiomatosis retinocerebellaris v. **Hippel-Lindau** sind Fehlbildungen der Gefäßstruktur mesodermalen Ursprungs.
Beim **Klippel-Trénauny-Syndrom** liegt gleichzeitig eine einseitige Varikosis und partieller Gigantismus mit Knochen- und Weichteilhypertrophie vor.

Zu (A)
Die **Neurofibromatose Recklinghausen** ist eine erbliche Erkrankung des Nervenbindegewebes und zeichnet sich durch Pigmentflecken („Café au lait") und solitär oder diffus wuchernde Neurofibrome aus.
Zu (C)
Beim **Morbus Addison** handelt es sich um eine primäre Insuffizienz der Nebennierenrinde. Klinisch äußert er sich in
– Einer verstärkten Pigmentation der Haut
– Adynamie
– Nykturie
– Hypoglykämie
– Hypotonie
– Psychischen Veränderungen (Verlangsamung, Psychose)

Zu (B)
Beim **Hyperparathyreoidismus** kann es zu folgenden klinischen Manifestationen kommen:
- Hyperkalzämiesyndrom (Herzrhythmusstörungen, Pankreatitis, Polyurie)
- Skelettsyndrom (Ostitis fibrosa generalisata cystica Recklinghausen)
- Urologisches Syndrom (Urolithiasis, Nephrokalzinose)
- Begleiterkrankungen (Cholelithiasis, Hypertonus, Ulcus ventriculi et duodeni).

Zu (D)
Bei der **Thrombose** der **Vena cava inferior** ist der Patient besonders emboliegefährdet. Der Blutrückstau wirkt sich auf beide Extremitäten aus. Partieller Riesenwuchs besteht nicht.

Frage 7.110: Lösung D
H 85
Frage 7.111: Lösung D
H 85
Frage 7.112: Lösung E
F 88
Frage 7.113: Lösung E
H 87
Frage 7.114: Lösung E
H 87
Frage 7.115: Lösung C
Frage 7.116: Lösung E

Gemeinsamer Kommentar

Die **Gichtarthritis** tritt bei erhöhtem Harnsäuregehalt des Blutes durch Kristallisation von Mononatriumurat im Gewebe auf.
Prädilektionsstellen sind:
- **Großzehengrundgelenk** (Podagra)
- **Daumengrundgelenk** (Chiragra)

Der polyartikuläre Befall ist relativ selten und betrifft vor allem ältere Frauen nach der Menopause.
Im weiteren Verlauf mit chronischer Entwicklung entstehen Ablagerungen der Kristalle im Knorpel, Sehnen, Bursae, Unterhautzellgewebe sowie in der Niere (Parenchym).

Tabelle 7.4. Stadieneinteilung der Härnsäuregicht (nach H. Hornbostel u. a)

Prägicht	Manifeste Gicht		
Stadium I	II	III	IV
asymptomatische Hyperurikämie	akuter Gichtanfall	interkritische Phase	chronisch tophöse Gicht

Auslösende Faktoren eines Gichtanfalles sind:
- Streß
- Exzessive Nahrungsaufnahme
- Alkoholabusus
- Chirurgische Eingriffe

Die **Röntgenaufnahmen** zeigen ausgeprägte Gichttophi der Grundgelenke. Ihnen geht eine Zerstörung des gelenknahen Knochens durch Harnsäure voraus.
Tophi der Weichteile kommen in Schleimbeuteln, periartikulären Geweben, Sehnenscheiden sowie der Subkutis der Ohrmuschel vor.
Typisch sind scharf ausgestanzte Usuren an den Knochenenden.

Therapie
Colchizin ist das Mittel der Wahl zur Anfallsbehandlung der Arthritis urica. Colchizin ist antimitotisch wirksam. Beim akuten Gichtanfall wirkt es über eine Verminderung der Beweglichkeit der chemotaktisch durch die Harnsäurekristalle angezogenen Leukozyten. Dadurch wird der vermehrte Leukozytenzerfall verhindert, bei dem entzündungsfördernde Enzyme freigesetzt werden. Colchizin wirkt nicht auf den Harnsäurespiegel und beeinflußt die Gicht weder antiphlogistisch noch analgetisch.
Außerdem kommen Antiphlogistika wie Phenylbutazon, Indometacin oder Diclofenac zum Einsatz.
Zur Dauertherapie werden Allopurinol (Urostatikum) oder Benzbromaron (Urikosurikum) gegeben.
Diätetische Maßnahmen umfassen die Begrenzung nukleinsäurereicher Nahrung (z.B. Innereien) und die Einschränkung von Fleischprodukten und Alkohol. Kaffee kann weiter getrunken werden, da die enthaltenen methylierten Purine nicht zu Harnsäure metabolisiert werden.

Zu 7.112 und 7.115
Die **Chondrokalzinose** (Pyrophosphatgicht, Pseudogicht) ist gekennzeichnet durch eine Störung des Phosphatstoffwechsels im Knorpel, die zur Ablagerung von Kalziumpyrophosphatdihydrat im Gelenkknorpel sowie in Menisken und Bandscheiben führt. Es sind vorwiegend ältere Menschen betroffen.
Befallen werden im Gegensatz zur Gicht vor allem die Kniegelenke, weniger häufig Hand-, Ellenbogen-, Hüft-, Schulter- und Sprunggelenk. **Röntgenologisch** imponieren linien- und streifenförmige Verschattungen parallel zur Gelenkfläche an den Menisken der Kniegelenke, Schultergelenke und der Symphyse, die durch Ablagerungen von Kalziumpyrophosphat entstehen.
Die Chondrokalzinose kommt nur selten familiär vor.

Zu 7.111 (A)
Strahlbefall der Fingergelenke gehört zum Befallsmuster der **Psoriasisarthritis**.
Zu (B)
Typischer Befall bei **Arthrosis deformans**: Fingerendgelenke (Heberden), Fingermittelgelenke (Bouchard), Daumensattelgelenke (Rhizarthrose).
Zu (C)
Charakteristisch arthritischer Befall bei **chronischer Polyarthritis**: Symmetrischer Befall der Fingermittel- und -grundgelenke.

F 81
Frage 7.117: Lösung C
H 86
Frage 7.118: Lösung B

Gemeinsamer Kommentar

Das **Karpaltunnel-Syndrom** wird durch **Kompression des N. medianus**endastes unter dem Ligamentum carpi volare hervorgerufen. Es wird angenommen, daß in diesen Fällen eine abnorme Enge des Karpaltunnels besteht.
Frauen in der 2. Lebenshälfte sind häufiger betroffen als Männer. Die Erkrankung beginnt häufig mit nächtlichen, schmerzhaften, oft brennenden Parästhesien am Mittelfinger und anschließend an der Beugeseite der ersten 3 Finger und in den angrenzenden Hautarealen. Die gesamte Hand kann von Mißempfindungen und Schmerzen erfaßt werden, die bis zur Ellenbogengegend nach proximal ausstrahlen. Im weiteren Verlauf kommen die sensiblen Reizsymptome auch tagsüber vor, es tritt eine Hypästhesie auf, und es stellen sich Parese und Atrophie in den Mm. abductor pollis brevis und opponens pollicis ein. Auch die Schweißsekretion (Ninhydrintest) ist im Medianusgebiet vermindert. Im fortgeschrittenen Stadium können im EMG Denervierungszeichen der betroffenen vom N. medianus versorgten Muskeln nachgewiesen werden.
Das Karpaltunnel-Syndrom tritt in folgendem Zusammenhang auf
- Bei Beschäftigung mit chronischer oder häufig wiederholter Extension der Hand (z.B. Bügeln, Tischlerarbeiten, Bedienen von Hebeln an Maschinen)
- Bei **Akromegalie** infolge ödematöser Schwellung der Synovia
- Bei **Hypothyreose** im Zusammenhang mit Muskel- und Gelenkschmerzen
- Bei **rheumatoider Arthritis** sowie Sklerodermie
  Als Ursache bei Schwangerschaftsparästhesien. Es wird postuliert, daß die Ödemneigung in der 2. Hälfte der Schwangerschaft zu einer Enge im Karpaltunnel führt.

Behandlung des Karpaltunnel-Snydroms:
- Injektion von Hydrokortison in den Karpaltunnel kann im Frühstadium Linderung der Symptome bringen
- Spaltung des Ligamentum carpi volare, jedoch in vielen Fällen nicht ausreichend, wenn eine rheumatische Genese vorliegt
- Synoviektomie

Zu 7.117 (A)
Für das Raynaud-Syndrom ist das „Absterben", Blau- und Weißwerden der Finger, meist unter Kälteeinfluß charakteristisch.
Zu (B)
Bei der beginnenden Fingerpolyarthrose steht eine Entzündungssymptomatik in Form von Rötung, Weichteilverdickung, Überwärmung und Ruheschmerz im Vordergrund.
Zu (D)
Beim HWS-Syndrom mit peripherer Symptomatik kann eine Einschränkung der Kopfbeweglichkeit mit radikulären Schmerzen in Schulter und Arm festgestellt werden. Außerdem kann es zu Parästhesien auf dem Handrücken und zu sensiblen Störungen im Bereich des Zeige- und Mittelfingers kommen.
Zu (E)
Typisch für den Morbus Sudeck sind zunehmende Spontan- und Bewegungsschmerzen tagsüber und auch nachts. Es treten Schwellung und anfänglich Überwärmung der Haut auf. Charakteristisch sind Schmerzäußerungen der Patienten bei passiver Bewegungsbelastung in den der Verletzung entfernt liegenden kleinen Gelenke. Im Stadium der Endatrophie ist die Haut dünn, glänzend und übermäßig kälteempfindlich. Es besteht eine sehr starke Funktionsbehinderung.

Frage 7.119: Lösung D

Das **osteogene Sarkom** kommt vor allem beim männlichen Geschlecht vor und hat ein Maximum im 2. Lebensjahrzehnt. Bevorzugt wird das proximale und distale Ende des Femur befallen und das proximale Ende von Tibia und Humerus.
Über 80% aller Neoplasien gehen von epithelialen Zellelementen aus (Karzinome, Chorionepitheliome). Die Inzidenz (Neuerkrankungsziffer an malignen Tumoren pro Jahr) ist bei **Männern** nach der Häufigkeit:
1. Bronchus-Lunge 2. Darm 3. Magen 4. Prostata
bei **Frauen:**
1. Mamma 2. Uterus 3. Darm 4. Magen
(Zahlen von 1974).
Die Krebsgefährdung nimmt allgemein für alle Neoplasien sprunghaft mit dem 30. Lebensjahr zu. Allerdings haben sich die Zahlen der Krebsmortalität für Frauen in den letzten Jahren verändert. Nach der jüngsten Veröffentlichung der American Cancer Society 1989 liegen bei der Krebssterblichkeit der Frauen die Malignome der Lunge/Bronchien an erster Stelle mit 21%, gefolgt vom Mamma-Ca 18% und Kolon/Rektum-Ca 13%. Bei den Männern liegt nach der Veröffentlichung der Bronchial/Lungenkrebs mit 35% weiterhin an der Spitze der Krebstodesursachen, gefolgt vom Prostata- und Kolon/Rektum-Ca (jeweils 11%).

[H 81]
Frage 7.120: Lösung C
Frage 7.121: Lösung C
[F 87]
Frage 7.122: Lösung C

Gemeinsamer Kommentar

Bösartige Geschwülste, die besonders häufig **Knochenmetastasen** setzen, sind Karzinome der
- Prostata
- Mamma
- Bronchien
- Niere
- Schilddrüse

Fernmetastasen werden in erster Linie durch Verschleppung von Krebszellen mit dem Venenblut verursacht. Über das Pfortadersystem und die Leber erreichen sie durch das kavale System die Lunge. Leber und Lunge bilden Filter, in denen viele Karzinomzellen hängen bleiben. Einzelne Zellen passieren die Lunge ohne dort Metastasen zu setzen. Diese gelangen nach Übertritt in das arterielle Blut in das Skelett.
Wirbelsäulenmetastasen werden in erster Linie durch das Vertebralvenensystem gestreut. Dies ist ein dichtes Netz klappenloser Venen, das das gesamte Achsenskelett, einschließlich der Dura, vom Schädel bis zum Sacrum überzieht.

Zu 7.121
Das Röntgenbild zeigt eine diffuse **oesteoplastische Knochenmarkskarzinose,** deren Ursache ein Prostata- und ein Mammakarzinom sein können, die bevorzugt in das Skelett metastasieren.

[H 81]
Frage 7.123: Lösung E

Das Röntgenbild zeigt eine voll ausgeprägte Koxarthrose mit starken Deformierungen von Kopf und Pfanne. Massive Sklerosierungen sind sichtbar mit kaum noch erkennbarem Gelenkspalt. Der Gelenkkopf steht in einer vertieften Pfanne (Protrusio acetabuli). Der Pfannenboden ist verdünnt und in das kleine Becken vorgewölbt.

Frage 7.124: Lösung B

Eine Ruptur der langen Bizepssehne ist proximal und distal möglich. Reißt sie proximal, ist das ein Hinweis auf degenerative Veränderungen. So führen arthrotische Zakken leicht zu mechanischer Irritation und Riß des Muskels bei nur geringer Kraftanstrengung.
Klinisch zeigt sich ein Abrutschen des Muskels in Richtung Schultergelenk bei Anspannung. Dies führt zu einer kugelartigen Vorwölbung an der Ventralseite des Oberarmes.

Zu (A)
Bei Ruptur des M. deltoideus wäre eine Abduktion des Armes nicht mehr möglich.
Zu (D)
Die Ruptur der Supraspinatussehne hat einen Ausfall der seitlichen Drehung des Armes zur Folge.

[H 81]
Frage 7.125: Lösung B

Zu (A)
Eine Ruptur des **M. triceps** (Innervation durch N. radialis) würde eine Streckung des Unterarms im Ellenbogengelenk unmöglich machen.
Zu (B)
Die **Periarthropathia humeroscapularis** ist sehr häufig und beruht auf einer ausgedehnten Fibrositis oder Fibrose von Faszien, Sehnen, Bursae und Bindegewebe, welche das Schultergelenk umgeben. Klinisch macht sich die Erkrankung durch Druckempfindlichkeit des Schultergelenks (besonders der Ansatz der Supraspinatussehne) bemerkbar. In chronischen Fällen zeigt das Röntgenbild häufig eine Verkalkung in der Supraspinatussehne, die dann leicht rupturieren kann.
Eine Ruptur der **Supraspinatussehne** (Innervation durch N. suprascapularis) hat einen Ausfall der aktiven seitlichen Drehung des Armes zur Folge.
Zu (C) und (D)
Eine Ruptur der kurzen und der **langen Bizepssehne** verursacht einen Ausfall der Supination und Flexion im Ellenbogengelenk.

Frage 7.126: Lösung B

Die **Tabes-Erkrankung** zählt neben der Paralyse und der Lues cerebrospinalis zu den Spätformen der Neurolues. Zur Symptomatik der Tabes gehören Pupillenstörungen (reflektorische Pupillenstarre Argyll-Robertson). Abschwächung oder Verlust der Eigenreflexe, Optikusatrophie, Störungen der Tiefensensibilität mit spinaler Ataxie, lanzinierende Schmerzen, Kältehyperästhesie und ein verzögertes Schmerzempfinden.
Als Komplikation kann es bei starken Störungen der Tiefensensibilität infolge übermäßiger Belastung der Gelenke zu einer tabischen Arthropathie kommen, die hauptsächlich die Kniegelenke befällt. Tabische Blasenlähmungen kann zu einer Zystitis und Pyelonephritis führen. Die Hauterkrankung ist offensichtlich auf die Lueserkrankung im Stadium I bzw. II zurückzuführen, die mit Spritzen (Penizillin) therapiert wurde.

Zu (A)
Für die Kniegelenksarthrose ist der Anlaufschmerz und Ermüdungsschmerz typisch. Fehlstellungen treten als Ausdruck von Gelenkergüssen und Kapselschwellungen auf.
Zu (C)
Der Syringomyelie liegt im Gegensatz zur Tabes eine dysontogenetische Störung zugrunde. Die Läsionen befinden sich vornehmlich an den oberen Extremitäten mit Befall von Schulter- und Ellenbogengelenken.
Zu (D)
Oft sind bei der chronischen Polyarthritis periphere Neuropathien mit Parästhesien und Sensibilitätsstörungen nachweisbar. Paresen der Hand- und Fußmuskeln sind selten. Meist starke Schmerzen im Kniegelenk.
Zu (E)
Bei degenerativen Wirbelsäulenleiden mit Wurzelkompression stehen Schmerzen, radikuläre Ausfälle und motorische Ausfälle entsprechend der Ausbreitungsgebiete der betreffenden Wurzel im Vordergrund.

Frage 7.127: Lösung D

Die **Myasthenia gravis pseudoparalytica** ist durch eine abnorme Ermüdbarkeit der Willkürmuskulatur gekennzeichnet, die sich unter Belastung einstellt und sich zumindest im Anfangsstadium der Krankheit beim Ruhen der betroffenen Muskulatur wieder zurückbildet.

Zu (A)
Die Krankheit ist nicht erblich. Als transitorische Form haben Neugeborene myasthenischer Mütter in 10–20% der Fälle ein myasthenisches Syndrom. Es zeigt sich durch Trinkschwäche, kraftlose Atmung und geringe Spontanmotorik. Das Syndrom klingt nach einigen Wochen wieder ab.
Zu (B)
Die Myasthenia gravis zählt zu den Autoimmunkrankheiten. Folgende Fakten sprechen dafür: häufige Thymushyperplasie mit perivaskulären Plasmazellen, begleitende Krankheiten wie Hyperthyreose, Lupus erythematodes, Gelenkrheumatismus, der Befund von muskulären sowie gegen Thymus- und Schilddrüsengewebe gerichtete Antikörper sowie die erfolgreiche immunsuppressive Therapie.
Zu (C)
Eine Thymektomie erscheint als Therapie der Myasthenia gravis pseudoparalytica wirksam, wenn die Krankheitsdauer kürzer als 3 Jahre und nicht generalisiert ist. Bei Thymomen ist eine Thymektomie auf jeden Fall indiziert.
Zu (D)
Ein IgA Anstieg tritt nicht auf.
Zu (E)
Die Symptome der Myasthenia gravis beruhen auf einer pathologischen Veränderung der neuromuskulären Überleitung, die zur Folge hat, daß Azetylcholin an der motorischen Endplatte nicht mehr in ausreichendem Maße eine Depolarisation auslösen kann.

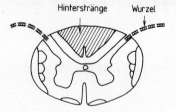

Tabes dorsalis: Hinterstrangdegeneration und Wurzelinfiltration

Abb. 7.5. Rückenmarkquerschnitt

8 Wasser-, Elektrolyt- und Säure-Basen-Haushalt

Frage 8.1: Lösung C
[H 85]
Frage 8.2: Lösung C
[H 85]
Frage 8.3: Lösung B
[H 86]
Frage 8.4: Lösung B
[H 81]
Frage 8.5: Lösung A
Frage 8.6: Lösung C
[F 86]
Frage 8.7: Lösung A

Gemeinsamer Kommentar

Metabolische Azidosen sind gekennzeichnet durch Anhäufung von H$^+$-Ionen oder durch Bikarbonatverluste. Folgende **Ursachen** kommen in Betracht:
- Endogene Säurebelastung (z.B. bei diabetischer Ketoazidose, Fieber, Hyperthyreose, Laktazidose)
- Exogene Säurebelastung (z.B. bei Aufnahme von Methylalkohol, Paraldehyd)
- Basenverluste (z.B. bei Diarrhöen, Gallen-Pankreas-Fisteln)
- Renal (z.B. bei Niereninsuffizienz, chronischer Pyelonephritis, renaltubulärer Azidose)

Bei der nicht kompensierten metabolischen Azidose befindet sich der pCO$_2$ im Normbereich, Standardbikarbonat und pH sind vermindert.
Der aktuelle pH errechnet sich dabei aus der Henderson-Hasselbalch-Gleichung:

$$pH = \log \frac{[HCO_3^-]}{[H_2CO_3]} + pk'$$

Bei der kompensierten metabolischen Azidose kommt es zu einer vermehrten Abatmung von CO$_2$, wodurch nach der o.g. Gleichung der Quotient größer wird und der pH-Wert ansteigt. Der pCO$_2$ vermindert sich im arteriellen Blut.
Die Hyperkaliämie kommt durch den intra-extrazellulären Austausch zwischen H$_+$-Ionen und K$_+$-Ionen entsprechend dem Blut-pH zustande.
Klinisch imponiert der respiratorische Kompensationsmechanismus in Form einer vertieften, beschleunigten Atmung (Hyperventilation = Abatmung von CO$_2$).
Der O$_2$-Partialdruck vermindert sich nicht.

Tabelle 8.1. Metabolische und respiratorische Störungen des Säure-Basen-Haushalts

Störung	pCO$_2$	Standardbikarbonat	pH
Respiratorische Azidose	↑	↔	↓
Respiratorische Alkalose	↓	↔	↑
Metabolische Azidose	↔	↓	↓
Kompensierte metabolische Azidose (Hyperventilation)	↓	↓	↔
Metabolische Alkalose	↔	↑	↑
Kompensierte metabolische Alkalose (Hypoventilation)	↑	↑	↔

↔ = normal ↑ = erhöht ↓ = erniedrigt
Normwerte:
pCO$_2$ = 38–42 Torr
Standardbikarbonat = 21–26 mval/l
pH = 7,38–7,42

Zu 8.2
Bei **Verbrennungen und Schock** kommt es unter anaeroben Bedingungen zu einer massiven Laktatbildung (endogene Säurebelastung), die schließlich auch innerhalb kurzer Zeit zu einer metabolischen Azidose führt.
Durch **Verlust alkalischen Darminhalts** (z.B. Erbrechen, Diarrhö) kann eine metabolische Azidose hervorgerufen werden.
Die akute **Peritonitis** kann mit einem hypovolämischen bzw. endotoxischen Schock einhergehen, der über eine Laktatazidose ebenfalls zu einer metabolischen Azidose führen kann.
Bei der **metabolischen Azidose** (4) herrschen ausgeglichene pCO$_2$-Werte vor, erst im kompensatorischen Stadium (durch Hyperventilation) sinkt der Wert ab. Bei der respiratorischen Azidose findet man deutlich angehobene pCO$_2$-Werte vor.

Zu 8.3
Die in der Frage angegebene Blutgaskonstellation entspricht einer **respiratorisch kompensierten metabolischen Azidose.** Der pH-Wert als Säurekorrelat ist fast normal, pCO$_2$ ist als Folge der Hyperventilation erniedrigt. Das Standardbikarbonat liegt ebenfalls noch im normalen Bereich. Eine Substitution von Bikarbonat wird bei Werten von unter 15–18 mmol/l empfohlen. Hierbei kommt die Gabe von Natriumbikarbonat, Natriumkalzium- oder Natriumkaliumzitratsalzen in Betracht.
Normwerte: pCO$_2$ = 38–42 mmHg; Standardbikarbonat = 21–26 mval/l

Zu 8.4
Bei Patienten mit chronischer Niereninsuffizienz kommt es oft zu einer metabolischen Azidose. Ursache ist eine Störung der Wasserstoffionensekretion und/oder der Bikarbonatreabsorption. Dabei sinkt vor allem die Ausscheidung von Ammoniumionen mit dem Glomerulumfiltrat ab. Die Ausscheidung von Phosphat bleibt mit abnehmendem Glomerulumfiltrat noch lange im Normbereich. Grund dafür ist der zunehmende Hyperparathyreoidismus. Erst bei fortgeschrittener Niereninsuffizienz sinkt er ab. Deshalb kann die Niere noch lange sauren Harn ausscheiden. Die Wasserstoffionenelimination kann nur durch eine Erhöhung der Bikarbonatkonzentration im Plasma erreicht werden, da die Phosphat- und Ammoniumausscheidung therapeutisch unbeeinflußbar ist.

Durch Zunahme der Wasserstoffionenkonzentration im Blut wird eine Abnahme der Sauerstoffaffinität verursacht (Bohr-Effekt). Der Bohr-Effekt beruht darauf, daß der pK-Wert (negativer Logarithmus der Dissoziationskonstanten) bestimmter Säuregruppen des Hämoglobins durch Sauerstoffanlagerung abnimmt und dadurch Wasserstoffionen vom Oxyhämoglobin dissoziiert werden.

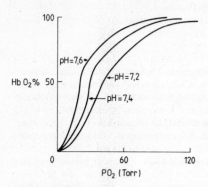

Abb. 8.1. Bohr-Effekt

Zu 8.5
Bei der Korrektur einer metabolischen Azidose durch Infusion von Natriumbikarbonatlösung kann es bei zellulären Kaliumverlusten zu einer Verschiebung der extra-intrazellulären Wasserstoffionenverteilung kommen. Für 3 Kaliumionen, die aus der Zelle eliminiert werden, treten 2 Natriumionen und 1 Wasserstoffion in die Zelle ein. Dadurch kann im Extremfall eine Überkompensierung in Form einer metabolischen Alkalose hervorgerufen werden.

Frage 8.8: Lösung E
Frage 8.9: Lösung B
Frage 8.10: Lösung D
Frage 8.11: Lösung B
Frage 8.12: Lösung E
Frage 8.13: Lösung A

Gemeinsamer Kommentar

Bei der **metabolischen Alkalose** findet man bei erhöhtem pH-Wert ein erhöhtes Standardbikarbonat vor, der pCO_2-Wert ist bei der nicht kompensierten Form noch im Gleichgewicht.

Eine **metabolische Alkalose** wird entweder durch einen Entzug von Wasserstoffionen oder Anstieg von Bikarbonat verursacht. Folgende Störungen können zugrunde liegen:
1. Erbrechen (Verlust von saurem Magensaft – HCl)
2. Hypokaliämie (intra-extrazellulärer Austausch zwischen Wasserstoffionen und Kaliumionen in Abhängigkeit vom Blut-pH)
3. Überdosierte Azidosetherapie durch Bikarbonatzufuhr (Austausch extrazellulärer Kaliumionen gegen intrazelluläre Wasserstoffionen)
4. Diuretikatherapie mit nicht kaliumsparenden Diuretika
5. Mineralkortikoidexzeßsyndrome (hypokaliämische Alkalose)

Klinische Symptome der **metabolischen hypochlorämischen Alkalose** treten in Form von tetanischen und zerebralen Erscheinungen auf.

1. **Zerebrale Symptome**
   - Schwindel
   - Sehstörungen
   - Angstzustände durch Vasokonstriktion zerebraler Gefäße
2. **Tetanische Symptome**
   Durch Abnahme des ionisierenden freien Kalziums und Verteilungsstörungen von Kalzium und Magnesium zwischen intra- und extrazellulärem Raum. Daraus resultiert eine Hyperpolarisation und Übererregbarkeit der Muskel- und Nervenzellen:
   - Hyperästhesien
   - Parästhesien
   - Kribbelgefühl
   - Ameisenlaufen insbesondere im Bereich der oberen Extremitäten und perioral (Pfötchenstellung).
3. **Vermehrte Atemarbeit, hervorgerufen durch Bronchospastik**
4. **Hypokaliämie und Kaliurie bei chronischer Alkalose**

Zu 8.7 (B)
Das Ergebnis dieser Blutgasanalyse entspricht einer **respiratorischen Azidose**: erniedrigtes pH, erhöhter pCO_2, ausgeglichenes Standardbikarbonat.

Die Ursachen der chronischen **respiratorischen Azidose** können sein:
1. **Restriktive pulmonale Störungen**
   Z.B. Pneumonie, Tumoren, Atelektasen, Lungenödem
2. **Obstruktive pulmonale Störungen**
   Z.B. Emphysem, chronische Bronchitis, Asthma bronchiale
3. **Pleuraveränderungen**
   Z.B. Pneumothorax, Pleuraerguß
4. **Einschränkung der Thoraxbeweglichkeit**
   Z.B. Zwerchfellhochstand, Neuromuskuläre Erkrankungen, Kyphoskliose

Ursachen der **akuten respiratorischen Azidose**:
1. Fremdkörperaspiration
2. Herzstillstand
3. Lähmung des Atemzentrums (z.B. durch Narkotika)
4. Traumatische Verletzungen mit intrakraniellem Druckanstieg

Zu (C)
Entspricht einem normalem Blutgasaustausch.

Zu (D)
Die Befundkonstellation: erhöhter pH, normales pCO_2 bei erhöhtem Standardbikarbonat ist charakteristisch für eine **respiratorische Alkalose**.

Zu 8.12
Eine metabolisch bedingte Alkalose findet man typischerweise bei keiner der angegebenen Krankheiten.

Zu (A)
Die Hyperlipidämie Typ IV gehört zu den nichtfamiliären, kohlenhydrat- und kalorienreduzierten primären Hyperlipidämien. Typisch ist eine Erhöhung des Serumspiegels von Cholesterin, Phosphatiden und Neutralfetten.

Zu (B)
Bei der Gichtnephropathie sind Symptome, wie sie bei der Niereninsuffizienz vorkommen können, typisch (metabolische Azidose mit Retention saurer Valenzen).

Zu (C)
Für das Asthma bronchiale ist eine respiratorische Azidose typisch.

Zu (D)
Bei der Hyperventilationstetanic tritt eine respiratorische Alkalose auf.

Frage 8.14: Lösung E

Bei der **Hyperventilationstetanie** liegt eine hochgradige respiratorische Alkalose vor. Mit der Blutgasanalyse können pCO_2-Werte bis 10 mmHg und pH-Werte bis 7,8 gemessen werden. Das Atemminutenvolumen ist durchschnittlich um 100% gesteigert. Neuromuskuläre Erscheinungen (z.B. Karpopedalspasmen) treten schon bei pH-Werten über 7,6 auf.

[F 82]
Frage 8.15: Lösung E
[H 85]
Frage 8.16: Lösung B
Frage 8.17: Lösung C
Frage 8.18: Lösung E

Gemeinsamer Kommentar

Ursachen einer **Hyperkaliämie** können sein:
- Verminderte Kaliumausscheidung (z.B. Niereninsuffizienz)
- Exzessive Kaliumzufuhr
- Verlagerung von intrazellulärem Kalium in den Extrazellulärraum
- Pseudohyperkaliämie

Das Elektrokardiogramm zeigt folgende charakteristische Befunde:
- Als erstes Zeichen zeltförmig überhöhtes T
- Später Zeichen einer Erregungsausbreitungsstörung (P-Verbreiterung, AV-Blockierung, QRS-Verbreiterung, Schenkelblockbilder)

EKG-Veränderungen

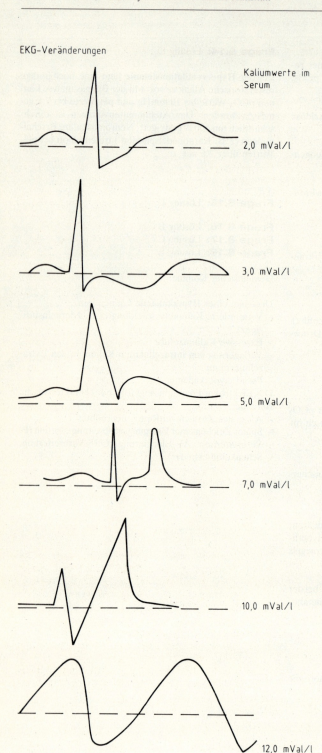

Abb. 8.3. EKG-Veränderungen bei verschiedenen Kaliumwerten im Serum

Eine **Hyperkaliämie** z. B. durch Laxanzienabusus führt zu einer allgemeinen neuromuskulären Störung, bei der
- Müdigkeit
- Muskelschwäche
- Abgeschwächte Sehnenreflexe
- **Paralytischer Ileus**
- Schlaffe Lähmungen und
- kardiovaskuläre Symptome im Vordergrund stehen.

Die Ursache der neuromuskulären Störung kann anhand der **Goldmann-Gleichung** erklärt werden, wobei das Ruhemembranpotential wie folgt definiert ist:

$$M_p = -61{,}5 \log \frac{K_i + 0{,}01\, Na_i}{K_e + 0{,}01\, Na_e}$$

$K_i + Na_i$ = intrazelluläre Kalium- und Natriumkonzentration
$K_e + Na_e$ = extrazelluläre Kalium- und Natriumkonzentration
0,01 = relative Permeabilität des Natriums im Vergleich zu Kalium
Normwerte: K_i = 160 mval/1 H$_2$O
K_e = 3,5–5,0 mval/l
Na_i = 15–25 mval/l
Na_e = 135–150 mval/l

Das Ruhemembranpotential des neuromuskulären Gewebes beträgt etwa 85 mV, bei Depolarisation der Membran auf ca. 50 mV entsteht ein Aktionspotential. Bei einer akuten **Hypokaliämie** im Extrazellulärraum verändert sich das Ruhemembranpotential zunehmend in den negativen Bereich (bis 95 mV und mehr), so daß der zur Auslösung einer Depolarisation notwendige Reiz größer wird und damit die Erregbarkeit des neuromuskulären Gewebes abnimmt. Dies kann bis zur Einstellung jeglicher Reflexe führen (Hyperpolarisationsblock), und damit zu schlaffen Lähmungen führen.

Eine Hypokaliämie geht in der Regel mit einer Alkalose einher, und es resultiert eine Abnahme des ionisierten Kalziums, so daß ein **tetanisches Syndrom** auftreten kann.

Zu 8.17
Bei der Nebennierenrindennekrose kommt es zum Ausfall sowohl der **Glukokortikoide** als auch der Mineralokortikoide. Ausfallserscheinungen treten erst auf, wenn 90% der Rindensubstanz zerstört sind.

Durch den **Mangel an Kortisol** kommt es zu folgenden Erscheinungen:
- Hypoglykämie
- Appetitlosigkeit
- Abnorme Schwäche
- Verzögerte Wasserausscheidung
- Anämie
- Lymphozytose
- Eosinophilie

Aldosteronmangel führt zu:
- Hyperkaliämie
- Azidose
- Natriummangel
- Hypovolämie
- Hypotonie
- Herzinsuffizienz

Zu (A)
Der **primäre Hyperaldosteronismus** führt im distalen Tubulus über einen Austausch von Natrium gegen Wasserstoff- und Kaliumionen zu einem Verlust an intrazellulärem Kalium sowie im Blut zu Hypokaliämie und metabolischer Alkalose.

Zu (B)
Bei der **metabolischen Alkalose** versucht die Tubuluszelle saure Valenzen zu retinieren und vermehrt Kalium zu sezernieren. Dies führt zur Hypokaliämie.

Zu (D)
Kaliumverluste können nach langandauerndem **Erbrechen** eintreten (z. B. bei Pylorusstenose).

Zu (E)
Eine Hypokaliämie beim **diabetischen Koma** entsteht oft durch überhastete Insulintherapie. Dabei kommt es zu einer Überführung des Kaliums aus dem extrazellulären in den intrazellulären Raum.

[H 85]
Frage 8.19: Lösung C
[F 86]
Frage 8.20: Lösung C
Frage 8.21: Lösung B
[F 82]
Frage 8.22: Lösung D
[F 88]
Frage 8.23: Lösung A

Gemeinsamer Kommentar

Die **hypertone Dehydratation** ist durch eine **extrazelluläre Volumenverminderung bzw. ein Defizit an freiem Wasser** gekennzeichnet. Die Ursache liegt in einer unzureichenden Wasserzufuhr und übermäßigem Wasserverlust durch Haut, Lunge, Niere und Darm.

Folgende Erkrankungen kommen ätiologisch in Frage:
- Chronische Nierenerkrankung sowie polyurische Phase des akuten Nierenversagens
- Osmotische Diurese z. B. bei Diabetes mellitus (schlecht eingestellt), Diabetes insipidus (ADH-Mangel)
- Enterale Wasserverluste
- Schwitzen, Hyperventilation

Die Verabreichungsform der Wahl bei hypertoner Dehydratation ist die parenterale Zufuhr freien Wassers in Form einer **5%igen Glukose-Lösung.**

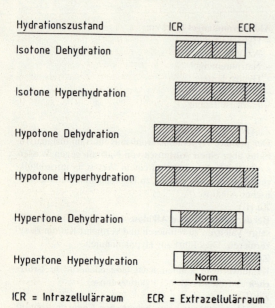

Tabelle 8.3. Schematische Darstellung der Wasserverlagerung zwischen Extra- und Intrazellulärraum

Spezifisches Harngewicht, Serumnatrium und -osmolarität sind ebenso erhöht wie der Hämoglobinwert.
Extrazellulär- und Intrazellulärraum nehmen ab.
Der Serumkaliumwert bleibt gleich.

Zu 8.19
Eine **hypertone Dehydratation** bedeutet eine extrazelluläre Volumenminderung mit Defizit von freiem Wasser. Es liegt entweder ein Wasserverlust oder eine gestörte Wasseraufnahme mit den Symptomen eines Volumenmangels und einer erhöhten Serumosmolalität zugrunde. Als Ersatz für das Wasserdefizit werden meist isotonische Glukoselösungen (5%) angeboten.

Zu (A)
Bei Infusion einer **5%igen Glukoselösung** kommt es in der Regel nicht zu einer osmotischen Diurese, da selbst bei großen Mengen (z. B. 8 l/Tag) die zugeführte Glukose verbrannt wird.

Zu (B)
2000 ml 5%ige Glukoselösung entsprechen etwa 410 kcal. Ein Erwachsener verbraucht pro Tag ca. 2400 kcal, die Glukoselösung deckt demzufolge etwa 1/6 des Tagesbedarfs an Energie.

Zu (D)
Die **Kaliumkonzentration** kann bei Infusion von Glukose durch Überführung aus dem extra- in den intrazellulären Raum absinken. Dieser therapeutische Effekt wird bei Hyperkaliämien in Kombination mit Insulin genutzt.

Zu (E)
Nur **hochkonzentrierte Glukoselösungen** können zur Hirnödembehandlung geeignet sein. Allerdings kann es vorkommen, daß z. B. bei gleichzeitig gestörter Wasserausscheidung die Glukose verbrannt wird und das Hirnödem durch freiwerdendes Wasser, das in die Hirnzellen eindringt, verstärkt wird.

Zu 8.20 (A)
Die Gabe physiologischer **Kochsalzlösung** ist bei ohnehin erhöhtem Serumnatriumgehalt ungeeignet.

Zu (B)
Natriumbikarbonat-Lösung würde zu einer weiteren Erhöhung des Serumnatriums beitragen. Indiziert ist sie bei einer **metabolischen Azidose.**

Zu (D)
Ringerlösung ist ebenfalls wegen des Natriumgehalts nicht indiziert.

Zu (E)
Die **Vollbluttransfusion** birgt das Risiko einer Hepatitisinfektion in sich, daneben sollte die Indikationsstellung wegen immunologischer Reaktionen eng gestellt werden.

Zu 8.22 (A)
Ringerlösung enthält NaCl, KCl, $CaCl_2$, $NaHCO_3$ und evtl. Glukose. Wegen des Natriumgehaltes ist diese Lösung bei hypertoner Dehydratation nicht geeignet.

Zu (B), (C) und (E)
Alle angegebenen Lösungen enthalten Natrium. Wegen dem schon ohnehin überschüssigen Natriumgehalt bei hypertoner Dehydratation kommt eine Infusion hiermit nicht in Frage.

Frage 8.24: Lösung A
Frage 8.25: Lösung B

Gemeinsamer Kommentar

Eine **isotone Hyperhydration** geht mit einem Natriumüberschuß und einem extrazellulären Volumenüberschuß einher.
Ursache ist in den meisten Fällen eine primär oder sekundär renale Natrium- und Wasserretention.
Primär renal bedingte Natrium- und Wasserretentionen kommen im Endstadium der Niereninsuffizienz vor.
Krankheiten mit sekundär renaler Natrium- und Wasserretention sind die Rechtsherzinsuffizienz, die dekompensierte Leberzirrhose, das nephrotische Syndrom und Eiweißmangelödeme unterschiedlicher Genese.
Bei der Rechtsherzinsuffizienz nimmt der hydrostatische Druck auf der venösen Seite des Gefäßsystems zu, was einen Abstrom der Flüssigkeit in das Interstitium zur Folge hat. Das arterielle Blutvolumen nimmt ab. Daraufhin wird der Aldosteronmechanismus in Gang gesetzt und maximal Wasser und Natrium retiniert (isotone Hyperhydration).

Zu 8.24 (B)
Bei der **hypotonen Hyperhydration** besteht eine extrazelluläre Volumenvermehrung durch Überschuß an freiem Wasser.
Zu (C)
Die **hypertone Dehydration** ist durch eine extrazelluläre Volumenverminderung (Defizit an freiem Wasser) gekennzeichnet.
Zu (D)
Bei der **isotonen Dehydration** liegt ein Natriummangel und ein extrazelluläres Volumendefizit vor.
Zu (E)
Die **hypotone Dehydration** ist durch einen Natriummangel mit relativem Überschuß an freiem Wasser charakterisiert.

Frage 8.26: Lösung A

Das spezifische Gewicht bzw. die Harnosmolarität ist im Durstversuch bei der Hyperkalzämie herabgesetzt.
Frühestes Symptom einer funktionellen Nierenstörung bei **Hyperkalzämie** ist die eingeschränkte Konzentrationsfähigkeit der Niere. Die Patienten klagen dementsprechend über Durst, Polyurie und Polydipsie.
Zwei Ursachen stehen zur Diskussion. Zum einen wäre eine ADH-Refraktarität des distalen Nephrons mit allmählich zunehmender Beeinträchtigung der Wasserpermeabilität denkbar, zum anderen könnte der Konzentrationsdefekt Folge einer Beeinträchtigung des aktiven Natriumtransports im aufsteigenden Schenkel der Henle-Schleife sein, da experimentell eine Abnahme der Natrium- und Harnstoffkonzentration im Nierenmark festgestellt werden kann.

Zu (C)
Die Wasserintoxikation ist Ausdruck einer hypotonen Hyperhydration. Kennzeichnend ist eine extrazelluläre Volumenvermehrung durch Überschuß an freiem Wasser.
Zu (D)
Hohes Fieber ist weder kennzeichnend für die isotone Hyperhydration noch für die Hyperkalzämie.
Zu (E)
Bei ausgeprägtem Befall kommt es bei der Colitis ulcerosa zu wässrigen Durchfällen. Das entspricht einer hypertonen Dehydration.

F 86
Frage 8.27: Lösung D

Die **Osmolalität** des Urins ist abhängig von der Flüssigkeitszufuhr und liegt normalerweise zwischen 50 und 130 mosm/l. Ebenso besteht eine Korrelation zwischen der **Natriumkonzentration** im Harn und der Natriumzufuhr. Entsprechend kann die Natriumkonzentration zwischen 10 und 400 mval/l betragen. Normalerweise entspricht die Natriumzufuhr der Konzentration im Urin.
Bei einer **Oligurie** infolge Dehydratation sinkt also entsprechend die Natriumkonzentration im Urin bei gleichzeitiger Zunahme der Osmolarität.

Tabelle 8.4. Hydratationszustand des Organismus bei De- und Hyperhydratation (nach Labhart)

Medium/Organ	Steuerungsmodulatoren	Hypotone Hyperhydratation	Hypertone Dehydratation
Serum	Osmolalität	↓	↑
Hypothalamus	Osmorezeptoren	–	–
Neurohypophyse	Vasopressinsekretion	↓	↑
Blut	Vasopressin	↓	↑
Niere	distale Rückresorption von H_2O	↓	↑
Urin	Osmolalität	↓	↑
	spezifisches Gewicht	↓	↑

Zeichenerklärung: ↑ = Zunahme der Wirkung, ↓ = Abnahme der Wirkung

Frage 8.28: Lösung C

Bei einem an- oder oligurischen Patienten findet man in der Regel eine **isotone Hyperhydration** vor, die durch Vermehrung von Wasser und Salz in einem zur extrazellulären Flüssigkeit isotonen Verhältnis steht. Es sollte strengstens auf eine ausgeglichene Flüssigkeitsbilanz geachtet werden. Bei Überhydrierung ist die Klinik geprägt durch das Auftreten **generalisierter Ödeme** in Form von Anasarka, zunächst interstitiellen und später auch alveolären Ödemen. Folgende pathophysiologische Determinanten sind dabei entscheidend:
- Kolloidosmotischer bzw. onkotischer Druck des Blutes (beruht auf dem höheren Eiweißgehalt des Plasmas)
- Lungenkapillardruck bzw. Filtrationsdruck (Differenz zwischen hydrostatischem Kapillardruck und Gewebedruck = intraalveolärer Druck)
- Eiweißpermeabilität der Kapillarwände

Zu (4)
Eine **Hämolyse** tritt bei Infusion von destilliertem Wasser auf.
Vgl. auch Kommentar zu Frage 8.19 ff.

Frage 8.29: Lösung C

Beim **M. Addison** handelt es sich um eine primär chronische Globalinsuffizienz der Nebennierenrinde mit Ausfall der Glukokortikoide sowie der Mineralokortikoide. Die Krankheit tritt bevorzugt zwischen dem 30. und 50. Lebensjahr auf.
Für die Diagnose sind folgende Veränderungen serochemisch charakteristisch:
- Hyperkaliämie
- Hyponatriämie
- Hyperphosphatämie
- Hypochlorämie
- Normochrome Anämie
- Erhöhung des Plasmarenins
- Abfall des Kortisolgehaltes im Plasma
- Anstieg des ACTH-Gehaltes im Plasma
- Metabolische Azidose

Die Diagnose wird durch negativen ACTH-Stimulationstest gesichert.

Frage 8.30: Lösung B

Das **Conn-Syndrom** ist durch einen primären Aldosteronismus charakterisiert.
Ursache ist in 70–80% der Fälle ein gutartiges singuläres Adenom, in 20–30% der Fälle eine doppelseitige Hyperplasie der Zona glomerulosa der Nebennierenrinde, vereinzelt auch ein Karzinom.
Serochemisch imponieren:
- Hypokaliämie
- Erhöhtes Plasmanatrium
- Metabolische Alkalose
- Erniedrigtes Plasmachlorid

Es besteht ein erniedrigter Hämatokritwert bei Polyurie mit Iso- oder Hyposthenurie.

Frage 8.31: Lösung D

Frage 8.32: Lösung D

Gemeinsamer Kommentar

Bei der **klassischen renal-tubulären Azidose (Typ I)** besteht ein Defekt in der H^+-Ionensekretion im distalen Tubulus. Dadurch wird der Patientenurin nicht unter pH 6 angesäuert. Auch unter Säurebelastung ist dies nicht möglich. Die Erkrankung wird autosomal dominant vererbt. Da die fixen Säuren als Natriumsalz ausgeschieden werden, wird Plasmabikarbonat verbraucht und relativ mehr Natrium als Chlorid ausgeschieden. Natrium wird im distalen Tubulus gegen Kalium ausgetauscht.
Entsprechend der Vorgänge am distalen Tubulus resultiert eine **hyperchlorämische, hypokaliämische Azidose**. Daneben kann eine **Hyperkalzurie** und **Hypozitraturie** beobachtet werden, die zu Nephrolithiasis führen kann.
Durch die negative Kalziumbilanz wird ein Hyperparathyreoidismus ausgelöst, der zu vermindertem Wachstum und Spontanfrakturen führen kann.
Diagnostik
Im Ammoniumchloridbelastungstest kann keine Senkung des Urin-pH unter 6 beobachtet werden. Außerdem besteht eine verminderte Zitronensäureausscheidung im 24-Stunden-Urin.
Therapie
Dauersubstitution von Natrium-Kalium-Zitrat. Wenn die Therapie rechtzeitig begonnen wird, können Nephrolithiasis verhindert werden.
Die seltenere **proximale renal-tubuläre Azidose (Typ II)** ist charakterisiert durch eine proximal-tubuläre Bikarbonatrückresorption. Dabei kommt es schon bei normalen oder erniedrigten Plasmabikarbonatspiegeln zu einer hohen Bikarbonatausscheidung im Urin. Da die H^+-Ionensekretion nicht gestört ist, kann bei ausgeprägter Azidose und sehr niedrigen Bikarbonatkonzentrationen im Plasma das filtrierte Bikarbonat distal resorbiert werden und die Bikarbonatausscheidung sistieren. Infolgedessen beobachtet man eine adäquate Senkung des Urin-pH.

Einen gesicherten Erbgang gibt es bei dieser Form der Erkrankung nicht. Vermutet wird eine geschlechtsgebundene rezessive Vererbung.
Therapie
Es wird eine Alkalitherapie durchgeführt.
Die renal-tubuläre Azidose vom Typ I und II kann auch im Rahmen anderer Krankheiten (z.B. multiples Myelom, M. Wilson, Intoxikationen) auftreten.
Früher wurde eine **renal-tubuläre Azidose Typ III** definiert, die jedoch mit Typ I identisch ist.
Hyperkaliämische distale renal-tubuläre Azidose (Typ IV)
Hierbei handelt es sich um eine nicht vererbbare Krankheit, die bei Aldosteronmangel, M. Addison, obstruktiven Erkrankungen der ableitenden Harnwege und bei der Therapie mit nichtsteroidalen Antiphlogistika auftritt.
Diese Form der renal-tubulären Azidose kann mit Diuretika, Kationenaustauscher und Diät behandelt werden.

Zu (2)
Der **pO$_2$** ist zur Diagnose einer Störung im Säure-Basen-Haushalt nicht notwendig, da er im o.g. Puffersystem keine primäre Rolle spielt
Zu (4)
Wie aus der o.g. Hasselbalch-Gleichung hervorgeht, ist **Standardbikarbonat** ein Wert, der die Pufferkapazität des Blutes angibt.
Zu (5)
Der **Basenüberschuß** ist ein Parameter, der die Inanspruchnahme der Puffersysteme anzeigt. Er gibt an, wieviel Base im Blut mit Säure titriert werden muß, um dem Blut bei normalem pCO$_2$ (40 Torr) und 37°C einen pH von 7,4 zu geben. Der Basenüberschuß zeigt negative Werte beim Säurenüberschuß.
Erwartungsgemäß stellte diese Frage die Examensstudenten vor Probleme; 53% wählten Lösung (B), 19% Lösung (E), 17% Lösung (D).

Frage 8.33: Lösung B

Dekompensierte **Azidosen und Alkalosen** lassen sich allein aufgrund der Veränderungen des pH's im arteriellen Blut erkennen. HCO$_3^-$ ist bei metabolischen Störungen entsprechend des pH verändert (Alkalose erhöht, Azidose erniedrigt). Bei respiratorischer Genese ist zunächst der pCO$_2$ des arteriellen Blutes verändert, der zusammen mit dem Löslichkeitskoeffizienten des Gases die Konzentration der gelösten H$_2$CO$_3$ bestimmt.
Entsprechend der Hasselbalch-Gleichung kann demnach nur durch Bestimmung von 2 der 3 an der Regulation beteiligten Komponenten (pH, HCO$_3^-$ pCO$_2$ bzw. H$_2$CO$_3$) die Diagnose einer Störung des Säure-Basen-Haushaltes errechnet werden:

$$pH = pk' + \log \frac{<HCO_3^->}{<H_2CO_3>}$$

Frage 8.34: Lösung E

Eine **Hyperkalzurie** ist gegeben, wenn die tägliche Kalziumausscheidung über 300 mg (7,5 mmol) beim Mann und über 250 mg (6,2 mmol) bei der Frau beträgt. Ursache ist das vermehrte Kalziumangebot an die Niere (resorptive, absorptive und diätetische Hyperkalzurie) oder die verminderte renale Kalziumresorption:

Tabelle 8.5. Ätiologie der Hyperkalzurie (nach Gross/Schölmerich)

Resorptive Hyperkalzurie	Absorptive Hyperkalzurie	Diätetische Hyperkalzurie	Renale Hyperkalzurie
• Gesteigerte Knochenresorption	• **Vitamin D Überdosierung**	• Hyperalimentation von Kalzium (> 800 mg/die) z.B. Milch	• Eingeschränkte renale Kalziumresorption
• Primärer und sekundärer Hyperparathyreoidismus	• Gesteigerte Bildung von Vitamin-D-Metaboliten (z.B. **Sarkoidose**)	• Eiweißreiche Kost (> 90 g Eiweiß/die)	
• Knochenmetastasen	• Hyperparathyreoidismus, primär und sekundär		
• **Multiple Myelome** Leukämie			
• Osteoporosen (z.B. durch M.Cushing, Kortikosteroide, **Immobilisation**)			

Frage 8.35: Lösung D

Die **Serumosmolalität** wird in erster Linie durch die Serumnatriumkonzentration bestimmt. Die Serumosmolalität läßt sich wie folgt berechnen:
Serumosmolalität(mosm/l) = (Serumnatrium in mval/l + 5) × 2
Der Normwert der Serumosmolalität beträgt 280–295 mosm/l.
Da sich Natriumionen praktisch ausschließlich im Extrazellulärraum aufhalten und in den Zellen nur in geringer Zahl vorkommen, kann man bei isotonen Störungen durch eine Bestimmung des extrazellulären Volumens eine Aussage über das Gesamtkörpernatrium ermöglichen. Isotone Störungen sind gleichbedeutend mit einem normalen Serumnatriumwert, bei hypertonen Störungen ist er erhöht (größer 140 mval/l), bei hypotonen Störungen dagegen erniedrigt (kleiner 135 mval/l).

Frage 8.36:; Lösung E
F 88
Frage 8.37: Lösung D

Gemeinsamer Kommentar

Eine Hyponatriämie kann aufgrund folgender Veränderungen entstehen (nach Gross-Schölmerich):
1. **Natriummangel**
   a) Verluste von gastrointestinalen Sekreten (z. B. Erbrechen)
   b) Verluste über die Haut (z. B. Verbrennungen, Schweißverluste)
   c) Verluste über die Niere (z. B. Niereninsuffizienz, Pyelonephritis, Zystennieren, Nebenniereninsuffizienz, zerebrale Natriumverluste, tubuläre Nekrose, Diuretikatherapie).
2. **Natriumverschiebungen aus dem extrazellulären in den intrazellulären Raum und den Knochen**
   a) Kaliummangel
   b) Generalisierte Ödeme
   c) Postoperative Hyponatriämie
3. **Wasserüberschuß**
   a) Exogene Überwässerung
   b) Eingeschränkte Wasserausscheidung bei Nieren- und Lebererkrankungen, Herzinsuffizienz
   c) Erhöhte ADH-Aktivität bei thorakalen Prozessen
   d) Vermehrung des extrazellulären Volumens durch erhöhte Konzentration von Glukose, Mannit, Sulfat

Zu 8.37 (5)
Mit der Nahrung werden etwa 2–6 g Natrium oder 6–15 g **Natriumchlorid** aufgenommen und vollständig im Bereich des mittleren und unteren Ileums resorbiert. Die Natriumausscheidung entspricht der Natriumzufuhr und erfolgt zu 95% über die Nieren, 4,5% werden mit dem Stuhl und 0,5% über den Schweiß ausgeschieden. Bei einer natriumarmen Diät (z. B. bei arterieller Hypertonie) wird es also infolgedessen nicht zu einer Verarmung an Natrium kommen. 52% der Studenten entschieden sich für die richtige Lösung; 22% wählten Lösung (E), 18% kreuzten Antwort (A) an.

Frage 8.38: Lösung B

Das **ketoazidotische Koma** entwickelt sich in der Regel innerhalb von Tagen. Durch Anstieg der extrazellulären Glukose kommt es zu einem verstärkten osmotischen Druck, der eine Verschiebung von Flüssigkeit von intra- nach extrazellulär zur Folge hat. Dies führt zur osmotischen Diurese (Polyurie, Nykturie, Durst, Polydipsie, Gewichtsverlust).
Durch Anstieg der Ketonkörper wird eine metabolische Azidose ausgelöst, die respiratorisch durch eine tiefe, beschleunigte Atmung (Kußmaul-Atmung) kompensiert wird und zu einem weiteren Flüssigkeitsverlust und zur Senkung des pCO_2 führt. H-Ionen werden gegen intrazelluläres Kalium ausgetauscht, so daß eine Hyperkaliämie mit Störungen der Reizleitung am Herzen resultieren kann.
Schließlich kann es zu einem Nierenversagen kommen mit Anstieg der Konzentration von Kreatinin und Harnstoff sowie anderer Ausscheidungsmetaboliten.

H 87
Frage 8.39: Lösung E

Bei **hypokaliämischen Zuständen** können die in Frage 8.15ff. EKG-Veränderungen beobachtet werden.
Bei der Substitution von Kaliumlösungen ist darauf zu achten, daß nicht zu schnell infundiert wird (20–30 mmol/h), da Reizleitungsstörungen bis zum Herzstillstand auftreten können. Deshalb ist Monitoring wichtig.
Vor der Substitution sollten die Retentionsparameter (Kreatinin, Harnstoff) bestimmt werden, um die Nierenfunktion zu prüfen. Während der Infusionstherapie ist regelmäßig das Serumkalium zu bestimmen. Die Frage wurde nach der ITEM-Analyse von 54% der Studenten richtig beantwortet, 42% wählten Antwort (D).

Frage 8.40: Lösung E

Als erste Maßnahme ist das Anlegen einer **Dauertropfinfusion** erforderlich, da die Gefahr eines Schocks besteht. Jede Verbrennung 2. und 3. Grades in einer Ausdehnung von mindestens 15% beim Erwachsenen und 5–10% beim Kind ist schockgefährdet.
Bei Verbrühungen tretem im Gegensatz zu Verbrennungen keine toxischen Lipoproteine auf. Sie haben deshalb eine bessere Prognose.
Für die Infusionstherapie gilt (mittelschwere Verbrennung):
1. % der verbrannten Körperoberfläche × kg Körpergewicht × 1,5 = Kombinierte Elektrolyt-Kohlenhydrat-Lösung/24 h
2. % der verbrannten Körperoberfläche × kg Körpergewicht × 0,5 = 5% Humanalbuminlösung/24 h

Frage 8.41: Lösung E

Dem **Zollinger-Ellison-Syndrom** liegt ein Nicht-β-Zell-Pankreasinseltumor (Gastrinom) zugrunde, der durch die Bildung von Gastrin die Magensäuresekretion anregt und dadurch zur Ulkusbildung neigt. Typische Befunde sind:
1. Peptische Geschwüre
2. Magensafthypersekretion (Magensaftbasalsekretion von über 15 mval pro Stunde = Verdacht auf Zollinger-Ellison-Syndrom)
3. Radiologisch verbreiterte Schleimhautfalten
4. Massiv erhöhter Serumgastrinspiegel
5. Wässrige Durchfälle unklarer Genese
6. Multiple endokrine Adenomatose

Das Zollinger-Ellison-Syndrom kann dauerhaft nur durch die totale Gastrektomie geheilt werden.

Frage 8.42: Lösung B

Den Patienten bedrohen beim **akuten Nierenversagen** vor allem eine Überwässerung, Hyperkaliämie, Azidose und Urämie.
Bei Anurie ohne andere Flüssigkeitsverluste wird eine endogene Wasserbilanz aus Oxydationswasser (300–400 ml) minus Perspiratio insensibilis (Abgabe von Wasser durch Haut und Lunge = 700–900 ml) mit einem täglichen Nettowasserverlust von 400–500 ml errechnet. Dies entspricht dem obligaten Wasserverlust.
Für die tägliche Flüssigkeitszufuhr sind deshalb bei Patienten mit akutem Nierenversagen 400–500 ml und der Ersatz der übrigen meßbaren Wasserverluste des Vortages (Erbrechen, Durchfälle) zu veranschlagen. Diese Werte sind jedoch nur bei normothermen Erwachsenen gültig. Schwankungen ergeben sich bei fieberhafter Verstärkung der Perspiration, Flüssigkeitsequstration bei Ileus, Zustrom an Oxidationswasser, bei inneren schwer abschätzbaren Blutungen und bei Abnahme der Perspiratio insensibilis bei beatmeten Patienten in klimatisierter Umgebung.

[H 87]
Frage 8.43: Lösung E
Frage 8.44: Lösung C

Gemeinsamer Kommentar

Für die parenterale Ernährung läßt sich ein standardisierter Wasser- und Elektrolytbedarf, der allen Anforderungen gerecht wird, nicht fixieren.
Aufgrund der vielfältigen Reaktionen auf Streß und Trauma, wie z.B. durch Stimulation der Nebennierenrindenaktivität, des Hypophysenvorderlappens, des Angiotensin-Renin-Aldosteron-Systems usw. ist der Flüssigkeits- und Elektrolytbedarf im Einzelfall nur mit Hilfe **exakter Bilanzierung** bestimmbar.
Zusätzliche Verluste (Sondenverluste, Drainageverluste, Durchfall usw.) müssen zusätzlich ersetzt werden.
Wasserverluste über die Perspiratio insensibilis werden mit 10 ml/kg Körpergewicht/24 h angenommen. Bei erhöhten Temperaturen über 37,5°C rektal erhöhen sich diese Verluste um 2 ml/kg Körpergewicht/24 h/1°C Temperaturerhöhung. Bei Dauerbeatmung mit optimal angefeuchtetem Beatmungsgas wird die Hälfte des errechneten Wertes zugrunde gelegt.
Bei Berücksichtigung aller Faktoren wird man für die parenterale Ernährung eine durchschnittliche Flüssigkeitsmenge von **40 ml/kg/Tag** oder 1500 ml/m² Körperoberfläche/Tag zugrunde legen müssen.
Die tägliche Kontrolle des Körpergewichts und des zentralen Venendrucks ist dabei unerläßlich.

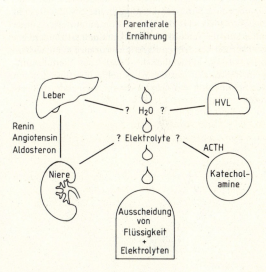

Abb. 8.4. Die Bedeutung der Bilanz für die parenterale Ernährung

Frage 8.45: Lösung B

Laxanzienabusus verursacht besonders bei chronischem Gebrauch Störungen des Wasser- und Elektrolythaushaltes.
Kalziumverluste können sich so stark auswirken, daß sich als Folge davon Osteoporosen im Röntgenbild bemerkbar machen können.
Durch anhaltende Natriumverluste kann es zu einem sekundären Hyperaldosteronismus kommen.
Aufgrund der Anamnese der 39jährigen Patientin (Laxanzienabusus) läßt die Diagnose in erster Linie an eine hypokaliämische Nephropathie denken. Diese kann zu einer blasigen Degeneration der Tubuluszellen führen. Dadurch entsteht eine ADH-refraktäre Konzentrationsschwäche mit Polyurie und Polydipsie. Nach einer Normalisierung des Kaliumspiegels können sich die Veränderungen langsam zurückbilden.

[F 82]
Frage 8.46: Lösung A

Beim **Vollhard-Konzentrationsversuch** soll der Patient während höchstens 24 Stunden lediglich Trockenkost erhalten und die Blase alle 2 Stunden entleeren. Bei Erreichen eines spez. Gewichtes von 1026 kann der Versuch abgebrochen werden, da dieser Wert die untere Grenze des noch normalen Konzentrationsvermögens darstellt.
Der Konzentrationsversuch wird durchgeführt, wenn der Verdacht einer beginnenden Niereninsuffizienz im Stadium der eingeschränkten Leistungsbreite besteht. Besteht eine Azotämie, so ist der Versuch kontraindiziert, da diese unter Dursten verstärkt werden kann und sich zudem gegenüber der endogenen Kreatininclearance keine zusätzliche Aussage hinsichtlich des Grades der Niereninsuffizienz ergibt. Der Versuch ist ohnehin überflüssig, wenn der Spontanurin ein spez. Gewicht von über 1026 erreicht.

Frage 8.47: Lösung A

Die **Hyperventilationstetanie** zeigt die Leitsymptome

- Angst
- Parästhesien
- Schwarzwerden vor den Augen
- Karpopedalspasmen

Es kann durch die Hypokapnie zur zerebralen Minderdurchblutung kommen. Dem Patienten ist der Anfall häufig nicht bewußt.
Psychodynamisch lassen sich ähnlich wie bei der „Herzneurose" Hinweise auf eine stärker ausgeprägte prägenitale Reifungsstörung erkennen.
Die respiratorische Alkalose bewirkt eine Abnahme des ionisierten Kalziums und steigert die Nervenerregbarkeit.
Der **Serumkalziumspiegel** ist normal.

Frage 8.48: Lösung E

Bei der **Hypokalzämie** tritt eine Steigerung der neuromuskulären Erregbarkeit auf, die von der Tonussteigerung bis zur Tetanie reicht. Bei langanhaltender Hypokalzämie können sich Verkalkungsherde im Stammganglienbereich und eine Katarakt entwickeln.

Zu (1)
Durch einen Vitamin-D-Mangel wird die intestinale Kalziumabsorption vermindert, und es treten osteomalazische Knochenveränderungen auf.
Zu (2)
Beim Malabsorptionssyndrom wird vermindert Kalzium aufgenommen, was zu einer Hypokalzämie führt.
Zu (3)
Bei der akuten Pankreatitis kann es infolge der Freisetzung pankreatischer lipolytischer Enzyme in der Bauchhöhle zu Fettnekrosen und Kalziumablagerungen kommen.
Zu (4)
Vitamin D, das im Darm und in der Haut synthetisiert wird, wird in der Leber und schließlich in der Niere hydroxyliert. Für eine Hypokalzämie bei chronischer Niereninsuffizienz ist ein gestörter Vitamin-D-Stoffwechsel in der Niere und die Phosphatretention verantwortlich.
Zu (5)
Das Serumkalzium ist vorwiegend an Albumin gebunden. Mit Verminderung des Serumalbumins ist mit einer Hypokalzämie zu rechnen.

9 Infektionskrankheiten

[H 86]
Frage 9.1: Lösung E
Frage 9.2: Lösung C
[F 87]
Frage 9.3: Lösung A
[F 87]
Frage 9.4: Lösung E
[H 87]
Frage 9.5: Lösung B
[F 88]
Frage 9.6: Lösung A

Gemeinsamer Kommentar

Als Erreger von **AIDS (Acquired Immune Defiency Syndrome)** kommt nach der Paris-Nomenklatur LAV (Lymphadenopathie-assoziiertes Virus), nach der amerikanischen Nomenklatur HTLV III (Human T-Lymphotrophic Virus Stamm III) in Betracht, meist als LAV/HTLV III bezeichnet, inzwischen HIV (Human immundeficiency virus) genannt. Das Verhältnis T_4-Helferzellen zu T_8-Suppressorzellen ist zuungunsten der Helferzellen verschoben und beträgt statt 2:1 rund 1:1.
Als diagnostische Tests werden angeboten:
● ELISA und IFT als breit anwendbare Suchtests, Immunpräzipitation, sogenannter Western Blot als anspruchsvollere Bestätigung.

Epidemiologie
Der WHO waren bis Mitte Januar 1986 20000 Kranke bekannt, allein in den USA 17000, in Frankreich 466, in der BRD 377 und Haiti 377. Die Letalität der vollmanifestierten Erkrankung wird mit 50% und darüber angegeben.
Erstmals zeigte die Inzidenz der Kranken Ende 1985 einen leichten Rückgang, der durch Vorsichtsmaßnahmen bei den Homosexuellen (mehr Kondome, veränderte Sexualpraktiken) erklärt wird.
Hauptgefährdungsgruppen sind in absteigender Reihenfolge:
● Homo- oder Bisexuelle mit hoher Promiskuität
● Fixer mit Verwendung kontaminierter Nadeln
● Hämophile
● Empfänger von Bluttransfusionen
Das Bundesgesundheitsamt hat für alle Spender von Blut und Blutderivaten ab 1.10.1985 einen negativen Test auf HIV III-Antikörper zwingend vorgeschrieben.

Übertragungsmodus
HIV III wird durch **Blutderivate** (z.B. antihämophiles Globulin, nicht jedoch Immunglobulin), **Sperma, Speichel** und **evtl. Tränen** übertragen, zumal sie oft eine kleinere Zahl von Lymphozyten enthalten. Als nicht gefährdet gelten nach überwiegender Meinung soziale Kontakte wie z.B. Händedruck, Türgriffe, Benutzung von Schwimmbädern, da die Lebensdauer des Virus außerhalb des Körpers nur kurz ist.
Nach einem Merkblatt des Bundesgesundheitsamtes lassen sich 3 Stadien unterscheiden:
Stadium 1: Inkubationsphase, klinisches Bild unauffällig
Stadium 2: kann bis zu Jahren dauern, generalisierte Lymphknotenvergrößerung, Fieber, Müdigkeit, Leistungsabfall, Gewichtsverlust, Durchfälle, Exantheme und andere uncharakteristische Symptome.
Labor: evtl. Leukozytose, Zunahme der γ-Globuline (IgG, IgA), T-Zellfunktionsstörung vor allem durch Reduktion der T-Helferzellen. Die humorale Immunität bleibt unbeeinflußt.
Stadium 3: kann Monate bis Jahre dauern – Immundefektsyndrom – isoliert und kombiniert mit rezidivierenden Infekten (z.B. Pneumocystis carinii, Candida albicans)
– Kaposi-Sarkom: erstmals 1872 von M. Kaposi beschrieben als multipel auftretendes pigmentiertes Hämangiosarkom, das vor allem nach immunsuppressiver Therapie auftrat.

Therapie
Eine kausale Therapie gibt es zum gegenwärtigen Zeitpunkt nicht. Die Behandlung kann sich dementsprechend nur gegen opportunistische Erreger bei allgemeiner Abwehrschwäche richten:
● Pneumocystis carinii (Cotrimoxazol, Pentamidin)
● Zytomegalie (Interferon?)
● Kryptokokkosen (Amphotericin B)
● Candida-Mykosen (Ketoconazol)
● ZNS-Toxoplasmosen (Pyrimethamin/Sulfonamid-Kombination)
● Areaktive Tuberkulose (Tuberkulostatika)
Daneben werden Medikamente eingesetzt, die eine Produktion neuer infektiöser Viruspartikel verhindern soll, wobei als aussichtsreich Stoffe gelten, die sich gegen die reverse Transkriptase wenden:
● Suramin
● Rifamycin S
● Natriumtriphosphonoameisensäure
● Antimon-Wolfram-Verbindung
● Vidarabin

Alle Virostatika sollen in Verbindung mit einem Immunstimulanz angewendet werden (z.B. Isoprinosin, Delimmun). **Glukokortikoide sind wegen der immunschwächenden Wirkung kontraindiziert.**
Nach neueren Erkenntnissen wird bereits in den USA das synthetische Thymidinanalog Azidothymidin eingesetzt, das in einem kontrollierten Doppelblindversuch dem Plazebo deutlich überlegen war. Es scheint die Symptome zu lindern und die Überlebenszeit zu verlängern. Allerdings besteht eine geringe therapeutische Breite.
Im Vordergrund zur Bekämpfung von AIDS sollten weiterhin die prophylaktischen Maßnahmen stehen, die eine Infektion verhindern.

[H 81]
Frage 9.7: Lösung B
[F 81]
Frage 9.8: Lösung C
Frage 9.9: Lösung A
[F 88]
Frage 9.10: Lösung C

Gemeinsamer Kommentar

Botulinustoxin wird von Clostridium botulinum gebildet und gilt als das gefährlichste aller neurotropen Gifte. Vermutlich wird das autonome Nervensystem an der Endplatte (Blockade der myoneuralen Verbindungen) gelähmt. Die hitzeresistenten Sporen gelangen durch Kontamination in Nahrungsmittel, wo sie unter nicht strikt anaeroben Bedingungen zu den Vegetativformen auskeimen, die ein hochaktives Exotoxin bilden.
Als Ursache für die Erkrankung kommen hausgemachte, gewürzte, geräucherte oder **eingemachte** Nahrungsmittel in Frage, bei denen durch ungenügende Sterilisation oder Konservierung keine vollständige Abtötung der Sporen erfolgte.
In einigen Fällen entsteht eine typische Gasbildung in Konserven, die zur Auftreibung des Verschlußdeckels (Bombage) führt.
Anfangsstadium: Übelkeit, Erbrechen, Meteorismus und Durchfall.
Nach ca. 1–2 Tagen: motorische und vegetative Störungen wie Akkommodationslähmung, Obstipation, Mydriasis, Anisokorie, abgeschwächte Lichtreaktion, Ptosis, Strabismus und **Trockenheit der Schleimhäute** sowie Durst.
Endstadium: Tod durch Atemlähmung infolge akuter Obstruktion der Luftwege oder Herzstillstand.

[F 86]
Frage 9.11: Lösung E
Frage 9.12: Lösung A
Frage 9.13: Lösung B
[F 82]
Frage 9.14: Lösung E
Frage 9.15: Lösung A, C
Frage 9.16: Lösung E
[H 87]
Frage 9.17: Lösung B

Gemeinsamer Kommentar

Bei der erstmaligen Ansteckung mit **Tuberkelbakterien** entstehen typische Gewebsveränderungen und eine Tuberkulinallergie. Die Lunge ist in den meisten Fällen (ca. 90%) Sitz des Primärherdes. Hierbei handelt es sich um einen verkäsenden bronchopneumonischen Herd, von welchem über den Lymphstrom Tuberkelbakterien in die entsprechenden Lymphknoten des Hilus abtransportiert werden, die ebenfalls verkäsen. Diese Reaktion entspricht einem **Primärkomplex.**

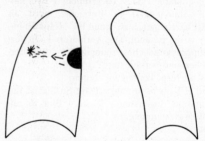

Abb. 9.1. Tuberkulöser Primärkomplex rechts

Bei einer **Hiluslymphknotentuberkulose** können die Erscheinungsbilder von dem beteiligten Lymphknoten des Primärkomplexes ausgehen und praktisch eine eigene Erkrankung darstellen.
Als Komplikation kann es zum Durchbruch in einen Bronchus mit der Folge von **Atelektasen oder Aspirationsinfiltraten** kommen. Atelektasen sind besonders häufig im Mittellappen zu beobachten („Mittellappensyndrom"). Gelegentlich kann ein **Lymphknoten** nach völliger Entleerung in einen Bronchus nachgewiesen werden.

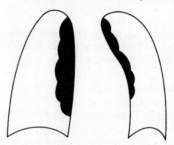

Abb. 9.2. Hiluslymphknotentuberkulose

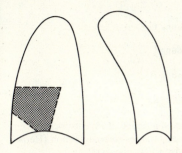

Abb. 9.3. Mittellappensyndrom rechts

Die **Miliartuberkulose** stellt die schwerste Form der Tuberkulose dar und entspricht der Generalisation, die am häufigsten subprimär, d. h. mehr oder weniger im Anschluß an die Primärinfektion auftritt. Im postprimären Stadium kommt sie zumeist präfinal vor. Alle Organe können betroffen sein, am häufigsten wird sie in der Leber, Milz und Lunge nachgewiesen. Die **hämatogene Ausbreitungsform** ist die Regel. Tuberkelbakterien gelangen aus tracheobronchialen bzw. paratrachealen Lymphknoten über den Venenwinkel in die Blutbahn. Als weiterer Ausbreitungsweg wird der Durchbruch eines verkästen Lymphknotens in die Gefäßbahn angenommen.

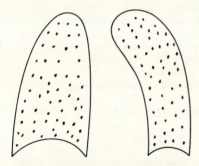

Abb. 9.4. Miliartuberkulose der Lunge

Unter den verschiedenen **Tuberkulinproben** wird heute der Intrakutantest nach **Mendel-Mantoux** bevorzugt. Er gilt als positiv, wenn innerhalb von 72 Stunden an der Injektionsstelle eine Rötung und vor allem eine Induration von mindestens 6 bzw. 10 mm sichtbar ist. Durch die Testung mit zunehmender Konzentration kann der „Schwellenwert" erfaßt und überschießende Reaktionen weitgehend verhindert werden.
Weitere Testmöglichkeiten bieten die Kutanprobe nach **v. Pirquet** und die Perkutanprobe nach **Moro**. Diese Untersuchungsmethoden sind jedoch recht ungenau. In zweifelhaften Fällen kann der BCG-Test weiterhelfen.
Die **Behandlung** einer Tuberkulose richtet sich nicht nur nach dem röntgenologischen Aspekt, sondern wird dann eingeleitet, wenn eine aktive **Tuberkulose** vorliegt, die nicht unbedingt eine Lungenbeteiligung voraussetzt. Häufig ist die Entscheidung schwierig, ob ein spezifischer Prozeß klinisch aktiv, ruhend oder inaktiv ist.

Der Erregernachweis im Sputum ist grundsätzlich gleichbedeutend mit Aktivität. Unspezifische Aktivitätszeichen sind:
- Erhöhte Körpertemperatur (evtl. nur morgens)
- Leukozytose mit Linksverschiebung (gute Abwehrlage bei hoher Lymphozytenzahl)
- BSG-Erhöhung
- Positiver CRP-Test (C-reaktives Protein)
- Erhöhung der Eiweißzucker im Serum
- Veränderung der Elektrophorese (Erhöhung der α_2-Globuline)

Der Liquorbefund der **tuberkulösen Meningitis** zeigt folgendes Bild:
– Klares Aussehen, selten xanthochrom oder trüb, selten Gerinnsel (nach 12 Std.)
– Vorherrschender Zelltyp: Lymphozyten
– Eiweißgehalt: 45–500 mg/100 ml (Norm: 20–45 mg/100 ml)
– Glukosegehalt: vermindert auf < 35 mg/100 ml (Norm 50–80 mg/100 ml)
– Kultureller Befund: meist positiv
– Bakterien häufig im Gram-Präparat.

Die Glukosekonzentration im Liquor wird als differentialdiagnostisches Kriterium zur Virusmeningitis ermittelt, bei der sie im Gegensatz zur tuberkulösen Meningitis meist normal ist (Ausnahme Parotitis – ebenfalls in seltenen Fällen erniedrigter Liquorzucker). Bei **Meningitiden bakterieller Ursache** ist Glukose im Liquor regelmäßig vermindert. Bei der **Kryptokokkenmeningitis** liegt in ca. 50% der Fälle ein erniedrigter Liquorzucker vor.

Zu 9.13
Die **Hutchinson-Trias** entwickelt sich nach einer Lues connata, wenn diese im Säuglings- oder Kleinkindesalter nicht oder nur unzureichend behandelt wurde.
Sie wird als Lues tarda bezeichnet und zeigt Gummen an der Haut und an den inneren Organen. Außerdem sind typisch:
Hutchinson-Trias
– Tonnenförmige Zähne mit halbmondförmigen Schneidekanten
– Keratitis parenchymatosa
– Zentrale Taubheit

Charakteristisch sind noch die durch Knochen- und Knorpeldestruktionen hervorgerufene Sattelnase, die Fournier-Narben an den Lippen und die „Türkensäbelbeine" (periostale Auflagerungen an der Tibia).

Zu (2)
Condylomata lata treten im Stadium 2 der Erwachsenenlues auf.
Zu (6)
Die Feuersteinleber tritt bei der kongenitalen Lues auf und manifestiert sich in der Leber in Form einer diffusen interstitiellen Hepatitis mit miliaren Gummen.

Zu 9.14
Meist lassen sich durch die bakteriologische Untersuchung des **Pleuraexsudates** schon im direkten Giemsa- oder Methylenblaupräparat Mykobakterien darstellen. Die Mykobakterienkultur und der Tierversuch zeigen häufig Tbc-Bakterien.
Jedoch schließen negative Befunde eine Tuberkulose nicht aus.

Zu 9.15 (A)
In der Regel überschreitet die Pleozytose eine Zellzahl von **500/3 Zellen** bei vorherrschendem lymphozytären Zelltyp nicht.
Zu (B)
Die **tuberkulöse Meningitis** hat einen schleichenden Verlauf mit uncharakteristischen Allgemeinsymptomen wie Nachtschweiß, Gewichtsverlust und subfebrilen Temperaturen.
Zu (C)
Der Liquorzucker liegt bei der tuberkulösen Meningitis unter dem Normwert von 50–80 mg% und gilt als differentialdiagnostischer Parameter zur Virusmeningitis.
Eine Verminderung des Blutzuckerspiegels gilt nicht als typisch.
Zu (D)
Von Lähmungen ist in erster Linie der N. abducens betroffen.
Zu (E)
Spinngewebsgerinnsel können nach längerem Stehenlassen des Liquors beobachtet werden. Sie eignen sich zur Suche nach Tuberkelbakterien.

Zu 9.16
Die **Meningitis tuberculosa** tritt in etwa 80% der Fälle als Frühgeneralisationserscheinung meist 3 Monate nach den ersten klinischen Zeichen der Erstinfektion auf.
Dabei treten Kopfschmerzen, Erbrechen und Obstipation auf. Später folgen meningitische Symptome wie Nackensteifigkeit und **Opisthotonus**. Es bestehen meist auch Lähmungserscheinungen, wobei die **N. abducens** und N. oculomotorius am häufigsten betroffen sind.
Die Zellzahl im Liquor ist vermehrt, es dominieren **Lymphozyten**. Typisch sind Zellzahlen von **50–500/3 Zellen**. Charakteristisch ist die Verminderung von **Zucker im Liquor** (unter 40 mg/100 ml).
Der Tuberkulintest ist in der Regel positiv.

[H 86]
Frage 9.18: Lösung C
[F 81]
Frage 9.19: Lösung C
[F 87]
Frage 9.20: Lösung A

Gemeinsamer Kommentar

Das Krankheitsbild von Frage 9.18 entspricht einem schweren Verlauf einer **Herpes-zoster-**Infektion (Herpes zoster necroticans sive gangraenosus).
Herzes zoster tritt bei Reaktivierung einer latenten Varizella-Zoster-Virusinfektion oft Jahre **nach früher durchgemachten Windpocken** auf. In der Regel bleibt die Erkrankung auf **ein Dermatom beschränkt** so daß eine lokale Störung der zellulären Immunität diskutiert wird. Das Auftreten von Herpes zoster korreliert oft mit Immundefekten, malignen Erkrankungen und mit immunsuppressiver Therapie. Bei Hodgkin-Patienten kann in 15–35% die Virusinfektion nachgewiesen werden.

Klinik
Die Imkubationszeit beträgt 2 bis 3 Wochen. Danach kommt es zu:
- Fieberanstieg
- Störung des Allgemeinbefindens (Mattigkeit, Inappetenz, Pharyngitis)
- Heftige Schmerzen entsprechend dem Innervationsgebiet, wobei die nervale Irritation den Hauterscheinungen um 4–5 Tage vorangeht. Das Exanthem mit gruppierten, band- oder streifenförmigen Bläschen ist zunächst makulopapulös, später vesikulär.
- Lymphknotenschwellung

Bei schweren Verläufen erfolgt eine Blutung in das Bläschenlumen (hämorrhagischer Zoster), und es kann zu nekrotischen Veränderungen des Bläschengrundes kommen.
Am häufigsten ist die Erkrankung im Versorgungsgebiet der Thorakalnerven (ca. 50%) zu finden, es folgen in absteigender Reihenfolge Halsnervenbereich (ca. 20%), Trigeminusbereich (ca. 15%) und Lumbal-Sakralregion (ca. 10%). Etwa 1% der Patienten zeigen einen Zoster duplex, wobei beide Körperhälften betroffen sind (nach Ballarini).

3 Verlaufsarten sind zu unterscheiden
- **Leichter Verlauf:** geringgradige Schmerzen ohne postzosterische Neuralgie
- **Mittelschwerer Verlauf:** eingangs starke Schmerzen ohne nachfolgende Neuralgien
- **Schwerer Verlauf:** unterschiedlich lange und starke postzosterische Neuralgien (meist bei älteren Menschen und Patienten mit malignen Erkrankungen)

Labor
- Mäßige Leukozytose
- Proteinurie bei Fieber
- Liquor: Pleozytose und Proteinvermehrung

Therapie
Die kausale Therapie ist durch lokale Anwendung von **5% IDU in DMSO** (Dimethylsulfoxyd) möglich. Der Therapiebeginn sollte in den ersten 5 Tagen des Exanthems erfolgen. IDU in DMSO sollte über einen Zeitraum von 4 Tagen angewendet werden.
- Antibiotika können Sekundärinfektionen verhindern
- **Acicloguanosin** (Aciclovir) als Virostatikum hat sich in letzter Zeit bewährt. Es hemmt als Triphoshat kompetitiv die virale DNA-Polymerase und dadurch die virale DNA-Synthese. Aciclovir kann intravenös, oral in Tablettenform und lokal in Form von Salben angewendet werden.

Zur Behandlung der postzosterischen Neuralgie kann eine Stellatumblockade indiziert sein.

Zu 9.19
Coxsackie-Viren sind für die **Herpangina** verantwortlich. Nach einer Inkubationszeit von 4–7 Tagen beginnt die Krankheit mit hohem Fieber, Rücken- und Gliederschmerzen, Kopfschmerzen, Erbrechen und Schluckbeschwerden. Charakteristisch ist ein Enanthem im Rachen und Gaumenbereich. Es entstehen stecknadelkopfgroße Effloreszenzen, die als kleine Papeln beginnen und sich schnell in Bläschen umwandeln. Die Bläschen platzen und bilden kleine Ulzerationen. Die Krankheit heilt in der Regel nach 3–4 Tagen folgenlos ab.

Frage 9.21: Lösung C
H 81
Frage 9.22: Lösung C
H 85
F 88
Frage 9.23: Lösung E
F 87
Frage 9.24: Lösung D
Frage 9.25: Lösung C
F 82
Frage 9.26: Lösung A
H 87
Frage 9.27: Lösung E

Gemeinsamer Kommentar

Salmonella typhi ist weltweit verbreitet. Als Infektionsquelle ist stets der **infizierte Mensch** anzusehen, wobei Dauerausscheider, kaum jedoch akute Erkrankte die Hauptgefahr darstellen. Meist liegt eine indirekte Übertragung vor über kontaminierte Lebensmittel bzw. verseuchtes Wasser, es sind jedoch auch direkte Übertragungen von Mensch zu Mensch durch Schmutz- und Schmierinfektion möglich.

Die Zahl der Erkrankungen korreliert eindeutig mit den Lebensgewohnheiten und dem Lebensstandard einer Bevölkerungsgruppe.
Etwa 30% der Typhusfälle in der BRD werden aus dem Ausland importiert. Jährlich werden in der BRD ca. 30000 Fälle gemeldet.
Der **Typhus abdominalis** verläuft in 3 Stadien
Das erste Stadium (Stadium incrementi) – 1. Krankheitswoche – ist durch allgemeine Beschwerden wie Kopfschmerzen, Benommenheit, Schlaflosigkeit, Schwindel und Apathie gekennzeichnet. Es besteht weiterhin Obstipation, Meteorismus, **Splenomegalie,** Bradykardie und eine Leukopenie mit Lymphozytose. Pathologisch anatomisch kommt es in der ersten Krankheitswoche zu einer **markigen Schwellung** der Solitärfollikel und Peyer-Plaques. Es kommt erst in der zweiten Woche zu einer Nekrose der Peyer-Plaques und in der 3. bzw. 4 Woche zu einer Verschorfung und Ulzeration.
Im Stadium 2 (Stadium acmis) – 2. Woche – kann es zu metastatischen Nierenherden kommen, so daß der Urin im Sediment eine **Bakteriurie** zeigen kann. Unter einem **septischen Verlauf,** bei dem es vom Darm ausgehend zu einem Einbruch der Bakterien in die Blutbahn kommt, kann eine lokale Absiedlung der Keime beobachtet werden. Es treten perirenale, periproktische, subphrenische Abszesse auf, ebenso Gehirn-, Haut-, Lungen-, Milz-, Knochen-, **Leberabszesse,** die dann zu fokalen Nekrosen führen.
Beim Stadium 3 (Stadium decrementi) kommt es unter normalem Krankheitsverlauf zu einer Entfieberung und zu einer Verheilung der Geschwüre mit und ohne Narbenbildung.

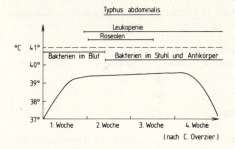

Abb. 9.5. Verlauf von Typhus abdominalis

Die Komplikationen bei Typhus sind aufgrund der in den meisten Fällen erfolgenden Frühbehandlung relativ selten, kommen aber vor allem bei Spätfällen noch vor.

Wenn Komplikationen auftreten, kommen sie meist in der 3. Krankheitswoche vor
- **Darmblutungen** aufgrund von Nekrosen und Geschwürsbildung, die zur Arrosion von Blutgefäßen führen können,
- **Darmperforationen** können im selben Stadium auftreten, wobei insbesondere das Ileum betroffen ist,
- **Typhusrezidive** (10–20% der Fälle) treten nach einem fieberfreien Intervall von 7–10 Tagen auf und werden durch Persistenz von Salmonellen verursacht,
- **Herxheimer-Reaktion** kann bei zu massiver Anbehandlung mit Antibiotika auftreten, deshalb einschleichende Therapie mit Chloramphenicol oder alternativ Ampicillin bzw. Trimethoprim/Sulfonamid

Zu 9.26
Salmonella typhi murium gehört zu den enteritischen Salmonellen und verursacht eine akute Gastroenteritis. Nach einer Inkubationszeit von 6–48 Stunden kommt es zu Darmkrämpfen, Übelkeit, Erbrechen und wäßrigen Durchfällen. Da die Patienten durch Wasser- und Elektrolytverluste bedroht sind, steht die orale und parenterale Substitution im Vordergrund der Behandlung.
Während bei Typhus und Paratyphus die Behandlung mit Antibiotika (Chloramphenicol, Cotrimoxazol, Ampicillin) indiziert ist, wird die Salmonellengastroenteritis bei unkompliziertem Verlauf durch antimikrobielle Substanzen nicht verkürzt, sie kann sogar verlängert werden.

Zu 9.27
Die **Salmonellenenteritis** hat eine Inkubationszeit von 12–48 Stunden und äußert sich in der Regel in dünnen Stühlen. Auch choleraähnliche Verläufe sind beschrieben worden mit tödlichem Verlauf. Besonders bei Kindern können folgende Komplikationen beobachtet werden:
- Schock infolge Exsikkose
- Bakteriämie mit metastatischen Absiedlungen von Salmonellen in Knochen, Gelenken, Endokard, Pleura, Meningen, Gallenblase

Frage 9.28: Lösung E

Staphylokokken sind für verschiedene Erkrankungen verantwortlich, z. B. Pemphigoid, Dermatitis exfoliativa neonatorum (Ritter), Impetigo follicularis, Furunkel, Karbunkel, Paronychie, Panaritium, Osteomyelitis (in 80% der Fälle). Als Mittel der Wahl wird Penicillin G eingesetzt. Jedoch treten häufig Resistenzen auf, so daß auf andere Antibiotika wie z. B. Flucloxacillin, Dicloxacillin, Vancomycin oder Erythromycin, Cephalosporine und Cotrimoxazol übergegangen werden muß.

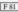
Frage 9.29: Lösung C

Zu den Enterovirusinfektionen gehören die Poliomyelitis und Coxsackie- und ECHO-Virusinfektionen. Wie bei allen Viruserkrankungen sind auch hier Antibiotika unwirksam.
Bei der Poliomyelitis kann nur symptomatisch behandelt werden. Entscheidend ist die Prophylaxe mit abgeschwächten Viren nach Sabin oder mit abgetöteten Viren nach Salk.
Bei der Coxsackie- und ECHO-Virusinfektion besteht nur die Möglichkeit der symptomatischen Therapie.

Frage 9.30: Lösung B

Am wahrscheinlichsten handelt es sich um eine **enterotoxinbildende Staphylokokkeninfektion**. Ursächlich sind Keime von eiternden Wunden, die während der Zubereitung der Speisen dort hineingelangen. Die Erkrankung beginnt nach kurzer Inkubationszeit von etwa 1/2–4 Stunden mit plötzlichem Erbrechen, Leibschmerzen und Durchfällen, Die Symptome sind meist innerhalb von 24 Stunden verschwunden.

Zu (A)
Die bakterielle Ruhr äußert sich typischerweise als akute fieberhafte Durchfallstörung mit krampfartigen Leibschmerzen und blutig-schleimigen Darmentleerungen. Die Erkrankung, die besonders Säuglinge und Kleinkinder befällt, tritt vorwiegend in warmen Ländern (USA, Indien, Afrika) auf.

Zu (C)
Die Salmonellenenteritis hat eine Inkubationszeit von 6–48 Stunden. Tenesmen, Durchfälle, Appetitlosigkeit, Bauchschmerzen, Kopfschmerzen und Erbrechen sind häufige Symptome.

Zu (D)
Typhus abdominalis hat eine Inkubationszeit von 1–4 Wochen und macht sich durch einen allmählichen Beginn mit Appetitslosigkeit, Gliederschmerzen, Verstopfung und oft Nasenbluten bemerkbar.

Zu (E)
Die durch Paratyphus hervorgerufenen Symptome sind ähnlich wie bei Typhus abdominalis, jedoch ist der Verlauf milder.

[F 88]
Frage 9.31: Lösung D
[F 88]
Frage 9.32: Lösung C

Gemeinsamer Kommentar

Bei den dargestellten Symptomem handelt es sich um eine enterale **Escheriose**, die häufig bei Reisenden in tropische Länder nachgewiesen werden kann.
Als Erreger kommen Kolistämme in Betracht, die über Enterotoxine und/oder über Enteroinvasivität verfügen. Bzgl. des Pathomechanismus führen Kolitoxine über eine Aktivierung der Adenylzyklase zu profuser Wasser- und Elektrolytsekretion in den Darm. Durch den Bikarbonatverlust entwickeln sich Azidose, Schock und Oligurie. Das Darmepithel bleibt in der Regel intakt. Allerdings kann eine Infektion mit invasiven Kolibakterien zu Epithelzerstörungen und Epithelentzündungen mit Blut- und Schleimabgang führen.
Therapeutisch ist entsprechend dem Pathomechanismus auf ausreichenden Flüssigkeits- und Elektrolytersatz zu achten. Bei schwerem Verlauf können Antibiotika (z. B. Cotrimoxazol, Ampicillin, Tetracyclin) eingesetzt werden.
Nach der ITEM-Analyse wurden die Fragen 9.31 und 9.32 gut beherrscht (Frage 9.31: Lösung (D) 78%, Frage 9.32: Lösung (C) 97%).

[H 86]
[F 88]
Frage 9.33: Lösung C
[H 86]
Frage 9.34: Lösung D
[F 87]
Frage 9.35: Lösung C
[H 87]
Frage 9.36: Lösung D

Gemeinsamer Kommentar

Lues ist eine durch **Treponema pallidum** hervorgerufene Infektionskrankheit, die meist durch Geschlechtsverkehr oder diaplazentar übertragen wird. Der Verlauf kann sich über ein primäres, sekundäres und tertiäres Stadium über viele Jahre hinziehen und führt in vielen Fällen zum Tod.

Epidemiologie
Lues ist über die ganze Erde verbreitet. Als Keimreservoir gilt der Mensch. Eine Übertragung erfolgt weniger im Stadium I und selten im Stadium III, jedoch am häufigsten im Stadium II. In einigen Entwicklungsländern kommt Lues endemisch vor.

Klinik
Die Erkrankung kann in 3 Stadien eingeteilt werden:
Stadium I: Inkubationszeit beträgt zwischen 2 und 3 Wochen. Zunächst entwickelt sich ein Primäraffekt an der Eintrittspforte. Bei der Frau sind die Labien, Introitus vaginae, Klitoris und Portio betroffen, beim Mann Präputium, Glans und Penisschaft (s. Bildbeilage). Auch extragenitale Lokalisationsbereiche wurden beobachtet wie Lippen, Zunge und Finger.
Zunächst imponiert ein erbsgroßes, gerötetes, derbes, indolentes Knötchen, das erodiert und häufig exulzeriert. Im weiteren Verlauf kommt es zum Anschwellen der regionären Lymphknoten, die indolent und nicht verbacken erscheinen.
Stadium II: Nach mehreren Wochen (7–8) beginnt die Generalisation, die mehrere Jahre andauern kann und von Latenzperioden unterbrochen wird. Es kommt dann zu einem Ausbruch von Exanthemen, der eine allgemeine Lymphknotenschwellung vorausgeht und von unbestimmten Allgemeinerscheinungen begleitet wird wie
- **Makulöses Syphilid:** gelbbraune bis linsengroße Einzelherde mit Hauptsitz am Rumpf
- **Papulöses Syphilid:** runde, derbe, gelbbraune bis erbsengroße Scheiben an Hohlhand und Fußsohle
- **Condylomata lata:** in der Genitalregrin
- **Pigmentverschiebungen**

Stadium III: Spätsyphilis, deren Auftreten in der Regel 4–8 (– 20) Jahre nach Infektion zu beobachten ist. Es imponieren leicht zerfallende sogenannte **Gummaknoten**, die nahezu an allen Organen vorkommen kann. Die Erkrankung klingt in etwa 30% der Fälle in einem Latenzstadium ganz ab.

Die **angeborene Lues** hat folgenden Verlauf:
- Häufig Fehlgeburt
- Im Babyalter: Hepatosplenomegalie, Osteochondritis, makulopapulöse Syphilide, chronischer, oft blutiger Schnupfen
- Condylomata lata im Genitalbereich im Alter von 2–4 Jahren, auch häufig an anderen Organen wie Zehen und Mundwinkel nachzuweisen
- Lues tarda entsprechend Stadium III im Erwachsenenalter: **Hutchinsonsche Trias** (tonnenförmige Zähne mit halbmondförmigen Schneidekanten, Keratitis parenchymatosa, Taubheit), daneben Gummen an verschiedenen Organen wie z. B. Knochen (Sattelnase) und ZNS

Diagnostik
1. Erregernachweis im Gewebssaft (Dunkelfeld- oder Phasenkontrastmikroskop)
2. Serologische Untersuchung:
  a) TPHA-Test (Treponema pallidum-Hämagglutinationstest) – wird 2–3 Wochen post infectionem positiv
  b) FTA-ABS-Test bzw. IgM-FTA-Test als Bestätigungstest
  c) CMT (Cardiolipin-Mikroflockungstest) zur Bestimmung der Aktivität – positiv nach 4–6 Wochen post infectionem.

Therapie der Syphilis
Die Therapie wird unterschiedlich gehandhabt.
Bei Lues Stadium I und II.
USA
1 Injektion 2,4 Mio E i. m. Benzathin-Penicillin oder tägliche Injektionen von 0,6 Mio E Procain-Penicillin G für 8 Tage.
BRD
Tägliche Injektion von 1 Mio E Procain-Penicillin G für 14 Tage. Bei Unzuverlässigkeit einmalige Gabe von Benzathin-Penicillin 2,4 Mio E.
Serumkontrollen werden zur rechtzeitigen Erkennung eines Rezidivs nach 3, 6 und 12 Monaten nach Abschluß der Penicillin Behandlung empfohlen. Nach einem weiteren Jahr sollte eine Kontrolle bei den Patienten erfolgen, deren Krankheitsverlauf bereits ein Jahr überschreitet.
Bei Lues III (Neurosyphilis)
Bei Lues III wird anstelle von Procain-Penicillin G in den USA das wäßrige Penicillin G-Natrium für 14–15 Tage verwendet.
Benzathin-Penicillin G kommt wegen des zu niedrigen Liquorspiegels nicht zum Einsatz.
Serum- und Liquorkontrollen erfolgen mindestens noch 3 Jahre nach Behandlung. Bei Penicillinunverträglichkeit können Tetracycline (2 g für 20 Tage), Minocyclin (200 mg tgl. für 2 Wochen) oder Erythromycin (2 g tgl. für 20 Tage) gegeben werden.
Manchmal kann bei Beginn einer Penicillinbehandlung Fieber sowie ein syphilitisches Exanthem beobachtet werden. Selten tritt eine **Herxheimer-Jarisch-Reaktion** bei Antibiotikabehandlung auf, die durch einen Endotoxinschock gekennzeichnet ist.

häute). Daraufhin erfolgt eine bakteriämische Streuung in die Lunge sowie Leber und Milz.
Als Korrelat der interstitiellen Pneumonie findet sich eine vorwiegend lymphozytäre, entzündliche Reaktion mit hämorrhagischem Exsudat und Ödem in der Lunge. Seltener treten die Erscheinungen in Herz, Niere und Gehirn auf.
Die Inkubationszeit der **Ornithose** beträgt 7–15 Tage.
Das Prodromalstadium ist gekennzeichnet durch:
- Fieber
- Hals- und Gliederschmerzen
- quälenden, trockenen Husten mit Auswurf

Das **Fieber** steigt im weiteren Verlauf an und sinkt nach einer Kontinua während 1–2 Wochen wieder ab.
An Laborbefunden fallen folgende Parameter auf:
- oft sehr stark ansteigende **BSG**
- normale Leukozytenzahl oder **geringe Leukopenie** mit Linksverschiebung
- Verminderung der Eosinophilen
- **Transaminasen** können erhöht sein
- Urinstatus: häufig transitorische Proteinurie und Mikrohämaturie

Der Lungenauskultationsbefund kann unauffällig sein oder fein ausklingende Rasselgeräusch sowie mäßig erhöhte Atemfrequenz aufweisen.
Das **Röntgen-Thoraxbild** zeigt dann häufig eine vorwiegend interstitielle Infiltration.
Mittel der Wahl ist die Gabe von **Tetracyclinen** für 7–10 Tage. Bei Tetracyclinunverträglichkeit steht Erythromyzin zur Verfügung. Daneben können zur symptomatischen Therapie Sauerstoff und Azetylsäure indiziert sein.
Ornithose ist meldepflichtig.

[H 86]
Frage 9.37: Lösung A
[F 86]
Frage 9.38: Lösung C
[H 85]
Frage 9.39: Lösung A
[F 82]
Frage 9.40: Lösung E

Gemeinsamer Kommentar

Die **Ornithose** stellt eine akute Infektionserkrankung durch den Erreger Chlamydia psittaci dar, der durch Vögel übertragen wird.
In der Bundesrepublik wird von 180–200 Fällen einer **Ornithose**/Jahr ausgegangen.
Die Übertragung erfolgt auf dem Luftweg mittels Tröpfcheninfektion, selten durch Vogelbiß direkt über die chlamydientragenden Vögel (Tauben, Papageien, Truthähne, Enten, Hühner). Sehr selten werden Übertragungen von Mensch zu Mensch beobachtet, wobei von sehr virulenten Chlamydienstämmen ausgegangen werden muß. Der Infektionsweg beginnt an den oberen Luftwegen (Schleim-

[H 86]
Frage 9.59: Lösung A
[H 87]
Frage 9.60: Lösung D

Gemeinsamer Kommentar

Die **Zytomegalie** wird durch Viren der Familie Herpetoviridae hervorgerufen. Primär ist es eine Erkrankung, die vorwiegend im Kindes- und Säuglingsalter vorkommt. Einen gefährlichen Verlauf kann sie unter immunsuppressiver Therapie nehmen.
Epidemiologie
Es wird angenommen, daß die Durchseuchung im Schul- und Adoleszentenalter etwa 30–40% beträgt und etwa 1–2% aller Lebendgeburten durch die Mutter infiziert werden. Das Zytomegalie-Virus ist weltweit verbreitet.
Die Übertragung geschieht durch:
- Sekrete aus dem Urogenitaltrakt
- Frischbluttransfusionen oder Blutbestandteilen wie Thrombozyten und Granulozyten

Klinik
Die Erkrankung verläuft im Säuglings- und Kindesalter oft inapparent. Lebensbedrohliche Ausmaße kann eine interstitielle **Pneumonie** nehmen. Daneben imponieren:
- Hepatosplenomegalie
- Thrombozytopenische Purpura
- Lymphknotenvergrößerungen

Die diaplazentare Übertragung kann zu Mißbildungen führen.
Histopathologische Befunde sind:
- Basophile intranukleäre Einschlußkörper
- Granulationsgewebe mit Riesenzellen

Laborbefunde
- Lymphozytose
- Gelegentlich Thrombozytopenie
- Diskrete Erhöhung von GOT und GPT

Diagnostik
Das Virus kann im Speichel, Magensaft und **Urin** nachgewiesen werden. Zur Diagnose werden IgM-spezifische Antikörper bestimmt.
Therapie
Eine kausale Therapie gibt es nicht. Die Behandlung schließt die Gabe von Hyperimmunglobulin ein.
Prognose
Einen tödlichen Verlauf kann die Erkrankung unter Immunsuppression (nach Nierentransplantation oder bei AIDS) durch Zytomegalieviruspneumonie nehmen, ebenso bei pränatalen Infektionen. Außerdem kann eine durch Zytomegalievirus verursachte Retinitis häufig bei AIDS beobachtet werden.

Frage 9.61: Lösung B
[F 88]
Frage 9.62: Lösung D

Gemeinsamer Kommentar

Die **Diphtherie** ist eine durch Korynebakterien hervorgerufene Krankheit, wobei eine Gewebsreaktion mit Pseudomembranbildung hervorgerufen wird, die mit Zeichen allgemeiner Vergiftung einhergeht. Das Korynebakterium ist weltweit verbreitet. Erregerreservoir stellt der Mensch dar. In den letzten Jahren haben Mortalität und Morbidität in der Bundesrepublik stark abgenommen. Allerdings wurden 1975/76 vermehrt bösartige Verläufe registriert. Übertragen wird die Erkrankung durch Tröpfcheninfektion.
Die Diphtheriebakterien bilden Kolonien im Bereich des Nasopharynx und sezernieren ein **Toxin,** das in die Blutbahnen abgegeben wird und andere Organe angreift.
Die Komplikationen der **Diphtherie** werden in erster Linie durch das Auftreten eines peripheren Kreislaufversagens, einer Myokarditis und von diphtherischen Lähmungen bestimmt.
Besonders gefürchtet ist das Auftreten einer toxischen **Myokarditis,** die sich in der 2. und 3. Krankheitswoche entwickeln kann.
Bereits in der ersten Krankheitswoche kann ein Kreislaufversagen eintreten.
An diphtherischen Lähmungen sind vor allem die Ausfälle der Hirnnerven zu nennen. Am häufigsten sind unilaterale oder beidseitige **Paresen des weichen Gaumens,** die in der 1.–2. Krankheitswoche auftreten, zu beobachten. An Spätlähmungen treten gemischt-motorische Hirnnervenlähmungen auf, die zu **Akkomodationsstörungen,** Strabismus und fazialen, pharyngealen und laryngealen Ausfällen führen.
Bei der primären Larynxdiphtherie, der gefährlichsten Form der lokalisierten Diphtherie, ist die **Verlegung der Luftwege** aufgrund von pseudomembranösen Auflagerungen gefürchtet.
Außerdem kann es zu einer diphtherischen Nierenerkrankung kommen, die unter dem Bild einer **toxischen Nephrose** mit großen Eiweißmengen im Urin verläuft.

[F88]
Frage 9.63: Lösung A
[F87]
Frage 9.64: Lösung E

Gemeinsamer Kommentar

Die **Listeriose** wird durch das Bakterium Listeria monocytogenes hervorgerufen und kommt ubiquitär in Erde, Schlamm und Wasser vor. Die Erkrankung betrifft vor allem folgende Patientengruppen:
– Schwangere und deren Feten
– Personen über 40 Jahre mit schweren Grundkrankheiten (Neoplasmen, Diabetes mellitus, Tuberkulose, AIDS, Alkoholismus).

Das Bakterium stellt ein grampositives, sporenloses, aerobes, bewegliches Stäbchen dar, das (O)-Antigene und Geißel-(H)-Antigene besitzt.
Bezüglich des Infektionsweges gibt es unterschiedliche Auffassungen. Folgende Übertragungswege sind denkbar:
– Eintrittspforte Magen-Darm-Trakt
– Genitaltrakt
– Übertragung Mutter auf den Feten diaplazentar oder durch Infektion des Neugeborenen in den Geburtswegen

Morphologisch zeigt sich entweder eine granulomatöse Entzündung oder eitrige Entzündung mit vielen Monozyten.
Verschiedene Formen der Listeriose werden beobachtet:
– **Listerienmeningoenzephalitis**
Sie tritt nach hämatogener Infektion auf und manifestiert sich als granulomatöse Meningitis. Auch Hirnabszesse wurden besonders bei alten Patienten beobachtet.
– **Schwangerenlisteriose**
Sie kann mit unspezifischen Symptomen wie Fieber, Kopfschmerzen, Durchfall und Rückenschmerzen einhergehen oder asymptomatisch verlaufen.
– **Neugeborenenlisteriose**
Sie führt über eine diaplazentare Infektion meist zu Tot- oder Frühgeburt. Charakteristisch ist mekoniumhaltiges Fruchtwasser, Zyanose, Meningitis, Diarrhö, Herdpneumonie und pustulöse Effloreszenzen an Rachenhinterwand und Haut.
– **Okuloglanduläre Listeriose**
Sie zeigt sich in einer purulenten Konjunktivitis, häufig mit Geschwürsbildung der Kornea und Befall der regionären Lymphknoten.
Selten sind Septikämien, Polyserositis, pustulöse Dermatitis und Endokarditis.

Diagnostik
Im Vordergrund steht der Nachweis von grampositiven Stäbchen im Grampräparat und in der Kultur von Mekonium, Blut, Liquor, Plazenta, Zervixabstrich.
Die serologischen Methoden (Agglutination, KBR) können nur bei Titeranstieg verwertet werden wegen des häufigen natürlichen Vorkommens.

Therapie
Mittel der Wahl ist Ampicillin. Bei Penicillinallergie Gabe von Erythromycin oder Tetrazykline.
Nach der ITEM-Analyse wählten bei Frage 9.63 Antwort (A) 45% der Studenten, 44% entschieden sich für (E). Bedeutsamer Unterschied ist die nur seltene Mitbeteiligung des ZNS bei Mononukleose (ca. 1%) im Gegensatz zur Listeriose, deren häufigste Manifestation die Meningoenzephalitis/Meningitis ist. In Aufgabe 9.64 wurde von jeweils 36% der Studenten Antwort (D) und (E) angegeben, 14% wählten (A).

[F82]
Frage 9.65: Lösung D

Eine **Streptokokkenangina** kann zu folgenden Komplikationen führen:
1. Eitrige Otitis media
2. Mastoiditis, otogene Meningitis, septische Sinusthrombose
3. Eitrige Sinusitis
4. Eitrige Lymphadenitis
5. Peritonsillarabszeß
6. Retropharyngealabszeß
7. Mundbodenphlegmone, Kehlkopfphlegmone mit Glottisödem
8. Halsphlegmone, Mediastinitis
9. Septische Streuherde
10. Gelenkbeteiligung
11. Poststreptokokkenglomerulonephritis
12. Rheumatisches Fieber

Die Anti-Glomerulum-Basalmembran-Nephritis (Anti-GBM-Nephritis) tritt beim Goodpasture-Syndrom auf. Die Ätiologie ist ungeklärt.

[F 82]
Frage 9.66: Lösung B

Der **Angina abdominalis** liegt ein chronischer Gefäßverschluß im Mesenterialbereich zugrunde. Nach Nahrungsaufnahme kommt es dann zu anginösen Leibschmerzen. Zur Diagnose wird die Angiographie eingesetzt.

Zu (A)
Bei der Rachendiphtherie bilden sich auf den Tonsillen grauweiße Pseudomembranen.
Zu (C)
Die Agranulozytose geht mit schmierig belegten Schleimhautulzerationen der Lippen, des Gaumens und der Tonsillen einher.
Zu (D)
Bei der infektiösen Mononukleose tritt neben Fieber, Halsschmerzen und Lymphadenopathie auch eine exsudative bis ulzeröse Angina mit gräulich-weißlichen Belägen der Tonsillen auf.
Zu (E)
Die Tonsillitis bei Angina follicularis durch Streptokokkeninfekt geht in der Regel mit Schüttelfrost, Kopf- und Gliederschmerzen und erheblichem Temperaturanstieg einher. Zu Beginn sind die Tonsillen gerötet und die Lymphfollikel sind als Knötchen erkennbar. Später bilden sich Krypten aus.

[H 85]
Frage 9.67: Lösung (die Aufgabe wurde allen Teilnehmern als richtig beantwortet gewertet).

Die **Angina Ludovici** (Phlegmona colli profunda) ist eine Phlegmone des Mundbodens, der oberen Hals- und Mundgegend.
Als Ursache kommen folgende Erkrankungen in Frage:
- Kariöse Zähne
- Entzündungen der Glandula submandibularis und ihres umgebenden Bindegewebes
- Infektiöse Erkrankungen der übrigen Mund- und Rachenhöhle (selten)
- Trauma (selten)

Die Mundphlegmone beginnt akut im Sinne einer schmerzhaften Schwellung des Mundbodens und führt schnell zur Kieferklemme. Bleibt die Erkrankung auf den Mundboden begrenzt, wird eine angedeutete Prognathie durch Vorschieben des Unterkiefers beobachtet. Daneben bestehen Schluckbeschwerden. Das Krankheitsbild kann sich bei Absteigen der Phlegmone in die tieferen Halsfaszien dramatisch verschlechtern und zu akuter Atemnot führen (Larynxödem, Mediastinitis).

[H 85]
Frage 9.68: Lösung B

Treponema (Borrelia) vincentii ist der Erreger der **Angina Plaut-Vincenti** (Angina ulcero-membranacea) und kommt physiologischerweise in der menschlichen Mundhöhle vor. Bei herabgesetzter Resistenz entsteht eine Symbiose mit der Spezies Fusobacterium fusiforme, woraufhin es zur Tonsillitis kommt.
Klinik
Geringgradig erhöhte Temperaturen, charakteristisch fauliger Mundgeruch, meist einseitiger Befall im Sinne grauweißer, grünlicher Belege – insgesamt nur gering gestörtes Allgemeinbefinden.
Diagnose
Nachweis fusiformer Stäbchen und Treponemen (Borrelien) im gefärbten Ausstrichpräparat.
Differentialdiagnose
– Diphtherie und Mononucleosis infectiosa.
Therapie
Penicillin systemisch, lokal eventuell Neomycin, daneben sollte die Grundkrankheit, die zur Schwächung der Immunabwehr geführt hat, behandelt werden.

[H 85]
Frage 9.69: Lösung B
Frage 9.70: Lösung A
Frage 9.71: Lösung A

Gemeinsamer Kommentar

Die Erreger der **Cholera asiatica** (Vibrio cholerae) bilden Enterotoxin, einige Stämme (El Tor) auch Hämolysin. Das Enterotoxin bindet sich an die Enterozyten des Dünndarms, wobei durch Aktivierung der Adenylzyklase vermehrt ATP in zyklisches cAMP (cAMP) umgesetzt wird. cAMP aktiviert eine „Ionenpumpe", die zu großem Wasser- und Chloridverlust des Darmes führt. Darmschleimhautulzerationen treten nicht auf.
Die **Cholera asiatica** hat eine Inkubationszeit von ca. 1–5 Tagen. Die Erkrankung beginnt mit Diarrhöen und Darmkrämpfen, wobei die wäßrigen Stuhlentleerungen über 10 l/die betragen können.
Als Folge des enormen Wasserverlustes treten Durst, Heiserkeit, abhebbare Haut sowie Muskelkrämpfe auf. Die exsikkierten Patienten zeigen Zeichen der Kreislaufinsuffizienz wie Hypotonie, Hypothermie und Asphyxie. In 6% der Fälle kommt es zur Oligurie bzw. Anurie mit finaler Urämie.

Therapiemaßnahmen
- Primär Rehydratation und Ausgleich des Elektrolytverlustes.

Nach **WHO-Richtlinien** sollte die Zusammensetzung wie folgt aussehen:
Parenteral:
- Natrium 120 mmol/l
- Chlorid 80 mmol/l
- Acetat oder Bikarbonat 50 mmol/l
- Kalium 13 mmol/l
- Glukose 55 mmol/l

Die Infusionsgeschwindigkeit sollte 50–100 ml/min betragen. Überwachung der Infusion durch Messung des zentralen Venendruckes und Beobachtung des Füllungszustandes der Halsvenen.
Wenn die Exsikkose weniger stark ausgeprägt ist, kann auch eine orale Substitution erfolgen.
Infusionsrichtlinien bei **p.o.** Substitution nach **WHO-Richtlinien:**
Parenteral:
- Natrium 90 mmol/l
- Chlorid 80 mmol/l
- Bikarbonat 30 mmol/l
- Kalium 20 mmol/l
- Glukose 110 mmol/l

Daneben können **Antibiotika** eingesetzt werden, die zur Verkürzung der Diarrhö beitragen können:
- Tetrazykline und TMP-Sulfonamid sind Mittel der Wahl.

Eventuell Gabe von **Kortikosteroiden** zur Herabsetzung der Toxinwirkung:
- Prednisolon i.v.

Zu 9.71 (B)
Wegen des hohen Wasser- und Elektrolytverlustes (über 10 l pro Tag möglich) ist die Substitution oral – nur in schweren Fällen parenteral – vorrangig.
Zu (C)
Die Infektion erfolgt durch Schmierinfektion oder indirekt über verschmutztes Trinkwasser bzw. Lebensmittel. Cholera wird von Unhygiene, Armut und Hunger begleitet. Massenausbrüche in der DDR oder BRD sind deshalb wenig wahrscheinlich.
Zu (D)
Der heutige Erreger der Cholera, Typ El Tor, zeichnet sich durch lange Verweildauer und Resistenz gegenüber äußeren Einflüssen aus.
Zu (E)
Therapeutisch vorrangig ist die Regulierung des Wasser- und Elektrolythaushalts. Zur Elimination der Erreger werden Tetrazykline eingesetzt.

F 86
Frage 9.72: Lösung D
H 86
Frage 9.73: Lösung C
F 82
Frage 9.74: Lösung E
Frage 9.75: Lösung E

Gemeinsamer Kommentar

Pneumocystis carinii gehört zu den Protozoen, also den einzelligen Lebewesen, und wird durch Tröpfchen- und Staubinfektion übertragen.
Vor allem immunsupprimierte Personen (z.B. bei AIDS) und frühgeborene Säuglinge sind betroffen. Radiologisch läßt sich eine diffuse bilaterale interstitielle Pneumonie nachweisen.
Der Erregernachweis gelingt am besten bei der **offenen Lungenbiopsie**, danach mit der **bronchopulmonalen Lavage** und der **transtrachealen Aspiration**. Die Mikroorganismen stellen sich in Abklatschpräparaten durch die Methenamin-Silber-Imprägnierung oder der Giemsafärbung dar. Therapeutisch wirksam ist die Gabe von Cotrimoxazol, daneben Pentamidin und Stilbamidin.

Frage 9.76: Lösung E

Die Diagnose **Schweinebandwurmbefall** (Taenia solium) wird durch Nachweis makroskopisch sichtbarer Bandwurmglieder im Stuhl gestellt.

Zu (A)
Die Infektion durch Schweinebandwurm wird durch Genuß von rohem bzw. halbgarem Schweinefleisch erworben, das lebende Finnen enthält.
Zu (B)
Zur Therapie wird Niclosamid (4 Tbl. zu 0,5 g) eingesetzt.
Zu (C)
Symptome fehlen in der Regel. Vereinzelt kommt es zu unbestimmten Beschwerden wie Verdauungsbeschwerden, Leibschmerzen, Appetitlosigkeit, Heißhunger und Pruritus ani.

Frage 9.77: Lösung A

Der **Rinderbandwurm** (Taenia saginata) ist in unserer Region weit verbreitet (Durchseuchungsgrad etwa 0,4%). Die Infektion erfolgt durch Einnehmen von finnenhaltigem, rohem, ungenügend gekochtem bzw. gebratenem **Kalb- oder Rindfleisch.**
Die Diagnose erfolgt meist durch den Abgang von **Proglottiden** (Glieder des Bandwurms), die eine gelbliche, bandnudelartige Beschaffenheit haben und oft im Stuhl bzw. in Bett- und Unterwäsche gefunden werden. Frühestens 10–12 Wochen nach der Infektion können Proglottiden festgestellt werden.
Mikroskopisch gelingt der Nachweis freier, rundovaler **Taeniaeier** im Stuhl. Die Eischale mit der darin sitzenden Larve ist radiär gestreift und bräunlich.
In der Regel haben die Patienten keine Beschwerden, jedoch imponieren zeitweise uncharakteristische Symptome wie Appetitlosigkeit bzw. Heißhunger, Kopfschmerzen, Abmagerung und Druckgefühl im Epigastrium.
Therapie der Wahl ist die Gabe von **Niclosamid.** Daneben kommen Mebendazol und Praziquantel zum Einsatz.

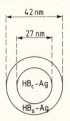

HB_s-Ag = Hepatitis-B-Oberflächenantigen ("surface")
HB_c-Ag = Hepatitis-B-Kern-Antigen ("core")

Abb. 9.6. Modell des Hepatitis-B-Virus (Dane-Partikel)

Frage 9.78: Lösung E

Die Trichinose verläuft in 3 Stadien:
Stadium 1: 1–3 Tage nach dem Genuß infizierten Fleisches treten Übelkeit, Erbrechen, Durchfälle und leichte Temperaturerhöhung auf.
Stadium 2: **Larven** brechen in die Lymph- und Blutbahn ein und befallen die Muskulatur. Die Trichinen kapseln sich ein und sind von Allergisierungsvorgängen gekennzeichnet. Es kommt zur Steifigkeit und Schwellung der betroffenen Muskulatur. Am häufigsten sind Beugemuskeln der Extremitäten, Bauch, Zwerchfell, Augenmuskulatur, Zunge und Kehlkopfmuskulatur befallen. Typisch ist außerdem ein allergisch bedingtes Ödem der Augenlider, des Gesichts mit Begleitkonjunktivitis.
Stadium 3: Nach Stadium 2 treten bei den Patienten Kopfschmerzen, Schlafstörungen und Benommenheit auf. Sie wirken apathisch.

Frage 9.79: Lösung D

Bei der versehentlichen Inokulation mit HBs-AG-positivem Blut sollte die Gabe von γ-Globulin mit hohem Antikörpertiter von Anti-HBs innerhalb von 48 Stunden erfolgen, weil danach eine Neutralisation des Antigens nicht mehr möglich ist.
Die Dosierung beträgt 0,05–01, mg pro kg/KG. Das Indikationsgebiet erfaßt außerdem Neugeborene von HBs-AG-positiven Müttern.
Bei HBs-AG-, Anti-HBc- oder Anti-HBe-positiven Personen ist die Hyperimmunglobulin-Prophylaxe nicht indiziert.
Zur zweiten Aussage
Das **Hepatitis-B-Virus** ist ein DNA-Virus, das in 3 morphologischen Formen vorkommt. Das sogenannte **Dane-Partikel** stellt das komplette Virus dar.
Die Inkubationszeit bei der Hepatitis B variiert zwischen 45 und 160 Tagen, bei Hepatitis A zwischen 20 und 45 Tagen, bei der Non-A-Non-B-Hepatitis zwischen 30 und 90 Tagen.

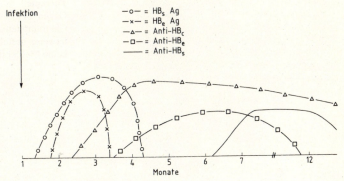

Abb. 9.7. Hepatitis-B-Infektion: Serologisches Befundmuster im zeitlichen Ablauf

[F 85]
Frage 9.80: Lösung D

Zu (1)
Die Erreger von **Scharlach** sind in der Regel betahämolysierende Streptokokken der Gruppe A, neuerdings auch zunehmend häufiger der Gruppe B. Eine aktive Immunisierung besteht nicht. Als therapeutische Maßnahme der Wahl gilt die Applikation von Penicillin G.

Zu (2)
Die **Pocken (Variola)** sind nach der Mitteilung der WHO am 26.10.1979 ausgerottet, nachdem der letzte Fall 1977 in Somalia auftrat. Als wichtigste Maßnahme galt die aktive Immunisierung durch Inokulation von lebenden Vakzinaviren.

Zu (3)
Herpes zoster kommt als Reaktivierung einer durchgemachten Windpockeninfektion bei zumeist älteren, teilimmunen Patienten vor, und der Erreger ist identisch mit dem Varizellenvirus. Eine aktive Schutzimpfung existiert zur Zeit nicht, die Therapie ist symptomatisch. Gegen Varizellen ist eine aktive Immunisierung in Erprobung.

Zu (4)
Das **Masernvirus** gehört zu den Myxoviren. Typische Symptome sind Fieber, Schnupfen, Tracheobronchitis und Konjunktivitis. Bei Nachweis von Koplik-Flecken, kalkspritzerartigen Fleckchen an der Innenseite der Wangenschleimhaut, gilt die Diagnose als gesichert. Die Masernlebendimpfung stellt einen wirksamen prophylaktischen Schutz dar, bei 97% der Geimpften entwickeln sich Antikörper, die lebenslang persistieren.

Zu (5)
Die **Poliomyelitiserreger** gehören zu den Enteroviren und sind RNS-Viren. In schweren Fällen kann es zu Lähmungen kommen. Durch Schutzimpfung (Schluckimpfung) mit abgeschwächten Viren kann ein sicherer Schutz ohne Risiko erreicht werden.

[H 86]
Frage 9.81: Lösung D
[F 86]
Frage 9.82: Lösung A

Gemeinsamer Kommentar

Die **Yersiniose (Pseudotuberkulose)** hat nichts mit der Tuberkulose zu tun. Der Name wurde aus der Veterinärmedizin übernommen, lediglich die makroskopische Ähnlichkeit der Granulome lag der Bezeichnung zugrunde. Die Erkrankung stellt eine **Anthropozoonose** dar, d.h. sie wird vom Tier auf den Menschen übertragen, wenngleich der Übertragungsmechanismus selten nachgewiesen werden kann.
Erreger sind Y. pseudotuberculosis und Y. enterocolitica, gramnegative Stäbchen.

Klinik
Eintrittspforte ist der Intestinaltrakt. Bei der Y. pseudotuberculosis steht die Lymphadenitis mesenterialis, bei der Y. enterocolitica die Enterokolitis im Vordergrund. Nach einer Y. enterocolitica kann eine Polyarthritis auftreten, die mit bestimmten HLA-Antigenen (z.B. HLA-B27) assoziiert ist.

Tabelle 9.1. Klinik der Yersiniose

Symptomatik	Y. entero-colitica	Y. pseudo-tuberculosis
● Lymphadenitis mesenterialis (Pseudoappendizitis)	häufig	Hauptangriffsort
● Enterokolitis	Hauptangriffsort	selten
● Arthritis	häufig	selten
● Akute Ileitis	gelegentlich	selten
● Erythema nodosum	häufig	selten
● Septikämie	selten	selten

Diagnostik
Y. enterocolitica läßt sich relativ leicht im Stuhl anzüchten. Der Nachweis von **Y. pseudotuberculosis** gelingt serologisch (Agglutination), allerdings gibt es Kreuzreaktionen mit Salmonellen der Gruppe B bzw. D.

Therapie
Gegen beide Erreger sind Tetrazykline, Cotrimoxazol Chloramphenicol und Aminoglykoside wirksam. Normalerweise besteht eine Selbstheilungstendenz. Es besteht keine Meldepflicht.

[H 87]
Frage 9.83: Lösung C

Als **Toxic Shock Syndrom** (Syndrom des toxischen Schocks) wird die Infektion mit toxinbildenden Staphylokokken bezeichnet. In der Mehrzahl der Fälle handelt es sich dabei um Mädchen und junge Frauen. Charakteristisch sind schwere toxische Krankheitserscheinungen mit hohen Temperaturen, Blutdruckabfall, Erbrechen, Myalgien, Durchfall, Kreatininerhöhung, Thrombozytopenie und Bewußtseinstrübung. Als Hauptsymptome treten ein stammbetontes, makulöses Exanthem und groblamelläre Schuppung an Hand und Fußsohlen auf.
Diese Symptome treten meist in Zusammenhang mit der Menstruation oft bei Gebrauch von Tampons auf.
Bei Männern kann das Syndrom des toxischen Schocks durch banale Wundinfektion vorkommen (5% der Fälle).

Zu (C)
Der Erregernachweis durch Blutkultur gelingt in etwa 70–80% der Fälle. Aufgrund der typischen Symptomkonstellation ist die positive Blutkultur jedoch nicht Voraussetzung für die Diagnosestellung.
ITEM-Analyse: Antwort (C) 62%, Antwort (A) 13%, Antwort (B) und (E) jeweils 11%, Antwort (D) 3%.

[F 87]
Frage 9.84: Lösung B

Klebsiella pneumoniae sind unbewegliche, kapsel- und schleimbildende gramnegative Stäbchen. Als Virulenzfaktor gilt die Kapsel im Sinne der Erschwerung der zellulären Abwehr.
Häufig findet man Klebsiellen physiologischerweise im oberen Respirationstrakt. Diese können eine Zahl von unspezifischen Infektionen verursachen, wie z.B. in folgenden Bereichen:
– Meningen
– Gallenwege
– Oberen Luftwege
– Harnwege (Katheter!)
Tracheotomiewunden werden fast obligatorisch von Klebsiellen besiedelt. Besonders sind Patienten mit Abwehrschwäche betroffen (Pneumonie). Bei diesen Patienten kann auch eine Klebsiellensepsis mit septischem Schock auftreten.
Typische Symptome sind:
– Plötzliches Auftreten
– Husten, Auswurf, dick-blutiges Sputum
– Schüttelfrost
– Thoraxschmerzen
– Hohes Fieber
– Dyspnoe und Zyanose

Neben abwehrgeschwächten Patienten werden auch Säuglinge befallen, die häufig an schwer verlaufenden Enteritiden erkranken.
Klebsiella pneumoniae gelten neben Pseudomonas und Serratia als Hospitalismuskeime und verursachen nicht selten Wund- und Harnwegsinfektionen.
Therapie
Klebsiella pneumoniae sind gegen viele Antibiotika bereits resistent (Ampicillin, Mezlocillin, gelegentlich auch Cephalosporine, Tetracycline und Chloramphenicol). Cephalosporine der 3. Generation, Aminoglykoside, Cotrimoxazol und Gyrasehemmer können erfolgreich eingesetzt werden.
Diese Frage wurde von 78% der Studenten richtig gelöst.

[F 87]
Frage 9.85: Lösung E

Kala Azar ist eine viszerale Leishmaniose, daneben gibt es die kutane Leishmaniose (Orientbeule) und die mukokutane Leishmaniose (amerikanische Haut-Schleimhaut-Leishmaniose).
Bei Kala Azar handelt es sich um eine chronische Infektionskrankheit, die durch Leishmania donovani hervorgerufen wird und vorwiegend in warmen Ländern (Indien, China, Bihar, selten Mittelmeerländer) vorkommt. Phlebotome (Mückenart) übertragen die Leishmaniosen.
Infektionsreservoire sind Füchse, Hunde und Menschen.
Klinik
Kennzeichnend sind:
– Unregelmäßiges Fieber
– Haut- und innere Blutungen
– Hepatosplenomegalie
– Leukopenie
– Anämie
– Kachexie.
Diagnostik
Beweisend ist der Erregernachweis im nach Giemsa gefärbten Punktatausstrich aus Milz, Leber, Knochenmark oder Geschwürsrand. Daneben können zur Diagnostik der Tierversuch (Hamster), KBR, Immunfluoreszenz und Hämagglutination eingesetzt werden.
Therapie
Neben allgemeinen Maßnahmen (eiweiß- und kohlenhydratreiche Kost, Transfusionen) werden chemotherapeutisch Pentostam, Glucantime und Pentamidin eingesetzt.
Diese Frage wurde nur von 19% der Studenten richtig beantwortet, 70% verwechselten die viszerale mit der kutanen Form der Leishmaniose und wählten Lösung (A).

H 85
F 83

Frage 9.86: Lösung E

Als **Leberabszeß** wird eine umschriebene Einschmelzung von Leberparenchym bezeichnet, die solitär und multipel auftreten kann. Als Ursache können Entzündungen durch anaerobe und aerobe Erreger eruiert werden. Am häufigsten werden
- Escherichia coli
- Streptokokken
- Staphylokokken

nachgewiesen. Daneben treten auch Proteus-, Klebsiella-, Pseudomonas-, Aktinomyces- und Salmonelleninfektionen auf.
Folgende Infektionswege (nach Bolck und Machnik 1978) sind denkbar:
a) **Per continuitatem**
- durch Entzündungen aus Nachbarorganen, wie Nieren, Magen-Darmtrakt, Pankreas und Pleura
b) **Kanalikulär**
- über die Gallenwege (**eitrige Cholangitis**) – häufigste Form
c) **Hämatogen**
- Über die V. portae – hämatogen-metastatisch –, z.B. als Folge von Entzündungen im Bereich der Venen, Magen-Darm-Perforationen, Pankreas- und Perirektalabszeß, Epididymitis, Omphalitis.
- Über die V. portae als kontinuierlich fortschreitende Thrombophlebitis der Pfortaderwurzeln (**eitrige Pylephlebitis**)
- Über die A. hepatica bei Pyämien und Bakteriämien (z.B. **Endocarditiden, Erysipel, Osteomyelitis, Angina tonsillaris**).
d) **Traumatisch**
- nach stumpfen Bauchtraumen mit Penetranz

Leberabszesse sind relativ selten bei M. Crohn und Colitis ulcerosa. Ein Wurmabszeß durch Askariden kommt auch in tropischen Ländern selten vor.
Bei einer intestinalen **Amöbiasis** kann es zu embolischen Absiedlungen von Erregern in der Leber kommen, wobei Parenchymnekrosen (Leberabszeß) auftreten können.

Zu (E)
Leberabszesse bei einer **Oxyuriasis** kommen nicht vor.

Frage 9.87: Lösung D

Entamoeba histolytica wird in 3 Formen beobachtet:
- Gewebs- und Magnaform
- Darmlumen und Minutaform
- Dauerform (Zyste)

Die Erkrankung wird vor allem in warmen Ländern festgestellt. Die Übertragung erfolgt von Mensch zu Mensch im Zystenstadium durch verunreinigte Lebensmittel oder Trinkwasser.
Der Darmlumeninfekt entsteht zunächst mit **Minutaformen** im Stuhl. Im Laufe der Zeit verliert diese Form ihre Beweglichkeit und wandelt sich in Zysten um (**Zystenträger**). Damit bleiben diese Fälle über Jahre latent.
Durch Minderung der Resistenz kann jedoch die Minutaform in die Darmwand eindringen und sich zur **Magnaform** entwickeln. Es tritt eine akute Dysenterie auf mit Fieber und Tenesmen und blutig-schleimigen Entleerungen („himbeergeleeartig"). Die Amöben können in die Leber gelangen und dort Abszesse bilden. Lungen-, Pleura-, Perikard-, Haut-, Milz- und Gehirnabszesse sind seltener.

Zu (A) und (E)
Entamoeba coli und -Hartmanni sind apathogen und verursachen nur bei starkem Befall seltene dyspeptische Beschwerden.

H 85

Frage 9.88: Lösung E

Cryptococcus neoformans ist ein Hefepilz und befindet sich weltweit im Erdboden. Daneben hält er sich in Vogelexkrementen auf und kommt gelegentlich beim gesunden Menschen vor. Die Durchseuchungsrate ist nicht bekannt, da ein spezifischer Hauttest fehlt.
Die Erkrankung tritt oft im Gefolge einer vorbestehenden, gravierenden Systemerkrankung (z.B. **Lymphogranulom, Leukämie**) auf.
Klinik
Primärinfektion erfolgt in der Lunge, röntgenologisch zeigen sich Infiltrate in den unteren Lungenfeldern. In der Regel nach einigen Wochen spontane Rückbildung bis auf fibröse Residuen. Kommt es zur hämatogenen Streuung, ist in erster Linie das ZNS betroffen (50%). In der BRD ist die häufigste klinisch apparente Form eine **subakute Meningoenzephalitis**, die gewöhnlich innerhalb weniger Monate zum Tode führt.
Die **Lumbalpunktion** zeigt einen erhöhten Liquordruck, erhöhte Proteine bei mäßig erhöhter Zellzahl.

Diagnose
Sicherung der Diagnose durch Nachweis von Cryptococcus n. im Untersuchungsmaterial durch Färbung der Kapsel mit Tusche. In ca. 50% der Fälle kann der Keim so nachgewiesen werden. Zur Verbesserung des Direktnachweises muß der Liquor zentrifugiert werden (Verwechslung des Erregers mit Liquorzellen). Erst nach 4–6 Wochen ist mit einem Wachsen der Kultur zu rechnen. Zur Untersuchung werden Sputum, Urin, Prostatasekret und Knochenmark überprüft.
Neben der ZNS-Beteiligung können auch Haut (5%), Knochen (5%) und Urogenitalsystem beteiligt sein.
Therapie
Amphotericin B und 5-Fluorocytosin sind die Antimykotika der Wahl. Bei ZNS-Befall sollte die intrathekale Verabreichung erwogen werden. Ketokonazol ist noch in der Erprobung.

F 86
Frage 9.89: Lösung B

Mykoplasmen enthalten DNA und RNA und stellen die kleinsten kultivierbaren Organismen dar.
Übertragungsmodus
Aerogen, am häufigsten wird das mittlere Lebensalter befallen.
Klinik
Die Inkubationszeit beträgt 1–3 Wochen. In der Regel verläuft die Infektion inapparent. 3–10% entwickeln eine Pneumonie.
- Prodomalstadium: Reizhusten, manchmal hämorrhagischer Auswurf über mehrere Tage.
- Initialstadium: Allgemeinsymptome (Kopf- und Muskelschmerz), Temperaturanstieg, häufig Myringitis (Trommelfellentzündung) bei Kindern, Bradykardie.
- Röntgen-Thorax: ein- und doppelseitig verlaufende, häufig parahilär gelgene Infiltrate. Pleuraexsudate sind selten.

Diagnostik
Nachweis von Mykoplasmen im Sputum, Pleuraexsudat und Liquor (sehr aufwendig, Ergebnis frühestens nach 4–8 Tagen) sind beweisend. Bewährtes Verfahren ist jedoch die Bestimmung von komplementbindenden Antikörpern der IgM-Klasse im Serum.
- Nachweis von Kälteagglutininen
- **Leukozytenzahl** ist am Anfang **normal**, später kann eine Linksverschiebung beobachtet werden.

Therapie
Antibiotika der Wahl sind Tetrazykline, bei Kindern alternativ Erythromycin
Komplikationen
Erythema nodosum, Perikarditis, Myokarditis, Arthritis, Meningoenzephalitis, Polyradikulitis, Reiter-Syndrom, hämolytische Anämien, Stevens-Johnson-Syndrom (Erythema exsudativum multiforme majus – schwere Form)

Frage 9.90: Lösung C

Das **Waterhouse-Friderichsen-Syndrom** ist die Folge einer perakuten Meningokokkensepsis, die durch Haupt- und Nebennierenblutungen sowie eine Verbrauchskoagulopathie gekennzeichnet ist. Hohes Fieber, Purpura, Blutdruckabfall, Zyanose, Dyspnoe sowie Kreislaufkollaps und Koma sind die Symptome. Überwiegend sind Kinder unter 2 Jahren befallen, seltener Erwachsene. 10% der plötzlichen Todesfälle bei Jugendlichen sind auf eine perakute Meningokokkensepsis zurückzuführen.

Frage 9.91: Lösung D

Echinokokkuszysten (Echinococcus granulomatosus) sind Folge einer Infektion mit Larven des Hundebandwurms. Als Zwischenwirte der Echinokokken gelten Schaf, Rind, Schwein und Hirsch. Die Infektion erfolgt durch orale Aufnahme der Bandwurmeier. Aus diesen schlüpfen Larven, die die Darmwand durchdringen und in den Pfortaderkreislauf gelangen. Die Leber stellt den ersten Filter dar und ist Haupterkrankungsorgan. Daneben werden auch Lunge, Milz, Muskeln und Niere befallen.

Zu (A)
Larven des Schweinebandwurms – Taenia solium
Zu (C)
Larven des Fischbandwurms – Diphyllobothrium latum

H 86
Frage 9.92: Lösung E

Das **Erythema nodosum** tritt nach unspezifischen Prodomalsymptomen, wie **Fieber** und **Arthralgien** auf und imponiert als symmetrischer, roter erhabener Knoten speziell über dem Schienbein, seltener an den Oberschenkeln und den Unterarmstreckseiten. Die Knoten sind schmerzhaft, können bis zu 5 cm groß werden und zeigen nie eine Ulzeration. Im weiteren Verlauf zeigen sie eine **Verfärbung** wie ein Hämatom.
Als Ursache liegt dem Erythema nodosum eine immunologische Reaktion zugrunde. **Bei folgenden Erkrankungen wurde bisher ein Erythema nodosum beobachtet:**
- Tuberkulose
- Infektionen durch β-hämolysierende Streptokokken (z. B. **Scharlach**, Erysipel)
- Sarkoidose (Löfgren-Syndrom)
- Infektionen mit Yersinien, Chlamydien, Viren und Pilzen
- **Behcet**-Syndrom (bipolare Aphthose)
- Morbus Crohn und Colitis ulcerosa
- Medikamenteneinnahme (z. B. Bromide, Ovulationshemmer, Antibiotika, Salizylate)

Frage 9.93: Lösung E

Serratia marcescens ist ein gramnegatives Stäbchen aus der Familie der Enterobacteraceae und verursacht Infektionen, die denen von Klebsiellen und Enterobacter ähnlich sind.
Die Keime kommen saprophytär im Gastrointestinaltrakt, auf der Haut und überhaupt in der Nähe des Menschen vor. Sie werden als Bakterien mit geringer Virulenz, als sogenannte Opportunisten, angesehen. Sie rufen vor allem Infektionen nach Immunsuppression, nach schweren Operationen sowie bei Schwerkranken hervor, bei denen instrumentelle Maßnahmen durchgeführt weden.

Klinik
Schwer verlaufende Sepsisfälle wurden beobachtet nach intravenöser oder intraperitonealer Katheterisierung und Instrumentation der Harnwege. Serratiaendokarditiden und Osteomyelitiden wurden bei Drogensüchtigen nachgewiesen.

Diagnostik
Eine sichere Diagnostik wird nur durch die „Bunte Reihe" gewährleistet. Die **rote Koloniefarbe** ist nur bei einem Teil der Stämme nachweisbar. Neuerdings wird zur Abgrenzung und Befunddeutung ein Antikörpernachweis empfohlen, der besser durch eine Agglutination als durch eine Präzipation aufzeigt, ob es sich um ein invasives Verhalten der Keime handelt. Entsprechend werden dann Therapiemaßnahmen eingeleitet.

Therapie
Serratia sind üblicherweise **resistent** gegen:
- Penicilline
- Oft gegen Tetrazykline, Chloramphenicol und Cephalosporine.

Therapie der Wahl
- Aminoglykoside
- Gelegentlich gutes Ansprechen auf Polymyxine und Cotrimoxazol. Ein Antibiogramm ist auf jeden Fall empfehlenswert.

Frage 9.94: Lösung C

Erreger des **Fleckfiebers** sind Rickettsien, beim endemischen Fleckfieber Rickettsia mooseri, beim epidemischen Fleckfieber Rickettsia prowazeki. Rickettsien sind gramnegative, pleomorphe, in der Zelle gelegene Erreger, die eine Zwischenstellung zwischen Bakterien und Viren einnehmen und an die Existenz von lebenden Zellen gebunden sind.
Der Erregernachweis ist sehr aufwendig und kann nur in spezialisierten Labors geführt werden. An der Zellwand der Erreger können eine endotoxinähnliche Substanz und mehrere Antigene nachgewiesen werden, die durch Agglutination **(Weil-Felix-Reaktion)** und Komplementbindungsreaktion mit spezifischen Rickettsienantigenen eine genaue Diagnostik aller Rickettsienarten erlauben. Zusätzlich kann der Rickettsiennachweis durch eine direkte Immunfluoreszenz aus bioptisch gewonnenem Organmaterial geführt werden.

Zu (A)
Der **Nelson-Test** ist eine spezifische Antigen-Antikörper-Reaktion in der Serodiagnostik der Syphilis. Er ist den klassischen Reaktionen (Wassermann- und Nebenreaktionen) überlegen, da diese nur Reagine nachweisen.

Zu (B)
Die **Gruber-Widal-Reaktion** ist eine quantitative diagnostische Agglutinationsreaktion, womit im Patientenserum eine Suche nach spezifischen Antikörpern irgendwelcher Art möglich ist (z.B. bei Typhus).

Zu (D)
Der **Paul-Bunnell-Test** dient dem Nachweis von heterophilen Antikörpern gegen Schaferythrozyten bei der infektiösen Mononukleose.

Zu (E)
Der **Sabin-Feldmann-Test** ist eine serologische Methode zur Erkennung einer Toxoplasmoseerkrankung. Er wird 3 Wochen nach Infektion positiv.

Frage 9.95: Lösung C

Das **Q-Fieber** wird durch Rickettsien (Rickettsia burneti) übertragen, typisch ist die Inhalation von rickettsienhaltigem Staub aus getrockneten Ausscheidungen von Rindern, Schafen und Ziegen.
Etwa drei Wochen nach Infektion treten Allgemeinsymptome in Form von Kopfschmerzen, Schüttelfrost und Fieber auf. Eine **interstitielle Pneumonie** ist die Regel. Das Sputum ist häufig blutig tingiert. Fast immer kann eine Leukozytopenie mit Linksverschiebung und Bradykardie nachgewiesen werden. Als einzige Rickettsiose fehlt das Exanthem.
In etwa 20% der Fälle wird ein chronischer Verlauf beobachtet mit anhaltendem Fieber. In etwa 5% kommt es zu einer granulomatösen **Hepatitis**. Seltene Komplikationen sind Enzephalitis, Myo- und Endokarditis. Die Letalität beträgt etwa 1%.
Therapie der Wahl ist die antibiotische Behandlung mit **Tetrazyklinen**, alternativ kann Chloramphenicol gegeben werden. Bei schwersten Kopfschmerzen bringt die Lumbalpunktion durch Druckentlastung rasche Besserung. Die Erkrankung ist nach dem Bundesseuchengesetz meldepflichtig.

Frage 9.96: Lösung A

Die Malaria tropica gehört zu den häufigsten Infektionskrankheiten auf der Erde. Die Infektion wird von der weiblichen Mücke der Gattung Anopheles übertragen.
Neben der **Malaria tropica**, deren Erreger das Plasmodium falciparum ist, unterscheidet man die Malaria tertiana (Plasmodium vivax), Malaria quartana (Plasmodium malariae) und eine Zwischenform der beiden Letztgenannten, deren Erreger das Plasmodium ovale darstellt.
Die Malaria tropica ist die schwerste und gefährlichste Form. Das klinische Bild setzt sich zusammen aus:
– Kopf- und Gliederschmerzen
– Unregelmäßiger Fieberverlauf
– Abgeschlagenheit, Übelkeit, Bauchschmerzen, Durchfälle
– Milz- und Leberschwellung
– Anämie
– Bei schweren Verläufen Sepsis mit Verbrauchskoagulopathie und Mikrothrombembolien

Eine Eosinophilie von 12% spricht eher für eine Parasitenerkrankung, Allergie, hämopoetische Erkrankung, Scharlach oder einen malignen Prozeß.

Frage 9.97: Lösung B

Exantheme sind Hautaffektionen, die größere Gebiete der Körperoberfläche generalisiert oder disseminiert befallen. Die Ursache kann infektiöser, toxischer oder allergischer Art sein.
In der Regel deutet das Exanthem auf die Generalisation der Infektionskrankheit hin. So breitet sich das Masernexanthem retroaurikulär, am Stamm kaudal und an den Extremitäten distal aus. Auf dem Höhepunkt des Exanthems tritt Fieberabfall auf.
Bei der Rötelninfektion kommt es zu einem 1–2tägigen Fieberanstieg, während sich gleichzeitig das Exanthem über Stamm und Extremitäten ausbreitet.

Frage 9.98: Lösung D

Die **Herpangina** wird durch Coxsackie-A-Viren hervorgerufen. Nach einer Inkubationszeit von 4–7 Tagen kommt es zu plötzlichem Fieberanstieg bis zu 40°C. Typische Symptome sind Hals-, Kopf-, Muskelschmerzen und Abgeschlagenheit.
Charakteristisch sind bläschenförmige, grauweiße, stecknadelkopfgroße Effloreszenzen mit hyperämischem Randsaum vorwiegend an den vorderen Gaumenbögen und gelegentlich auch an der Uvula, weniger an den Tonsillen.
Differentialdiagnostisch von Wichtigkeit ist das völlige Fehlen von katarrhalischen Erscheinungen wie Rhinitis und Bronchitis. Die Therapie beschränkt sich auf eine symptomatische Behandlung mit analgetischen, antiphlogistischen und antifebrilen Mitteln.

Frage 9.99: Lösung C

Die **Toxoplasmose** wird durch den Erreger Toxoplasma gondii beim Menschen sowie beim Tier verursacht, deren Erkrankungsspektrum von inapparenten Formen bis zu schweren Manifestationen reicht. Vorwiegend handelt es sich um latente Infektionen.
Eine Therapie sollte nur bei schweren, akuten Toxoplasmaerkrankungen und nicht bei latenten Formen eingeleitet werden, da die Chemotherapie bei Zystenbildung unwirksam ist. Eine Indikation besteht auch bei frischer Infektion von Graviden auch ohne stärkere klinische Zeichen, zur Behandlung des Fetus, jedoch **nicht** vor dem 4. Schwangerschaftsmonat.
Als Mittel der Wahl zur chemotherapeutischen Behandlung bietet sich eine Kombination von **Sulfonamiden** und **Pyrimethamin** an, die beide offenbar durch ihren Angriffspunkt im Parasitenstoffwechsel einen synergistischen Effekt ausüben. Das Blutbild muß während der Therapie kontrolliert werden.

Zu (A)
Während akute Erkrankungen an Toxoplasmose relativ selten vorkommen, sind latente Infektionen beim Menschen sehr häufig. Bei Erwachsenen liegt der Durchseuchungsgrad bei bis zu 65%. In Mitteleuropa beträgt die durchschnittliche Quote 7–20%.
Zu (B)
Die klinische Diagnose ist fast völlig auf den gleichzeitigen Nachweis von Antikörpern bestimmter Kombinationen angewiesen (indirekte Hämagglutination, IgM-Test, KB-Reaktion), der direkte Erregernachweis gelingt nur in den seltensten Fällen.
Zu (D)
Toxosplasmose als Ursache weiblicher Infertilität ist sehr selten. Konnatale Toxoplasmose kommt etwa in 1–7 Fällen bei 1000 Lebendgeburten vor.
Zu (E)
Wenn die Toxoplasmose sich im Gehirn manifestiert, können folgende Symptome auftreten:
– Enzephalomeningitiden
– Kopfschmerzen
– Krämpfe
– Delirien und Apathie.
Hirnabszesse werden in diesem Zusammenhang nicht beschrieben.

Frage 9.100: Lösung E

Frage 9.101: Lösung A

Gemeinsamer Kommentar

Camphylobacter sind gramnegative, gebogene oder spiralige Keime der Gattung Camphylobacter (früher Vibrio fetus). In ca. 3–8% sind sie als Ursache für eine akute bakterielle Gastroenteritis anzuschuldigen.
Epidemiologie
Die Erkrankung stellt eine Zoonose dar und kommt weltweit bei den verschiedensten Wild- und Haustierarten vor.
Klinik
Inkubationszeit ca. 3 – max. 11 Tage.
Akute Gastroenteritis mit Fieber, Kopfschmerzen, Erbrechen und wäßrigen, häufig stark **blutigen** Durchfällen. Kinder sind besonders häufig betroffen. Die Erregerausscheidung dauert in der Regel wenige Tage, kann aber bei unbehandelten Personen auch über Wochen und Monate bestehen. Meist ist der Verlauf gutartig.
Seltene Komplikationen sind:
- Thrombophlebitis
- Abszesse
- Cholezystitis
- Karditis
- Salpingitis
- Synovitis

Diagnose
Der Erregernachweis erfolgt aus Stuhlproben, bei Septikämie auch aus Blutkulturen. Zur Anzüchtung werden **Selektivmedien** mit Antibiotikazusatz zur Hemmung der Begleitflora verwendet.
Ein Antikörpernachweis kann 1–2 Wochen nach Krankheitsbeginn versucht werden. Außer der Widal-Reaktion werden die Komplementbindungsreaktion, der indirekte Immunfluoreszenztest und ein modifzierter ELISA-Test empfohlen.
Therapie
Camphylobacter sind **sensibel** gegenüber:
- Erythromycin
- Clindamycin
- Tetrazyklinen
- Aminoglykosiden
- Chloramphenicol
- Furazolidin

Resistenz besteht gegenüber:
- Penicillin
- Cephalosporine
- Polymyxin B
- **Trimethoprim**

Die Erkrankung ist nach Bundesseuchengesetz meldepflichtig (Verdacht, Erkrankung, Tod). Eine Schutzimpfung gegen Camphylobacter besteht nicht.
95% der Examensstudenten wählten die richtige Lösung (A) in Frage 9.101.

Frage 9.102: Lösung E

F 88
Frage 9.103: Lösung E

Gemeinsamer Kommentar

Das **Erythema chronicum migrans** ist eine Infektion, die durch Zecken übertragen und durch Spirochäten (Borrelia burgdorferi) hervorgerufen wird. Ein Nachweis gelingt durch serologische Untersuchungen.
Dem Erythema chronicum migrans folgen weitere Symptome:
- Kopfschmerzen
- Myalgien
- Nackensteifigkeit
- Lymphknotenschwellungen und allgemeines Krankheitsgefühl

Als Spätkomplikationen sind bekannt:
- Meningoenzephalitis (chronische Radikulomeningitis)
- Neuropathien
- Myokarditiden
- Arthritiden (Lyme-Arthritis)
- Acrodermatitis chronica atrophicans Herxheimer (Charakteristisch sind blaurote Verfärbungen und Schwellung im Bereich von Ellenbogen und Knien, Unterarmen und Unterschenkeln, die in eine Sklerosierung der Haut übergehen kann).

Therapie
Mittel der Wahl ist Penicillin. Häufig auch spontane Heilung. Alternativ ist die Gabe von Tetrazyklinen zu empfehlen.

Zu 9.102 (A)
Erreger der **Ornithose:** Chlamydium psittaci.
Zu (B), (C) und (D)
Erreger des **Trachoms,** der **Einschlußkonjunktivitis** und der **Lymphgranuloma inguinale:** Chlamydium trachomatis.
ITEM-Analyse: 65% Lösung (E), 19% Lösung (D), jeweils 7% Lösung (A) und (C), 3% Lösung (B).

Frage 9.104: Lösung D

Das **Exanthema subitum** (3-Tage-Fieber) befällt vor allem Säuglinge und Kleinkinder. Nach einer Inkubationszeit von 5–15 Tagen beginnt die Erkrankung mit einem plötzlichen Fieberanstieg auf 39–40°C. Es können tonisch-klonische Krämpfe, Meningismus, Kopf- und Leibschmerzen, eine leichte Pharyngitis und Lymphknotenschwellung auftreten.
Mit dem Fieberabfall tritt das charakteristische Exanthem auf. Das Exanthem ist hellrosa und makulo-papulös. Es tritt zuerst im Nacken und Rumpf auf und breitet sich später auf die Schenkel und Oberarme aus. Nach 1–2 Tagen verschwindet das Exanthem wieder. Die Prognose ist gut.

Frage 9.105: Lösung A

Erreger des **Gelbfiebers** ist das Gelbfiebervirus aus der Gruppe der Arboviren. Gelbfieber wird durch Mücken übertragen und geht typischerweise mit einer Hepatitis einher. Als Therapie kommt nur eine symptomatische Behandlung in Betracht.
Als prophylaktische Maßnahme ist eine Schutzimpfung mittels Lebendimpfstoff angezeigt. Die Impfung muß von einem durch die WHO ermächtigten Institut vorgenommen werden. Der Impfschutz beträgt etwa 10 Jahre.

Zu (B)
Die **Psittakose** (Papageienkrankheit) wird durch Chlamydien hervorgerufen. Therapeutisch wird Tetrazyklin, gegebenenfalls Chloramphenicol empfohlen.
Zu (C)
Die **Lymphopathia venerum** ist eine Infektionskrankheit mit Chlamydien. Sie sind empfindlich gegen Sulfonamide.
Zu (D)
Trachom ist eine chronische Keratokonjunktivitis, deren Erreger der Chlamydiengruppe zuzuordnen ist. Sulfonamide und Tetrazykline kommen therapeutisch zur Anwendung.
Zu (E)
Brucellen sind gramnegative, nicht sporenbildende Stäbchen. Zur antibiotischen Kombinationstherapie gehören Tetrazykline, Streptomycin und Sulfonamide.

Frage 9.106: Lösung C

Die **Aktinomykose** ist eine chronische, granulomatöse Entzündung, die das Gewebe zerstört und mit Abszeß- und **Fistelbildung** einhergeht. Der Erreger der Aktinomykose ist der anaerobe **Actinomyces israeli,** ein Bakterium.
Die Aktinomykose befällt in erster Linie die Weichteile des Unterkiefers und Halses. Es kommt zu einer derben, „**brettharten" Infiltration** mit bläulicher Verfärbung der darüberliegenden Haut und zu Einschmelzungen und Fisteleiterungen mit fötidem Eitergeruch. Darüber hinaus kommt die Aktinomykose in der thorakalen (Lungenbefall) und abdominellen (Appendizitis) Form vor.
Der Eiter ist gelb und enthält sog. **Drusen.** Dies sind gelbe Konglomerate von Detritus, Leukozyten und Erregerfäden.

Zu (2)
Der Kveim-Test ist positiv bei der Sarkoidose.
Zu (5)
Corynebacterium minutissimum verursacht Erythrasma.

|H 86|
Frage 9.107: Lösung B

Tetanus ist definiert als eine Erkrankung, die durch Tetanustoxin hervorgerufen wird. Auslösender Keim ist Clostridium tetani, ein weitverbreitetes anaerobes, sporenbildendes Stäbchen mit starker Toxinbildung.
Epidemiologie
Tetanussporen können in Wunden gelangen und sich dort unter anaeroben Bedingungen gut vermehren. Durch eine **Wundinfektion** werden Toxine produziert, die entsprechende klinische Symptome nach sich zieht. Bei Neugeborenen können die Infektionen vom Nabel ausgehen. Vor allem in Entwicklungsländern stellt die Tetanusinfektion ein großes Problem dar.
Klinik
Die Inkubationszeit beträgt bei Tetanus 4–14 (–100) Tage. Die klinischen Symptome beginnen mit lokalen Schmerzen am Kinn und am Hals, in der Regel Fieberreaktion. „**Risus sardonicus**" ist ein typischer Symptomenkomplex, der durch Krämpfe der Kaumuskulatur und der Gesichtsmuskulatur definiert ist. Im weiteren Verlauf kommt es zu **schmerzhaften Muskelspasmen** am ganzen Körper einschließlich der Bauchmuskulatur.
Die sensorischen Funktionen werden nicht angegriffen. Charakteristischerweise können die Krämpfe durch sensorische Reize (Licht, Lärm, Berührung) provoziert werden.
Diagnostik
In Spezallaboratorien sind Anzüchtungen der Erreger aus der Wunde sowie ein Toxinnachweis aus dem Blut möglich.
Therapie
Wenn keine Therapie erfolgt, beträgt die Letalität 80–90%. Durch eine Intensivbehandlung kann die Letalität bis auf 20% gesenkt werden.
Bei Infektion sollte versucht werden, zirkulierende Toxine durch Tetanusantiseren zu neutralisieren. Dazu wird **Tetanushyperimmunglobulin** eingesetzt. Auf jeden Fall sollte eine aktive Impfung mit Tetanustoxoid wegen Gefahr eines Spätrezidivs durchgeführt werden.
Antibiotika spielen nur eine untergeordnete Rolle. Durch hohe Dosen von Penicillin G kann jedoch versucht werden, eine weitere Bildung von Tetanustoxin zu verhindern. Daneben sollten intensivmedizinische Maßnahmen erfolgen, einschließlich Gabe von Muskelrelaxanzien, Tranquilizer, ggf. β-Blocker, frühzeitige Tracheotomie mit künstlicher Beatmung, Ein- und Ausfuhrbilanz und sonstige symptomatische Therapieansätze.
Prophylaxe
Als sicherer Impfschutz wird die 3malige Injektion von **Tetanustoxoid** (Tetanol) empfohlen, die in folgenden Abständen appliziert werden muß:

Grundimmunisierung:
- 2mal 0,5 ml Tetanus-Toxoid im Abstand von 4–8 Wochen
- 3. Injektion nach 6–12 Monaten

Auffrischimpfungen sollten routinemäßig alle 7–10 Jahre durchgeführt werden. Bei frischen Verletzungen ist bei Ungeimpften neben der Gabe von Tetanustoxoid die simultane Injektion von Tetanushyperimmunglobulin zu empfehlen.

10 Psychosomatische Krankheiten

Frage 10.1: Lösung D

Zu (A)
Die **Spondylitis hyperostotica** ist eine degenerative Erkrankung der Wirbelsäule, die durch besonders grobe Spondylophyten mit Überbrückungstendenz und Bevorzugung der linken Seite gekennzeichnet ist. Häufig besteht gleichzeitig ein Diabetes mellitus (50%). Die genaue Pathogenese ist noch unbekannt.
Zu (B)
Die **chronische Polyarthritis** ist eine Systemerkrankung des Bindegewebes mit unbekannter Ätiologie. Als Ursache wird ein Defekt der Suppressor-T-Lymphozyten angenommen. Ein derzeit noch unbekanntes Agens führt zur Alteration der Synoviazellen und induziert die Bildung von Antikörpern (IgG) gegen sich selbst und gegen die Synoviazellen. Die Bildung von Immunkomplexen führt zur erneuten Induktion der Immunantwort mit Bildung von Autoantikörpern gegen IgG (= Rheumafaktoren) was letztlich über eine chronische Synovitis zur Knorpelzerstörung führt.
Daneben gibt es psychosomatische Erklärungsmodelle für die pcP bei aggressionsgehemmten Patienten.
Zu (C)
Der **akute Gichtanfall** ist durch eine plötzlich einsetzende Monarthritis meist des Großzehengrundgelenkes mit starken Schmerzen, Rötung, Schwellung und Entzündungszeichen gekennzeichnet. Im weiteren Verlauf der Gicht kommt es zu lokalen Ablagerungen von Harnsäuresalzen in Gelenknähe und in der Haut. Ursächlich sind Enzymdefekte (Überproduktion von Harnsäure) oder eine Störung der tubulären Harnsäuresekretion. Sekundäre Hyperurikämien treten durch vermehrten Anfall von Harnsäuren, verminderte renale Ausscheidung, Medikamenteneinnahme und Stoffwechselstörungen auf.

Zu (D)
Tendopathien entstehen durch chronische Überbeanspruchung an den kleinflächigen Ansätzen kräftiger Muskeln (z. B. Tennisellenbogen). Es resultiert eine Tendovaginitis mit umschriebenem lokalen Druck- und Belastungsschmerz.
Begleitsymptom der **polytopen Insertionstendopathie** ist ein ubiquitärer, schlecht lokalisierbarer Schmerz im Bewegungsapparat („Herr Doktor, es tut mir überall weh"). Prädilektionsstellen sind der Lumbal- und Zervikalbereich. Charakteristisch ist, daß die Beschwerden häufig während Freizeit, Ablenkung und Ferien deutlich geringer werden und oft sogar verschwinden.
Zu (E)
Die **Polymyalgia rheumatica** ist eine Alterskrankheit mit nächtlichen Schmerzen des Hüft- und Schultergürtels. Es besteht eine generalisierte Riesenzellarteriitis (oft in Kombination mit einer Arteriitis temporalis). Die Patienten haben eine hohe BSG sowie Entzündungszeichen.

Frage, 10.2: Lösung C

Schwachsinn als Intelligenzdefekt:
Leichteste Form: Debilität mit IQ zwischen 50–70
Mittlere Form: Imbezillität mit IQ zwischen 25–50
Schwerste Form: Idiotie mit IQ < 25
Oligophrenie bezeichnet Schwachsinn im Kindesalter, unabhängig von der Form (gegenüber **Demenz** im Erwachsenenalter).
Ursachen: angeboren (was nichts über die Genetik aussagt) oder traumatisch erworben.

Frage 10.3: Lösung E

Zu (A)
Eine gezielte Symboldeutung der Beschwerden bereits im ersten ärztlichen psychotherapeutischen Gespräch mit dem Patienten ist in der Regel nicht möglich. Da der Patient zur Verdrängung krankheitsauslösender Fakten neigt, muß durch das verständnisvolle Ansprechen der Lebenssituation das Vertrauen des Patienten gewonnen werden, um weitere Information über die dem Krankheitsbild zugrundeliegende psychische Konfliktsituation zu gewinnen. Der dynamische Gesichtspunkt des psychischen Geschehens, das Erleben und Verhalten des Patienten, soll vom Therapeuten angesprochen werden, um Interaktionen verschiedener intrapsychischer Vorgänge, Systeme und Inhalte aufzuzeigen (Psychodynamik).

Zu (B)
Ein Hinweis auf traumatische Ereignisse in der Kindheit kann dem Patienten im Verlauf einer Psychoanalyse oder psychoanalytischen Kurztherapie gegeben werden. In der psychoanalytischen Kurztherapie beschränkt man sich auf die Bearbeitung eines bestimmten Symptoms oder einer akuten Konfliktsituation. Im Gegensatz zur Psychoanalyse wird dabei keine Übertragungsneurose angestrebt. Neben Deutungen kann der Therapeut dem Patienten während der höchstens 50 Kontakte gezielte Symboldeutungen und Ratschläge geben.
Zu (C)
Der Begriff Streß (Belastung, Druck, Anspannung, Überforderung) wird heute meist im Sinne des psychosozialen Streß gebraucht. Nach einer Streßbelastung werden die Hormone des Nebennierenmarksystems (Katecholamine: Adrenalin, Noradrenalin), und die der Hypophysennebennierenrindenachse (ACTH, Kortisol, Glukokortikoide) vermehrt ins Blut abgegeben.
Psychosomatische Erkrankungen können dabei als Antwort auf körperliche und seelische Reize aufgefaßt werden. Da der Streßbegriff den Bezug zwischen Belastung und Konflikt entindividualisiert, wird er vom Patienten häufig im Rahmen der Verdrängung wichtiger Faktoren vorgeschoben. Die Frage nach Streß im Alltag ermöglicht daher keinen Einstieg in die den einzelnen bestimmenden Motivationen.

Frage 10.4: Lösung C

Zu (1), (4) und (5)
Der **Anorexia nervosa** liegt eine hochgradige sexuelle Ambivalenz mit Ablehnung der Geschlechtsrolle zugrunde. Die sexuelle Ambivalenz wird von der genitalen auf die orale Ebene verschoben. In Träumen findet man nicht selten die infantile Vorstellung einer oralen Schwängerung.
Diese orale Ambivalenz zeigt sich in einem Wechsel von Appetitlosigkeit und Heißhunger, der bis zu Lebensmitteldiebstählen reichen kann. Die Kranken weisen nur wenig follikelstimulierendes und Luteinisierungshormon auf. Daher sind auch die Östrogenspiegel niedrig. Das LH-Releasing-Hormon wird in unphysiologischem Rhythmus mit veränderter Amplitude freigesetzt. Außerdem fehlt das positive Feedback der Östrogene auf das LH mit dessen charakteristischem Anstieg in der Zyklusmitte als unmittelbarer Vorläufer der Ovulation. Erst nach Gewichtszunahme springt der normale Regelkreis wieder an.
Patienten mit Anorexia nervosa perfektionieren ihre Nahrungsverweigerung durch selbstinduziertes Erbrechen und Laxanzienabusus. Der Laxanzienabusus führt durch Hypokaliämie zur Obstipation.

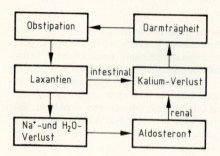

Abb. 10.1. Kreislauf der Obstipation nach Laxanzienabusus

Zu (2)
Paroxysmale Tachykardien treten vor allem bei Menschen auf, die ihre Gefühle stark kontrollieren, „keine Schwäche zeigen wollen". Bei Affektkumulationen kann es dann zum Anfall kommen.

Zu (3)
Migräne ist bei besonders ehrgeizigen Menschen anzutreffen, die eher perfektionistisch sind, wenn sie sich in einem Leistungskonflikt befinden (z. B. wenn eine Leistung nicht anerkannt wird).

Frage 10.5: Lösung E

Zu (1) und (4)
Bei Patienten mit Anorexia nervosa findet sich relativ häufig eine Tendenz zur motorischen Überaktivität. Die Patienten sind schwer zur Ruhe zu bringen, machen lange Spaziergänge und sind ständig für andere unterwegs. Psychologisch wird dies als eine Flucht vor sich selbst gedeutet. Selbst bei extremer Abmagerung sind die Patienten im Bett noch überbeschäftigt und fallen durch ständiges Lernen oder Stricken auf.

Zu (2)
Viele Magersüchtige bestehen darauf, daß ihre Angehörigen gut essen, und kochen für sie mit Leidenschaft. Hierbei werden die eigenen Triebansprüche an andere abgetreten. Magersucht ist psychodynamisch als ein Versuch zu sehen, sich außerhalb jeder menschlich-triebhaften Regung zu stellen. Eine asketische Ich-Idealbildung mit unkörperlichem Selbstbild entspricht dem regressiven Zustand.

Zu (3)
Bei der überwiegenden Mehrzahl der Fälle von Pubertätsmagersucht kommt es zur sekundären Amenorrhö. Gewöhnlich tritt diese Störung etwa 3 Jahre nach der Menarche ein. Oft ist sie bereits vor einer sichtbaren Abmagerung vorhanden und überdauert das akute Krankheitsbild um mehrere Jahre.

Zu (5)
Die verminderte Nahrungszufuhr begünstigt das Entstehen einer Obstipation, mit der die Patienten ihren Laxanzienabusus begründen können. Resultierender Kaliumverlust führt seinerseits zur Obstipation.

Frage 10.6: Lösung D

Zu (1)
Anorektische Patienten haben weder Krankheitsbewußtsein, noch Leidensdruck. Sie verleugnen den Magerzustand, ebenso wie vorhandene körperliche Schwäche. Zur Täuschung von Pflegepersonal geben sie sich pseudogefügig und tun so, als ob sie der Aufforderung zum Essen nachkämen. Dabei erbrechen sie jedoch anschließend oder schaffen die Nahrung bereits vorher beiseite.

Zu (2)
Grundlage der Pubertätsmagersucht ist die Ablehnung der weiblichen Geschlechtsrolle mit einer Regression von der genitalen auf die orale Stufe.

Zu (3)
Zur Vermeidung lebensbedrohlicher Zustände ist ein Wiederauffüttern mittels Magensonde dringend indiziert. Erst im Anschluß daran hat die Psychotherapie ihren Platz.

Zu (4)
Das trotzig-oppositionelle Verhalten der Magersuchtpatienten kann ebenso wie die Pseudogefügigkeit ärgerliche Gegenreaktionen bei Ärzten und Pflegepersonal auslösen.

Frage 10.7: Lösung D

Zu (1) und (3)
Als Synonym für die Anorexia nervosa wird der Begriff Pubertätsmagersucht verwendet. Betroffen sind Mädchen, die sich mit der weiblichen Geschlechtsrolle nicht identifizieren können.

Zu (2)
Es resultiert eine sekundäre Amenorrhö, die nicht auf dem Boden einer organischen HVL-Insuffizienz, sondern psychogen entsteht.
Bei einer totalen HVL-Insuffizienz würden die Patienten eher an Gewicht zunehmen, das TSH fehlt und demzufolge die Schilddrüsenfunktion und der Grundumsatz vermindert sind.

Zu (4)
Sie nehmen durch Nahrungsverweigerung und induziertes Erbrechen extrem an Gewicht ab, die Obstipationsneigung wird durch Laxanzienabusus bekämpft.
Das Manifestationsalter der Erkrankung liegt zwischen 15 und 25 Jahren. Das Geschlechtsverhältnis Frauen zu Männern beträgt etwa 25:1. Die Patienten sind trotz der infolge Eßstörung ausgeprägten Gewichtsabnahme sehr agil und überaktiv. Sie neigen zu asketischen Idealen und haben oft fanatisch intellektuelle Zielsetzungen. Es gesellt sich das triebhafte „Essen-Müssen" zu Praktiken, die eine Gewichtsabnahme bedingen, wie Erbrechen und Abführmittelabusus. Dies alles wird bewußt, meist völlig konfliktlos und Ich-gerecht praktiziert.

Frage 10.8: Lösung C

Die Anamnese und die Abbildung der Patienten sprechen typischerweise für eine Anorexia nervosa.
Psychosomatischer Hintergrund dieses Krankheitsbildes sind eine hochgradige Ambivalenz gegenüber der weiblichen Geschlechtsrolle und dem Erwachsensein. Die sexuelle Problematik wird auf die Ebene oraler Ambivalenz verschoben, d. h. die Patienten suchen in Form des Essens einerseits Zuneigung, Zärtlichkeit, Anlehnung, andererseits jedoch muß die Nahrungsaufnahme wegen ihrer unbewußten Bedeutungsinhalte abgelehnt werden.

Zu (1)
Das plötzliche Sistieren der Menstruation, oft bevor die Nahrungsabstinenz und der Gewichtsverlust in Erscheinung treten, ist psychosomatisch zu interpretieren. Zweifellos findet allerdings im Verlauf der Erkrankung eine Wechselwirkung zwischen hypothalamischer Störung und Nahrungsreduktion statt.
Zu (2)
Die Patienten haben **Eßstörungen** (heimlichen Freßexzessen folgen selbstinduziertes Erbrechen, Laxanzien- und Appetitzüglerabusus).
Oft herrscht eine **sekundäre Amenorrhö** vor, die manchmal bereits vor der Anorexie beginnt.
Zu (3)
Ferner imponiert eine **Obstipation,** die durch die unregelmäßige Nahrungsaufnahme und Laxanzienabusus bedingt ist.

Frage 10.9: Lösung E

Die vorliegende Anamnese ist typisch für einen Patienten mit Anorexia nervosa.

Zu (A) und (D)
Die Patientinnen stehen durchweg unter dem Eindruck dominierender Mütter oder tyrannischer Väter. Dabei identifizieren sich 2/3 der Patientinnen mit dem schwachen Elternteil.
Da besonders von den Eltern im Rahmen der familiären Interaktion Nahrungsanbietungen wiederholt werden, die von den Patientinnen aus Angst vor einem Triebdurchbruch abgewehrt werden, ist es sinnvoll, eine stationäre psychotherapeutische Behandlung anzustreben.
Zu (B) und (C)
Eine therapeutische Intervention im Sinne endokriner Substitutionstherapie führt eher zu einer Verstärkung der Nahrungsverweigerung. Erst nach Gewichtszunahme springt der normale hormonelle Regelkreis wieder an, und die körperliche Entwicklung kann dann normal verlaufen.

Aus psychoanalytischer Sicht besteht eine narzißtische Abwehr, mit negativer Besetzung der eigenen Leiblichkeit und Rückzug von allen Objektbezügen. Das autogene Training ist nicht geeignet, diese Beziehung zum eigenen Körper zu verändern.
Zu (E)
Der akute, lebensbedrohliche Zustand mit einer Gewichtsabnahme unter 30 kg führt zu Kreislaufzwischenfällen. In diesem Fall muß durch Sondenernährung am besten bei gleichzeitigem Angebot von normalen Mahlzeiten eine Gewichtszunahme erzielt werden. Die Patienten werden bei absoluter Bettruhe gleichzeitig sediert. Danach ist eine analytische Einzel- oder Gruppenpsychotherapie erstrebenswert.

Frage 10.10: Lösung E

Zu (A)
Die Anorexia nervosa ist eine schwere Krankheit, deren Mortalität 5–10% beträgt. Eine Heilung ist selten möglich. Nur etwa 5% der Patienten heiraten später.
Zu (B)
Die Patienten zeigen ein trotzig-oppositionelles Verhalten und geben sich oft eigensinnig bis autistisch. Gelegentlich geben sie sich pseudogefügig und täuschen damit andere Personen über die tatsächlich aufgenommene Nahrungsmenge.
Zu (C) und (D)
Auch nach einer Normalisierung des Körpergewichtes bleibt die anorektische Primärpersönlichkeit erhalten. Es finden sich auffällige Persönlichkeitszüge mit einer starken Neigung zu asketischen Idealen, fanatischer intellektueller Zielsetzung und hingebungsvoller Fürsorge für andere Menschen. Die fortschreitende Einengung der seelischen und geistigen Bezüge läßt an eine Abortivform der hebephrenen Schizophrenie denken.
Zu (E)
Spontanremissionen treten äußerst selten (weniger als 5%) auf.

Frage 10.11: Lösung E

Schwere Fälle von Anorexia nervosa haben eine Mortalität zwischen 5–10% (Bräutigam, p. 254). Zur Vermeidung lebensbedrohlicher Zustände ist eine Auffütterung unbedingt notwendig, erst daran anschließend hat die Psychotherapie ihren Platz.
Anorektische Patienten haben kein Krankheitsbewußtsein und keinen Leidensdruck.

Zur Pathogenese der Anorexia nervosa

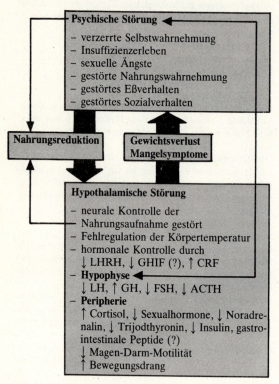

Abb. 10.2. Anorexia nervosa

Frage 10.12: Lösung E

Für Patienten mit einer **Anorexia nervosa** ist die Trias Gewichtsabnahme, Obstipation und sekundäre Amenorrhö charakteristisch. Der Magerzustand wird verleugnet, und die Patientinnen fühlen sich weder körperlich noch seelisch krank.
Wenn die Patientinnen so tun, als ob sie der Aufforderung zu essen nachkämen (Pseudogefügigkeit), können sie Ärzte und Pflegepersonal über die tatsächlich aufgenommene Nahrungsmenge täuschen. Im allgemeinen besteht aber ein trotzig-oppositionelles Verhalten, das mit einer Therapieablehnung verbunden ist.
Psychodynamisch liegt eine neurotische Fehlentwicklung vor, bei der die weibliche Geschlechtsrolle abgelehnt wird. Dabei wird die Austragung des Konfliktes von der genitalen auf die orale Phase verschoben.
Nur in leichten Fällen ist eine Psychotherapie ambulant möglich.
Differentialdiagnostisch müssen Erkrankungen organischer Ursache wie z. B. konsumierende Krankheiten, Tuberkulose und Sprue ausgeschlossen werden.

Frage 10.13: Lösung E

Zu (A)
Der **Anorexia nervosa** liegt eine hochgradige sexuelle Ambivalenz mit **Ablehnung der Geschlechtsrolle** zugrunde. Die sexuelle Ambivalenz wird von der genitalen auf die orale Ebene verschoben. In Träumen findet man nicht selten die infantilen Vorstellung einer oralen Schwängerung. Diese orale Ambivalenz zeigt sich auch in einem Wechsel von Appetitlosigkeit und Heißhunger, der bis zu Lebensmitteldiebstählen reichen kann. Patienten mit Anorexia nervosa perfektionieren ihre Nahrungsverweigerung auch durch selbstinduziertes Erbrechen, mit dem die Umwelt auch über die verminderte Nahrungsaufnahme hinweggetäuscht werden kann. Dies alles wird bewußt, meist konfliktlos und Ich-gerecht praktiziert.
Zu (C)
Mitunter treten orale Triebdurchbrüche auf, die sich z. B. als Plünderung des Kühlschranks bemerkbar machen können.
Zu (D)
Die Patienten zeigen ein trotzig-oppositionelles Verhalten und geben sich oft eigensinnig bis autistisch. Gelegentlich geben sie sich pseudogefügig und täuschen damit andere Personen über die tatsächlich aufgenommene Nahrungsmenge.

Zu (E)

Bei Patienten mit Anorexia nervosa findet sich relativ häufig eine Tendenz zur motorischen Überaktivität. Die Patienten sind schwer zur Ruhe zu bringen, machen lange Spaziergänge und sind ständig für andere unterwegs. Psychologisch wird dies als eine Flucht vor sich selbst gedeutet. Selbst bei extremer Abmagerung sind die Patienten im Bett noch überbeschäftigt und fallen durch ständiges Lernen oder Stricken auf.

F 86
Frage 10.14: Lösung B

Zur Pathogenese der Anorexia nervosa siehe Abb. 10.2. und Kommentar zu Frage 10.11.

Zu (B)

Die Kranken weisen nur wenig follikelstimulierendes und Luteinisierungs-Hormon auf. Daher sind auch die Östrogenspiegel niedrig. Das LH-Releasing-Hormon wird in unphysiologischem Rhythmus mit veränderter Amplitude freigesetzt. Außerdem fehlt das positive Feedback der Östrogene auf das LH mit dessen charakteristischem Anstieg in der Zyklusmitte als unmittelbarer Vorläufer der Ovulation. Erst nach Gewichtszunahme springt der normale Regelkreis wieder an.

Zu (C)

Nur bei leichten Fällen der Anorexia nervosa ist eine Psychotherapie ambulant durchführbar. Zunächst muß versucht werden, das Nahrungsdefizit durch künstliche Ernährung mittels Magensonde auszugleichen. Dies ist nur unter stationären Bedingungen möglich.
Die Patientinnen sind einer Psychotherapie nur schwer zugänglich, da es oft an ihrer Mitarbeit mangelt. Hinsichtlich des Erfolges steht die Familientherapie vor der Verhaltenstherapie und psychoanalytischen Einzeltherapie.

Zu (A), (D) und (E)

Die Patientinnen sind einer psychotherapeutischen Behandlung oft nur schwer zugänglich, da es oft an ihrer Mitarbeit mangelt. Hinsichtlich des Erfolgs steht die **Familientherapie** vor der Verhaltenstherapie und psychoanalytischer Einzeltherapie.
Vom psychodynamischen Aspekt her besteht eine neurotische Fehlentwicklung, bei der die weibliche Geschlechtsrolle abgelehnt wird. Insbesondere dominante Mütter, die keine Vorbilder für die Identifikation mit der Frauenrolle gegeben haben, sind ätiologisch von Interesse. Die Austragung des Konfliktes erfolgt in der oralen Phase, wobei **Regression** als Mittel der Abwehr benutzt wird.

H 85
Frage 10.15: Lösung C

Siehe Kommentar zu Frage 10.4 und 10.13.

Die Psychodynamik der Anorexia nervosa besteht überwiegend in einer phobischen oder angstneurotischen Reaktion. Gemischt mit Seufzerzügen ist die Angstpolypnoe ein spezifischer Ausdruck von Abgespanntheit und Resignation.
Die Patienten glauben immer wieder an eine somatische Ursache der „Krankheitserscheinungen". Eventuell kommt daher die Gabe von Tranquilizern in Frage. In schweren Fällen ist die analytische Einzel- oder Gruppentherapie indiziert.
Therapie des Anfalls: Durch Rückatmung in einen Plastikbeutel (CO_2-Anreicherung) kann der akute Hyperventilationsanfall in seinem Verlauf gemildert werden.

F 87
Frage 10.16: Lösung D

Siehe Kommentar zur Frage 10.7 und 10.11.

Frage 10.17: Lösung A

Zu (A)

Psychodynamische Zusammenhänge:
Nach dem Regressionskonzept besteht eine Fixierung auf orale Befriedigung, wobei Essen ein Ersatz für die fehlende Mutterliebe sei. Viel Essen soll dabei der Abwehr von Depressionen dienen.
Eine Beziehungsform, die direkte Liebesbezeugungen vermeidet und an deren Stelle orale Verwöhnung tritt, begünstigt das Auftreten von Fettsucht bei den Kindern. Als auslösende Ursachen der Fettsucht werden am häufigsten genannt:

1. Frustrationen, vor allem die Trennung von einem Liebesobjekt. Der Tod des Ehepartners führt statistisch signifikant zur Gewichtszunahme bei Frauen (Kummerspeck).
2. Allgemeine Verstimmungen, Langeweile, Ärger, Angst vor dem Alleinsein.
3. Herausforderungssituationen, die Gefahr und Leistung beinhalten (z.B. Lernen für Examen), führen bei manchen Menschen zur gesteigerten Eßlust, bzw. im Sinne einer Zunahme oraler Bedürfnisse, zum Rauchen.

In den zuvor genannten Fällen hat das Essen die Bedeutung einer Ersatzbefriedigung. Bereits Kinder wird dieses Gefühl vermittelt, wenn man ihnen bei Krankheit oder Kummer Süßigkeiten als Trost anbietet.
Es finden sich signifikant mehr Züge der Depression, viel Beschäftigung mit dem eigenen Körper, Angst, Impulsivität und Abwehrtendenzen. Dennoch läßt sich kein einheitlicher Typ des Fettsüchtigen beschreiben.

Zu (B)
Weniger häufig lassen sich narzißtische Züge bei Fettsüchtigen feststellen. Diese Patienten neigen generell dazu, ihre Eßlust positiv zu empfinden. Die Persönlichkeitsstruktur gilt als passiv, bequem, kontaktgestört und aggressionsgehemmt. Die Mütter sollen überprotektiv und überpossesiv, teils verhätschelndes, teils kontrollierendes Verhalten gezeigt haben.

Zu (C)
Zwangsneurotische Eigenschaften treten bei einer Fixierung in der analen Phase auf. In der modernen Psychoanalyse wird ein Konflikt zwischen Gehorsam einerseits und Auflehnung andererseits als mögliche Ursache angenommen. Durch erzieherische Interventionen der Mutter im Sinne einer Sauberkeitsdressur wurde das Kind in seinem natürlichen Darmfunktionsrhythmus irritiert. Nach anfänglicher Auflehnung beugt es sich später den Strafandrohungen mit ängstlichem Gehorsam.
Dieser Persönlichkeitstyp ist am ehesten bei Colitis ulcerosa-Patienten anzutreffen. Zusätzlich findet man Überintellektualisierung, starre Haltung und Moral, gestörten Sinn für Humor sowie zwanghaftes Sich-Sorgemachen und Schüchternheit. Selten ist allerdings eine fulminante Zwangsneurose.

Zu (D)
In der psychoanalytischen Lehre sind hysterische Symptome Ausdruck eines Konfliktes zwischen Trieb und Abwehr, wobei Konflikte aus der ödipalen Phase überwiegen. Allerdings kommen auch Fixierungen auf die orale Phase vor. Typisch ist die Umwandlung psychischer Konflikte in somatische Symptome (Konversion). Dabei wird nach dem Freudschen Konversionsmodell libidinöse Energie mittels somatischer Innervation freigesetzt.
Die hysterische Persönlichkeitsstruktur bezieht sich auf eine Kombination von Geltungssucht, emotioneller Hemmungslosigkeit, Triebhaftigkeit und Gemütskälte.
Fettsucht wäre dabei eher als ein atypisches Symptom zu bewerten.

Zu (E)
Nach der Kretschmerschen Typologie ist der pyknisch-zyklothyme Typ durch seine Disposition zur manisch-depressiven Psychose, sein langsames persönliches Tempo und eine eher schwache, schnell abklingende Erregbarkeit gekennzeichnet.

Frage 10.18: Lösung B

Zu (A)
Adipöse Patienten dissimulieren: „Ich esse ja gar nicht so viel!" Oft beobachtet man bei ihnen auch das **Night-eating-Syndrom,** also das nächtliche Plündern des Kühlschranks.

Zu (B)
Die psychosomatische Gruppe der Adipösen zeichnet sich vor allem dadurch aus, daß Hungerempfinden und Appetit nicht durch physiologische Stimuli, wie Magenfüllung, sondern durch gewohnheitsmäßige und emotionale Faktoren bestimmt werden. Typischerweise kommt es dabei zu anfallsweisem Essen ohne Sättigung und vermehrter Nahrungsaufnahme bei Spannungs- und Konfliktsituationen. Erkrankungen des Verdauungstraktes sind bei Adipösen in ähnlicher Häufigkeit wie bei anderen Bevölkerungsgruppen anzutreffen.
Beim **Ulcus duodeni** werden die Beschwerden oft durch die Nahrungsaufnahme gelindert. Hier werden zwei Arten von Ulcus-Persönlichkeiten unterschieden, die sich aus der oralen Fixierung ergeben. Die kleinere Gruppe lebt die oralen Wünsche offen aus und hat den Wunsch, umsorgt zu werden und die **Zuwendung anderer zu bekommen,** während die pseudo-unabhängigen Charaktere hyperaktiv sind und im Sinne einer Reaktionsbildung sowohl asketisches als auch **leistungsbetontes Verhalten** zeigen können.
Bei der **Colitis ulcerosa** findet man hinsichtlich der Einstellung zwei Gruppen von Persönlichkeiten:
Die aktive Gruppe zeigt **übertriebene Selbständigkeit** und verleugnet das Abhängigsein von anderen, während die andere, passive Gruppe, ihre Abhängigkeit nicht verbergen kann und sich als **hilflos** darstellt.
Psychodynamisch liegt eine symbiotische Abhängigkeit von Müttern vor, die selbst meist psychopathologische Züge aufweisen. Das Eßverhalten wird bei diesem Krankheitsbild nicht wesentlich von psychischen Faktoren beeinflußt.

Frage 10.19: Lösung B

Auch nach erfolgreicher klinischer Gewichtsreduktion sind Hyperphagierezidive häufig. Ziel einer psychosomatischen Therapie muß daher neben einer kontrollierten Reduktionsdiät (stationäre Bedingungen) eine Ich-Stärkung des Patienten sein. Um den Kontrollverlust beim Essen zu bremsen, läßt man die Patienten über jede zugeführte Nahrungsmenge Buch führen.

Frage 10.20: Lösung E

Die manifeste Colitis ulcerosa kann sich in jedem Alter entwickeln. Sie tritt auch beim Neugeborenen auf.
Am ehesten kann eine Störung der Bewältigung der Sauberkeitserziehung, also der analen Phase, postuliert werden. Die Patienten sind hergabebereit (Darmmotilität steigt), weisen jedoch gleichzeitige Verlustängste auf.
Bei diesen Kranken kommt es nicht zu einer echten Trennungs-Trauerarbeit, sondern zur Autoaggression. Dabei schafft die Abhängigkeit von Schlüsselpersonen eine besondere Verwundbarkeit. Die Patienten sind an ihre dominierenden, kontrollierenden und perfektionistischen Mütter im Sinne einer Unterwerfung und einer extrem starken Hingabe gebunden. Die Mütter zeigen ein übermäßiges Bedürfnis, die Darmfunktion der Kinder zu kontrollieren und jedes offene aggressive Benehmen zu unterdrücken (lt. Sperling).

H 85
Frage 10.21: Lösung E

Bei keinem der hier genannten psychosomatischen Krankheitsbilder ist **Angst** als typisches Persönlichkeitsmerkmal vorhanden.
Nach Freud liegt der Ursprung der Angst in einer Realangst. Hierbei kann der Geburtsakt als das Urerlebnis der Angst aufgefaßt werden. Nach heutiger psychoanalytischer Auffassung ist die Ursache für Angstneurosen in der fehlenden Verbindung zwischen Selbst und Ideal-Selbst zu suchen. Die angstneurotischen Patienten konnten in frühester Kindheit einen Elternteil nicht als Vertrauensperson verinnerlichen. Da hierdurch die Verkörperung eines Ideal-Objekts ausbleibt, suchen sie weiterhin Schutz und Abhängigkeit bei „Mutterfiguren". Die elterliche Bezugsperson kann dabei entweder eine zu stark symbiotische Bindung aufgebaut, oder das Kind in dominierender Art eingeschüchtert haben. Der neurotische Konflikt resultiert bevorzugt aus Trennungssituationen von ambivalent-besetzten Personen, von denen die Trennung einerseits erwünscht wird, andererseits aber auch gefürchtet ist. Dies wird durch die Beobachtung unterstützt, daß Angstneurosen bevorzugt zu einem Zeitpunkt auftreten, wenn die Trennung von Bezugspersonen bevorsteht oder vollzogen ist.
Die häufigste Form der angstneurotischen Reaktion ist die **Herzneurose**. Die Patienten fühlen sich bis zu dem Zeitpunkt völlig gesund, bis sie ihrer symbiotischen Beziehung nicht mehr sicher sind. Die Trennung von dem symbiotischen Partner wird dadurch kompensiert, daß das schützende Objekt partiell durch den eigenen Körper und speziell durch das Herz substituiert wird. Das Herz liefert demnach ersatzweise die letzte verfügbare „Objektrepräsentanz".
Auch beim Hyperventilationssyndrom besteht die Psychodynamik überwiegend in einer phobischen oder angstneurotischen Entwicklung.

Zu (A)
Patienten mit einer **Colitis ulcerosa** weisen eine Tendenz zu depressiven Verstimmungen bei hintergründiger Aggression auf. Dennoch zeigen sie sich nach außen höflich und fast unterwürfig. Dieses Verhalten wird als **aggressive Submission** bezeichnet.
Zu (B)
Bei **Hypertonikern** wird eine gesteigerte Aggression bei gleichzeitig gesteigerter Aggressionshemmung postuliert.
Zu (C)
Bei der **Anorexia nervosa** wird die weibliche Rolle und die weibliche Körperform abgelehnt. Regression wird als Mittel der Abwehr benutzt. Angst spielt dabei keine Rolle.
Zu (D)
Die permanente Abwehr von Aggression bei gleichzeitiger Suche nach Befriedigung oraler Bedürfnisse und deren Nichterfüllung führt zur Hypersekretion der Magendrüsen. Auslösende Situationen sind orale Defizite (Geborgenheitsverlust) oder vermehrte Anforderung nach Leistung und Verantwortung.
Die **phobische Symptombildung** bezeichnet unbegründete bzw. übertriebene, nicht objektiv gerechtfertigte Ängste vor Situationen oder Objekten. Dem Phobiker drängt sich die Vermeidung bestimmter Handlungen auf. Dabei wird die Angst, die durch eine unbewußte Gefahr entsteht, auf scheinbar belanglose Situationen oder Gegenstände verschoben, die dann systematisch vermieden werden. Es handelt sich daher um eine Verdrängung oder Verschiebung von Konfliktanteilen. Nach lerntheoretischer Ansicht spielen neben Symbolisierungsmechanismen auch Konditionierungsvorgänge eine Rolle. Nach neuerer Lehrmeinung innerhalb der Psychoanalyse sind Phobien als eine Art Angstreaktion auf einen Objektverlust anzusehen.

Frage 10.22: Lösung C

Sowohl der pseudounabhängige als auch der manifest abhängige Ulkuskranke ist auf fortdauernde Zuwendung und Fürsorge ausgerichtet, wobei die Persönlichkeit des ersten jedoch durch Reaktionsbildung und Kompensation bestimmt wird. Letzterer vermag dagegen, ungehemmt seine Versorgungswünsche darzustellen.
Die Fixierung liegt bei beiden durch Verwöhnung oder Versagung auf der oralen Libidostufe.
Der Kastrationskomplex gehört zur phallischen oder ödipalen Phase.

Frage 10.23: Lösung D

Zu (1)
Die Persönlichkeit des pseudounabhängigen Ulcus-duodeni-Kranken wird durch Reaktionsbildungen wie Leistung, Selbständigkeit und Selbstgenügsamkeit bestimmt. Damit sollen Wünsche nach fortdauernder Zuwendung und Fürsorge abgewehrt werden.
Die Fixierung liegt durch Verwöhnung oder Versagen auf der oralen Libidostufe.
Zu (2)
Sowohl der pseudounabhängige als auch der manifest abhängige Ulcuskranke ist auf fortdauernde Zuwendung und Fürsorge ausgerichtet. Ohne Reaktionsbildung werden die Versorgungswünsche stärker ausgelebt und deren Versagen als Frustration erlebt.
Zu (3) und (4)
Die Mehrzahl der Ulcus-duodeni-Patienten ist nicht therapiemotiviert. Pseudounabhängige Patienten entfernen sich bald nach Abklingen des Ulkusschubes aus der Therapie des Arztes. Ihre Abhängigkeitswünsche akzeptieren sie nur während der akuten Phase der Erkrankung. Nach Abklingen der akuten Symptome rivalisieren sie mit dem Arzt und wehren sich gegen ein psychotherapeutisches Arbeitsbündnis.
Die abhängigen Ulkuspatienten befürchten ebenso wie die pseudounabhängigen Patienten ein Bewußtmachen ihrer oralen Bedürfnisse. Sie erwarten allerdings nach Abklingen der akuten Symptomatik ärztliche Unterstützung und Versorgtwerden.
Da die Veranlagung zur Ulcusbildung nahezu immer lebenslang erhalten bleibt, muß mit einer sehr langdauernden psychotherapeutischen Behandlung gerechnet werden.
Zu (5)
Die typischerweise beim Ulcus duodeni erhöhte Basalsekretion mit resultierender Superazidität des Magensaftes infolge Belegzellhyperplasie bzw. vagaler Übererregbarkeit bleibt lebenslang erhalten.

Frage 10.24: Lösung C

Zu (1) und (2)
Es werden zwei Arten von Ulkuspersönlichkeiten, die sich beide aus einer oralen Fixierung entwickeln, unterschieden. Die kleinere Gruppe von Patienten lebt ihre oralen Wünsche offen aus und ist in ihrem Empfinden von anderen Menschen stark abhängig.
Der weitaus größere Teil pseudounabhängiger Ulkuspersönlichkeiten wehrt diese oralen Wünsche in Form von Reaktionsbildungen ab. Man findet bei diesen Patienten Hyperaktivität und Neigung zu asketischem Verhalten mit Überbetonung von Leistung.
Zu (3) und (4)
Die Mehrzahl der Ulcus-duodeni-Patienten ist nicht therapiemotiviert. Pseudounabhängige Patienten entfernen sich bald nach Abklingen des Ulkus-Schubes aus der Therapie des Arztes. Ihre Abhängigkeitswünsche akzeptieren sie nur während der akuten Phase der Erkrankung. Nach Abklingen der akuten Symptome rivalisieren sie mit dem Arzt und wehren sich gegen ein psychotherapeutisches Arbeitsbündnis.
Die abhängigen Ulkuspatienten befürchten ebenso wie die pseudounabhängigen Patienten ein Bewußtmachen ihrer oralen Bedürfnisse. Sie erwarten allerdings nach Abklingen der akuten Symptomatik ärztliche Unterstützung und Versorgtwerden.
Da die Veranlagung zur Ulcusbildung nahezu immer lebenslang erhalten bleibt, muß mit einer sehr langdauernden psychotherapeutischen Behandlung gerechnet werden.

Frage 10.25: Lösung B

Patienten mit einer Herzphobie weisen innere Unruhe, Herzschmerzen, Palpitationen, niedergedrückte Stimmung, diffuse Ängstlichkeit, Angst vor Herzstillstand und hypochondrische Befürchtungen auf.
Zu Beginn eines akuten Anfalls wirkt der Patient angespannt. Es resultiert eine Tachykardie mit Frequenzen, die meist unter 160/min liegen. Durch die sympathikotone Reaktionslage treten Schweißausbruch und verstärkte Atmung auf. Die Patienten erleben diese Anfälle bei vollem Bewußtsein und empfinden dabei starke Todesangst. Bereits die Angst vor einem neuen Anfall kann einen solchen wieder provozieren. Die Patienten beobachten sich ständig selbst und fixieren ihr ganzes Erleben und Verhalten auf das Herz. Sie vermeiden Situationen, die mit körperlicher Belastung einhergehen und schonen sich. Müssen sie im Alltag eine plötzliche kardiale Belastung auf sich nehmen (Laufen, Aufregung), wähnen sie sich noch kränker, da der untrainierte Kreislauf auf diesen Reiz besonders stark reagiert.
Im Gegensatz zu Patienten mit Herzphobie neigt der Patient mit koronarer Herzerkrankung zum Dissimulieren vorhandener Beschwerden. Daraus entsteht die Gefahr einer Selbstüberschätzung der koronaren Belastbarkeit mit nachfolgendem Herzinfarkt. Auch nach durchgemachtem Herzinfarkt besteht die Tendenz, eigenem Leistungsstreben nachzugeben und die Erkrankung nicht wahrhaben zu wollen.

Frage 10.26: Lösung C

Zu (A)
Trotz der charakteristischen Symptome des herzphobischen Anfalls stellt diese Diagnose eine Ausschlußdiagnose dar. In jedem Fall muß eine gründliche körperliche Untersuchung andere Ursachen (vasospastische Angina pectoris, Phäochromozytom, Angina pectoris vera, Syndrom X) ausschließen.
Zu (B)
Aus zuvor genannten Gründen ist auch im Rezidiv nicht an eine rasche Entlassung zu denken. Außerdem fühlen sich herzneurotische Patienten in der Gegenwart des Arztes besser, was im Rahmen eines therapeutischen Gespräches genutzt werden sollte. Während einer aufdeckenden Psychotherapie wird versucht, den symbiotischen Bezug zur Mutter oder einer ihr gleichgestellten Bezugsperson zu lösen, um Unselbständigkeit und Trennungsangst des Patienten abzubauen.

Zu (C)
Therapeutisch sollte in leichten Fällen eine Verhaltenstherapie, in schweren Fällen eine aufdeckende Psychotherapie erfolgen. Beim akuten Anfall sind Tranquilizer indiziert. Herz- und Kreislaufmittel sind kontraindiziert, da sie die Herzneurose als organisches Herzleiden iatrogen fixieren würden. Es muß als Kunstfehler gelten, wenn dem Patienten Medikamente verordnet werden, die bei organischen Herzerkrankungen Verwendung finden. Diese würden dem Patienten in seiner Vermutung, an einer organischen Erkrankung zu leiden, bestärken und ein späteres psychotherapeutisches Vorgehen nahezu unmöglich machen.
Zu (D)
Patienten mit endogener Depression klagen über Druck, Schmerzen und Schweregefühl im Körper. Auch Herzängste können gelegentlich geäußert werden.
Im Gegensatz zur Herzneurose führt die Gegenwart des Arztes zu keiner Besserung der Beschwerden, und unter nachhaltigem Klagen und Insistieren der Patienten kann es sogar zu unnötigen operativen Eingriffen kommen.
Therapeutische Gespräche mit dem Ehepartner können versuchen, die Unselbständigkeit des Patienten und dessen symbiotischen Bezug zu der als Mutter erlebten Person günstig zu beeinflussen. Dadurch wird die Identifikationsmöglichkeit mit außerfamiliären Personen unter Umständen erleichtert.
Zu (E)
Durch sportliche Aktivität kann das Selbstvertrauen der Patienten gefördert werden und die kardiale Leistungsfähigkeit zunehmen.

Frage 10.27: Lösung D

Zu (A)
Von der Persönlichkeitsstruktur her handelt es sich bei Patienten mit Herzneurose um angstneurotische oder depressive Menschen. Dabei können depressive Symptome auch überkompensierend verleugnet werden. Solche Patienten versuchen die eigene Schwäche mit übertriebenem Optimismus und übertriebener Aktivität zu überspielen.
Zu (B)
Charakteristisch für das Krankheitsbild ist eine auf das Herz zentrierte Angstkrankheit. Es besteht bei den Patienten die Angst des Herzstillstandes, die Angst vor einem erneuten Anfall und die Angst vor einer organischen Herzerkrankung. Andere Verlaufsformen zeigen phobische Züge. Klaustrophobien und die Platzangst (Agoraphobie) können dabei auftreten.

Zu (C)
Zum Gesamtbild des Patienten gehören heftigste Anklammerungstendenzen, das Vermeiden von Situationen, die mit körperlicher Belastung verbunden sind und permanente Selbstbeobachtung. Das gesamte Erleben und Verhalten ist auf das Herz fixiert. Hypochondrische Vorstellungen beziehen sich mit Vorliebe auf innere Organe wie Herz, Magen, Darm oder Geschlechtsorgane. Das Hypochondrium ist anatomisch die Oberbauchgegend unterhalb der Rippen. Insofern ist die Begriffswahl der hypochondrischen Neurose für eine, durch eingebildete Symptome ausgelöste „Krankheit", dem Auftretensort entsprechend gewählt.

Zu (D)
Im Gegensatz zu anderen Neuroseformen wird der Angstaffekt vom Zwangsneurotiker nicht verdrängt, sondern bleibt dem Kranken im Bewußtsein. Es ist also weniger der Zwangsinhalt, sondern dessen dominierender Charakter, der beim Zwangsneurotiker subjektiv zu starkem Leidensdruck und zu Depressivität führen kann.

Auch außerhalb dieses psychischen Krankheitszustands kommen leichte Zwangsphänomene bei anankastischen Persönlichkeiten vor. Kennzeichen sind das pedantische und perfektionistische Ordnungsstreben, äußerst sparsame Lebensführung und ein außerordentlich starkes Über-Ich. (Anankasten sind ihre eigenen Sklaven). Hierbei wird ein mehr oder minder starker Übergang zur Zwangsneurose beobachtet.

Zwangsneurotische Symptome entstehen als Kompromiß zwischen abzuwehrenden Impulsen und Abwehrtendenz. Psychodynamisch bezeichnet man die Abwehrmechanismen als Affektisolierung, Ungeschehenmachen und Reaktionsbildung.

Neben einer familiären Disposition beruht die zwangsneurotische Entwicklung auf einer Fixierung des Kindes in der analen Phase. In der modernen Psychoanalyse ist die Analproblematik zugunsten eines Konfliktes zwischen Gehorsam einerseits und Auflehnung andererseits gewichen. Dabei werden die Kinder durch erzieherische Interventionen in ihrem normalen Darmfunktionsrhythmus irritiert, reagieren anfangs auflehnend, beugen sich jedoch später den Strafandrohungen mit ängstlichem Gehorsam. Dieser Konflikt wird auf der Ebene zwischen Über-Ich und selbstbestimmenden Ich-Strebungen ausgetragen.

In der Verhaltenstherapie wird die Zwangssymptomatik des Neurotikers als ängstliche Vermeidungsreaktion gesehen. Die Patienten haben demnach gelernt, sich Zwängen zu beugen, da sich sonst ihre innere Angst und Spannung verstärken würde.

Zu (E)
Selbstunsicherheit entsteht durch Störungen der kindlichen Ich-Entwicklung. Dabei können Liebesentzug und fehlende positive Verstärkung bei der Erziehung zur ausgeprägten Ich-Schwäche führen. Man vermutet auch eine angeborene psychische Bereitschaft im Sinne einer pathologischen Ich-Schwäche, die zu gehemmtem, selbstunsicherem und ambivalentem Verhalten zu sich, seinen Mitmenschen und der Umwelt gegenüber führen kann. Als Auslöser einer neurotischen Symptomatik kommen akute Belastungs- und Versagenssituationen im Laufe des Lebens infrage.

Frage 10.28: Lösung A

Zu (A)
Patienten mit einer Herzneurose leben in ständiger Angst vor einem Herzstillstand bzw. Krankheit. Von der Persönlichkeitsstruktur her handelt es sich um angstneurotische oder depressive Menschen. Sie beobachten ständig alle mit dem Herz zusammenhängenden Erscheinungen und Beschwerden mit großer Ängstlichkeit.

Zu (B)
Das Verhalten von Patienten mit Colitis ulcerosa wird als aggressive Submission bezeichnet. Es besteht eine höfliche, fast unterwürfige Haltung bei hintergründiger Aggression mit einer Tendenz zur depressiven Verstimmung. Eine Gruppe von Patienten zeigt übertriebene Selbständigkeit und verleugnet das Abhängigsein von anderen, die andere, passive Gruppe gibt sich hilflos und ist ohne Durchsetzungsvermögen.

Zu (C)
Patienten mit Magersucht zeigen ein trotzig-oppositionelles Verhalten, geben sich eigensinnig bis autistisch und gelegentlich pseudogefügig.

Zu (D)
Es gibt den passiven, abhängigen, depressiven Ulkuspatienten, der ungehemmt und direkt seine regressiven Wünsche darstellen kann. Und es gibt den hyperaktiven, aggressiven Typus, dessen Wesensstruktur durch Reaktionsbildungen und Kompensationen bestimmt wird. Alle möglichen Abstufungen und Formen von Übergängen sind dabei möglich.

Zu (E)
Patienten mit einer Neigung zur Bildung von Ekzemen sollen eine Tendenz zur Selbstbestrafung haben. Sexuell schuldhaft erlebte Regungen finden dabei in der Haut ein Konversionsorgan. Einige Patienten können das lebhafte Kratzen als eine Art von Lust beschreiben.

Frage 10.29: Lösung B

Nach den bisherigen Untersuchungen gelten bei Infarktpatienten folgende Stichworte zur Umschreibung der psychischen Struktureigentümlichkeit:
- Zwangsähnlich-rigides Leistungs- und Erfolgsstreben
- Hohe psychophysische Beweglichkeit und hartnäckiges Festhalten an gesetzten Zielen
- Ständige Neigung zur Beschleunigung des Arbeitstempos
- Ungeduldshaltung
- Zeitdruck und Terminnot
- Rivalisierungstendenzen
- Starker Wunsch nach sozialem Prestige

Frage 10.30: Lösung A

Zu (A)
Patienten mit einer Herzphobie fallen durch innere Unruhe, Herzschmerzen, Palpitationen, niedergedrückte Stimmung und diffuse Ängstlichkeit auf. Sie sind in ihrem Erleben und Verhalten auf das Herz fixiert. Immer ängstlicher werdend, klammern sie sich an den Arzt, um eine vermeintliche organische Ursache ihrer Beschwerden finden zu lassen.

Zu (B)
Auslösesituationen für einen herzneurotischen Anfall kann die Trennung oder der Todesfall einer als Mutter erlebten Person sein. Die Patienten sind unselbständig und einer Trennung von der Bezugsperson nicht gewachsen.

Zu (C)
Im Rahmen ihres symbiontischen Arbeitsbündnisses mit dem Arzt, halten sich Patienten mit Herzneurose zwanghaft an ärztliche Vorschriften.

Zu (D)
Man unterscheidet zwei verschiedene Typen von Patienten mit Herzneurosen. Die einen weisen eine einfache symbiotische Abhängigkeit mit ausgeprägten depressiven Symptomen auf. Der andere Patiententyp verleugnet depressive Symptome überkompensierend und versucht seine eigene Schwäche mit übertriebenem Optimismus, geistiger, aber auch körperlicher Aktivität zu überspielen.

Zu (E)
Patienten mit einer Herzneurose fühlen sich in Gegenwart des Arztes, selbst wenn er keine Medikamente verordnet, sicher und geborgen, was zu einem raschen Rückgang ihrer Beschwerden führt.

F 85
Frage 10.31: Lösung C

Der Patient leidet wahrscheinlich an **funktionellen Herzbeschwerden.** Hierunter versteht man Herzbeschwerden ohne erkennbare, ursächliche, anatomische Grundlage (Ggs. zu organisch).
Oft handelt es sich dabei um Männer, die meist vor dem 40. Lebensjahr über Pulsbeschleunigung, Blutdruckanstieg und andere sympathikotone Symptome wie Schweißausbruch und verstärkte Atmung klagen. Die daraus resultierende verstärkte Introspektion führt oft zur Wahrnehmung von Extrasystolen, die die Herzangst weiter verstärkt.
Herzneurotiker sind im Erleben und Verhalten auf das Herz fixiert. Insbesondere Trennungssituationen sind sie nicht gewachsen. Man erklärt dies durch bestimmte familiäre Konstellationen, die die Identifikation mit außerfamiliären Personen erschwert haben. Ein psychoanalytisches Verfahren oder andere psychotherapeutische Vorgehensweisen sind nur in Einzelfällen oder gar nicht möglich.

H 85
Frage 10.32: Lösung B

Selbst in der akuten Infarktphase tendieren die Patienten dazu, auftauchende Ängste und Depressionen zu verleugnen. Das mit den heftigen Brustschmerzen einhergehende Vernichtungsgefühl wird schon bald nach ärztlicher Intervention verleugnet.

Zu (2) und (3)
Patienten mit einer Herzphobie beobachten sich ständig selbst und fixieren ihr ganzes Erleben und Verhalten auf das Herz. Sie vermeiden Situationen, die mit körperlicher Belastung einhergehen und schonen sich. Viele geben ihren Beruf ganz auf und sind unfähig, allein, ohne ärztliche Behandlung oder Betreuung durch nahestehende Angehörige zu leben. Sie vermeiden sexuelle Kontakte, Sport und jede Art von Aufregung.
Für den überkompensierenden und abwehrenden Patienten ist es allerdings charakteristisch, daß er durch Aktivität und körperlichen Einsatz versucht, seine eigene Schwäche zu kompensieren. Er möchte nicht durch Sedativa zur Entspannung verurteilt sein.

Zu (4) und (5)
Gereizt-aggressives Verhalten kann vom **Herzinfarktpatienten** insbesondere dann gezeigt werden, wenn die von ihm gesteckten Leistungsziele nicht rechtzeitig erreicht wurden. Siehe auch Kommentar zu Frage 10.29.

[F 86]
Frage 10.33: Lösung C

Zu (1)
Herzneurotische Patienten sind meist Männer vor dem 40. Lebensjahr.
Zu (2), (3), (4) und (5)
Funktionellen Herzbeschwerden (Herzneurose) liegen meist Trennungskonflikte zugrunde, die bis in die frühe Kindheit zurückreichen. Oft bestand eine starke Abhängigkeit zur Mutter. Der Patient fürchtet die Trennung und wünscht sie gleichzeitig herbei.
Die Symptome treten anfallsweise auf und zeigen sich in innerer Unruhe, Anspannung, Tachykardie bis 150, forcierter Atmung und Gesichtsrötung. Die Patienten leben in ständiger Angst vor einem Herzstillstand. Der Herzneurotiker geht oft zum Arzt, wo er selten starke Beschwerden erlebt. Generelle Anklammerungstendenzen sind zu beobachten.
Therapeutisch sollte in leichten Fällen eine Verhaltenstherapie, in schweren Fällen eine aufdeckende Psychotherapie erfolgen. Beim akuten Anfall sind Tranquilizer indiziert. Herz- und Kreislaufmittel sind kontraindiziert, da sie die Herzneurose als organisches Herzleiden iatrogen fixieren würden.

[F 88]
Frage 10.34: Lösung D

Gäbe man einem Patienten mit herzneurotischen Beschwerden herzwirksame Pharmaka, würde man ihn in seinem Glauben an einer organisch bedingten Herzerkrankung zu leiden, bestärken. Daher sind ausschließlich sedierende Psychopharmaka indiziert. Im Gegensatz zu Patienten mit koronarer Herzerkrankung, die zur Bagatellisierung ihrer Herzbeschwerden neigen, sind Patienten mit Herzneurose ängstlich auf ihr Herz fixiert. Die dabei auftretenden, durch Introspektion wahrnehmbaren Herzmißempfindungen (Palpitationen), werden vom Patienten als pathologisches Symptom gewertet und provozieren infolge angstbedingter Sympathikusstimulation den herzphobischen Anfall. Dieser bestätigt den Patienten in seiner Angsthaltung (– Circulus vitiosus).

[H 87]
Frage 10.35: Lösung B

Zu (A)
Im Gegensatz zu Patienten mit koronarer Herzerkrankung ist die Herzangstneurose oft im jungen und mittleren Lebensalter anzutreffen. Siehe Kommentar zu Frage 10.25.

Frage 10.36: Lösung D

Zu (1)
Die gesteigerte Katecholaminwirkung und der daran gekoppelte, erhöhte O_2-Bedarf wirken oft auslösend für Angina-pectoris-Anfälle oder Herzinfarkt. Oft kommt es bei Abklingen der Belastung oder Erregung zum Ereignis.
Das Verhaltensmuster von Herzinfarktpatienten zeigt neben anhaltendem Konkurrenzstreben eine hohe individuelle Bewertung, welche Anstrengung es kostet, sich anzupassen. Lebensveränderungen werden von Herzinfarktpatienten häufig als Belastung empfunden. In diesen Fällen kann auch die Entlastung vom Streß, sowie die damit verbundene Suche nach neuen Zielen, an der Entstehung eines Herzinfarktes beteiligt sein. Befriedigend ist dieses Phänomen allerdings noch nicht geklärt.
Zu (2) und (3)
Selbst in der akuten Infarktphase tendieren die Patienten dazu, auftauchende Ängste und Depressionen zu verleugnen. Das mit den heftigen Brustschmerzen einhergehende Vernichtungsgefühl wird schon bald nach ärztlicher Intervention verleugnet.
Zu (3)
Patienten mit einer Herzphobie weisen innere Unruhe, Palpitationen, diffuse Ängstlichkeit, Angst vor Herzstillstand und hypochondrische Befürchtungen auf.
Zu (4)
Die Gruppenbehandlung von Herzinfarktpatienten hat eine Anleitung zur gesunden Lebensführung und ausgewogene Bewegungstherapie zum Ziel. Die Patienten sind jedoch meist nicht von ihrer leistungsbezogenen Einstellung abzubringen.

Frage 10.37: Lösung C

Zu (A), (B), (D) und (E)
Herzinfarktpatienten neigen zur Dissimulation körperlicher Symptome. Im Lernzielkatalog werden persönlichkeitstypische Risikofaktoren angegeben wie starke Tendenz zu konkurrieren, Festhalten am gesetzten Ziel, Neigung zur Beschleunigung des Arbeitstempos, Ungeduldshaltung, Zeitdruck und Terminnot, Prestigestreben und hartnäckiger Antrieb nach Leistung. Das Leistungsstreben dominiert über die abgewehrten emotionalgefühlsbetonten Regungen und Abhängigkeitswünsche. Obwohl keine manifesten neurotischen Symptome vorliegen, kann man in Einzelfällen von einer charakterneurotischen Reaktionsbildung sprechen.

Frage 10.38: Lösung C

Zu (A)
Vergleiche Kommentar zu Frage 10.17.
Zu (B)
Bei Patienten mit einer Herzneurose oder Herzphobie findet man auf das Herz bezogene Beschwerden, die in der Regel ohne körperliche Ursachen auftreten. Von der Persönlichkeitsstruktur her handelt es sich um angstneurotische oder depressive Menschen.
Zu (C)
Für die essentielle Hypertonie wird eine gesteigerte Aggression bei gleichzeitig erhöhter Aggressionshemmung postuliert. Wenn ein Kind wegen seiner Aggressivität beim Umgang mit autoritären Bezugspersonen deren Zuneigung verlieren könnte, verwandelt es sich in einen fügsamen Menschen. Unbewußt bleibt jedoch der Konflikt zwischen Aggression und Aggressionsabwehr bestehen. Patienten mit essentieller Hypertonie neigen zu hohen Ansprüchen an sich selbst, und verdrängen eigene Wünsche, wenn sie dadurch Bestätigung finden können. Sie wirken daher leistungswillig, pflichtbewußt und angepaßt. Die Blutdruckerhöhung resultiert aus einer Zunahme des Sympathikotonus.
Zu (D)
Symbolische Verluste, wie der einer Erbschaft, können auslösend für neurotische Depressionen sein.
Zu (E)
Die symbiotische Abhängigkeit von der Mutter oder einer Mutterersatzfigur ist eine Grundvoraussetzung für das Entstehen einer Colitis ulcerosa. Bei männlichen Patienten kann es auch zu einer Fixierung auf den Vater kommen. Da die Patienten in einer symbiotischen Abhängigkeit zum jeweiligen Elternteil leben, müssen sie sich ständig bemühen, diese nicht zu gefährden. Daher werden alle aggressiven Einstellungen und Verhaltensweisen vermieden.
Auslösend für eine Colitis ulcerosa ist der reale oder vermutete Objektverlust (Mutter, Vater oder Lebenspartner).
Auch bei Patienten mit einer Herzneurose besteht ein symbiotischer Bezug zu ihrer Mutter oder einer als Mutter erlebten Person. Diese Patienten sind Trennungssituationen nicht gewachsen. Trennung, Trennungsgefahr und Todesfall können zur Auslösesituation für den herzneurotischen Anfall werden.

F 87
Frage 10.39: Lösung D

Zu (A) und (B)
Siehe Kommentar zur Frage 10.41 Zu (1), (2) und (3).
Zu (C)
Psychodynamisch soll der Hauptkonflikt der Patienten darin bestehen, daß unbewußte Motive des Hingezogenseins zur Mutter bedrohen. Obgleich die Patienten mit dem entsprechenden Mutterobjekt verschmelzen wollen, verspüren sie Angst, dadurch ihre Individualität verlieren zu können. Daher besteht im zwischenmenschlichen Bereich die gleichzeitige Angst vor zu großer Nähe wie auch vor zu großer Ferne.
Zu (D)
Für den Behandler bedeutet dies, sich weder vom Patienten gefühllos zu distanzieren, noch allzu distanzlos (kumpelhaft) mit ihm umzugehen.
Zu (E)
Neben der rein medikamentösen Therapie können gruppentherapeutische Ansätze versucht werden. Jedoch bleiben auch hierbei die organischen Grundlagen des allergischen Reaktionsprozesses unverändert bestehen.

Frage 10.40: Lösung D

Zu (1)
Patienten mit allergischem Asthma zeigen eine erbliche Belastung. Die Atopie beginnt vor dem 40. Lebensjahr und ist häufig mit allergischer Rhinitis und neurodermitischem Ekzem verbunden. Durch einen spezifischen Immunmechanismus wird eine Antigen-Antikörper-Reaktion ausgelöst, die zum typischen Asthmaanfall führt.
Zu (2)
Sowohl bei der allergischen Rhinitis als auch beim Asthma bronchiale kann bereits der Anblick einer Kunststoffblume im Sinne einer Reizgeneralisierung zum Auftreten allergischer Erscheinungen führen.
Zu (3)
Die Symptomatik wird als unterdrückte Wut und Ängstlichkeit gedeutet, als unterdrücktes Weinen mit nachfolgender Störung der Atmung.
Zu (4)
Bei psychosomatischer Genese ist die Überlegenheit der Gruppentherapie mehrfach statistisch bewiesen worden, jedoch kommt es auf den Schweregrad der Erkrankung, das Alter des Patienten, die Anzahl der Krankenhausaufenthalte usw. an. Weiterhin steht „psychoanalytische Behandlung" im Widerspruch zu „besonders schnell".

Frage 10.41: Lösung A

Zu (1) und (2)
Ursachen für das Asthma bronchiale sind die Bronchialallergose, die Bronchialinfektion und spastische Faktoren, die auf einer abnormen Erregbarkeit des N. vagus oder einer erhöhten vagalen Ansprechbarkeit der glatten Bronchialmuskulatur beruhen. Diese unterschiedlichen Faktoren sind jedoch teilweise oder auch ganz psychosomatisch zu interpretieren.
Man unterscheidet heute ein allergisches (= extrinsic) und ein nicht-allergisches (= intrinsic) Asthma bronchiale.
Vor allem das intrinsische Asthma bronchiale schließt als Ursache Infekte, chemische und physikalische Noxen sowie physische und psychische Belastungen ein. Oft sind die einzelnen auslösenden Mechanismen nicht voneinander unterscheidbar, so daß man von einer Erkrankung mit multifaktorieller Genese sprechen kann.
Zu (3)
Beim Asthma bronchiale kann bereits der Anblick einer Kunststoffblume, im Sinne einer Reizgeneralisierung, zum Auftreten einer allergischen Erscheinung führen. Dieser Effekt ist auf eine klassische Konditionierung zurückzuführen.
Zu (4)
Durch psychotherapeutische Intervention im Rahmen einer Gruppentherapie kann versucht werden, die Symptome zu bessern. Im weiteren Verlauf der Psychotherapie treten jedoch häufig Rückfälle auf, da der Patient gegenüber dem Übertragungsobjekt Arzt oder Psychotherapeut Angst vor zu großer Nähe hat.
Zu (5)
Selbstverständlich muß trotz aufdeckender psychotherapeutischer Bemühungen die Grundtherapie mit bronchospasmolytischen Medikamenten und eine bestehende Kortikoidtherapie fortgeführt werden. Zusätzlich können übende Verfahren wie Atemtherapie und autogenes Training Anwendung finden.

Frage 10.42: Lösung E

Zu (1)
Ein spezifisch allergischer Mechanismus kann zu einer allergischen Überempfindlichkeit auch gegenüber anderen Reizen führen. Schließlich können auch bedeutungshafte Situationen und Vorgänge sowie Gegenstände zur Auslösung einer „allergischen Reaktion" der Atemwege führen. Dieser Spezifitätsverlust führt zu einer polyvalenten Allergie mit einer innerlichen, vorstellungshaften Stellvertretung des Allergens. Insbesondere Patienten mit allergischem Asthma bronchiale sind davon betroffen.
Zu (2)
Der Asthmaanfall muß medikamentös behandelt werden. Anschließend sind neben der analytischen Psychotherapie noch Kurztherapien, autogenes Training und Atemtherapie möglich.
Zu (3) und (4)
Ein Asthmaanfall ist willkürlich und unwillkürlich auslösbar durch veränderte Atemmotorik. Es handelt sich also um **gelerntes** Verhalten. Im Verlauf der Krankheit kommt es zur Bahnung, Erweiterung und Reizgeneralisierung, so daß über das eigentlich auslösende Allergen keine Aussagen mehr möglich sind.

Frage 10.43: Lösung A

Zu (A)
Die Tetanie ist die wichtigste Manifestation oder Hypokalzämie bei Parathyreoideainsuffizienz und bei der akuten Pankreatitis. Häufiger als diese Form der hypokalzämischen Tetanie ist jedoch die normokalzämische Hyperventilationstetanie. Die akute alveoläre Hyperventilation mit respiratorischer Alkalose tritt meist aus voller Gesundheit auf, ist in der Regel nur von kurzer Dauer und spricht rasch auf beruhigende Einflüsse an. Bei der Alkalose treten die an Serumproteine gebundenen Wasserstoffionen ins Serum über, um die Alkalose zu mindern. An die freigewordenen Valenzen der Proteine legen sich dann freie ionisierte Kalziumionen. Es resultiert eine Verschiebung von freiem Kalzium zu proteingebundenem Kalzium, wobei eine Abnahme ionisierten Kalziums resultiert.
Zu (D)
Da Kalzium eine membranstabilisierende Wirkung hat, resultiert bei Verminderung des freien, ionisierten Kalziums eine gesteigerte neuromuskuläre Erregbarkeit, obwohl im Serum ein normaler Gesamtkalziumspiegel vorliegt. Als Folge der schnelleren Nervenleitfähigkeit treten Karpopedalspasmen, Parästhesien und tetanische Krämpfe auf.

Zu (B)
Die Patienten zeigen Angstzustände, Schwindel, Benommenheit, Übelkeit und Unruhe.
Zu (C)
Periorale Parästhesien und Akroparästhesien sind typische Anfangssymptome einer Hyperventilationstetanie.
Zu (E)
Infolge gesteigerter neuromuskulärer Erregbarkeit kann es bei Säuglingen und Kleinkindern zu tonisch-klonischen Krämpfen kommen.

H 86
H 85
Frage 10.44: Lösung E

Das **Hyperventilationssyndrom** ist gekennzeichnet durch eine unphysiologische Steigerung der Atmung, die dem Patienten selbst nicht bewußt ist.
Die Psychodynamik besteht überwiegend in einer phobischen oder angstneurotischen Reaktion. Gemischt mit Seufzerzügen ist die Angstpolypnoe ein spezifischer Ausdruck von Abgespanntheit und Resignation.
Die Patienten glauben immer wieder an eine somatische Ursache der „Krankheitserscheinungen". Eventuell kommt daher die Gabe von Tranquilizern in Frage. In schweren Fällen ist die analytische Einzel- oder Gruppentherapie indiziert.
Therapie des Anfalls: Durch Rückatmung in einen Plastikbeutel (CO_2-Anreicherung) kann der akute Hyperventilationsanfall in seinem Verlauf gemildert werden.
Hyperventilationstetanie
Von der Hyperventilationstetanie sind oft ängstliche Patienten betroffen. Die Angst führt zu einer verstärkten Atmung mit nachfolgender respiratorischer Alkalose. Im Rahmen der Alkalose treten die an Serumproteine gebundenen Wasserstoffionen ins Serum über, um die Alkalose zu mindern. An die freigewordenen Valenzen der Proteine lagern sich freie ionisierte Kalziumionen an. Es kommt daher zu einer Verschiebung von freiem Kalzium zu an Protein gebundenem Kalzium, wobei der Anteil freien Kalziums abnimmt und das Protein-gebundene Kalzium zunimmt. Da die membranstabilisierende Wirkung des Kalziums ausschließlich durch das frei ionisierte Kalzium zustande kommt, treten die Symptome einer Hypokalzämie auf, obwohl im Serum ein normaler Gesamtkalziumspiegel vorliegt. Als Folge der schnelleren Nervenleitfähigkeit treten Parästhesien und tetanische Krämpfe auf.
Den Patienten wird schwarz vor Augen, da der hyperventilationsbedingte CO_2-Mangel im Blut (Hypokapnie) zusätzlich eine Engstellung der Hirngefäße bedingt.

H 86
Frage 10.45: Lösung C

Siehe Kommentar zur vorherigen Frage.

Frage 10.46: Lösung C

Zu (C)

Hirndurchblutung

$$CBF = \frac{\text{Perfusionsdruck (arterieller Blutdruck/intrakranieller Druck)}}{\text{zerebraler Gefäßwiderstand und Blutviskosität}} = \text{konstant}$$

Autoregulation: $pCO_2 \uparrow$; $pO_2 \downarrow$; $pH \downarrow$

Der zerebrale Blutfluß (CBF) hat eine Größe von 700–900 ml/min. Er wird durch Autoregulation konstant gehalten. Innerhalb bestimmter Blutdruckgrenzen (70–160 mmHg), die beim Hypertoniker nach oben verschoben sind, führen sinkender pO_2- und pH-Wert sowie in erster Linie Anstieg des pCO_2 zur Vasodilatation und vermehrten Hirndurchblutung. Trotz schwankenden Perfusionsdrucks ist so die Konstanz des CBF gewährleistet. Allerdings setzt auch der intrakranielle Druck Grenzen, da oberhalb eines Liquordrucks von 33 mmHg als gefährliche Folge intrakraniell-raumfordernder Prozesse die Autoregulation erlischt.

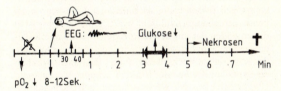

Abb. 10.3. Wirkung einer totalen Ischämie auf das Gehirn

Da die Hyperventilation zur Hypokapnie ($pCO_2 \downarrow$) führt, resultiert eine zerebrale Minderdurchblutung durch Vasokonstriktion der Hirngefäße.
Gleichzeitig bestehen eine respiratorische Alkalose, Abnahme des Standardbikarbonats, Anstieg der Pulsfrequenz und Blutdruckabfall.
Die neuromuskuläre Erregbarkeit nimmt zu (→ Tetanie), da der Anteil des ionisierten Kalziums verstärkt an Plasmaproteine gebunden wird und somit ein relativer Kalziummangel resultiert.

Frage 10.47: Lösung C

Zu (B)
Der herzneurotische Anfall beginnt mit unspezifischen Vorzeichen wie allgemeiner Unsicherheit und Angespanntheit. Die Patienten sind mit einer Herzfrequenz, die um 150 Schlägen in der Minute liegt, tachykard und haben starke Todesangst. Im Rahmen der sympathikotonen Reagibilität finden sich Blutdruckanstieg, Schweißausbruch und frequente Atmung. Nach solch einem 5 bis 60 Minuten dauernden Anfall, den der Patient bei vollem Bewußtsein erlebt, fixiert sich seine Aufmerksamkeit und Angstbereitschaft erneut auf das Herz. Man erklärt diese Erkrankung mit einer unselbständigen Haltung der Patienten, die auf einer starken Mutterfixierung basiert. Typischerweise klammern sich diese Patienten an den Arzt und geben ihm eine sehr detaillierte Schilderung der herzbezogenen Beschwerden. Weitere Einzelheiten finden Sie im Kommentarteil zur Psychosomatik.

Zu (C)
Das Hyperventilationssydrom ist eine funktionelle Atemstörung, die durch unphysiologische Steigerung der Atmung gekennzeichnet ist. Typischerweise haben die Patienten Angst, Parästhesien, Schwarzwerden vor den Augen und Engegefühl in der Brust verbunden mit Hand- und Fußkrämpfen. Die Hyperventilation ist den Patienten dabei nicht bewußt! Die resultierende Hypokapnie (pCO_2 fällt) führt einerseits zur Minderdurchblutung des Gehirns, andererseits zur Verschiebung des Blut-pH-Wertes in Richtung Alkalose. Bei der Alkalose werden vermehrt Kalziumionen in die Plasmaeiweißbindung überführt, was zu tetanischen Krämpfen auf Grund des relativen Kalziummangels führen kann, da Kalzium auf die neuromuskuläre Erregbarkeit dämpfend wirkt. Typischerweise ist in diesen Fällen der mit der Blutprobe entnommene Kalziumwert im Normbereich. Liegt eine metabolische Störung des Kalziumstoffwechsels vor, findet man auch zwischen den Anfällen Zeichen der **latenten Tetanie:** Mechanische Übererregbarkeit der Nervenstämme, z.B. Kontraktion der Gesichtsmuskulatur beim Beklopfen des Fazialisstammes (Chvostek-Phänomen), die Dorsalextension und Abduktion des Fußes beim Beklopfen des N. peronaeus am Fibulaköpfchen (Lust-Zeichen) oder das Auftreten der Geburtshelferstellung der Finger beim kräftigen Druck auf die Nervenstämme des Oberarmes mittels eines Stauschlauches (Trousseau-Phänomen).

Zu (D)
Die parathyreoprive Tetanie führt als häufigste Form der Nebenschilddrüseninsuffizienz durch iatrogene Schädigung der Epithelkörperchen (Entfernung) nach Strumektomie bzw. Radiojodtherapie auf. Zur Kalziummangelsymptomatik kommt es meist erst nach Stunden bis Tagen, selten erst einige Wochen nach dem Eingriff.

Zu (E)
Rückenmarkkonvulsiva
Strychnin und Tetanustoxin beseitigen die sog. postsynaptische Hemmung und bereiten dadurch eine Krampfaktivität vor, die durch Impulse (taktile, optische, akustische Reize, Erschütterungen, Lageänderungen) ausgelöst wird. Strychnin scheint den hemmenden Transmitter Glycin am Rezeptor der postsynaptischen Membran im Rückenmark kompetitiv zu verdrängen. Tetanustoxin, das Exotoxin des Bacterium Clostridium tetani, scheint dagegen die Bildung oder Abgabe von Glycin zu vermindern. Bei beiden Mitteln fällt die hemmende Wirkung von Glycin auf ankommende Impulse fort, und es kommt zum Krampf. Die Krämpfe laufen bei vollem Bewußtsein ab und sind sehr schmerzhaft.

Bicucullin, ein Phthalidisochinolinderivat aus Fumaraceen und Pikrotoxinin, der aktive Teil des Pikrotoxins aus den Kokkelskörnern, den Früchten von Anamirta paniculata, erzeugen Konvulsionen durch kompetitive Verdrängung des hemmenden Transmitters GABA (γ-Aminobuttersäure) von seinem Rezeptor. Die Krämpfe können epileptiform sein. Außerdem kommt es zur Erregung des Parasympathikus mit Bradykardie, Miosis, Miktions- und Defäkationsstörungen. Die Behandlung der Vergiftung erfolgt ähnlich wie bei der Strychninvergiftung.

Ein weiterer kompetitiver Blocker des GABA-Rezeptors ist Penicillin, das deshalb in hohen Dosen Krämpfe erzeugen kann. Muscimol und Benzodiazepine sind GABA-Agonisten.

Frage 10.48: Lösung E

Zu (A)
Bei der Hyperventilation wird vermehrt Kohlensäure abgeatmet. Die resultierende Hypokapnie im Blut ist von einer Alkalose begleitet.
Bei der Alkalose treten an Serumproteine gebundene Wasserstoffionen ins Serum über, um die Alkalose zu puffern. An die freigewordenen Valenzen der Proteine legen sich ionisierte Kalziumionen an. Es kommt daher zu einer Verschiebung von freiem Kalzium zu an Protein gebundenem Kalzium. Da für die membranstabilisierende Wirkung des Kalziums nur die freie, ionisierte Kalziumfraktion verantwortlich ist, ergeben sich die Symptome einer Hypokalzämie, obwohl im Serum ein normaler Gesamtkalziumspiegel vorliegt. Es resultiert eine schnellere Nervenleitfähigkeit und damit verbunden Parästhesien und tetanische Krämpfe.

Zu (B)
Der zerebrale Blutfluß wird durch Autoregulation konstant gehalten. Innerhalb bestimmter Blutdruckgrenzen (70–160 mmHg) führt in erster Linie der Anstieg des pCO_2, daneben auch ein sinkender pO_2-Wert, zur Vasodilatation und damit vermehrten Hirndurchblutung.
Die Verminderung des pCO_2 führt daher zu einer zerebralen Minderdurchblutung. Den Patienten wird schwarz vor Augen.

Zu (C)
Die Psychodynamik besteht überwiegend in einer phobischen oder angstneurotischen Reaktion. Gemischt mit Seufzerzügen ist die Angstpolypnoe ein spezifischer Ausdruck von Abgespanntheit und Resignation.
Die Patienten glauben immer wieder an eine somatische Ursache der „Krankheitserscheinungen". Eventuell kommt daher die Gabe von Tranquilizern in Frage. In schweren Fällen ist die analytische Einzel- oder Gruppentherapie indiziert.

Zu (D)
Man fordert den Patienten auf, in einen Plastikbeutel rückzuatmen. Dadurch kann der erniedrigte pCO_2 auf normale Werte angehoben werden, und der Anteil des ionisierten Kalziums im Blut normalisiert sich nach Rückgang der Alkalose.

Zu (E)
Die Patienten sind sich der Hyperventilation nicht bewußt.

11 Physikalische Medizin

[H 85]
Frage 11.1: Lösung D
Frage 11.2.: Lösung B
[F 88]
Frage 11.3: Lösung C
[F 87]
Frage 11.4: Lösung A

Gemeinsamer Kommentar

Massagen werden vorgenommen zur Behandlung bestimmter Krankheiten in Form von Anwendung mechanischer Energie.

1. **Manuelle Massagen**
   - klassische Massage
   - spezielle Massage (z.B. Nervenpunktmassage, Reflexzonenmassage, manuelle Unterwassermassage)
2. **Apparative Massagen**
   - Unterwasserdruckstrahlmassage
   - Druckluftmassage
   - Saugglockenvakuummassage
   - Apparative Vibrationsmassage
   - Apparative Schüttelmassage

Die **klassische (schwedische) Massage,** auch Standardmassage genannt, geht auf den Schweden Ling zurück und wurde im Laufe der Zeit reformiert. Folgende Ziele werden mit dieser Massageart verfolgt (n. Günther/Jantsch):
- Linderung von Schmerzzuständen
- Stoffwechselanregung
- Reflektorische Einwirkung auf innere Organe
- Lösung präkapillärer Spasmen
- Lösung von Narbengewebe
- Venöse Entstauung und Abfluß von Ödemen
- Steigerung oder Verminderung des Muskeltonus
- Verbesserung von Turgor und Trophik des Gewebes
- Psychische Entspannung bzw. Anregung

Zur Erlangung des Behandlungsziels stehen folgende Massagegriffe zur Verfügung:

Reizende, muskeltonisierende Griffe
1. **Klopfung:** klopfen, klatschen, hacken, stoßen, peitschen, pochen
2. **Reibungen:** Kammgriff, Hobelgriff, Hautverschiebungen
3. **Knetungen:** Walkungen, Rollungen, Zirkelungen

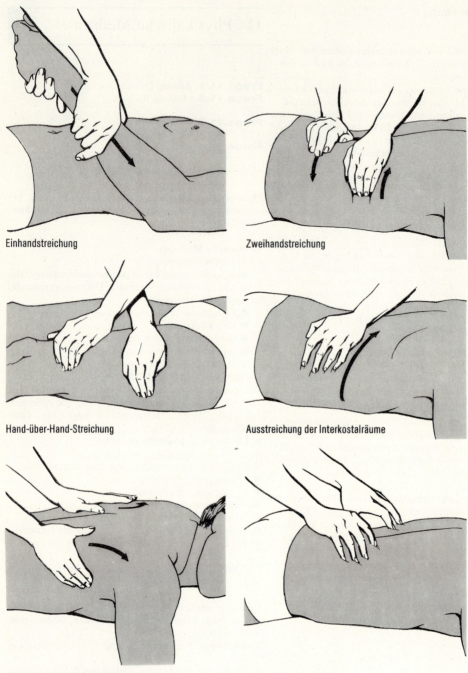

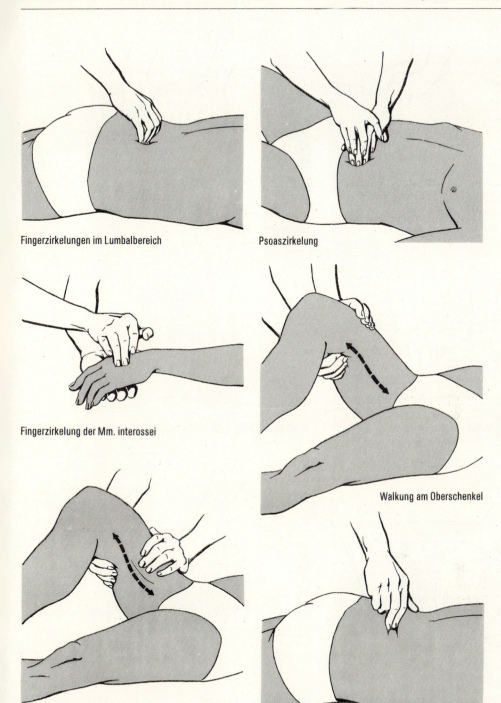

Fingerzirkelungen im Lumbalbereich

Psoaszirkelung

Fingerzirkelung der Mm. interossei

Walkung am Oberschenkel

Rollung der Oberschenkelmuskulatur

Fingerspitzenvibration

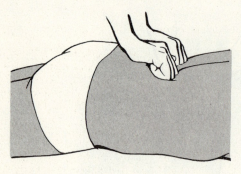

Hobelgriff

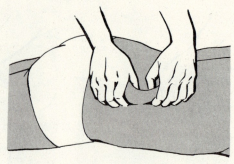

Hautfaltenverschiebung oberflächlicher Bindegewebsschichten

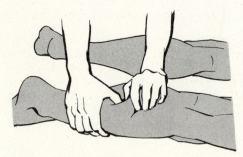

Fingerknetungen am Unterschenkel

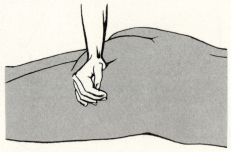

Handballenknetung in der Glutäalregion

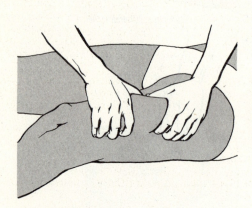

Zweihandknetung am Oberschenkel

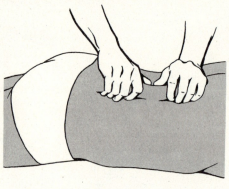

Zweihandknetung am Rumpf

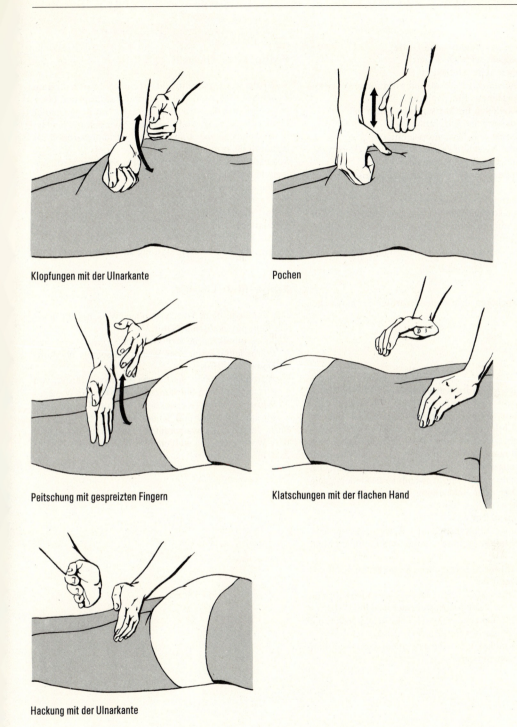

Abb. 11.1. Formen und Anwendungsbeispiele der klassischen Massage und ihren Grifftechniken (aus Engel/Ströbel, Rheumatherapie, edition medizin)

Beruhigende, myotonolytische Griffe
4. **Streichungen:** schwach dosiert
5. **Knetungen:** schwach dosiert
6. **Vibrationen:** (z. B. Handkantenvibrationen), besonders geeignet zur Entspannung

Kontraindikationen für Massagen bestehen bei:
- Entzündungen und Ulzerationen
- Thrombosen und Thrombophlebitiden
- Arterieller Verschlußkrankheit Fontaine III und IV
- Verletzungen mit Blutergüssen
- Dekompensierter Herzinsuffizienz und frischem Herzinfarkt
- Fieberhaften Erkrankungen
- Schweren konsumierenden Erkrankungen insbesondere bei Tumoren (wegen Metastasenausbreitung)
- Gutartigen Tumoren (sie sollen ausgespart werden)
- Entzündlicheen Hauterkrankungen und Warzen
- Sudeck-Dystrophie

Zu (D)
Traktionen gehören nicht zu den Begriffen der klassischen Massage.

F 87
Frage 11.5: Lösung D

Bei der **Unterwasserdruckstrahlmassage** wird eine Massagewirkung mit variablem Druck von 0,5–6 atü über einen Schlauch mit auswechselbarem Ansatzstück aus ca. 10–20 cm Entfernung ausgeübt.
Eine variable Tiefen- oder Oberflächenwirkung kann durch Austausch des Ansatzstückes und Änderung der Strahlrichtung sowie Änderung der Drucke erfolgen. Große Hautareale sind für die Anwendung besonders geeignet. Die Dauer der Behandlung sollte 10–20 min. nicht überschreiten.
Indikationen stellen
- degenerative Erkrankungen des Bewegungssystems
- vertebragene Wurzelreizsyndrome mit multiplen Myalgien
- weniger chronisch entzündliche Krankheiten des Bewegungssystems dar.

Im Vergleich zur klassischen Massageanwendung wird die Muskulatur bei der Unterwasserdruckstrahlmassage besser entspannt, hat eine größere lokale Reizintensität und ist für den Masseur weniger anstrengend.
Als Kontraindikationen sind vor allem Herz-Kreislauf-Erkrankungen zu nennen.

H 81
Frage 11.6: Lösung E

Solebäder werden verabreicht mit einer Salzkonzentration zwischen 1–5%, sind also verdünnte Salzlösungen. Hierbei wandern lediglich Kationen (z. B. Natrium) aus der Haut in die Lösung, die Entstehung einer essentiellen Hypertonie über eine transkutane Natriumresorption ist demnach nicht möglich.
Solebäder werden eingesetzt zur Therapie von dermatologischen Erkrankungen; sie schlagen sich auf der Haut nieder, fördern die Hautdurchblutung und regen den Stoffwechsel an.
Ebenso dienen sie als hydrotherapeutische Maßnahme bei Herzinsuffizienz: durch hydrostatischen Effekt wird der venöse Rückstrom zum Herzen gefördert. (Bei manifester Herzinsuffizienz ist die Belastung allerdings zu stark).

Frage 11.7: Lösung C

Die Vorgänge beim Wärmespender (Wasser, Luft usw.) sind rein physikalischer Natur.
Wichtige physikalische Kriterien sind:
1. Wärmeleitfähigkeit: bei Wasser besser als bei Luft, Dampf und Erden.
2. Wärmekapazität = spezifische Wärme × Masse: von den angebotenen Substanzen am besten für Wasser.
3. Wärmeströmung (Konvektion): bei Luft, Dampf, Wasser gut, bei Moor und Schlick fast aufgehoben.

Fazit: Je höher der Wasseranteil eines Bades, um so größere Wärmeenergien werden dem Wärmeempfänger pro Zeiteinheit zugeführt.

Frage 11.8: Lösung C
[H 87]
Frage 11.9: Lösung A

Gemeinsamer Kommentar

Bei den **Kohlensäurebädern** wird unterschieden zwischen:
- CO_2-Bädern aus natürlichen Quellen, die noch andere Bestandteile enthalten (z.B. Sole oder Mineralien)
- CO_2-Wannenbädern in Leitungswasser, in welches CO_2 aus Stahlflaschen eingeleitet wird
- CO_2-Trockenbädern (Gasbäder), die in einer abgedichteten Kabine vorgenommen werden, wobei der Kopf freigelassen wird.

Im Vergleich zum Kohlensäurewasserbad ergibt sich beim CO_2-Gasbad kein hydrostatischer Druck und die kardiale Belastung ist dadurch bedeutend geringer.
CO_2 reizt die Kälterezeptoren der Haut und verschiebt dadurch den Indifferenzpunkt von 36°C auf 32°C–34°C. Es resultiert daraus die Vermeidung einer Herz-Kreislauf-Belastung, da man ohne subjektive Kälteempfindung baden kann.
Beim CO_2-Wasserbad tritt im Vergleich zum CO_2-Gasbad an den Stellen des direkten Hautkontaktes 1–2 Minuten nach Badebeginn eine Hautrötung ein, die nach 30–50 Minuten nach Beendigung des Bades abklingt.

Indikationen für ein Kohlensäurebad
- Milde Hypertonie, Grenzwerthypertonie (Stad. I nach WHO)
- Arterielle Verschlußkrankheit (Stad. II und III nach Fontaine)
- Funktionelle arterielle Durchblutungsstörungen
- Funktionelle Herzbeschwerden
- Mikrozirkulationsbeschwerden
- Psychovegetatives Syndrom
- Nichtakutes Stadium rheumatischer und degenerativer Erkrankungen des Bewegungsapparates

[F 81]
Frage 11.10: Lösung D

Im akuten und subakuten Stadium entzündlicher Prozesse ist jegliche (!) **Wärmeanwendung** untersagt. Patienten mit akuter Pelveoperitonitis finden sich eher auf der Intensivstation als im Moorbad.
Moorbäder bzw. Moorteilpackungen werden besonders in der Kontrakturbehandlung und in der Schmerztherapie chronisch entzündlicher Erkrankungen und degenerativer Prozesse des Bewegungsapparates eingesetzt.
Prinzip: durch Wärmezufuhr entsteht Hyperämie und somit Resorption und Verkleinerung der Schwellungen mit Minderung der Beschwerden.

Frage 11.11: Lösung C

Die **Unterwasserbewegungstherapie** von 34°C stellt eine Kontraindikation bei Patienten mit Herzinsuffizienz bei Rechtsdekompensation dar, da durch Vergrößerung des venösen Blutangebots eine vermehrte kardiale Pumpleistung erforderlich ist.

Siehe auch Kommentar zu Frage 11.5.

Frage 11.12: Lösung D

Der **hydrostatische Druck** nimmt mit der Eintauchtiefe des Körpers in das Wasser zu. Der Wasserdruck wirkt sich in Form einer Abnahme des Bauchumfanges von 2–6 cm aus. Der venöse Rückstrom an den Beinen wird gebremst und aus dem Bauchraum gefördert. Es kommt somit zu einer vermehrten Anflutung von venösem Blut zum rechten Herzen.
Der Herzquerdurchmesser steigt um etwa 0,8 cm. Auf den Brustkorb wirkt sich der Druck wegen der Starre des Thorax nicht so stark aus, es wird trotzdem eine Thoraxumfangabnahme von 1–4 cm registriert.

[H 85]
Frage 11.13: Lösung C

Temperaturansteigende Armbäder wurden von dem Leibarzt Bismarcks, Schweninger, eingeführt und wissenschaftlich von Hauffe bearbeitet.
Bei dieser **hydrotherapeutischen Anwendung** werden beide Unterarme bei 36°C in Wasser getaucht und Heißwasser hinzugegeben bis eine Temperatur von 40°C erreicht ist. Die Armbäder führen nicht nur zu einer Gefäßerweiterung an den behandelten Teilen des Körpers, sondern es können konsensuelle Reaktionen auch an anderen Körperteilen beobachtet werden. So kann es zu einer reflektorischen Erweiterung der Gefäße an den Beinen bei Armbädern kommen.
Erklärt wird dieser Mechanismus über die nervale Vermittlung, die z.T. auf der Ebene der segmentalen Rückenmarkabschnitte und teilweise auch zentral erfolgt. Die bei Armbädern häufig zu beobachtenden Schweißausbrüche sprechen für eine Mitbeteiligung des autonomen Nervensystems

Indikationen für Armbäder
- Stabile Angina pectoris (Belastungsstenokardien)
- Durchgemachter Herzinfarkt (3 Monate postinfarziell)
- Arterielle Hypertonie (Stadium I und II)
- Arterielle Verschlußkrankheit der Beine (Stadium I und II nach Fontaine)
- Leichte Form der Herzinsuffizienz
- Bei Neigung zu Asthma-bronchiale-Attacken

Kontraindikationen
- Instabile Angina pectoris
- Herzinfarkt bis 3 Monate postinfarziell
- Kardiale Komplikationen wie z. B. Herzrhythmusstörungen, mittlere bis schwere Herzinsuffizienz

Neben temperatursteigernden Armbädern können auch entsprechende Sitzbäder (z. B. bei Koliken), Halbbäder (z. B. rheumatische Erkrankungen) und Fußbäder (z. B. arterielle Hypertonie, Erkältungskrankheiten) durchgeführt werden.

Frage 11.14: Lösung D

Balneotherapeutische Maßnahmen sind Anwendungen ortsgebundener Heilwässer, die entweder natürlich oder künstlich erschlossen sind in Form von Quellen. Sie besitzen aufgrund ärztlicher Erfahrung bestimmte krankheitsverhütende oder -lindernde Eigenschaften und müssen bestimmten physikalischen und chemischen Erfordernissen entsprechen.

Kontraindikationen balneotherapeutischer Anwendungen sind:
- Akute fieberhafte Erkrankungen
- Chronisch konsumierende Erkrankungen (z. B. Tumoren)
- Nachgewiesene streuende Krebsherde
- Anfallskrankheiten (z. B. Epilepsie)
- Psychosen
- Koronarerkrankungen mit Ruhestenokardien
- Dekompensierte Herzinsuffizienz und Hypertonie
  Hydrotherapeutische Anwendungen im Bereich einer Gangrän könnten zu Sekundärinfektionen und Bakteriämien führen. Gangränöse Veränderungen sollten möglichst trocken gehalten werden.

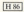
Frage 11.15: Lösung D

Die Methode nach **Kneipp** versucht auf verschiedenen Wegen sowohl prophylaktisch wirksam als auch ganzheitsmedizinisch therapeutisch zu sein. Besonders zur **Behebung von Zivilisationsschäden** findet die Kneipp-Methode Anwendung. Sie hat einen festen Platz im Grenzgebiet zwischen ärztlich gesteuerter Therapie und vernunftgemäßer Erholungsgestaltung.

Es werden folgende „Fünf Fundamente der Physiotherapie nach Kneipp" unterschieden:

1. Spezielle Hydro- und Balneotherapie. Diese Behandlungsmethode entspricht einem individuell angepaßten Wasserheilverfahren, bei dem Wasser in verschiedenen Temperaturgraden folgende Reize auslösen:
   - Hydroelektrische Reize
   - Chemische Reize
   - Thermische Reize
   - Mechanische Reize
2. „Kritische Phytotherapie" (Naturheilmittel auf pflanzlicher Basis)
3. Diäthetik mit „Vollwert- und Basiskost"
4. Kinesiotherapie, wobei alle Möglichkeiten der akuten und passiven Bewegung sowie Massage genutzt werden
5. „Ordnungstherapie". Beim „Lebensordnungsprinzip" werden psychosomatische Zusammenhänge berücksichtigt und versucht, eine „natürliche Lebensordnung" wieder herzustellen.

Zu (D)

Die **Elektrotherapie** gehört nicht zu den Prinzipien der Kneipp-Therapie.

Frage 11.16: Lösung D

Fontaine I = beschwerdefrei bei fehlenden Fußpulsen
Fontaine IIa = intermittierendes Hinken bei Gehstrecke > 250 m, Therapie: Gehtraining
Fontaine IIb = Gehstrecke < 250 m – Operationsindikation
Fontaine III = Ruheschmerz – Operationsindikation
Fontaine IV = trophische Störungen (Nekrose, Gangrän) – Operationsindikation

Zu (A) und (B)
Kohlensäurebäder und Armbäder können zwar die oberflächliche Durchblutung fördern, führen jedoch zu keiner Verbesserung der Durchblutung tiefer Kleingefäße.
Zu (C)
Die vollkommene Ruhigstellung ist nur bei Brüchen oder tiefen Beinvenenthrombosen indiziert und wäre hier kontraindiziert.
Zu (D)
Das Intervallgehtraining soll die Bildung von Kollateralen anregen. Dies erreicht man, indem der Patient solange läuft, bis Schmerzen auftreten und, nachdem diese nachgelassen haben, weiterläuft.
Zu (E)
Indikation für eine Elektrotherapie sind Innervationsstörungen, Muskelverspannungen, Knochenheilungsstörungen und oberflächliche Durchblutungsstörungen (Morbus Raynaud). Tiefliegende Durchblutungsstörungen werden dagegen nicht beeinflußt.

Frage 11.17: Lösung E

Vgl. Kommentar zu Frage 11.14

Frage 11.18: Lösung B

Der günstige Effekt auf die Ökonomisierung der Leistung einschließlich des Herz-Kreislauf-Systems kann durch Methoden des **Ausdauertrainings** erzielt werden.
Im Vergleich zum Untrainierten können beim **Herz-Kreislauf-Trainingspatienten** folgende Wirkungen beobachtet werden:
- Geringer Anstieg der Herzfrequenz, dadurch relative Verlängerung der für die Koronardurchblutung wichtigen Diastolendauer
- Geringere Katecholaminausschüttung unter Belastung (s. Abb. 11.2)
- Geringerer Anstieg des systolischen Blutdrucks unter Belastung
- Verbesserung des Leistungseffektes durch Vergrößerung des Herzvolumens und des maximalen Schlagvolumens
- Vergrößerung der Leistungsreserve durch Vergrößerung des Blutvolumens und des Hämoglobins

Zudem wird auch eine Ökonomisierung der Muskeltätigkeit durch Vergrößerung und Vermehrung der Zahl der Mitochondrien sowie des Myoglobin- und Glykogengehaltes der Muskelzelle erreicht. Auch eine günstige Beeinflussung des atherogenen HDL-Cholesterin-Indexes wurde beschrieben.

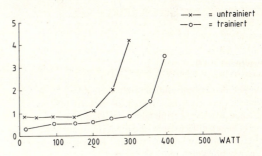

Abb. 11.2. Verhalten des Noradrenalinspiegels bei verschiedenen Belastungen durch Training (nach H. Gillmann)

Aus folgender Tabelle gehen die Vorteile des Ausdauertrainings im Vergleich zum Intervalltraining, das viele Charakteristika des Muskeltrainings zeigt, hervor (nach H. Gillmann):

Tabelle 11.1. Unterschiede zwischen Ausdauer- und Intervalltraining

	Intervalltraining (Sprinterprinzip)	**Ausdauertraining** (z. B. Langlauf)
Prinzip	Prinzip der kurzen Pausen zur Steigerung des Effektes der anaeroben Phase unter Sauerstoffschuld. Stärkste Muskelhypertrophiereize durch maximale Kurzbelastung	Ökonomisierung des Leistungseffektes durch Dauerbelastung. Die Energie entspricht der Dauerbelastung.
Trainingsreiz	kurz, sub- bis maximale Belastung	lange dauernde geringe Belastung
Intervall	kurze Pausen mit unzureichender Erholungszeit	lange Pausen mit ausreichender Erholungszeit
Muskelhypertrophie	schwach	stark
Zellstoffwechsel-beeinflussung	Produktion von Milch- und Brenztraubensäure	durch Vermeidung der anaeroben Glykolyse wird die Laktat und Brenztraubensäure weitgehend vermieden
O_2-Bilanz	Verschlechterung durch Muskelhypertrophie (inadäquate Vaskularisation und verlängerte Transitstrecke)	Verbesserung der aeroben Kapazität durch Zunahme der Mitochondrien mit entsprechender Erhöhung der aeroben Enzyme sowie Zunahme des Myoglobin- und Glykogengehaltes der Zelle
Herzfrequenz	140-200	80-140
Herzvolumen	nur geringgradige Vergrößerung	langsam einsetzende erhebliche Vergrößerung
Wirkung auf das Herz-Kreislauf-System	Peitschenwirkung	ökonomisierende Wirkung durch Herabsetzung der Schlagfrequenz mit Verlängerung der Diastole und entsprechender Abnahme des myokardialen O_2-Verbrauches

Frage 11.19: Lösung D

Die **stabile Galvanisation** umfaßt die feindosierte Anwendung des Gleichstroms. Durch die elektrischen und chemischen Effekte (Leitfähigkeit der Haut, Ionenverschiebung) haben Gleichstrom und niederfrequente Ströme ab einer bestimmten Stromstärke eine Reizwirkung auf Nerven und Muskulatur.
Anwendungsgebiet ist deshalb die Analgesie bzw. Desensibilisierung bei Neuralgien, Neuropathien, Myalgien und zur lokalen Hyperämisierung. Die lokale Wärmeentwicklung ist im Gegensatz zu Hochfrequenzströmen sehr gering und kann deshalb auch bei älteren Patienten mit Herzinsuffizienz angewendet werden.

Zu (A) und (B)
Die Hydro- und Thermotherapie spielt eine wichtige Rolle in der physikalischen Behandlung. **Sitz-, Halb- und Vollbäder** üben einen enormen Einfluß auf den hydrostatischen Druck des Körpers aus. Diese Druckwirkung wiederum führt zu Blutvolumenverschiebungen, die zur direkten Belastung des Herzens führen, unabhängig von sekundären reflektorischen Reaktionen. Es kann deshalb bei herzinsuffizienten Patienten durch die Volumenbelastung des kleinen Kreislaufs zur Entstehung eines Lungenödems kommen.

Zu (C)
Heiße Oberbauchpackungen werden bei Leber- und Gallenbeschwerden und Meteorismus angewandt. Sie erzeugen eine intensive Hyperämie und haben eine starke Tiefenwirkung. Dies führt zu einer Zunahme der Herzfrequenz und Herzleistung, die beim Herzinsuffizienten sehr leicht eine Lungenstauung infolge Vergrößerung der umlaufenden Blutmenge hervorrufen kann.

Zu (E)
Im Gegensatz zum galvanischen Strom (Gleichstrom), tritt bei Anwendung hochfrequenter Ströme (**Kurz-, Ultrakurz- und Mikrowelle**) die elektrische und chemische Reizwirkung zurück. Es erfolgt je nach angewandter Frequenz eine teilweise Umwandlung der Energie in Wärme. Es kann leicht zur Überwärmung mit entsprechender Herz-Kreislauf-Wirkung kommen.

Physikalische Medizin   507

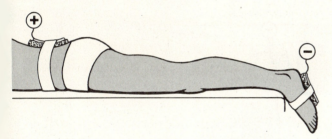

Abb. 11.3. Ischialgie: Längsgalvanisation (aus Engel/Ströbel)

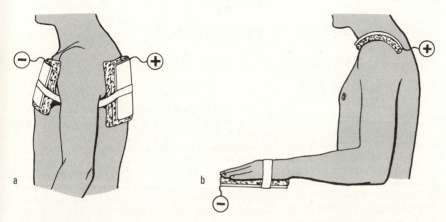

Abb. 11.4 Brachialgie: **a** Quergalvanisation, **b** Längsgalvanisation (aus Engel/Ströbel)

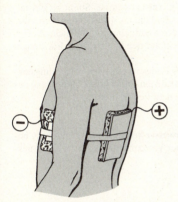

Abb. 11.5. Interkostalneuralgie: Quergalvanisation (aus Engel/Ströbel)

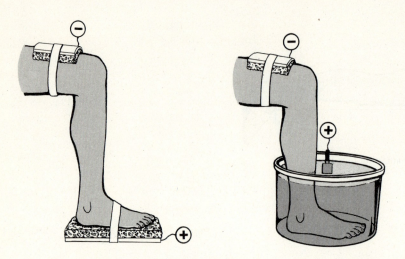

Abb. 11.6. Schlaffe Parese: aufsteigende Längsgalvanisation. **a** Trockentechnik, **b** Naßtechnik (aus Engel/Ströbel)

Frage 11.20: Lösung D

Als Heilverfahren bei **essentieller Hypertonie** kann eine Klimabehandlung an der Ostseeküste ebenso nutzbringend sein wie in Hochgebirgstälern. Berücksichtigt werden muß jedoch bei bereits eingetretener Organmanifestation (Hypertonieherz) als Folge der Hochdruckerkrankung, daß die Sauerstoffsättigung des Blutes ab 1000–1500 m über dem Meeresspiegel deutlich abnimmt.

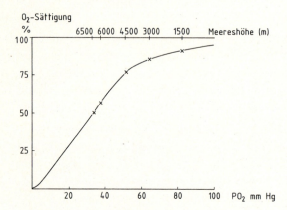

Abb. 11.7. O_2-Sättigungskurve, O_2-Spannungskurve (PO_2) und O_2-Dissoziationskurve des arteriellen Blutes relativ zur Höhe über dem Meeresspiegel.

Insbesondere bei bereits eingetretenen Koronardurchblutungsstörungen sollte dies in die Überlegung einbezogen werden.

Terrainkuren sind Heilbehandlungen, bei denen naturgegebene und künstlich geschaffene Anlagen, Parks und Wegführung genutzt werden. Durch sie können Belastungsstufen durch Variationen des Steigwinkels der Wege aufgebaut werden, die für die aktive Bewegungstherapie von Vorteil sind. Dadurch wird die Belastung subjektiv leichter empfunden als z.B. beim Ergometertraining, da psychologische Momente wie Panoramawechsel und frische Luft eine entscheidende Rolle spielen.

Dem **CO_2-Bad** werden günstige Wirkungen auf den labilen Hypertonus, rheumatische Erkrankungen und Herzkrankheiten zugeschrieben. Hierbei spielt die Reizung der Kälterezeptoren eine Rolle, wobei der Indifferenzpunkt von 36°C auf 32–34°C verschoben ist. Somit ist ein tatsächlich relativ kühles Bad mit entsprechender Verminderung der Herz- und Kreislaufbelastung möglich. Außerdem ist ein Soforteffekt auf den labilen Hochdruck nachgewiesen.

Nach Beendigung des Bades ist eine Normalisierungstendenz des Blutdruckes und eine günstige Beeinflussung des Puls-Atem-Quotienten zu beobachten.

Zu (D)

Trinkkuren mit Meerwasser können durch den relativ hohen Salzgehalt zu einer Verschlechterung der Hochdrucksituation führen.

F 87
Frage 11.21: Lösung B

Leichtes **körperliches Dauertraining** führt im Endeffekt zu einer Steigeurng der körperlichen Leistungsfähigkeit.
Dies geschieht durch eine Herabsetzung der Herzfrequenz und des Blutdrucks, woraufhin der myokardiale Sauerstoffbedarf des Herzens sinkt. Außerdem führt ein Anstieg der arteriovenösen Sauerstoffdifferenz zu einer Herabsetzung des Herzzeitvolumens und damit ebenfalls zu einer Ökonomisierung des Sauerstoffverbrauchs. Weiterhin verlängern niedrigere Frequenzen auf vergleichbaren Belastungsstufen die Diastole, woraus eine Verbesserung der Perfusionsverhältnisse resultiert.
Aus verschiedenen Studien geht hervor, daß ein Dauertraining bei koronarer Herzkrankheit zu einer signifikanten Verbesserung der subendokardialen Durchblutungsverhältnisse führt.
Körperliches leichtes Dauertraining hat demnach eine Steigerung der Angina-pectoris-freien Arbeitstoleranz zur Folge.

F 85
Frage 11.22: Lösung D
H 85
Frage 11.23: Lösung D

Gemeinsamer Kommentar

Im Gegensatz zur konventionellen Krankengymnastik werden bei der Krankengymnastik auf **neurophysiologischer Grundlage** (nach Bobath, Vojta, Köng u. a.) neurophysiologische Gesetze der frühkindlichen Entwicklung angewandt.
Bei der **Krankengymnastik auf neurophysiologischer Grundlage,** die besonders rezeptiert werden muß, wird versucht, durch Hemmung des überschießenden Tonus und Bahnung einiger wesentlicher Bewegungsabläufe von den drei „Schlüsselpunkten":
● Schultergürtel
● Wirbelsäule
● Becken
eine Haltungs- und Bewegungskoordination zu erreichen.
Durch stetige Wiederholung der Bewegungsabläufe erfolgt ein langsamer Lernprozeß, wobei die zunächst reaktiv-automatischen Bewegungen während der Behandlung in willkürliche Bewegung überführt werden. Die krankengymnastische Methode ist indiziert bei Fehlentwicklungen des Gehirns bzw. zerebraler Schädigung.

Bei der **spastischen Parese** gilt es
● Gelenkkontrakturen und Druckschäden zu vermeiden
● koordinierte Bewegungsabläufe zu üben,
● den Muskeltonus herabzusetzen und die unwillkürliche Muskelakvitität zu hemmen
● die geschwächten Muskelgruppen zu kräftigen
● Kompensationsmöglichkeiten zu üben und den Umgang mit Hilfsmitteln zu schulen.

Frage 11.24: Lösung E
Frage 11.25: Lösung C

Gemeinsamer Kommentar

Bei **hirngeschädigten Patienten** mit Halbseitenlähmung und motorischer (Broca-)Aphasie, bedingt meist durch ischämischen Insult ist die frühzeitig einsetzende Physiotherapie das A und O der Rehabilitation! Unabdingbar sind:
Im Stadium der schlaffen Lähmung
– Vermeidung aller Sekundärschäden wie Fehlstellung der Gelenke, Druckschäden (Dekubitus), Kreislaufstörungen in den gelähmten Extremitäten;
– Leichte Massage der betroffenen Seite zwecks Hyperämisierung der Muskulatur;
– Krankengymnastik mit passiver Durchbewegung der gelähmten Extremitäten ohne übermäßige Streckung bzw. Beugung.
Im Stadium der spastischen Lähmung bzw. Parese
– Kontrakturprophylaxe (die Beugemuskulatur zeigt in dieser Phase eine starke Tonuserhöhung), zeitweilige Schienung notwendig;
– Massage wie oben, durch Schüttelungen Auflockerung der Spastik;
– Krankengymnastik mit Übergang zu aktiven Übungen (soweit möglich), Durchbewegung großer Muskelgruppen, Sitzen, Stehen, Knien, Mobilisieren!
– Ferner Aphasietherapie, Schreibübungen, logopädische Übungen.

Zu 11.24
Die gelähmten Gliedmaße sollen weich (Kissen) gelagert sein, die Krankengymnastik verhindert Beugekontrakturen der Gelenke, die häufige Umlagerung des Kranken verhindert die Entstehung von lokalen Ödemen und Dekubitalgeschwüren.

Zu 11.25 (C)
Sprachverständnis und Schriftverständnis sind normal bei motorischer Aphasie, jedoch ist das Schreiben und Sprechen gestört.

[H 81]
Frage 11.26: Lösung B

[H 87]
Frage 11.27: Lösung B

Gemeinsamer Kommentar

Im **akuten Stadium der pcP** sind intensive Wärmeanwendungen kontraindiziert, sie können sogar einen akuten Schub auslösen (z.B. Kurzwellendurchflutung wie Dezimeterwelle, warme Moorpackungen).
Alle Gelenke müssen täglich mehrmals durchbewegt werden, ansonsten stellt sich rasch Versteifung ein.
Günstig wirken sich lokale Kälteanwendungen (Eisbeutel, Umschläge) aus.
Die Krankengymnastik unter Zug wirkt Kontrakturen entgegen. Lagerung des Patienten: Rücken und Kniegelenke gestreckt, Fußgelenke in Rechtwinkelstellung, volare Handschienen verhindern die Beugekontraktur der Handgelenke und die ulnare Fingerdeviation.

Zu 11.27 (5)
Bewegungsbad im Wasser würde eine zu hohe kardiale Belastung bei dekompensierter Herzinsuffizienz bedeuten und ist daher kontraindiziert.

[F 85]
Frage 11.28: Lösung E

Zu den therapeutischen Maßnahmen bei akuten Schmerzen der **ankylosierenden Spondylitis** gehören:
● Rumpf- und Stammwickel
● Lagerung in schmerzentlastender Position (Flachlagerung)
● Atemübungen
Nach Abklingen der akuten Beschwerden stehen krankengymnastische Übungen im Vordergrund wie z.B. Lockerung der Muskulatur und Mobilisation der Gelenke.
Daneben können hydro-balneologische Anwendungen durchgeführt werden, z.B. Thermalbadekuren mit Unterwassergymnastik. Auch **Schwefel- und Moorbadekuren** werden empfohlen. Allerdings sind diese kontraindiziert bei floriden Prozessen oder Entzündungen wie z.B. beim akuten Schub einer Iridozyklitis. Sie ist häufig eine Begleitkrankheit der Spondylitis ankylosans und geht mit ziliarer Injektion und Schmerzen einher. Sie dauert in der Regel 8–10 Tage an und verläuft häufig rezidivierend.

Frage 11.29: Lösung E

[H 85]
Frage 11.30: Lösung E

Gemeinsamer Kommentar

Im Gegensatz zur Wirkung elektrischer Gleichstromfelder und niederfrequenter Ströme tritt bei **hochfrequenten Strömen** (Ultrakurzwellen, Mikrowellen) die elektrische und chemische Komponente zugunsten der Wärme, entsprechend der angewandten Frequenz, zurück.
Für die lokale Erwärmung ist der Wärmetransport von Bedeutung, d.h., je besser das Gewebe durchblutet ist, desto stärker ist die Konvektion (Wärmetransport) über die Blutbahn. Je peripherer die entsprechende Körperpartie liegt, desto stärker kann die Abstrahlung sein. Die Konvektion ist z.B. beim Augenbulbus, der Harnblase und der Gallenblase sehr gering, so daß es zu einer Überwärmung kommen kann. Daneben ist eine generelle Erhöhung der Körpertemperatur möglich.
Die Wirkung der Kurzwellendurchflutung beruht in einer
● Zunahme der Durchblutung
● Herabsetzung des Muskeltonus
● Analgesie auf Muskelverspannungen.

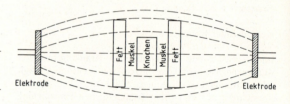

Abb. 11.8. Kurzwellenkondensatorfeld – der Körper liegt als Dielektrikum im hochfrequenten Feld zwischen isolierten Elektroden (relativ starke Belastung des Unterhautfettgewebes)

Indikationsgebiet für eine Behandlung mit hochfrequenten Strömen (z.B. Kurzwellenkondensatorfeld):
● Myalgien, Arthrosen, Hepatitis, Nephritis, Prostatitis, Distorsion, Kontusion, Hämatom, M. Bechterew, Panaritium
● Neurologische Erkrankungen (z.B. Neuritis, Fazialisparese)
● Otitis externa, -media und -interna, Sinusitis
● Pyodermie, Erysipel, Ekzem, Lymphadenitis, Phlegmone, Sklerodermie
● Glaskörperblutung, Iritis, Iridozyklitis, Chorioretinitis
● Cholezystopathie, Kontusion.

Kontraindikationen der **Kurzwellendurchflutung** sind:
- Neoplasmen
- Leberzirrhose
- Frischer Myokardinfarkt
- Arterielle Verschlußkrankheit Stad. III–IV
- Tbc
- M. Sudeck
- Längliche metallische Fremdkörper im Behandlungsfeld

Zu 11.30 (A), (B) und (D)
Mit **Wickel, Moorpackungen und Fangopackungen** kann keine **direkte** Wärme der inneren Abdominalorgane erzeugt werden. Die Anwendungen werden zur allgemeinen Wärmezufuhr und Wärmestau eingesetzt.

Zu (C)
Im Unterschied zum Kurzwellenbereich ist die **Infrarotstrahlung** mit der direkten Strahlungswärme identisch. Schon in etwa 10 mm Hauttiefe ist die gesamte eingestrahlte Energie resorbiert. Eine Tiefenwirkung ist durch kutaneoviszerale Reflexe denkbar.
Als Indikationsgebiet gelten: Myalgien, Arthralgien, Furunkel und Abszesse. Daneben wird die Infrarotstrahlung als Adjuvans bei gymnastischen Übungsbehandlungen eingesetzt.

Frage 11.31: Lösung B

Bei wiederholter UV-Bestrahlung der Haut muß die Expositionszeit infolge verstärkter Pigmentbildung aus Melaninkörpern (Kutisschutz) und Verdickung der Hornschicht (Lichtschwiele = Epidermisschutz) verlängert werden.
Die Ultraviolettintensität des Strahlers läßt mit steigendem Alter nach, jedoch nicht innerhalb einer Behandlungsserie.

H 86
Frage 11.32: Lösung B

Bei Patienten mit alveolärer Hypoventilation kommt es in den Alveolen zu einer Erhöhung des alveolären P_{CO_2} und einer Abnahme des P_{O_2}. Entsprechend kann eine Hyperkapnie und eine arterielle Hypoxämie diagnostiziert werden.
Als Ursache der Erkrankung hat die pulmonal bedingte Globalinsuffizienz, bei der eine verminderte Ansprechbarkeit der Atemzentren auf CO_2 angenommen werden muß, die größte Bedeutung. Die Senkung des alveolären P_{O_2} führt zu einer Zunahme des Lungengefäßwiderstandes. Daraus resultiert bei normalem oder erhöhtem Herzzeitvolumen eine pulmonale Hypertonie und im chronischen Stadium ein **Cor pulmonale**.
Weitere **Folgen** der arteriellen Hypoxämie und Hyperkapnie sind:
- Steigerung der Hirndurchblutung
- Erhöhung des Liquordruckes
- Respiratorische Azidose mit späterer Kompensation durch Bikarbonatausgleich

Durch eine dosierte **Sauerstofftherapie** kommt es zu einer deutlichen Abnahme des Lungengefäßwiderstandes und damit zur Abnahme des Pulmonalarteriendruckes. Eine komplette Sauerstoffsättigung wird allerdings nicht angestrebt, da dann der Hypoxiereiz mit der Folge einer zunehmenden Hyperkapnie wegfiele.
Alveoläre O_2-Drücke über 600 mmHg (80 kPa) führen zu einer direkten Schädigung der Lungen (alveolokapilläre Membran, Lungenfibrose) und des ZNS.
Hierbei ist nicht nur der absolute Wert für den P_{O_2} entscheidend, sondern auch die Expositionszeit für das Auftreten von Schäden maßgebend. Bei den o. g. alveolären O_2-Drücken kann es zudem zu Parästhesien in den Fingern, Lippenzucken und Hustenreiz kommen. Drücke über 600 kPa führen in der Regel schlagartig zu Bewußtlosigkeit mit klonisch-tonischen Krämpfen.

Frage 11.33: Lösung C
Frage 11.34: Lösung A

Gemeinsamer Kommentar

Eine **obstruktive Ventilationsstörung** ist durch einen erniedrigten Atemstoßtest (Tiffeneau-Test) bei normaler Vitalkapazität charakterisiert. Es kommt zu einer Verengung der peripheren Luftwege und einer vermehrten Resistance.

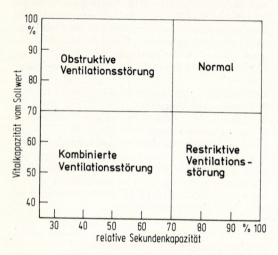

Abb. 11.9. Differentialdiagnose der Ventilationsstörung aus relativer Sekundenkapazität und Vitalkapazität

Pathophysiologie unter Höhenbedingungen
Mit zunehmender Höhe nimmt der Luftdruck ab. In Meereshöhe beträgt der Luftdruck 760 mmHg.
Die Höhenzunahme und die Abnahme der O_2-Spannung versucht der Organismus langfristig durch Anstieg des Hämoglobins über eine vermehrte Erythropoese zu kompensieren. Kurzfristig tritt eine Hyperventilation ein, die jedoch den alveolären P_{CO_2} unter Belastungsbedingungen kaum unter 20 mmHg sinken läßt. Bereits in mittleren Höhen zwischen 1500 und 2000 m ü. M. kann eine leichte, in 3000 m eine mittelschwere und in 5000 m Höhe ü. M. eine schwere arterielle Hypoxämie imponieren.
Bei arteriellen P_{O_2}-Werten unter 25 mmHg tritt Bewußtlosigkeit ein, entsprechend einer Höhe von 7500 m ü. M.
Als Folge der akuten **Hypoxie** kann eine Hyperventilation beobachtet werden. Daraus resultiert eine Senkung des arteriellen P_{CO_2}, die eine respiratorische Alkalose nach sich zieht. Da die für die Atemstimulation verantwortlichen Zentren auf den jeweiligen P_{CO_2} reagieren, ergibt sich ein reduziertes Atemvolumen.

Im weiteren Verlauf kann es durch die höhenbedingte alveoläre Hypoxie zu einer pulmonalen Hypertonie mit konsekutiver Rechtsherzhypertrophie kommen. Auch beim Gesunden kann die Höhenbelastung über 3000 m mit einer Latenzzeit von 1–5 Tagen zu einem Lungenödem führen, das häufig mit einem Hirnödem kombiniert und vermutlich durch eine erhöhte Kapillarpermeabilität bei pulmonaler Hypertonie zu erklären ist.
Aus den o. g. pathophysiologischen Ausführungen wird deutlich, daß für Patienten mit obstruktiver Ventilationsstörung und CO_2-Retention Höhen über 2500 m nicht zuträglich sind.

Zu 11.34 (1)
Einsetzen der „Lippenbremse": der Patient beginnt die Exspiration mit geschlossenen Lippen. Effekt ist der Anstieg des intrabronchialen Drucks mit Aufweitung der distalen Bronchioli.
Zu (2)
Exspiration mit Abhusten in Knie-Ellenbogen-Lage (Bronchialtoilette) und Beklopfen des dorsalen Thorax.
Zu (4)
Allgemeine Entspannung (evtl. autogenes Training, bewußtes Atmen) wird als weiteres Prinzip eingesetzt.
Zu (3) und (5)
Sollen gerade vermieden werden, sie sind pathogenetischer Ausdruck der Erkrankung.

Frage 11.35: Lösung B
Frage 11.36: Lösung D

Gemeinsamer Kommentar

Die **Klimatherapie** hat zum Ziel, über neurale, humorale, metabolische und morphologische Adaptionsmechanismen eine konstitutionelle Umstellung zu erreichen.
Dazu bedient sie sich verschiedener Klimaelemente:
– Ausschaltung belastender atmosphärischer Bedingungen wie Luftverunreinigung (Smog), Wärmebelastung, Allergene, Kältestreß durch Klimawechsel
– Übung der körpereigenen Regulationsmechanismen (z. B. Abhärtung, Ökonomisierung des Kreislaufs, Regulierung des vegetativen Nervensystems)
– Steigerung der Organkapazität durch Anpassungsleistungen (z. B. Training von Muskelkraft und Ausdauer – Gefäßtraining, Verbesserung der Immunabwehr, Steigerung der O_2-Mangel-Toleranz durch Höhenakklimatisation)
Aus den angegebenen Faktoren resultiert generell eine Erhöhung der Stabilität des Gesamtorganismus und das Niveau des Funktionierens seiner Systeme.
Die biometeorologischen Wirkungskomponenten lassen sich in lufthygienische, aktinische und thermische Komplexe einteilen. Bzgl. der Lufthygiene lassen sich Aerosole mit günstigen und ungünstigen Wirkungen unterscheiden:

– Günstige Wirkung: z. B. Seesalz, Jod, ätherische Pflanzenöle
– Ohne Wirkung, aber mit Beeinträchtigung der Lungenfunktion (z. B. Kohlenstaub, Silikatpartikel)
– Toxische Wirkung: z. B. Säurebildner, Schwermetalle, polyzyklische aromatische Kohlenwasserstoffe
– Allergene

Bioklimate
Inwieweit entsprechende Bioklimate therapeutisch geeignet sind, läßt sich anhand der Schon-, Reiz- und Belastungsfaktoren bestimmen. **Belastungsfaktoren** sind ungünstige lufthygienische Bedingungen und Behinderung der kurzwelligen Strahlen infolge niedriger Wolken.
Als **Schonfaktoren** gelten reine Luft, Allergenarmut und günstige Strahlungsverhältnisse mit Schattenmöglichkeit durch den Wald.
Reizfaktoren sind geringer Sauerstoffpartialdruck, geringer Dampfdruck und erhöhte Intensität der Globalstrahlung.
Küsten- und Seeklima ist charakterisiert durch schonende Komponenten (ausgeglichenes Verhalten durch relative Feuchte, große Wärmekapazität im Vergleich zum Land) und Reizfaktoren (Windstärke, hohe Globalstrahlung). Daneben treten auch Belastungsfaktoren wie Kältestreß (z. B. Nordsee in den Herbst- und Wintermonaten) auf.
Das **Mittelgebirgsklima** ist in erster Linie durch Schoncharakteristika mit Ausnahme der Kuppenlagen gekennzeichnet.
Für das **Hochgebirgsklima** ist der Reizeffekt in Form der verstärkten UV-Strahlung (Gefahr der UV-Überdosierung), der verminderte O_2-Partialdruck (über 1000–2000 m Adaptionsproblematik) und der niedrigere Wasserdampfdruck typisch.
Daneben besteht eine höhere Luftreinheit (fehlende Inversionswetterlage) und oft durch die schnellere Abkühlung Kältestreß.

Zu 11.35 (B)
Ozon ist ein Reizgas, das schwere intrabronchiale Schäden setzt. Es hat eine hohe Lipoidlöslichkeit und schädigt Bronchiolen, Alveolen und Kapillaren. Die Vergiftungssymptomatik äußert sich durch Atemnot, Zyanose, Husten mit schaumigem Auswurf, Lungenödem.
Ozongas findet sich in 29–30 km Höhe und entsteht dort durch die UV-Einwirkung auf den Sauerstoff.

Zu 11.36 (4)
Substitution fehlender Körpersubstanzen wie z. B. Jod gehört nicht zur Klimatherapie.
Zu (5)
Der **Sauerstoffgehalt** ist trotz des Verbrauchs von Sauerstoff bei Verbrennungsvorgängen in Städten nicht vermindert. Dies liegt vor allem an dem großen Vorrat in der Atmosphäre, weniger an der Produktion durch die Vegetation. Der Partialdruck des Sauerstoffs sinkt exponentiell mit der Höhe: 10% bei 1000 m, 30% bei 3000 m.

Frage 11.37: Lösung D
Frage 11.38: Lösung C

Gemeinsamer Kommentar

Bei einer **Anschlußheilbehandlung** handelt es sich um eine medizinische Rehabilitationsmaßnahme, die unmittelbar nach einem Klinikaufenthalt im Akutkrankenhaus, spätestens jedoch 2 Wochen danach erfolgt.
Die meisten Erfahrungen wurden bisher bei der Rehabilitation nach Herzinfarkt gesammelt, aber auch nach anderen schweren Erkrankungen (z. B. nach schweren Traumata oder Operationen) ist eine AHB möglich. Ziel der AHB ist es, durch optimale Nutzung der Rekonvaleszenz- und Rehabilitationsphase bleibende Behinderungen zu verhindern, auszugleichen oder zu verringern.
Die Besonderheit der AHB liegt hauptsächlich in der engen zeitlichen Bindung an die vorangegangene Krankenhausbehandlung und dem in der Regel höheren Schweregrad der zugrundeliegenden Leiden.
Daraus leiten sich die Anforderungen an die Rehabilitationseinrichtungen ab. Listen geeigneter Klinikeinrichtungen werden von den Rententrägern zur Verfügung gestellt.
Folgende medizinische Voraussetzungen müssen für eine AHB erfüllt sein:
– Abgeklungene Akutphase
– Erfolgte Frühmobilisierung
– Abgeschlossene Wundheilung (nach Operationen, Traumen)
– Selbsthilfefähigkeit (Patient muß in der Lage sein, selbst zu essen, sich zu waschen, anzuziehen und Toilette zu benutzen)
– Begrenzte Gehfähigkeit (auch mit Hilfsmitteln) muß gewährleistet sein
– Transportfähigkeit
Die Indikation und Anregung geht vom behandelnden Arzt in der Akutklinik aus. Der Patient stellt daraufhin den Antrag. Der Sozialdienst des Akutkrankenhauses kann dabei Hilfestellung leisten.

Frage 11.39: Lösung B

Die physikalische postoperative Thromboseprophylaxe hat eine verbesserte venöse Blutströmung zur Vermeidung der Stase zum Ziel.
Maßnahmen
Frühzeitige Mobilisation, Antithrombosestrümpfe, Beinhochlagerung, isometrische Muskelanspannungsübungen und Tretübungen.
Nächtliche Tieflagerung der Beine würde durch Stase eine Thromboseentstehung begünstigen!

Bildanhang

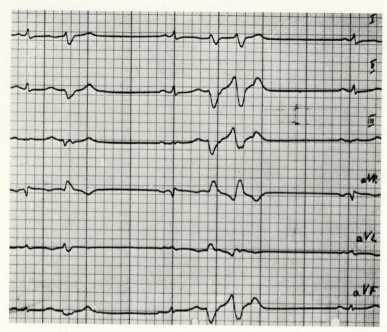

Abb. 1 zu Frage 1.70

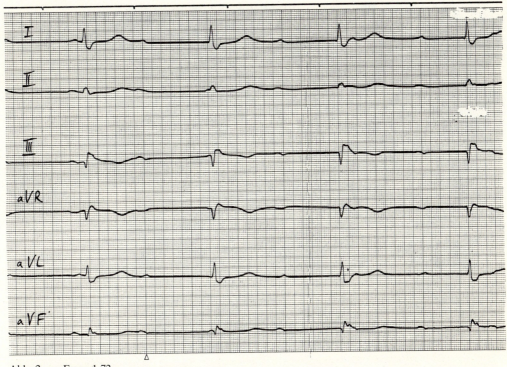

Abb. 2a zu Frage 1.72

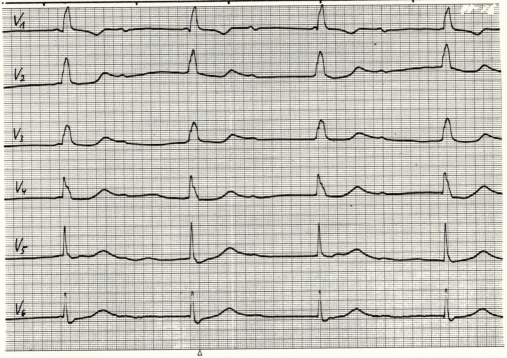

Abb. 2b zu Frage 1.72

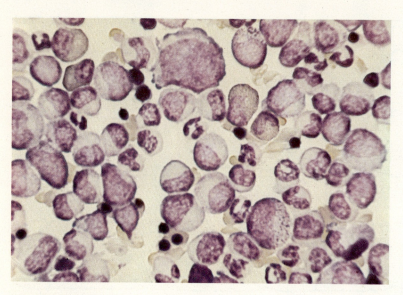

Abb. 3 zu Frage 2.4

Bildanhang 519

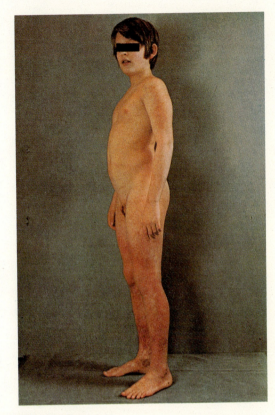

Abb. 4 zu Frage 2.11

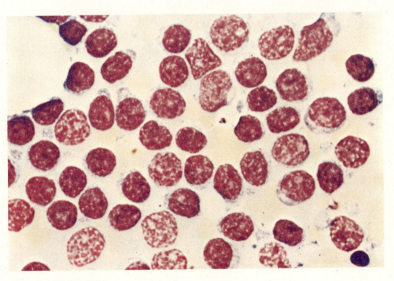

Abb. 5 zu Frage 2.14

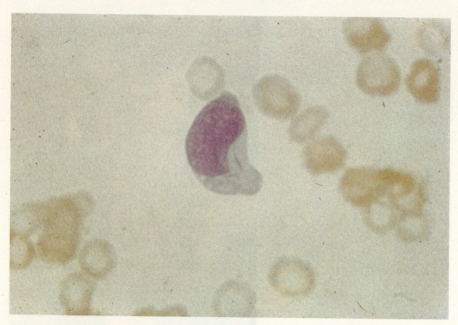

Abb. 6 zu Frage 2.29

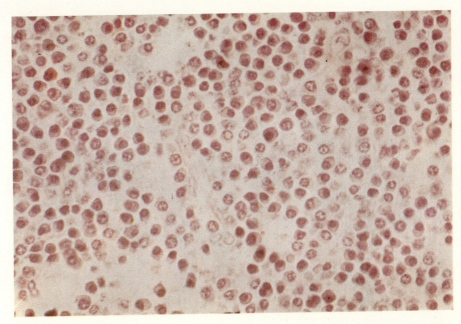

Abb. 7a zu Frage 2.46

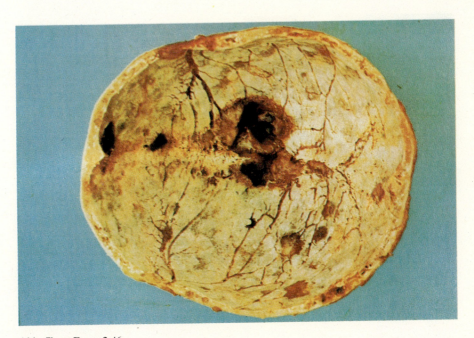

Abb. 7b zu Frage 2.46

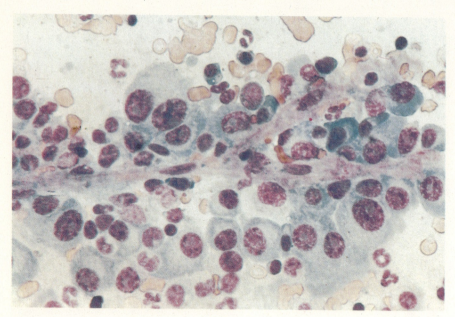

Abb. 8 zu Fragen 2.47 und 2.48

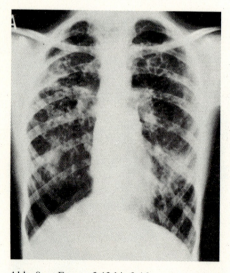

Abb. 9 zu Fragen 3.13 bis 3.16

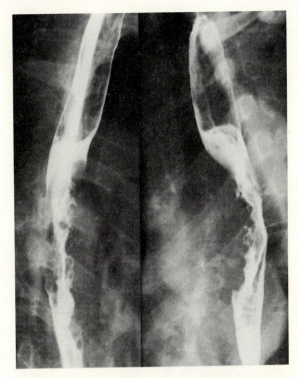

Abb. 10 zu Frage 4.1

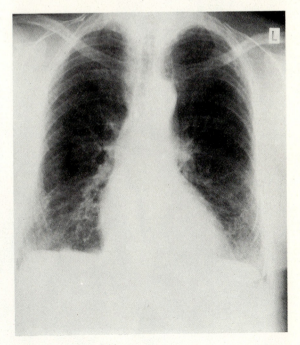

Abb. 11 zu Frage 4.11

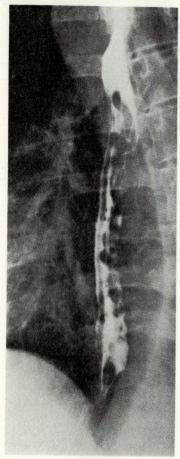

Abb. 12 zu Frage 4.41

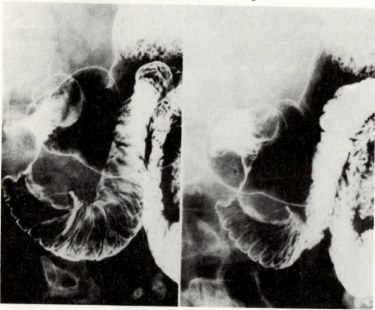

Abb. 13 zu Frage 4.86

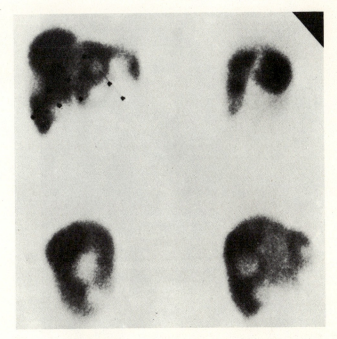

Abb. 14 zu Frage 4.114

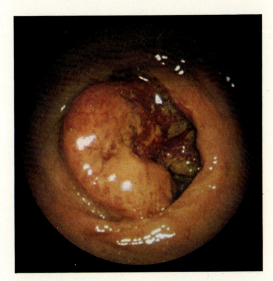

Abb. 15 zu Frage 4.116

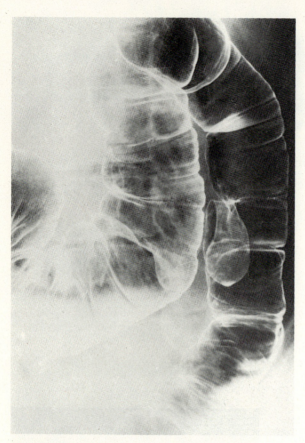

Abb. 16 zu Frage 4.118

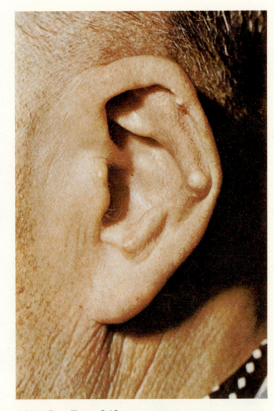

Abb. 17 zu Frage 5.13

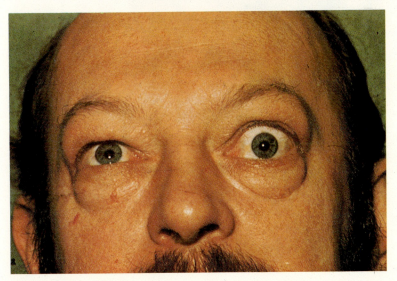

Abb. 18 zu Frage 5.77

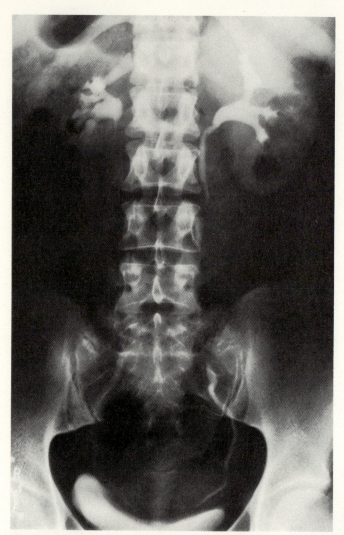

Abb. 19 zu Frage 6.54

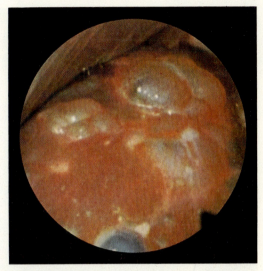

Abb. 20 zu Frage 6.63

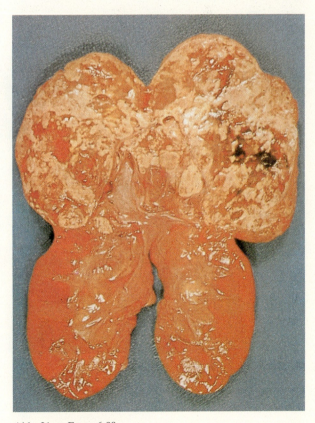

Abb. 21 zu Frage 6.80

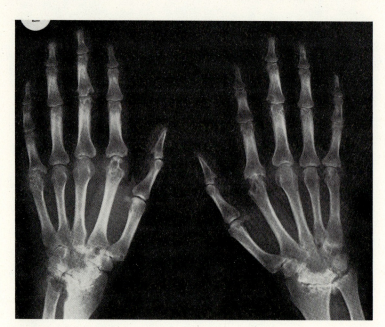

Abb. 22 zu Frage 7.12

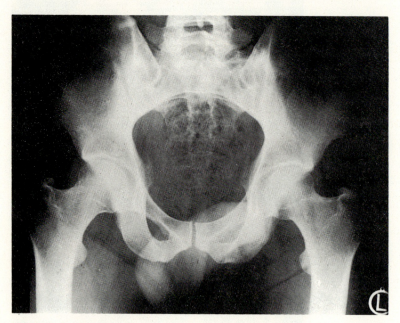

Abb. 23 zu Frage 7.54

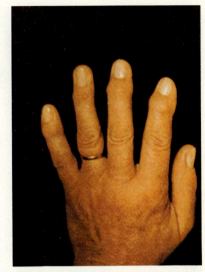

Abb. 24 zu Frage 7.55

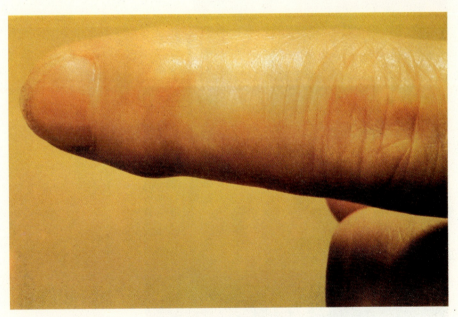

Abb. 25 zu Frage 7.86

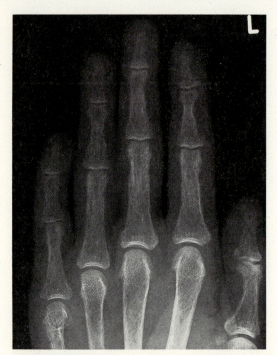

Abb. 26 zu Frage 7.104

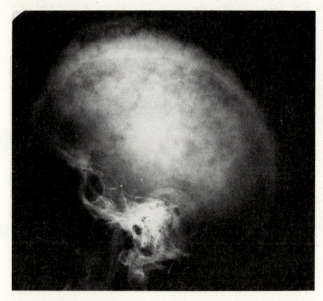

Abb. 27 zu Frage 7.106

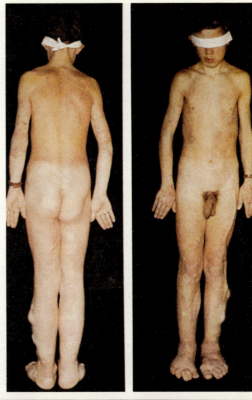

Abb. 28 zu Frage 7.109

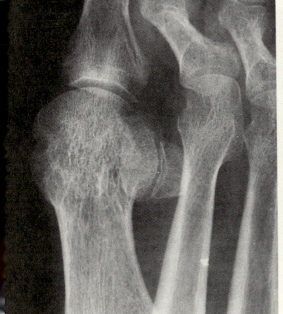

Abb. 29a zu Frage 7.110

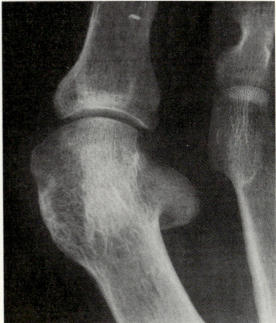

Abb. 29b zu Frage 7.110

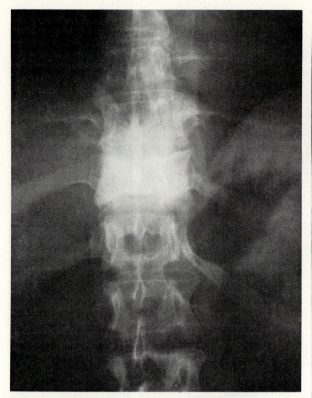

Abb. 30a zu Frage 7.121

Abb. 30b zu Frage 7.121

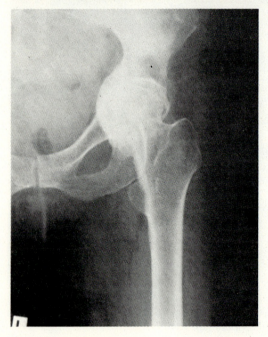

Abb. 31 zu Frage 7.123

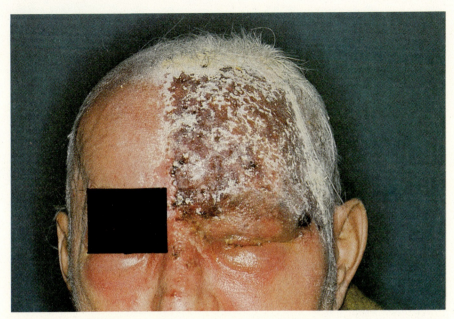

Abb. 32 zu Frage 9.18

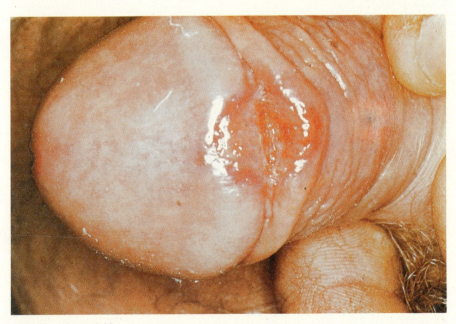

Abb. 33 zu Frage 9.33

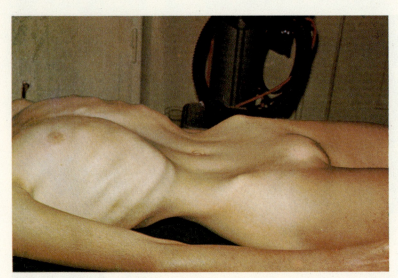

Abb. 34 zu Frage 10.8

Anhang I
Examen Herbst 1988
Fragen

1 Herz und Gefäße

Frage 1.154 Welcher der folgenden klinischen Befunde paßt **nicht** zu einer kompensierten schweren Aortenklappenstenose (Stadium III)?

(A) rauhes spindelförmiges Systolikum
(B) hebender Herzspitzenstoß
(C) Pulsus parvus et tardus
(D) Gefäßtöne über den großen Arterien (Pistolenschußphänomen, Traubescher Doppelton)
(E) Belastungsdyspnoe

Frage 1.155 Bei einem Jugendlichen mit einer arteriellen Hypertonie ist bei der Herzauskultation ein spätsystolisches Geräusch zu hören, das über den 2. HT hinausgeht.

Welche Diagnose ist am wahrscheinlichsten?

(A) Fallotsche Tetralogie
(B) Aortenisthmusstenose
(C) Pulmonalklappenstenose
(D) offener Ductus Botalli
(E) Mitralklappenstenose

Frage 1.156 Welche Aussage zur Ebstein-Anomalie trifft **nicht** zu?

(A) Verlagerung der Trikuspidalklappe(n) in den rechten Ventrikel
(B) Vergrößerung des rechten Vorhofes
(C) Vergrößerung des linken Ventrikels
(D) verminderte Lungengefäßzeichnung
(E) schmale Aorta

Frage 1.157 Befunde bei einer bakteriellen Endokarditis mit schwerer Aortenklappeninsuffizienz sind:

(1) Tachykardie
(2) Fieber
(3) Lungenstauung
(4) diastolischer Manschettendruck bei der RR-Messung entspricht etwa dem enddiastolischen linksventrikulären Druck
(5) echokardiographisch nachweisbare Klappenvegetationen

(A) nur 1 und 2 sind richtig
(B) nur 2 und 4 sind richtig
(C) nur 1, 2 und 3 sind richtig
(D) nur 3, 4 und 5 sind richtig
(E) 1–5 = alle sind richtig

Frage 1.158 Welche der folgenden Aussagen zur dilatativen Kardiomyopathie trifft **nicht** zu?

(A) Als ätiologische Faktoren kommen ein chronischer Alkoholabusus oder eine Behandlung mit Doxorubicin (Adriblastin®) in Frage.
(B) Angiokardiographisch ist eine Einschränkung der Kontraktionsfähigkeit des linken Ventrikels bei fehlenden Koronararterienstenosen nachweisbar.
(C) Enddiastolischer Druck im linken Ventrikel und linker Vorhofsdruck sind meist erhöht.
(D) Systemische Embolien sind Folgeerscheinungen.
(E) Bei den Patienten mit Kardiomegalie ist die Gabe von Digitalispräparaten Therapie der ersten Wahl.

■1.154 D   ■1.155 B   ■1.156 C   ■1.157 E   ■1.158 E

[H 88]
Frage 1.159 55jähriger Patient mit Angina pectoris, die erstmals vor drei Wochen im Zusammenhang mit körperlicher Belastung aufgetreten war. In den folgenden Wochen zunehmende Häufigkeit der Angina-pectoris-Anfälle, während der letzten Tage auch in Ruhe zahlreiche Angina-pectoris-Anfälle.

Welche Maßnahmen sind zu ergreifen?

(1) nach Ausschluß eines akuten Infarktes im Ruhe-EKG Verschreibung von Nitraten, weitere Beobachtung zu Hause
(2) Ergometerbelastung
(3) Einweisung in Klinik als Präinfarktsyndrom
(4) Antrag auf Kuraufenhalt
(5) Koronarangiographie nach medikamentöser Stabilisierung

(A) nur 1 und 2 sind richtig
(B) nur 1 und 4 sind richtig
(C) nur 3 und 5 sind richtig
(D) nur 1, 2 und 4 sind richtig
(E) nur 2, 3 und 5 sind richtig

[H 88]
Frage 1.160 Die Prognose des akuten Herzinfarkts wird wesentlich bestimmt durch

(1) das Alter des Patienten
(2) die Intensität der Brustschmerzen bei Klinikaufnahme
(3) das Auftreten eines kardiogenen Schocks während des akuten Ereignisses
(4) früher durchgemachte Myokardinfarkte

(A) nur 2 ist richtig
(B) nur 4 ist richtig
(C) nur 1 und 4 sind richtig
(D) nur 1, 3 und 4 sind richtig
(E) nur 2, 3 und 4 sind richtig

[H 88]
Frage 1.161 Welche Aussage trifft **nicht** zu?

Die maligne Hypertonie

(A) kompliziert den Verlauf der essentiellen Hypertonie nur selten
(B) betrifft in erster Linie ältere Patienten (über 65 Jahre)
(C) führt typischerweise zu Kopfschmerzen und Sehstörungen
(D) geht mit einer Erhöhung der diastolischen Blutdruckwerte auf über 120–130 mmHg einher
(E) hat typische Gefäßläsionen (fibrinoide Arteriolonekrosen), die sich unter antihypertensiver Therapie zurückbilden können

[H 88]
Frage 1.162 Bei welcher Erregungsleitungsstörung ist die Implantation eines permanenten Schrittmachers indiziert?

(A) Linksschenkelblock
(B) AV-Block zweiten Grades Typ Wenckebach bei akutem Hinterwandinfarkt
(C) Vorhoftachykardie mit AV-Blockierung
(D) totaler AV-Block mit niedrigfrequenter Kammerautomatie
(E) linksanteriorer Hemiblock (unifaszikulärer Block)

[H 88]
Frage 1.163 Bei einem 66jährigen Patienten sind eine Woche nach passagerem Vorhofflimmern unter Digitalistherapie Schmerzen in der linken Flanke, Fieber und durchfällige Stühle mit Blutbeimengung aufgetreten. Leukozyten $15 \cdot 10^9$/l ohne Linksverschiebung. Es wurde rektoskopiert (Normalbefund) und ein Kolonkontrasteinlauf durchgeführt, der im Bereich der Flexura coli sinistra segmentale Veränderungen (Füllungsdefekte, Haustrierungsverlust) nachwies. Die Wiederholung der Röntgenuntersuchung zwei Wochen nach Abklingen der Beschwerden ergab eine normale Kolonkontrastfüllung.

Welche Diagnose ist am ehesten zu stellen?

(A) Shigellenruhr
(B) ischämische Kolitis
(C) Enteritis regionalis (M. Crohn)
(D) Colitis ulcerosa
(E) Milzinfarkt

■1.159 C ■1.160 D ■1.161 B ■1.162 D ■1.163 B

2 Blut- und Lymphsystem

Ordnen Sie den Erkrankungen in Liste 1 die für sie typischen Laborbefunde in Liste 2 zu!

Liste 1

Frage 2.97 sideroblastische Anämie

Frage 2.98 perniziöse Anämie

Frage 2.99 Kugelzellanämie

Liste 2

(A) MCH erhöht, Retikulozytenzahl erniedrigt, Serumeisen normal
(B) MCH erniedrigt, Retikulozytenzahl leicht erniedrigt, Serumeisen erhöht
(C) MCH normal, Retikulozytenzahl erhöht, Serumeisen erhöht
(D) MCH erniedrigt, Retikulozytenzahl erniedrigt, Serumeisen erniedrigt
(E) MCH normal, Retikulozytenzahl normal, Serumeisen normal

Frage 2.100 Im Blutausstrich (siehe Abbildung Nr. 35 des Bildanhangs) zeigen einige Zellen für die Diagnose typische Veränderungen. Es besteht eine normochrome Anämie. Die LDH im Serum ist erhöht, Thrombozyten $60 \cdot 10^9/l$.

Welche der folgenden Erkrankungen ist am wahrscheinlichsten?

(A) mikroangiopathische hämolytische Anämie
(B) Thalassämie
(C) Sichelzellanämie
(D) Panmyelopathie
(E) sideroachrestische (sideroblastische) Anämie

Frage 2.101 Welcher der folgenden zytologischen Befunde paßt **nicht** zur Diagnose chronische myeloische Leukämie?

Das Vorkommen von

(A) einem Hiatus leucaemicus im Knochenmark
(B) Myelozyten im peripheren Blut
(C) Segmentkernige im peripheren Blut
(D) Eosinophilen im peripheren Blut
(E) Promyelozyten im Knochenmark

Frage 2.102 Welche Aussage über die Haarzellenleukämie trifft **nicht** zu?

(A) Die sog. Haarzellen besitzen typischerweise eine zytochemisch nachweisbare, tartratresistente saure Phosphatase.
(B) Patienten mit einer Haarzellenleukämie zeigen häufig die Symptome eines Hypersplenismus.
(C) Bei der Haarzellenleukämie besteht zumeist eine ausgeprägte Splenomegalie, während die Lymphknoten nicht oder nur gering vergrößert sind.
(D) Eine frühzeitig durchgeführte Splenektomie führt bei der Haarzellenleukämie im allgemeinen zu einer Dauerheilung.
(E) Es besteht eine gute therapeutische Ansprechbarkeit auf α-Interferon.

Frage 2.103 Die Normalisierung der peripheren Leukozytenzahl ist bei der zytostatischen Behandlung einer Leukämie das hinreichende Kriterium für eine hämatologische Vollremission,

weil

jedes Rezidiv einer Leukämie mit einer Blutleukozytose einhergeht.

Antwort	Aussage 1	Aussage 2	Verknüpfung
A	richtig	richtig	richtig
B	richtig	richtig	falsch
C	richtig	falsch	–
D	falsch	richtig	–
E	falsch	falsch	–

■2.97 B   ■2.98 A   ■2.99 C   ■2.100 A   ■2.101 A   ■2.102 D   ■2.103 E

Frage 2.104 Welche Aussage trifft **nicht** zu?

Eine Leukozytopenie ist typisch für

(A) viele Virusinfektionen
(B) einige bakterielle Infektionen (z.B. Typhus, Paratyphus, M. Bang)
(C) Behandlung mit Zytostatika
(D) Coma diabeticum
(E) Lupus erythematodes

Frage 2.105 Welche Aussage trifft **nicht** zu?

Bei der idiopathischen thrombozytopenischen Purpura (Morbus Werlhof)

(A) ist der Thrombozytenumsatz gesteigert
(B) kommt es zu einem vermehrten Thrombozytenabbau in der Milz
(C) können IgG-beladene Blutplättchen nachgewiesen werden
(D) ist die Zahl der kleinen Blutplättchen vermehrt
(E) ist die Überlebenszeit der Thrombozyten verkürzt

Frage 2.106 Welche Aussage trifft **nicht** zu?

Bei einer Koagulopathie infolge einer Synthesestörung in der Leber sind folgende Faktoren im Blutplasma erniedrigt:

(A) II (Prothrombin)
(B) VII (Prokonvertin)
(C) VIII (antihämophiles Globulin A)
(D) IX (antihämophiles Globulin B)
(E) X (Stuart-Prower-Faktor)

3 Atmungsorgane

Frage 3.99 Welche Aussage trifft **nicht** zu?

Die bronchoskopische Untersuchung kann sich für die Diagnose folgender Krankheiten eignen:

(A) Lungentuberkulose
(B) chronische Pneumonie
(C) Sarkoidose (M. Boeck)
(D) Lungenemphysem
(E) Bronchuskarzinom

Ordnen Sie den Erkrankungen der Liste 1 die entsprechenden Lungenauskultationsbefunde (Liste 2) zu!

Liste 1

Frage 3.100 Bronchopneumonie

Frage 3.101 Lungenfibrose

Liste 2

(A) fein- bis mittelblasige, klingende oder nichtklingende RG
(B) Giemen und Pfeifen
(C) inspiratorisches Knisterrasseln
(D) amphorisches Atemgeräusch
(E) sog. Lederknarren bei abgeschwächtem Atemgeräusch

Frage 3.102 Welche Aussage trifft **nicht** zu?

Die chronische Bronchitis

(A) geht in der Regel mit einer obstruktiven Ventilationsstörung einher
(B) kann bereits im Frühstadium an den charakteristischen Veränderungen der Thoraxröntgenaufnahme erkannt werden
(C) findet sich häufiger bei Rauchern als bei Nichtrauchern
(D) ist häufigste Ursache des zentrilobulär destruktiven Lungenemphysems
(E) geht immer mit vermehrter Bronchialsekretion einher

■2.104 D ■2.105 D ■2.106 C ■3.99 D ■3.100 A ■3.101 C ■3.102 B

Frage 3.103 Charakteristisch für eine sog. Silikatose ist/sind:

(A) die Entstehung vernarbter Granulome
(B) eine diffuse Lungenfibrose
(C) die bevorzugte Entstehung bei Bergarbeitern
(D) eine epitheloidzellig-granulomatöse Entzündung
(E) Lungenkavernen

Frage 3.104 Welche Aussage über die Miliartuberkulose trifft **nicht** zu?

(A) Relativ oft ist die Leber klinisch inapparent beteiligt.
(B) Die Miliartuberkulose befällt bevorzugt jüngere Menschen oder resistenzgeminderte ältere Menschen.
(C) Eine gleichzeitige Meningitis ist nicht selten.
(D) Bei den meisten Patienten lassen sich mikroskopisch Mykobakterien im Sputum nachweisen.
(E) Häufiger als bei anderen Tuberkuloseformen ist der Tuberkulintest negativ.

Frage 3.105 Bei einem Asthma-Patienten stellen Sie eine Überempfindlichkeit (Anamnese und Pricktest) gegenüber Katzenhaaren fest.

Welche Maßnahme erscheint Ihnen vordringlich?

(A) Desensibilisierung
(B) Corticoidgabe
(C) Inhalation von β_2-Sympathikomimetika
(D) Allergenkarenz
(E) Antihistaminikagabe

Frage 3.106 Ein 60jähriger Bergmann aus dem Ruhrgebiet, dessen Hobby Brieftauben sind und der jeden Samstagmorgen seinen Taubenschlag reinigt, erkrankte unter den folgenden, an Intensität zunehmenden Symptomen:
1. Gliederschmerzen, 2. Frösteln, 3. Temperaturen zwischen 38 und 39°C, 4. Reizhusten, 5. Dyspnoe. Die Beschwerden traten jeweils am Samstagabend auf und klangen nach 24 Stunden allmählich ab. Auskultatorisch hörte man auf dem Höhepunkt der Beschwerden ohrnahe, feinblasige Rasselgeräusche.

Welche der folgenden Erkrankungen ist die wahrscheinlichste Ursachen der Beschwerden?

(A) exogen allergische Alveolitis
(B) Asthma bronchiale
(C) Pneumokoniose
(D) akute Linksherzinsuffizienz
(E) Ornithose

4 Verdauungsorgane

Frage 4.138 Welche Aussage trifft **nicht** zu?

Das Barrett-Syndrom des Ösophagus

(A) ist eine Folge der Refluxösophagitis
(B) gilt als eine Präkanzerose
(C) ist histologisch durch Zylinderzellepithel charakterisiert
(D) wird durch eine Röntgendarstellung diagnostisch gesichert
(E) wird durch eine Ösophagoskopie mit Biopsie nachgewiesen

■3.103 B   ■3.104 D   ■3.105 D   ■3.106 A   ■4.138 D

Frage 4.139 Welche der folgenden Aussagen zum Ulcus duodeni treffen zu?

(1) Es kann auch bei einer Magensäuresekretion im unteren Normbereich auftreten.
(2) Eine maligne Entartung wird nur sehr selten beobachtet.
(3) Es neigt wesentlich seltener zu Blutungen als das Ulcus ventriculi.
(4) Seine Heilung wird durch Gabe von H_2-Rezeptorenantagonisten (z. B. Cimetidin oder Ranitidin) günstig beeinflußt.
(5) Beim Zollinger-Ellison-Syndrom wird es nur selten beobachtet.

(A) nur 1 und 4 sind richtig
(B) nur 1, 2 und 4 sind richtig
(C) nur 2, 3 und 4 sind richtig
(D) nur 2, 3 und 5 sind richtig
(E) 1–5 = alle sind richtig

Frage 4.140 Die glutensensitive einheimische Sprue (Glutenenteropathie) geht einher mit einer

(1) Malabsorption
(2) Zottenatrophie und Kryptenverlängerung in der Dünndarmschleimhaut
(3) Steatorrhoe
(4) Vermehrung bakterienhaltiger Makrophagen im Schleimhautstroma
(5) Lymphabflußstörung

(A) nur 2 ist richtig
(B) nur 1 und 2 sind richtig
(C) nur 1, 2 und 3 sind richtig
(D) nur 1, 3, 4 und 5 sind richtig
(E) 1–5 = alle sind richtig

Frage 4.141 Welche Aussage trifft **nicht** zu?

Für das primäre Leberzellkarzinom gilt:

(A) Assoziation mit dem Hepatitis-B-Virus
(B) überwiegendes Betroffensein des weiblichen Geschlechts
(C) häufiger Tumor im tropischen Afrika
(D) AFP-Serumkonzentration (α_1-Fötoprotein) erhöht
(E) Prädisposition bei Hämochromatose

Frage 4.142 Beurteilen Sie folgende Feststellungen zur Alkoholhepatitis:

(1) Eine Alkoholhepatitis kann die Ursache heftiger Schmerzen im rechten Oberbauch sein.
(2) Eine Leukozytose mit Linksverschiebung ist ein charakteristischer Befund bei Alkoholhepatitis.
(3) Der Quotient SGOT/SGPT ergibt in der Regel einen Wert unter 1.
(4) Eine Behandlung mit Glucocorticoiden (Prednisolon) gilt bei leichten und mittelschweren Formen als Therapie der Wahl.

(A) nur 4 ist richtig
(B) nur 1 und 2 sind richtig
(C) nur 3 und 4 sind richtig
(D) nur 1, 3 und 4 sind richtig
(E) 1–4 = alle sind richtig

Frage 4.143 Welche Aussage über die Hepatitis A trifft **nicht** zu?

(A) Sie verläuft bei Kindern meist ohne Ikterus.
(B) Erwachsene in Deutschland können nach einer Mittelmeerreise erkranken.
(C) Die Übertragung erfolgt häufig durch Geschlechtsverkehr.
(D) 5 ml Gammaglobulin i.m. schützen für mindestens 1–2 Monate vor einer Infektion.
(E) Eine Hepatitis A kann durch Essen roher Austern erworben werden.

Frage 4.144 Bei einem 66jährigen Patienten sind eine Woche nach passagerem Vorhofflimmern unter Digitalistherapie Schmerzen in der linken Flanke, Fieber und durchfällige Stühle mit Blutbeimengung aufgetreten. Leukozyten $15 \cdot 10^9/l$ ohne Linksverschiebung. Es wurde rektoskopiert (Normalbefund) und ein Kolonkontrasteinlauf durchgeführt, der im Bereich der Flexura coli sinistra segmentale Veränderungen (Füllungsdefekte, Haustrierungsverlust) nachwies. Die Wiederholung der Röntgenuntersuchung zwei Wochen nach Abklingen der Beschwerden ergab eine normale Kolonkontrastfüllung.

Welche Diagnose ist am ehesten zu stellen?

(A) Shigellenruhr
(B) ischämische Kolitis
(C) Enteritis regionalis (M. Crohn)
(D) Colitis ulcerosa
(E) Milzinfarkt

■4.139 B   ■4.140 C   ■4.141 B   ■4.142 B   ■4.143 C   ■4.144 B

5 Endokrine Organe, Stoffwechsel und Ernährung

Frage 5.145 In der Diätanweisung für einen zur Gewichtsabnahme entschlossenen behandlungsbedürftigen Übergewichtigen sind etwaige alkoholische Getränke energiemäßig zu berücksichtigen,

weil

Äthanol einen hohen verwertbaren Energiegehalt hat (z.B. eine 0,7 l-Flasche Weißwein ca. 1700 kJ ≙ ca. 400 kcal enthält).

Frage 5.146 Im Gegensatz zum Diabetes Typ I (IDDM) wird der Glucosespiegel im Blut beim Diabetes Typ II (NIDDM) durch Sulfonylharnstoffderivate gesenkt,

weil

beim Diabetes Typ II (NIDDM) in der Regel noch körpereigenes Insulin zur Verfügung steht.

Frage 5.147 Welche der folgenden Aussagen zum Diabetes mellitus vom Insulinmangeltyp (IDDM, Typ I) trifft **nicht** zu?

(A) Er manifestiert sich häufig mit Gewichtsabnahme.
(B) Er kann durch Gewichtsreduktion in ein asymptomatisches Stadium zurückgeführt werden.
(C) Die Behandlung erfolgt prinzipiell mit Insulin.
(D) Nach längerer Krankheitsdauer ist die Retinopathie eine typische Komplikation.
(E) Er bedarf der konsequenten diätetischen Behandlung.

Frage 5.148 Welche der nachfolgenden Aussagen zur Insulinbehandlung des Diabetes mellitus trifft zu?

(A) Die Diätvorschriften können bei insulinabhängigen Diabetikern lockerer sein, da Blutzuckerspitzen gut korrigiert werden können.
(B) Die Selbstkontrolle der Harnzuckerausscheidung verunsichert den Patienten und sollte daher unterbleiben.
(C) Die notwendige Insulindosis soll bei Diabetes mellitus Typ I (IDDM) möglichst in einer Tagesdosis verabreicht werden.
(D) Bei geringem Insulinbedarf (ca. 20 IE pro Tag) ist bei Altersdiabetikern (NIDDM, Typ IIa) ein Behandlungsversuch mit Sulfonylharnstoffen gerechtfertigt.
(E) Bei morgendlichen Nüchternhyperglykämien muß die Morgendosis an Insulin erhöht werden.

Frage 5.149 Zur Prophylaxe der endemischen Struma in der Bundesrepublik Deutschland und zum Ausgleich des ebenso weit verbreiteten alimentären Jodmangels eignen sich grundsätzlich:

(1) nach der gültigen Diätverordnung zulässige, jodierte Speisesalze
(2) streng vegetarische Ernährung
(3) übliche gereinigte Meersalze
(4) Jodid-Tabletten à 50 Mikrogramm
(5) Verzehr von Seefisch mehrmals wöchentlich

(A) nur 4 ist richtig
(B) nur 1, 2 und 4 sind richtig
(C) nur 1, 3 und 4 sind richtig
(D) nur 1, 4 und 5 sind richtig
(E) 1–5 = alle sind richtig

Frage 5.150 Die Nachsorge von Patienten mit papillären Schilddrüsenkarzinomen kann durch Bestimmung von Tumormarkern unterstützt werden.

Die Bestimmung welches Serumparameters ist für Patienten nach Thyreoidektomie, die mit Schilddrüsenhormonen substituiert sind, geeignet?

(A) freies Trijodthyronin (FT3)
(B) freies Tetrajodthyronin (FT4)
(C) Calcitonin
(D) Thyreoglobulin (TG)
(E) Thyroxin-bindendes Globulin (TBG)

■ 5.145 A ■ 5.146 A ■ 5.147 B ■ 5.148 D ■ 5.149 D ■ 5.150 D

Frage 5.151 Welche der folgenden Aussagen trifft auf den Patienten mit endokriner Orbitopathie (siehe Abbildung Nr. 36 des Bildanhangs) **nicht** zu?

(A) Der Patient hat eine asymmetrische, doppelseitige endokrine Orbitopathie.
(B) Die Symptome sind vereinbar mit einem negativen TRH-Test (keine Stimulation der Thyreotropinsekretion).
(C) Die Orbitopathie ist behandlungsbedürftig.
(D) Der Patient hat vermutlich ein autonomes Adenom der Schilddrüse.
(E) Die Augensymptome können einer Hyperthyreose vorausgehen.

Frage 5.152 Welche Aussage trifft zu?

Der primäre Hyperaldosteronismus (Conn-Syndrom) ist typischerweise neben der Erhöhung der Aldosteronkonzentration im Serum gekennzeichnet durch

(1) Hyperkaliämie
(2) erhöhte Plasmarenin-Aktivität (PRA)
(3) erhöhte Cortisolkonzentration im Serum

(A) Keine der Aussagen 1–3 ist richtig.
(B) nur 1 ist richtig
(C) nur 2 ist richtig
(D) nur 2 und 3 sind richtig
(E) 1–3 = alle sind richtig

Frage 5.153 Welche anamnestische Angabe oder welcher Befund ist mit der Diagnose einer Porphyria acuta intermittens **am wenigsten** vereinbar?

(A) wiederholte Darmkoliken
(B) erhöhte Ausscheidung von Porphobilinogen im Urin
(C) erhöhte Ausscheidung von σ-Aminolävulinsäure im Urin
(D) hämolytischer Ikterus
(E) schubweise zunehmende Schwäche in beiden Beinen

6 Niere und ableitende Harnwege

Frage 6.81 Ein 64jähriger Patient bekommt plötzlich eine Hämaturie. Er hat anhaltenden, nicht kolikartigen Schmerz im rechten Nierenlager. Bei der klinischen Untersuchung fällt eine absolute Arrhythmie auf. Der Blutdruck ist zunächst normal, steigt aber nach einigen Tagen an. Sonographisch keine Stauung der Nieren.

Welche Diagnose ist am wahrscheinlichsten?

(A) Nierensteine
(B) Niereninfarkt
(C) Papillennekrose
(D) Urotheliom
(E) Nierentuberkulose

Frage 6.82 Als häufigste Manifestation der IgA-Nephritis (Berger) wird im Urin beobachtet:

(A) Mikro- oder Makrohämaturie
(B) große Proteinurie
(C) Bakteriurie
(D) Leukozyturie
(E) Hämoglobinurie

Antwort	Aussage 1	Aussage 2	Verknüpfung
A	richtig	richtig	richtig
B	richtig	richtig	falsch
C	richtig	falsch	–
D	falsch	richtig	–
E	falsch	falsch	–

■5.151 D ■5.152 A ■5.153 D ■6.81 B ■6.82 A

Frage 6.83 Welche Aussage trifft **nicht** zu?

Bei Vorliegen einer isolierten renalen Glucosurie (Typ A) gilt:

(A) Das tubuläre Transportmaximum der Niere für Glucose ist reduziert.
(B) Nach Kohlenhydratbelastung kommt es zu Ketonurie.
(C) Der Blutzuckerspiegel ist typischerweise normal.
(D) Die Störung ist angeboren.
(E) Die Störung bleibt lebenslang bestehen.

Frage 6.84 Wegen einer rheumatoiden Arthritis wird eine 55jährige Patientin mit D-Penicillamin behandelt. Nach 8wöchiger Therapie treten Ödeme auf, die Serumkreatininkonzentration liegt bei 75 µmol/l (1 mg/dl). Serumgesamteiweiß 51 g/l (Albumin 45%, Alpha-2-Globuline 13%). Die Eiweißausscheidung im Urin beträgt 6 g/d.

Um welche Erkrankung handelt es sich am wahrscheinlichsten?

(A) akute Poststreptokokkenglomerulonephritis
(B) chronische Pyelonephritis
(C) perimembranöse Glomerulonephritis
(D) akutes Nierenversagen
(E) akute interstitielle Nephritis

Frage 6.85 Nierenkoliken treten typischerweise auf bei

(1) Arthritis urica infolge von Harnsäuresteinbildung
(2) D-Penicillamin-Therapie der chronischen Polyarthritis
(3) Lupus erythematodes mit Nierenmanifestation
(4) renalem Verlauf eines Hyperparathyreoidismus
(5) Beteiligung der Harnwege als Symptom des Reiter-Syndroms

(A) nur 1 ist richtig
(B) nur 1 und 4 sind richtig
(C) nur 2 und 3 sind richtig
(D) nur 1, 3 und 4 sind richtig
(E) 1–5 = alle sind richtig

Frage 6.86 Charakteristisch für ein nephrotisches Syndrom bei Glomerulonephritis sind

(1) Hypercholesterinämie
(2) Hypoproteinämie
(3) Gammaglobulinvermehrung
(4) Hypalbuminämie
(5) Polyglobulie

(A) nur 2 ist richtig
(B) nur 2 und 4 sind richtig
(C) nur 1, 2 und 4 sind richtig
(D) nur 1, 3 und 4 sind richtig
(E) 1–5 = alle sind richtig

Frage 6.87 Das nicht-oligurische akute Nierenversagen unterscheidet sich vom oligurischen Nierenversagen durch

(1) die höhere Serumkreatininkonzentration
(2) das größere Harnvolumen
(3) die höhere Serumharnstoffkonzentration
(4) eine günstigere Prognose

(A) nur 3 ist richtig
(B) nur 1 und 3 sind richtig
(C) nur 2 und 4 sind richtig
(D) nur 1, 3 und 4 sind richtig
(E) 1–4 = alle sind richtig

Frage 6.88 Welche der folgenden Aussagen treffen zu?

(1) Unter einer selektiven Proteinurie versteht man die Ausscheidung niedermolekularer Proteine (z. B. Albumin, Transferrin) im Urin.
(2) Eine selektive Proteinurie wird vor allem bei der Minimal-Change-Glomerulonephritis beobachtet.
(3) Eine Proteinausscheidung im Urin von etwa 100 mg/d ist normal.

(A) Keine der Aussagen 1–3 ist richtig.
(B) nur 1 und 2 sind richtig
(C) nur 1 und 3 sind richtig
(D) nur 2 und 3 sind richtig
(E) 1–3 = alle sind richtig

■ 6.83 B   ■ 6.84 C   ■ 6.85 B   ■ 6.86 C   ■ 6.87 C   ■ 6.88 E

7 Bewegungsapparat

Frage 7.128 Welche Aussage trifft für die Osteomalazie zu?

(A) Die Knochenbälkchen zeigen einen fibroosteoklastären Abbau.
(B) Die Erkrankung kommt nur im Kindesalter vor.
(C) Die Erkrankung kann durch einen Vitamin-E-Mangel bei enteraler Resorptionsstörung bedingt sein.
(D) Die Spongiosabälkchen weisen breite unmineralisierte osteoide Säume auf.
(E) Die Erkrankung ist in der Regel auf die Wirbelsäule beschränkt.

Frage 7.129 Welche Aussage trifft **nicht** zu?

Typische Symptome und Befunde einer Spondylitis ankylosans sind

(A) Oligoarthritis der unteren Extremitäten
(B) nächtliche, tiefsitzende Kreuzschmerzen
(C) Fersenschmerzen (Kalkaneodynie)
(D) Röntgenzeichen einer Sakroiliitis
(E) Osteophyten im Röntgenbild der LWS

Frage 7.130 Welche der folgenden Manifestationen gehört **nicht** zum Morbus Reiter?

(A) Konjunktivitis
(B) Urethritis
(C) Arthritis
(D) Tüpfelnägel
(E) Keratoderma blenorrhagicum

Frage 7.131 Welche der folgenden Manifestationen ist für die Arthritis psoriatica **nicht** typisch?

(A) Finger- und Zehengelenkbefall im Strahl
(B) Finger- und Zehenendgelenkbefall
(C) symmetrischer Fingergrund- und -mittelgelenkbefall
(D) Wurstfinger (Daktylitis)
(E) rezidivierende Mono- und Oligoarthritis

Ordnen Sie den aufgeführten Krankheitsbildern (Liste 1) die zugehörigen pathophysiologischen Bedingungen (Liste 2) zu!

Liste 1

Frage 7.132 Chondrokalzinose

Frage 7.133 systemischer Lupus erythematodes

Liste 2

(A) erosiver Knorpelabrieb mit sekundärer Synovitis
(B) bakteriell-metastatische Keimbesiedlung des Gelenkes
(C) Autoantikörperbildung gegen native Doppelstrang-DNS
(D) Anstieg der Viskosität der Synovialflüssigkeit infolge Zunahme der Hyaluronsäurekonzentration
(E) Kristallsynovitis infolge Freisetzung von Calciumpyrophosphatdihydrat-Kristallen aus dem Gelenkknorpel

Frage 7.134 Für die Therapie der Polymyalgia rheumatica ohne Nachweis einer Riesenzellarteriitis gilt:

(1) Gabe von nichtsteroidalen Antiphlogistika in leichten Fällen möglich
(2) Goldtherapie in schweren Fällen indiziert
(3) Glucocorticoidlangzeittherapie für mindestens 1 Jahr
(4) Ultrakurzwellentherapie der schmerzhaften Gelenke

(A) nur 2 ist richtig
(B) nur 1 und 3 sind richtig
(C) nur 2 und 4 sind richtig
(D) nur 3 und 4 sind richtig
(E) nur 1, 2 und 4 sind richtig

■7.128 D   ■7.129 E   ■7.130 D   ■7.131 C   ■7.132 E   ■7.133 C   ■7.134 B

Frage 7.135 Rheumafaktoren

(1) gelten als genetischer Marker der chronischen Polyarthritis
(2) finden sich in Immunkomplexen der Synovia
(3) sind Ausdruck einer Kreuzantigenität mit Knorpelkollagen
(4) sind Autoantikörper gegen alteriertes Immunglobulin G
(5) sind Schutzfaktoren gegen die enzymatische Destruktion des Gelenkknorpels

(A) nur 1 ist richtig
(B) nur 1 und 3 sind richtig
(C) nur 2 und 4 sind richtig
(D) nur 4 und 5 sind richtig
(E) nur 1, 3 und 4 sind richtig

9 Infektionskrankheiten

Frage 9.108 Welche Aussage zur Jarisch-Herxheimer-Reaktion ist zutreffend?

Die Jarisch-Herxheimer-Reaktion

(A) ist mit der Urtikariavaskulitis identisch
(B) kann bei der Lues mit Beginn der Therapie durch Erregerzerfall ausgelöst werden
(C) ist ein Phänomen, das nur bei Infektion mit Treponema pallidum vorkommt
(D) ist definiert als Reaktion auf Antibiotikatherapie bei Pyodermien der Haut
(E) beruht auf einer Arzneimittelallergie

Frage 9.109 Bei tuberkulöser Meningitis ist die Höhe der Liquorglucosekonzentration in Relation zur Konzentration der Glucose im Serum in erster Linie ein differentialdiagnostisches Kriterium zur Abgrenzung der

(A) Virusmeningitis
(B) bakteriellen Meningitis
(C) Lokalisation des entzündlichen Prozesses
(D) Kryptokokken-Meningitis
(E) Candida-Meningitis

Frage 9.110 Welche Untersuchung ist bei Verdacht auf eine Leptospirose angezeigt?

(A) Agglutinationslysisreaktion
(B) Weil-Felix-Reaktion
(C) Sabin-Feldman-Test
(D) Hämagglutinationshemmungstest
(E) Nelson-Test

Frage 9.111 Die Diagnose einer Cholera wird üblicherweise gestellt durch:

(A) Antikörpernachweis im Serum
(B) Blutkultur
(C) Stuhlkultur
(D) Immunfluoreszenzuntersuchung einer Darmbiopsie
(E) Toxinnachweis im Stuhl

Frage 9.112 Ein 21jähriger Student erkrankt mit Fieber und erheblichen Halsschmerzen. Er erhält unter der Verdachtsdiagnose Streptokokkenangina 3× 500000 E Oralpenicillin/Tag. Hierunter kommt es binnen 3 Tage nicht zur Entfieberung, es treten weiße Beläge auf den Tonsillen auf.

Welche Erkrankung ist am wahrscheinlichsten?

(A) Diphtherie
(B) Angina mit penicillinresistenten Streptokokken
(C) Staphylokokkenangina
(D) infektiöse Mononukleose
(E) Candidosis (Mundsoor)

■7.135 C   ■9.108 B   ■9.109 A   ■9.110 A   ■9.111 C   ■9.112 D

Frage 9.113 Welche Aussage zur Aktinomykose trifft **nicht** zu?

(A) Die Erreger der Aktinomykose werden pathogen, wenn sie, z. B. durch eine bakterielle Entzündung, von der Oberfläche der Schleimhaut in das Gewebe verschleppt werden.
(B) Die Aktinomykose breitet sich am häufigsten in den Weichteilen der Hals- und Gesichtsregion aus.
(C) Die Aktinomykose erzeugt eine bretthartte Schwellung.
(D) Die Granulationen können benachbarten Knochen zerstören, z. B. die Schädelbasis.
(E) Die Erreger der Aktinomykose finden in den regionalen Lymphknoten besonders günstige Wachstumsbedingungen und veranlassen die Bildung meist solitärer, bis taubeneigroßer Lymphknotenabszesse.

Frage 9.114 Das Exanthema subitum heißt auch Dreitagefieber,

weil

das plötzlich aufschießende Exanthem beim Exanthema subitum mit einer Fieberphase von 3 Tagen einhergeht.

Frage 9.115 Welche Aussage über die Toxoplasmose trifft **nicht** zu?

(A) Die häufigste klinisch manifeste Form ist die Lymphknotentoxoplasmose.
(B) Die Lymphknotentoxoplasmose ist ein selbstheilender Prozeß.
(C) Ein Sabin-Feldman-Test mit einem Einzeltiter 1:2000 oder ein indirekter Fluoreszenzantikörper-Test mit einem Einzeltiter 1:128 beweisen eine akute Toxoplasmose.
(D) Therapie der Wahl ist eine Kombination von Pyrimethamin und Sulfonamid.
(E) Katzen können Toxoplasmen als Zysten im Darm ausscheiden und spielen offenbar für die Verbreitung der Krankheit eine wichtige Rolle.

Frage 9.116 Mit dem HIV (HTLV)-ELISA-Test weist man nach:

(A) vermehrungsfähige Viren
(B) Antikörper gegen Viren
(C) ein verändertes Verhältnis der Lymphozytensubpopulationen (OKT4/OKT8)
(D) ein spezifisches Virusprotein
(E) die durch Retroviren erzeugte reverse Transkriptase

Frage 9.117 Was ist **keine** typische Manifestation des erworbenen Immundefektsyndroms (AIDS)?

(A) Kryptokokkenmeningitis
(B) areaktive Tuberkulose
(C) Lymphosarkom
(D) malignes Melanom
(E) progrediente Enzephalopathie

Frage 9.118 Bei welcher der folgenden Infektionskrankheiten ist eine Chemotherapie **nicht** wirksam?

(A) Gelbfieber
(B) Ornithose
(C) Lymphopathia venerum (Lymphogranuloma inguinale)
(D) Trachom
(E) Brucellose

Antwort	Aussage 1	Aussage 2	Verknüpfung
A	richtig	richtig	richtig
B	richtig	richtig	falsch
C	richtig	falsch	–
D	falsch	richtig	–
E	falsch	falsch	–

■9.113 E ■9.114 C ■9.115 C ■9.116 B ■9.117 D ■9.118 A

10 Psychosomatische Krankheiten

H 88
Frage 10.49 Häufigste Ursache der Tetanie bei jungen Frauen ist ein Parathormonmangel,

weil

Parathormon die Kalziummobilisation aus dem Knochen, die Kalziumresorption durch den Darm und die tubuläre Kalziumreabsorption in der Niere stimuliert.

H 88
Frage 10.50 Die Therapieerfolgsquote bei Adipositas kann angehoben werden, wenn neben Diätanweisungen und Gymnastik auch eine begleitende Psychotherapie oder die Einbindung in eine therapeutische Gruppe stattfindet,

weil

neben den primär somatischen Faktoren auch zahlreiche psychogene Mechanismen die Nahrungszufuhr fehlregulieren können (z.B. Depressionsabwehr, Ersatzbefriedigung, soziokulturelle Gewohnheitskonditionierung) und die Motivation des Patienten für den Therapieerfolg bei Adipositas wesentlich ist.

11 Physikalische Medizin

H 88
Frage 11.40 Eine besonders wichtige Form der krankengymnastischen Bewegungstherapie ist die Unterwasserbewegungstherapie, die gegenüber einer „Trockenbehandlung" folgende Vorteile aufweist:

(1) Durch die Auftriebswirkung des Wassers kommt es zu einer scheinbaren Gewichtsverminderung.
(2) Im Bewegungsbad lassen sich falsche Bewegungen optisch besser erkennen.
(3) Übungen im Bewegungsbad sind kardial weniger belastend.
(4) Im Bewegungsbad wird die muskelentspannende Wirkung des warmen Wassers ausgenutzt.
(5) Der Widerstand des Wassers läßt sich gut für Bewegungsübungen verwenden.

(A) nur 1 und 3 sind richtig
(B) nur 2 und 4 sind richtig
(C) nur 1, 4 und 5 sind richtig
(D) nur 2, 3 und 5 sind richtig
(E) 1–5 = alle sind richtig

Antwort	Aussage 1	Aussage 2	Verknüpfung
A	richtig	richtig	richtig
B	richtig	richtig	falsch
C	richtig	falsch	–
D	falsch	richtig	–
E	falsch	falsch	–

■ 10.49 D   ■ 10.50 A   ■ 11.40 C

Anhang I
Examen Herbst 1988
Kommentare

1 Herz und Gefäße

Frage 1.154: Lösung D

Zu (A)
Zur **Aortenstenose** siehe auch Kommentar zu Frage 1.1 auf Seite 160.
Zu (B) und (C)
Palpationsbefunde:
- **Hebender Herzspitzenstoß** (linksventrikuläre Brustwandpulsationen verstärkt)
- **Systol. Schwirren** über Herzbasis und Jugulum in Linksseitenlage: Tastbarer **Doppelimpuls** durch verstärkte Vorhof- und Ventrikelkontraktion
- **Pulsus parvus** durch kleine Blutdruckamplitude **et tardus** (langsamer systol. Druckanstieg mit spätem Gipfel)

Zu (D)
Der über den großen Arterien hörbare Traube-Doppelton tritt bei der Aorteninsuffizienz auf. Während bei der Kompression eines Gefäßes normalerweise nur ein einfaches Stenosegeräusch entsteht, führt derselbe Vorgang bei Patienten mit einer Aorteninsuffizienz zu einem Doppelgeräusch, das durch die im Anschluß an den starken diastolischen Druckabfall auftretende Blutregurgitation bedingt ist.

Zu (E)
Bei symptomatischen Patienten treten hauptsächlich **Belastungsdyspnoe** (Anstieg des Lungenkapillardrucks). **Synkopen** durch belastungsinduzierte Vasodilatation der Skelettmuskulatur und/oder **Arrhythmien** sowie **Angina pectoris** (Myokardischämie) auf.

Frage 1.155: Lösung B

Der kardiale Auskultationsbefund ergibt bei der Aortenisthmusstenose ein deutlich vom 1. Herzton abgesetztes systolisches Geräusch, das über den 2. Herzton hinausgeht (Isthmusstenose hinter der Aortenklappe).
Siehe auch Kommentare zu den Fragen 1.5–1.9.

Zu (A)
Bei der Fallot-Tetralogie findet sich auskultatorisch ein rauhes systolisches Geräusch, dessen Lautstärke vom Lungendurchfluß abhängt. Da die Aorta nach vorne verlagert ist, ist der 2. Herzton meist betont. Ein systolischer Klick kann auftreten.
Siehe auch Abb. 1.13 auf Seite 175.

Zu (C)
Siehe Kommentar und Abb. 1.11 zu Frage 1.29 auf Seite 172.

Zu (D)
Siehe Kommentar und Abb. 1.7 zu Frage 1.16 auf Seite 166.

Zu (E)
Siehe Kommentar und Abb. 1.8 zu Frage 1.18 auf Seite 167.

Frage 1.156: Lösung C

Zu (A) und (C)
Die **Ebstein-Anomalie** betrifft weniger als 1% aller angeborenen Vitien. Es besteht eine abnorme Anlage der Trikuspidalklappe, deren Öffnung in den rechten Ventrikel verlagert ist. Da die Klappensegel unvollständig ausgebildet sind, resultiert zumeist eine Klappeninsuffizienz. In schweren Fällen behindert die Anomalie auch die Ausflußbahn des rechten Ventrikels. Bei gleichzeitig bestehendem Rechts-links-Shunt, entweder über einen Vorhofseptumdefekt oder über ein offenes Foramen ovale, sind die Patienten zyanotisch. Die Mehrzahl der Patienten, die das Erwachsenenalter erreichen, weisen jedoch keine „Zyanose" auf.
Der linke Ventrikel und der linke Vorhof sind unauffällig.
Die körperliche Leistungsfähigkeit ist in der Regel eingeschränkt. Oft treten Herzrhytmusstörungen auf.
Auskultation: 3. Herzton (rechtsventr. Füllungston), Geräusch einer Trikuspidalinsuffizienz bei etwa 80% der Patienten.

Zu (B)
Durch die in den rechten Ventrikel hineinragende Öffnung der Trikuspidalklappe wird dieser teilweise atrialisiert. Der rechte Ventrikel wird zu klein und der rechte Vorhof zu groß.

Zu (D) und (E)
Im Röntgen-Thorax findet man ein kugelförmiges Herz bei kleiner Aorta und freien Lungenfeldern.

[H 88]
Frage 1.157: Lösung E

Die bakterielle Endokarditis entwickelt sich bevorzugt auf einem vorgeschädigten Klappenapparat. Kausalpathogenetisch wirksam sind dabei Blutströmungsbehinderung und vermehrte Plättchenaggregation, die eine bakterielle Besiedlung der defekten Herzklappe begünstigen.
Die akute Aortenklappeninsuffizienz kann jedoch auch als unmittelbare Folge einer bakteriellen Endokarditis auftreten.
Es resultieren – neben anderen – die unter (1), (2) und (5) genannten Symptome, die zu einer erheblichen Verschlechterung des Grundleidens führen.
Aus diesem Grund empfehlen etliche Autoren eine Antibiotika-Prophylaxe bei Zahnsteinentfernung, Zahnextraktionen und anderen Eingriffen mit möglicher Bakteriämie.
Zur Lungenstauung kommt es als Folge der rasch zunehmenden Herzinsuffizienz (3) und (4).
Siehe auch Kommentare zu den Fragen 1.41 bis 1.47 sowie 1.11 und 1.12.

[H 88]
Frage 1.158: Lösung E

Zu (A)
Zytostatika wie Adriamycin, Bleomycin und Cyclophosphamid können ebenso wie andere toxische Einflüsse (Amphetamin, Phenothiazin, trizyklische Antidepressiva, Methysergid, Lithium, Blei, Arsen, Antimon, Kobalt, Quecksilber und Alkohol) zur sekundären Kardiomyopathie (CMP) führen.
Für die alkoholtoxische CMP werden drei Pathomechanismen angeführt:
- direkt toxische Wirkung des Alkohols
- Thiamin-Mangel
- tox. Einfluß von Kobaltzusätzen im Bier

Die manifeste Adriamycinkardiomyopathie ist therapierefraktär. Histologisch findet sich eine Abnahme von Muskelfibrillen verbunden mit Veränderungen der Mitochondrien. Auch das Auftreten einer akuten therapierefraktären Hypotonie ist 2 bis 24 Stunden nach der Injektion von Adriamycin beschrieben worden.
Mögliche Pathomechanismen der Adriamycinkardiotoxizität sind:
- Inhibition von Coenzym A
- Inhibition der ATP-Produktion und oxidativen Phosphorylierung
- Exzessive Zunahme des myokardialen Kalziumgehalts
- Direkte DNA-Schädigung kardialer Myozyten

Zu (B), (C) und (D)
Siehe Kommentare zu den Fragen 1.109 bis 1.111.
Zu (E)
Da Patienten mit dilatativer CMP durch ventrikuläre Herzrhythmusstörungen besonders gefährdet sind (sudden death), ist die Gabe von Digitalisglykosiden problematisch (Zunahme der ventrikulären Ektopie). Dagegen wird als Therapie der ersten Wahl der Einsatz von ACE-Inhibitoren und Diuretika empfohlen. Im terminalen Stadium sind synthetische Katecholamine (z.B. Dobutamin) indiziert. Die Gabe von Antikoagulanzien ist notwendig, um die Bildung wandständiger Thromben zu verhindern. Auch Antiarrhythmika können in diesem Sinne verabreicht werden. Jedoch steht der Beweis für eine lebensverlängernde Wirkung auch bei erfolgreicher Unterdrückung der Rhythmusstörungen aus.

[H 88]
Frage 1.159: Lösung C

Zu (1), (3) und (5)
Der akute Myokardinfarkt kann weder durch das EKG noch durch ausschließliche Enzymbestimmung mit absoluter Sicherheit ausgeschlossen werden. Etwa 10% aller Infarkte sind im EKG nicht eindeutig nachzuweisen. Dies gilt insbesondere für die ersten 24 Stunden nach Infarkt!
Daher sind die unter (3) und (5) genannten Maßnahmen zu veranlassen. Eine frühzeitige Koronarangiographie nach medikamentöser Stabilisierung kann nicht nur Aufschluß über das Ausmß der Gefäßstenosen geben, sondern auch bei proximalen Hauptstammstenosen die sofortige Indikationsstellung für eine perkutane Ballondilatation (PTCA) oder chirurgische Intervention ermöglichen.
Zu (2) und (4)
Das Belastungs-EKG ist beim Präinfarktsyndrom kontraindiziert.
Während in der Bundesrepublik bei Koronargefäßerkrankungen Kuraufenthalte beantragt werden können, wird in den USA – bei gegebener Indikation – die dort kurzfristig mögliche Bypassoperation ohne weiteres Anschlußverfahren (Frührehabilitation) propagiert.

[H 88]
Frage 1.160: Lösung D

Die Prognose eines Herzinfarkts hängt vom Ausmaß myokardialer Vorschäden ab. Sowohl die Lokalisation einer Stenose (Hauptstamm oder Peripherie) als auch das Ausmaß stenotischer Bezirke (z.B. Mehrgefäßerkrankung) beeinflussen die Lebenserwartung des Infarktpatienten. Die Abnahme der myokardialen Leistungsfähigkeit durch akinetische Bezirke der Herzwand im Bereich abgelaufener Infarkte kann bei entsprechendem Ausmaß nicht mehr durch das verbliebene Restmyokard ausgeglichen werden. Eine gerade noch kompensierte Herzinsuffizienz kann sich daher nach einem Myokardinfarkt rasch verschlechtern und das Auftreten eines kardiogenen Schocks begünstigen.

Zu (2)
Siehe Kommentar zu Frage 1.122, Zu (E) auf Seite 211.

[H 88]
Frage 1.161: Lösung B

Siehe Kommentar zu Frage 1.88 auf Seite 199.

[H 88]
Frage 1.162: Lösung D

Indikation zur Schrittmacherimplantation:

Sinusknotensyndrom etwa	39%
AV-Block	30%
Bradyarrhythmia absoluta	15%
Sonstige	16%

Zu (A) und (E)
Die Indikation zur SM-Implantation wird bei komplexen Blockbildern unterschiedlich beurteilt. Manche Autoren sehen die Indikation dann als gegeben, wenn der AV-Block I. Grades im His-Bündel-KG als distal gewertet wird. Demgegenüber besteht bei einem bifaszikulären Block mit proximalem AV-Block I. Grades ohne klinische Symptomatik keine Indikation zur SM-Implantation.
(A) und (E) sind selbstverständlich keine Indikationen.

Zu (B), (C) und (D)
(D) ist die klassische Indikation zur permanenten SM-Implantation. Bei einer vollständigen Unterbrechung der Erregungsleitung im AV-Knoten resultiert eine Dissoziation der Vorhof-Kammer-Tätigkeit mit niedriger Kammerfrequenz und deformierten QRS-Komplexen.
Auch der unter (B) genannte AV-Block II. Grades wäre eine Indikation zur permanenten SM-Implantation, wenn er nicht – wie hier beschrieben – im Rahmen eines akuten Hinterwandinfarkts auftritt. Beim Hinterwandinfarkt liegt die Blockierung meist proximal des His-Bündels und ist in der Regel innerhalb weniger Tage reversibel.
Zu (C)
Die beschriebene AV-Blockierung verhindert eine 1:1 Überleitung der schnellen Vorhoferregung auf die Ventrikel.
Bei Patienten mit rezidivierenden paroxysmalen Tachykardien, die auf eine medikamentöse Therapie nicht ansprechen und bedrohliche Pulsfrequenzen erreichen, ist heute die Implantation antitachykarder Schrittmacher möglich, die durch Overdrive-Pacing die Rhythmusstörungen unterbrechen können.

[H 88]
Frage 1.163: Lösung B

Zu (B)
Die ischämische Kolitis ist die Folge einer arteriellen Minderdurchblutung des Kolons. Häufig sind Patienten der höheren Altersgruppe (vorbestehende Arteriosklerose) betroffen. Im vorliegenden Fall führte vermutlich eine Embolie (Vorhofflimmern!) zum Verschluß der A. mesenterica bzw. colica sinistra.
Befunde
- Gelegentl. Fieber
- Heftigste Schmerzen im linken Unter- und Mittelbauch
- Diarrhöen mit blutigen Stühlen
  Abgrenzung zur Colitis ulcerosa: keine Rektumbeteiligung, diagnost. Angiographie
- Schmerzen und Blutungen klingen meist rasch ab
- Kontrasteinlauf: Randständige Füllungsdefekte „Daumenabdrücke" später Kolonstenosen

Therapie: Kreislaufstabilisierung, Operationen nur bei Gangrän

Zu (A)
Ruhr/Befunderhebung:
- Hohes Fieber
- Abdominalkrämpfe
- Diarrhöen mit blutig-schleimigen Stühlen (10–40/die)
- Erregernachweis im Stuhl

Zu (C)
Morbus Crohn/Befunde:
- Geringes Fieber
- Kolikartige Schmerzen (z. Teil wie bei Appendizitis)
- Diarrhöen (3–6/die), selten Blutbeimengung
- Gel. Arthritiden, Erythema nodosum, Iridozyklitis
- Kontrasteinlauf: Diskontinuierlicher Befall, fadenförmige Stenosen, Pflastersteinrelief

Zu (D)
Colitis ulcerosa/Befunde:
- Geringes Fieber
- Tenesmen, Leibschmerzen
- Blutige Diarrhöen mit Schleimbeimengung (bis 20/die)
- Gel. Arthritis, Erythema nodosum, Leukozytose, Thrombozytose
- Kontrasteinlauf: Pseudopolypen, Haustrenverlust

Zu (E)
Milzinfarkt/Schmerzbefunde:
(bei Vorhofflimmern als Morbus embolicus)
- Plötzlich einsetzender Schmerz im linken Oberbauch
- Mäßige Spannung der Bauchdecke
- Schulterschmerz (N. phrenicus)

2 Blut- und Lymphsystem

[H 88]
Frage 2.97: Lösung B

Bei der sideroblastischen Anämie ist das MCH in der Regel reduziert, und es besteht eine Poikilozytose. Die erniedrigte Retikulozytenzahl weist auf die ineffektive Erythropoese hin.
Ursache der Anämie ist eine Eiseneinbaustörung als Folge eines Defektes der Porphyrinsynthese, der Globinsynthese oder eines Mangels an Hämsynthetase.

[H 88]
Frage 2.98: Lösung A

Bei der perniziösen Anämie ist das MCH > 35 pg, das MCV > 100 nm^3.
Es besteht eine Abnahme der Retikulozytenzahl unter 4‰. Die Granulozyten sind vergrößert und oft übersegmentiert. Das Serumeisen kann normal oder erhöht sein. Häufig besteht gleichzeitig eine Leuko- und Thrombopenie.

[H 88]
Frage 2.99: Lösung C

Bei der Sphärozytose sind MCV und MCH normal. Es besteht eine verminderte osmotische Resistenz der Erythrozyten mit Hämolyse. Die gesteigerte Erythropoese geht mit einer Erhöhung der Retikulozytenzahl einher. Leukozyten- und Thrombozytenzahl sind im Normbereich.

[H 88]
Frage 2.100: Lösung A

Zu (A)
Bei der mikroangiopathischen hämolytischen Anämie finden sich als morphologisches Substrat bizarre Erythrozytenformen und Erythrozytenfragmente im Blutausstrich. Gleichzeit besteht nahezu immer eine Niereninsuffizienz.
Zu (B)
Bei der **Thalassämie** finden sich im Blutbild Target-Zellen = **Schießscheibenzellen,** hochgradige Anisozytose, Poikilozytose mit Schistozyten und Fragmenten, Polychromasie und basophil getüpfelte Erythrozyten. Die Retikulozytenzahl ist stark vermehrt.
Zu (C)
Typischerweise finden sich im Blutbild der **Sichelzellanämie Sichelzellen,** Hypochromie, Polychromasie, Poikilozytose und Anisozytose.
Zu (D)
Im Blutbild der **Panmyelopathie** fällt eine hochgradige Verminderung der Erythrozyten, Thrombozyten und Leukozyten auf.
Zu (E)
Bei der **sideroblastischen Anämie** finden sich **Ringsideroblasten** und vereinzelt Normoblasten im Blutbild.

[H 88]
Frage 2.101: Lösung A

Das weiße Blutbild **akuter Leukämien** ist durch den **Hiatus leucaemicus** gekennzeichnet. Hierunter versteht man das gleichzeitige Auftreten völlig unreifer Zellformen neben reifen Zellen.
Zu (B), (C), (D) und (E)
Promyelozyten, Myelozyten, segmentkernige Neutrophile und Eosinophile bezeichnen Entwicklungsstadien der Granulozyten und gehören zur myeloischen Zellreihe.
Siehe auch Abb. 2.3.

[H 88]
Frage 2.102: Lösung D

Die Milzextirpation führt zur Besserung der Panzytopenie mit Verminderung der dadurch bedingten Komplikationen. Dennoch bleibt der Verlauf chronisch progredient. Infektionen, insbesondere durch gramnegative Keime und Pilze führen zum Tode. Als vielversprechender therapeutischer Ansatz gilt heute die Gabe von Alphainterferon. Pathognostisch sind mononukläre Zellen mit haarförmigen Zytoplasmaausläufern. Sie lassen sich im peripheren Blut, Milz, Leber, Knochenmark und anderen Organen nachweisen.
Die Diagnosestellung erfolgt meist um das 50. Lebensjahr.
Symptome: Milzschwellung und Panzytopenie. Lymphknoten und Leber sind meist nicht vergrößert.

[H 88]
Frage 2.103: Lösung E

Bei einer hämatologischen Vollremission sind keine neoblastisch transformierten Zellem im peripheren Blut nachzuweisen. Dabei kann die Leukozytenzahl jedoch erhöht, normal oder wie z.B. unter zytostatischer Therapie vermindert sein.
Auch eine Vermehrung des relativen Anteils neoblastisch transformierter Zellen im peripheren Blut bei gleichzeitig normalen Leukozytenwerten ist als Leukämierezidiv zu werten.
Bei der Vollremission einer Leukämie wird lediglich eine Verminderung der initialen Tumorzellzahl von 10^{12} auf Werte um 10^8 erreicht. Aus diesem Grund wird in der Vollremission eine Konsolidierungstherapie angeschlossen, die eine weitere Reduktion des Tumorzellbestandes zum Ziel hat.

[H 88]
Frage 2.104: Lösung D

Ursachen der Leukopenie
(Leukozytenzahl < $2500/mm^3$ Blut)
Infektiös-toxische Einwirkungen:
- **Viruserkrankungen** (Grippe, Masern, Röteln, Varizellen, Viruspneumonie, Poliomyelitis, Mumps, Exanthema subitum);
- **Bakterielle Erkrankungen** (Bruzellose = Bang-Krankheit, Typhus, Paratyphus, Miliartuberkulose (nicht immer), Gelbfieber, Diphtherie, Fleckfieber, Ornithose Protozoen (Malaria, Toxoplasmose, Kala-Azar)

Schädigung des Knochenmarks
- Knochenmarkstumoren, Radium-, Röntgen-, Arzneimittel-bedingt (z.B. Thiourazil, Amidopyrin, Phenylbutazon, Zytostatika, Chloramphenicol, Antikonvulsiva, Sulphonamide, Griseofulvin)
- Intoxikation mit Benzol, Anilin, Nitrophenol, Vitamin A
- Endokrinopathien (Hypopituitarismus, Myxödem, Thyreotoxikose)
- Retikulosen
- Felty-Syndrom (Polyarthritis mit Hepatosplenomegalie)
- Kollagenosen (Lupus erythematodes, Sharp-Syndrom)
- Lipoidosen

Zu (D)
Im azidotischen Coma diabeticum besteht eine Leukozytose!

[H 88]
Frage 2.105: Lösung D

Morbus Werlhof

Symptome
- Thrombopenie < 60000/μl
- Blutplättchenlebensdauer verkürzt
- Megakaryozytenzahl im Knochenmark normal oder erhöht
- Milz bei etwa 90% der Patienten nicht tastbar vergrößert
- Petechien, Gelenkblutungen, selten intrakranielle bzw. Retinablutungen

Siehe auch Kommentar zu Frage 2.79.

[H 88]
Frage 2.106: Lösung C

Das Hepatokoagulogramm beruht darauf, daß die Proteinsynthese (einschließlich der meisten Gerinnungsfaktoren) in der Leber erfolgt und somit über den Gerinnungsstatus Rückschlüsse auf den Funktionszustand der Leber möglich sind. Bei einem Leberparenchymschaden nimmt zunächst die Bildung des Vit. K-abhängigen Prothrombinkomplexes (Faktor II, VII, IX und X) ab. Bei einer zunehmenden Leberfunktionsstörung sind infolge erhöhten Bedarfs und Verbrauchs auch die Faktoren I, V und VII vermindert.

Zu (C)
Der fibrinstabilisierende Faktor VIII ist für die Fibrinvernetzung notwendig. Ein Mangel an Faktor VIII oder eine verminderte Akvitität, wie sie z.B. bei der Hämophilie A auftritt, führt zur hämorrhagischen Diathese. Faktor VIII wird im RES unabhängig von Vit. K gebildet.

3 Atmungsorgane

[H 88]
Frage 3.99: Lösung D

Zu (A)
Eine bestehende Lungentuberkulose kann bioptisch z.Zt. am schnellsten diagnostiziert werden (färberischer Nachweis von Mykobakterien). Der tierexperimentelle Nachweis nimmt demgegenüber 4–8 Wochen in Anspruch.

Zu (B)
Die Symptome der chronischen Pneumonie ähneln denen des Bronchialmalignoms. Daher muß eine sichere Ausschlußdiagnostik erfolgen, zu der auch die Bronchoskopie gehört.

Zu (C)
Bei der Bronchoskopie finden sich makroskopisch kleinste Granula, gebündelt verlaufende Gefäße und gelegentlich weißliche Plaques. Probeexidate aus derartigen Gebieten können der – letzlich für die Diagnose beweisenden – Histopathologie zugeführt werden.

Dennoch erbringt die Mediastinoskopie zu fast 100% positive Ergebnisse.

Zu (D)
Das Lungenemphysem ist durch eine Erhöhung des Residualvolumens bzw. intrathorakalen Gasvolumens, durch Erweiterung der Alveolarstrukturen mit Elastizitätsverlust und Rarefizierung des Gefäßbetts gekennzeichnet. Die klinische Diagnostik stützt sich auf Anamnese, Auskultation, Röntgen und in erster Linie auf funktionsanalytische Befunde.

Zu (E)
Unter Bronchoskopiebedingungen ist die Gewebsentnahme zwecks histopathologischer Befundung möglich. Gleichzeitig kann sich der Untersucher Einblick über den Sitz und die lokale Ausbreitung des Tumors verschaffen.

[H 88]
Frage 3.100: Lösung A

Der Auskultationsbefund bei der Bronchopneumonie besteht in vesikulärem oder bronchovesikulärem Atemgeräusch, das von frühinspiratorischen fein bis mittelblasigen (feuchten) Rasselgeräuschen begleitet ist.

Frage 3.101: Lösung C

Bei der Lungenfibrose hört man vor allem basal lokalisiert endinspiratorisches Knisterrasseln. Das Atemgeräusch ist normal bis verschärft, die Atmung beschleunigt, oberflächlich.

Zu (B)
Hierbei handelt es sich um den Auskultationsbefund einer obstruktiven Atemwegserkrankung.
Zu (D)
Amphorisches Atemgeräusch ist über Hohlräumen wie z.B. Kavernen nach vorbestehender Lungentuberkulose hörbar.
Zu (E)
Das Lederknarren ist ein typischer Auskultationsbefund bei Pleuritiden. Das Pleurareiben fehlt, wenn nur die Pleura diaphragmatika erkrankt ist.

Frage 3.102: Lösung B

Sowohl das frühe als auch das fortgeschrittene Stadium der chronischen Bronchitis sind im Röntgenbefund nicht sicher zu erkennen. Nur in seltenen Fällen stellen sich bei der fortgeschrittenen chronischen Bronchitis sekretgefüllte, erweiterte Bronchialverläufe dar, wenn die Bronchien selbst erweitert sind.

Frage 3.103: Lösung B

Die Silikatose entsteht durch Einatmen von Quarzstaub und quarzhaltigen Mischstäuben, wobei die eigentliche Noxe das Siliziumdioxid (SiO_2) ist. Betroffen sind insbesondere Steinhauer, Sandstrahler und ähnliche Berufsgruppen. Im Bergbau findet sich eher die klinisch bedeutsame Anthrakosilikose (C).
Der Quarzstaub durchdringt die Alveolarwände und lagert sich im interstitiellen Bindegewebe ab, wo aufgrund fibrotischer Vorgänge Knötchen entstehen, die zu Herden konfludieren. Es resultieren Schrumpfungsvorgänge, Bindegewebsproliferation und nachfolgend Kolliquationsnekrosen. Die diffuse Lungenfibrose ist neben dem Emphysem ein typisches Merkmal der Erkrankung.
Durch autolytische Einschmelzung können Höhlen entstehen, die mit tuberkulösen Kavernen leicht zu verwechseln sind (E).

Frage 3.104: Lösung D

Typisch für die Miliartuberkulose ist der pulmonale, typhöse (auch Leber) und /oder meningitische Organbefall mit hirsekornartigen interstitiell gelgenen Herden. Dabei kann die Meningentuberkulose auch heute noch zu irreversiblen Hirn- bzw. Hirnnervenschäden führen.
Da die Milien im Lungenparenchym interstitiell lokalisiert sind, lassen sich Myobakterien eher selten im Sputum nachweisen.
Siehe auch Kommentare zu den Fragen 3.11 und 3.12.

Frage 3.105: Lösung D

Wenn auch die Entfernung eines Haustiers durch emotionale Faktoren erschwert sein mag, führt diese Maßnahme bei genauer Kenntnis des Allergenspektrums zum sofortigen Erfolg.

Zu (A)
Die wiederholte Injektion des Antigens in kleinen sich steigernden Dosen führt zur Bildung blockierender Antikörper der Klasse IgG mit abschwächender Wirkung auf die Ag-Ak-Reaktion.
Zu (B), (C) und (E)
Siehe Lehrbücher der Pharmakologie.

Frage 3.106: Lösung A

Siehe Kommentar zu Frage 3.20f.

4 Verdauungsorgane

[H 88]
Frage 4.138: Lösung D

Wahrscheinlich kommt es infolge einer Refluxösophagitis, die meist mit einer Hiatushernie einhergeht, zu einer Zylinderzellmetaplasie im Bereich des unteren Ösophagus. Normalerweise ist der Ösophagus mit Platten- und der Magen mit Zylinderepithel ausgekleidet. Die gastroösophageale Übergangszone bildet die Ora serrata oder Z-Linie, wobei diese ca. 1,5 cm oberhalb der anatomischen Kardia zu liegen kommt.
Diese Zylindermetaplasie wird als **Barrett-Syndrom** oder Endobrachyösophagus bezeichnet.
Von verschiedenen Autoren wird der Endobrachyösophagus in zwei verschiedene Typen eingeteilt:
Typ I : Diffuse und vollständige Auskleidung des distalen Ösophagus mit Zylinderepithel.
Typ II: Partielle Auskleidung mit Zylinderepithel, wobei noch Plattenepithelinseln und -ringe fortbestehen.
Häufig bildet sich im Bereich der Zylinderzellmetaplasie ein Ulkus (Barrett-Ulkus) oder eine Striktur aus.
Diagnostiziert wird das Barrett-Syndrom mittels endoskopischer Methoden, wobei Biopsien zur histologischen Untersuchung entnommen werden.
Es besteht eine relativ hohe Potenz zur malignen Entartung. In 8–10% der Fälle ist mit dem Auftreten eines Adenokarzinoms zu rechnen. Der Endobrachyösophagus wird deshalb als Präkanzerose eingestuft.
Differentialdiagnostisch zu unterscheiden sind Magenschleimhautektopien, die einen relativ häufigen Befund bei Kindern und Erwachsenen darstellen. Sie werden im Gegensatz zum Barrett-Syndrom häufiger in den oralen Anteilen des Ösophagus angetroffen und haben keine Verbindung zur Magenschleimhaut.

[H 88]
Frage 4.139: Lösung B

Identisch mit der Frage 4.26. Kommentar siehe dort.

[H 88]
Frage 4.140: Lösung C

Vgl. Kommentar zu Frage 4.97–4.100.

[H 88]
Frage 4.141: Lösung B

Vgl. Kommentar zu den Fragen 4.44–4.48.

[H 88]
Frage 4.142: Lösung B

Vgl. Kommentar zu den Fragen 4.63–4.65.

Zur **Therapie der Alkoholhepatitis**
Im Vordergrund steht die absolute Alkoholabstinenz. Eine kausale Behandlung besteht nicht.
Häufig ist eine parenterale Ernährung mit genügender Vitamin-, Kalorien- und Aminosäurenzufuhr notwendig. Eine Steroidgabe ist in der Regel nicht indiziert.
In ca. 50% der Fälle entwickelt sich im Laufe von 5–10 Jahren eine Leberzirrhose. Bei leichten Fällen wird oft ein Umbau in eine Leberfibrose beobachtet.

[H 88]
Frage 4.143: Lösung C

Vgl. Kommentar zu den Fragen 4.50–4.51.

Zu (A)
Häufig verläuft die **Hepatitis A** bei Kindern anikterisch, d. h. ohne Bilirubinerhöhung. Vieles spricht dafür, daß die anikterische Hepatitis häufiger einen chronischen Verlauf nimmt.
Zu (B) und (E)
Die Übertragung der **Hepatitis A** erfolgt in der Regel fäkal-oral, häufig durch verunreinigtes Wasser oder Nahrungsmitteln. Auch nach Genuß von Austern und Muscheln wurde eine Infektion beobachtet. In der Bundesrepublik werden die meisten Neuerkrankungen nach Reisen in Mittelmeerländern registriert.
Zu (C)
Durch Geschlechtsverkehr kann die **Hepatitis B** oder **Non A – Non B** übertragen werden, da entsprechende Erreger auch im Sperma nachgewiesen werden. Häufigste Übertragungsmodalität ist jedoch die Bluttransfusion.
Zu (D)
Mit großer Sicherheit kann eine **Hepatitis A** durch prophylaktische Gabe von 0,02–0,1 ml pro kg Körpergewicht γ-Globulin vermieden werden. Es besteht dadurch ein Schutz von mindestens 1–2 Monaten. Eine aktive Impfung wie bei der Hepatitis B besteht noch nicht.

[H 88]
Frage 4.144: Lösung B

Es handelt sich bei dem dargestellten Beschwerdebild typischerweise um eine **ischämische Kolitis**. Hierbei kommt es zu einer Minderdurchblutung der versorgenden Arterien, wobei die Ursache seltener eine Embolie oder Thrombose, sondern häufiger eine funktionelle Störung darstellt (in diesem Fall Minderdurchblutung kardialer Ursache). Die linke Flexur ist häufiger betroffen wegen der schwächeren Versorgung durch die A. colica sinistra mit Anastomosen zur A. colica dextra und media.

Häufigkeit
Der Häufigkeitsgipfel liegt im 6. und 7. Dezenium. Selten sind jüngere Frauen betroffen, die orale Ovulationshemmer einnehmen.

Klinische Symptomatik
Im akuten Stadium treten schwere kolikartige Schmerzen auf mit Diarrhöen und blutigem Stuhl. Es kann eine Schocksymptomatik und Darmperforation resultieren.

Diagnostik
Die Angiographie ergibt Kaliberschwankungen und Gefäßverengungen. Ein Kontrasteinlauf weist Haustrierungsverluste und randständige lakunäre Füllungsdefekte („Daumenabdrücke – thumbprints") auf, die durch Wandödeme und Submukosablutungen hervorgerufen werden. Manchmal können sich an diesen Stellen später Kolonstenosen ausbilden.

Therapie
Im Akutstadium vor allem Herz-Kreislauf-Stabilisieurng. Nur bei ischämischer Gangrän ist operatives Vorgehen indiziert und mit einem hohen Risiko behaftet.

In leichteren Fällen ohne okklusive ischämische Kolitis führt die konservative Therapie in der Regel nach 2–4 Wochen zur Ausheilung der Erkrankung.

Zu (A)
Gegen eine **Shigellenruhr** sprechen die anamnestischen Daten.
Bei der Shigellenruhr treten nach einer Inkubationszeit von 1–3 Tagen starke abdominale Krämpfe, Übelkeit, Erbrechen und Fieber sowie Kopfschmerzen und blutigschleimige Diarrhöen auf. Das gesamte Abdomen ist schmerzhaft. Meningismus, Krämpfe und Koma können zum Tod führen.

Zu (C)
Gegen den **M. Crohn** sprechen das hohe Alter und der Befund des Kontrasteinlaufes. Außerdem kommt es beim M. Crohn nur sehr selten zu blutigen Stühlen. Daneben wird beim M. Crohn ein allmählicher Beginn der Erkrankung vorgefunden.

Zu (D)
Gegen eine **Colitis ulcerosa** sprechen das hohe Alter des Patienten sowie der rektoskopische Befund. Bei der C. ulcerosa breitet sich die Erkrankung in der Regel vom Rektum oralwärts aus.

Zu (E)
Der **Milzinfarkt** imponiert klinisch durch plötzlich einsetzende Schmerzen im linken Oberbauch. Daneben sind die Bauchdecken im linken Epigastrium mäßig gespannt. Bei den Atemexkursionen zeigt sich ein Schulterschmerz (Phrenicus). Nach 1 bis 2 Tagen tritt perispleisches Reiben auf.

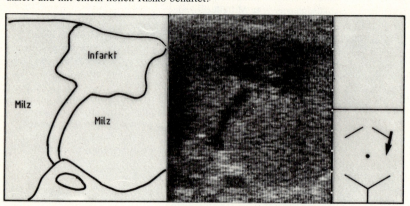

Abb. 4.31. **Milzinfarkt:** Unscharf begrenzte, reflexarme Formation, die die Milzkapsel erreicht. Zentral davon eine kräftige, dilatierte Milzvene. Innerhalb des Infarktes beginnen sich Einschmelzungen anzudeuten. Dies ist das typische Bild eines frischen Milzinfarktes, der klinisch durch heftigen Peritonismus und auskultatorisch kräftiges Reiben zu erkennen ist (aus Weiss, Ultraschall-Atlas, edition medizin)

5 Endokrine Organe, Stoffwechsel und Ernährung

Frage 5.145: Lösung A

Hierzu ist kein Kommentar erforderlich.

Frage 5.146: Lösung A

Wiederholungsfrage!
Siehe Kommentar zu Frage 5.21.

Frage 5.147: Lösung B

Dem juvenilen Diabetes mellitus (Typ I) liegt ein absoluter Insulinmangel zugrunde. Demzufolge besteht eine Insulinabhängigkeit.
Obwohl die Diät nur beim nicht-insulinabhängigen Diabetes mellitus (Typ II) eine primär therapeutische Funktion hat, ist sie jedoch auch von Typ I-Diabetikern einzuhalten, um eine Blutzuckerhomöostase zu erreichen.

Zu (A)
Initiale Symptome sind Durst, Polyurie, trockene Schleimhäute, Gewichtsverlust (Heißhunger), Leistungsabnahme, Adynamie, erhöhte Infektanfälligkeit, Amenorrhöe, Impotenz, Sehstörungen.
Zu (D)
Siehe Kommentar zu Frage 5.25.

Frage 5.148: Lösung D

Zu (A)
Da beim Diabetes mellitus lebensbedrohliche Stoffwechselkrisen auftreten können, ist das Einhalten der Diät eine Grundvoraussetzung zur Aufrechterhaltung der Glukosehomöostase und dient der Vermeidung gesundheitlicher Risiken.
Zu (B)
Die Patienten sind zur Selbstkontrolle des Blutzuckerwertes anzuregen. Dies kann insbesondere nach den Mahlzeiten durch Harnzuckerbestimmung mittels Teststreifen oder photometrische Untersuchung erfolgen.
Zu (C)
Beim Insulinmangeldiabetes soll die notwendige Insulindosis dem zirkadianen Rhythmus (morgens erhöhter Bedarf), Streß- und Belastungszuständen sowie der Nahrungsaufnahme angepaßt werden. Erfolgversprechend ist die 1–2 malige tägliche Injektion von Retardpräparaten in Verbindung mit mindestens drei zusätzlichen Einzeldosen eines rasch resorbierbaren Insulins unmittelbar vor der nachfolgenden Mahlzeit.
Zu (D)
Siehe Kommentar zu Frage 5.21.

Frage 5.149: Lösung D

Die Jodprophylaxe dient der Verhinderung einer Struma in Jodmangelgebieten (z. B. Alpenregion). Sie kommt daher in erster Linie Kindern und jungen Erwachsenen zugute.
Die Behandlung mit Jodid (100–200 ug/die) kann in dieser Altersgruppe auch zur Abnahme einer bereits bestehenden Schilddrüsenvergrößerung führen. Für die Erwachsenenstruma ist dies derzeit noch nicht bewiesen.
Neben der Anwendung von jodierten Speisesalzen kann auch der Verzehr von jodhaltigem Seefisch prophylaktisch wirksam sein.

Frage 5.150: Lösung D

Das **papilläre Schilddrüsenkarzinom** ist durch langsames Wachstum, lymphogene Metastasierung innerhalb der Schilddrüse und späte Aussaat in Lunge und Knochen gekennzeichnet. Es tritt bevorzugt im Jugendalter auf.
Diagnostik
- Szintigraphische Darstellung durch ^{131}J
- Feinnadelpunktion (Zytologie)
- Tumormarker Thyreoglobin bei papillärem und follikulärem Karzinom

Zu (C)
Calcitonin kann als Tumormarker in der Diagnostik des C-Zellkarzinoms eingesetzt werden.

Frage 5.151: Lösung D

Modifizierte Wiederholungsfrage!
Siehe Kommentar zu Frage 5.77.

Frage 5.152: Lösung A

Siehe auch Kommentare zu den Fragen 5.118 ff.

Zu (A)
Aldosteron fördert den Austausch von intratubulärem Natrium gegen sezernierte Wasserstoff- und Kaliumionen am distalen Nierentubulus. Beim Hyperaldosteronismus resultiert daher eine Hypokaliämie. Je mehr Natriumionen mit der Nahrung zugeführt werden, um so schwerer wird die Kaliumverarmung des Organismus.
Symptome der Hypokaliämie sind Muskelschwäche, Müdigkeit, seltener intermittierende Paralyse und Störungen der Kohlenhydrattoleranz.
Dennoch kann bei einzelnen Patienten trotz bestehenden Conn-Syndroms der Kaliumwert im Normbereich liegen.
Zu (B)
Erniedrigte Basalwerte und fehlende Stimulierbarkeit der Plasmareninaktivität finden sich beim Conn-Syndrom sowie bei etwa 25% der Patienten mit essentieller Hypertonie. Daher kann der Reninstimulationstest nur zur sicheren Unterscheidung zwischen primärem und sekundärem Aldosteronismus (Renin-Angiotensin-System stimuliert) herangezogen werden.
Zu (C)
Dies ist beim Cushing-Syndrom der Fall.

Frage 5.153: Lösung D

Die **Porphyria acuta intermittens** zählt zu den hepatischen Porphyrien. Es handelt sich um eine schwere, teilweise lebensbedrohliche Erkrankung, die mit akut einsetzenden Darmkoliken (A) und neurologisch-psychiatrischen Symptomen des zentralen und peripheren Nervensystems einhergeht (E).
Bei autosomal dominantem Erbgang besteht ein partieller Enzymblock in der Hämsynthese. Dabei ist die **Uroporphyrinogen-I-Synthase,** die Porphobilinogen in Uroporphyrinogen I umwandelt um etwa 50% **reduziert.** Hierdurch wird die allosterische Endprodukthemmung des Häm auf das Enzym δ-Aminolävulinsäure-Synthase vermindert. Die daraus resultierende Aktivitätszunahme der δ-Aminolävulinsäure-Synthase führt zur **vermehrten Bildung von δ-Aminolävulinsäure und Porphobilinogen.** Insbesondere bei der Anwendung von Barbituraten und Hormonpräparaten treten infolge enzyminduzierender Wirkung auf die δ-Aminolävulin-Synthase klinische Symptome auf.
Symptome
- Rötlich gefärbter, nachdunkelnder Urin mit erhöhtem Porphobilinogengehalt (B) und vermehrter Ausscheidung von Aminolävulinsäure (C)
- Kolikartiger Leibschmerz (unkoordinierte Darmmotalität)
- Polyneuropathie (auch extrapyramidale Symptome)
- Psychotische Veränderungen (hysteriform, depressiv bis zu Halluzinationen, Delirium und Koma im Anfall)

Hautsymptome (Photosensibilität) treten bei dieser Form der Porphyrie nicht auf, da sich keine präformierten Porphyrine in der Haut ablagern.
Auch die bei der erythropoetischen Porphyrie auftretende Hämolyse (D) ist bei der akuten intermittierenden Porphyrie nicht anzutreffen. Eine Bilirubinerhöhung ist selten, häufiger besteht eine leichte normochrome Anämie bei vermindertem Blutvolumen.

6 Niere und ableitende Harnwege

H 88
Frage 6.81: Lösung B

Der **Niereninfarkt** entsteht durch embolischen oder thrombotischen Verschluß kleiner Nierenarterien. Häufig wird die Erkrankung nicht bemerkt oder diagnostiziert.

Klinik
Der Patient hat bei klinischer Symptomatik einen plötzlich auftretenden, nicht kolikartigen Lendenschmerz.
Laborchemisch zeigt sich eine Protein-, Leukozyt- und Erythrozyturie. Daneben besteht oft eine makroskopische Hämaturie. Bei septischen Embolien können Nierenabszesse auftreten.
LDH und GOT sind in den ersten Tagen im Serum erhöht, die LDH etwa am 4. Tag auch im Urin.
Ein Blutdruckanstieg wird häufig nach 4–8 Tagen nachgewiesen.

Diagnostik
Große Niereninfarkte stellen sich im i. v. Pyelogramm oder Nierenszintigramm dar, kleinere Infarkte können nur angiographisch nachgewiesen werden.
Für die Diagnosestellung bietet eine absolute Arrhythmie (Embolusquelle) wichtige Hinweise.
Die Nierenfunktion ist entsprechend des Infarktausmaßes mehr oder weniger eingeschränkt. Eine Normalisierung kann im weiteren Verlauf durch Hypertrophie der Restniere eintreten.
Röntgenologisch lassen sich im Spätstadium Verkalkungen nachweisen. Anatomisch-pathologisch zeigen sich an Stelle des Niereninfarktes scharfrandige narbige Einziehungen.

Therapie
Abhängig von dem Ausmaß des Geschehens Gabe von Antikoagulanzien und symptomatische Hochdruckbehandlung.

Zu (A)
Typisch für **Nierensteine** ist der ziehende, kolikartige Flankenschmerz.

Zu (C)
Zu einer **Papillennekrose** kommt es z. B. bei einer Analgetikanephropathie. Diese Erkrankung hat jedoch einen schleichenden Verlauf über Jahre hinweg. Häufig kommt es erst zur Diagnose, wenn Koliken aufgrund von abgestoßenen nekrotischen Papillenspitzen auftreten. Die Patienten klagen über Gewichtsverlust, Appetitlosigkeit sowie Rücken- und Kopfschmerzen.
Sonographisch zeigen sich kleine Nieren.

Zu (D)
Urotheliome wie Harnleiterkarzinome oder -papillome führen schleichend zur Hydronephrose. Bei Tumoren, die die Harnleiterwand infiltrieren, kommt es zu einer Makrohämaturie. Das i. v. Pyelogramm sichert die Harnstauungsniere. Auch sonographisch läßt sich der Befund verifizieren.

Zu (E)
Die Symptomatik bei **Nierentuberkulose** entspricht einem schleichenden Verlauf. Typisch sind:
– Dysurie mit Tenesmen und Pollakisurie
– Chronische Epididymitis (beim Mann in 30% der Fälle als Erstsymptom)
– Müdigkeit
– Leistungsabfall
– Rückenschmerzen
– Nachtschweiß
– Abmagerung

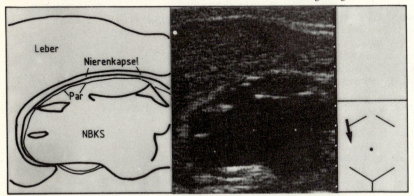

Abb. 6.4. Hydronephrotische Sackniere rechts: Man erkennt ein scharf begrenztes reflexloses Gebilde, in das noch einzelne reflexkräftige Septen einstrahlen. Die Kapsel ist umgeben von einem kräftig reflektierenden Mantel von wenigen Millimetern Dicke, der ebenfalls rarefizierten Nierenfettkapsel entsprechend. Durch den chronischen Stauungszustand ist das Nierenparenchym vollständig atrophisch, sonographisch nicht mehr nachweisbar. Die Niere ist funktionslos. Präoperativ kann durch eine antegrade Pyelostomie Urin zur bakteriologischen Untersuchung gewonnen werden und gleichzeitig kann eine antegrade Pyelographie die Lokalisation der Obstruktion klären (aus Weiss, Ultraschall-Atlas, edition medizin)

Frage 6.82: Lösung A

Die **IgA-Nephritis** (Berger) stellt eine Sonderform der mesangioproliferativen Glomerulonephritis dar. Sie gilt als eine der am häufigsten vorkommenden Glomerulonephritisformen bei jungen Erwachsenen mit Hämaturie (20% der Fälle).

Pathologie
Immunhistologisch stellen sich massive IgA-Ablagerungen in den Mesangiumzellen dar, im weiteren Verlauf auch tubulointerstitielle C_3-, IgA- und IgG-Deposite.
Im Lichtmikroskop zeigen sich alle Formen mesangialer Proliferation einschließlich extrakapillärer Halbmondbildungen.

Klinik
Meist sind junge Erwachsene und Kinder nach grippalen Infekten der oberen Luftwege betroffen, die Makrohämaturien aufweisen. Bei der Hälfte der Betroffenen ist der IgA-Titer erhöht, bei normalen Komplementtitern.
Die Harnuntersuchung ergibt neben einer Erythrozyturie auch eine Proteinurie unter 3,5 g/Tag.
Vereinzelt wurde das Auftreten eines pulmorenalen Syndroms in Form einer Lungenhämosiderose mit IgA-Nephropathie beobachtet ohne Anzeichen renaler Symptome.

Therapie
Symptomatische Therapie. In der Regel ist die Prognose gut. Es wurden allerdings auch terminale Niereninsuffizienzen beobachtet.
Prognostisch ungünstig wirken sich männliches Geschlecht, Alter über 30 Jahre und Proteinzunahme aus.

Frage 6.83: Lösung B

Die **isolierte renale Glukosurie** ist eine angeborene Störung des Glukosetransportes im Bereich des proximalen Tubulus.
Autosomal rezessive wie auch autosomal dominante Erbgänge wurden beschrieben. Die Glukoseausscheidung kann bis zu 100 g/die betragen, die Blutzuckerspiegel sind normal.
Die Störung gilt als harmlos. Eine Therapieempfehlung gibt es nicht.

Zu (B)
Eine **Ketonurie** tritt nicht auf, da die Blutzuckerspiegel im Normbereich liegen.

Frage 6.84: Lösung C

Die **perimembranöse oder membranöse Glomerulonephritis** gehört zu den immunkomplexgesteuerten Glomerulonephritiden. Neben einer idiopathischen Ursache kommen Sekundärerkrankungen bei Systemerkrankungen, Malignomen und Medikamenteneinnahme vor.
Die perimembranöse Glomerulonephritis nimmt bei den Erwachsenen 20–40%, bei den Kindern 5% des Kollektivs an nephrotischen Syndromen ein.
Im Zusammenhang mit einer Medikamenteneinnahme tritt die perimembranöse Glomerulonephritis nach Gabe von D-Penicillamin und Metallverbindungen (Gold, Quecksilber) auf, wobei immunogene Chelatkomplexe mit SH-Gruppen-haltigen Molekülen gebildet werden. Daneben wurde das Krankheitsbild auch in Verbindung mit chronischen Infekten, Malaria, Lues und Hepatitis B sowie mit Neoplasien (Melanom, M. Hodgkin, Bronchial-, Kolonkarzinom) und Lupus erythematodes und Sarkoidose beschrieben.
Die nach Medikamteneinnahme beobachtete perimembranöse Glomerulonephritis bildet sich nach Auslaßversuch vollständig zurück. Defektheilungen können auftreten.

Anatomie
Charakteristisch sind spikesartige Protuberanzen auf der epithelialen Seite der Basalmembran der Glomerula.

Klinik
Es dominiert die Symptomatik des nephrotischen Syndroms, daneben kann auch eine Glukosurie auftreten.

Therapie
Symptomatische Behandlung des nephrotischen Syndroms. Da häufig Nierenvenenthrombosen beobachtet werden, sollte eine Antikoagulanzientherapie durchgeführt werden.
Bei Kindern sind häufiger Spontanheilungen beobachtet worden als bei Erwachsenen. Ein Drittel der Patienten leidet im weiteren Verlauf an einer terminalen Niereninsuffizienz und wird dialysepflichtig.

Frage 6.85: Lösung B

Vgl. Kommentar zu Frage 6.46–6.49.

Frage 6.86: Lösung C

Vgl. Kommentar zu Frage 6.33–6.39.

[H 88]
Frage 6.87: Lösung C

Vgl. Kommentar zu Frage 6.13–6.24.

Die **polyurische Phase** des akuten Nierenversagens unterscheidet sich von der **oligurischen Phase** vor allem durch die hohen Urinvolumina, die bis zu 8 Litern/Tag und mehr betragen können. Der Patient ist in der polyurischen Phase durch Dehydratation und Hypokaliämie gefährdet und kann zu Herzrhythmusstörungen neigen.
Oftmals ist auch in der polyurischen Phase weiter eine Dialysebehandlung notwendig, da die Retentionsstoffe (Kreatinin, Harnstoff) durch die verminderte Konzentrationsleistung der Niere weiter im Blut erhöht sind.
Die Prognose ist bei Polyurie im akuten Nierenversagen recht gut. Abhängig von der Grunderkrankung kann mit einer Normalisierung der Nierenfunktion innerhalb von Tagen bzw. Wochen gerechnet werden.

[H 88]
Frage 6.88: Lösung E

Als **Proteinurie** wird eine Eiweißausscheidung von mehr als 250 mg/die bezeichnet.
Eine **selektive Proteinurie** bezeichnet die Ausscheidung niedermolekularer Proteine nahe am Molekulargewichtsbereich des Albumins (z.B. Albumin, Transferrin). Sie tritt häufig im Zusammenhang mit einer Minimal-changes-Glomerulonephritis und bei einer perimembranösen Glomerulonephritis auf.
Im Gegensatz dazu werden bei der **unselektiven Proteinurie** alle Plasmaeiweißfraktionen (bis zum α-Makroglobulin und β-Lipoprotein mit einem Mol-Gew. von 2,5 Mill.) ausgeschieden. Diese Form der Proteinurie wird bei schweren proliferativen Glomerulonephritiskonstellationen beobachtet. Sie gehen häufig in eine terminale Niereninsuffizienz über.
Als weitere Form ist die **tubuläre Proteinurie** zu nennen, wobei selten mehr als 1 g/die ausgeschieden wird. Hierbei sind überwiegend Proteine mit einem Molekulargewicht unter 67000 betroffen.

7 Bewegungsapparat

[H 88]
Frage 7.128: Lösung D

Annähernd identisch wie Frage 7.97. Kommentar siehe dort.

[H 88]
Frage 7.129: Lösung E

Vgl. Kommentar 7.47–7.54.

Zu (E)
Vertebrale **Osteophytenbildung** ist Zeichen von degenerativen Prozessen, wie sie z.B. bei der Spondylarthrose vorkommen. Sie sind nicht typisch für die Bechterew-Erkrankung.

[H 88]
Frage 7.130: Lösung D

Vgl. Kommentar zu den Fragen 7.30–7.39.

Zu (D)
Tüpfelnägel sind ein typisches Zeichen bei der Psoriasisarthritis.

[H 88]
Frage 7.131: Lösung C

Vgl. Kommentar zu Frage 7.55–7.56.

Zu (C)
Im Gegensatz zur rheumatoiden Arthritis ist für die **Arthritis psoriatica** ein asymmetrischer Befall von Finger- oder Zehengelenken typisch.

[H 88]
Frage 7.132: Lösung E

Vgl. Kommentar zu Frage 7.112 und 7.115.

Die **Chondrokalzinose** ist charakterisiert durch eine Störung des Phosphatstoffwechsels im Knorpel, woraus eine Ablagerung von Kalziumpyrophosphatdihydrat im Gelenkknorpel sowie in Menisken und Bandscheiben resultiert.

Frage 7.133: Lösung C

Vgl. Kommentar zu Frage 7.42–7.46.

Frage 7.134: Lösung B

Vgl. Kommentar zu Frage 7.63–7.69.

Im Hinblick auf eine plötzliche Erblindung ist eine Erhaltungsdosis von 7,5–10 mg Prednisolon für 1–2 Jahre bei der **Polymyalgia rheumatica** indiziert.

Zu (2)
Goldtherapie kann erfolgreich bei einer rheumatoiden Arthritis eingesetzt werden, bei der Polymyalgia rheumatica ist sie nicht indiziert.
Zu (4)
Physikalische Maßnahmen wie z. B. Ultrakurzwellentherapie hat bei der Polymyalgia rheumatica keinen Nutzeffekt.

Frage 7.135: Lösung C

Ein charakteristischer Befund bei der rheumatoiden Arthritis ist der Nachweis des **Rheumafaktors.** Es handelt sich dabei um Antikörper gegen IgG-Globuline. Der Rheumafaktor vom IgM-Typ wird in der Praxis mit dem Latex-Fixationstest (Polystyren-Latexpartikel mit modiziertem humanem IgG beschichtet) bzw. dem Waaler-Rose-Test nachgewiesen (Hämagglutinationsverfahren an Schaferythrozyten mit subagglutinatorischen Mengen von Kaninchenimmunglobin beladen). Pathologisch sind Serumtiter > 1:40.
Rheumafaktoren werden in der entzündeten Synovialmembran produziert und entwickeln hier unter Komplementbildung Immunkomplexe.
Rheumafaktoren können in ca. 70% der Fälle bei rheumatoider Arthritis gefunden werden. Oftmals dauert es vom Beginn der Erkrankung an bis zu einem halben Jahr bis der Test positiv ist. Ein negatives Ergebnis schließt eine rheumatoide Arthritis nicht aus.
Rheumafaktoren kommen mit wechselnder Häufigkeit auch bei anderen Kollagenerkrankungen vor: ca. 20–50%.
Auch bei anderen Erkrankungen wie Silikose, Sarkoidose und Infektionen (Tuberkulose, Lues, Endocarditis lenta) konnten Rheumafaktoren nachgewiesen werden.

9 Infektionskrankheiten

Frage 9.108: Lösung B

Die **Herxheimer-Jarisch-Reaktion** ist ein durch einen Endotoxinschock charakterisiertes Krankheitsbild. Dies wird bei manchen Infektionserkrankungen am Anfang der Antibiotikatherapie beobachtet, insbesondere dann, wenn zu hoch dosiert wird.
Beispiel: Penicillinbehandlung bei Syphilis oder Salmonella typhi.
Vgl. Kommentar zu den Fragen 9.21–9.27 und 9.31–9.32.

Frage 9.109: Lösung A

Bei der **tuberkulösen Meningitis** ist der Glukosegehalt im Liquor auf < 35 mg/100 ml (Norm = 50–80 mg/100 ml) vermindert.
Bei der Virusmeningitis ist der Liquorglukosegehalt in der Regel normal. Bei bakterieller Ursache ist der Glukosegehalt im Liquor vermindert.
Diese Frage ist identisch mit Frage 9.12. Vgl. dortigen Kommentar.

Frage 9.110: Lösung A

Leptospiren sind Parasiten höherer Tiere. Serologisch lassen sich etwa 90 verschiedene Typen unterscheiden. Die Erkrankung stellt eine Anthropozoonose dar, die durch ein Stadium der Generalisation, gefolgt von einem Stadium der Organschädigung charakterisiert ist.
Epidemiologie
Einige Leptospirosen sind über die ganze Welt verteilt, andere kommen lokalisiert vor. Erregerreservoir sind Ratten, Schweine, Rinder, Schafe und andere Tiere. Übertragen wird die Erkrankung meist durch Kontakt mit leptospirenhaltigem Urin oder indirekt infiziertem Wasser in Sumpfgebieten oder Reis- und Rohrzuckerfeldern.

Klinik
Die klinischen Symptome sind je nach Leptospirosetyp unterschiedlich.
Man unterscheidet die
- **ikterische Form:** fieberhafte Gelbsucht mit Nephritis (z.B. M. Weil, Siebentagefieber),
- **meningeale Form:** meist gutartige anikterische Meningoenzephalitis und Polyneuritis (z.B. Schweinehüterkrankheit, Feldfieber)
- **grippale Form:** uncharakteristischer Infekt (z.B. Leptospirose bovis) und die
- **rein renale Form.**

Die meist schwer verlaufende Leptospirose – Morbus Weil – beginnt akut mit Schüttelfrost und Kollaps. Weitere Symptome im Verlauf sind Bradykardie, Kopf-, Muskel- und Wadenschmerzen, daneben Iridozyklitis, Konjunktivitis und meningeale Symptome. Ikterus folgt am Ende der ersten Woche und ist mit einer Hepatomegalie vergesellschaftet. Häufig sind Nasenbluten und petechiale Blutungen sowie polymorphe Exantheme. Laborchemisch liegt eine Leukozytose mit Linksverschiebung vor, der Urinbefund zeigt Eiweiß, Leukozyten, Zylinder- und Erythrozyten. In 20% der Fälle kommt es zum letalen Verlauf infolge Leberkoma.

Die anderen Leptospiroseformen verlaufen in der Regel benigne.

Diagnostik
Entscheidend ist der Erregernachweis aus dem Blut und Liquor in der 1. Woche und Urin (bis zu 40 Tagen) im Dunkelfeldmikroskop, Kultur oder Tierversuch.
Daneben kann der Antikörpernachweis durch Agglutination-Lysis-Reaktion im Serum ab Ende der 1. Krankheitswoche geführt werden. Das Titermaximum ist in der 3.–6. Woche zu erwarten.

Therapie
Frühzeitig ist die hochdosierte Gabe von Penicillin (10–20 Mill. IE/die) oder alternativ Doxycyclin indiziert. Evtl. ist die Hämodialyse zu erwägen.

Prophylaktische Maßnahmen
Bekämpfung des Erregerreservoirs. Bei besonderer Exposition Desinfektionsmaßnahmen und Schutzkleidung. Aktive Immunisierung des gefährdeten Personals.
Erkrankungen und Todesfälle von Leptospirose sind meldepflichtig.

H 88
Frage 9.111: Lösung C

Vgl. Kommentar zu den Fragen 9.69–9.71.

Diagnostik
Beweisend für die Choleraerkrankung ist die **Stuhlkultur.**
Eine Schnelldiagnose liefert der Erregernachweis durch Immunfluoreszenz. Daneben kann die Diagnose durch Hemmung der Beweglichkeit von Vibrionen aus Stuhlwasser durch spezifische Antiseren im Dunkelfeld oder Phasenkontrastmikroskop erhoben werden.

H 88
Frage 9.112: Lösung D

Vgl. Kommentar zu den Fragen 9.45–9.47.

Die **infektiöse Mononukleose** ist eine gutartige Viruserkrankung, die vorwiegend das lymphatische Gewebe betrifft. Es wird eine Pharyngitis und fast immer eine Tonsillenhypertrophie beobachtet. Die Tonsillenhypertrophie ist oft mit diphtherieähnlichen Belägen vergesellschaftet.
In dem beschriebenen Fall ist es trotz Penicillingabe zu keiner Besserung des Beschwerdebildes gekommen, weshalb eine Virusgenese vermutet werden kann.

Zu (A)
Die **Diphtherie** ist eine sehr seltene Krankheit. Penicillin ist neben der Gabe von Antitoxinserum Mittel der Wahl.
Zu (B)
Eine **Streptokokkenangina** zeigt eitrig-gelbe Beläge der Tonsillen und ist verbunden mit anderen Symptomen wie Fieber, Kopf- und Halsschmerzen, Übelkeit, Leibschmerzen und Erbrechen.
Zu (C)
Eine **Staphylokokkenangina** ist im Vergleich zur Streptokokkenangina seltener anzutreffen. Bei Befall der Tonsillen trifft man ebenfalls gelblich-eitrige Beläge an.
Zu (E)
Candida-Infektionen sind oft Begleiterkrankungen und kommen vor bei Diabetes mellitus, Tumoren, Störungen der Immunabwehr (z.B. AIDS), Säuglingen.
Bei **Mundsoor** kommt es in der Regel nicht zu einer Fieberreaktion, daneben ist der Befall nicht nur auf die Tonsillen beschränkt, sondern betrifft auch den Gaumen und Rachenring. Lokaltherapeutisch werden Antimykotika eingesetzt.

[H 88]
Frage 9.113: Lösung E

Vgl. Kommentar zu Frage 9.106.

[H 88]
Frage 9.114: Lösung C

Vgl. Kommentar zu Frage 9.104.

Das **Exanthema subitum** beginnt mit einem plötzlichen Fieberanstieg auf 39–40°C, wobei tonisch-klonische Krämpfe, Meningismus, Kopf-, Leibschmerzen sowie katarrhalische Symptome imponieren können. Erst mit dem Fieberanfall tritt das charakteristische Exanthem auf, das nach 1–2 Tagen wieder verschwindet.
Die Krankheit ist wahrscheinlich virusbedingt und tritt meist bei Kindern unter 3 Jahren auf.

[H 88]
Frage 9.115: Lösung C

Vgl. Kommentar zu Frage 9.99.

Die meisten **Toxoplasmoseinfektionen** verlaufen inapparent. Nur in wenigen Fällen kommt es zu Krankheitserscheinungen, hier vor allem zu Lymphknotenschwellungen, die mit langanhaltenden subfebrilen Temperaturen einhergehen können und wieder selbst ausheilen.
Diagnostik
Im Tierversuch läßt sich der Erreger nachweisen, spielt jedoch praktisch keine Rolle. Daneben können die Parasiten im Liquor von erkrankten Neugeborenen und Erwachsenen mit Enzephalitiden im Nativpräparat verifiziert werden.
Serologisch spielen folgende 2 Methoden eine Rolle:
1. Sabin-Feldman-Test: 3 Wochen nach Infektion wird er positiv und steigt nach weiteren 3 Wochen auf Werte über 1000 an. Er bleibt lebenslang positiv. Er ist identisch mit Toxoplasmose FTA-Test.
2. Komplementbindungsreaktion: Sie wird später als der Sabin-Feldman-Test positiv und steigt auf Werte über 10 bis 1:160. Die KBR kann nach Abheilen der Erkrankung nicht mehr nachgewiesen werden. Beweisend ist nur, wenn beide Tests hohe Titer haben und mit klinischen Symptomen einhergehen. Ist nur der Sabin-Feldman-Titer hoch ohne Nachweis der KBR, spricht dies für das Vorliegen einer latenten Infektion.

[H 88]
Frage 9.116: Lösung B

[H 88]
Frage 9.117: Lösung D

Gemeinsamer Kommentar

Vgl. Kommentar zu den Fragen 9.1–9.6.

Diagnostik
Zur Diagnostik von AIDS wird ein **Antikörper-Screening-Test** (ELISA) mittels Enzymimmunoassays inzwischen der 2. Generation durchgeführt.
Er funktioniert nach folgendem Prinzip:
Vom Hersteller werden HIV gezüchtet, zentrifugiert, gereinigt und inaktiviert. Die viralen Antigene werden an eine Oberfläche (z.B. an die Wand eines Probengefäßes oder an Kügelchen) gebunden. In den Testlabors wird Patientenserum zugesetzt.
Nun binden sich die HIV-Antikörper des Serums an die viralen Antigene an der Gefäßwand. Hier befinden sich jetzt Antigen-Antikörper-Komplexe. Nun wird das Probengefäß gewaschen, um ungebundene Antikörper zu entfernen.
Danach gibt man einen enzymmarkierten Antikörper zu, der sich an die Antigen-Antikörper-Komplexe an der Gefäßwand bindet. Die Menge gebundenen Enzyms wird photometrisch gemessen und das Ergebnis mit demjenigen von mitgeführten negativen Seren verglichen.
Zur Sicherung der Diagnose wird ein **Antikörper-Bestätigungstest** (kommerzieller Western-Blot) mit guter Spezifität und Sensitivität durchgeführt.
Als weiterer Erkennungstest kann der **Indirekte Immunfluoreszenztest** erfolgen, der jedoch wegen der schlechteren Spezifität und Sensitivität nur selten angewendet wird.
Wird mit den o.g. Tests kein eindeutiges Resultat erzielt, kann eine **Virusisolation** versucht werden. Dies gelingt jedoch nicht immer, da bei einigen Patienten das Virus nur während bestimmten Krankheitsstadien nachweisbar ist. Der Test dauert Wochen und ist teuer.
Nur für Forschungszwecke gilt der **Antigen-Test** und **Antigen-Neutralisationstest.**
Inzwischen gibt es auch einen **Antikörper-Screening-Test** für das 1985 entdeckte HIV 2-Virus. Auch ein Konfirmations-Blot ist eingeführt.

Bzgl. der **Krankheitsbilder und -stadien** bei AIDS hat die CDC (Centers for disease control, Atlanta) 1986 folgendes Klassifikationssystem veröffentlicht

Gruppe I: Akute Infektion (mononukleoseähnliches Bild)
Gruppe II: Asymptomatische Infektion
Gruppe III: Generalisierte Lymphadenopathie
Gruppe IV: Manifestes Immunmangelsyndrom
- **A:** **Allgemeinsymptome** (mindestens eins wie z. B. Fieber länger als 1 Monat, unfreiwilliger Gewichtsverlust über 10%
- **B:** **Neurologische Symptome** (Demenz, Myelopathie, periphere Neuropathie)
- **C 1:** **Opportunistische Infektionen**
  Durch **Protozoen** verursacht
  Pneumozystis carinii-Pneumonie,
  Toxoplasmose mit Pneumonie und ZNS-Befall,
  Intestinale Kryptosporidiose,
  Isosporiasis,
  Strongyloidiasis.

  Durch **Pilzinfekte:**
  Candidiasis,
  Kryptokokkose,
  Aspergillose,
  Histoplasmose.

  Durch **bakterielle Infekte**
  Atypische Mykobakteriose.

  Durch **Virusinfektion**
  Zytomegalievirus,
  Herpes-simplex-Virus.
- **C 2:** **Andere Infektionen**
  Oral hairy leukoplakia,
  Herpes zoster,
  Salmonellensepsis,
  Nokardiose,
  Tuberkulose,
  Candidastomatitis.
- **D:** **Malignome**
  Kaposi-Sarkom,
  ZNS-Lymphome,
  Non-Hodgkin-Lymphom von hohem Malignitätsgrad
  Malignom des lymphatischen oder retikuloendothelialen Systems, das mehr als drei Monate nach einer der oben erwähnten Infektionen auftritt.
- **E:** **Anderes**
  Chronisch lymphoide, interstitielle Pneumonie, Psoriasis, andere Tumoren.

Daneben existiert noch die WR-Klassifikation (Walter-Rees Army Institute of Research) und die Frankfurter Klassifikation, die jedoch die Krankheitsbilder nicht so detailliert erfaßt wie die CDC.

H 88
Frage 9.118: Lösung A

Vgl. Kommentar zu Frage 9.105.

Gelbfieber ist eine Viruserkrankung aus der Gruppe der Arboviren, die durch Mücken übertragen wird. Als prophylaktische Maßnahme ist eine Schutzimpfung mittels Lebendimpfstoff angezeigt. Therapeutisch sind nur symptomatische Maßnahmen angezeigt.

10 Psychosomatische Krankheiten

H 88
Frage 10.49: Lösung D

Häufiger als der Parathormonmangel ist bei jungen Frauen die Hyperventilation Ursache eines tetanischen Anfalls.
Es resultiert eine im Gegensatz zum Hypoparathyreoidismus normokalzämische Tetanie.
Siehe auch Kommentare zu den Fragen 10.43 ff.

H 88
Frage 10.50: Lösung A

Siehe auch Kommentare zu den Fragen 10.17 bis 10.19.

Durch intensive stationäre Behandlung (= Zuwendung) läßt sich in den meisten Fällen eine rasche Gewichtsreduktion erzielen. Die in dieser Zeit gewonnene Arzt-Patienten-Beziehung kann genutzt werden, um den fettsüchtigen Patienten weiter zu motivieren, das Eßverhalten einzuschränken. Insbesondere der psychosomatische Fettsüchtige braucht diese Ich-Stärkung. In der Verhaltenstherapie versucht man positive Ersatzstimuli anzubieten, wodurch das Entsagen der ernährungsbezogenen Befriedigung erleichtert werden soll.
Auch die Gemeinschaft von Schicksalsgenossen in Selbsthilfegruppen – in den USA „weight watchers" genannt – kann zur Regulation des Eßverhaltens beitragen.
Der Langzeiterfolg aktiver Behandlungsprogramme beträgt zwischen 5 und 10%. Dabei ist zu beachten, daß die realen Langzeiterfolge eher noch niedriger anzusetzen sind, da der Abschluß einer Studie natürlich nicht die gesamte Lebenszeit erfaßt.

11 Physikalische Medizin

[H 88]
Frage 11.40: Lösung C

Die **Unterwasserbewegungstherapie** (Bewegungsbad, Schmetterlingsbad) hat gegenüber der Trockenbehandlung zusätzliche Wirkungen:
- Durch den Auftrieb wird das Körpergewicht um ca. 2/3 gemindert. Daher kommt es zu einer verminderten Muskelarbeit während der Gelenkbewegung und zu einer Druckentlastung der Gelenke.
  Wenn zusätzlich Auftriebskörper zum Einsatz kommen, können die erwähnten Effekte noch verstärkt werden.
- Durch Bewegungen, die im Wasserbad ausgeführt werden, erfolgt eine leichte, durch den Patienten dosierbare Widerstandsarbeit der Muskulatur.
- Bei Warmwasserbädern wird der muskellockernde und schmerzlindernde Effekt genutzt.

Die Bewegungstherapie im Trockenen oder im Wasser ist nur eine physikalische Behandlungsform, die in der Rheumatherapie zur Verfügung steht. Folgende Tabelle gibt Aufschluß über die vielfältigen Methoden der Krankengymnastik in der Rheumatologie (nach Engel und Ströbel, Rheumatherapie I, edition medizin).

Tabelle 11.2. Methoden der Krankengymnastik in der Rheumatologie

- Lagerung
- Klassische achsengerechte Bewegungsübungen
  - Passives Durchbewegen
  - Unterstützte Bewegungsübungen
  - Aktive Bewegungsübungen
  - Aktive Bewegungsübungen gegen Widerstand
- Gelenkmobilisation
  - Manuelle Therapie
  - Chirogymnastik
  - Postisometrische Relaxation
- Stabilisierende Techniken
  - Rhythmische Stabilisation
  - Wirbelsäulenstabilisation nach Brunkow
- Komplexbewegungen
  - Nach Kabat/Knott (PNF)
  - Nach Bobath
  - Nach Klapp
  - Nach Vojta
  - Nach Schroth
  - Nach Gort-Gessner
- Gangschulung
- Atemgymnastik

Bildanhang
Examen Herbst 1988

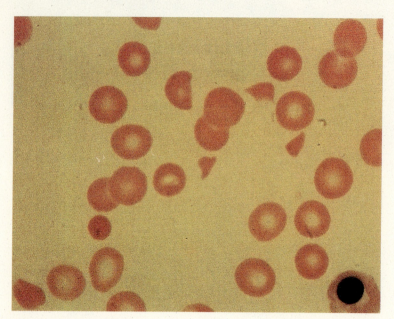

Abb. 35 zu Frage 2.100

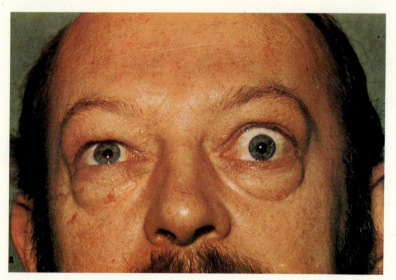

Abb. 36 zu Frage 5.151